指圧法

付録・指圧療法治病秘鍵

玉井天碧

指壓法創始者

玉井天碧著

指壓療法

目《もく》次《じ》

指《し》壓《あつ》療《れう》法《はふ》緒《ちよ》言《げん》

指《し》壓《あつ》療《れう》法《はふ》は身《しん》體《たい》の元《げん》基《き》を養《やしな》ひ、電《でん》子《し》の異《い》常《じやう》を糺《たゞ》し、細《さい》胞《はう》を構《こう》成《せい》せる元《げん》素《そ》の盈《えい》缺《けつ》なく、細《さい》胞《はう》の生《せい》活《くわつ》を健《けん》全《ぜん》にし、生《せい》理《り》的《てき》神《しん》經《けい》作《さ》用《よう》の調《てう》節《せつ》を計《はか》り、各《かく》器《き》官《くわん》の營《えい》爲《ゐ》運《うん》動《どう》を齊《さい》整《せい》し、健《けん》康《かう》を増《ぞう》進《しん》す。

指《し》壓《あつ》療《れう》法《ほふ》は骨《こつ》格《かく》筋《きん》肉《にく》及《および》内《ない》臟《ざう》の鍛《たん》錬《れん》をなし、體《たい》格《かく》の矯《けう》正《せい》、體《たい》質《しつ》の改《かい》良《りやう》、抵《てい》抗《かう》力《りよく》の強《きやう》大《だい》により、疾《しつ》病《ぺい》の内《ない》因《ゐん》を除《のぞ》き、外《ぐわい》因《ゐん》に堪《た》へ、諸《しよ》病《びやう》を豫《よ》防《はう》す。

指《し》壓《あつ》療《れう》法《はふ》は心《しん》身《しん》の病《びやう》的《てき》狀《じやう》態《たい》に適《てき》應《おう》して施《ほどこ》すが故《ゆゑ》に心《しん》身《しん》調《てう》和《わ》せられ、自《じ》癒《ゆ》能《のう》力《りよく》を強《きやう》盛《せい》にし、疾《しつ》病《ぺい》を治《ち》癒《ゆ》せしむ。

著《ちよ》者《しや》二十年《ねん》來《らい》、之《これ》を實《じつ》地《ち》に施《ほどこ》し、健《けん》康《かう》を増《ぞう》進《しん》し、諸《しよ》病《びやう》を豫《よ》防《はう》し、疾《しつ》病《い》を治《ち》癒《ゆ》せしめし者《もの》、幾《いく》千人《にん》に及《およ》ぶ、效《かう》果《くわ》確《かく》實《じつ》にして毫《がう》も副《ふく》作《さ》用《よう》なし、希《こひねがは》くば大《おほ》方《かた》の諸《しよ》士《し》、之《これ》を應《おう》用《よう》せられん事《こと》を。

著《ちよ》者《しや》識《しるす》

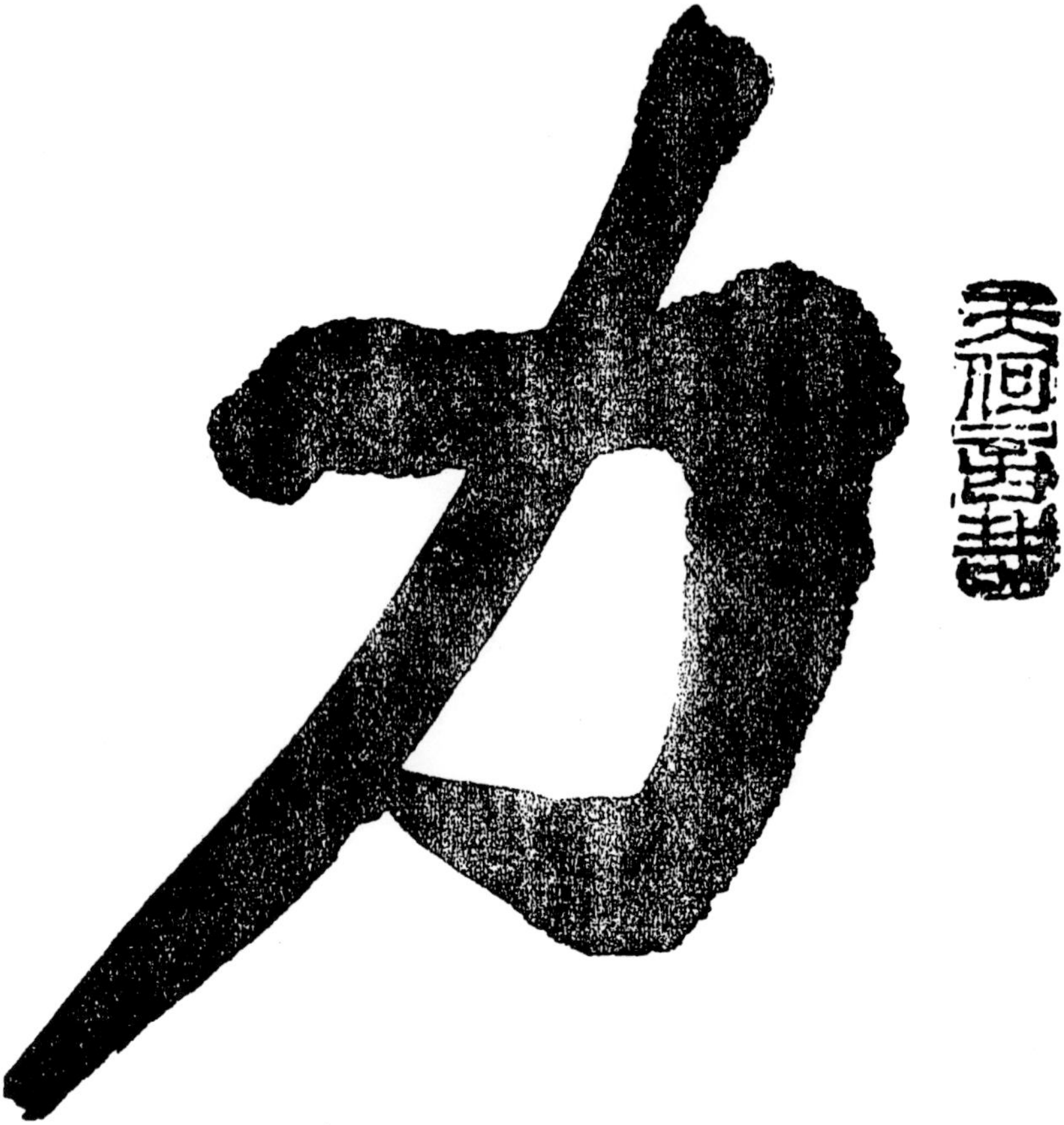
力

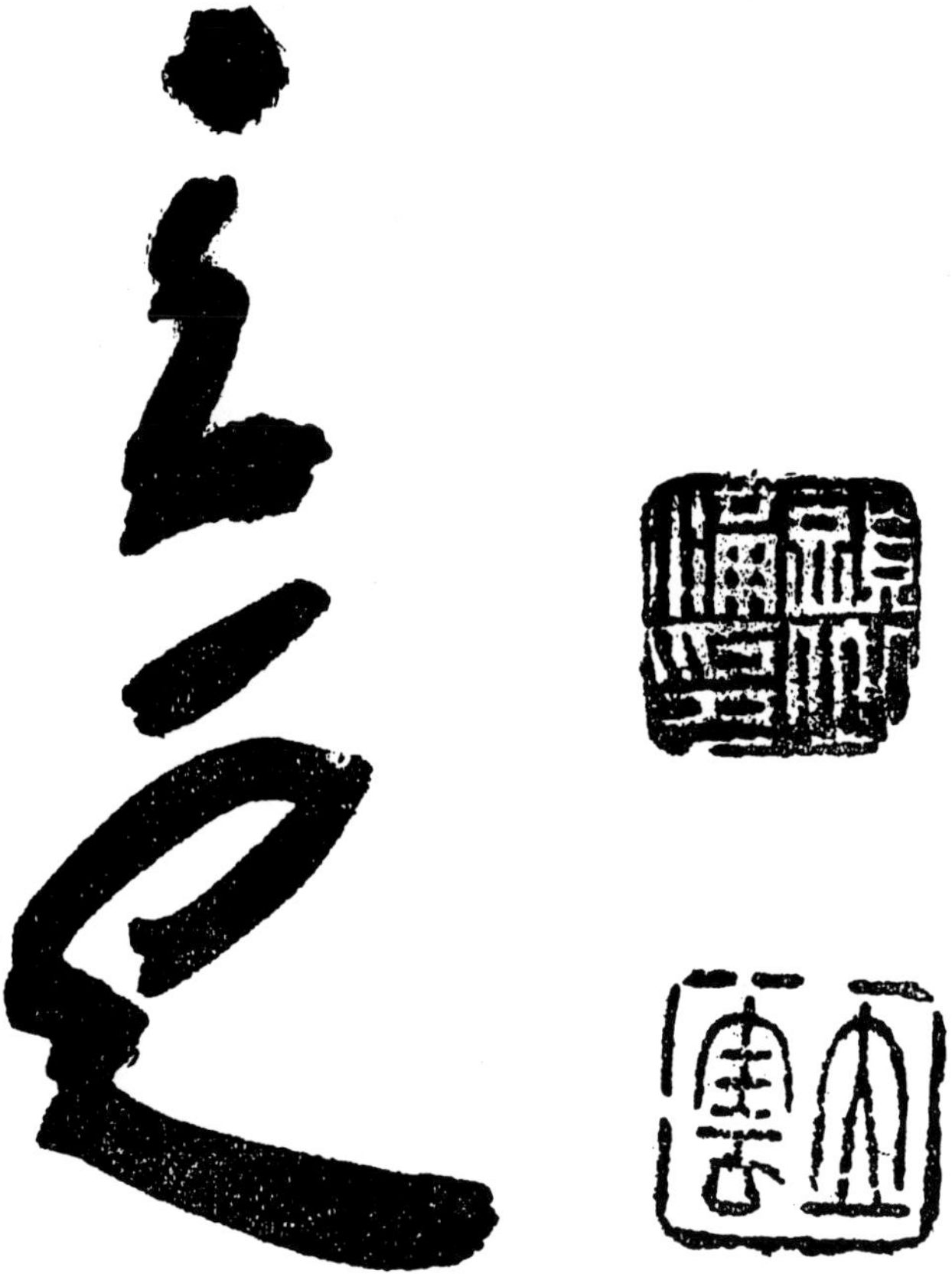

正心

保 弱

濱虹堅

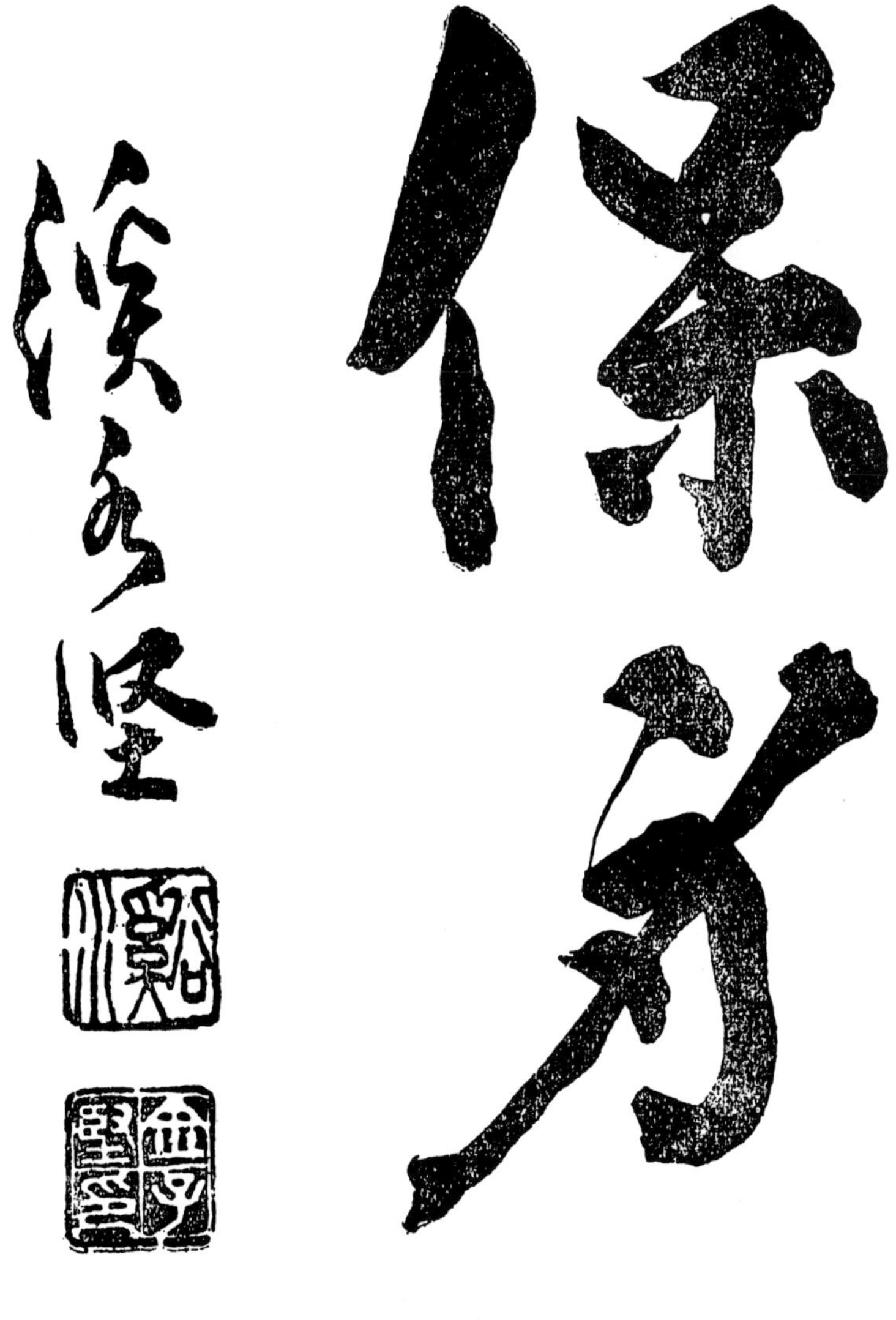

指壓療法序文

天地と同根萬物と一體なるを以て此身は本來無我の相にして我相なるものあることとなし我相なきを以て生滅の相も亦なし故に一心に無我相を唱念するときは不思議の感應ありて四大調適し金剛不壞の壽命を得べし道友玉井天碧翁は生老病死の根源を極め靈肉の兩方面より保健治病の方法を發見し之れを實地に試むること十數年一として適應せずと云ふことなし今般濟生の爲めに此著述を公にす實に是れ心身健全の最上乘の法なり記して序文とす

昭和十一年六月十六日東海道大船無我相山に於て

濱地天松居士識

第一編　指壓療法總論《しあつれうはふそうろん》

第一章　指壓療法解說《しあつれうはふかいせつ》

第一節　心身調和《しんしんてうわ》

(1)精神的惱《せいしんてきなやみ》を除《のぞ》き、身體的苦痛《しんたいてきくつう》を去《さ》り、心身調和《しんしんてうわ》せらる。

第二節　性《せい》に順應《じゆんおう》す

(1)性《せい》の合目的《がふもくてき》なるが故《ゆゑ》に、好感《かうかん》ならしむ。

第三節　生理《せいり》に適合《てきがふ》す

(1)細胞《さいばう》の生活條件《せいくわつでうけん》を具備《ぐび》せしむ。

(2)呼吸正常《こきふせいじやう》、心搏血行齊整《しんぱくけつかうさいせい》、消化吸收良好《せうくわきふしうりやうかう》、分泌排泄適順等《ぶんぴつはいせつてきじゆんとう》の生理的作用《せいりてきさよう》を完全《くわんぜん》ならしむ。」

第二編　指壓療法生理學摘要《しあつれうはふせいりがくてきえう》

目次《もくじ》

端《はし》書《がき》

凡《およ》そ療《れう》法《はふ》研《けん》究《きう》は、身《しん》體《たい》を組《そ》織《しき》せる細《さい》胞《ばう》の生《せい》理《り》機《き》能《のう》を一睥《へい》し、身《しん》體《たい》の生《せい》活《くわつ》狀《じやう》態《たい》を究《きう》明《めい》し、且《か》つ部《ぶ》分《ぶん》的《てき》、解《かい》剖《ぼう》學《がく》、生《せい》理《り》學《がく》を檢《けん》討《とう》する必《ひつ》要《えう》あるものなり、解《かい》剖《ぼう》生《せい》理《り》は繁《はん》簡《かん》機《き》宜《ぎ》を得《う》べく、簡《かん》にして明《めい》、密《みつ》にして繁《はん》ならざるに留《りう》意《い》し、之《こ》れを勉《つと》めたり。而《しか》して此《この》編《へん》には、大《だい》體《たい》の解《かい》剖《ぼう》生《せい》理《り》を記《き》述《じゆつ》し、腦《なう》、脊《せき》髓《ずゐ》、胸《きよう》腔《かう》内《ない》臟《ざう》器《き》、腹《ふく》腔《かう》内《ない》臟《ざう》器《き》、五官《くわん》器《き》、外《ぐわい》面《めん》諸《しよ》器《き》等《とう》は、獨《どく》特《とく》の生《せい》理《り》學《がく》的《てき》研《けん》究《きう》を要《えう》するを以《もつ》て、第《だい》八編《へん》、第《だい》九編《へん》第《だい》十編《へん》、第《だい》十一編《へん》に記《き》述《じゆつ》する事《こと》とせり。

指《し》壓《あつ》療《れう》法《はふ》生《せい》理《り》學《がく》摘《てき》要《えう》

第一章　身《しん》體《たい》

第一節　細《さい》胞《ばう》

(1) **身體《しんたい》**は靈妙《れいめう》なる力《ちから》により、電子《でんし》に抱擁《はうよう》せられたる多數元素《たすうげんそ》の結合《けつがふ》せる**細胞《さいばう》の集團《しふだん》**なり。**細胞《さいばう》の形狀《けいじやう》**は、圓形《ゑんけい》、偏圓形《へんゑんけい》、多角形《たかくけい》、圓柱形《ゑんちゆうけい》、骰子形《こつしけい》、扁平形《へんぺいけい》、方形《はうけい》、星形等《せいけいとう》にして、又淋巴管《またりんぱくわん》の細胞《さいばう》は特《とく》に腎臟形《じんざうけい》、輪狀分岐形《りんじやうぶんきけい》、半輪狀形《はんりんじやうけい》なり。**細胞《さいばう》の構造《こうざう》**は、原始微粒《げんしびりふ》、原液糸《げんえきし》、糸間質《しかんしつ》にて構成《こうせい》せらる、其容積《そのようせき》は「四ミクラ」乃至《ないし》鳥卵大《てうらんだい》、又《また》は兩棲類《りやうせいるゐ》の卵大《たまごだい》なり、（一「メートル」を千分《ぶん》したるものを一「ミリメートル」と云《い》ひ、之《これ》を千分《ぶん》したるものを「ミクロン」と云《い》ひ、其複數《そのふくすう》を「ミクラ」と云《い》ふ。**細胞《さいばう》の生活狀態《せいくわつじやうたい》**は、一種《しゆ》の機轉《きてん》により己《おのれ》を榮養《えいやう》し且《か》つ蕃殖《はんしよく》し尙運動及《なほうんどうおよ》び物質《ぶつしつ》の代謝《だいしや》を營爲《えいゐ》する良能《りやうのう》あり。**細胞《さいばう》の生殖《せいしよく》**は、直接分列《ちよくせつぶんれつ》（原形《げんけい》の儘《まゝ》二分《ぶん》す）、間接分列《かんせつぶんれつ》（變形《へんけい》して二分《ぶん》す）して生殖《せいしよく》す。**細胞《さいばう》の蕃殖《はんしよく》**は、體内《たいない》に於《お》ける分解作《ぶんかいさ》用及《ようおよ》び酸化作《さんくわさ》用《よう》が行《おこな》はれて、溫《をん》を發生《はつせい》するの多少《たせう》によりて增減《ぞうげん》す、溫《をん》は生物《せいぶつ》を增殖《ぞうしよく》せしむるを以《もつ》てなり。**細胞《さいばう》**は細胞《さいばう》の間《あひだ》にある沈着物《ちんちやくぶつ》を產出《さんしゆつ》す、之《これ》を細胞間《さいばうかん》

質《しつ》と云《い》ふ。組織《そしき》の小部分《せうぶぶん》なるもあり、又大部分《まただいぶぶん》なるもあり。**細胞**《さいばう》は、一定時《ていじ》に死《し》し、新細胞之《しんさいばうこれ》に更《かは》る、**細胞**《さいばう》は、小《せう》より大《だい》に發達《はつたつ》す。**細胞の運動**《さいばうのうんどう》は「アメーバ」樣運動《やううんどう》、顫毛運動及《せんまううんどうおよ》び筋纖維伸展收縮《きんせんゐしんてんしうしゆく》等《とう》なり。**細胞**《さいばう》は刺戟《しげき》に應《おう》ずる性《せい》あり、化學的若《くわがくてきもし》くば器械的《きかいてき》の刺戟《しげき》に應《おう》じて興奮《こうふん》するが故《ゆゑ》に、指壓《しあつ》により、緊張《きんちやう》して溫《をん》の發生《はつせい》を促進《そくしん》す。

第二節　身體《しんたい》の生活《せいくわつ》狀態《じやうたい》

(1)**身體《しんたい》の生活《せいくわつ》狀態《じやうたい》**は吸込《すひこ》みたる空氣《くうき》の肺《はい》に達《たつ》するや、空氣中《くうきちゆう》の酸素《さんそ》は肺《はい》に吸收《きふしう》せらる、此肺中《このはいちゆう》より心臟《しんざう》に來《きた》る血液《けつえき》は酸素《さんそ》を以《もつ》て充《み》たされ、而《しか》して心臟《しんざう》より動脈《どうみやく》を循《めぐ》り毛細管《まうさいくわん》に至《いた》り、組織中《そしきちゆう》に入《い》る。毛細管壁《まうさいくわんへき》より滲透《しんとう》したる酸素《さんそ》は細胞《さいばう》に攝取《せつしゆ》せらる。

飲食《いんしよく》したる物質《ぶつしつ》は消化器《せうくわき》に於《おい》て分解作用《ぶんかいさよう》、酸化作用《さんくわさよう》が行《おこな》はれて榮養物《えいやうぶつ》となり、循還器《じゆんくわんき》により組織中《そしきちゆう》に入《い》り細胞《さいばう》に攝取《せつしゆ》せらる。

細胞《さいばう》の攝取《せつしゆ》したる酸素《さんそ》は、榮養物《えいやうぶつ》より攝取《せつしゆ》したる有機物《いうきぶつ》を燃燒《ねんせう》して**溫**《をん》**を發生**《はつせい》**す**。

身體《しんたい》は、一定《てい》の溫度《をんど》を保《たも》ち、運動及《うんどうおよ》び物質《ぶつしつ》の代謝《だいしや》を營爲《えいゐ》しつゝ生存《せいぞん》す。

呼吸《こきふ》は、氣管《きくわん》の末端《まつたん》なる、肺胞《はいばう》の機能《きのう》によりて、呼氣《ごき》運動行《うんどうおこな》はれ、又吸氣《またきふき》運動行《うんどうおこな》はる、即《すなは》ち炭酸瓦《たんさんが》斯《す》を吐出《としゆつ》し、空氣中《くうきちゆう》の酸素《さんそ》を吸入《きふにふ》す。

消化《せうくわ》は、口腔《こうかう》、咽頭《いんとう》、食道《しよくだう》、胃腸《ゐちやう》の機能《きのう》によりて消化運動行《せうくわうんどうおこな》はれ、且《か》つ化學的《くわがくてき》の消化作用行《せうくわさようおこな》はる、而《しか》して殘滓《ざんさい》は體外《たいぐわい》に排出《はいしゆつ》す。

吸收《きふしう》は、食物中《しよくぶつちゆう》の榮養物《えいやうぶつ》を腸管《ちやうくわん》の機能《きのう》によりて吸收運動行《きふしううんどうおこな》はる。

物質《ぶつしつ》の新陳代謝《しんちんだいしや》は、腎臟《じんざう》の機能《きのう》によりて、老廢物《らうはいぶつ》、不用物等《ふようぶつとう》の排除運動行《はいぢよううんどうおこな》はる。

神經《しんけい》の機能《きのう》によりて身體凡《しんたいすべ》ての生理作用《せいりさよう》は營爲《えいゐ》せらる。

神經《しんけい》の運動作用《うんどうさよう》は機能《きのう》に依《より》て起《おこ》る、即《すなは》ち潜勢力《せんせいりよく》の顯勢力《けんせいりよく》となる機能《きのう》なり、例《たと》へば裝塡《さうてん》せる彈藥《だんやく》の發《はつ》火機能《くわきのう》に依《より》て發射《はつしや》せられて、彈丸《だんぐわん》の遠距離《ゑんきより》に飛《と》ぶ力《ちから》の顯現《けんげん》せるが如《ごと》し。

神經《しんけい》は自然官能《しぜんくわんのう》による作用《さよう》（心搏《しんぱく》の如《ごと》き）、意識《いしき》による作用《さよう》（四肢《しし》の運動《うんどう》の如《ごと》き）、思念《しねん》による作《さ》用《よう》（時《とき》を過《あやま》らず目《め》を覺《さま》すが如《ごと》き）、精神感動《せいしんかんどう》による作用《さよう》（血管縮張《けつくわんしゆくちやう》の如《ごと》き）等《とう》なり。

血液《けつえき》の循環《じゆんくわん》は、心臟及《しんざうおよ》び血管《けつくわん》の機能《きのう》によりて、循環運動行《じゆんくわんうんどうおこな》はる。

凡《およ》そ神機平靜《しんきへいせい》にして、身體健全《しんたいけんぜん》なるときは、生活狀態正常《せいくわつじやうたいせいじやう》なるも、若《も》し心身《しんしん》の異常《いじやう》あるときは、生理《せいり》の常道《じやうだう》を脱《だつ》し、心身《しんしん》の違和《ゐわ》となり、生活能力等《せいくわつのうりよくとう》を失脚《しつきやく》せしむるに至《いた》る。

解剖學《かいぼうがく》　生理學《せいりがく》

第一章　皮膚《ひふ》の解剖學《かいぼうがく》　生理學《せいりがく》

第一節　皮膚《ひふ》の解剖《かいぼう》

(1)部位《ぶゐ》　全身《ぜんしん》の表面《へうめん》を被覆《ひふく》す、之《これ》を表皮《へうひ》、眞皮《しんぴ》、皮下結締織《ひかけつていしき》の三層《そう》に分《わか》ち、爪甲《さうかふ》、毛髪《もうはつ》、皮腺《ひせん》、之《これ》に屬《ぞく》す。

(2)形狀《けいじやう》　扁平菲薄《へんぺいひはく》なり。

(3)構造《こうぞう》　表皮《へうひ》は粘液層及《ねんえきそうおよ》び角層《かくそう》より成《な》り、眞皮《しんぴ》は纖維《せんゐ》様結締織《やうけつていしき》と彈力纖維《だんりよくせんゐ》より成《な》る。

血管《けつくわん》　其部位《そのぶゐ》の深部《しんぶ》より來《きた》る。

淋巴管《りんぱくわん》　眞皮《しんぴ》の毛細管網《まうさいくわんまう》より起《おこ》り皮下淋巴管《ひかりんぱくわん》となる。

第一圖　外皮

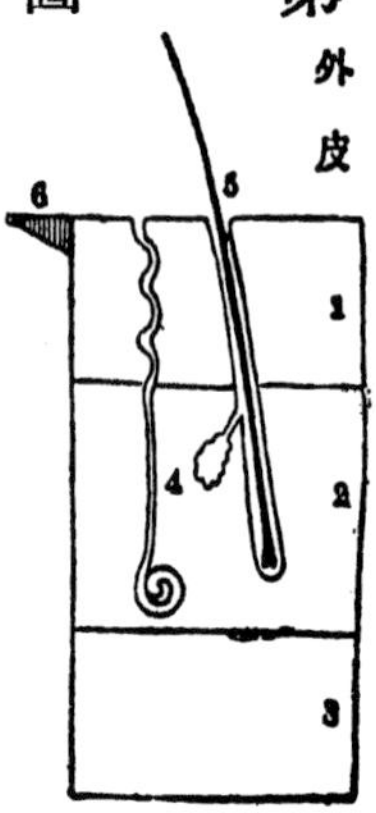

1表皮　2眞皮　3皮下結締織　4皮腺(汗腺及皮脂腺)　5毛髮　6爪甲

第二圖　毛根及毛囊

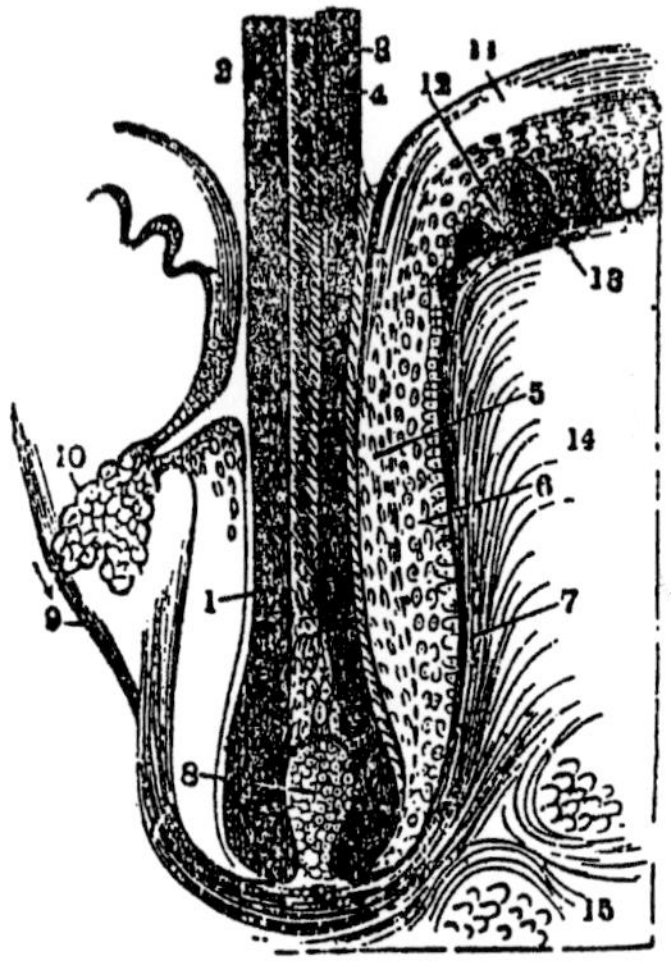

1毛根　2毛幹　3皮質　4體質　毛囊{5内毛根鞘　6外毛根鞘　7毛囊鞘　8毛母　9毛囊筋　10皮脂腺}　11角層　12マルピギー氏層　13乳頭部　14眞皮　15皮下結締織

神經《しんけい》　各部位《かくぶゐ》を司《つかさど》る神經《しんけい》より來《きた》る。**毛根**《まうこん》は眞皮《しんぴ》の網狀《まうじやう》部中《ぶちゆう》にして、**毛囊內**《まうなうない》にあり、大《おほ》いに膨大《ばうだい》す、之《これ》を**毛球**《まうきう》と云《い》ふ、方形《はうけい》の有核細胞《いうかくさいばう》なり。**毛髮**《まうはつ》は角質糸狀《かくしつしじやう》にして、長《ちやう》、短《たん》、小《せう》の三種《しゆ》あり、**毛幹**《まうかん》、**毛根**《まうこん》、**毛囊**《まうなう》に分《わか》つ。

爪甲《さうかふ》は、指《ゆび》、趾《あしゆび》の爪筋背側《さうきんはいそく》にあり、方角《はうかく》にして半透明《はんとうめい》なり、之《これ》を**爪體**《さうたい》、**爪根**《さうこん》、**爪緣**《さうえん》、**爪端**《さうたん》、**爪牀**《さうしやう》に分《わか》つ。　爪牀《さうしやう》の隆起後部《りゆうきこうぶ》は柔軟《じうなん》にして之《これ》を**爪母**《さうぼ》と云《い》ふ。

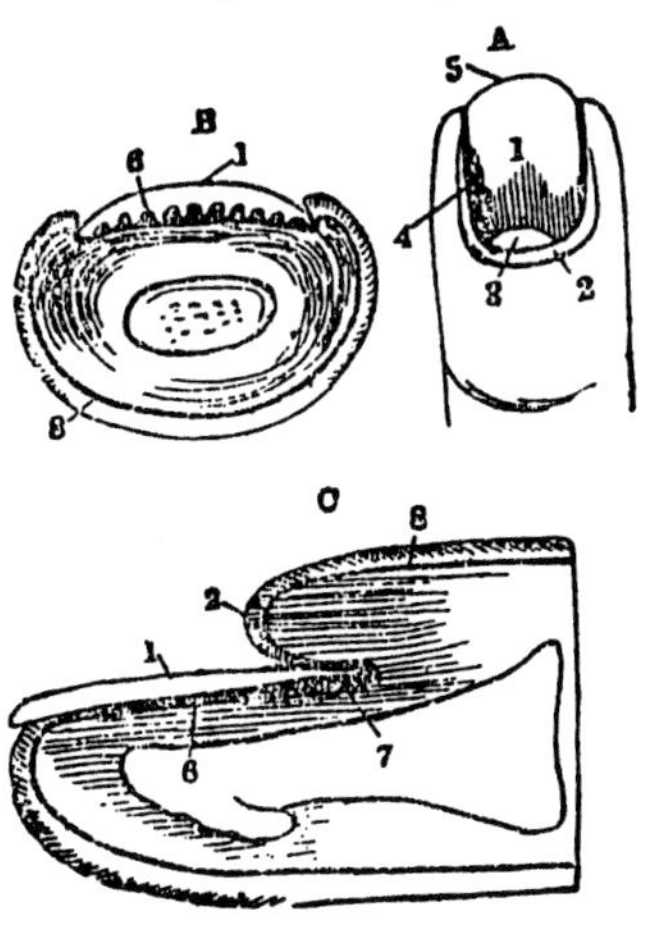

第三圖　爪甲

A 爪甲（指尖）　B 同橫斷　C 同縱斷
1 爪體　2 爪廓（爪根を被ふもの）
3 爪半月　4 爪緣　5 爪端　6 爪牀
7 爪母　8 眞皮の乳頭部

第二節　**皮膚**《ひふ》**の生理**《せいり》

(1)皮膚《ひふ》は强靭《きやうじん》にして全身《ぜんしん》を包《つゝ》み、よく內部《ないぶ》を保護《ほご》す、又皮膚中《またひふちゆう》にある色素《しきそ》は日光中《につくわうちゆう》の有害《いうがい》なる光線《くわうせん》を吸收《きふしう》し、之《これ》を內部《ないぶ》に達《たつ》せざらしむ。其他覺官《そのたかくくわん》の作用《さよう》は最《もつと》も銳敏《えいびん》にして、よく智能《ちのう》を發達《はつたつ》せしむ。特《とく》に指頭《しとう》に於《おい》て脈摶《みやくはく》の狀態《じやうたい》を診察《しんさつ》し、或《あるひ》は筋肉《きんにく》の硬軟《かうなん》を辨知《べんち》する等《とう》は、其能力偉大《そののうりよくゐだい》なりとす、其他皮《そのたひ》膚《ふ》の作用《さよう》を枚擧《まいきよ》すれば下記《かき》の如《ごと》し。

(2)**完全**《くわんぜん》**なる皮膚**《ひふ》は殆《ほとん》ど固形體《こけいたい》を吸收《きふしう》する事《こと》なし。

(3)**流動體**《りうどうたい》

(4)**脂肪**《しばう》及之《およびこれ》に溶解《ようかい》せる物質《ぶつしつ》は比較的容易《ひかくてきようい》に吸收《きふしう》せらる。

(5)**瓦斯體**《がすたい》の鹽類《えんるゐ》は僅《わづ》かに吸收《きふしう》せらる。

は僅《わづ》かに吸收《きふしう》せらる。(6)**皮膚《ひふ》の呼吸《こきふ》**は肺《はい》の百八十分《ぶん》の一の酸素《さんそ》を攝收《せつしう》し、二百二十分《ぶん》の一の炭酸《たんさん》を排出《はいしゆつ》す。(7)**皮膚《ひふ》**には無數《むすう》の汗腺《かんせん》ありて、汗《あせ》を分泌《ぶんぴつ》す。(8)**皮膚《ひふ》**は體溫《たいをん》を調節《てうせつ》する作用《さよう》を有《いう》す、夏期《かき》は皮膚《ひふ》の血管《けつくわん》擴張《くわくちやう》し、紅色《こうしよく》となり、以《もつ》て體內《たいない》の血液《けつえき》を體表《たいへう》に導《みちび》き、盛《さかん》に汗《あせ》を分泌《ぶんぴつ》し、以《もつ》て體溫《たいをん》の減降《げんかう》を致《いた》すの作用《さよう》あり、又冬期《またとうき》は常《つね》に血管《けつくわん》收縮《しうしゆく》して、血液《けつえき》を深部《しんぶ》に驅逐《くちく》し、放溫《はうをん》を減《げん》ぜんと努《つと》む。

(9)**皮膚《ひふ》**は少量《せうりやう》ながらも、普通《ふつう》の尿成分《ねうせいぶん》を體外《たいぐわい》に排泄《はいせつ》し、腎臟《じんざう》の作用《さよう》を代償《だいしやう》す。

第三節　皮膚《ひふ》に對《たい》する指壓《しあつ》の效果《かうくわ》

(1)**皮膚《ひふ》**の收縮性《しうしゆくせい》及《およ》び彈力性《だんりよくせい》を强健《きやうけん》ならしむるが故《ゆゑ》に皮膚其《ひふその》ものゝ能力《のうりよく》を强《つよ》くす。(2)**皮膚《ひふ》**の血管《けつくわん》を收縮《しうしゆく》せしめ、體溫《たいをん》の放散《はうさん》を防《ふせ》ぎ、之《これ》を暖《あたゝか》ならしむ。(3)**皮膚《ひふ》**の血管《けつくわん》を擴大《くわくだい》せしめ、內部《ないぶ》の充血《じゆうけつ》を去《さ》る。

(4)**肺臟《はいざう》**の强健法《きやうけんはふ》に適《てき》す。(5)**腎臟《じんざう》**の强健法《きやうけんはふ》に適《てき》す。(6)**皮膚《ひふ》**の强健《きやうけん》は寒冒《かんばう》の豫防《よばう》となる。

第二章　筋肉《きんにく》の解剖學《かいぼうがく》　生理學《せいりがく》

第一節　平滑筋《へいくわつきん》の解剖《かいぼう》

(1)**部位《ぶゐ》**　血管《けつくわん》、淋巴管《りんぱくわん》、消化器《せうくわき》、呼吸器《こきふき》、泌尿器《ひつねうき》、生殖器《せいしよくき》、膽嚢《たんなう》、眼球《がんきう》、皮膚等《ひふとう》にあり。(2)**形狀《けいじやう》**扁平《へんぺい》にして臟器等《ざうきとう》を形成《けいせい》せり。(3)**構造《こうざう》**　細長《さいちやう》なる纖維集合《せんゐしふがふ》して、束條《そくでう》を編成《へんせい》せり、薄膜《はくまく》、或《あるひ》は層《そう》を形成《けいせい》し、或《あるひ》は混合《こんがふ》亂織《らんしき》するものあり。

第二節　平滑筋《へいくわつきん》の生理《せいり》

(1)**平滑筋《へいくわつきん》**は現在《げんざい》意識《いしき》に從《したが》つて動《うご》くものに非《あら》ず、然《しか》れども眼《め》にありては虹彩《こうさい》を收縮《しうしゆく》開大《かいだい》せしめ、腹腔《ふくかう》にありては、胃腸《ゐちやう》其他《そのた》各臟器《かくざうき》を運動《うんどう》せしめ、血管壁《けつくわんへき》等《とう》にありても亦《また》其《その》縮張《しゆくちやう》に與《あづ》かるものにして、常《つね》に運動《うんどう》しつゝあるものなり。(2)**平滑筋《へいくわつきん》**の刺戟《しげき》に應《おう》ずる性能《せいのう》は横紋筋《わうもんきん》（隨意筋《ずゐいきん》）に比《ひ》し、約《やく》百倍《ばい》緩慢《くわんまん》なり。(3)**平滑筋《へいくわつきん》**は纖維《せんゐ》の集束《しふそく》嚴《げん》にして、強靱《きやうじん》なるものなり。

第三節　平滑筋《へいくわつきん》に對《たい》する指壓《しあつ》の效果《かうくわ》

(1)**消化器《せうくわき》**にありては、消化力《せうくわりよく》及《およ》び吸收力《きふしうりよく》を旺盛《わうせい》ならしむ。(2)**血管《けつくわん》**、**淋巴管《りんぱくわん》**にありては、循環《じゆんくわん》を宜《よろ》しくす。(3)**呼吸器《こきふき》**にありては、呼吸《こきふ》を正常《せいじやう》ならしむ。(4)**泌尿器《ひつねうき》**にありては、排泄《はいせつ》を完全《くわんぜん》ならしむ。(5)**生殖器《せいしよくき》**にありては、其能力《そののうりよく》を全《まつた》からしむ。(6)**膽囊《たんなう》**にありては、故障《こしやう》なからしむ。(7)**眼《がん》**球《きう》にありては、其調節《そのてうせつ》を宜《よろ》しくす。(8)**皮膚《ひふ》**にありては、其能力《そののうりよく》を全《まつた》からしむ。

第四節　心臟筋《しんざうきん》の解剖《かいぼう》

(1)**部位《ぶゐ》**　心臟《しんざう》。　**形狀《けいじやう》**　其纖維《そのせんゐ》に端正《たんせい》なる横紋《わうもん》あり。　**構造《こうざう》**　一種《しゆ》の特別《とくべつ》なる筋纖維《きんせんゐ》なり、其《その》纖維《せんゐ》は骨格《こつかく》の筋《きん》より細《ほそ》く、大小不同《だいせうふどう》なり、或《ある》は束條《そくでう》により、隣接纖維《りんせつせんゐ》と吻合《ふんがふ》して網絡《まうらく》を編成《へんせい》す。

第五節　心臟筋《しんざうきん》の生理《せいり》

(1) **心臟筋《しんざうきん》**は現在意識《げんざいいしき》にて其運動《そのうんどう》を自由《じいう》にする事能《ことあた》はざるも、感情《かんじやう》によりては激變《げきへん》するものなり、例《たと》へば憤怒《ふんど》又《また》は驚愕等《きやうがくとう》に依《よ》り動悸《どうきう》打つ如《ごと》く、又心氣《またしんき》平靜《へいせい》なれば其搏動《そのはくどう》穏《おだやか》なるが如《ごと》し。

第六節　心臟筋《しんざうきん》に對《たい》する指壓《しあつ》の效果《かうくわ》

(1) **指壓《しあつ》**は血管《けつくわん》に對《たい》し頗《すこぶ》る效果《かうくわ》あるものにて、血管《けつくわん》の基部《きぶ》たる心臟《しんざう》に對《たい》して好影響《かうえいきやう》を及《およ》ぼす。靜《しつ》かに胸《きよう》部《ぶ》其他《そのた》を指壓《しあつ》するときは心搏平靜《しんぱくへいせい》に歸《き》す。

第七節　横紋筋《わうもんきん》の解剖《かいぼう》

(1) **部位《ぶゐ》**　身體《しんたい》の外部《ぐわいぶ》、骨格《こつかく》、其他眼《そのため》、舌《した》、喉頭《こうとう》、咽頭《いんとう》、食道上部《しよくだうじやうぶ》、生殖器《せいしよくき》の一部《ぶ》、直腸《ちよくちやう》等《とう》にあり。

(2) **形狀《けいじやう》**　長《ちやう》、短《たん》、廣《くわう》、赤色《せきしよく》を帶《お》ぶ。(3) **構造《こうざう》**　無數《むすう》の原纖維《げんせんゐ》が粘質《ねんしつ》に據《よ》りて結合《けつがふ》したる纖維《せんゐ》の集束《しふそく》せるものなり、各纖維《かくせんゐ》は表面《へうめん》に無組織膜《むそしきまく》を被《かうむ》れり。(4) **筋《きん》**の起點《きてん》を**頭《とう》**と云《い》ひ、止點《してん》を尾《び》と云《い》ひ、其《その》中央《ちゆうあう》を**腹《ふく》**と云《い》ふ。(5) **腱《けん》**は纖維《せんゐ》樣結締織《やうけつていしき》の索條《さくでう》にして白色《はくしよく》を帶《お》び筋纖維《きんせんゐ》に連結《れんけつ》し、多《おほ》くは筋肉《きんにく》の兩《りやう》端《たん》にあり、主《しゆ》として附着《ふちやく》の媒介《ばいかい》をなすものなり。

第八節　横紋筋《わうもんきん》の種類《しゆるゐ》

(1)**羽狀筋《はじやうきん》**は筋腹《きんふく》の中央《ちゆうあう》に縦徑《じゆうけい》の腱質《けんしつ》あり筋纖維《きんせんゐ》兩側《りやうそく》より之《これ》に集合《しふがふ》するもの。(2)**半羽狀筋《はんはじやうきん》**は筋腹《きんぷく》の一側《そく》に腱質筋《けんしつきん》あり、纖維《せんゐ》之《これ》に集合《しふがふ》するもの。(3)**二頭**或《あるひ》は**三頭筋《とうきん》**は起始部《きしぶ》の二個或《こあるひ》は三個《こ》に分裂《ぶんれつ》するもの。(4)**二腹**或《ふくあるひ》は**數腹筋《すうふくきん》**は筋腹間《きんふくかん》に於《おい》て一個或《こあるひ》は多《おほ》くの腱質《けんしつ》を有《いう》するもの、甲《かふ》を腹間筋《ふくかんきん》と云《い》ひ、乙《おつ》を腱畫《けんくわく》と云《い》ふ。(5)**鋸齒狀筋《きよしじやうきん》**は起始《きし》或《あるひ》は停止《ていし》の一端《たん》に於《おい》て、數個《すうこ》の肉齒《にくし》に分裂《ぶんれつ》するもの。(6)**斷《だん》裂筋《れつきん》**は起始《きし》及《およ》び停止《ていし》の兩端共《りやうたんとも》に數個《すうこ》の肉齒《にくじ》に分裂《ぶんれつ》するもの。(7)**筋膜《きんまく》**は筋《きん》の表面或《へうめんあるひ》は其層間《そのそうかん》を被覆《ひふく》

第四圖

筋ノ形狀及筋膜

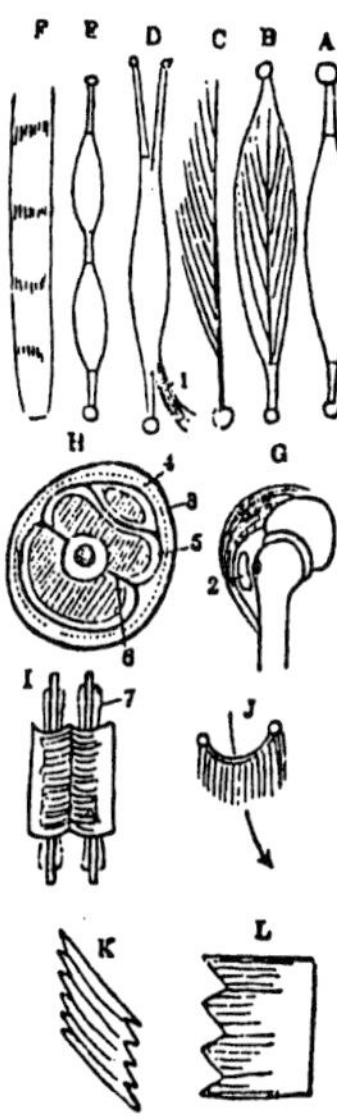

A筋の起始及筋腹　B羽狀筋　C半羽狀筋D　二頭筋にして腱膜を有する者　E二腹筋にして腹間腱を有する者　F數腹筋にして腱畫を有する者　G粘液囊　H上膊中央部横斷　I二個の腱膜　J腱弓　K斷裂筋　L鋸齒狀筋　1腱腹　2粘液囊　3外皮　4皮下脂肪組織　5筋膜　6筋間靱帶　7粘液鞘

第五圖

筋ノ組織

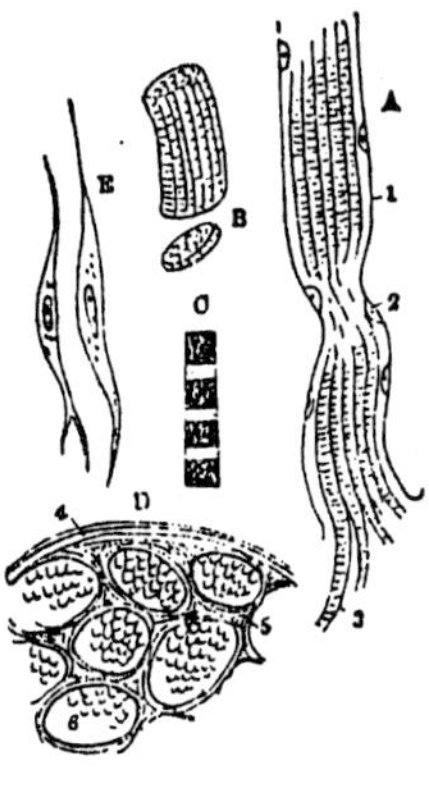

A横紋筋纖維　B同斷綜に由て一個の丹板を分離する者　C纖維原質の重疊に由て原纖維をなす者　D筋の横斷面　E不隨意筋細胞の二個を示す　1筋纖維鞘　2核　3原纖維　4外筋鞘　5內筋鞘　6筋束

し、分《わか》れて淺深《せんしん》の二葉《えふ》となるもの。隔《かく》をなすもの。

(8)**筋間靱帶**《きんかんじんたい》は筋膜《きんまく》の一部《ぶ》深《ふか》く筋間《きんかん》に入《い》り骨面《こつめん》に附着《ふちやく》して、其中《そのちゆう》

(9)**腱弓**《けんきゆう》も亦筋膜《またきんまく》の一部《ぶ》にして、一骨《こつ》より一骨《こつ》に亘《わた》り筋纖維《きんせんゐ》の起始部《きしぶ》となるもの。

(10)**纖維樣腱鞘**《せんゐやうけんさや》は同《おな》じく筋膜《きんまく》の一系《けい》にして、骨表面《こつへうめん》の結構《けつこう》に緊張《きんちやう》し管《くわん》を造《つく》り腱《けん》を通過《つうくわ》せしむるもの。

(11)**粘液鞘**《ねんえきさや》は纖維樣腱鞘內《せんゐやうけんさやない》にあり、直《たゞち》に腱《けん》を被包《ひはう》するもの

(12)**粘液囊**《ねんえきなう》は部位《ぶゐ》により、筋《きん》と骨面《こつめん》の間《あひだ》にあり、摩軋《まあつ》を減《げん》ずるもの。

第九節　**橫紋筋**《わうもんきん》**の區別**《くべつ》

(1)**頭筋及顏面筋**《とうきんおよびがんめんきん》

第六圖

頭筋及顏面筋

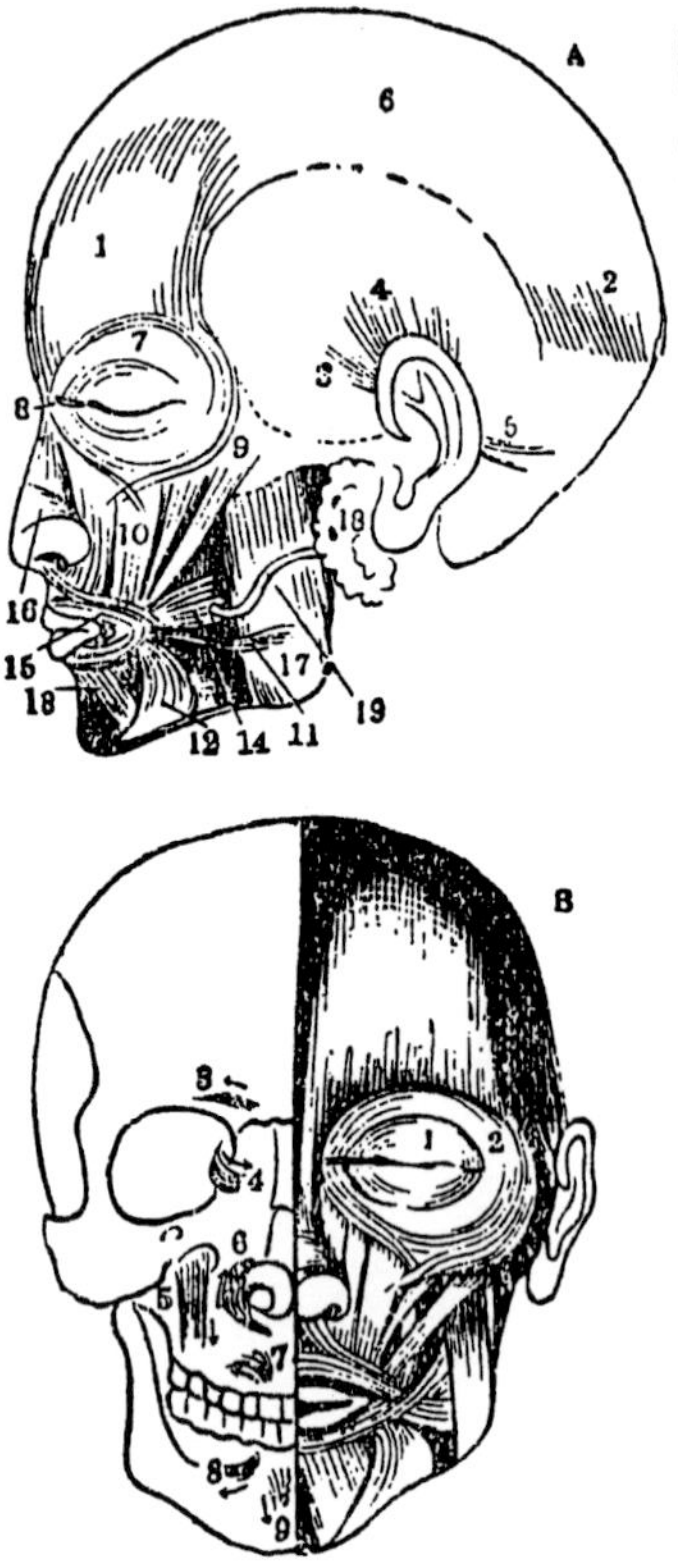

A 頭蓋側面　1 前頭筋　2 後頭筋　3 耳前筋　4 耳上筋　5 耳後筋　6 帽狀腱膜　7 眼輪匝筋　8 內眼瞼靱帶　9 大顴骨筋　10 方形上唇筋　11 笑筋　12 三角頤筋　13 方形頤筋　14 頰筋　15 口輪匝筋　16 鼻壓縮筋　17 咬筋　18 耳下腺　19 耳下腺排泄管

B 同く前面　但し右半部は骨質にして深層諸筋の起始を示す　1 眼輪匝筋眼瞼部　2 同く眼竄部　3 皺眉筋　4 ホルネル氏筋　5 犬齒筋　6 鼻翼下制筋　7 上門齒筋　8 下門齒筋　9 鼻頤筋

第七圖 咀嚼筋

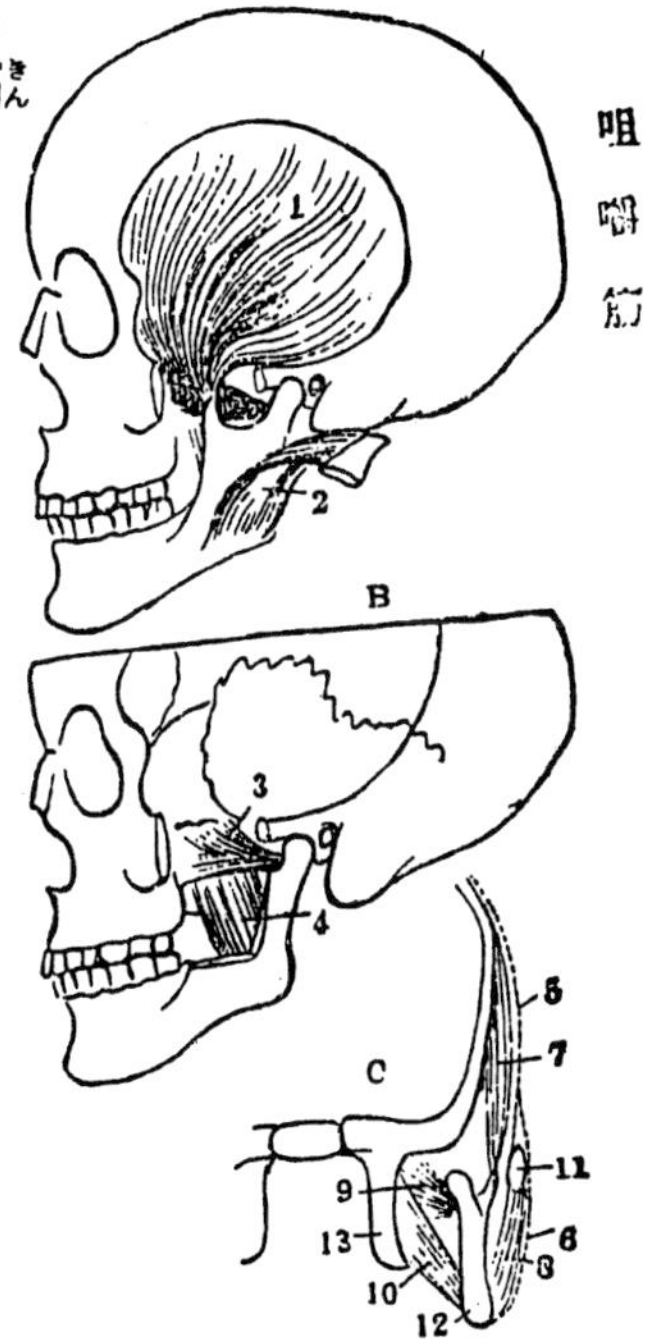

A 顳顬筋膜を除去し且つ顴骨弓を鋸斷して顳顬筋を示す
B 顴骨弓及下顎枝の一部を鋸斷して内外翼狀筋を示す
C 下顎枝に沿て頭蓋を前額斷となし咀嚼筋及筋膜を示す

1顳顬筋 2咬筋（但し顴骨弓を外方に飜轉するもの） 3外翼狀筋 4内翼狀筋 5顳顬筋膜 6耳下腺咬筋膜 7顳顬筋 8咬筋 9外翼狀筋 10内翼狀筋 11顴骨弓斷面 12下顎枝斷面 13翼狀突起

(2) 頸部《けいぶ》の筋《きん》

第八圖 頸筋

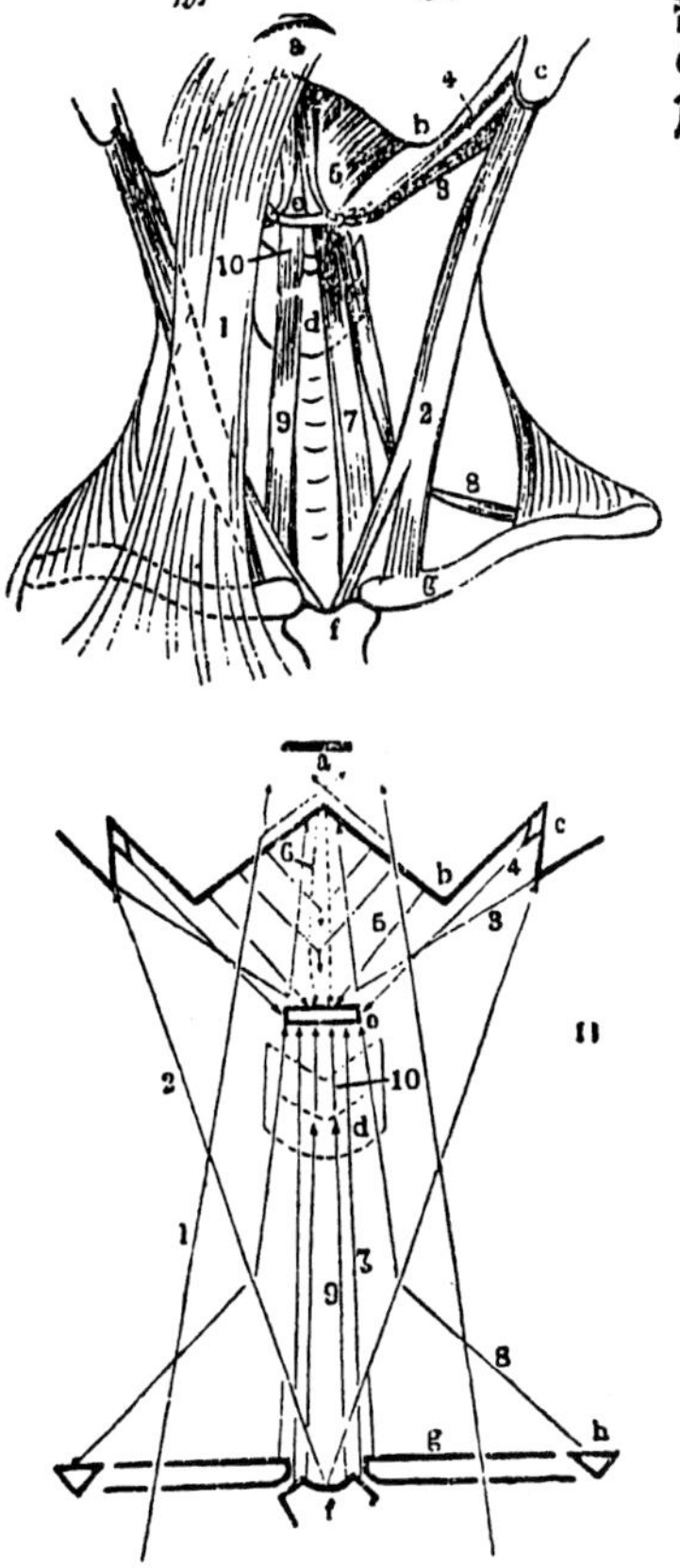

Ⅰ淺層 Ⅱ同く矢線を以筋の方向を示す
a口裂及頤部 b下顎隅 c乳嘴突起及莖狀突起 d甲狀軟骨 e舌骨 f胸骨 g鎖骨 h肩胛骨
1濶頸筋 2胸鎖乳嘴筋 3二腹顎筋 4莖狀舌骨筋 5顎舌骨筋 6頤舌骨筋（點を以て方向を示す） 7胸骨舌骨筋 8肩胛舌骨筋 9胸骨甲狀筋 10甲狀舌骨筋

(3) 背部《はいぶ》の筋《きん》

第九圖

背筋

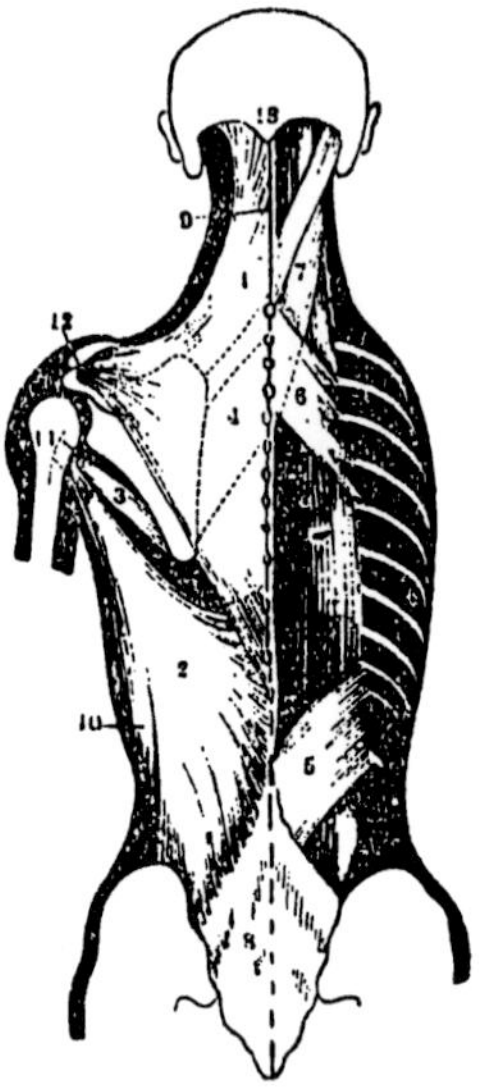

1僧帽筋 2濶背筋 3大圓筋 4(點線)菱形筋 5後下鋸筋 6後上鋸筋 7夾板筋 8腰背筋膜 9頂靱帯 10濶背筋の肋骨起始部 11小結節棘 12肩峰突起及鎖骨の外端 13外後頭結節及上頂線

第十圖

背筋深層

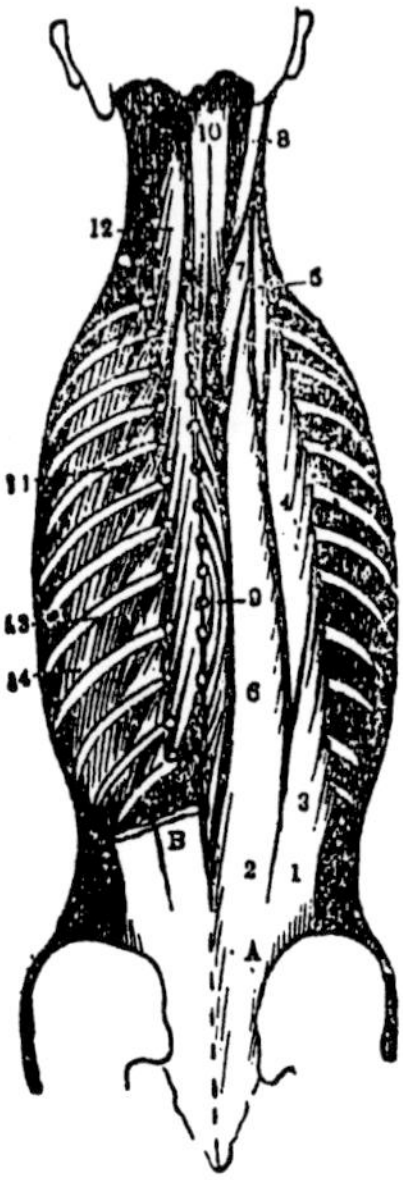

A薦骨脊柱筋 B同內外兩部斷 1外部 2內部 3腰腸肋筋 4背腸肋筋 5頂腸肋筋 6背長筋 7頂長筋 8頭長筋 9棘筋即背棘筋 10頭半棘筋 11背半棘筋 12頂半棘筋 13肋骨擧筋 14肋間筋

第十一圖

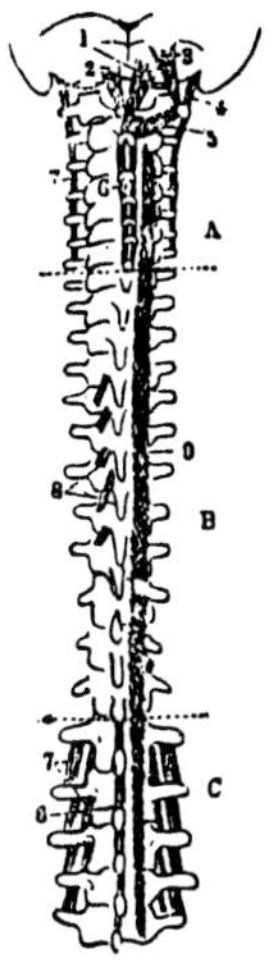

背筋深層

A頸椎　B胸椎　C腰椎

1後大直頭筋　2後小直頭筋　3上斜頭筋　4側直頭筋　5下斜頭筋　6頸椎及腰椎の棘間筋　7同横突起間筋　8長短の旋背筋　9横裂筋

(4) 肩胛《けんかふ》の筋《きん》及《および》上肢《じやうし》の筋《きん》

第十二圖

肩胛筋

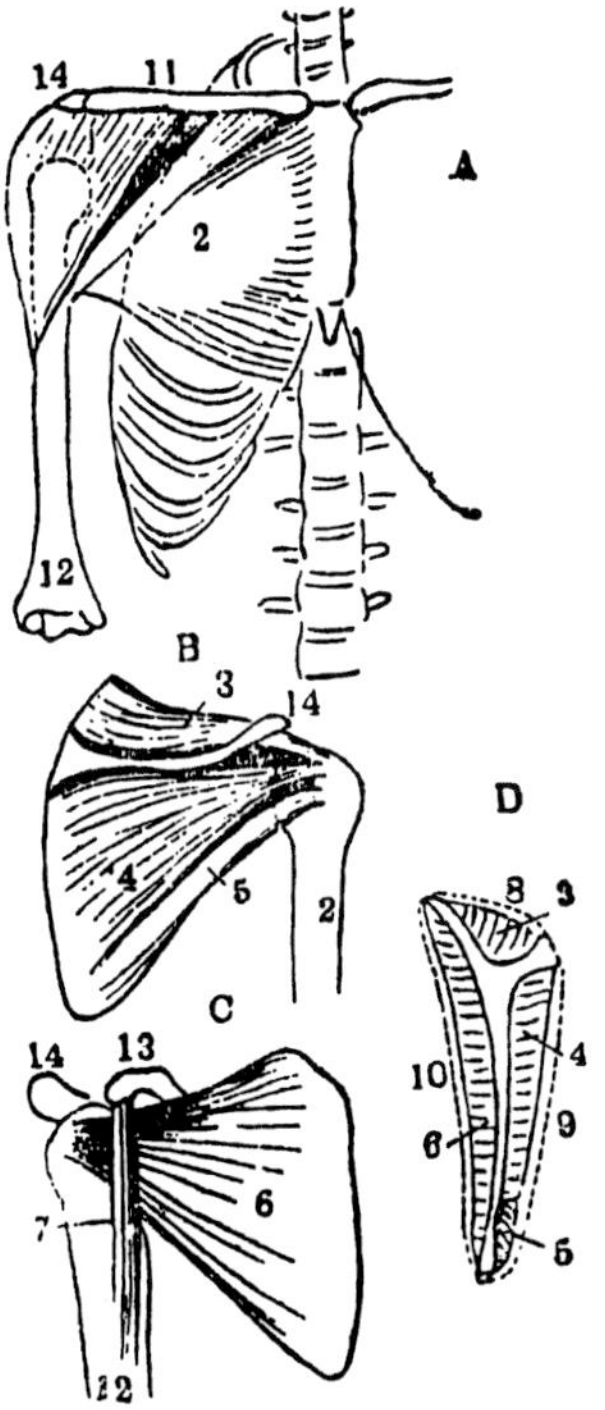

A胸廓前面　B肩胛骨後面　C同前面　D同矢狀斷として肩胛筋及筋膜を示す

1三角筋　2大胸筋　3棘上筋　4棘下筋　5小圓筋　6肩胛下筋　7烏喙膊筋　8棘上筋膜　9棘下筋膜　10肩胛下筋膜　11鎖骨　12上膊骨　13烏喙突起　14肩峰突起

第十三圖

上膊筋

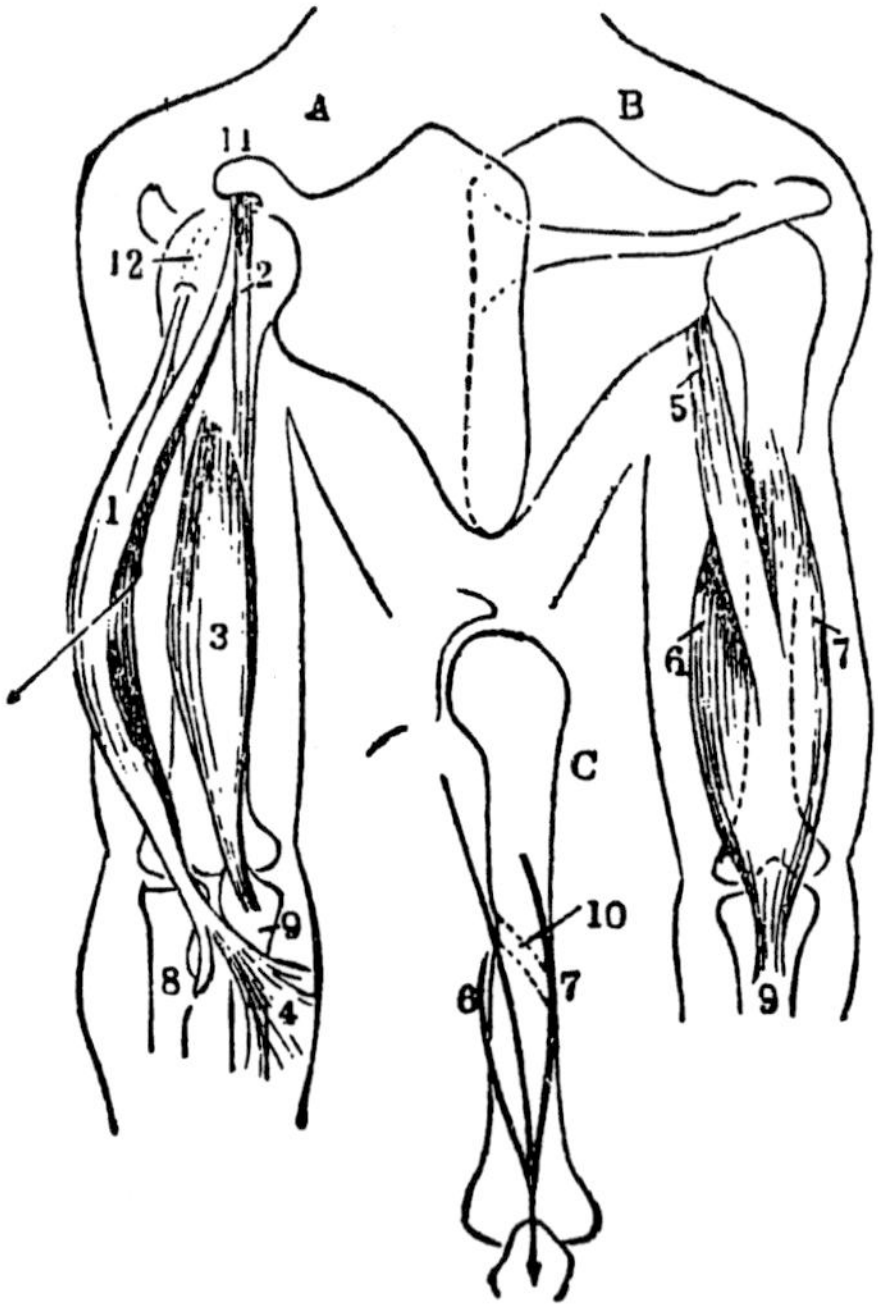

A 右上膊前側
B 同後側
C 線の方向を以て三頭筋止を示す（但し外方に牽引するも）

1 二頭膊筋
2 烏喙膊筋
3 内膊筋
4 二頭膊筋膜
5 三頭膊筋長頭
6 同内頭
7 同外頭
8 橈骨
9 尺骨
10 上膊骨螺旋狀溝
11 烏喙突起
12 二頭膊筋長頭の關節内に在る者

第十四圖

前膊淺層筋

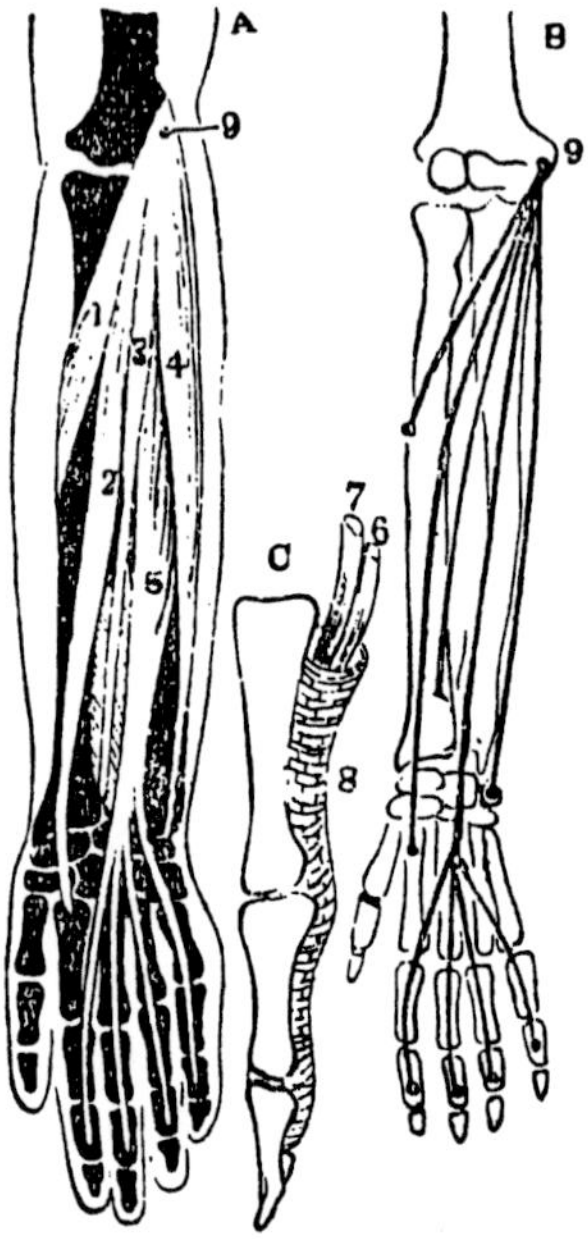

A 淺層
B 同線の方向を以て起止を示す
C 指骨に於て淺深屈指の腱を被包する鞘狀靱帶を示す

1 廻前圓筋 2 内橈骨筋 3 長掌筋（但し手掌部は除却する者） 4 内尺骨筋 5 淺屈指筋 6 淺屈指の腱 7 深屈指筋の腱 8 鞘狀靱帶 9 上膊骨内上鞘

(5)胸部《きょうぶ》の筋《きん》及《およ》び横隔膜《おうかくまく》

第十五圖

胸筋

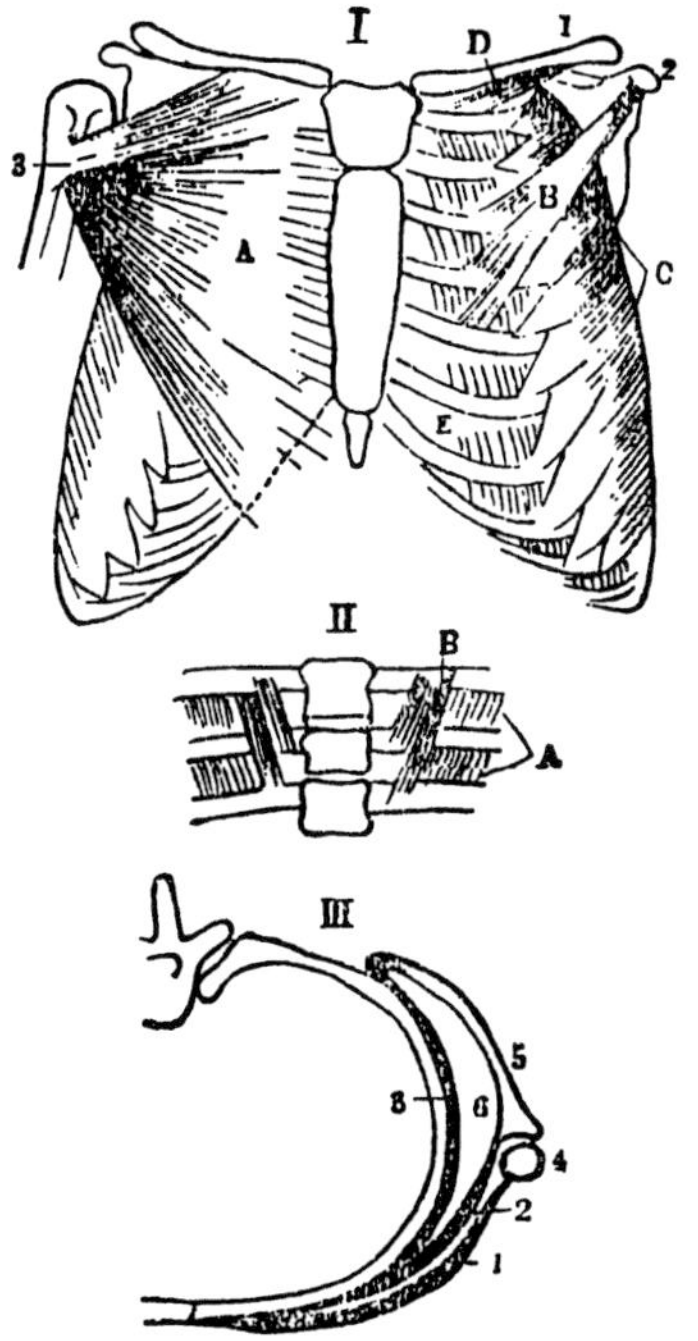

I 前胸壁

A 大胸筋　B 小胸筋　C 前大鋸筋

D 鎖骨下筋　E 外肋間筋

1 鎖骨　2 烏喙突起　3 大結節棘

II 後胸壁内面の一部

A 内肋間筋　B 後横胸筋

III 胸壁横斷の想像

1 大胸筋　2 小胸筋　3 前大胸筋

4 上膊　5 肩胛骨　6 腋窩

第十六圖

横隔膜

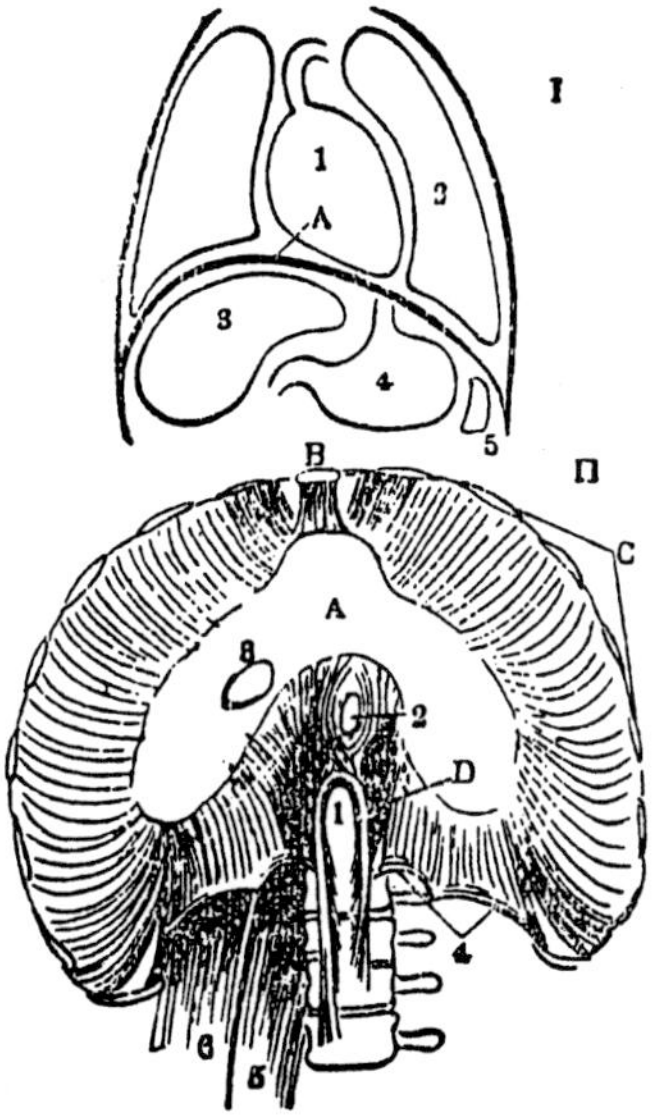

I 胸部を前額斷として横隔膜の位置を示す

A 横隔膜　1 心臓　2 肺臓　3 肝臓　4 胃　5 脾

II 横隔膜を下面より見たる者

A 腱質部

B 胸骨部

C 肋骨部

D 椎骨部

1 大動脈裂孔　2 食管孔　3 下大靜脈孔

4 腱弓卽内外弧形靱帶　5 大腰筋　6 方形腰筋

(6) 腹部《ふくぶ》の筋《きん》及《およ》び股輪《こりん》及《およ》び鼠蹊管《そけいくわん》

腹筋

第十七圖
腹筋

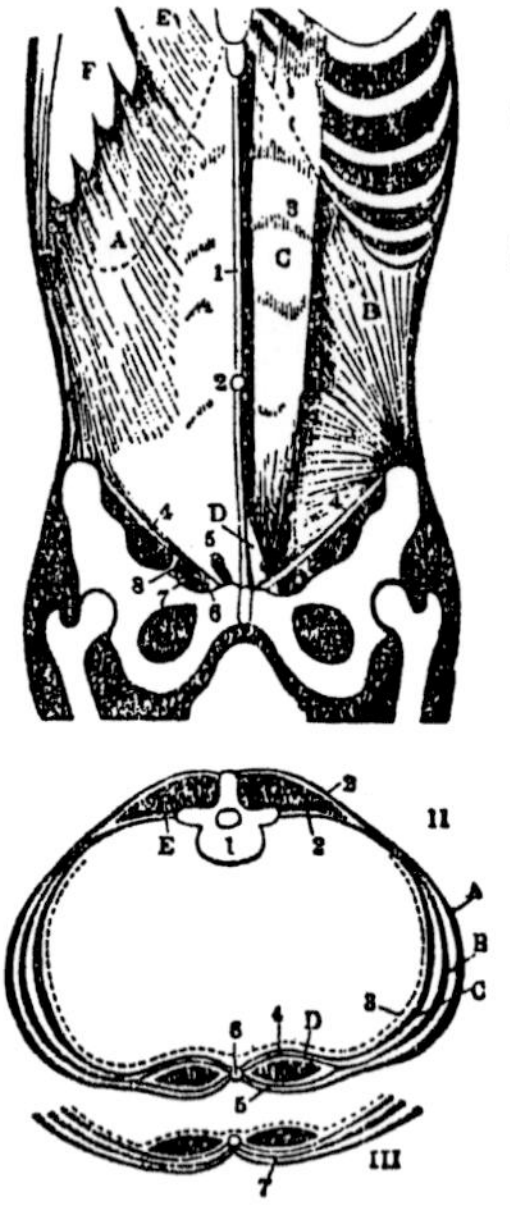

I 前腹壁 A外斜腹筋 B内斜腹筋 C直腹筋 D三稜腹筋 E大胸一部 F前大鋸筋の一部
1白條2臍3腱畫4ボーパルド氏靱帶5外鼠蹊輪6キンベルナート氏靱帶7股輪8腸腰筋膜
II 腹部横斷(臍上部) III 同(臍下部)
A外斜腹筋 B内斜腹筋 C横腹筋 D直腹筋 E薦骨脊柱筋
1腰椎2腰背筋膜(前後)3横筋膜4直腹筋鞘後葉5同前葉6白條7臍下部直腹筋鞘

第十八圖

股輪及鼠蹊管

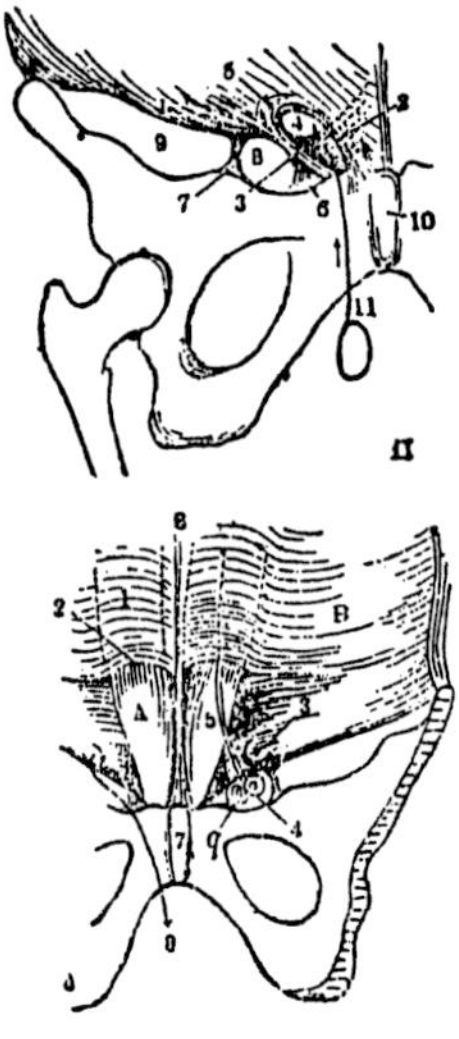

I 腹壁下部の前面
1ボーパルド氏靱帶2上脚3下脚4鼠蹊管5脚間纖維6キンベルナート氏靱帶7腸腰筋膜8大腿動靜脈を通ずる孔9腸腰筋の出づる孔10恥骨軟骨接合11睾丸及輸精管の方向を示す
II 同内面 A直腹筋 B横腹筋
1直腹筋鞘の後葉2ドゥグラス氏半月狀腺3内鼠蹊輪4股輪に於て股動靜脈の横斷5下腹壁動脈6白條7恥骨軟骨接合8鼠蹊管を經て膀胱底に來る輸精管の方向を示す9股輪

(7) 臗部《くわんぶ》の筋《きん》

(8) 大腿筋（前内側）

第二十圖 大腿筋（内前側）

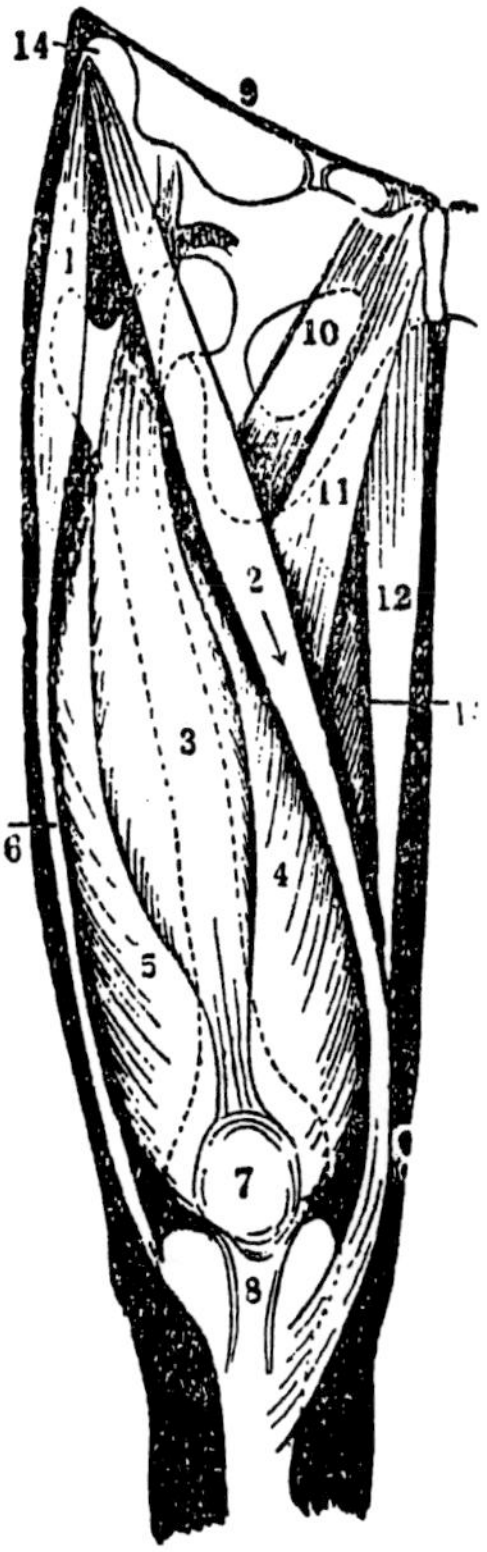

1 張股鞘筋 2 縫匠筋 3 直股筋 4 内大股筋 5 外大股筋 6 股鞘 7 膝蓋骨 8 膝蓋靱帯 9 ポーパルト氏靱帯 10 恥骨筋 11 長内轉股筋 12 薄股筋 13 大内轉股筋 14 前上棘

第十九圖 外臗部筋

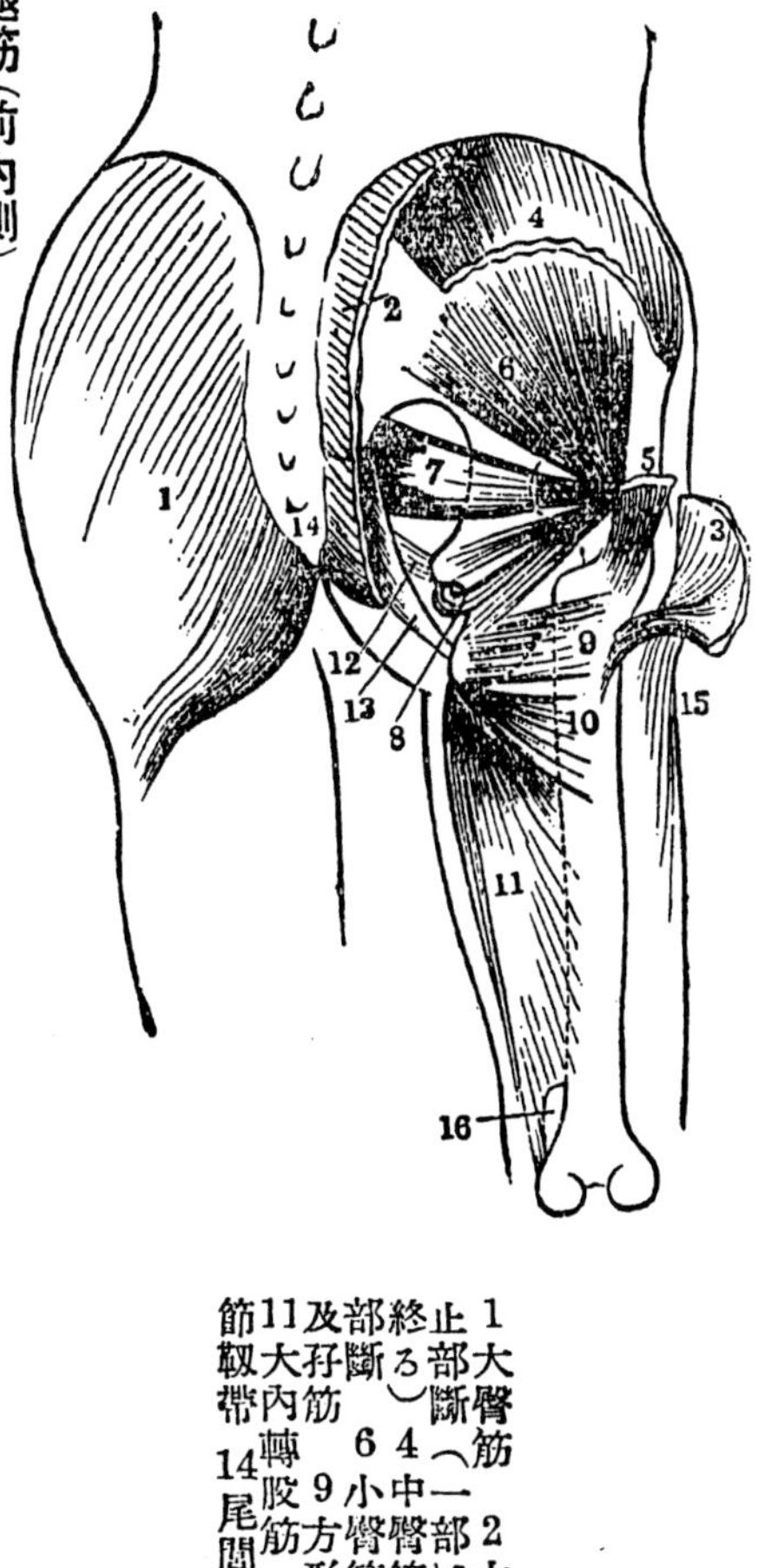

1 大臀筋 2 大臀筋起始部斷 3 同停止部斷（一部は大腿骨に一部は股鞘に終る） 4 中臀筋起始部斷 5 同く停止部斷 6 小臀筋 7 梨子狀筋 8 内鎖筋及孖筋 9 方形股筋 10 小内轉股筋 11 大内轉股筋 12 薦坐棘靱帯 13 薦坐結節靱帯 14 尾閭骨 15 股鞘 16 裂孔

(9)下肢《かし》の筋《きん》

第二十一圖

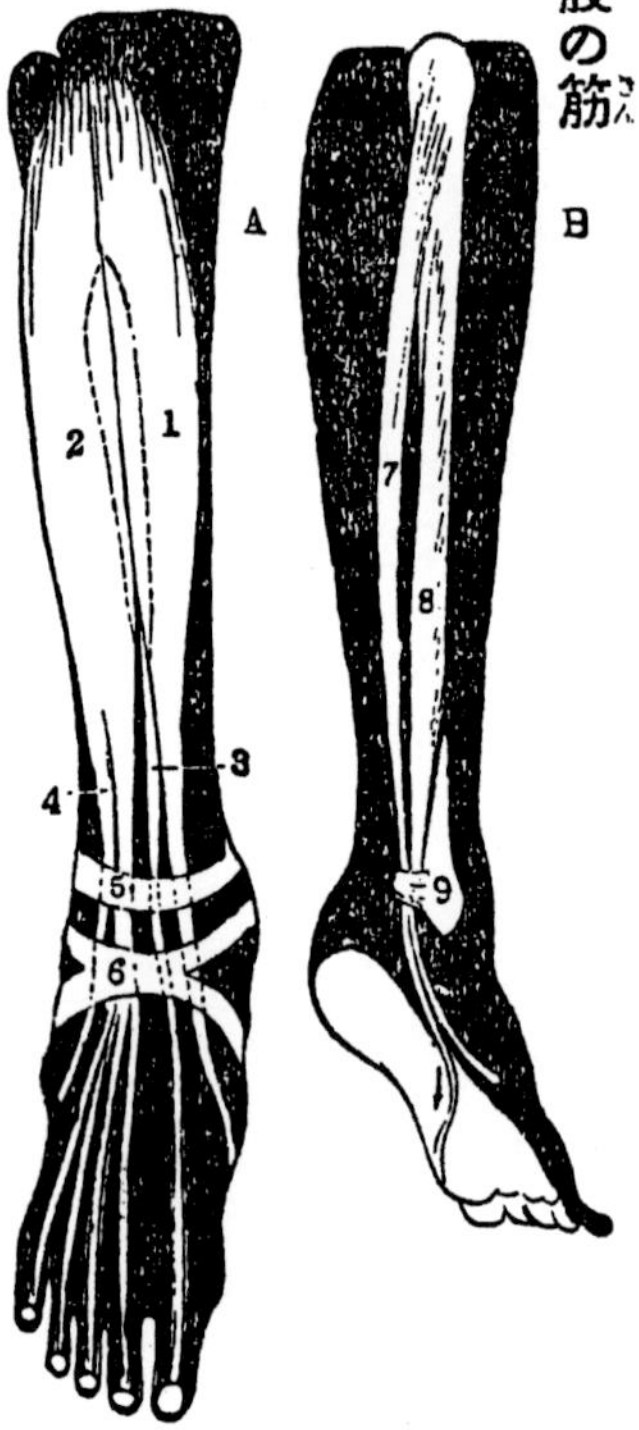

A 小腿前側筋
B 腓骨側筋
1 前脛骨筋
2 長總趾伸筋
3 伸長蹈筋
4 第三腓骨筋
5 横靭帶
6 十字靭帶
7 長腓骨筋
8 短腓骨筋
9 上腓骨靭帶外踝

第十節　横紋筋《わうもんきん》の生理《せいり》

(1)**筋《きん》は伸展性《しんてんせい》**及《および》**收縮性《しうしゆくせい》**を有《いう》し且《か》つ**彈力性《だんりよくせい》**を備《そな》ふ。(2)**筋《きん》には正反對《せいはんたい》の作用《さよう》**あり、外面筋《ぐわいめんきん》は伸作用《しんさよう》をなし、内面筋《ないめんきん》は屈作用《くつさよう》をなす。例《たとへ》ば　三頭膊筋《とうはくきん》は伸作用《しんさよう》をなし、二頭膊筋《とうはくきん》は屈作用《くつさよう》をなす。又指掌《またししやう》に屈筋作用《くつきんさよう》あり、手背《しゆはい》に伸筋作用《しんきんさよう》あるが如《ごと》し。(3)**筋《きん》は收縮《しうしゆく》**によつて温《をん》を發生《はつせい》す。(4)**筋《きん》は鍛錬《たんれん》**に依《より》て強健《きやうけん》の度《ど》を増《ま》す。(5)**筋《きん》**は緊張《きんちやう》又《また》は弛緩《しくわん》す。(6)**筋《きん》**は硬軟《かうなん》の變化《へんくわ》あり。(7)**筋《きん》**は顫動《しんどう》す。(8)**筋《きん》**は萎縮《ゐしゆく》す。(9)**筋《きん》**は痲痺《まひ》す。(10)**筋《きん》**は疲痩《ひそう》或《あるひ》は肥大《ひだい》す。

第十一節　筋《きん》に對《たい》する指壓《しあつ》の効果《かうくわ》

(1)**筋**《きん》の伸展性及收縮性《しんてんおよびしうしゆくせい》を健全《けんぜん》にし、且彈力性《かつだんりよくせい》を養《やしな》ふ。 (2)**屈筋及伸筋**《くつきんおよびしんきん》を調節《てうせつ》す。 (3)**筋**《きん》は收縮《しうしゆく》に依《よ》て溫《をん》を發生《はつせい》するが故《ゆゑ》に指壓《しあつ》により筋收縮《きんしうしゆく》するを以《もつ》て、溫《をん》を發生《はつせい》して生理的效果顯著《せいりてきかうくわけんちよ》なり。 (4)**筋**《きん》は鍛《たん》錬《れん》に依《よつ》て强健《きやうけん》の度《ど》を增《ま》すが故《ゆゑ》に指壓《しあつ》により鍛錬《たんれん》するときは强健《きやうけん》の度《ど》を增《ま》し、生理的絕大有效《せいりてきぜつだいいうかう》なり。
(5)**筋**《きん》の硬《かた》きは收縮神經《しうしゆくしんけい》の能《はたら》き過度《くわど》なるによる、故《ゆゑ》に指壓《しあつ》により收縮神經《しうしゆくしんけい》の働《はたら》きを緩和《くわんわ》するときは、軟《やは》らぐ事《こと》を得《う》。 (6)**筋**《きん》の軟《やはらか》きは收縮神經《しうしゆくしんけい》の働《はたら》き鈍《にぶ》きに依《よ》るを以《もつ》て、指壓刺戟《しあつしげき》により之《これ》を强《つよ》める事《こと》を得《う》。 (7)**筋**《きん》は緊張《きんちやう》すれば硬《かた》く、弛緩《しくわん》すれば軟《やはらか》し、指壓《しあつ》は之《これ》を調節《てうせつ》す。 (8)**筋**《きん》は麻痺《まひ》す、指壓《しあつ》は之《これ》を直《なほ》すの力《ちから》あり。 (9)**筋**《きん》は顫動《しんどう》す、指壓《しあつ》は之《これ》を調節《てうせつ》するの作用《さよう》あり。 (10)**筋**《きん》は萎縮《ゐしゆく》す、指壓《しあつ》は之《ふれ》を振興《しんこう》せしむ。 (11)**筋**《きん》の疲瘦肥大《ひそうひだい》は指壓《しあつ》により調節《てうせつ》せらる。

第三章　**神經**《しんけい》**の解剖學**《かいぼうがく》　**生理學**《せいりがく》

第一節　**神經**《しんけい》**の種別**《しゆべつ》

(1)**腦神經**《なうしんけい》　十二對《つゐ》、 (2)**脊髓神經**《せきずゐしんけい》　三十一對《つゐ》、 (3)**交感神經**《かうかんしんけい》。

第二節　**神經**《しんけい》**の解剖**《かいぼう》

(1)**部位**《ぶゐ》　全身《ぜんしん》。 (2)**形狀**《けいじやう》　圓柱狀《ゑんちゆうじやう》、白色《はくしよく》、灰白色《くわいはくしよく》、膠質《かうしつ》。 (3)**構造**《こうざう》　神經細胞《しんけいさいばう》、神經《しんけい》纖維《せんゐ》。

第三節　腦神經《なうしんけい》の起始《きし》、經路《けいろ》　分布《ぶんぷ》。

(1) **嗅神經《きうしんけい》**

(A) **起始《きし》**　嗅球《きうきう》。

(B) **經路《けいろ》**　篩骨篩板《しこつしはん》の孔《あな》より頭蓋頭《づがいこつ》を出《い》づ。

(C) **分布《ぶんぷ》**　鼻粘膜《びねんまく》(嗅細胞《きうさいばう》より分布《ぶんぷ》す)。

(2) **視神經《ししんけい》**

(A) **起始《きし》**　間腦《かんなう》、大腦《たいなう》。

(B) **經路《けいろ》**　視神經孔《ししんけいこう》。

(C) **分布《ぶんぷ》**　眼球網膜《がんきうまうまく》(視細胞《しさいばう》より分布《ぶんぷ》す)(數《すう》、四十三萬《まん》八千條《でう》)。

(3) **動眼神經《どうがんしんけい》**

第二十二圖

嗅神經及視神經

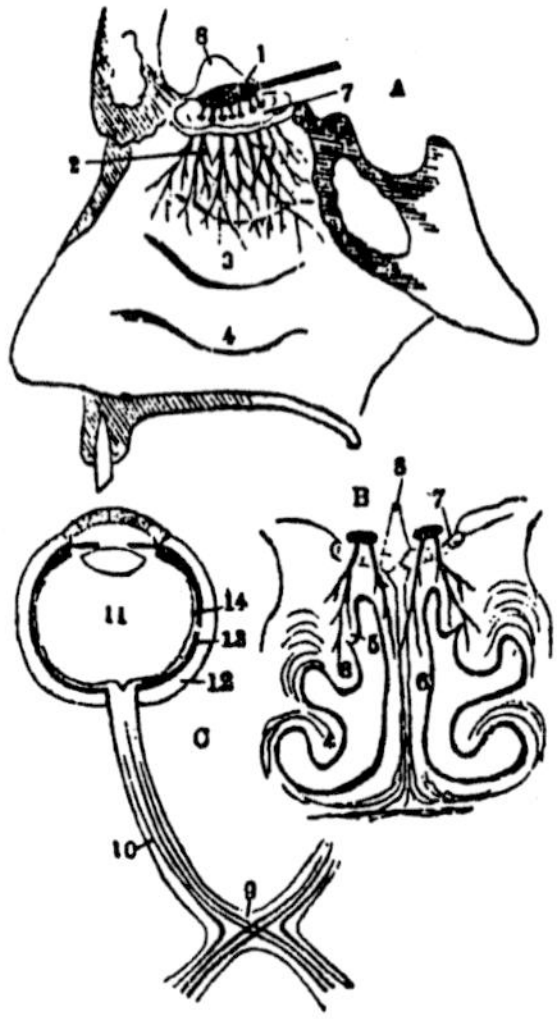

A 矢狀斷に由て鼻腔の側壁を示す　B 鼻腔の前額斷　C 視神經及眼球
1 嗅球　2 嗅神經　3 中甲介　4 下甲介　5 上甲介　6 鼻中隔　7 篩骨の篩板　8 同く鷄冠　9 視神經交叉　10 視神經　11 眼球　12 白膜　13 脈絡膜　14 網膜

第二十三圖

動眼神經及滑車神經

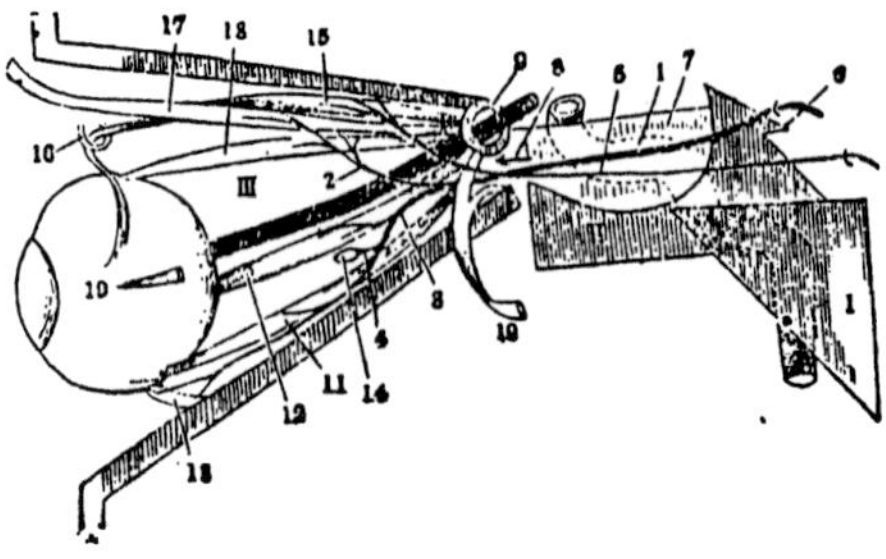

Ⅰ 岩樣部　Ⅱ 蝴蝶骨體　Ⅲ 眼竇
1 動眼神經　2 同上枝　3 同下枝　4 毛樣神經　5 滑車神經　6 後床狀突起　7 海綿竇　8 上眼竇裂孔　9 視神經孔　10 外直筋を切り外方に翻轉して其兩頭を示す　11 下直筋　12 內直筋　13 下斜筋　14 毛樣神經節　15 滑車筋卽ち上斜筋　16 滑車軟骨　17 上眼瞼擧筋　18 直上筋　19 眼球

第二十四圖

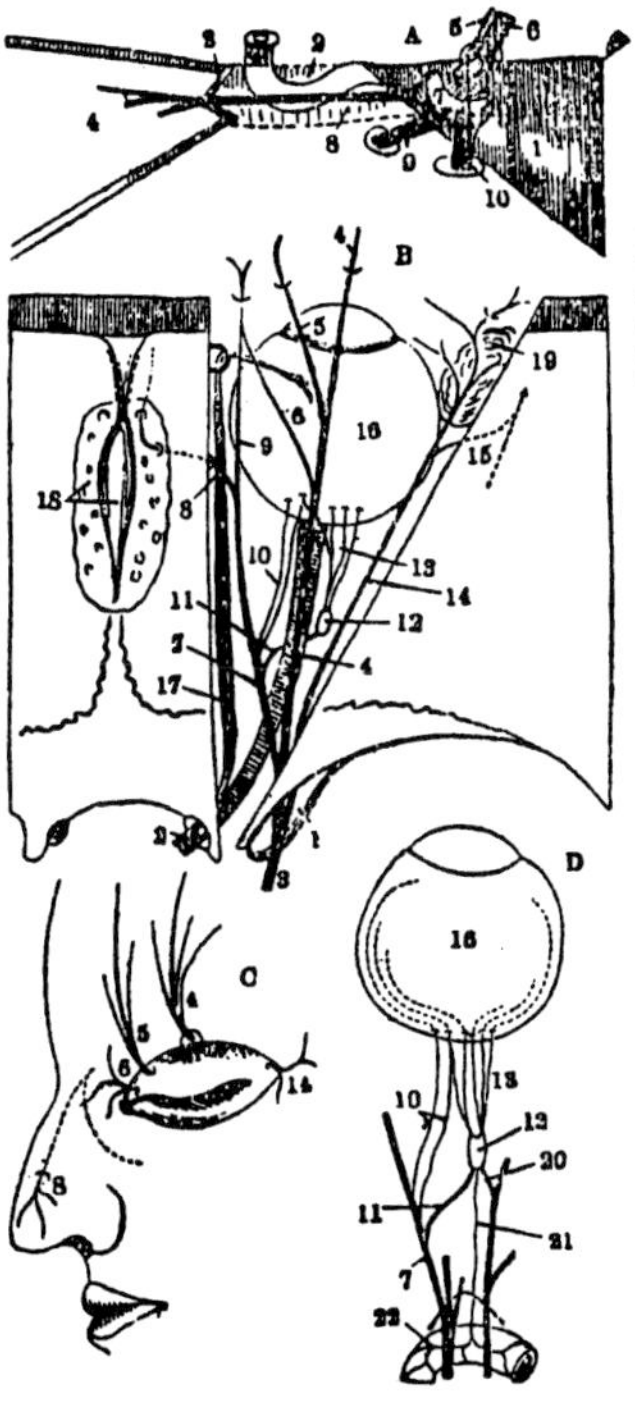

三叉神經(第一枝即眼神經)

A 三叉神經節 1岩樣部前面 2海綿竇 3上眼窠裂孔 4眼窠 5三叉神經運動根 6同知覺根 7半月狀節 8第一枝 9第二枝 10第三枝

B 眼窠の上壁を除去して第一枝を示す

C 同く顏面の皮下に出づるもの

D 毛樣神經節

1上眼窠裂孔 2視神經孔 3第一枝 4上眼窠神經 5前頭神經 6滑車上神經 7鼻毛樣神經 8篩骨神經 9滑車神經 10長毛樣神經 11毛樣神經の長根 12毛樣神經節 13短毛樣神經 14涙腺神經 15眼窠神經と吻合するもの 16眼球 17滑車筋 18篩骨の鷄冠及篩板 19涙腺 20動眼神經の下枝より來る短根 21交感根 22內頸動脈叢

(A)起始《きし》　中腦《ちゆうなう》。

(B)經路《けいろ》　大腦脚《たいなうきやく》の內側《ないそく》にある動眼神經溝《どうがんしんけいこう》を經《へ》て、上眼窠裂孔《じやうがんくわれつこう》を通過《つうくわ》す。

(C)分布《ぶんぷ》　眼窠內《がんくわない》の橫紋筋《わうもんきん》。

(4)滑車神經《くわつしやしんけい》

(A)起始《きし》　中腦《ちゆうなう》。

(B)經路《けいろ》　中腦《ちゆうなう》の背側《はいそく》にて小腦連合壁《せうなうれんがふへき》と、前髓帆《ぜんずゐはん》との間《あひだ》を通《つう》じて動眼神經《どうがんしんけい》と共《とも》に上眼窠裂孔《じやうがんくわれつこう》を通過《つうくわ》す。

(C)分布《ぶんぷ》 眼窠内滑車筋《がんくわないくわつしやきん》に分布《ぶんぷ》す。

(5)三叉神經《さしんけい》

(A)起始《きし》 橋《きやう》と橋壁《きやうへき》との間《あひだ》の前端腦髓《ぜんたんなうずゐ》。

(B)經路《けいろ》 第《だい》一枝《し》、眼神經《がんしんけい》は、海綿樣竇《かいめんやうとく》の外側《ぐわいそく》に沿《そ》ひ、上眼窠裂孔《じやうがんくわれつこう》に向《むか》つて前進《ぜんしん》す。

第《だい》二枝《し》 上顎神經《じやうがくしんけい》は正圓孔《しやうゑんこう》を通《つう》じ、頭蓋骨《づがいこつ》を出《い》で下眼窠孔《しやがんくわこう》を經《へ》て顏面《がんめん》に出《い》づ。

(C)分布《ぶんぴ》 知覺部《ちかくぶ》は、頭及顏《かしらおよびかほ》の大部分《だいぶぶん》に分布《ぶんぷ》す

運動部《うんどうぶ》は、咀嚼筋《そしやくきん》、顎舌骨筋及《がくぜつこつきんおよび》二腹《ふく》顎筋《がくきん》の前腹《ぜんふく》に分布《ぶんぷ》す。

第二十五圖

第二枝

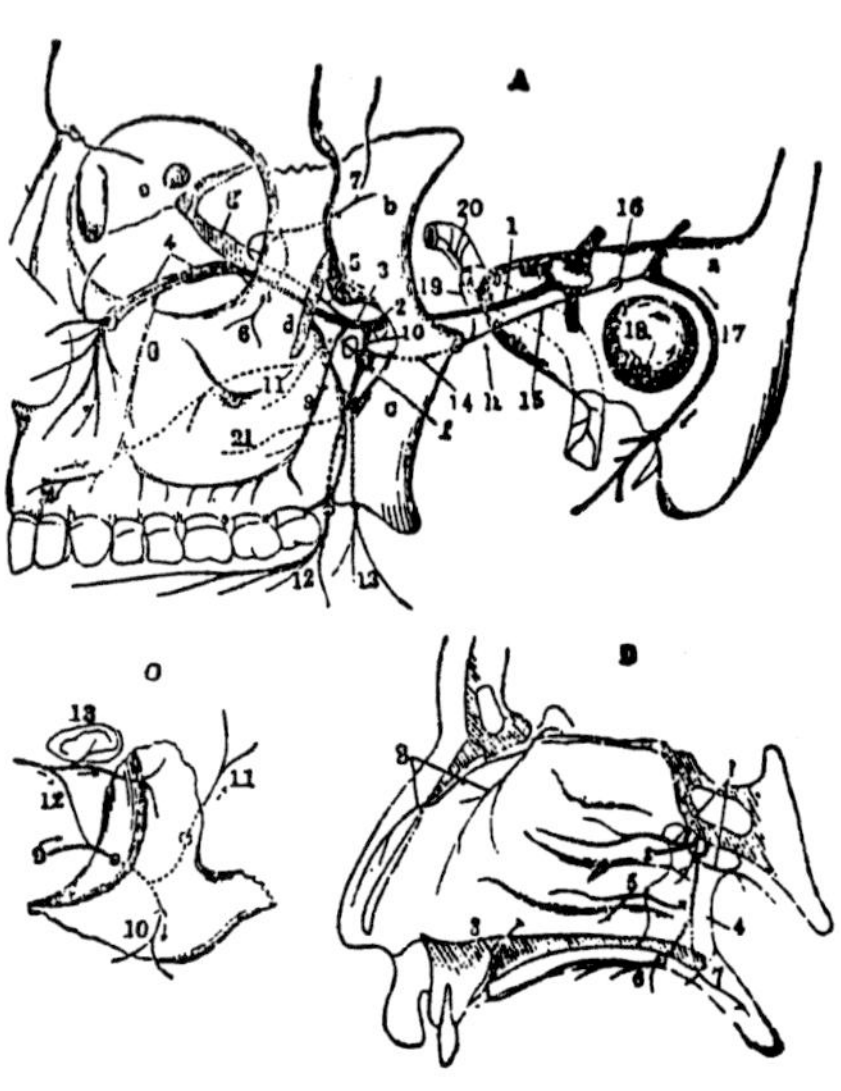

A第二枝の一覽

a顳顬骨岩樣部 b蝴蝶骨大翼 c同翼狀突起 d顳顬骨(斷) e眼窠 f翼狀口蓋窩及鼻神經節 g下眼窠裂孔 h前破裂孔 1第二枝 2正圓孔 3下眼窠神經 4同じく下眼窠溝及び管內に在るもの 5眼窠神經 6顏面枝 7顳顬枝 8前上齒槽神經 9後上齒槽神經 10楔口蓋神經節 11上鼻神經 12口蓋神經 13軟口蓋に分布するもの 14ウヰヂアン神經 15淺大

第二十六圖

第三枝

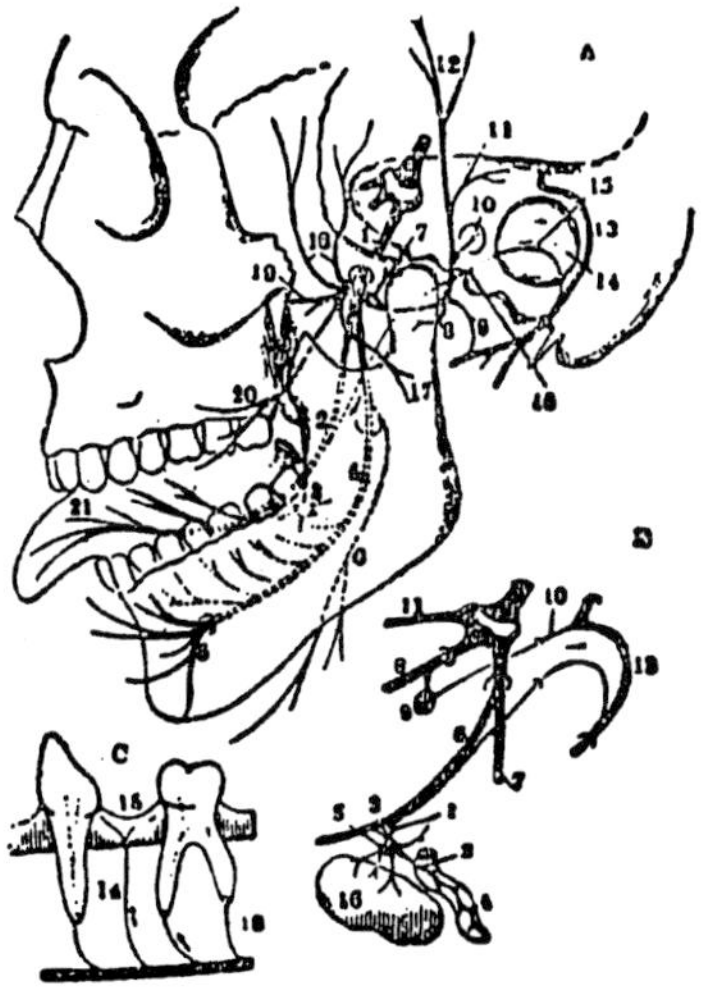

第二十七圖

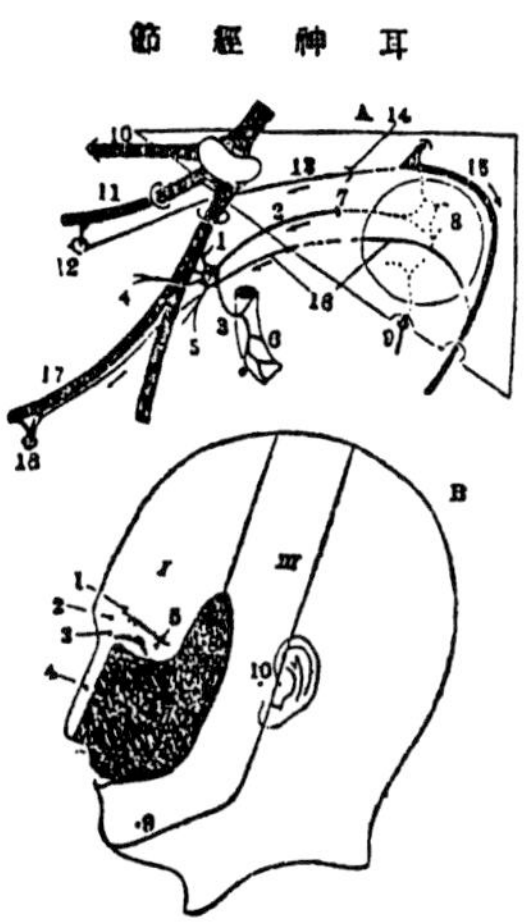

18 鼓室
19 深大岩樣部神經
20 內頸動脈叢
21 下
鼻神經

B 鼻腔を矢狀斷とするもの

C 顳骨（左側）

1 上鼻神經
2 鼻口蓋神經節
3 同く鼻口蓋管にあるもの
4 口蓋鉛直部
5 下鼻神經
6 口蓋神經
7 同副管を出るもの
8 節骨神經
9 眼窠神經
10 顏面枝
11 顳顬枝
12 淚腺神經の吻合枝
13 淚腺

A 第三枝一覽

1 第三枝
2 舌神經
3 顎下神經節
4 下齒槽神經
5 顎神經
6 顎舌神經
7 耳顳顬神經
8 同關節枝
9 同顏面神經交通枝
10 同外聽道神經
11 耳前神經
12 淺顳顬神經
13 顏面神經
14 鼓室
15 鼓索神經
16 グラーセル氏破裂
17 咬筋神經
18 深顳顬神經
19 翼狀筋神經
20 頰筋神經
21 舌

B 顎下神經節

C 齒牙

1 運動根即鼓索神經
2 知覺根
3 交感根
4 外顎動脈叢
5 顎下神經節
6 舌神經
7 下齒槽神經
8 第二枝
9 鼻神經節
10 淺大岩樣部神經
11 第一枝
12 顏面神經
13 齒枝
14 齒齦枝
15 齒齦
16 顎下腺

A 耳神經節

1 耳神經節の運動根
2 同知覺根
3 交感根
4 鼓膜張筋神經
5 口蓋張筋神經
6 中硬腦膜動脈

叢 7岩様部小管 8鼓室叢 9舌咽神經の岩様部節 10第一枝 11第二枝 12鼻神經節 13淺大岩様部神經 14ファロピー氏管裂孔 15顔面神經 16鼓索神經 17舌神經 18顎下神經節

B 三叉神經の三枝頭部の外皮に分布する部位

Ⅰ第一枝の部位 Ⅱ第二枝の部位 Ⅲ第三枝の部位

1上眼窠神經の穿點 2前頭神經の穿點 3滑車神經の穿點 4篩骨神經の穿點 5涙腺神經の穿點 6下眼窠神經の穿點 7顔面枝の穿點 8顳顬枝の穿點 9頤神經の穿點 10耳顳顬神經の穿點

(6) 外旋神經《ぐわいせんしんけい》

(A) 起始《きし》 橋體中《きやうたいちゆう》。

(B) 經過《けいくわ》 正中線附近《しやうちゆうせんふきん》より外《ほか》に出《い》で上眼窠裂孔《じやうがんくわれつこう》を通《つう》ず。

(C) 分布《ぶんぷ》 外直筋《ぐわいちよくきん》。

(7) 顔面神經《がんめんしんけい》

(A) 起始《きし》 菱形窩底《ひしがたくわてい》。

(B) 經過《けいくわ》 橋《きやう》と橋壁《きやうへき》との間《あひだ》に於《おい》て腦《なう》髓外《ずゐぐわい》に出《い》で、次《つぎ》に聽神經《ちやうしんけい》

第二十八圖

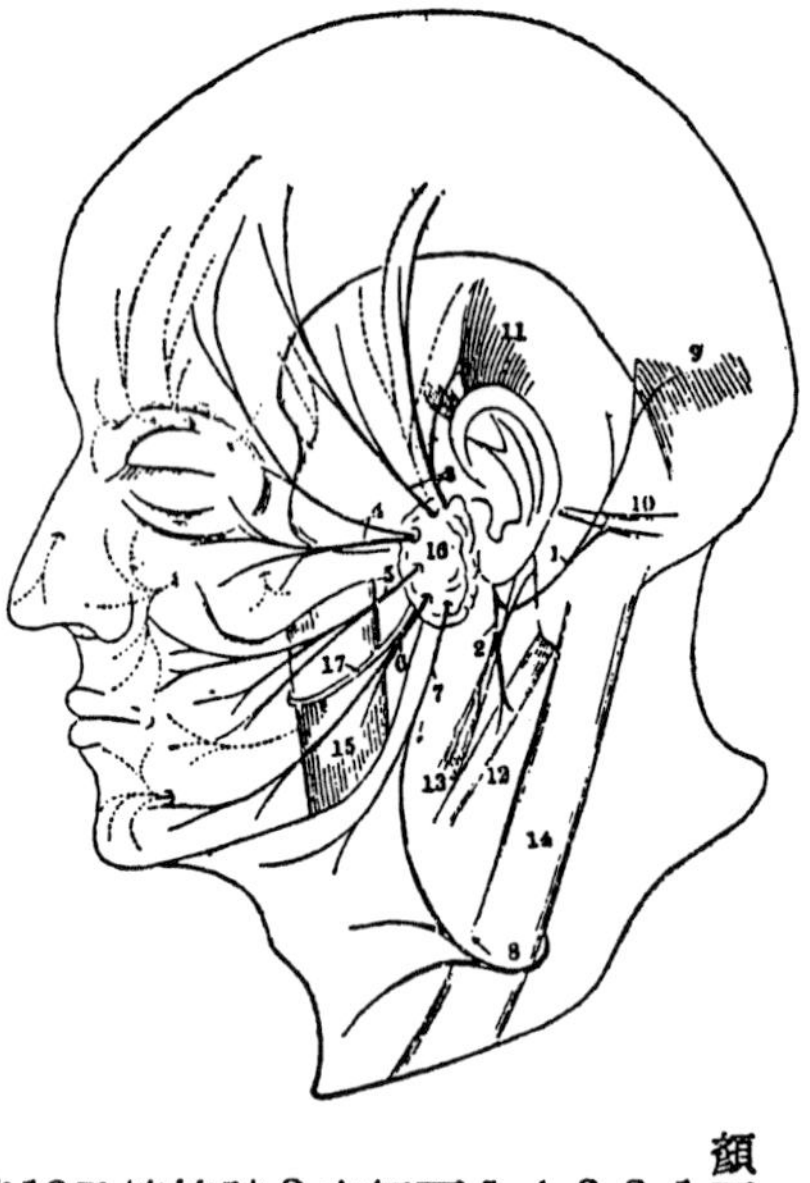

顔面神經(點線ハ三叉神經ノ外皮ニ分佈スルモノ)

顔面神經 1耳後神經 2莖狀神經 3顳顬枝 4顴骨枝 5頰枝 6下顎皮下神經 7上頸皮下神經 8下頸皮下神經 9後頭筋 10耳後筋 11耳上及耳前筋 12耳腹顎筋後腹 13莖狀舌骨筋 14胸鎖乳嘴筋 15咬筋 16耳下腺 17同排泄管

と一束《そく》をなし、内聽道《ないちやうだう》に入《い》る。

(C) **分布《ぶんぷ》** 顔《かほ》にある凡《すべ》ての表情筋《へうじやうきん》。莖狀舌骨筋《けいじやうぜつこつきん》、二腹顎筋《ふくがくきん》の後腹《こうふく》、橈骨筋《たうこつきん》、口蓋帆筋《こうがいはんきん》及懸壅垂筋《およびけんようすゐきん》、唾液腺《だえきせん》、分《ぶん》泌纖維及舌體《ぴつせんゐおよびぜつたい》に至《いた》る味覺《みかく》纖維《せんゐ》。

第二十九圖

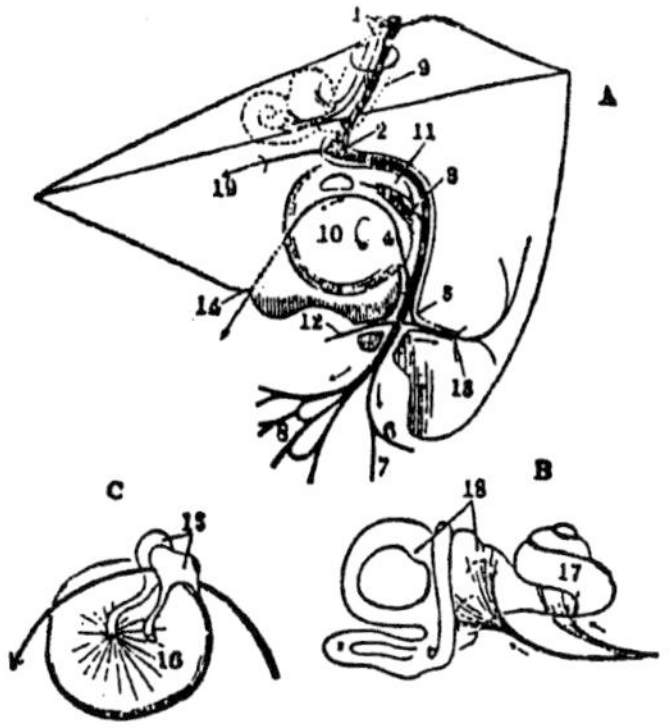

顔面神經及聽神經（白色ハ顔神經）

A 顳顬骨岩樣部を經過する顔面神經 B 内耳 C 鼓膜 1 顔面神經 2 膝狀節 3 馬鐙骨筋神經 4 迷走神經 5 迷走神經交通枝 6 耳後神經 7 莖狀神經 8 耳下腺叢 9 内聽道 10 鼓室 11 錐體突起 12 頸靜脈窩の後壁を穿つ迷走神經の耳枝 13 鼓乳破裂 14 グラーセル氏破裂 15 槌骨及砧骨 16 鼓膜 17 蝸牛殼 18 前庭及三半規管 19 淺大岩樣部神經

(8) 聽神經《ちやうしんけい》

(A) **起始《きし》** 菱形窩底《ひしがたくわてい》。

(B) **經過《けいくわ》** 橋《きやう》と橋壁《きやうへき》との間《かん》にて顔面神經《がんめんしんけい》の後外側《こうぐわいそく》より内聽道《ないちやうだう》に入《い》る。

(C) **分布《ぶんぷ》** 内耳《ないじ》。

(9) 舌咽神經《ぜついんしんけい》

第三十圖

(A)起始《きし》　延髓《えんずゐ》。
(B)經過《けいくわ》　頸靜脈孔《けいじやうみやくこう》。
(C)分布《ぶんぷ》　舌根《ぜつこん》。

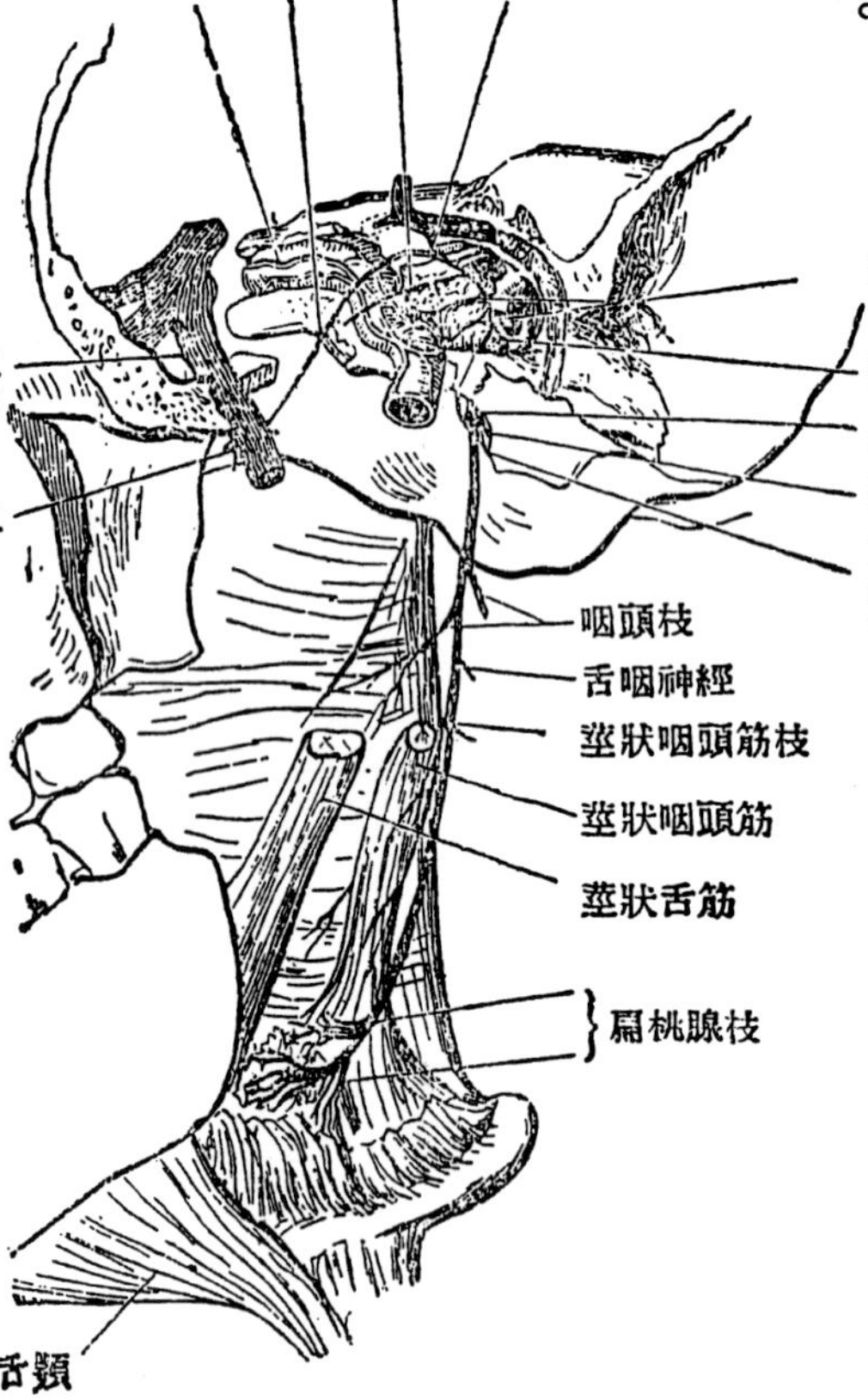

舌咽神經ノ分枝狀態

(10)迷走神經《めいそうしんけい》

(A)起始《きし》

延髄上外側《えんずゐじやうぐわいそく》。

第三十一圖

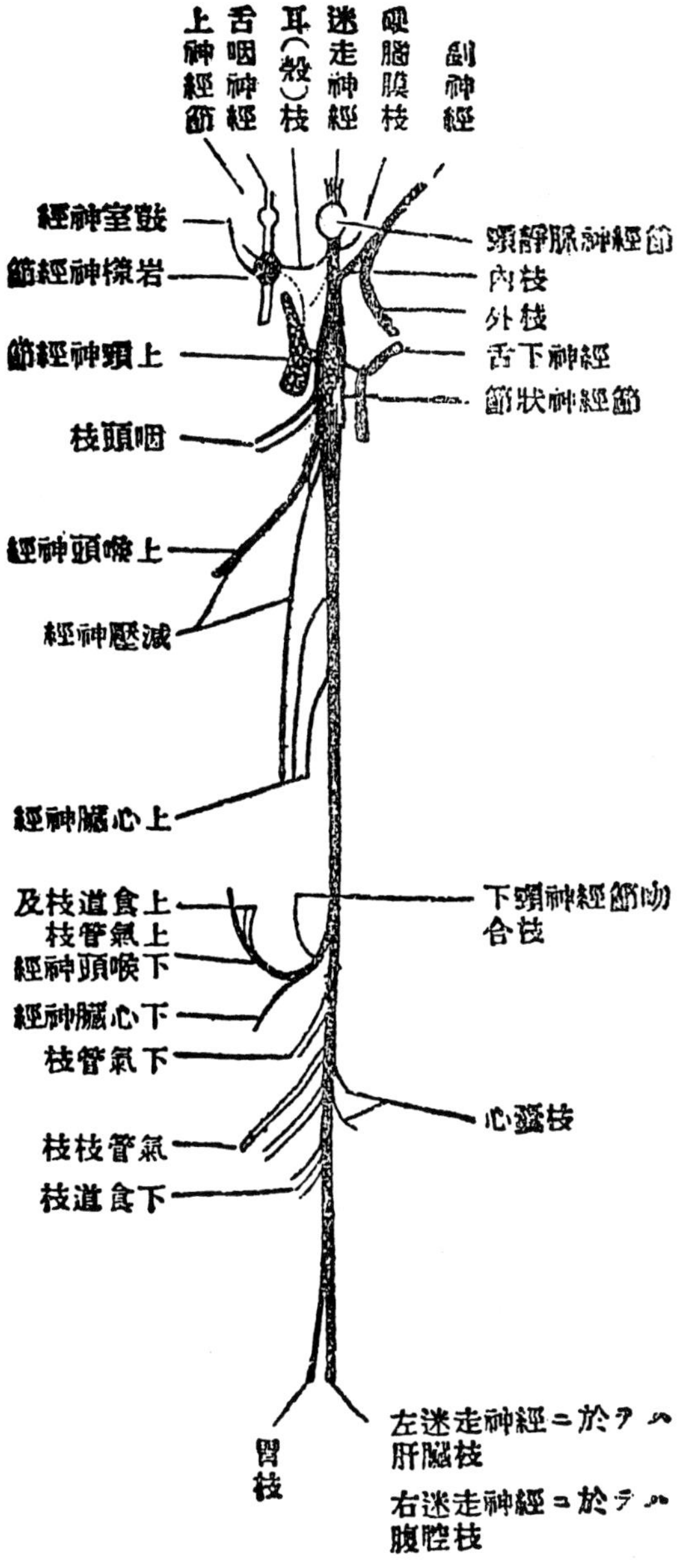

迷走神經ノ分枝狀態

第三十二圖

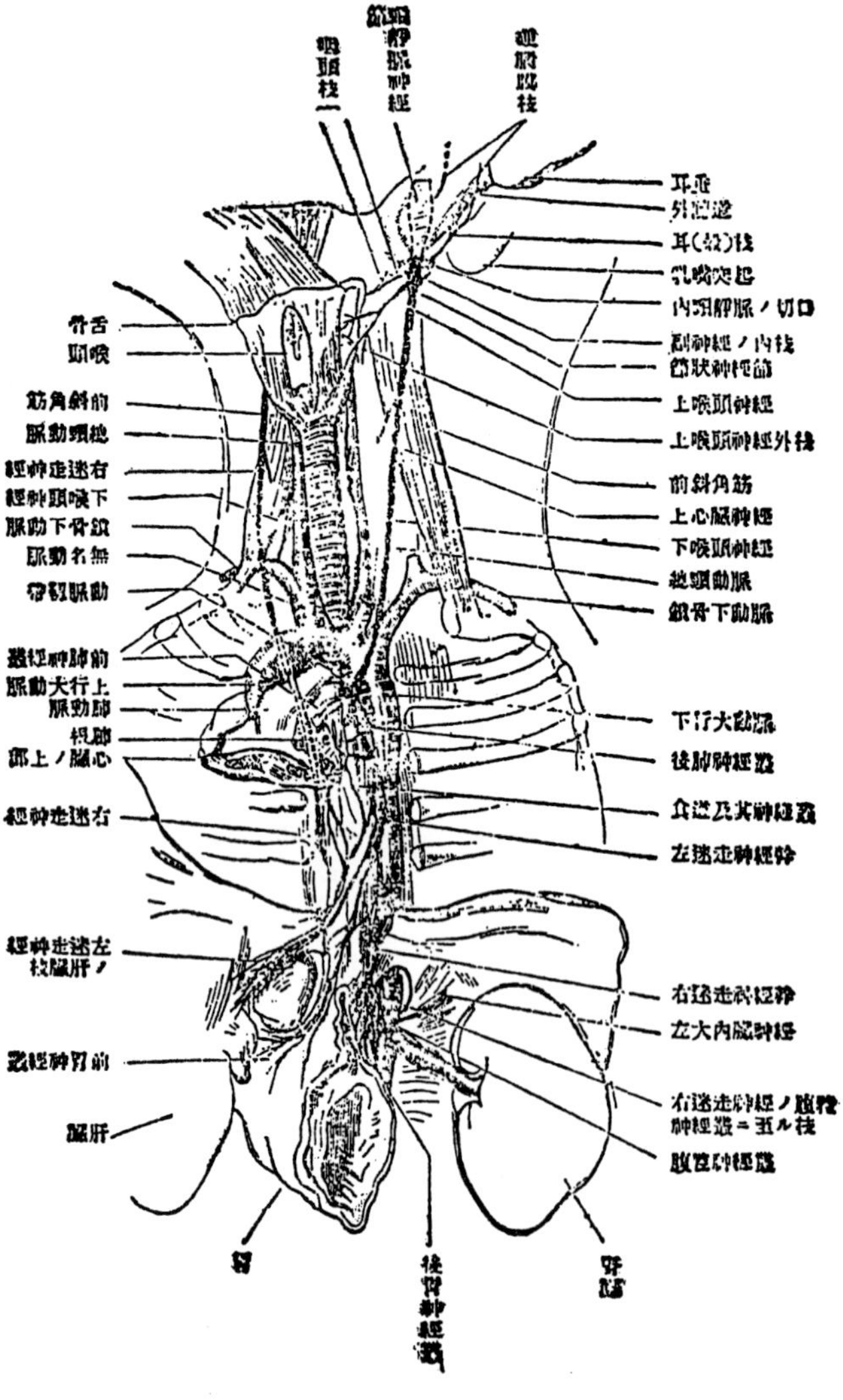

迷走神經ノ模型圖

(B) 經路《けいろ》

舌咽神經《ぜついんしんけい》及《および》副神經《ふくしんけい》と共《とゝ》に延髓《えんずゐ》の後外側《こうぐわいそく》より出《い》で、頸《けい》靜脈孔《じやうみやくこう》の前部《ぜんぶ》に至《いた》り節《せつ》をなす、頸《けい》靜脈孔《じやうみやくこう》を出《い》で又節《またせつ》をなす、此節《このせつ》は第《だい》一第《だい》二兩頸椎《りやうけいつい》の横突起《わうとつき》の前《まへ》にして、副神經《ふくしんけい》の内枝《ないし》と結合《けつがふ》せり、節《せつ》より鉛直《えんちよく》に深頸筋《しんけいきん》の前《まへ》、咽頭《いんとう》の外側《ぐわいそく》にて内頸動脈《ないけいどうみやく》及《およ》び總頸動脈《そうけいどうみやく》と、内頸靜《ないけいじや》脈《うみやく》との間《あひだ》の後方《こうはう》を下《くだ》り、胸廓《きようかく》の上縁《じやうえん》に至《いた》れば、稍外方《やゝぐわいはう》に行《ゆ》き、右側《いうそく》に於《おい》ては、鎖骨下動《さこつかどう》脈《みやく》の前《まへ》、左側《さそく》にありては鎖骨下動脈《さこつかどうみやく》が大動脈弓《だいどうみやくきゆう》より出《い》づる所《ところ》の前《まへ》を通《つう》じて、胸腔内《きようかうない》に入《い》り、次《つぎ》に氣管枝《きくわんし》及《および》心嚢《しんなう》の後《うしろ》を通《つう》じて、食道《しよくだう》の外側《ぐわいそく》に至《いた》り食道《しよくだう》の下端《かたん》に至《いた》れば、左迷《ひだりめい》走神經《そうしんけい》は、其前面《そのぜんめん》、右迷走神經《みぎめいそうしんけい》は之《これ》に反《はん》し、其後面《そのこうめん》に至《いた》り、共《とも》に横隔膜《わうかくまく》の食道裂孔《しよくだうれつかう》を通《つう》じて、腹腔中《ふくかうちゆう》に入《い》る。延髓《えんずゐ》より上節《じやうせつ》に至《いた》る迄《まで》の間《かん》に於《おい》て、頭部《とうぶ》に分布《ぶんぷ》す、即《すなは》ち硬腦膜枝《かうなうまくし》耳枝《じし》、咽頭神經吻合枝《いんとうしんけいふんがふし》、副神經吻合枝《ふくしんけいふんがふし》、上頸神經節吻合枝《かみけいしんけいせつふんがふし》。頸部《けいぶ》は、下節《かせつ》の上端《じやうたん》より、下喉頭神經《しもこうとうしんけい》の出《い》づる所迄《ところまで》にて、舌下神經吻合枝《ぜつかしんけいふんがふし》、咽頭枝《いんとうし》。上喉頭神經《かみこうとうしんけい》、上心臓神經《かみしんざうしんけい》、(總《そう》頸動脈《けいどうみやく》に沿《そ》ひて) 下心臓神經《しもしんざうしんけい》及《およ》び交感神經《かうかんしんけい》の枝《えだ》と合《がつ》し、心臓叢《しんざうそう》を造《つく》る。下喉頭神經《しもこうとうしんけい》、下《しも》心臓神經《しんざうしんけい》、上氣管枝《かみきくわんし》、上食道枝《かみしよくだうし》、下頸神經節吻合枝《しもけいしんけいせつふんがふし》、胸部《きようぶ》は、下喉頭神經《しもこうとうしんけい》の出《い》づる所《ところ》より、横隔膜《わうかくまく》の食道裂孔《しよくだうれつこう》に至《いた》る迄《まで》、下氣管枝《しもきくわんし》、氣管枝《きくわんし》、下食道枝《しもしよくだうし》、心嚢枝《しんなうし》。腹部《ふくぶ》は、横隔《わうかく》

(C)分布《ぶんぷ》 膜《まく》の食道裂孔《しよくだうれつこう》を通《つう》じて胃《ゐ》の前後面《ぜんこうめん》に分布《ぶんぷ》し、他《た》の一部《ぶ》は、肝《かん》に分布《ぶんぷ》す。心臓《しんざう》、呼吸器《こきふき》、消化器《せうくわき》、肝《かん》、膵《すい》に分布《ぶんぷ》す。又交感神経《またかうかんしんけい》の媒介《ばいかい》により、下部《かぶ》にある、腹腔《ふくかう》内臓及《ないざうおよ》び泌尿器《ひつねうき》、生殖器《せいしよくき》に分布《ぶんぷ》す。

迷走神経《めいそうしんけい》の暗記《あんき》

一幹《かん》 迷走神経幹《めいそうしんけいかん》。**二節《せつ》**、上迷走神経節《かみめいそうしんけいせつ》、下迷走神経節《しもめいそうしんけいせつ》。**三叢《そう》**、肺臓叢《はいぞうそう》、食管叢《しよくくわんそう》、胃《ゐ》叢《そう》。**四通《つう》**、咽頭神経交通枝《いんとうしんけいかうつうし》、副神経《ふくしんけい》同《おなじく》。舌下同《ぜつかおなじく》。上頸神経節同《かみけいしんけいせつおなじく》。**五枝《し》**、耳《じ》、咽頭《いんとう》、上喉頭《かみこうとう》、心臓《しんざう》、下喉頭《しもこうとう》。

(11)副神経《ふくしんけい》

(A)起始《きし》 延髄《えんずゐ》より頸髄《けいずゐ》の上半《じやうはん》に跨《また》がりて存在《そんざい》す。

(B)経路《けいろ》 頸静脈孔《けいじやうみやくこう》より、頭蓋縁《づがいえん》に出《い》で、分《わか》れて内外《ないぐわい》の二枝《し》となる。内枝《ないし》は上節《じやうせつ》に合《がつ》す。外枝《ぐわいし》は下外方《しもぐわいはう》に走《はし》り、胸鎖乳嘴《きようさにうし》筋《さん》の下《した》に至《いた》り、之《これ》に枝《へだ》を与へ、僧帽筋《そうばうきん》の下《した》に至《いた》り下面《かめん》より之《これ》に分布《ぶんぷ》す。経過中第三第四頸神経《けいくわちゆうだいだいけいしんけい》と結合《けつがふ》せり。

(C)分布《ぶんぷ》 上迷走神経節《かみめいそうしんけいせつ》。僧帽筋《そうばうきん》。

(12) **舌下神經《ぜつかしんけい》**

(A) **起始《きし》**　延髓《えんずゐ》の下部《かぶ》。

(B) **經過《けいくわ》**　迷走神經《めいそうしんけい》と總顏面神經《そうがんめんしんけい》との間《あひだ》を通《つう》じて舌骨舌筋《ぜつこつぜつきん》の外側《ぐわいそく》に至《いた》る。

(C) **分布《ぶんぷ》**　舌筋《ぜつきん》。

第四節　脊髓神經《せきずゐしんけい》の解剖《かいばう》

(1) **頸神經《けいしんけい》**八對《つい》、**胸神經《きようしんけい》**十二對《つい》、**腰神經《えうしんけい》**五對《つい》、**薦骨神經《せんこつしんけい》**五對《つい》、**尾閭骨神經《びろうこつしんけい》**一對《つい》。

第五節　脊髓神經《せきずゐしんけい》一般《ばん》の經過《けいくわ》、分布《ぶんぷ》。

(1) **前根《ぜんこん》**（**運動根《うんどうこん》**）は脊髓《せきずゐ》の前外側溝《ぜんぐわいそくこう》を通《つう》じ、**後根《こうこん》**（知覺根《ちかくこん》）は後外側溝《こうぐわいそくこう》を通《つう》じて、脊髓《せきずゐ》外《ぐわい》に出《い》で、椎間孔內《ついかんこうない》にて合《がつ》して、脊髓神經《せきずゐしんけい》を造《つく》る、此《この》二根《こん》が合《がつ》する所《ところ》にて後根《こうこん》が著《いちじる》しく膨大《ばうだい》し、脊髓神經《せきずゐしんけい》を造《つく》る、二根《こん》は椎間《ついかん》

第三十三圖

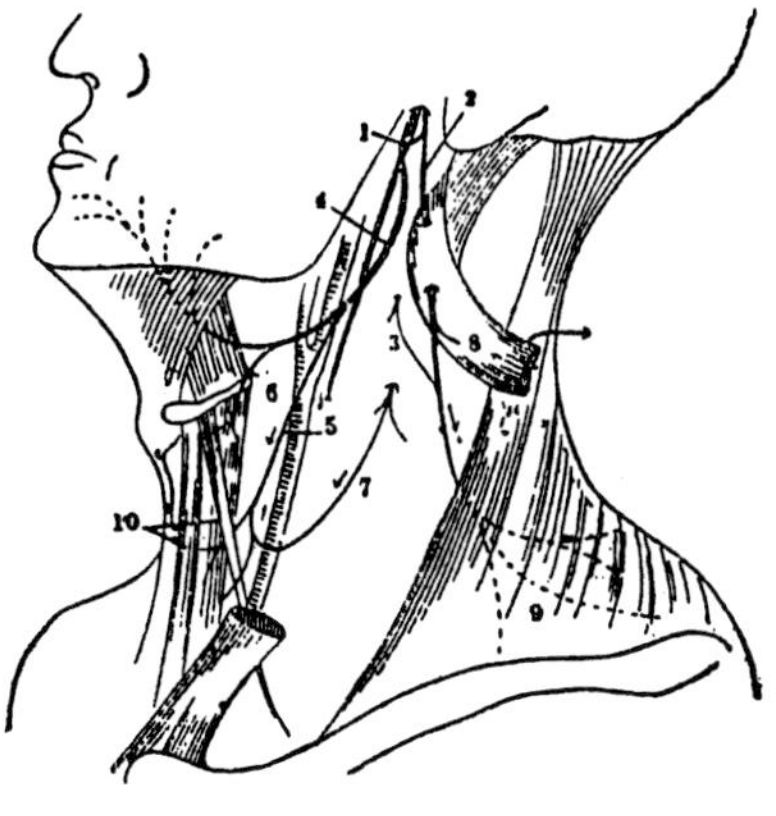

副神經及舌下神經

1 迷走神經節狀叢
2 副神經
3 頸椎神經の交通枝
4 舌下神經
5 同下行枝
6 同甲狀舌骨筋枝
7 下行項神經
8 胸鎖乳嘴筋を横斷して後方に飜轉
9 僧帽筋
10 舌骨諸筋

第三十四圖

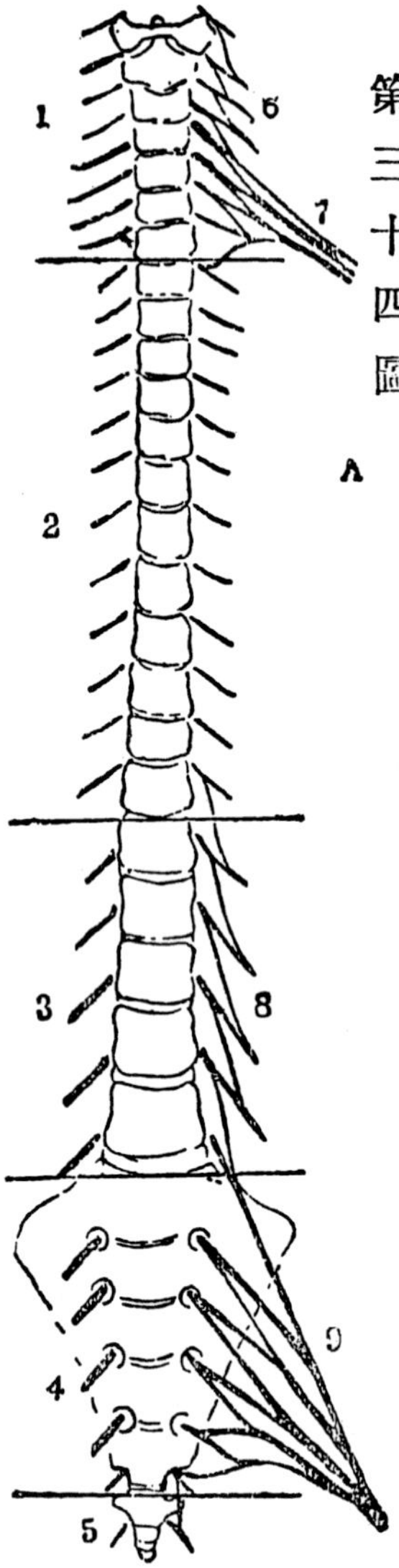

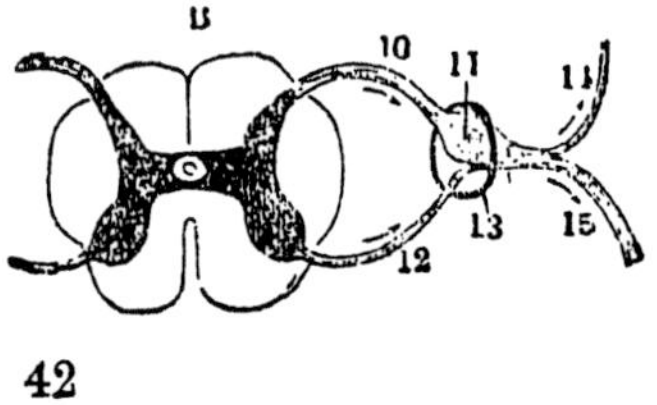

A 脊髓神經の區別
1 頸神經八　2 胸神經十二　3 腰神經五　4 薦骨神經五　5 尾閭神經一　6 頸神經叢　7 腕神經叢　8 腰神經叢　9 薦骨神經叢
B 脊髓横斷神經起始
10 後根　11 脊髓神經節　12 前根　13 椎間孔　14 後枝　15 前枝

孔中《こうちゆう》にて合《がつ》して神經纖維《しんけいせんゐ》を混《こん》じたる後《のち》、分《わか》れて背腹《はいふく》の二枝《し》となる。此《この》二枝《し》は共《とも》に横突起孔《わうとつきこう》を通《つう》じ外《ほか》に出《い》で、一は背部《はいぶ》に走《はし》り、一は腹部《ふくぶ》に至《いた》る、又《また》一枝《し》は脊髓管中《せきずゐくわんちゆう》に入《い》り、硬膜《かうまく》及《およ》び椎骨《ついこつ》に分布《ぶんぷ》す。別《べつ》に交感神經《かうかんしんけい》と交通枝《かうつうし》を以《もつ》て交通《かうつう》す。

第六節　脊髓神經《せきずゐしんけい》、起始《きし》、經過《けいくわ》、分布《ぶんぷ》。

(1) 頸神經《けいしんけい》　八對《つい》。

(A)**起始**《きし》　頸椎《けいつい》の各側《かくそく》。

(B)**經過**《けいくわ》　後枝《こうし》は知覺枝《ちかくし》にして各部《かくぶ》に至《いた》る前枝《ぜんし》は、互《たがひ》に連接《れんせつ》し叢《そう》をなす。之《これ》を頸神經叢《けいしんけいそう》及《およ》び膊神經《はくしんけい》叢《そう》と云《い》ふ。

第三十五圖

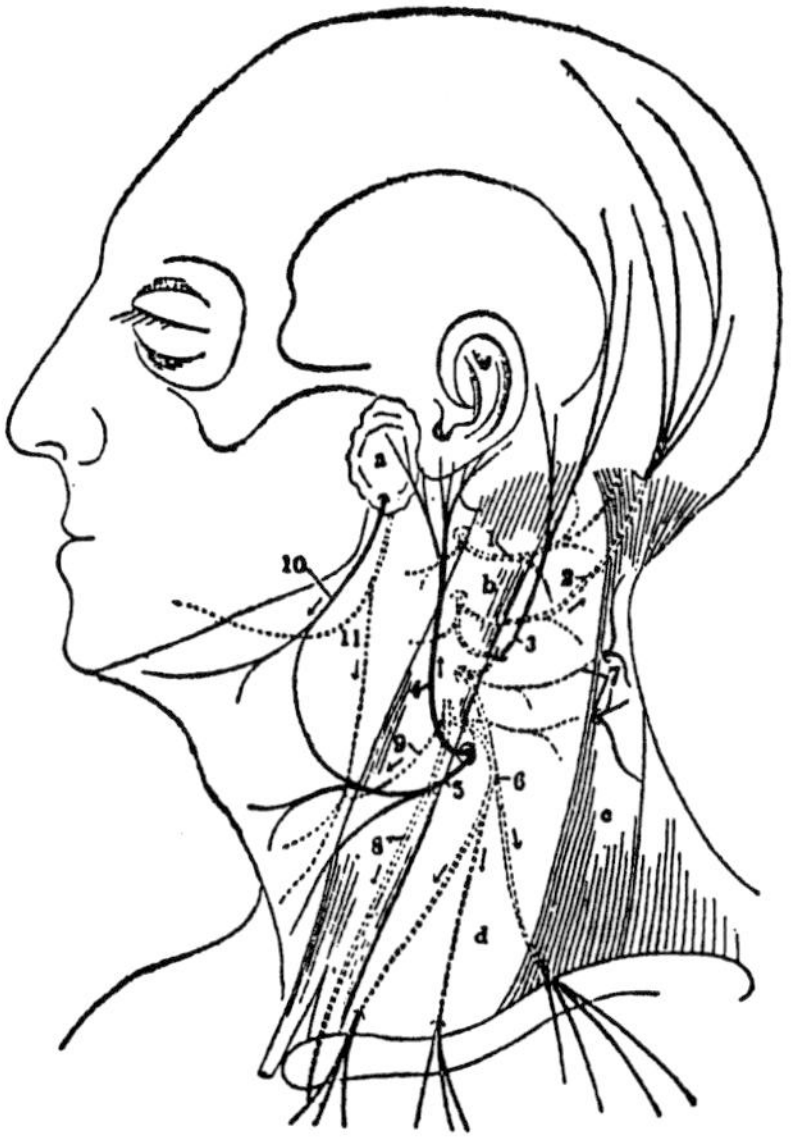

頸神經叢の別枝（點線深部）

1 後頭下神經　2 大後頭神經　3 小後頭神經　4 大耳神經　5 下頸皮下神經　6 鎖骨上神經　7 第三第四頸椎神經の後枝　8 横隔神經　9 下行項神經　10 上頸皮下神經（顔面神經の枝）　11 舌下神經　A 耳下腺　B 胸鎖乳嘴筋　C 僧帽筋　D 大鎖骨上窩

(C)**分布**《ぶんぷ》　頸神經叢《けいしんけいそう》より發《はつ》するものは、後頭《こうとう》、耳後《じご》の外皮《ぐわいひ》、耳翼《じよく》の外皮《ぐわいひ》、前胸壁《ぜんきようへき》、肩胛部《けんかふぶ》の外皮《ぐわいひ》、舌骨下部《ぜつこつかぶ》の諸筋《しよきん》、横隔膜《わうかくまく》。膊神經叢《はくしんけいそう》より發《はつ》するものは、大小胸筋《だいせうきようきん》、肩隅擧筋《けんぐうきよきん》、菱形筋《ひしがたきん》、

上肢《じやうし》の神經《しんけい》

前大鋸筋《ぜんだいきよきん》、棘上筋《きよくじやうきん》、棘下筋《きよくかきん》、小圓筋《せうゑんきん》、肩胛下筋《けんかふかきん》、大圓筋《だいゑんきん》、濶背筋《くわつぱいきん》、腋窩《えきくわ》、上膊内上《じやうはくないじやう》部《ぶ》。外皮《ぐわいひ》、前膊《ぜんぱく》の外皮《ぐわいひ》、前膊《ぜんはく》。上肢《じやうし》の神經《しんけい》は下圖《かづ》を見《み》るべし。

第三十六圖

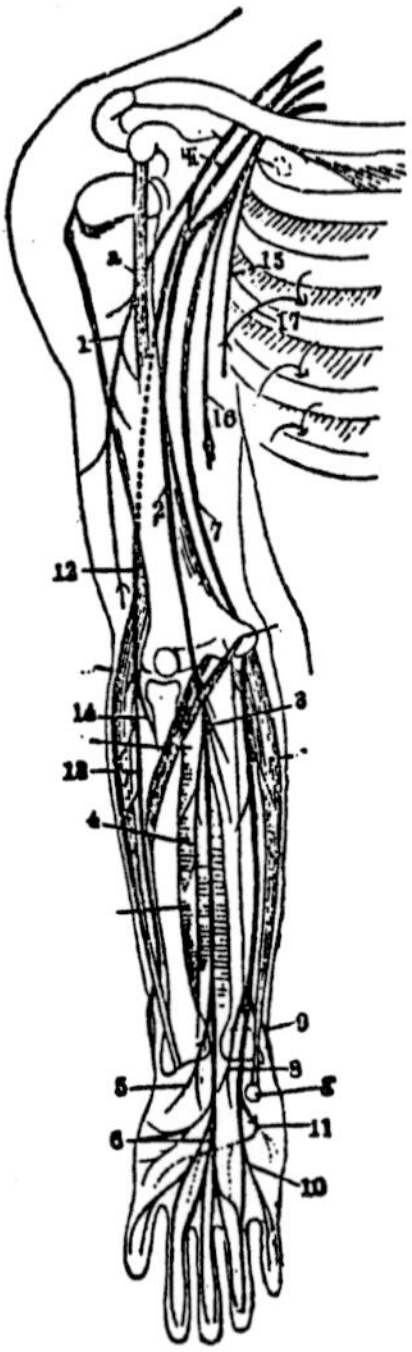

上肢前面

1外膊皮下神經　2上膊部　3同筋枝　4深層枠　5手掌枝　6手掌部　7尺骨神經　8手掌枝　9手背枝　10手掌部淺枝　11深枝　12橈骨神經　13同前枝　14同後枝　15内膊皮下神經　16中膊皮下神經　17第二肋間神經の側穿行枝

第三十七圖

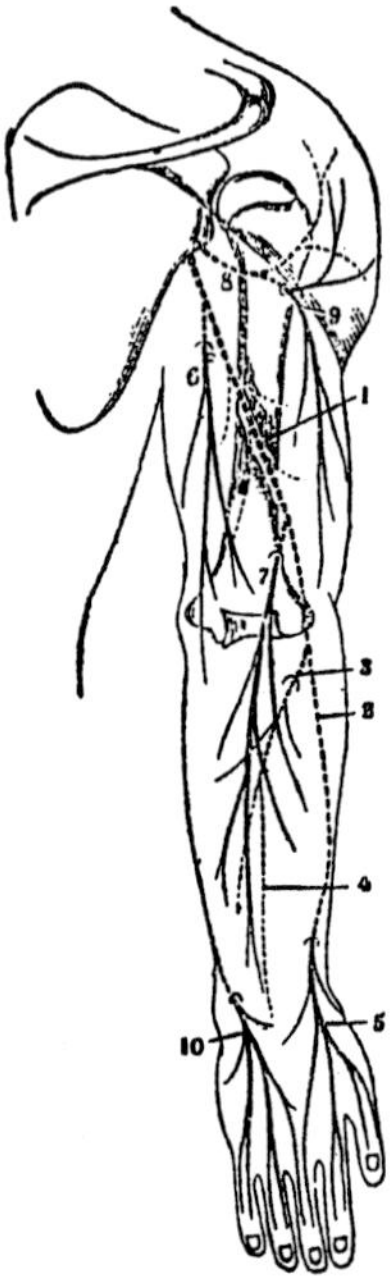

橈骨神經(上肢ノ後側)

1橈骨神經(螺旋狀溝を經過する部)　2前枝　3後枝　4後骨間神經　5橈骨神經前枝の手掌部　6後上膊皮下神經　7後下膊皮下神經　8腋窩神經　9後膊皮下神經　10尺骨神經の手背枝

(2) 胸神經《きようしんけい》　十二對《つい》。

(A) 起始《きし》　胸椎《きようつい》の横突《わうとつ》起間《かん》

(B) 經過《けいくわ》　後枝《こうし》は各部《かくぶ》に至《いた》る。前《ぜん》枝《し》は肋間及《ろくかんおよ》び腹筋及《ふくきんおよ》び皮膚《ひふ》に至《いた》る。

(C) 分布《ぶんぷ》　後壁《こうへき》の筋肉及皮膚《きんにくおよびひふ》、肋《ろく》間《かん》、腹筋及皮膚《ふくきんおよびひふ》。別《べつ》に交通枝《かうつうし》を以《もつ》て交感《かうかん》神經《しんけい》と交通《かうつう》す。

第三十八圖

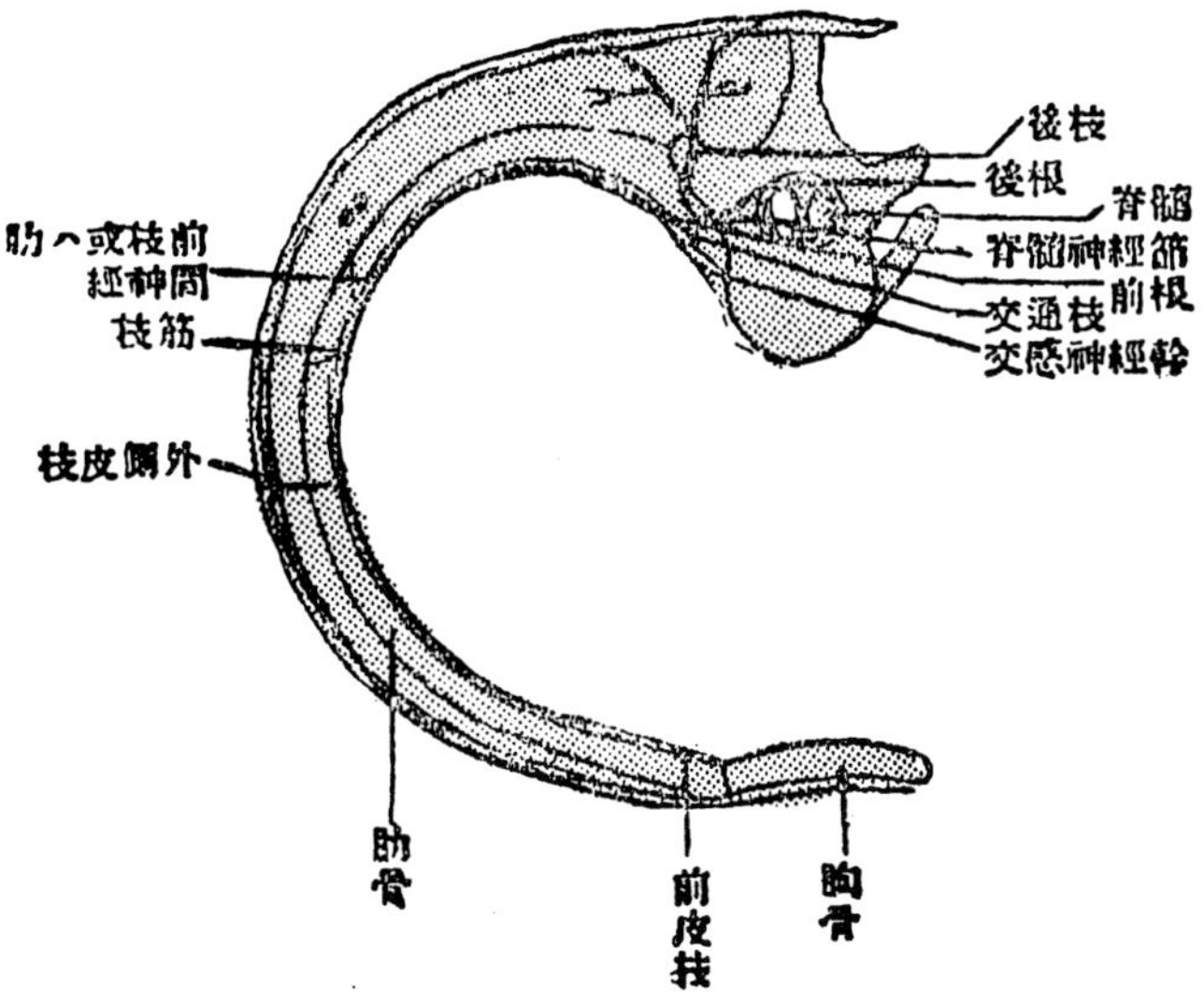

脊髓神經特ニ胸神經ノ分枝狀態

(3) **腰神經《えうしんけい》** 五對《こい》、薦骨神經《せんこつしんけい》、五對《つい》、尾閭骨神經《びろうこつしんけい》、一對《つい》。

(A) **起始《きし》** 腰椎《えうつい》の横突起《わうとつき》間《かん》、薦骨《せんこつ》孔《こう》、薦骨裂孔《せんこつれつこう》。

(B) **經過《けいくわ》** 後枝《こうし》は各部《かくぶ》に至《い》る。前《ぜん》枝《し》は腰部《えうぶ》及《および》臀部《でんぶ》等《とう》の筋《きん》肉《にく》及《および》皮膚《ひふ》に至《いた》る。

第三十九圖

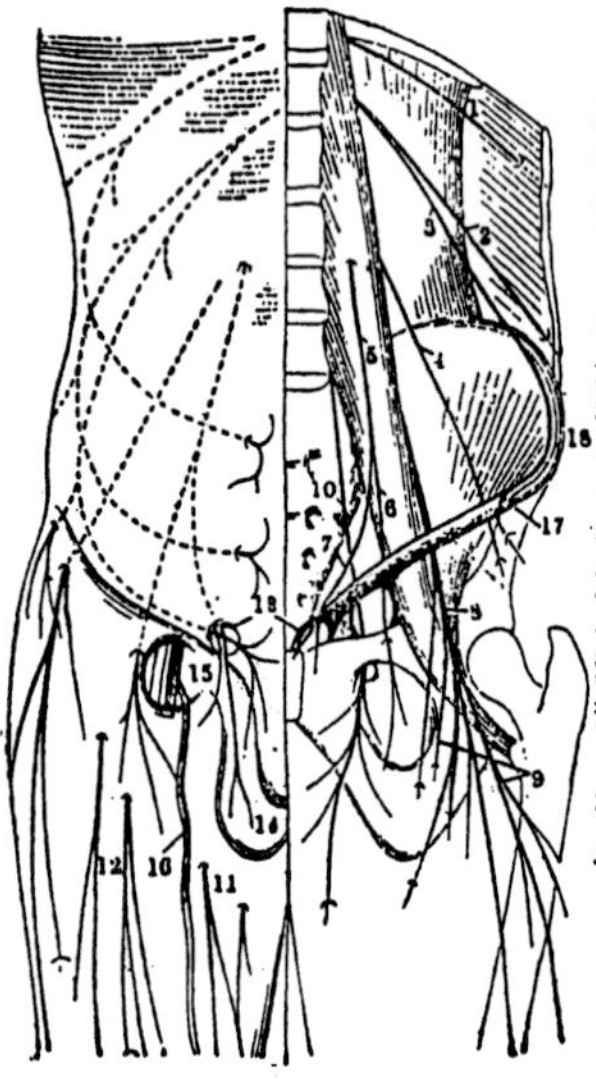

腰神經叢ノ枝（右ハ淺部左ハ深部ヲ示ス）

1 第十二肋間神經 2 腸骨下腹神經 3 腸骨鼠蹊神經 4 外股皮下神經 5 陰部股神經 6 腰鼠蹊神經 7 外精系神經 8 股神經 9 同筋皮枝 10 閉鎖神經 11 內股皮下神經 12 前股皮下神經 13 鼠蹊管 14 陰囊 15 外股輪 16 大サフェナ靜脈 17 腸骨前上棘 18 腸骨櫛

(C) 分布《ぶんぷ》

腰部《えうぶ》、臀部《でんぶ》等《とう》の筋肉及皮膚《きんにくおよびひふ》に分布《ぶんぷ》す。

腰神經叢《えうしんけいそう》は　第《だい》一乃至《ないし》第《だい》三腰神經全枝《えうしんけいぜんし》の全部及《ぜんぶおよび》第《だい》四腰神經前枝《えうしんけいぜんし》の上半《じやうはん》より成《な》る。第《だい》四腰《えう》神經《しんけい》の下《か》半《はん》は第《だい》五腰神經前枝《えうしんけいぜんし》と結合《けつがふ》して腰薦骨幹《えうせんこつかん》となり、小骨盤內《せうこつばんない》に入《い》り、薦骨神經叢《せんこつしんけいそう》と結合《けつがふ》す。

薦骨神經叢《せんこつしんけいそう》は、第《だい》四腰部神經《えうぶしんけい》前枝《ぜんし》の下《か》半《はん》、第《だい》五腰神經及《えうしんけいおよび》第《だい》一第二の二薦骨神經前枝《せんこつしんけいぜんし》の前《ぜん》部《ぶ》及《および》第《だい》三薦骨神經前枝《せんこつしんけいぜんし》の一部《ぶ》より成《な》る。是等《これら》の諸根《しよこん》は大半《だいはん》座骨孔《ざこつこう》の方《はう》に集《あつま》り合《がつ》して坐骨《ざこつ》神經《しんけい》を作《つく》る。陰部神經叢《いんぶしんけいそう》は、第《だい》三第《だい》四薦骨神經《せんこつしんけい》の前枝《ぜんし》より成《な》り、第《だい》一第《だい》二の兩薦骨神經《りやうせんこつしんけい》

第四十圖　薦骨神經叢

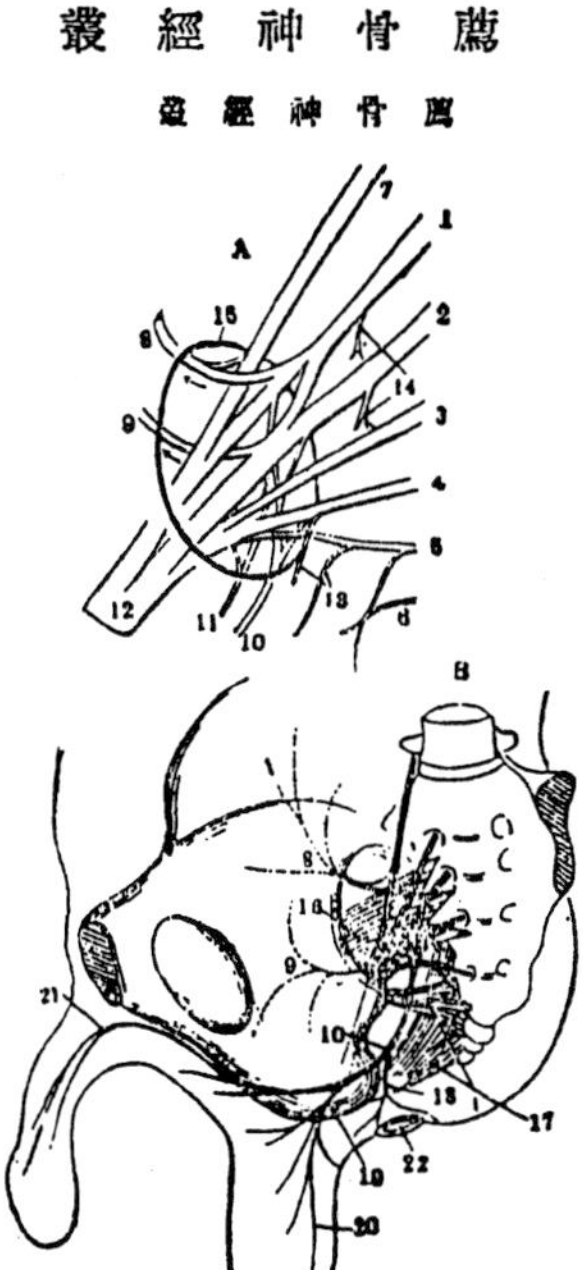

A 薦骨神經叢　B 同枝別
1—5 薦骨神經　6 尾閭骨神經　7 第五腰椎神經　8 上臀神經　9 下臀神經　10 內陰部神經　11 後股皮下神經　12 坐骨神經　13 直腸及膀胱等に分布するもの　14 梨子狀筋に分布するもの　15 大坐骨孔　16 梨子狀筋　17 薦坐棘靱帶及結節靱帶　18 外痔神經　19 會陰神經　20 後陰囊神經　21 陰莖背神經　22 肛門

よりも枝《えだ》を受《う》く。

尾閭骨神經叢《びろうこつしんけいそう》は、第《だい》四第《だい》五の兩薦骨神經及尾閭骨神經《りやうせんこつしんけいおよびろうこつしんけい》より成《な》り二三枝《し》を出《いだ》す。

下肢《かし》の神經《しんけい》

下肢神經後側(右ハ深部左ハ淺部)

第四十一圖

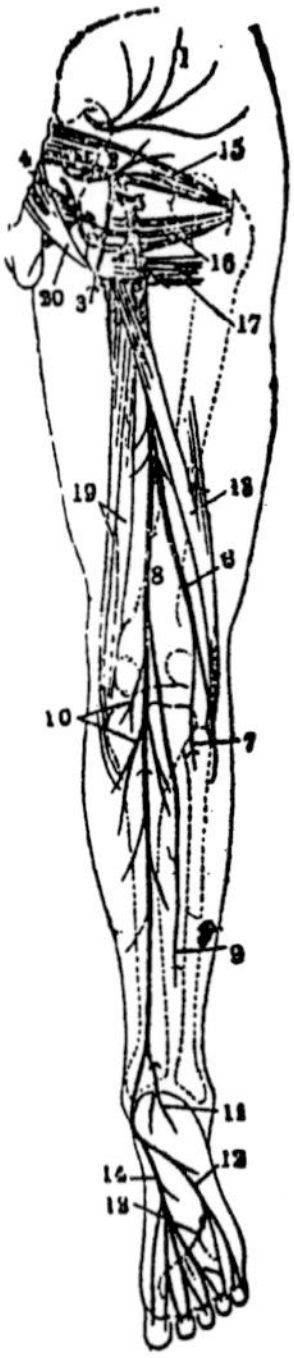

下肢神經後側(右ハ深部左ハ淺部)

1 上臀神經 2 下臀神經 3 後股皮下神經 4 內陰部神經 5 坐骨神經 6 腓骨神經 7 腓骨神經交通枝 8 脛骨神經 9 脛骨神經交通枝 10 筋枝及關節枝 11 足蹠枝 12 外足蹠神經 13 同深枝 14 內足蹠神經 15 梨子狀筋 16 內鎖筋 17 方形股筋 18 二頭股筋 19 半腱樣筋及半膜樣筋 20 薦坐結節靱帶

第四十二圖

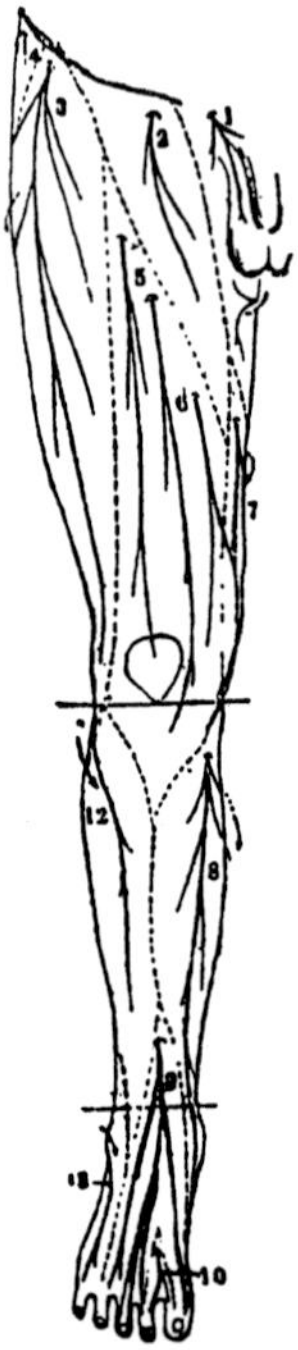

1 腸骨鼠蹊神經 2 腰鼠蹊神經 3 外股皮下神經 4 腸骨鼠蹊神經の側穿行枝 5 前股皮下神經 6 內股皮下神經 7 腓骨神經の皮枝 8 サフヱナ神經 9 淺腓骨神經 10 深腓骨神經の末梢 11 後股皮下神經 12 腓骨神經交通枝 13 脛骨神經交通枝

第七節《だいせつ》　交感神經《かうかんしんけい》

(1)**交感神經幹**《かうかんしんけいかん》は、脊柱《せきちゆう》の横突起《わうとつき》の前《まへ》を鉛直《えんちよく》に下行《かかう》し神經節《しんけいせつ》を作《つく》る、之《これ》を中樞《ちゆうすう》とす。細胞《さいばう》は多極性《たきよくせい》にして此細胞《このさいばう》より出《い》づる纖維《せんゐ》は、大部分《だいぶぶん》無髓《むずゐ》にして、不隨意筋《ふずゐいきん》及心臟筋《およびしんざうきん》に分布《ぶんぷ》し、其運動《そのうんどう》を司配《しはい》し、又《また》は或《あ》る腺《せん》に分布《ぶんぷ》して、其分泌《そのぶんぴつ》を司配《しはい》す。知覺纖維《ちかくせんゐ》は腦脊髓《なうせきずゐ》に屬《ぞく》す。纖維《せんゐ》は無髓《むずゐ》にして灰白色《くわいはくしよくいう》を有し幹《かん》より出《い》で末梢《まつせう》に至《いた》る。徑路《けいろ》は第《だい》二第《だい》三頸椎横突起《けいついわうとつき》の前《まへ》より、下《した》は尾閭骨《びろうこつ》に達《たつ》す。

第四十三圖

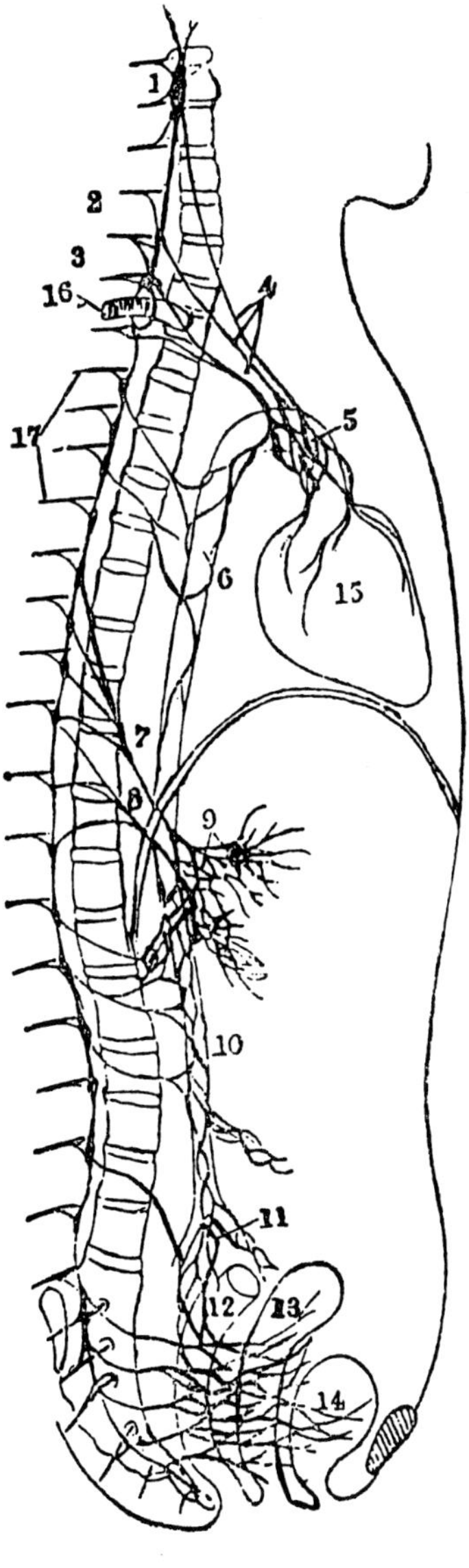

1上頸神經節　2中頸神經節　3下頸神經節　4上中及下心臟神經　5心臟叢　6胸部動脈幹叢　7大內臟神經　8小內臟神經　9內臟動脈軸（節を含有するもの）　10腹部動脈幹叢　11下腹叢　12直腸叢（同名叢を有するもの）13子宮及膣（同名叢を有するもの）14膀胱（同名叢を有するもの）15心臟　16鎖骨下動脈　17脊髓神經（交通技を有するの）

(2)交感神經節《かうかんしんけいせつ》

頸部《けいぶ》　上頸神經節《かみけいしんけいせつ》、第《だい》二第《だい》三頸椎横突起《けいついわうとつき》の前《まへ》、中頸神經節《ちゆうけいしんけいせつ》、第《だい》四頸椎横突起《けいついわうとつき》の前《まへ》、下頸神經節《しもけいしんけいせつ》第《だい》一肋骨小頭關節《ろくこつせうとうくわんせつ》の高《たか》さに存《そん》す。

胸部《きようぶ》　胸椎突起《きようついとつき》と同數《どうすう》にて横隔膜《わうかくまく》の脚部《きやくぶ》を貫《つらぬ》きて、腹部《ふくぶ》に移行《いかう》す。

腰部《えうぶ》　胸部《きようぶ》よりも内側《ないそく》により腰椎《えうつい》の前面《ぜんめん》を下《くだ》り、腰筋《えうきん》の起始腱《きしけん》の内側《ないそく》に存《そん》す。

骨盤部《こつばんぶ》　前薦骨孔《ぜんせんこつこう》の内側《ないそく》を走《はし》り、尾閭骨《びろうこつ》の前面《ぜんめん》に於《おい》ては、尾閭骨神經節《びろうこつしんけいせつ》に結合《けつがふ》す。

(3)交感神經《かうかんしんけい》の末梢《まつせう》は五部《ぶ》に分《わか》つ。

頭部《とうぶ》　上頸神經節《かみけいしんけいせつ》の上端《じやうたん》より出《い》で、頭《かしら》に至《いた》る。

(一)頸靜脈神經《けいじやうみやくしんけい》　(二)内頸動脈神經《ないけいどうみやくしんけい》。

頸部《けいぶ》　上中下《じやうちゆうげ》の三神經節《さんしんけいせつ》より。

(一)外頸動脈《ぐわいけいどうみやく》、(二)咽頭枝《いんとうし》、(三)迷走神經《めいそうしんけい》との吻合枝《ふんがふし》、(四)舌下神經《ぜつかしんけい》との吻合枝《ふんがふし》、(五)鎖骨下《さこつか》動脈神經《どうみやくしんけい》、(六)心臓神經《しんざうしんけい》。

胸部《きようぶ》　胸部大動脈神經叢《きようぶだいどうみやくしんけいそう》。

腹部《ふくぶ》　腹部大動脈神經叢《ふくぶだいどうみやくしんけいそう》。
骨盤部《こつばんぶ》　下腹神經叢《かふくしんけいそう》。

第八節《だいせつ》　神經《しんけい》の生理《せいり》　(一)

(1)脳脊髄神經《なうせきずゐしんけい》は主《しゆ》として運動及知覺《うんどうおよびちかく》を司《つかさ》どり、交感神經《かうかんしんけい》は自律運動及分泌乃至榮養《じりつうんどうおよびぶんぴつないしえいやう》を司《つかさ》どり、共《とも》に傳導性《でんだうせい》あり、(2)神經《しんけい》は刺戟機能《しげききのう》、興奮機能《こうふんきのう》、覺醒機能《かくせいきのう》あり。(3)神經《しんけい》は人工刺戟《じんこうしげき》に應《おう》ずるの性能《せいのう》あり。(4)神經《しんけい》は人工興奮《じんこうこうふん》の性能《せいのう》あり、(5)神經《しんけい》は人工覺醒《じんこうかくせい》の性能《せいのう》あり、(6)知覺神經《ちかくしんけい》は他《た》と癒合若《ゆがふもし》くは、交通《かうつう》する事《こと》なし。(7)神經《しんけい》は痙攣《けいれん》する事《こと》あり。(8)神經《しんけい》は痲痺《まひ》する事《こと》あり、(9)神經《しんけい》は習慣性《しふくわんせい》あり。

第九節　神經生理《しんけいせいり》　(二)

(一)脳神經主宰《なうしんけいしゆさい》。

(1)第一嗅覺神經《だいきうかくしんけい》、嗅覺《きうかく》。(2)第二視覺神經《だいしかくしんけい》。視覺《しかく》。(3)第三動眼神經《だいどうがんしんけい》、上直筋《じやうちよくきん》、下直筋《かちよくきん》、内直筋《ないちよくきん》、下斜筋《かしやきん》、上眼瞼擧筋《じやうがんけんきよきん》、虹彩膜括約筋《こうさいまくくわつやくきん》、毛様筋《まうやうきん》。(4)第四滑車神經《だいくわつしやしんけい》、上斜筋《じやうしやきん》。(5)第五三叉神經《だいさしんけい》、運動纖維《うんどうせんゐ》は眞性咀嚼筋《しんせいそしやくきん》即《すなは》ち、咬筋《かうきん》、顳顬筋《せうじゆきん》、兩翼狀筋《りやうよくじやうきん》、鼓膜張筋《こまくちやうきん》、軟口蓋張筋《なんこうがいちやうきん》、顎舌骨筋《がくぜつこつきん》、二腹顎筋《ふくがくきん》を主宰《しゆさい》す。知覺纖維《ちかくせんゐ》は、頭部《とうぶ》の皮膚《ひふ》、顏面《がんめん》、眼粘膜《がんねんまく》、鼻粘膜《びねんまく》、口腔粘膜《こうかうねんまく》、舌粘膜《ぜつねんまく》、齒齦《しこん》、齒《し》。

(6)第《だい》六外旋神經《ぐわいせんしんけい》 外直筋《ぐわいちよくきん》。(7)第《だい》七顏面神經《がんめんしんけい》、相貌性顏面筋《さうばうせいがんめんきん》、前頭皮膚《ぜんとうひふ》の諸筋《しよきん》、眼輪匠筋《がんりんしやうきん》、鼻《はな》及《および》觀《くわん》の諸筋《しよきん》、頰筋《けふきん》、前頸筋《ぜんけいきん》の一部《ぶ》、耳《みゝ》の諸筋《しよきん》、莖狀舌骨筋《けいじやうぜつこつきん》、二腹顎筋《ふくがくきん》、馬鐙筋《ばとうきん》。(8)第八聽覺神經《だいちやうかくしんけい》聽器《き》。(9)第《だい》九舌咽神經《ぜついんしんけい》 咽頭筋《いんとうきん》、舌筋《ぜつきん》。(10)第《だい》十迷走神經《めいそうしんけい》、口蓋舌筋《こうがいぜつきん》、口蓋咽頭筋《こうがいいんとうきん》、咽頭壓縮《いんとうあつしゆく》筋《きん》、喉頭《こうとう》、氣管《きくわん》、氣管枝《きくわんし》、肺《はい》に分布《ぶんぷ》し、呼吸《こきふ》の自宰機《じさいき》を司《つかさ》どり、又心臟《またしんざう》に分布《ぶんぷ》し、制止機《せいしき》を司《つかさ》どり又食道《またしよくだう》、胃腸《ゐちやう》、肝《かん》、膵《すい》、脾《ひ》、腎等《じんとう》の運動《うんどう》、制止調節《せいしてうせつ》を司《つかさ》どる。或《あるひ》は嚥下《えんか》、歔欷、嘔吐《おうと》、咳嗽等《がいそうとう》の反《はん》射機能《しやきのう》あり。(11)第《だい》十一副神經《ふくしんけい》 內枝《ないし》は迷走神經《めいそうしんけい》と吻合《ふんがふ》し、外枝《ぐわいし》は僧帽筋及胸鎖乳嘴筋《そうばうきんおよびきようさにうしきん》。(12)第《だい》十二舌下神經《ぜつかしんけい》 舌骨舌筋《ぜつこつぜつきん》、顎舌骨筋《がくぜつこつきん》、莖狀舌筋《けいじやうぜつきん》。

(二)脊髓神經主宰《せきずゐしんけいしゆさい》

(1)第《だい》一頸神經《けいしんけい》 頸部《けいぶ》の諸小筋《しよせうきん》、舌骨筋《ぜつこつきん》。(2)第《だい》二頸神經《けいしんけい》 胸鎖乳頭筋《きようさにうとうきん》、僧帽筋《そうばうきん》。(3)第《だい》三頸神經《けいしんけい》 濶頸筋《くわつけいきん》。(4)第《だい》四頸神經《けいしんけい》、諸斜角筋《しよしやかくきん》、橫隔膜《わうかくまく》。(5)第《だい》五頸神經《けいしんけい》、大小菱形筋《だいせうひしがたきん》、棘上筋《きよくじやうきん》、棘下《きよくか》筋《きん》、烏啄膊筋《うたくはくきん》、二頭膊筋《とうはくきん》、內膊筋《ないはくきん》、三角筋《かくきん》、長短曲後筋《ちやうたんきよくこうきん》。(6)第《だい》六頸神經《けいしんけい》、肩胛下筋《けんかふかきん》、大小胸《だいせうきよう》筋《きん》、廻前圓筋《くわいぜんゑんきん》、廻前方形筋《くわいぜんはうけいきん》、濶背筋《くわつぱいきん》、大圓筋《だいゑんきん》、大前鋸筋《だいぜんきようきん》。(7)第《だい》七頸神經《けいしんけい》 手腕關節《しゆわんかんせつ》の伸筋及屈《しんきんおよびくつ》筋《きん》。(8)第《だい》八頸神經《けいしんけい》、指《ゆび》の長《なが》き伸筋及屈筋《しんきんおよびくつきん》。(9)第《だい》一胸神經《きようしんけい》、總《すべ》ての手指《てゆび》の小筋《せうきん》。(10)第《だい》一乃《ない》至《し》第《だい》十二胸神經《きようしんけい》、諸背筋《しよはいきん》。(11)第《だい》一乃至《ないし》第《だい》十二、肋間筋《ろくかんきん》。(12)第《だい》七乃至《ないし》第《だい》十二、諸腹筋《しよふくきん》。

(13)第《だい》一腰神經《えうしんけい》、腹筋《ふくきん》の最下部《さいかぶ》、方形腰筋《はうけいえうきん》。(14)第《だい》二腰神經《えうしんけい》、舉睾筋《きよかうきん》。(15)第《だい》三腰神經《えうしんけい》、大小腰筋《だいせうえうきん》、縫匠筋《ほうしやうきん》、內腸骨筋《ないちやうこつきん》、恥骨筋《ちこつきん》、大腿《だいたい》の內轉筋《ないてんきん》。(16)第《だい》四腰神經《えうしんけい》、四頭股《とうこ》筋《きん》、薄股筋《はくこきん》、外閉鎖筋《ぐわいへいさきん》。

(17)第《だい》五腰神經《えうしんけい》、中小臀筋《ちゆうせうでんきん》、股鞘張筋《こしやうちやうきん》、半腱樣筋《はんけんやうきん》、半膜樣筋《はんまくやうきん》、二頭股《とうこ》筋《きん》。(18)第《だい》一薦骨神經《せんこつしんけい》、腓腸《ひちやう》筋《きん》。方形股筋《はうけいこきん》、大臀筋《だいでんきん》、足及趾《あしおよびあしゆび》の諸伸筋《しよしんきん》、腓骨筋《ひこつきん》。(19)第《だい》二薦骨神經《せんこつしんけい》、足及趾《あしおよびあしゆび》の屈筋《くつきん》、足筋《そくきん》。

(20)第《だい》三薦骨神經《せんこつしんけい》、射精筋《しやせいきん》、會陰筋《えいんきん》。(21)第《だい》四薦骨神經《せんこつしんけい》、膀胱括約筋《ばうくわうくわつやくきん》、膀胱壓縮筋《ばうくわうあつしゆくきん》、肛門括約《こうもんくわつやく》筋《きん》。(22)第《だい》五薦骨神經及《せんこつしんけいおよ》び尾閭骨神經《びろうこつしんけい》。舉肛筋《きよこうきん》。

(23)交感神經《かうかんしんけい》、平滑筋《へいくわつきん》の所在部《しよざいぶ》、卽《すなは》ち血管《けつくわん》、淋巴管《りんぱくわん》、臓器《ざうき》其他《そのた》の自率運動《じりつうんどう》を司《つかさ》どる、又腺《またせん》の分泌及《ぶんぴつおよ》び榮養《えいやう》を主宰《しゆさい》す。

(24)腦脊髓神經《なうせきずゐしんけい》と交感神經《かうかんしんけい》とは交通《かうつう》し、或《あるひ》は結合《けつがふ》し、又《また》は混合《こんがふ》して、各部《かくぶ》を司《つかさ》どるもの多《おほ》し。

(25)腦《なう》の力《ちから》を借《か》らずして運動《うんどう》を起《おこ》す、之《これ》を脊髓《せきずゐ》の反射機轉《はんしやきてん》と云《い》ふ。

第十節　神經《しんけい》に對《たい》する指壓《しあつ》の效果《かうくわ》

(1)神經《しんけい》は指壓《しあつ》により其機能《そのきのう》が調節《てうせつ》せらる。又疼痛《またとうつう》を緩解《くわんげ》し若《も》くば停止《ていし》す。

等四章　骨《はね》の解剖學《かいぼうがく》　生理學《せいりがく》

第一節　骨《はね》の解剖《かいぼう》

(1)**部位**《ぶゐ》　身體《しんたい》の支柱《しちゆう》として各部《かくぶ》の內《うち》にあり。(2)**形狀**《けいじやう》、硬骨《かうこつ》は緻密質《ちみつしつ》、海綿質《かいめんしつ》にして、長《ちやう》、短《たん》、扁《へん》の三に分《わか》つ。軟骨《なんこつ》は硝子樣《がらすやう》、網狀《まうじやう》、纖維狀《せんゐじやう》なり。骨《ほね》の數《すう》は二百十三個《こ》あり。(3)**構造**《こうざう》　有機物《いうきぶつ》無機物《むきぶつ》にて構成《こうせい》せられ、有機物《いうきぶつ》は彈力《だんりよく》、腐敗《ふはい》及《およ》び可燃性《かねんせい》を有《いう》し、無機物《むきぶつ》は硬固《かうこ》、不朽《ふきう》、不溶解《ふようかい》なり

骨格《こつかく》　骨格《こつかく》を大別《たいべつ》して、軀幹骨《くかんこつ》及《およ》び四肢骨《しこつ》とす。

軀幹骨《くかんこつ》、**脊柱**《せきちゆう》、**部位**《ぶゐ》、軀幹《くかん》の後壁《こうへき》、**形狀**《けいじやう》、三十三個《こ》の推骨《ついこつ》互《たがひ》に疊《るい》積《せき》しS狀《じやう》をなす。聯接《れんせつ》は頭骨《とうこつ》、肋骨《ろくこつ》、髖《くわん》骨《こつ》、之《これ》を區別《くべつ》して、眞假《しんか》の二椎《つい》とす。眞《しん》推《つい》二十四箇《こ》あり、上《かみ》七箇《こ》を頸椎《けいつい》と云《い》ひ。下《しも》五箇《こ》を腰椎《えうつい》と云《い》ひ、中《なか》十二箇《こ》を胸椎《きようつい》と云《い》ふ又《またうんどう》運動により、更《さら》に分《わか》ちて二種《しゆ》となす。(一)**廻旋椎**《くわいせんつい》、第《だい》一第《だい》二頸椎《けいつい》を云《い》ふ。(二)屈伸椎《くつしんつい》、第《だい》三頸椎《けいつい》以下《いか》

第四十四圖

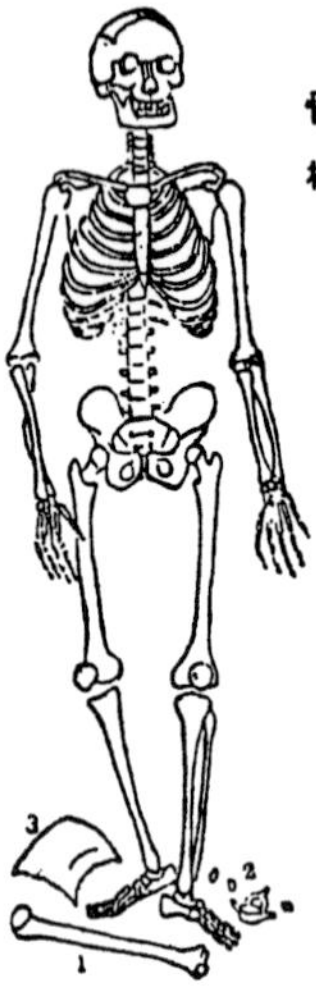

骨格

1 長骨　2 短骨　3 扁骨

第四十五圖

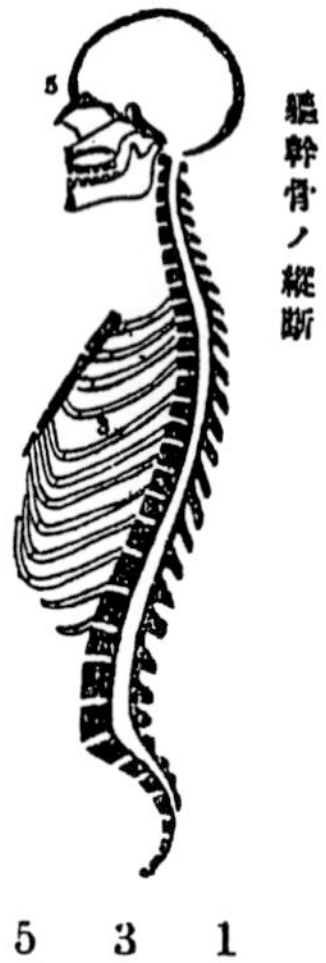

軀幹骨ノ縱斷

1 脊柱　2 胸骨　3 肋骨　4 舌骨　5 頭蓋

假椎《かつい》、上《かみ》五個《こ》薦骨椎《せんこつつい》、下《しも》四個《こ》尾閭骨椎《びろうこつつい》。

屈伸椎《くつしんつい》は一體《たい》一弓《きゆう》より成《な》る。體《たい》は、弓《ゆみ》の前大部《ぜんだいぶ》稍《やゝ》扁平《へんぺい》にして、弓《ゆみ》は頗《すこぶ》る扁平《へんぺい》なり椎孔《ついこう》は三角形《かくけい》。

胸椎《きようつい》は心臓形《しんざうけい》にして、椎孔《ついこう》は小圓横突起《せうゑんわうとつき》は長圓形《ちやうゑんけい》、上下關《じやうげくわん》節突起《せつとつき》は鉛直《えんちよく》、棘狀突起《きよくじやうとつき》は三角形《かくけい》。

腰椎《えうつい》は卵形《らんけい》にして、椎孔《ついこう》は三角形《かくけい》　**薦骨**《せんこつ》は脊柱《せきちゆう》の下部《かぶ》にして骨盤《こつばん》の後壁《こうへき》にあり、**形狀**《けいじやう》は三角《かく》にして恰《あたか》も鍬狀《くわじやう》の如《ごと》し、其聯接《そのれんせつ》は、第《だい》五腰椎臗骨《えうついくわんこつ》にして下端《かたん》を尾閭骨《びろうこつ》と云《い》ふ。

舌骨《ぜつこつ》　部位《ぶゐ》は前頸部《ぜんけいぶ》にして、喉頭《こうとう》の上部舌根《じやうぶぜつこん》

第四十六圖

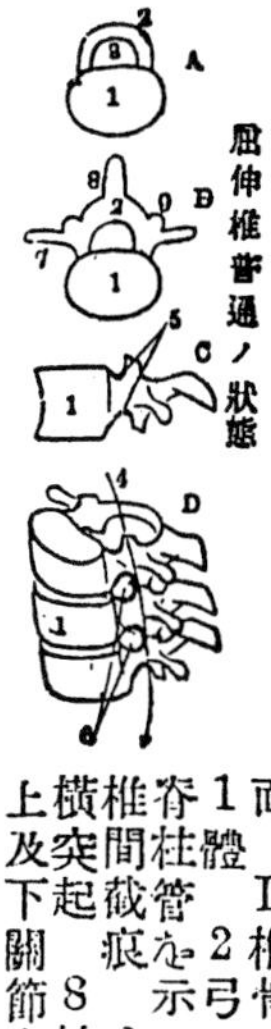

屈伸椎普通ノ狀態

A椎骨 B諸突起 C側
面 D椎骨の壘積
1體 2弓 3椎孔 4
脊柱管を示す 5上及下
椎間截痕 6椎間孔 7
横突起 8棘狀突起 9
上及下關節突起

第四十七圖

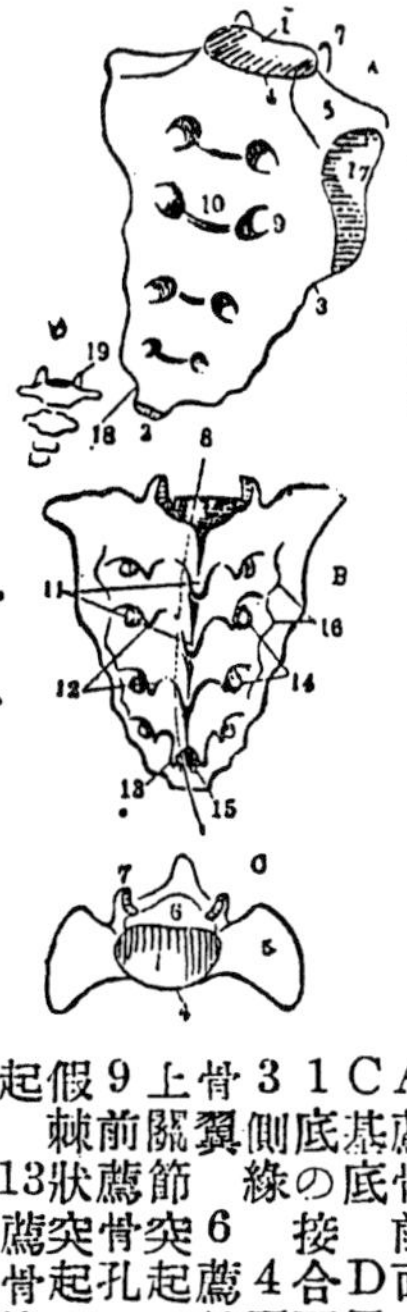

薦骨及ヒ尾閭骨

A薦骨前面 B同後面
C基底 D尾閭骨
1底の接合面 2尖端
3側緣 4翼骨胛 5薦
骨翼 6薦骨管上孔 7
上關節突起 8薦骨管
9前薦骨孔 10横線 11
假棘狀突起 12假關節突
起 13薦骨格 14後薦
骨孔 15薦骨管裂孔 16
假横突起 17耳狀面 18
薦尾截痕 19尾閭骨角

第四十八圖

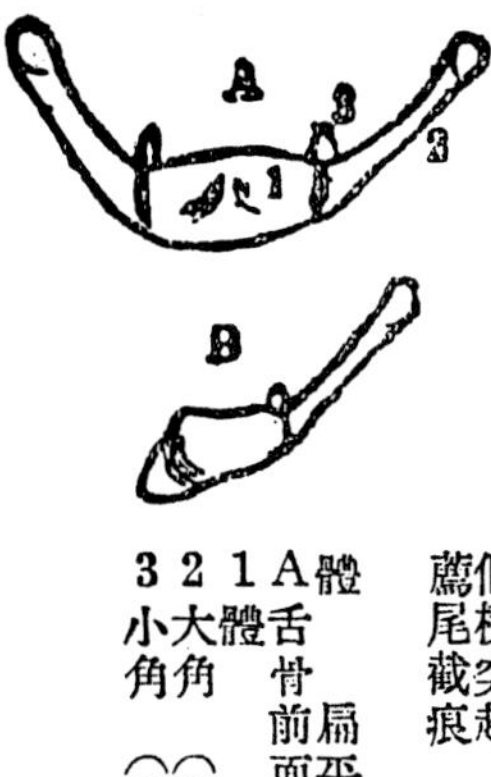

舌骨

體　扁平方形
A舌骨前面 B同側面
1體
2大角（圓柱形）
3小角（圓錐形）

の間《あひだ》に在《あ》り形状《けいじやう》は稍《やゝ》半輪《はんりん》、聯接《れんせつ》は喉頭《こうとう》及《および》顳顬骨《ぜうじゆこつ》

胸骨《きようこつ》　**部位**《ぶゐ》は前胸壁《ぜんきようへき》の正中《しやうちゆう》にして、**形状**《けいじやう》は長方形《ちやうはうけい》を帯《お》び、古代《こだい》の剣《けん》に類似《るゐじ》す。其聯接《そのれんせつ》は七個《こ》の肋軟骨《ろくなんこつ》と鎖骨《さこつ》なり。區別《くべつ》して、手《しゆ》柄《へい》、剣身《けんしん》、剣尖《けんせん》の三部《ぶ》とす。

肋骨《ろくこつ》　**部位**《ぶゐ》は脊柱《せきちゆう》と胸骨《きようこつ》の間《あひだ》にして胸廓《きようかく》の側壁《そくへき》をなす。其數《そのすう》左右《さいう》各《かく》十二個《こ》なり、**形状**《けいじやう》は長扁平《ちやうへんぺい》にして弓形《きゆうけい》に彎曲《わんきよく》す。其聯接《そのれんせつ》は上《かみ》七個《こ》肋《ろく》軟骨《なんこつ》を以《もつ》て直《たゞち》に胸骨《きようこつ》に接《せつ》す、中《なか》三

第四十九圖

胸骨（前面）

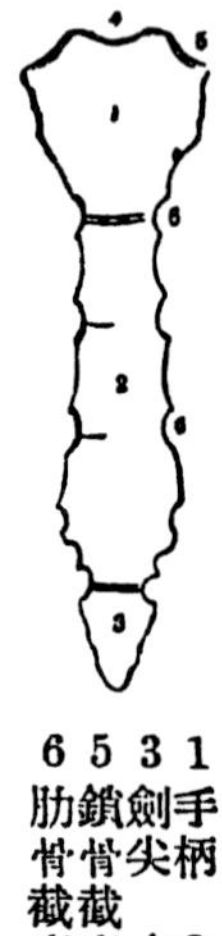

1手柄　2劍身　3劍尖　4頸截痕　5鎖骨截痕　6肋骨截痕

第五十圖

肋骨點線ハ一體兩端ノ部位ヲ示ス

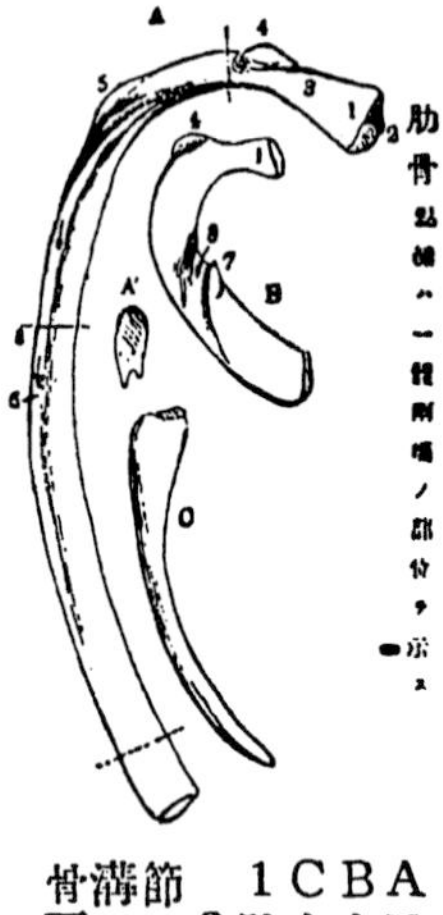

A體部の横斷面　B右第一肋骨　C右第十二肋骨　1肋骨小頭　2小頭櫛　3肋骨頸　4肋骨結節　5肋骨隅　6肋骨溝　7斜角結節　8鎖骨下動脈溝

第五十一圖

後頭骨點線ハ後頭基礎及ビ右關節部ヲ區別スル者

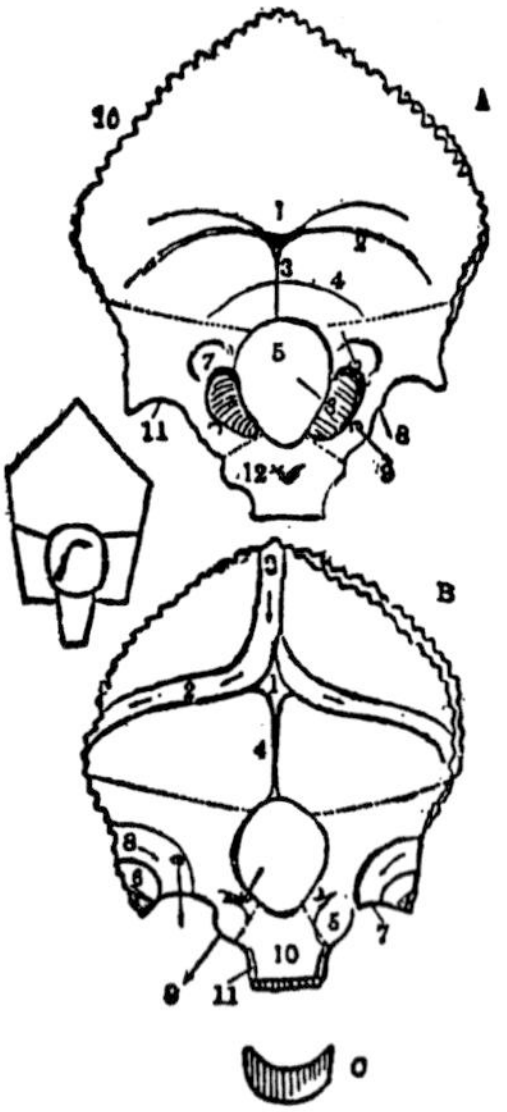

A後頭骨外面　1外後頭結節　2上項線　3外後頭櫛　4下項線　5大後頭孔　6髁狀突起　7髁狀窩　8後髁狀孔　9前髁狀孔　10側緣　11頸靜脈截痕　12咽頭結節

B後頭骨內面　1內後頭結節　2横溝　3縱溝　4內後頭櫛　5無名突起　6頸靜脈突起　7頸靜脈截痕　8頸靜脈溝　9舌下神經管　10基礎部の上面　11基礎溝

C基礎部斷面（上部の凹）

第五十二圖

前頭骨

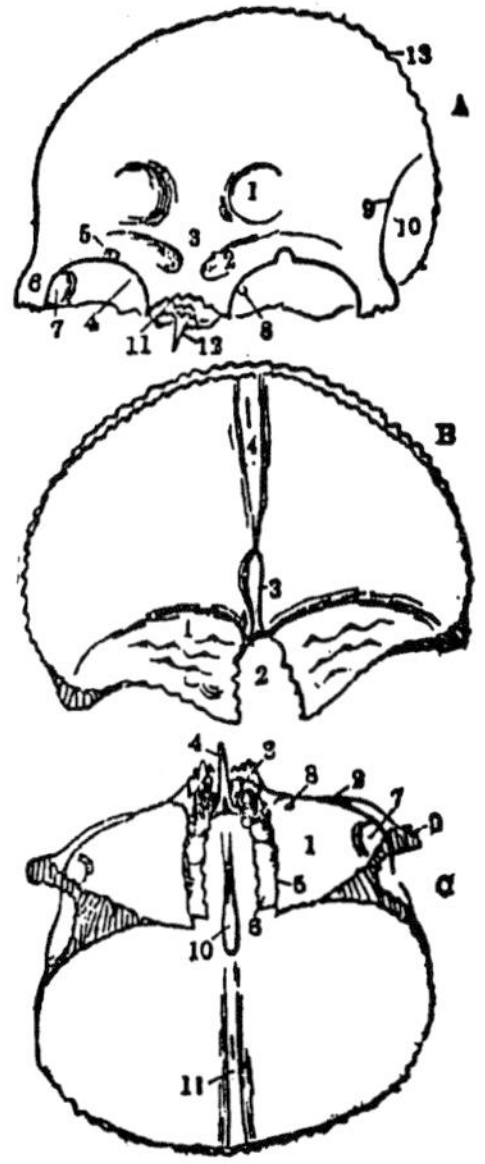

A 前頭骨前面 1前頭結節 2眉弓 3眉間 4上眼窩縁 5上眼窩孔 6顴骨突起 7淚腺窩 8滑車窩 9顳顬線 10顳顬面 11鼻截痕 12上鼻棘 13冠處縁

B 前頭骨内面 1眼窩部上面（腦隆起 指狀壓痕） 2篩骨截痕 3前頭櫛 4縦溝

C 前頭骨眼窩部下面 1眼窩の天蓋 2上眼窠縁 3鼻截痕 4上鼻棘 5内縁の外板 6内縁の内板 7淚腺窩 8滑車窩 9顳骨突起 10前頭篩 11縦溝

第五十三圖

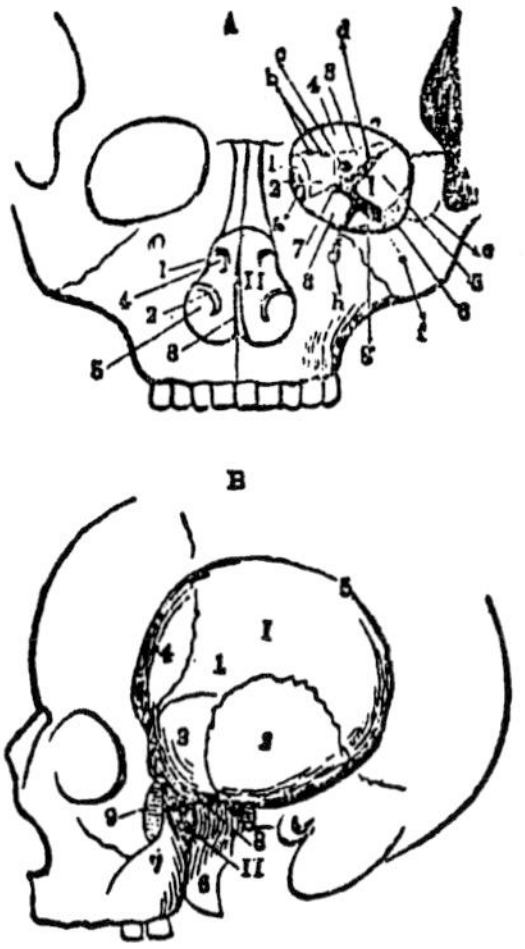

眼窩鼻腔及顳顬窩

A 顏面頭蓋の前面 1眼窩 1淚骨 2篩骨 3小翼 4前頭骨 5大翼 6顴骨 7眼窩突起 8上顎骨上面 a鼻淚管 b前後篩骨孔 c視神經孔 d上眼窠破裂 e顴骨顳顬管 f顴骨顏面管 G下眼窠破裂 h下眼窠孔

B 頭蓋左側面 1顳顬窩 2翼狀口蓋窩 1顱頂骨 2顳顬骨 3大翼 4前頭骨顳顬面 5顳顬線 （下） 6翼狀突起 7上顎骨後面 8大翼櫛 9顴骨弓斷

個《こ》は肋軟骨《ろくなんこつ》を以《もつ》て第《だい》七肋骨《ろくこつ》に連接《れんせつ》し、下《しも》二個《こ》は遊離《いうり》す。
頭蓋骨《づがいこつ》は後頭《こうとう》、前頭《ぜんとう》、蝴蝶《こてふ》、篩骨《しこつ》、顳顬《せうじゆ》、顱項《ろちやう》、鋤《じよ》、下顎《かがく》の八個《こ》なり。

後頭骨《こうとうこつ》　**部位**《ぶゐ》は頭蓋《づがい》の後下部《こうかぶ》にして**形状**《けいじやう》は貝殼《かいがら》の如《ごと》く、其聯接《そのれんせつ》は顱項《ろちやう》、蝴蝶《こてふ》、顳顬及第《せうじゆおよびだい》一頸椎《けいつゐ》の四骨《こつ》なり。

前頭骨《ぜんとうこつ》　**部位**《ぶゐ》は頭蓋《づがい》の前部《ぜんぶ》にして、**形状**《けいじやう》は甲介狀《かふかいじやう》、聯接《れんせつ》は顱項《ろちやう》、蝴蝶《こてふ》、篩骨《しこつ》と四個《こ》の顔面骨《がんめんこつ》（上《じやう》顎骨《がくこつ》、鼻骨《びこつ》、涙骨《るゐこつ》、顴骨《くわんこつ》）なり。

顔面頭蓋腔窩《がんめんづがいかうくわ》

眼窩《がんくわ》は顔面《がんめん》の上部《じやうぶ》にして鼻根《びこん》の兩側《りやうそく》にあり、**鼻腔**《びかう》は顔面《がんめん》の中央《ちゆうあう》にして口腔《こうかう》の上方《じやうはう》にあり、**顳顬窩**《せうじゆくわ》は頭蓋《づがい》の兩側《りやうそく》にあり、**口腔**《こうかう》は鼻腔《びかう》の下《しも》にして、**翼狀口蓋窩**《よくじやうこうがいくわ》あり。

四肢骨《しこつ》　**上肢骨帶**《じやうしこつたい》　(一)**鎖骨**《さこつ》　**部位**《ぶゐ》は胸廓《きようかく》の上端《じやうたん》にして、**形状**《けいじやう》はS狀《じやう》にして其聯接《そのれんせつ》は胸骨《きようこつ》、肩《けん》胛骨《かふこつ》なり。

(二)**肩胛骨**《けんかふこつ》　**部位**《ぶゐ》は胸廓《きようかく》の後上部《こうじやうぶ》にして、第《だい》二乃至《ないし》第《だい》七肋骨《ろくこつ》の間《あひだ》にあり、**形状**《けいじやう》は扁平《へんぺい》三角《かく》にして其聯《そのれん》接《せつ》は鎖骨及上膊骨《さこつおよびじやうはくこつ》なり。

上肢骨《じやうしこつ》　(一)**上膊骨**《じやうはくこつ》　**部位**《ぶゐ》は胸廓《きようかく》の側部《そくぶ》にして、肩胛《けんかふ》と前膊《ぜんぱく》の間《あひだ》にあり、**形状**《けいじやう》は管《くわん》状《じやう》にして、聯接《れんせつ》は肩胛骨《けんかふこつ》と前膊骨《ぜんはくこつ》なり。

(二)**前膊骨**《ぜんぱくこつ》は、(A)**尺骨**《しやつこつ》　**位置**《ゐち》　前膊《ぜんぱく》の内側《ないそく》

(B)**橈骨**《たうこつ》　**部位**《ぶゐ》は前膊《ぜんぱく》の外側《ぐわいそく》。

手骨《しゆこつ》　(A)**腕骨**《わんこつ》　**部位**《ぶゐ》は前膊《ぜんはく》の下端《かたん》と掌骨《しやうこつ》の間《あひだ》。

(B)**掌骨**《しやうこつ》　**部位**《ぶゐ》は腕骨《わんこつ》と指骨《しこつ》の間《あひだ》

(C)**指骨**《しこつ》　**部位**《ぶゐ》は掌骨《しやうこつ》の尖端《せんたん》

第五十四圖

右鎖骨

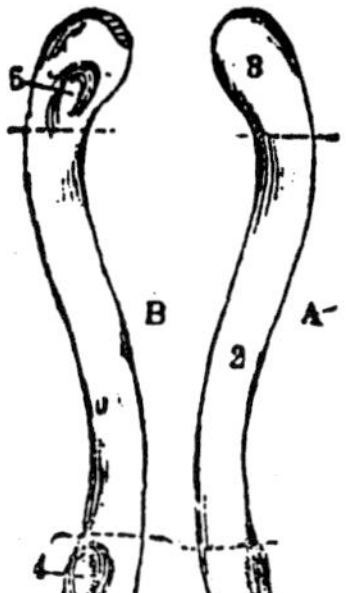

A 上面 1 內端
2 體 3 外端
B 下面 4 肋骨結
節 5 肩胛結節

第五十五圖

左肩胛骨

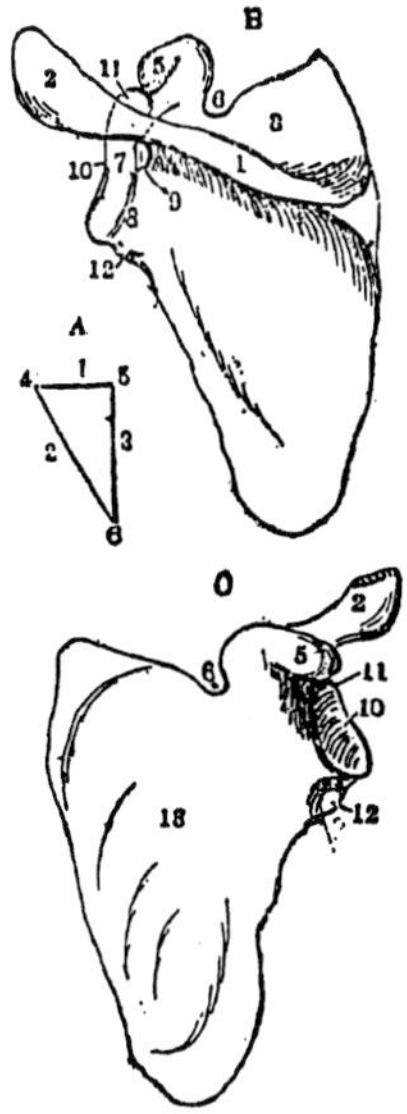

A 肩胛骨 B 肩胛骨後面
C 同前面
1 肩胛棘 2 肩峰突起 3
棘上窩 4 棘下窩 5 烏啄
突起 6 肩胛截痕 7 肩胛
窩 8 肩胛體 9 頸截痕
10 關節 11 窩上結節 12 窩
下結節 13 肩胛骨窩

第五十六圖

右上膊骨

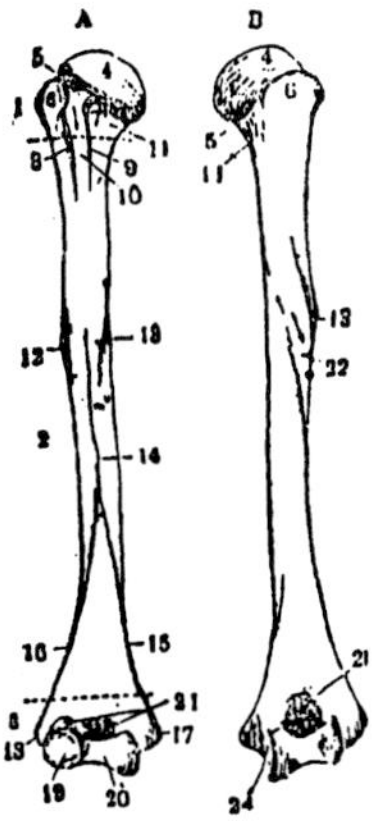

A 前面 B 後面
1 上端 2 體 3 下端 4 上膊頭 5 解剖
頸 6 大結節 7 小結節 8 大結節棘 9
小結節棘 10 結節間溝 11 外斜頸 12 上膊
結節 13 粗糙部 14 前隅 15 內隅 16 外隅
17 上內髁 18 外上髁 19 小頭 20 滑車 21
前大及前小窩 22 螺旋狀溝 23 後大窩 24
尺骨神經溝

第五十七圖

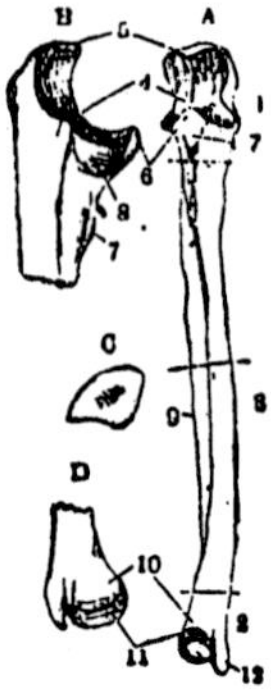

A 前面　B 上端の外側　C 體横斷面　D 下端後側　1 上端　2 下端　3 體　4 大半月狀截痕　5 鷲嘴突起　6 烏啄突起　7 尺骨結節　8 小半月狀截痕　9 骨間櫛　10 小頭　11 環狀關節面　12 莖狀突起

第五十九圖

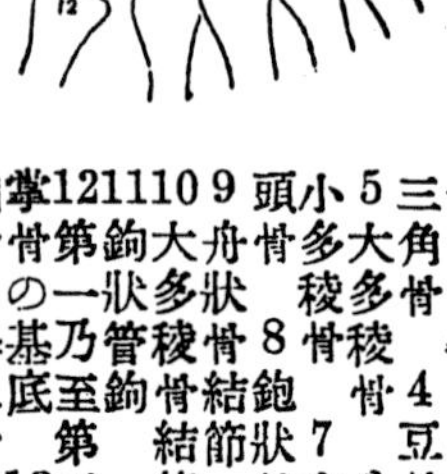

A 腕骨掌側　1 舟狀骨　2 半月骨　3 三角骨　4 豆骨　5 大多稜骨　6 小多稜骨　7 右頭骨　8 鉋狀骨　9 舟狀骨結節　10 大多稜骨結節　11 鉤狀管鉤　12 第一乃至第五掌骨の基底　13 橈骨　14 尺骨　15 三角軟骨

第五十八圖

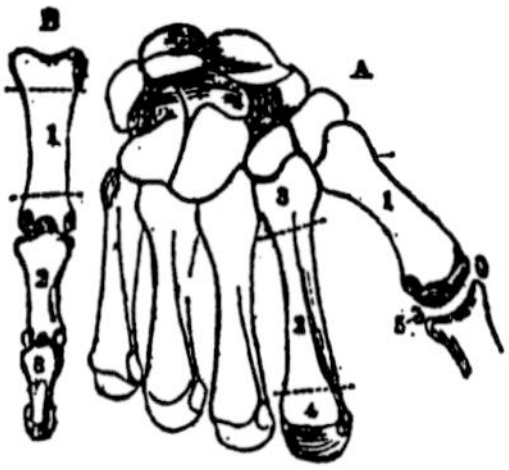

A 腕骨及掌骨背面　1 第一掌骨　2 體　3 上端　4 下端　5 種子骨　B 指骨背面　1 第一節　2 第二節　3 第三節

第六十圖

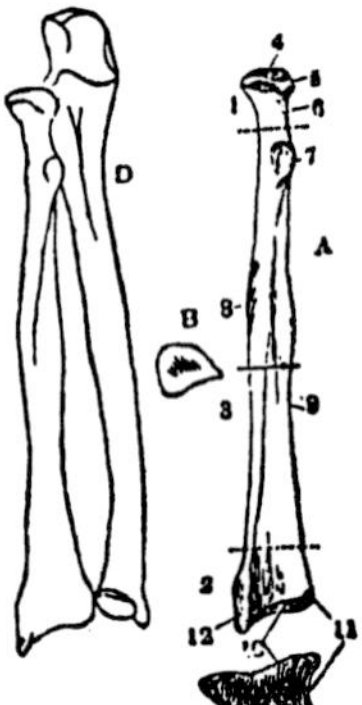

A 前面　B 體の横斷面　C 關節窩　D 橈骨尺骨聯接　1 上端　2 下端　3 體　4 橈骨小頭　5 環狀關節面　6 頸　7 橈骨結節　8 粗糙部　9 骨間櫛　10 關節窩　11 半月狀截痕　12 莖狀突起

下肢帶《かしたい》　或《あるひ》は**骨盤帶**《こつばんたい》は、左右無名骨《さいうむめいこつ》（髖骨《くわんこつ》）を云《い》ふ。腸骨《ちやうこつ》は無名骨《むめいこつ》の後上部《こうじやうぶ》にして最《もつと》も大《だい》なり、坐《ざ》骨《こつ》無名骨《むめいこつ》の下部《かぶ》、恥骨《ちこつ》無名骨《むめいこつ》の前内部《ぜんないぶ》（骨盤《こつばん》）**部位**《ぶゐ》は軀幹《くかん》の下部《かぶ》にして稍《やゝ》漏斗狀《ろうとじやう》なり、**其構造**《そのこうぞう》は、無名骨《むめいこつ》、薦骨《せんこつ》、尾閭骨《びろうこつ》及《および》第《だい》五腰椎《ゑうつゐ》互《たがひ》の結合《けつがふ》を云《い》ふ。

第六十一圖

無名骨

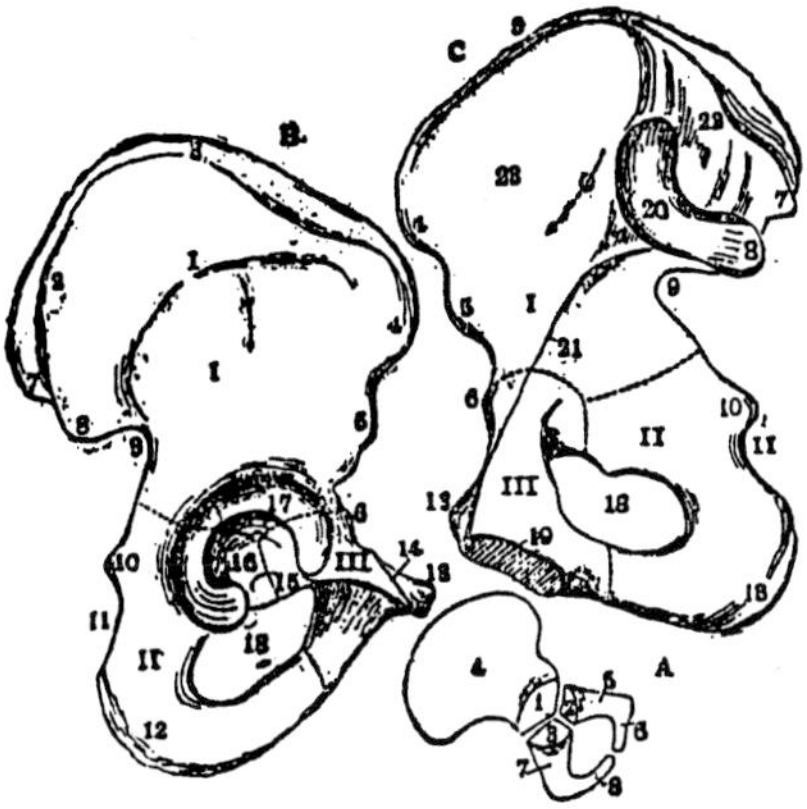

A無名骨 胎兒
1腸骨の體 2恥骨の體 3坐骨の體 4腸骨の翼 5恥骨の上枝 6同下枝 7坐骨の上枝 8同下枝
B右無名骨の外面 C同內面
Ⅰ腸骨 Ⅱ座骨 Ⅲ恥骨
1前臀線 2後臀線 3腸骨櫛 4前上棘 5前下線 6腸恥結節 7後上棘 8後下棘 9大坐骨截痕 10恥骨棘 11小坐骨截痕 12坐骨結節 13恥骨結節 14恥骨櫛 15髀臼截痕 16臼窩 17半月面 18閉鎖孔 19恥骨軟骨接合 20耳狀面 21孤形線 22腸骨結節 23腸骨窩

第六十二圖

骨盤

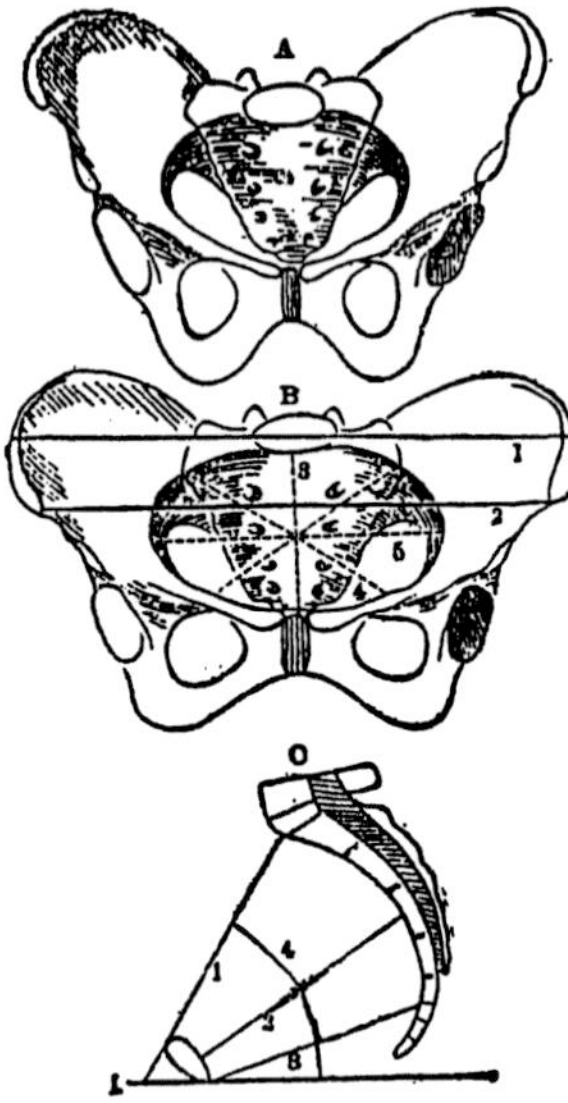

A 男骨盤の前面
B 女骨盤の前面
1 大骨盤の横徑卽ち腸骨櫛の間 2 同前上棘の間 3 小骨盤上口の矢狀徑 4 同斜徑 5 同横徑
C 矢狀斷
1 地平線
1 上口の矢狀徑（地平線と六十度の角をなす） 2 骨盤腔の矢狀徑 3 下口矢狀徑 4 骨盤腔の軸

下肢骨《かしこつ》

第六十三圖

右大腿骨

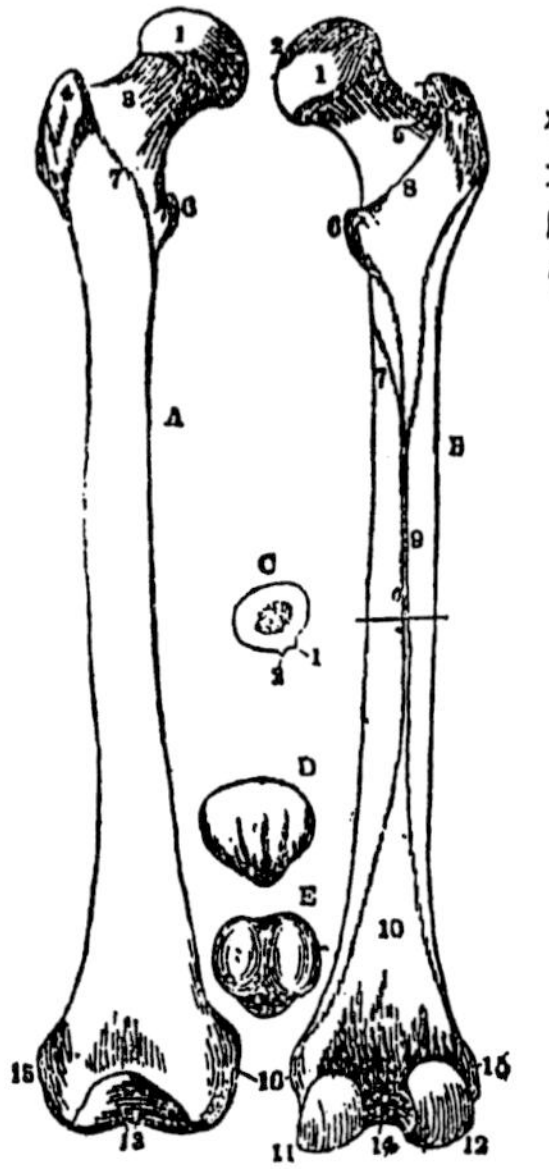

A 前面 B 後面
1 頭 2 頭窩 3 頸 4 大轉子 5 轉子窩 6 小轉子 7 前轉子間線 8 後轉子間線 9 大腿骨櫛 10 膝膕面 11 內關節髁 12 外關節髁 13 膝蓋面 14 膝膕窩 15 外上髁 16 內上髁
C 體の横斷面 1 大腿骨櫛の外唇 2 同內唇
D 膝蓋骨前面 E 同後面

第六十四圖　右脛骨及腓骨

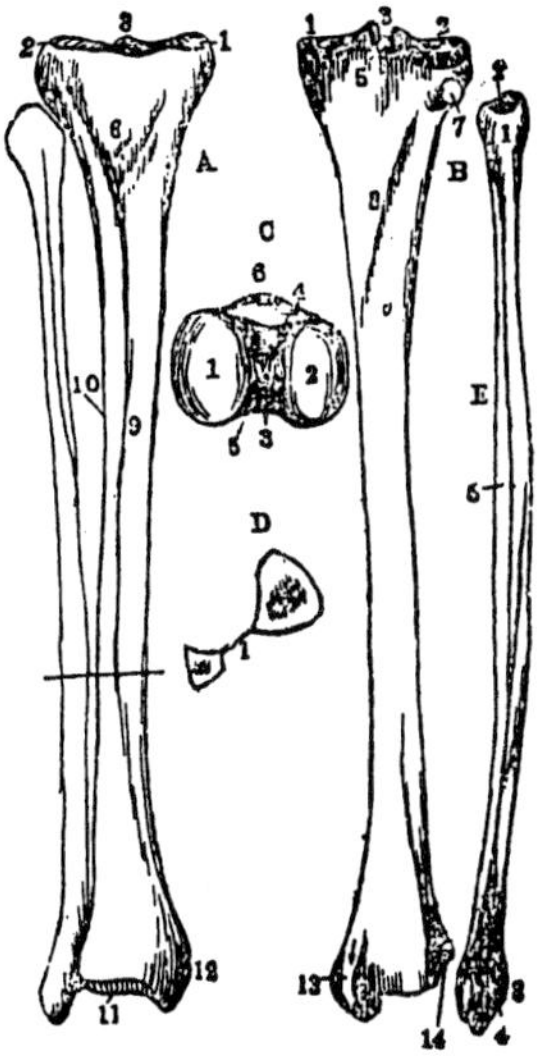

A 脛骨の前面　B 同後面　C 上端
1 內關節髁　2 外關節髁　3 髁間隆起　4 前髁間窩
5 後髁間窩　6 脛骨櫛　7 腓骨關節面　8 膝膕斜線
9 脛骨櫛　10 脛骨間櫛　11 脛骨關節窩　12 內踝　13 內踝溝　14 腓骨截痕
D 脛腓橫斷　E 腓翼骨
1 腓骨頭　2 脛骨關節面　3 外髁　4 外髁溝　5 骨間櫛

第六十五圖　足骨

左距骨內側　右跟骨內側

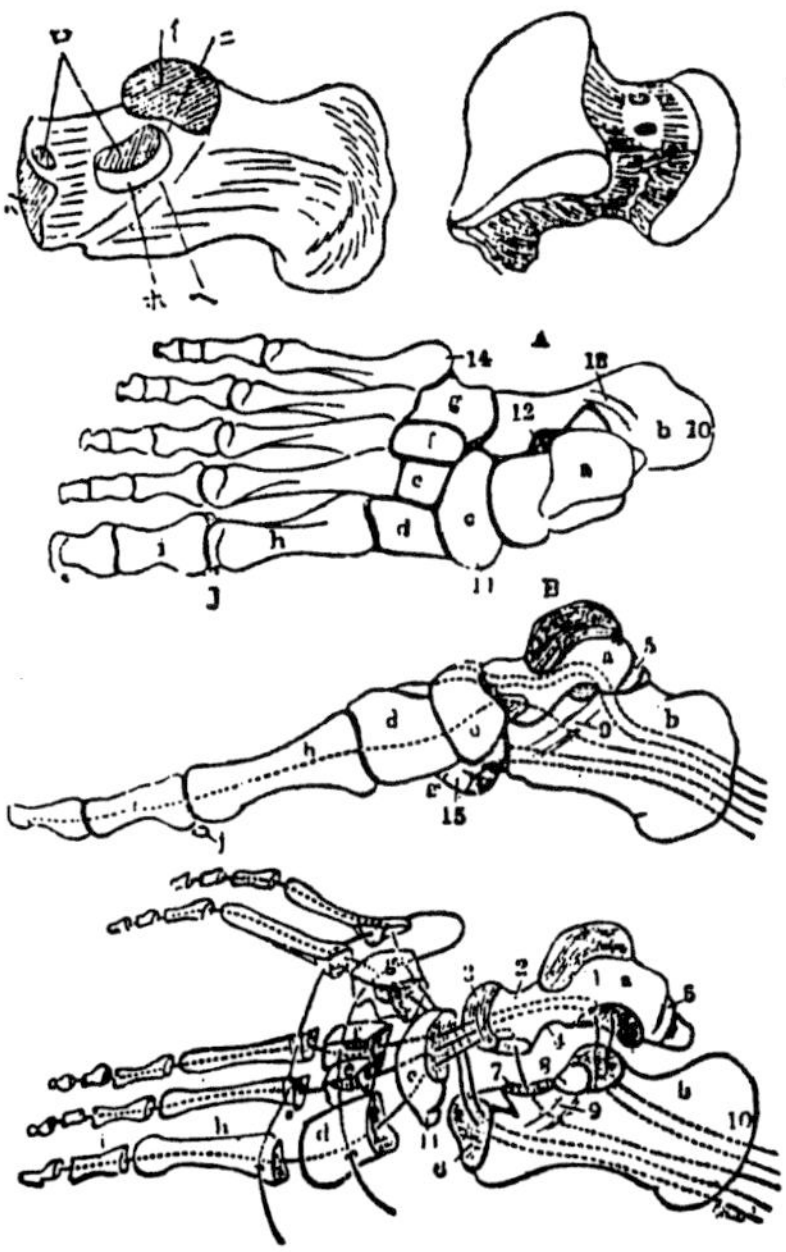

イ 外關節面　ロ 內關節面　ハ 前關節面　ニ 關節間溝　ホ 截痕突起　ヘ 屈蹞筋溝
A 右足骨背面　B 足骨內側　C 各關節面
a 距骨　b 跟骨　c 舟狀骨　d 第一楔狀骨
e 第二楔狀骨　f 第三楔狀骨　g 骰子骨
h 第一蹠骨　I 第一趾骨　G 種子骨
1 距骨體　2 同頸　3 同頭　4 關節櫛溝
5 長屈筋溝　6 跟骨前突起　7 截距突起
8 關節間溝　9 長屈蹞筋溝　10 跟骨結節
11 舟狀骨結節　12 跗骨竇　13 長屈骨筋溝
14 第五蹠骨結節　15 骰子骨溝及結節

附記《ふき》

(1)**靭帯**《じんたい》　靭帯《じんたい》は強靭《きやうじん》の纖維《せんゐ》樣結締《やうけつてい》組織《そしき》にして白色《はくしよく》の光輝《くわうき》を有《いう》し、骨《ほね》の聯接《れんせつ》を維持《ゐぢ》するものなり、分《わか》ちて三種《しゆ》とす。(一)**嚢狀靭帯**《なうじやうじんたい》、(二)**副靭帯**《ふくじんたい》、(三)**固有靭帯**《こいうじんたい》

(2)(一)**嚢狀靭帯**《なうじやうじんたい》は關節端《くわんせつたん》に於《おい》て、一骨《こつ》の骨膜《こつまく》より他骨《たこつ》の骨膜《こつまく》に延展《えんてん》し、關節《くわんせつ》を圍《ゐ》擁《よう》して、關節腔《くわんせつかう》を構成《こうせい》するもの。(二)**副**《ふく》**靭帯**《じんたい》は、嚢狀靭帯《なうじやうじんたい》の外面《ぐわいめん》或《あるひ》は内面《ないめん》にあり、益々《ますます》關《くわん》節《せつ》を固定《こてい》する者《もの》。(三)**固**《こ》**有靭帯**《いうじんたい》は一骨《こつ》の孔《こう》或《あるひ》は截《さい》痕《こん》に緊張《きんちやう》して敢《あ》へて他骨《たこつ》に關《くわん》せざる者《もの》。

(3)**靭帯所在**《じんたいしよざい》　椎骨聯接《つゐこつれんせつ》、脊柱頭蓋聯接《せきちゆうづがいれんせつ》、肋骨椎骨聯接《ろくこつついこつれんせつ》、肋骨胸骨聯接及《ろくこつきようこつれんせつおよび》肋骨間聯接《ろくこつかんれんせつ》、下顎聯接《かがくれんせつ》、上肢帯聯接《じやうしたいれんせつ》、肘聯接《ひぢれんせつ》、手關節嚢狀靭帯《しゆくわんせつなうじやうじんたい》、手關節靭帯《しゆくわんせつじんたい》下肢《かし》帯聯接《たいれんせつ》、膝關節《しつくわんせつ》及《およ》び脛腓關節聯接《けいひくわんせつれんせつ》、足靭帯《そくじんたい》等《とう》なり。

第六十六圖

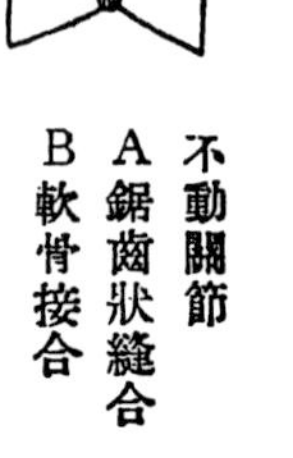

不動關節
A 鋸歯狀縫合
B 軟骨接合

第六十七圖

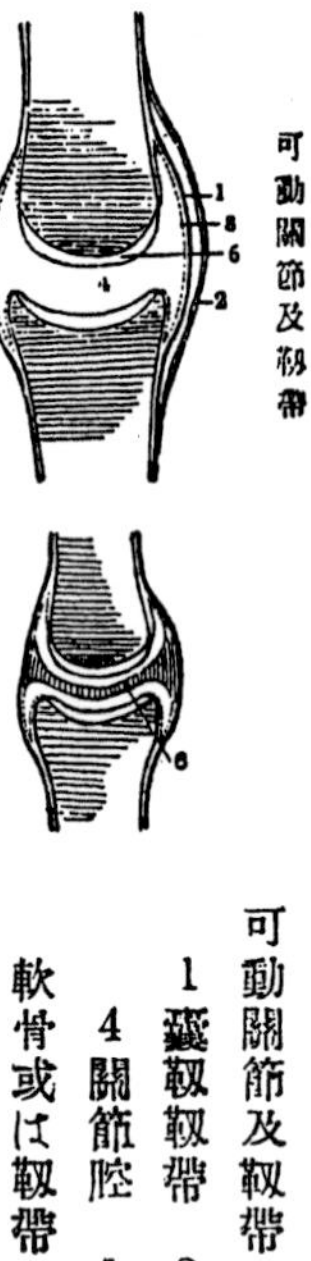

可動關節及靭帯
1 嚢靭靭帯　2 副靭帯　3 滑液膜
4 關節腔　5 關節軟骨　關節間軟骨或は靭帯

第二節　骨《ほね》の生理《せいり》

(1)全身《ぜんしん》も局部《きよくぶ》も、骨《ほね》に依《よ》つて支《さゝ》へられ、骨內《こつない》は骨髓《こつずゐ》、腦髓《なうずゐ》、脊髓《せきずゐ》を容《い》る、 骨膜《こつまく》は骨《ほね》の表面《へうめん》を被《おほ》ひ、强靱《きやうじん》にして、血管《けつくわん》、神經《しんけい》に富《と》む、骨髓《こつずゐ》は脂肪《しばう》、血管《けつくわん》に富《と》み、骨膜《こつまく》と共《とも》に骨《ほね》の榮養《えいやう》を司《つかさ》どる。 (2)幼《えう》年者《ねんしや》の骨《ほね》は有機物《いうきぶつ》に富《と》むが故《ゆゑ》に軟《やはらか》く、老年者《ろうねんしや》の骨《ほね》は無機物《むきぶつ》多《おほ》きを以《もつ》て硬《かた》し。

第三節　骨《ほね》に對《たい》する指壓《しあつ》の效果《かうくわ》

(1)骨《ほね》の彎曲《わんきよく》、脫臼等《だつきうとう》は指壓《しあつ》に依《よつ》て矯正《けふせい》せらる。 (2)指壓《しあつ》は骨細胞《こつさいばう》にも影響《えいきやう》するが故《ゆゑ》に骨《ほね》に對《たい》する效果《かうくわ》顯著《けんちよ》なり。

第五章　血管《けつくわん》の解剖學《かいばうがく》　生理學《せいりがく》

第一節　血管《けつくわん》の解剖《かいばう》

(1)**部位《ぶゐ》**　全身《ぜんしん》にあり。　(2)**形狀《けいじやう》**　長圓管《ちやうゑんくわん》。

(3)**動脈管《どうみやくくわん》の構造《こうざう》**　內外中《ないぐわいちゆう》の三膜《まく》より成《なれ》り、大《おほ》いに彈力性《だんりよくせい》を有《いう》す。

(4)**毛細管《まうさいくわん》の構造《こうざう》**　管壁《くわんぺき》は動《どう》脈管內膜《みやくくわんないまく》の一系《けい》にして、扁平《へんぺい》の細胞互《さいばうたがひ》に密接《みつせつ》し、菲薄《ひはく》の膜管《まくくわん》を形成《けいせい》し**毛細管網《まうさいくわんまう》**をなす。

第六十八圖

動脈管ノ構造

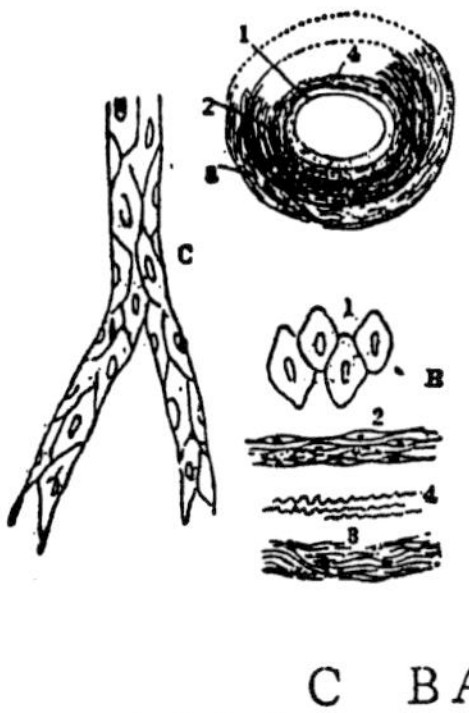

A 橫斷
B 三膜を分離するもの
C 毛細管構造
1 內膜
2 中膜
3 外膜
4 彈力纖維

第六十九圖

動脈

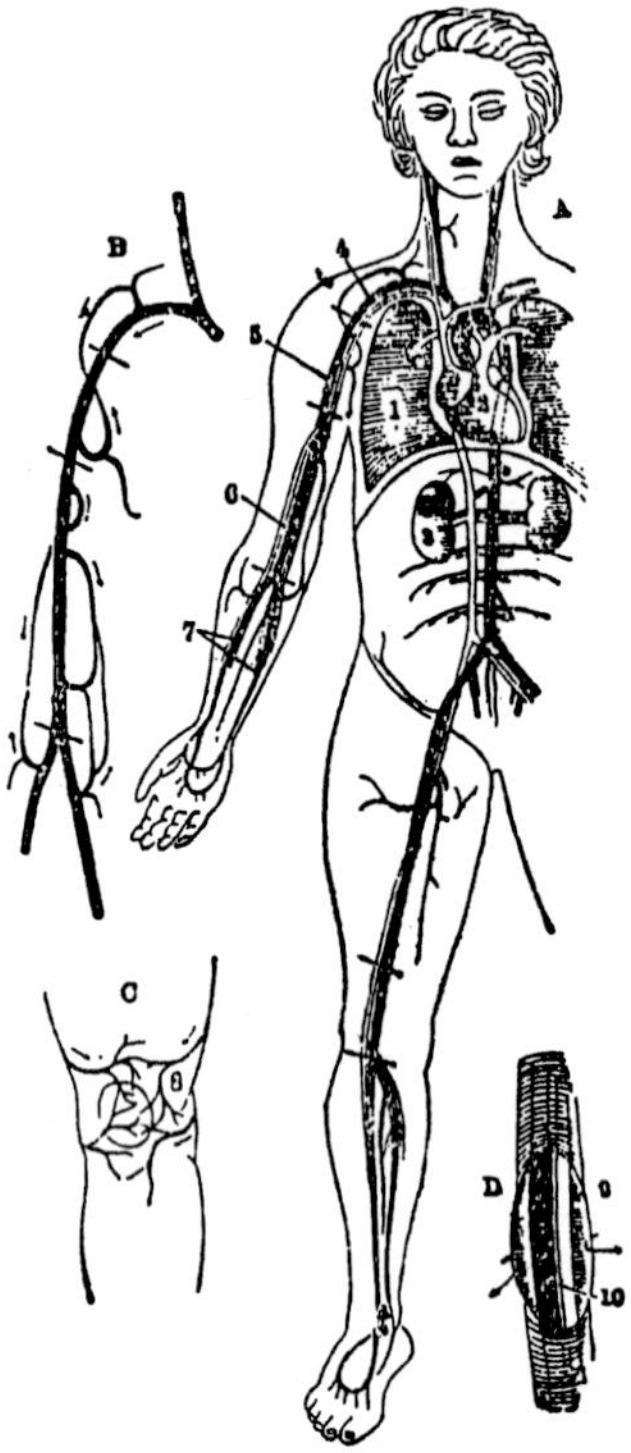

A動脈靜脈系統(黒は動脈白は靜脈)
B單吻合　C網狀吻合D血管鞘を開き血管を示す
1肺　2心　3腎　4鎖骨下動脈　5腋窩動脈　6上膊動脈　7前膊動脈　8膝關節動脈網　9血管鞘　10動靜脈

(5)**靜脈管**《じやうみやくくわん》**の構造**《こうぞう》　內中外《ないちゆうぐわい》の三膜《まく》より成《な》れども菲薄《ひはく》にして收縮力《しうしゆくりよく》彈力共《だんりよくとも》に微弱《びじやく》なり。(6)**毛細管**《まうさいくわん》**は組**《そ》織內《しきない》の毛細管網《まうさいくわんまう》に起《おこ》り、漸次《ぜんじ》集合《しふがふ》して心臟《しんざう》に靜脈血《じやうみやくけつ》を輸入《ゆにふ》す。

第二節　動脈《どうみやく》の起始《きし》經路《けいろ》分布《ぶんぷ》。

第七十圖

靜脈

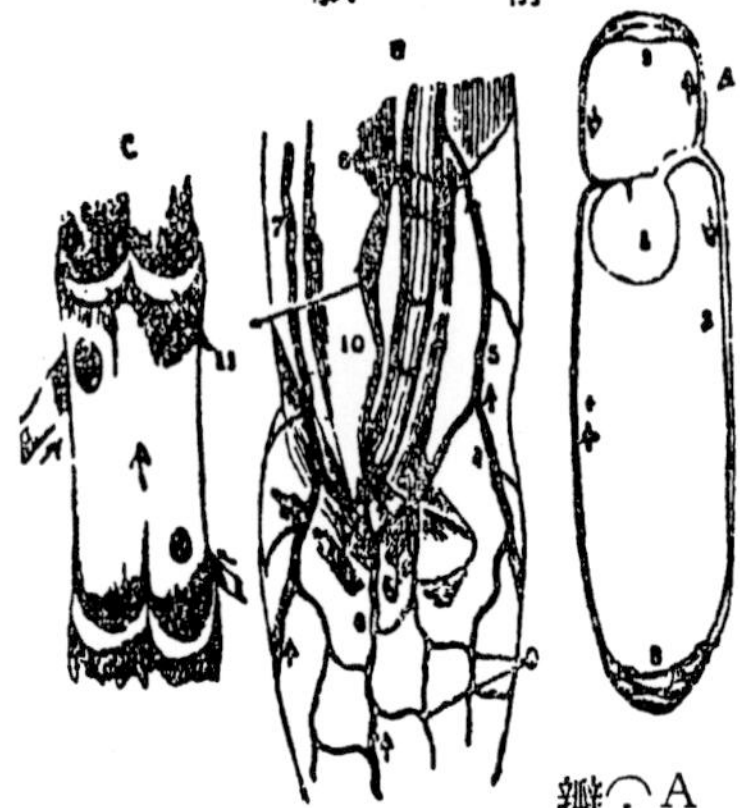

A血液循環　B淺深靜脈(上肢)　C靜脈を切開して瓣を示す
1心　2動脈　3毛細管　4靜脈
5貴要靜脈
6中靜脈　淺靜脈
7頭靜脈
8深靜脈卽上膊靜脈(同名動脈に沿ふもの)
9靜脈吻合　10二頭筋
11靜脈瓣

(1) **肺動脈**《はいどうみやく》は右室《いうしつ》より出《い》で經過《けいくわ》は上行大《じやうかうだい》動脈管《どうみやくくわん》と交叉《かうさ》して上左方《じやうさはう》に走《はし》り大《だい》動脈弓《どうみやくきゆう》の下際《かさい》に至《いた》り、分岐《ぶんき》して左《さ》右《いう》の肺動脈《はいどうみやく》となる。

第七十一圖

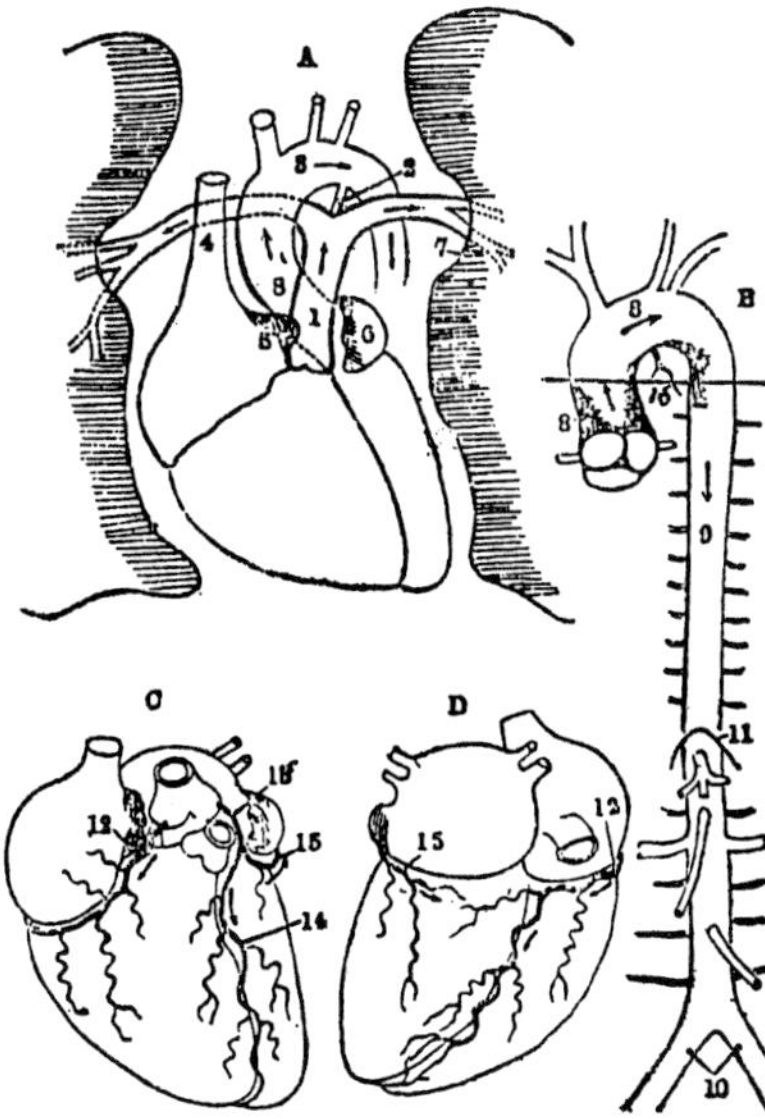

肺動脈及大動脈幹

A 肺動脈　B 大動脈幹　C 心臟前面　D 同後面　1 肺動脈　2 動脈樣靭帶　3 大動脈弓（無名動脈左總頸動脈及左鎖骨下動脈を有するもの）　4 上大靜脈幹　5 右心耳　6 左心耳　7 肺門　8 上行大動脈幹　9 下行大動脈幹　10 左右總腸骨動脈　11 橫隔膜裂孔　12 右心冠狀動脈　13 左心冠狀動脈　14 同前枝　15 同後枝　16 上氣管枝動脈

(2) **大動脈幹**《だいどうみやくかん》は左室《さしつ》より出《いで》て、經過《けいくわ》は上右方《じやういうはう》に走《はし》り、直《たゞち》に下左側《しもさそく》に彎曲《わんきよく》して、弓狀《きゆうじやう》をなし、胸椎體《きようついたい》の左側《さそく》に沿《そ》ひ、下《くだり》て横隔膜《わうかくまく》の裂孔《れつこう》に入《い》り、腰椎《えうつい》の前面《ぜんめん》を經《へ》て、第《だい》四腰椎《えうつい》に對《たい》し左右《さいう》の總腸骨動脈《そうちやうこつどうみやく》となる。

(3) **左右**《さいう》**の心冠狀**《しんくわんじやう》**動脈**《どうみやく》は大動脈《だいどうみやく》の始端《したん》より起《おこ》り、心臟《しんざう》を循《めぐ》る。

(4) **上氣管支動脈**《じやうきくわんしどうみやく》は弓《きゆう》の下部《かぶ》に起《おこ》り、左右《さいう》の氣管支《きくわんし》に沿《そ》ひ、肺《はい》の實質《じつしつ》に係《かゝ》り、榮養《えいやう》を給《きふ》す。

(5) **無名動脈**《むめいどうみやく》は弓《きゆう》の上凸部《じやうとつぶ》より起《おこ》り上右方《じやういうはう》に起《はし》り分岐《ぶんき》す。

(6) **總頸動脈**《そうけいどうみやく》は右《みぎ》は無名動脈《むめいどうみやく》の分岐部《ぶんきぶ》より、左《ひだり》は大動脈《だいどうみやく》弓《きゆう》の上部《じやうぶ》より起《おこ》り、共《とも》に氣管《きくわん》の兩側《りやうそく》に沿《そ》ひ上行《じやうかう》し上頸《じやうけい》三角部《かくぶ》に至《いた》り、內外頸動脈《ないぐわいけいどうみやく》となる。

(7) **外頸動脈**《ぐわいけいどうみやく》は甲狀腺《かふじやうせん》、喉頭《こうとう》、舌骨筋《ぜつこつきん》頤下《いか》、口蓋《こうがい》、下唇《かしん》、舌《した》、扁桃腺《へんたうせん》、顎《がく》、胸鎖乳嘴筋《きようさきにうしきん》、後頭《こうとう》耳前《じぜん》、耳後《じご》、咽頭《いんとう》顏面《がんめん》、眼窠《がんくわ》、耳《みゝ》、齒槽《しさう》、咀嚼筋《そしやくきん》、頰《ほゝ》等《とう》に循《めぐ》る。

第七十二圖

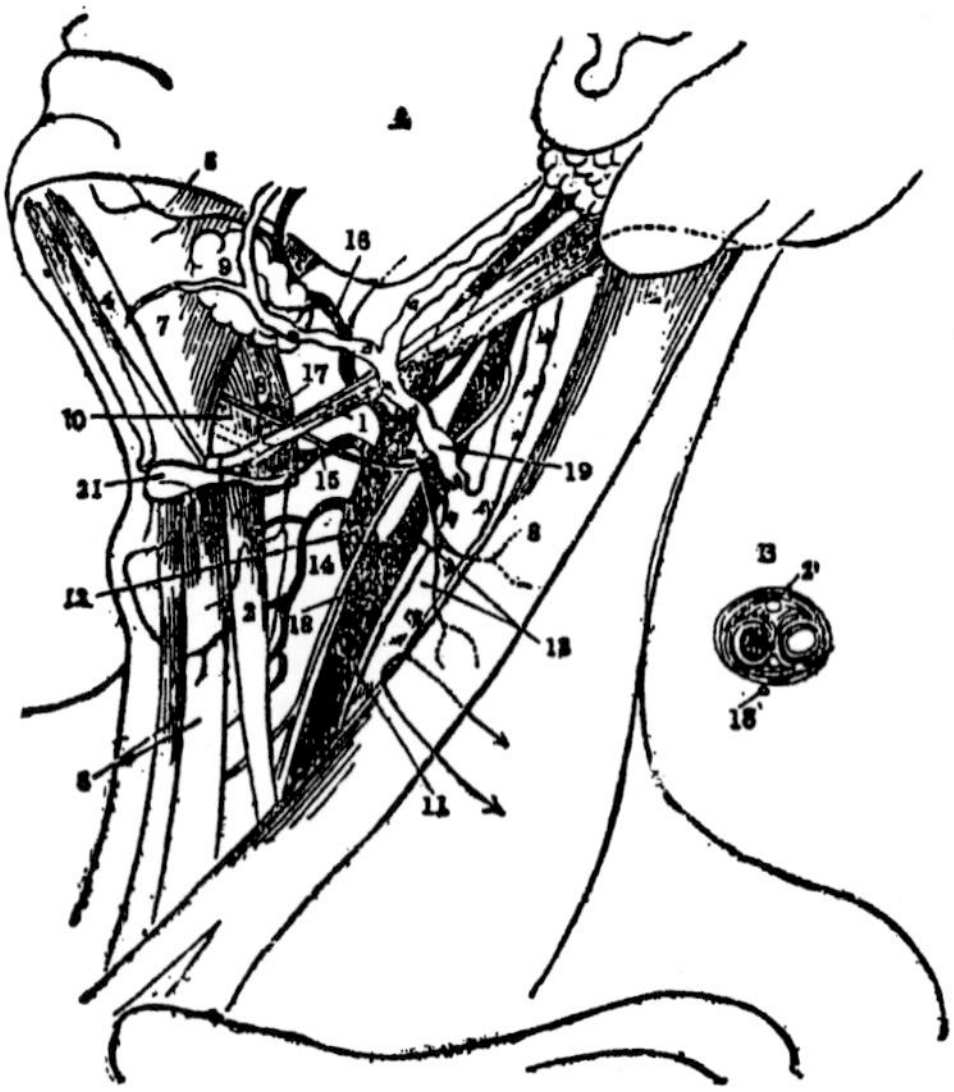

頸部ノ局所解剖

A 上頸三角部及顎下三角部
B 血管鞘の横斷
1 二腹顎筋後腹及莖狀舌骨筋
2 肩胛舌骨筋前腹
3 胸鎖乳嘴筋
4 二腹顎筋前腹
5 下顎基底
6 胸骨舌骨筋及胸骨甲狀筋
7 顎舌骨筋
8 舌骨舌筋
9 顎下腺
10 ヒューテル氏舌三角
11 總頸動脈
12 外頸動脈
13 內頸動脈
14 上甲狀腺動脈
15 舌動脈
16 外顎動脈
17 舌下神經
18 同下行枝
19 總顏面靜脈（前後顏面靜脈の總幹）
20 迷走神經
21 舌骨

第七十三圖

外頸動脈

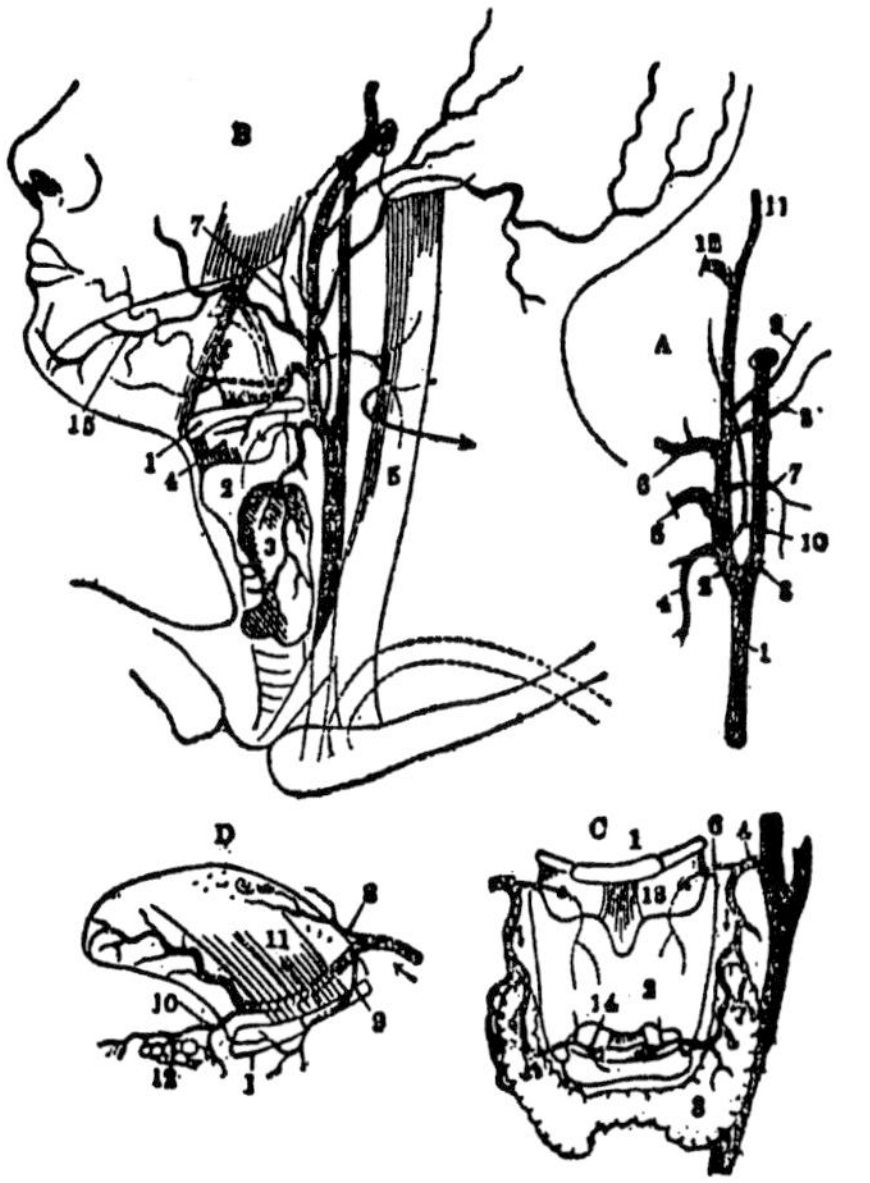

A 內頸動脈及眼動脈の三大枝
腦動脈
1 前大腦動脈及前交通動脈 2 中大腦動脈 3 後交通動脈
4 脈絡膜動脈 5 椎骨動脈 6 基礎動脈 7 後大腦動脈 8 上小腦動脈
9 前下小腦動脈 10 內聽動脈 11 後下小腦動脈
12 前脊髓動脈 13 後脊髓動脈 14 顳顬葉の一部を除去するもの
15 大腦脚 16 ワロル氏橋 17 延髓 18 小腦 19 視神經交叉
20 大腦の縱裂

A 外頸動脈枝別
1 總頸動脈 2 外頸動脈 3 內頸動脈
前枝 4 上甲狀腺動脈 5 舌動脈 6 外顎動脈
後枝 7 胸鎖乳嘴筋動脈 8 後頭動脈 9 耳後動脈
10 上行咽頭動脈（內枝） 11 淺顳顬動脈 12 內顎動脈（終枝）

B 外頸動脈枝別の經過 C 上甲狀腺動脈 D 舌動脈
1 舌骨 2 甲狀軟骨 3 甲狀腺 4 中甲狀舌骨靱帶
5 胸鎖乳嘴筋 6 小喉頭動脈 7 上行口蓋動脈
8 舌背動脈 9 舌骨枝 10 舌骨動脈
11 舌筋々 12 舌下腺 13 中甲狀舌骨靱帶の側部
14 環狀甲狀動脈 15 頤下動脈

第七十四圖

腦動脈

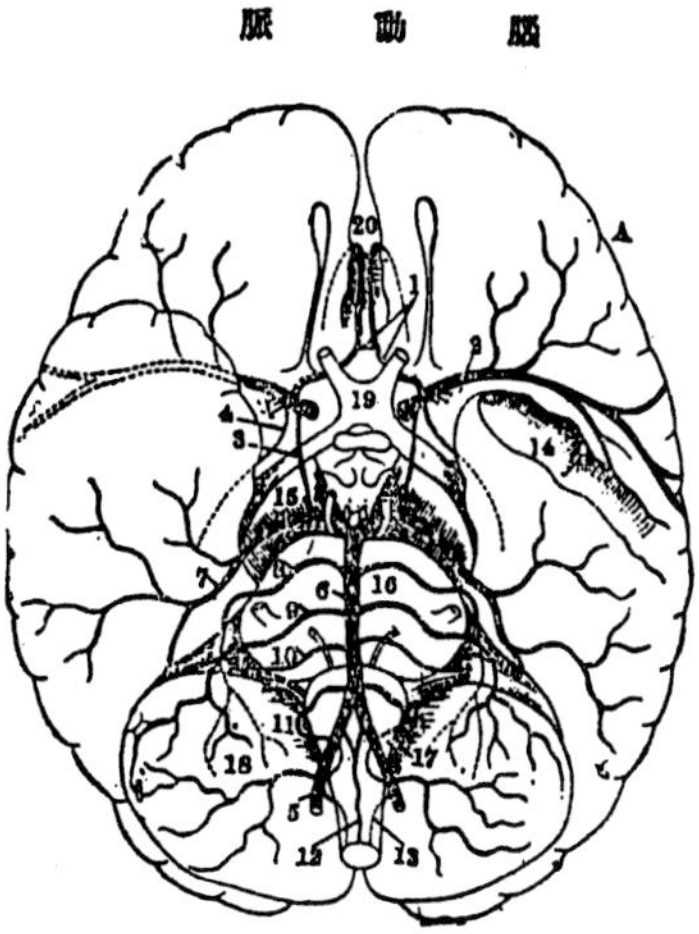

(8) **内頸動脈**《ないけいどうみやく》の起始《きし》は總頸動脈《そうけいどうみやく》の分岐部《ぶんきぶ》にして、主《しゆ》として前大腦《ぜんだいなう》、中大腦《ちゆうだいなう》を循《めぐ》り、眼《め》や、鼻《はな》にも分布《ぶんぷ》して居《ゐ》る。

(9) **鎖骨下動脈**《さこつかどうみやく》は右《みぎ》は無名動脈《むめいどうみやく》、左《ひだり》は、大動脈弓《だいどうみやくきゆう》より起《おこ》り上《うへ》は頭《かしら》に至《いた》り、下《した》は腋窩《えきくわ》に至《いた》る。

(10) **腋窩動脈**《えきくわどうみやく》は第《だい》一肋骨《ろくこつ》より腋窩《えきくわ》の深部《しんぶ》を經《へ》て大《だい》

第七十五圖

鎖骨下動脈

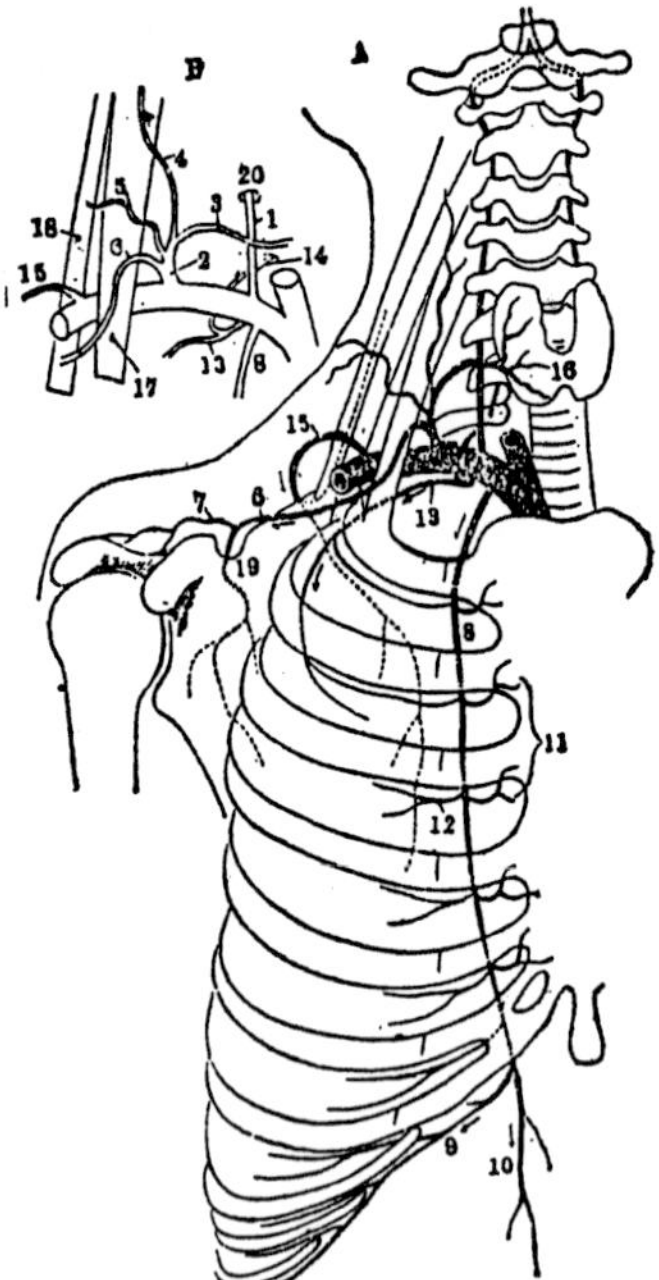

A

B 右側の鎖骨下動脈　1 椎骨動脈　2 甲狀腺頸軸　3 下甲狀腺動脈　4 上行項動脈　5 淺在項動脈　6 横肩胛動脈　7 肩峰枝　8 內乳動脈　9 筋横隔動脈　10 上腹壁動脈　11 前穿行枝　12 前肋間動脈　13 第一肋間動脈　14 深在項動脈　15 横頸動脈　16 甲狀線　17 前斜角筋　18 中斜角筋　19 肩胛骨上緣の截痕　20 第六頸椎の横突起孔

第七十六圖

胸部大動脈

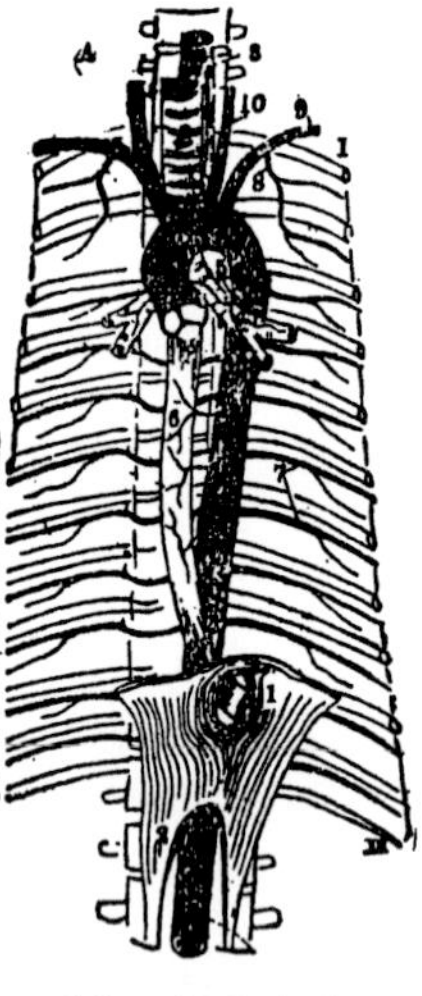

A 胸部大動脈　1 横隔膜の食管孔　2 同大動脈幹裂孔　3 食管　4 氣管　5 氣管枝動脈　6 食管動脈　7 後肋間動脈　8 上肋間動脈　9 鎖骨下動脈　10 總頸動脈

A 腹部動脈幹
1 下横隔膜動脈 2 副腎動脈 3 腎動脈 4 內精系動脈 5 腰動脈 6 內臓動脈軸 7 上腸間膜動脈 8 下腸間膜動脈 9 總腸骨動脈 10 中薦骨動脈 11 鼠蹊管 12 大腰筋 13 方形腰筋 14 副腎 15 腎臓 16 ホーパルト氏靱帶

第七十七圖

腸骨動脈

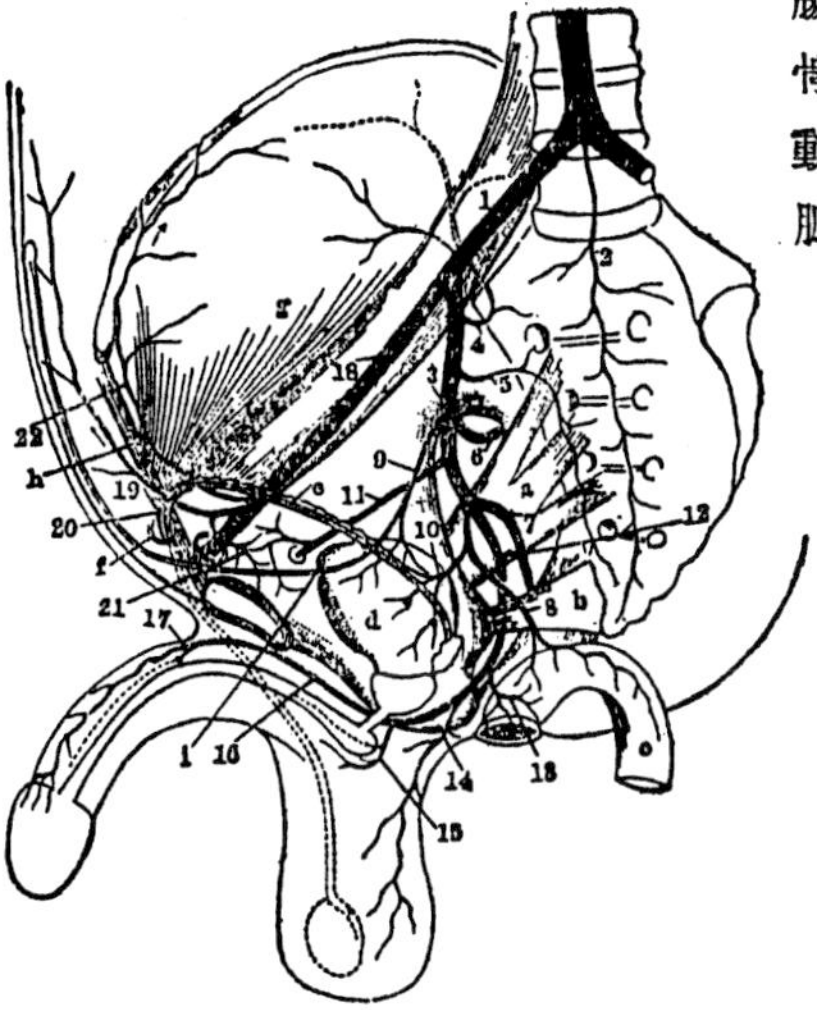

第七十八圖

腹部動脈幹

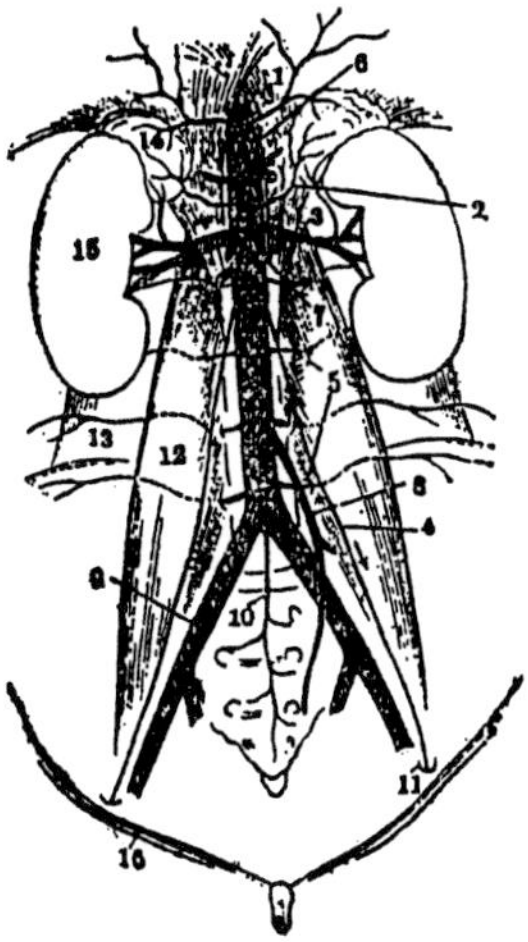

A 腸骨動脈
a 梨子狀筋 b 薦骨棘靱帶 c 直腸 d 膀胱 e 輸精管 f 內鼠蹊輪 g 腸腰筋 h ホーハルド氏靱帶 i 膀胱側靱帶
1 總腸骨動脈 2 中薦骨動脈 3 內腸骨動脈 4 腸腰動脈 5 側薦骨動脈 6 上臀動脈 7 坐骨動脈 8 中痔動脈 9 上膀胱動脈 10 下膀胱動脈 11 閉鎖動脈 12 內陰部動脈 13 下痔動脈 14 會陰動脈 15 球尿道動脈 16 陰莖動脈 17 淺深陰莖動脈 18 外腸骨動脈 19 下腹壁動脈 20 外精系動脈 21 恥骨枝 22 廻旋腸骨動脈

胸筋《きやうきん》の上縁《じやうえん》に達《たつ》す。

(11) 上膊動脈《じやうはくどうみやく》は二頭膊筋《とうはくきん》の内溝《ないこう》に沿《そ》ひ二條《でう》の靜脈《じやうみやく》を以《もつ》て二頭膊筋《とうはくきん》に被覆《ひふく》せらる。

(12) 前膊動脈《ぜんはくどうみやく》は橈骨動脈《たうこつどうみやく》、尺骨動脈《しやくこつどうみやく》を云《い》ふ。

第七十九圖

股動脈

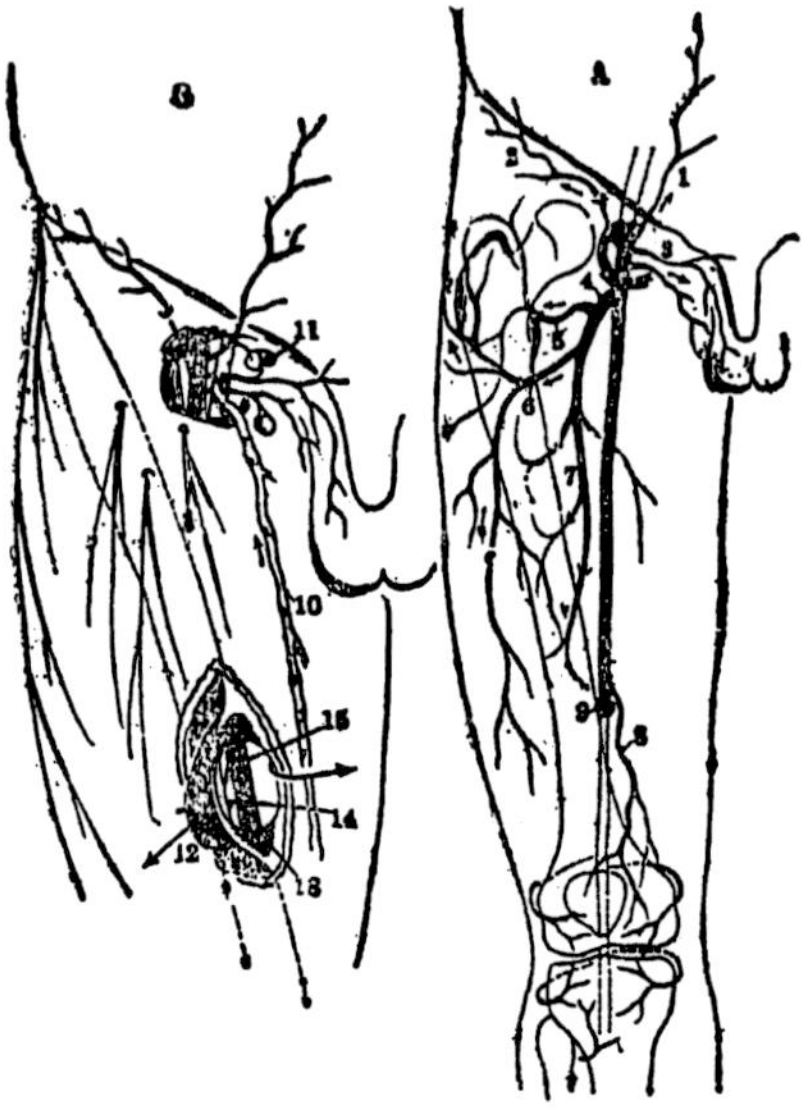

A 股動脈
B 外股動脈及股動脈
1 淺腹壁動脈　2 淺廻旋腸骨動脈　3 外陰部動脈　4 深在股動脈　5 内廻旋股動脈　6 外廻旋股動脈　7 穿行枝　8 上膝關節動脈　9 大内轉股筋の裂孔　10 大サフヘナ靜脈　11 淋巴腺　12 縫匠筋　13 血管鞘　14 股動脈　15 大サフヘナ神經

(13) 胸部大動脈《きやうぶだいどうみやく》は第《だい》三胸椎體《きやうついたい》の左側《さそく》より横隔膜《わうかくまく》迄《まで》の間《あひだ》、肋間《ろくかん》、氣管枝《きくわんし》、淋巴腺《りんぱせん》、心嚢《しんなう》等《とう》に分枝《ぶんし》を出《いだ》す。

(14) 腹部大動脈《ふくぶだいどうみやく》は横隔膜《わうかくまく》より第《だい》四腰椎《えうつい》に至《いた》りて兩分《りやうぶん》して左右《さいう》の總腸骨動脈《そうちやうこつどうみやく》となる。

(15) **總腸骨動脈**《そうちやうこつどうみやく》は、動脈幹《どうみやくかん》の分岐部《ぶんきぶ》に起《おこ》り下方《かはう》に走《はし》り、股動脈《こどうみやく》となる。

(16) **股動脈**《こどうみやく》は大腿《だいたい》の内側《ないそく》にあり大内轉筋《だいないてんきん》の裂孔《れつこう》に入《い》り膝膕動脈《しつこくどうみやく》となる。

(17) **膝膕動脈**《しつこくどうみやく》は大内轉筋《だいないてんきん》の裂孔《れつこう》より膝膕筋《しつこくきん》の下際《かさい》に至《いた》り前後《ぜんご》の**脛骨動脈**《けいこつどうみやく》となる。

第三節　**靜脈**《じやうみやく》の**起始**《きし》　**逕路**《けいろ》

(1) 組織内《そしきない》の毛細管網《まうさいくわんまう》に起《おこ》り動脈《どうみやく》に隨《ずゐ》行《かう》し、漸次《ぜんじ》集合《しふがふ》して心臓《しんざう》に至《いた》る。

(一) **心臓靜脈**《しんざうじやうみやく》、(二) **上大靜脈**《かみだいじやうみやく》、(三) **下大靜脈**《しもだいじやうみやく》にして、右房《いうばう》に入《い》る。

(2) **門靜脈**《もんじやうみやく》は肝《かん》の實質《じつしつ》に入《い》り、毛細《まうさい》管網《くわんまう》を造《つく》り又漸大《またぜんだい》して肝靜脈《かんじやうみやく》となる。

(3) **乳糜管**《にうびくわん》は腸管《ちやうくわん》より起《おこ》り、榮養物質《えいやうぶつしつ》を淋巴胸管《りんぱきようくわん》に送《おく》る。

第八十圖

膝膕動脈

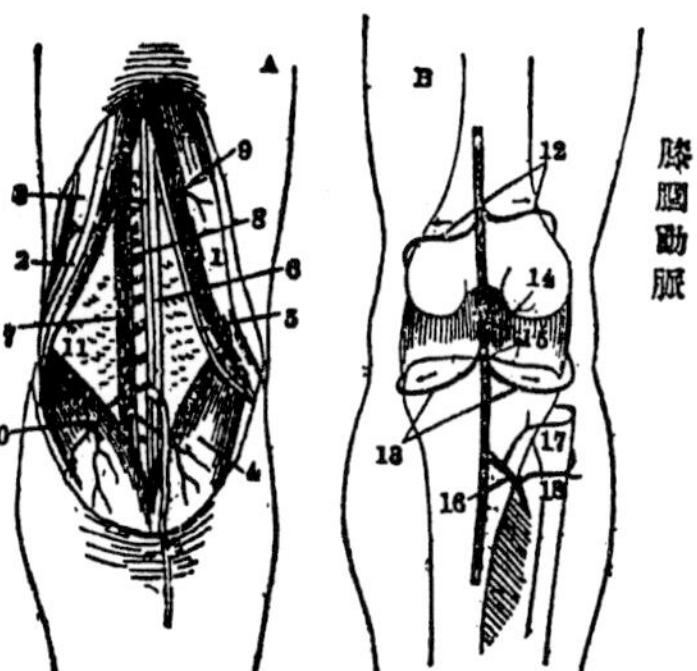

A 膝膕局所解剖
B 關節枝を示す
1 二頭股筋
2 半腱樣筋
3 半膜樣筋
4 腓腸筋
5 腓骨神經
6 脛骨神經
7 膝膕動脈
8 膝膕靜脈
9 上筋枝
10 下筋枝
11 脂防
12 上內外膝膕關節動脈
13 下內外膝膕關節動脈
14 中膝膕關節動脈
15 [illegible]狀靱帶
16 前脛骨動脈
17 後返廻脛骨動脈
18 上腓骨動脈

第八十一圖

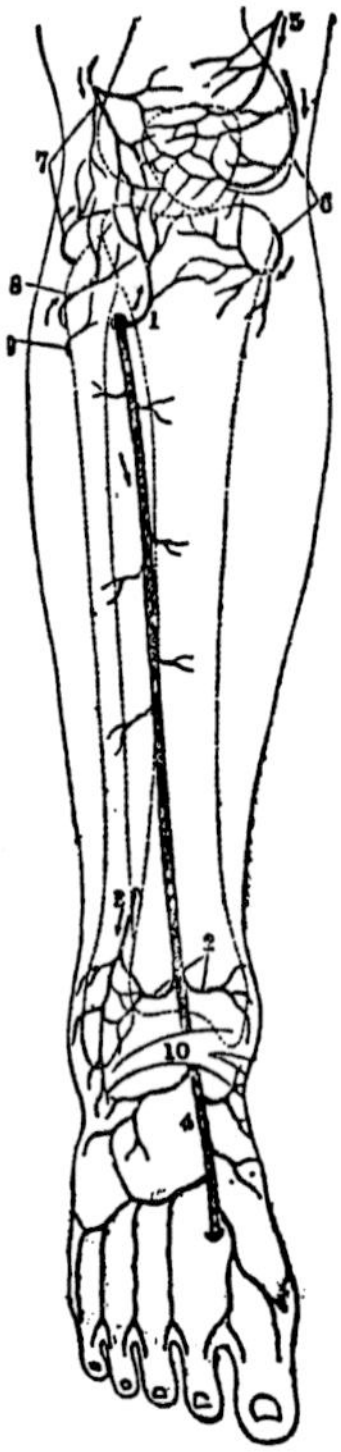

前脛骨動脈及膝關節動脈網

A 前脛骨動脈及膝關節動脈網
1 前返廻脛骨動脈　2 前踝動脈(內外)
3 腓骨穿行動脈　4 足背動脈
5 上膝關節動脈　6 上及下內膝關節動脈
7 上及下外膝關節動脈　8 後返廻脛骨動脈　9 上腓骨動脈　10 十字靱帶

第八十二圖

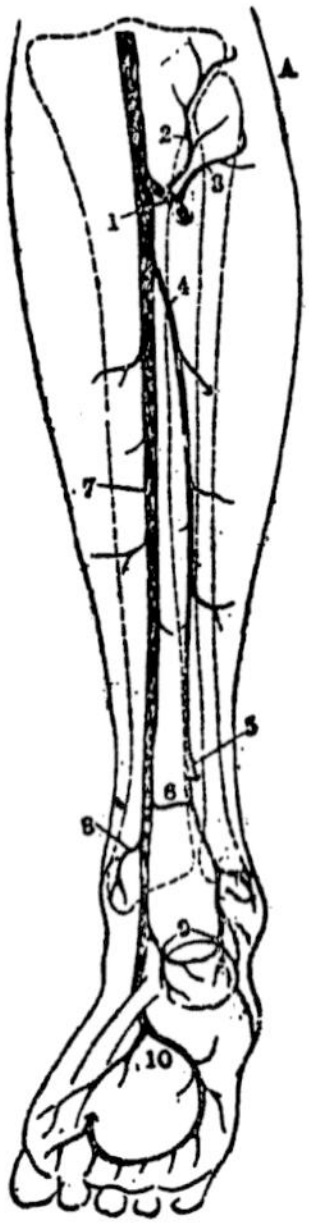

後脛骨動脈

A 後脛骨動脈
1 前脛骨動脈　2 後返廻脛骨動脈
3 上腓骨動脈　4 腓骨動脈
5 腓骨穿行動脈　6 吻合枝
7 後脛骨動脈　8 後內踝動脈
9 跟骨枝　10 足蹠動脈

第四節《せつ》　血管《けつくわん》の生理《せいり》

(1) 大動脈《だいどうみやく》管《くわん》は心臓《しんざう》より出《い》で漸次《ぜんじ》小《ちひ》さくなり、終《つひ》に毛細《まうさい》管《くわん》となる。静脈《じやうみやく》管《くわん》は各部《かくぶ》より發生《はつせい》し、毛細管《まうさいくわん》より順次《じゆんじ》大《おほ》きくなり、心《しん》臓《ざう》に還《かへ》る此時《このじ》間《かん》は約《やく》二十三秒《べう》とす。

(2) **肺動脈《はいどうみやく》**は心臓《しんざう》より出《い》で肺《はい》を循《めぐ》り淨血作用《じやうけつさよう》行《おこな》はれ、心臓《しんざう》に還《かへ》る。

(3) 血管《けつくわん》は强固《きやうこ》にして彈力性《だんりよくせい》に富《と》み、常《つね》に縮張《しゆくちやう》す。之《これ》を脈搏《みやくはく》と云《い》ふ。壯年《そうねん》の男子《だんし》は七十を中心《ちゆうしん》とし、

第八十三圖

肺靜脈及心臓靜脈

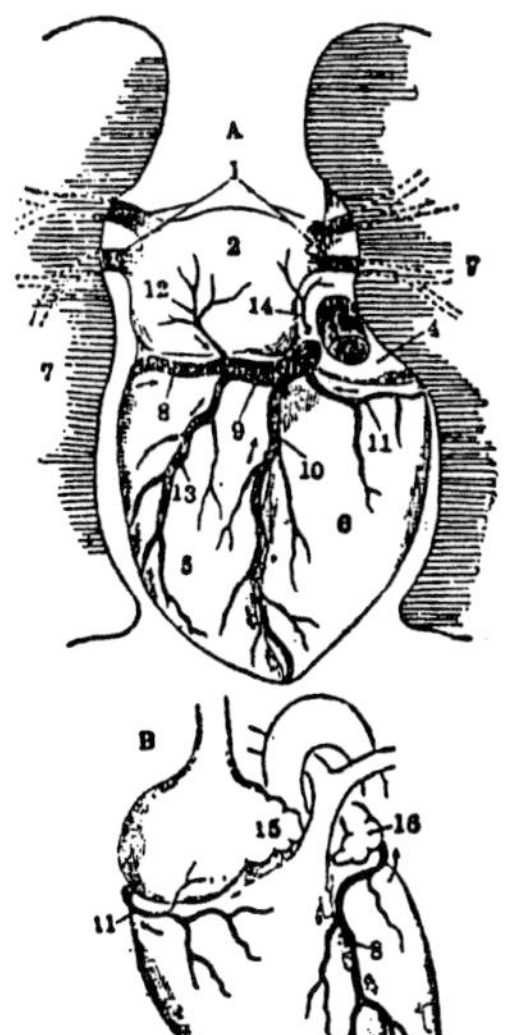

A 血液循環　B 淺深靜脈（上肢）　C 靜脈を切開して瓣を示す
1 心　2 動脈　3 毛細管網　4 靜脈　5 貴要靜脈　6 中靜脈　7 頭靜脈（淺靜）　8 深靜脈即上膊靜脈（同名動脈に沿ふもの）　9 靜脈吻合　10 二頭筋　11 靜脈瓣

第八十四圖

門靜脈

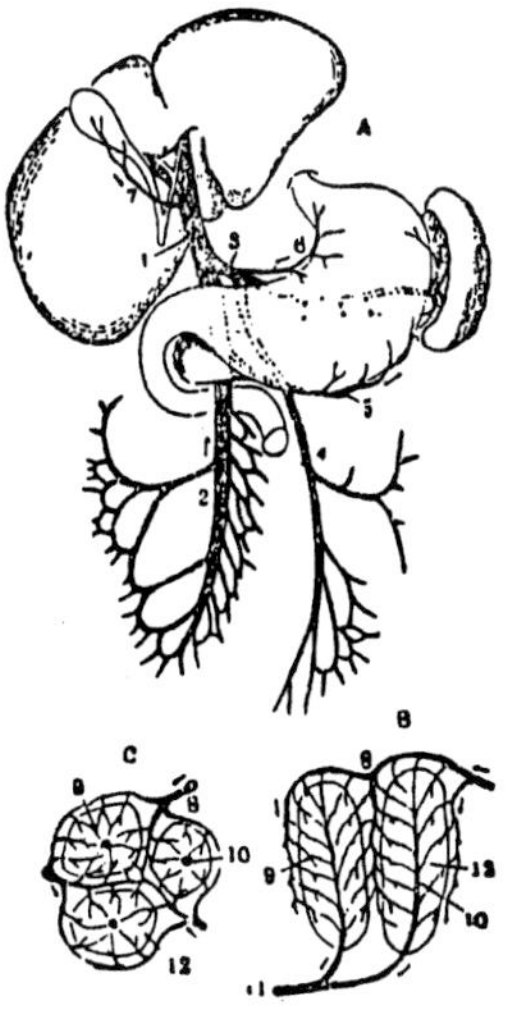

A 門靜脈　B 葉間　C 同横斷
1 門靜脈　2 上腸間膜靜脈　3 脾靜脈　4 下腸間膜靜脈　5 胃網膜靜脈　6 胃冠靜脈　7 胆囊靜脈　8 葉間靜脈　9 毛細管網　10 葉中靜脈　11 肝靜脈　12 肝の小葉

女子《ぢよし》は八十を中心《ちゆうしん》とす。小兒《せうに》は年齢《ねんれい》に反比例《はんぴれい》し、老人《らうじん》は正比例《せいひれい》す。熱發《ねつぱつ》に際《さい》しては其數《そのすう》を増加《ぞうか》し且《かつ》普通《ふつう》より強《つよ》まる、健者《けんしや》は起立《きりつ》より横臥《わうぐわ》の方《はう》、十の減少《げんせう》を見《み》れども、疾患者《しつくわんじや》は横臥《わうぐわ》の方多《はうおほ》し。

(4)血壓《けつあつ》は血液《けつえき》が心臓《しんざう》より脈管《みやくくわん》に壓出《あつしゆつ》せらるゝ力《ちから》を云《い》ひ、大動脈管《だいどうみやくくわん》を遠《とほ》ざかるに從《したが》つて、漸次減少《ぜんじげんせう》す。小兒《せうに》は約《やく》八十、拾五歳迄約《さいまでやく》九十、二十歳約《さいやく》百、五十歳約《さいやく》百四十、年齢《ねんれい》を折半《せつぱん》し百十を加《くは》へたる數《すう》を大約《たいやく》の度《ど》とす。體量《たいりやう》の大《だい》なるもの、身長《しんちやう》の高《たか》きもの程血壓高《ほどけつあつたか》し、一般《ぱん》に女子《ぢよし》は男子《だんし》より低《ひく》し、一日中《じつちゆう》、朝低《あさひく》く、夕高《ゆうたか》し、睡眠時《すゐみんじ》は低《ひく》し、又運動《またうんどう》すれば増加《ぞうか》す、精神作用《せいしんさよう》にも又心悸亢進《またしんきかうしん》にも上昇《じやうしやう》す。食事後《しよくじご》は昇《のぼ》り、次《つい》で三時間後《じかんご》又昇《またのぼ》る。外氣温暖《ぐわいきをんだん》なれば下降《かかふ》し、寒冷《かんれい》なれば昇《のぼ》る。頻促《ひんそく》の呼吸《こきふ》は脈搏《みやくはく》を早《はや》め、緩徐《くわんじよ》なる呼吸《こきふ》は脈搏《みやくはく》を緩《ゆる》める。脈搏《みやくはく》の遲速變動《ちそくへんどう》は習慣《しふくわん》によるものあり。

第五節　血管《けつくわん》に對《たい》する指壓《しあつ》の効果《かうくわ》

(1)血管《けつくわん》を指壓《しあつ》するときは其硬軟《そのかうなん》を調節《てうせつ》す。又心臓及腎臓《またしんざうおよびじんざう》に好影響《かうえいきやう》す。或《あるひ》は其彈力性《そのだんりよくせい》を發揮《はつき》し、大《おほ》いに血液《けつえき》の循環《じゆんくわん》を宜《よろ》しくす。

(2)血管《けつくわん》を抑壓《よくあつ》するときは體温《たいをん》を降下《かふか》す。又血壓《またけつあつ》を降下《かうか》す。

第六章　淋巴管《りんぱくわん》の解剖學《かいばうがく》　生理學《せいりがく》

第一節　淋巴管《りんぱくわん》の解剖《かいばう》

(1)**部位《ぶゐ》**　身體《しんたい》の全部《ぜんぶ》　(2)**形狀《けいじやう》**　圓長管《ゑんちやうくわん》　(3)**構造《こうぞう》**　外膜《ぐわいまく》、中膜《ちゆうまく》、內膜《ないまく》。

第二節　淋巴管《りんぱくわん》の生理《せいり》

(1)組織間裂《そしきかんれつ》に滲出《しんしゆつ》したる無色透明《むしよくとうめい》の淋巴液《りんぱえき》と、腸管《ちやうくわん》に於《おい》て製造《せいぞう》したる白色透明《はくしよくとうめい》の乳糜液《にうびえき》を靜脈《じやうみやく》に輸送《ゆそう》す。(2)病原菌《びやうげんきん》を捕殺《ほさつ》し及毒物《およびどくぶつ》を抑留《よくりう》し無害《むがい》ならしむるの防衛作用《はうえいさよう》を爲《な》す。

第三節　淋巴管《りんぱくわん》に對《たい》する指壓《しあつ》の效果《かうくわ》

(1)淋巴液《りんぱえき》の循行《じゆんかう》を宜《よろ》しくす。

第八十五圖

淋巴腔及竇

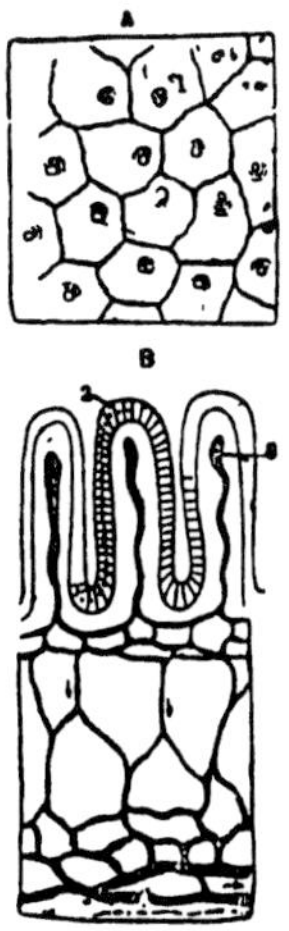

A 腹膜の內皮細胞(基)
B 腸の絨毛に於て淋巴竇及粘膜下の淋巴網　1内皮　2絨毛の柱狀皮　3竇

第七章　血管腺《けつくわんせん》の解剖《かいばう》學《がく》　生理學《せいりがく》

血管腺《けつくわんせん》は他《た》の腺質《せんしつ》と稍同一《やゝどういつ》なりと雖《いへ》ども排泄管《はいせつくわん》を具有《ぐいう》せずして、大《おほ》いに血管《けつくわん》に富饒《ふうげう》なり、ホルモン(刺戟《しげき》　興奮《こうふん》　覺醒《かくせい》)の作用物《さようぶつ》を産出《さんしゆつ》す。

第一節　甲狀腺《かふじやうせん》

(1) 喉頭《こうとう》の前下部《ぜんかぶ》にして、氣管《きくわん》の上部《じやうぶ》に在《あ》り。形狀《けいじやう》は稍《やゝ》馬蹄鐵狀《ばていてつじやう》にして帶黄赤色《たいくわうせきしよく》なり。纖《せん》維膜及腺胞《ゐまくおよびせんぱう》より成《な》る。

心身《しんしん》の發達《はつたつ》、物質代謝生殖《ぶつしつだいしやせいしよく》等《とう》の作用《さよう》をなす。

第二節　胸腺《きようせん》

(1) 前縱隔洞《ぜんじゆうかくどう》の前上部《ぜんじやうぶ》にして、大血管《だいけつくわん》の前側《ぜんそく》にあり。形《けい》狀《じやう》は扁平《へんぺい》にして三つ葉狀《ばじやう》なり、纖維膜及濾胞《せんゐまくおよびろばう》より成《な》

第八十六圖

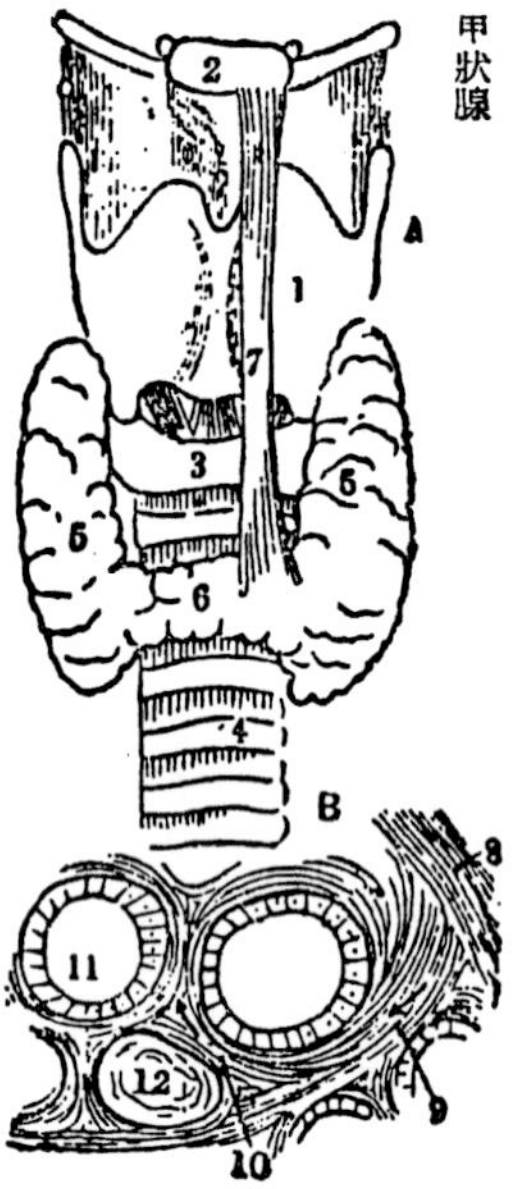

A 喉頭及甲狀腺
B 腺胞顯微鏡的
1 甲狀軟骨　2 舌骨
3 環狀軟骨　4 氣管
5 甲狀腺側葉　6 中葉
7 甲狀腺筋　8 中纖維膜
9 中隔　10 細小纖維
網眼　11 腺胞　12 同上の
皮細胞消失膠樣

第八十七圖

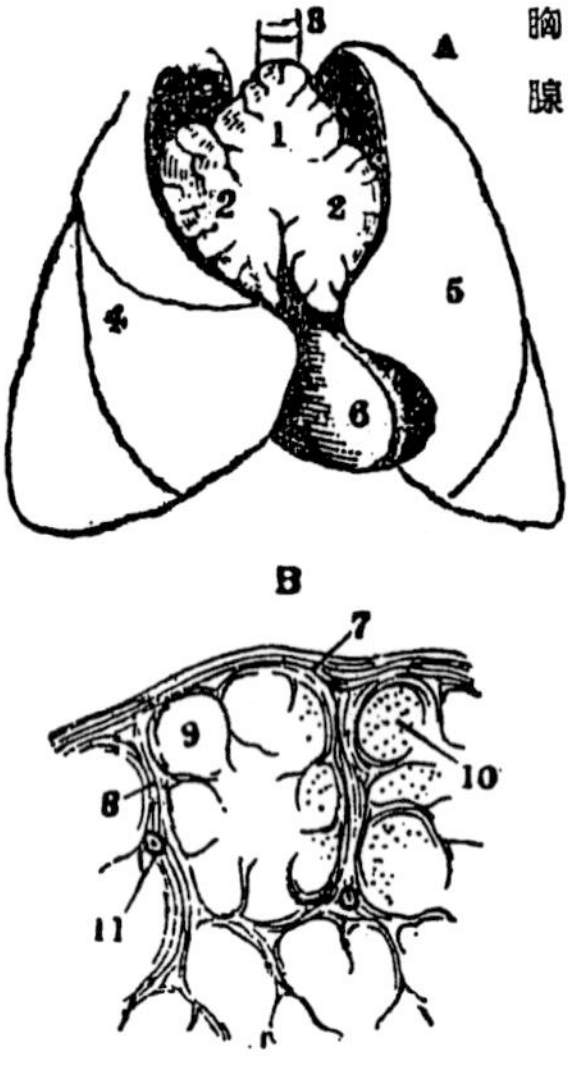

A 胸腺及肺但七ヶ月の胎兒
B 腺の横斷
1 胸腺中葉　2 側葉
3 氣管　4 右肺　5 左肺　6 心臟　7 纖維膜　8 中隔　9 網眼　10 網眼中の濾胞
11 血管の斷口

る。幼兒《えうじ》の發達作用《はつたつさよう》を調節《てうせつ》す。

第三節　脾腺《ひせん》

(1)左季肋部《ひだりきろくぶ》にして、胃《ゐ》底《てい》の外側《ぐわいそく》にあり、扁《へん》平卵圓《べいらんゑん》にして褐色《かつしよく》を

第八十八圖

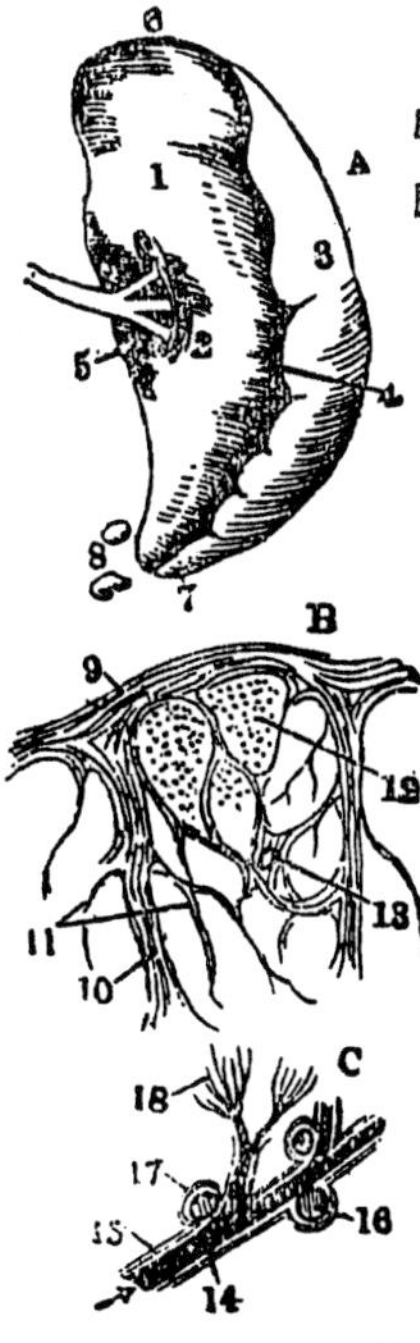

脾臟

A 脾臟　B 同橫斷　C 脾動脈　1 內面　2 脾門　3 外面　4 前緣　5 後緣　6 上端　7 下端　8 副脾二個　9 纖維膜　10 脾材　11 細小纖維　12 網眼中脾髓　13 血管の斷口　14 動脈　15 血管梢　16 マルピキー氏小體　17 膜囊　18 筆狀動脈

第八十九圖

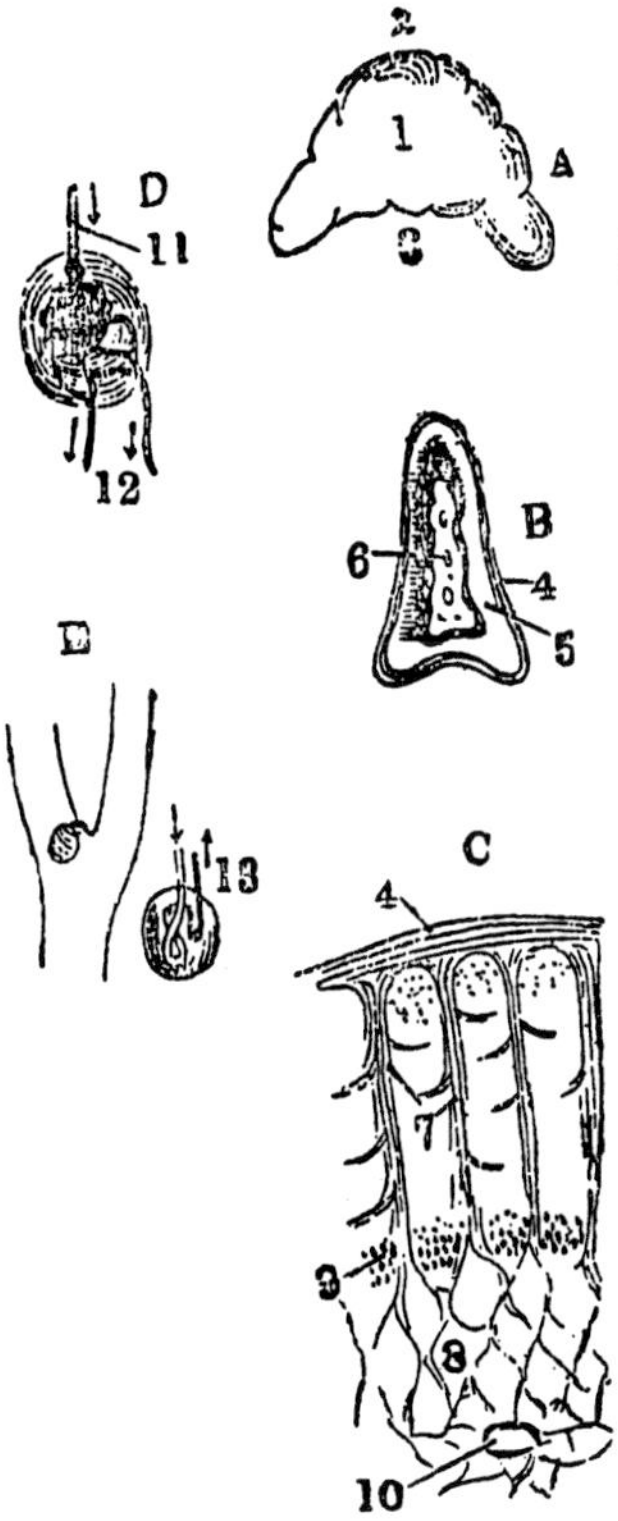

副腎、尾閭骨腺及頸動脈腺

A 副腎　B 同矢狀斷　C 同橫斷　D 尾閭骨腺　E 頸動脈腺　1 副腎前面　2 上緣　3 下緣　4 纖維膜　5 皮質　6 髓質　7 纖維束　8 髓質の網眼　9 色素細胞　10 靜脈の斷口　11 中薦骨動脈　12 靜脈　13 頸動脈腺の微絲血管

帯《お》ぶ。纖維膜《せんゐまく》及《および》脾髓《ひずゐ》より成《な》る。循環作用《じゆんくわんさよう》を調節《てうせつ》す。

第四節　副腎腺《ふくじんせん》

(1)腎臟《じんぞう》の上端《じやうたん》にあり、扁平《へんぺい》三角《かく》にして帯黄褐色《たいくわうかつしよく》なり、纖維膜《せんゐまく》、皮質及髓質《ひしつおよびずゐしつ》より成《な》る。尿《ねう》の成分作用《せいぶんさよう》を調節《てうせつ》す。

第五節　尾閭骨腺《びろうこつせん》

(1)尾閭骨《びろうこつ》の尖端《せんたん》の前面《ぜんめん》にあり、小麥粒狀《こむぎつぶじやう》、結締織《けつていしき》と滑平筋纖維《くわつぺいきんせんゐ》とより成《な》る。身體下部《しんたいかぶ》の生理作用《せいりさよう》を調節《てうせつ》す。

第六節　頸動脈腺《けいどうみやくせん》

(1)内外頸動脈《ないぐわいけいどうみやく》分岐《ぶんき》部の内側《ないそく》、小麥粒狀《こむぎつぶじやう》。結締織《けつていしき》と滑平筋纖維《くわつぺいきんせんゐ》にして、頭腦《づなう》の作用《さよう》を調節《てうせつ》す。

組織學《そしきがく》

目次《もくじ》

端書《はしがき》

上皮《じやうひ》、骨《こつ》、筋《きん》、神經《しんけい》は一般組織《ぱんそしき》に屬《ぞく》し、循還器以下《じゆんくわんきいか》は部分組織《ぶぶんそしき》に屬《ぞく》す。之《これ》により、解剖《かいばう》、生理《せいり》の研《けん》究資料《きうしれう》となるもの尠《すくな》からず、而《しか》して身體《しんたい》の如何《いか》に微妙《びめう》なるかを伺《うかが》ひ知《し》るべし、古賢曰《こけんいは》く此身心自《このしんしんみづ》からも愛《あい》すべし、自《みづか》らも敬《うやま》ふべし、又曰《またいは》く尊《たふと》ぶべき身命《しんめい》なり、貴《たつと》ぶべき形骸《けいがい》なりと、眞《しん》に所以《ゆえ》あるなり。

第九十二圖

色素ヲ含メル星形結締織細胞三個中ノ一細胞ハ色素顆粒ノ多重ナルガ爲ニ核ヲ掩蔽ス〔フライ氏〕

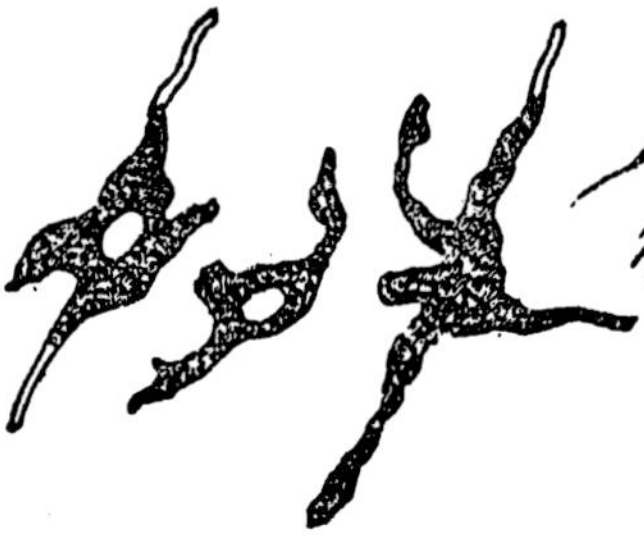

第九十圖

人體之結締織細胞
〔フライ氏〕

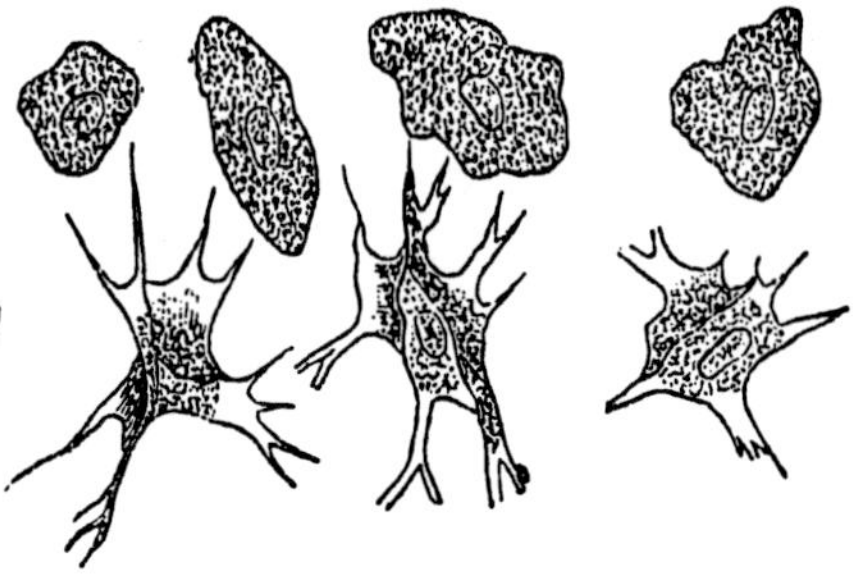

一ハ偏平翼狀細胞
二ハ顆粒狀細胞

第九十三圖

脊髓前柱ノ運動性神經細胞〔多極細胞〕〔フライ氏〕

a 神經突起
b 樹狀突起

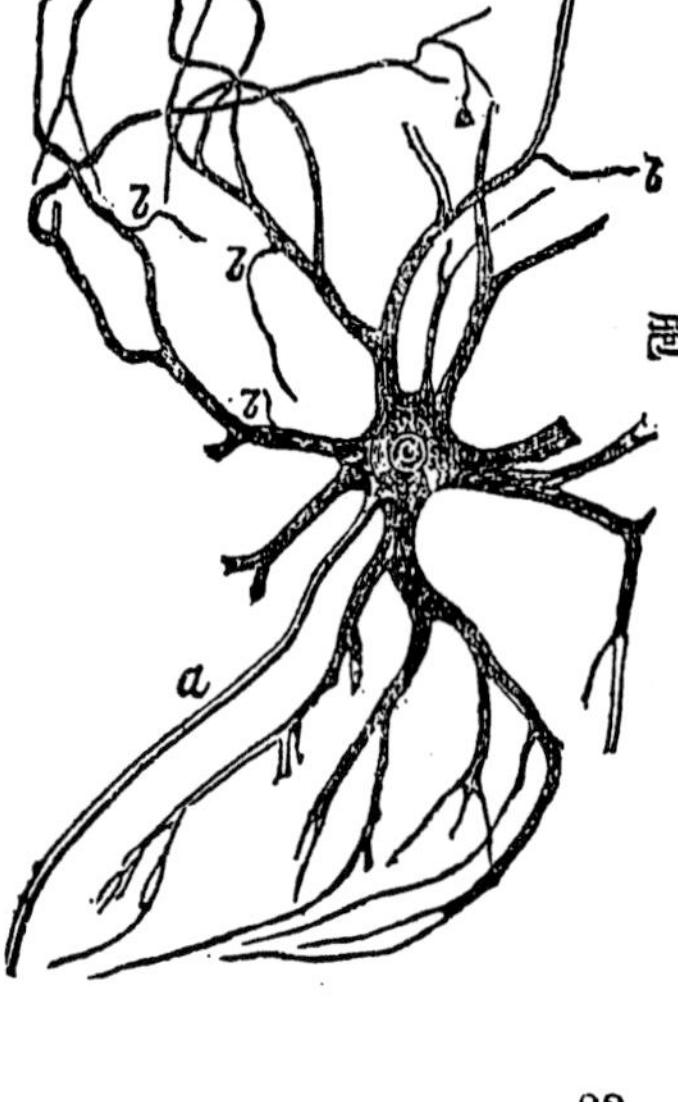

第九十一圖

脊髓ノ粘質細胞
〔スデール氏〕

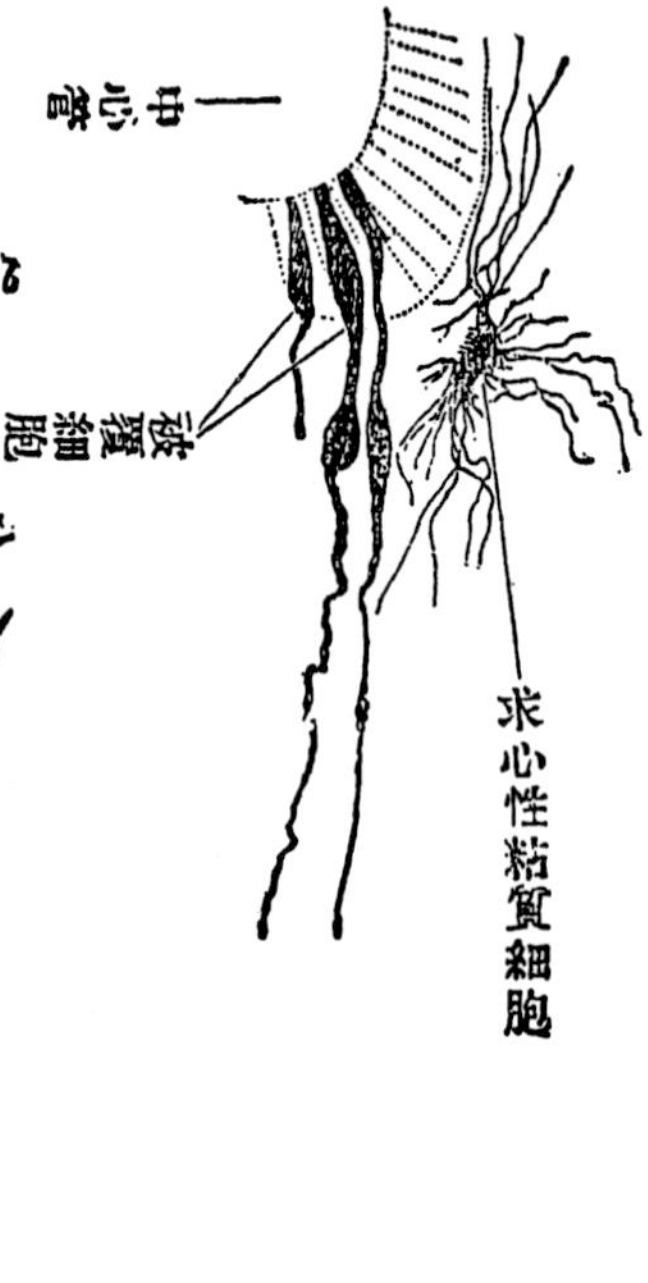

願《ねが》くば、健康《けんかう》にして天與《てんよ》の身命《しんめい》を完《まつた》うし、努力以《どりよくもつ》て人生《じんせい》の意義《いぎ》を盡《つ》くすべし。

圖《づ》解《かい》

本書《ほんしよ》は唯簡明《たゞかんめい》を主《しゆ》として一々挿圖《さうづ》を省《はぶ》き、此《こゝ》に細胞《さいばう》の狀數個《じやうすうこ》を示《しめ》す。

組《そ》織《しき》學《がく》

第一章　身體《しんたい》の組織《そしき》

第一節　上皮《じやうひ》の組織《そしき》

(1) **上皮《じやうひ》の組織《そしき》**は形狀明確《けいじやうめいかく》なる細胞《さいばう》より成《な》れり、其細胞《そのさいばう》を名《な》づけて上皮細胞《じやうひさいばう》と云《い》ふ。大別《たいべつ》して扁平上皮《へんぺいじやうひ》圓柱上皮《ゑんちゆうじやうひ》の二とす、一を扁平細胞《へんぺいさいばう》と云《い》ひ、一を圓柱細胞《ゑんちゆうさいばう》と云《い》ふ。又上皮《またじやうひ》には單複《たんふく》の二類《るゐ》あり、(一)**單層扁平上皮《たんそうへんぺいじやうひ》**は多角形非薄《たかくけいひはく》の細胞《さいばう》が單《たん》一に併列《へいれつ》す。(二)**複層扁平上皮《ふくそうへんぺいじやうひ》**は數層《すうそう》の細胞重積《さいばうぢゆうせき》せる者《もの》なり。(三)**單層圓柱上皮《たんそうゑんちゆうじやうひ》**は圓柱形細胞《ゑんちゆうけいさいばう》が單《たん》一に併立《へいりつ》したるものにして、消食管《せうしよくくわん》及《およ》び多《おほ》くの腺排泄管《せんはいせつくわん》に見《み》る所《ところ》なり。(四)**複層圓柱上皮《ふくそうゑんちゆうじやうひ》**は、眼瞼結膜《がんけんけつまく》、一二の腺排泄管幹及《せんはいせつくわんかんおよ》び男子尿道《だんしねうだう》の一部《ぶ》に見《み》る所《ところ》なり。更《さら》に又《また》顫毛上皮《せんまうじやうひ》あり、(一)**單層顫毛上皮《たんそうせんまうじやうひ》**は遊離端《いうりたん》に顫毛《せんまう》を具《そな》ふ。最小氣管枝《さいせうきくわんし》、喇叭管《らつぱくわん》、子宮《しきゆう》、鼻腔《びかう》、脊髓《せきずゐ》の中心管《ちゅうしんくわん》に見《み》る所《ところ》なり、(二)**複層顫毛上皮**《ふくそうせんもうじゃうひ》は、咽頭《いんとう》の上部《じゃうぶ》、鼻腔《びかう》の下部《かぶ》、喉頭《こうとう》、氣管《きくわん》、氣管枝《きくわんし》、耳《みゝ》の喇叭管《らっぱくわん》、副睾丸等《ふくかうぐわんとう》にあり。

第二節　骨《こつ》の組織《そしき》

軟骨組織《なんこつそしき》の細胞《さいばう》は概《おほむ》ね肥大《ひだい》にして、圓形《ゑんけい》に近《ちか》し、多量《たりやう》の間質中《かんしつちゅう》に散點《さんてん》して、皆固有《みなこいう》の小洞中《せうどうちゅう》に居《を》り是《これ》を全《まつた》く填充《てんじゅう》す。此小洞《このせうどう》を軟骨小洞《なんこつせうどう》と云《い》ふ。

硬骨組織《かうこつそしき》の細胞《さいばう》は、骨小洞内《こつせうどうない》にあり、之《これ》を骨細胞《こつさいばう》と云《い》ふ、扁平楕圓形《へんぺいだゑんけい》にして多小《たせう》の尖角《せんかく》あり、骨小洞《こつせうどう》は十五乃至《ないし》二十七「ミクラ」の間《あひだ》にあり、硬骨組織《かうこつそしき》の狀況《じゃうきゃう》は結締組織細胞《けつていそしきさいばう》より、硬骨基質《かうこつきしつ》、石灰化《せきくわいくわ》し硬骨《かうこつ》となる。之《これ》を製骨細胞《せいこつさいばう》と云《い》ふ。初《はじめ》は上說《じゃうせつ》の細胞《さいばう》悉《ことごと》く此新成基質《このしんせいきしつ》の表面《へうめん》にあれども、後《のち》此基質《このきしつ》の堆積《たいせき》するに隨《したが》ひ個々別々《こゝべつべつ》に基質《きしつ》の內《うち》に入《い》り數條《すうでう》の突起《とつき》を發《はつ》し、玆《こゝ》に初《はじ》めて星形《せいけい》の骨細胞《こつさいばう》となるなり。

第三節　筋《きん》の組織《そしき》

(1)**筋の組織**《きんのそしき》の纖維《せんゐ》は二類《るゐ》あり、一を平滑筋纖維《へいくわつきんせんゐ》と云《い》ひ、一を横紋筋纖維《わうもんきんせんゐ》と云《い》ふ。二者共延長《しゃともえんちゃう》したる細胞《さいばう》にして、刺戟《しげき》により收縮《しうしゆく》す、(平滑筋《へいくわつきん》は不隨意筋《ふずゐいきん》にして、横紋筋《わうもんきん》は隨意筋《ずゐいきん》なり、別《べつ》に心臟筋《しんざうきん》あり、横紋《わうもん》あれども不随意筋《ふずゐいきん》なり)。
(2)**平滑筋**《へいくわつきん》は長方錐形《ちやうはうすいけい》にして、扁平《へんぺい》若《もし》くば稜錐状《りようすいじやう》なる至細《しさい》の細胞《さいばう》を以《もつ》て組織《そしき》せり。此細胞《このさいばう》を名《な》づけて平滑筋繊維《へいくわつきんせんゐ》と云《い》ふ。
(3)**心臓筋**《しんざうきん》は一種特有《しゆとくいう》なる、横紋不随意筋《わうもんふずゐいきん》にして、短圓柱形《たんゑんちゆうけい》の横紋細胞《わうもんさいばう》數個《すうこ》竪《たて》に連合《れんがふ》したるものなり。
(4)横紋筋《わうもんきん》は細胞非常《さいはうひじやう》に發育《はついく》して專《もつぱ》ら長徑《ちやうけい》を加《くは》へ、核《かく》は反復分裂《はんぷくぶんれつ》して無數《むすう》となり、同時《どうじ》に其原形質《そのげんけいしつ》は特《とく》異《い》の進化《しんくわ》を經《へ》て、最《もつと》も複雜《ふくざつ》なる原質《げんしつ》となりたるものなり。

第四節　神經《しんけい》の組織《そしき》

(1)**神經細胞**《しんけいさいばう》は圓形《ゑんけい》、方錐形《はうすいけい》、三角形等其他枚擧《かくけいとうそのたまいきよ》に遑《いとま》あらざれども、不正多角形《ふせいたかくけい》にして、數條《すうでう》の突起《とつき》を出《いだ》すもの甚《はなは》だ多《おほ》し。
(2)**神經纖維**《しんけいせんゐ》は(イ)無髓纖維《むずゐせんゐ》、(一)無鞘無髓纖維《むさやむずゐせんゐ》、(二)有鞘無髓纖維《いうさやむずゐせんゐ》、(ロ)有髓纖維《いうずゐせんゐ》、(一)無鞘有髓纖維《むさやいうずゐせんゐ》、(二)有鞘《いうさや》有髓纖維《いうずゐせんゐ》。
(3)**脊髓神經**《せきずゐしんけい》は(一)大《だい》なる圓形細胞《ゑんけいさいばう》、(二)小《せう》なる圓形細胞《ゑんけいさいばう》、(三)圓形《ゑんけい》の一極細胞《きよくさいばう》、(イ)灰白質《くわいはくしつ》は多極細胞《たきよくさいばう》、(一)運《うん》動神經細胞《どうしんけいさいばう》　(二)索條細胞《さくでうさいばう》　(三)部内細胞《ぶないさいばう》(ロ)白質《はくしつ》は無鞘神經纖維及無髓神經纖維より成《な》れり。(一)後根纖《こうこんせん》維《ゐ》の延長物《えんちやうぶつ》にして、脊髓神經節《せきずゐしんけいせつ》より來《きた》る、(二)索條細胞《さくでうさいばう》の延長物《えんちやうぶつ》、(三)腦神經細胞《なうしんけいさいばう》より來《きた》るもの。

(4)**大腦皮質**《たいなうひしつ》 (一)神經粘液層《しんけいねんえきそう》 (二)小尖柱形細胞《せうせんちゆうけいさいばう》、(三)大尖柱形細胞《だいせんちゆうけいさいばう》

(四)多柱形神經細胞層《たちゆうけいしんけいさいばうそう》。

(5)**大腦灰白質**《たいなうくわいはくしつ》、(一)多種《たしゆ》の神經節細胞《しんけいせつさいばう》、有髓神經纖維及神經粘質《いうずゐしんけいせんゐおよびしんけいねんしつ》。

(6)**中心腦室灰白質**《ちゆうしんなうしつくわいはくしつ》 (一)脊髓《せきずゐ》の續《つゞき》にして神經細胞同纖維及粘質《しんけいさいばうどうせんゐおよびねんしつ》。

(7)**小腦皮質**《せうなうひしつ》は(一)內層《ないそう》は數層堆積《すうそうたいせき》したる小細胞《せうさいばう》の厚層《こうそう》、(二)中層《ちゆうそう》は神經質狀層《しんけいしつじやうそう》と云《い》ふ。單《たん》一に併列《へいれつ》せる大《だい》多極細胞《たきよくさいばう》、(三)外層《ぐわいそう》は灰 白色 層《くわいはくしよくそう》と云《い》ふ。 提籃細胞《ていらんさいばう》、小皮質細胞《せうひしつさいばう》の二類《るゐ》。

(8)**灰白質**《くわいはくしつ》の所在部《しよざいぶ》は(一)皮質《ひしつ》、(二)腦髓節《なうずゐせつ》、(三)腦室《なうしつ》の壁質《へきしつ》、(四)小腦皮質《せうなうひしつ》。

(9)**白質**《はくしつ》は支柱質《しちゆうしつ》の原質《げんしつ》を外《ほか》にして、全《まつた》く有髓神經纖維《いうずゐしんけいせんゐ》より成《な》れり。

(10)**神經纖維**《しんけいせんゐ》の構造及固有性《こうざうおよびこいうせい》は(一)軸柱《ぢくちゆう》は神經細胞《しんけいさいばう》より生《しやう》ずる眞正《しんせい》の神經突起《しんけいとつき》にして、神經傳導《しんけいでんだう》を具《そな》へたる最《もつと》も樞要《すうえう》の部分《ぶぶん》なり、(二)髓鞘《ずゐさや》は頗《すこぶ》る粘稠《ねんてう》にして、光輝《くわうき》ある脂肪樣《しばうやう》の物質《ぶつしつ》より成《な》れり。(三)纖維鞘《せんゐさや》は極《きは》めて非薄《ひはく》なる無紋《むもん》の膜《まく》にして其裏面《そのりめん》に楕圓形《だゑんけい》の核《かく》を具《そな》へり、以上神經細胞及神經纖維《いじやうしんけいさいばうおよびしんけいせんゐ》が各結合《かくけつがふ》して、神經組織《しんけいそしき》を編成《へんせい》するや、周圍《しうゐ》は結締組織《けつていそしき》にして、中樞器《ちゆうすうき》は更《さら》に神經粘質《しんけいねんしつ》あり、是卽《これすなは》ち基質《きしつ》なり

(11)交感神經《かうかんしんけい》は (一)多極種《たきよくしゆ》に屬《ぞく》する、圓形《ゑんけい》の小細胞《せうさいばう》と纖維《せんゐ》なり。(二)圓卵形細胞《ゑんらんけいさいばう》、(三)圓形多角細胞《ゑんけいたかくさいばう》、にし

て長《なが》き樹枝《じゅし》突起《とっき》あり。

第五節　運動神經終況《うんどうしんけいしゅうけい》

(1)**横紋筋中**《わうもんきんちゅう》に入《い》りたる、小神經幹《せうしんけいかん》は忽《たちま》ち分岐《ぶんき》して數枝《すうし》となり、各枝《かくし》は更《さら》に分岐《ぶんき》して數枝《すうし》となり、各枝《かくし》は又更《またさら》に分岐《ぶんき》して細梢《さいせう》となり、吻合《ふんがふ》して筋質内神經叢《きんしつないしんけいそう》を編成《へんせい》し、其内《そのうち》に於《おい》て反復分岐《はんぷくぶんき》して、筋纖維《きんせんゐ》に達《たっ》す。各々少《おのおのすこ》しく厚結《こうけつ》して終《をは》れり。

(2)**平滑筋中**《へいくわつきんちゅう》に入《い》りたる神經《しんけい》は、網絡《まうらく》を編成《へんせい》し、遂《つひ》に是《これ》より細微《さいび》の纖維《せんゐ》を發《はつ》して、各少《かくすこ》しく厚結《こうけつ》し終《をは》る

第六節　知覺神經終況《ちかくしんけいしゅうけい》

(1)**遊離端**《いうりたん》を以《もっ》て終《をは》るものと、末端小體《まったんせうたい》を以《もっ》て終《をは》るものとあり、之《これ》を名《な》づけて、終器《しゅうき》、終末《しゅうまつ》と云《い》ふ。

(2)**遊離終末**《いうりしゅうまつ》は、結締組織中《けっていそしきちゅう》、表皮中《へうひちゅう》、筋肉中《きんにくちゅう》にあり、内面的《ないめんてき》の感覺《かんかく》を司《つかさ》どる。

(3)**末端終器**《まったんしゅうき》は、上皮《じゃうひ》の深層《しんそう》、毛根《まうこん》、革皮《かくひ》の上層中《じゃうそうちゅう》にあり、外面的《ぐわいめんてき》の感覺《かんかく》を司《つかさ》どる。

(4)**終器**《しゅうき》は、觸覺細胞《しょくかくさいばう》と、末球《まっきう》に分《わか》つ。

(5)**觸覺細胞**《しょくかくさいばう》は　(一)單觸覺細胞《たんしょくかくさいばう》は其直徑《そのちょくけい》六乃至《ないし》十二「ミクロン」の偏圓形《へんゑんけい》なる具核細胞《ぐかくさいばう》にして、上皮《じゃうひ》の最深層及《さいしんそうおよび》觸毛《しょくまう》、外毛根鞘《ぐわいまうこんさや》、又《また》は革皮《かくひ》の最上層中《さいじゃうそうちゅう》にあり。　(二)複觸覺細胞《ふくしょくかくさいばう》は、其直徑《そのちょくけい》十五乃至《ないし》、五

十「ミクロン」の二個《こ》乃至《ないし》四個《こ》の偏圓形細胞《へんゑんけいさいばう》にして、核《かく》は水泡狀圓形《すゐはうじやうゑんけい》にして各細胞《かくさいばう》の中央《ちゆうあう》にあり、各細胞《かくさいばう》の間《あひだ》には薄《うす》き圓板《ゑんばん》を挿《はさ》めり、是《これ》を觸覺圓板《しよくかくゑんばん》と云《い》ふ有髓神經纖維《いうずゐしんけいせんゐ》來《きた》りて茲《こゝ》に達《たつ》すれば、其軸柱《そのぢくちゆう》は觸覺圓板《しよくかくゑんばん》の內《うち》に入《い》り、分岐《ぶんき》する事《こと》なくして終《をは》れり、(三)末球《まつきう》、(A)圓柱形末球《ゑんちゆうけいまつきう》は扁平《へんぺい》なる結締織細胞《けつていしきさいばう》の延長物《えんちやうぶつ》なり。(B)微粒狀《びりふじやう》なる內球《ないきう》は、求心性《きうしんせい》の層板《そうはん》を呈《てい》す。(C)軸柱《ぢくちゆう》は內球《ないきう》の中軸《ちゆうぢく》にあり、內球《ないきう》の上端《じやうたん》に至《いた》て鈍端《どんたん》或《あるひ》は僅《わづ》かに厚大《こうだい》して終《をは》れり。(D)板層小體《はんそうせうたい》は末端器《まつたんき》の最大《さいだい》なるものにして、其形《そのかたち》楕圓《ゑん》、長《なが》さ二乃至《ないし》四、五「ミメ」、幅《はゞ》一乃至《ないし》二「ミメ」に達《たつ》せり。肉眼《にくがん》にて容易《ようい》に認《みとむ》る事《こと》を得《う》るなり、新鮮《しんせん》のものは稍透明《やゝとうめい》にして中央《ちゆうあう》に白線《はくせん》を示《しめ》せり。

第七節　循還器《じゆんくわんき》の組織《そしき》

(1) **心臟《しんざう》**、(イ)內膜《ないまく》は結締織《けつていしき》に成《な》れる薄膜《はくまく》、(ロ)筋膜《きんまく》は横紋《わうもん》を有《いう》し大《おほ》いに發達《はつたつ》せり、(ハ)外膜《ぐわいまく》は結締織《けつていしき》の薄膜《はくまく》なり、脂肪細胞《しばうさいばう》を混合《こんがふ》せり。

(2) **大動脈《だいどうみやく》及《および》肺動脈《はいどうみやく》**の內膜《ないまく》は多角形細胞《たかくけいさいばう》、扁平星形細胞《へんぺいせいけいさいばう》及《および》圓形細胞《ゑんけいさいばう》を以《もつ》て組織《そしき》せり、中膜《ちゆうまく》は頗《すこぶ》る厚《あつ》し其原質《そのげんしつ》は太《ふと》き彈力纖維《だんりよくせんゐ》と平滑筋《へいくわつきん》と交互《かうご》に層《そう》を重《かさ》ね、緻密《ちみつ》の網絡《まうらく》となる。外膜《ぐわいまく》は彈力膜《だんりよくまく》及《およ》び平滑筋《へいくわつきん》を缺《か》く。

(3)**中動脈**《ちゆうどうみやく》の内膜《ないまく》は内皮《ないひ》と内彈力膜《ないだんりよくまく》の間《あひだ》に更《さら》に彈力纖維網《だんりよくせんゐまう》を混合《こんがふ》したる結締織膜《けつていしきまく》を挿《はさ》む。中膜《ちゆうまく》は頗《すこぶ》る厚《こう》薄《はく》あり槪《がい》して厚《あつ》し、平滑筋《へいくわつきん》は粗大《そだい》なる彈力纖維網《だんりよくせんゐまう》の爲《ため》に數層《すうそう》に分《わか》れて重積《ちゆうせき》せり、外膜《ぐわいまく》は粗大《そだい》なる彈《だん》力纖維《りよくせんゐ》、中膜《ちゆうまく》に接《せつ》し、又《また》一葉《えふ》の彈力膜《だんりよくまく》を編成《へんせい》せり。

(4)**小動脈**《せうどうみやく》の内膜《ないまく》は方錐形細胞《はうすゐけいさいばう》の内皮《ないひ》と無數《むすう》の彈力膜《だんりよくまく》より成《な》り、中膜《ちゆうまく》は單層又《たんそうまた》は數層《すうそう》の横走平滑筋纖維《わうそうへいくわつきんせんゐ》より成《な》り、外膜《ぐわいまく》は微細《びさい》なる縱走纖維《じゆうそうせんゐ》の結締織《けつていしき》を以《もつ》て編成《へんせい》せり。

(5)**毛細血管**《まうさいけつくわん》　内皮細胞《ないひさいばう》は方錐形《はうすゐけい》にして、兩端尖《りやうたんとが》り、脈管《みやくくわん》の方向《はうこう》に準《じゆん》じて、縱位《じゆうゐ》を取《と》り極《きは》めて少量《せうりやう》の粘質《ねんしつ》により結合《けつがふ》せり。毛細管《まうさいくわん》は分岐吻合《ぶんきふんがふ》最《もつと》も盛《さかん》にして、必《かなら》ず網絡《まうらく》を編成《へんせい》し、單獨《たんどく》の者《もの》なく、又遊《またいう》離《り》の端《たん》に終《をは》るものなし。

(6)**靜脈**《じやうみやく》　内膜《ないまく》は扁平表皮細胞《へんぺいへうひさいばう》より成《な》り、中膜《ちゆうまく》は輪狀《りんじやう》の平滑筋纖維《へいくわつきんせんゐ》、彈力纖維及纖維狀結締織《だんりよくせんゐおよびせんゐじやうけつていしき》より成《な》り、外膜《ぐわいまく》は彈力纖維及《だんりよくせんゐおよ》び縱走《じゆうそう》せる平滑筋纖維結締織束條《へいくわつきんせんゐけつていしきそくでう》より成《な》れり。

附記《ふき》

血液《けつえき》

(1)**血液**《けつえき》　(イ)赤血球《せきけつきう》一名有色血細胞《めいいうしよくけつさいばう》は柔軟《じうなん》にして、彈力《だんりよく》を備《そな》へ且《か》つ粘貼性《ねんてふせい》ある小體《せうたい》なり。(ロ)白血球《はくけつきう》一名無色血球《めいむしよくけつきう》は啻《たゞ》に血液《けつえき》の内《うち》のみならず、淋巴液《りんぱえき》及《および》乳糜液《にうびえき》中《ちゆう》にも存在《そんざい》せり、又《また》血管《けつくわん》外《ぐわい》に於《おい》ても屢《しば》く是《これ》を見《み》る。即《すなは》ち骨髓《こつずゐ》に於《お》ける髓細胞《ずゐさいばう》又《また》は腺細胞間《せんさいばうかん》或《あるひ》は上皮細胞間等《じやうひさいばうかんとう》に穿入《せんにふ》せり、白血球《はくけつきう》は遊走細胞《いうそうさいばう》の名《な》あり。

第八節　淋巴管《りんぱくわん》の組織《そしき》

(1) **淋巴管《りんぱくわん》**　内膜《ないまく》は上皮細胞《じやうひさいばう》と微細《びさい》なる縦行彈力纖維《じゆうかうだんりよくせんゐ》の網絡《まうらく》より成《な》り、中膜《ちゆうまく》は横行《わうかう》する平滑筋纖維《へいくわつきんせんゐ》と少量《せうりやう》の彈力纖維《だんりよくせんゐ》を以《もつ》て組織《そしき》す。外膜《ぐわいまく》は縦行《じゆうかう》す。結締纖維《けつていせんゐ》、彈力纖維及《だんりよくせんゐおよび》平滑《へいくわつ》筋《きん》より成《な》る。

(2) **淋巴腺《りんぱせん》**　腺《せん》にあらず、淋巴節《りんぱせつ》なり、即《すなは》ち數條《すうでう》の淋巴管《りんぱくわん》が大《おほ》いに分岐《ぶんき》吻合《ふんがふ》して腺狀組織内《せんじやうそしきない》を蹂躙《じうりん》し玆《こゝ》に怪網《くわいまう》を編成《へんせい》したるものなり。

附記《ふき》

淋巴《りんぱ》

(1) **淋巴《りんぱ》**は無色透明《むしよくとうめい》の液《えき》にして、其内《そのうち》に淋巴細胞《りんぱさいばう》（白血球《はくけつきう》）と顆粒《くわりふ》を含有《がんいう》せり。

第九節　脾臟《ひざう》の組織《そしき》

(1) **脾臟《ひざう》**は其構造甚《そのこうざうはなは》だ復雜《ふくざつ》なる血管腺《けつくわんせん》なり、其細胞原質《そのさいばうげんしつ》には白球《はくきう》あり、又大《またたい》なる多極性細胞《たきよくせいさいばう》あり、其《その》他《た》倘《なほ》遊離《いうり》の食球細胞《しよくきうさいばう》あり、脾《ひ》小節《せうせつ》は一方《はう》より消滅《せうめつ》する傍《かたはら》より新生《しんせい》するものありて、新陳代謝《しんちんだいしや》絶《た》える事《こと》なし。

第十節　消食器《せうしよくき》の組織《そしき》

(1) **口腔各腺《こうかうかくせん》**の細胞《さいばう》は、漿液性細胞《しやうえきせいさいばう》と粘液性細胞《ねんえきせいさいばう》の二類《るゐ》あり。

(2) **齒髓《しずゐ》**は柔軟《じうなん》にして、細胞《さいばう》は單純《たんじゆん》に整列《せいれつ》す、此細胞《このさいばう》を造齒細胞《ざうしさいばう》と云《い》ふ。

(3) **舌《した》の乳頭《にうとう》**は扁平細胞《へんぺいさいばう》より成《な》れり。

(4) **軟口蓋《なんこうがい》**の口蓋扁桃腺《こうがいへんたうせん》より、多量《たりやう》の白球《はくきう》を産出《さんしゆつ》して、口内《こうない》に漏《も》せり。

(5) **咽頭《いんとう》**扁桃腺《へんたうせん》より、淋巴細胞《りんぱさいばう》の出遊《しゆついう》を認《みと》む。

(6) **食道《しよくだう》**の上部《じやうぶ》は横紋筋細胞《わうもんきんさいばう》を以《もつ》て組織《そしき》し、下部《かぶ》は平滑筋細胞《へいくわつきんさいばう》を以《もつ》て組織《そしき》す。

胃《ゐ》の上皮《じやうひ》は其上部《そのじやうぶ》は專《もつぱ》ら粘液性《ねんえきせい》にして、下部《かぶ》は原液質《げんえきしつ》なり、粘液《ねんえき》を蓄積《ちくせき》したる細胞《さいばう》は杯狀細胞《はいじやうさいばう》なり

胃《ゐ》の各腺《かくせん》は腺細胞《せんさいばう》より成《な》る。

(7) **腸《ちやう》**の陰窩《いんくわ》には顆粒《くわりふ》を以《もつ》て充《みた》せる特種《とくしゆ》の細胞《さいばう》あり、又陰窩內深部《またいんくわないしんぶ》に於《おい》て常《つね》に分裂《ぶんれつ》に依《よ》つて新細胞《しんさいはう》を發《はつ》生《せい》す、此細胞《このさいばう》は漸《ぜん》々《く》淺部《せんぶ》に移轉《いてん》して、粘膜表面《ねんまくへうめん》に於《おい》て死滅《しめつ》したる細胞《さいばう》の缺損《けつそん》を補塡《ほてん》するなり。

第十一節　膵臓《すいぞう》の組織《そしき》

(1) 膵臓《すいぞう》の物質内《ぶつしつない》には常《つね》に必《かなら》ず一種特別《しゆとくべつ》なる圓形《ゑんけい》の細胞塊《さいばうくわい》あり、之《これ》を管間細胞群《くわんかんさいばうぐん》と云《い》ふ。

第十二節　肝臓《かんぞう》の組織《そしき》

(1) 肝小葉《かんせうえふ》は肝細胞材《かんさいばうざい》と血管《けつくわん》の二物《ぶつ》を以《もつ》て構成《こうせい》す。

(2) 肝細胞《かんさいばう》は不正多角形《ふせいたかくけい》にして細胞膜《さいばうまく》なし。

第十三節　腹膜《ふくまく》の組織《そしき》

(1) 腹膜《ふくまく》は結締織束條《けつていしきそくでう》より成《な》り、又多量《またたりやう》の彈力纖維網《だんりよくせんゐまう》を含有《がんいう》し、遊離面《いうりめん》は多角形《たかくけい》なる扁平細胞《へんぺいさいはう》より成《な》る

第十四節　呼吸器《こきふき》の組織《そしき》

(1) 喉頭《こうとう》は咽頭《いんとう》より延展《えんてん》し來《きた》れる粘膜《ねんまく》を以《もつ》て組織《そしき》せり。

(2) 氣管《きくわん》の軟骨輪《なんこつりん》は硝子樣軟骨《がらすやうなんこつ》にして、輪狀靱帶《りんじやうじんたい》を以《もつ》て軟骨輪《なんこつりん》を連續《れんぞく》せり氣管後壁《きくわんこうへき》は横走《わうそう》する平滑筋《へいくわつきん》の厚膜《こうまく》を以《もつ》て鎖《とざ》せり、其外面《そのぐわいめん》には僅《わづか》に竪走《じゆそう》せる平滑筋《へいくわつきん》を布《し》けり。

(3) 氣管枝中《きくわんしちゆう》には白球《はくきう》の出遊《しゆついう》を見《み》る。

呼吸小氣管枝《こきうせうきくわんし》は骰子形細胞《こつしけいさいばう》を交《まじ》へたる扁平細胞《へんぺいさいばう》より成《な》れり。

第十五節　泌尿器《ひつねうき》の組織《そしき》

(1)腎小體《じんせうたい》は一三乃至《ないし》〇、二二「ミメ」大《だい》の球形體《きうけいたい》にして、血管《けつくわん》の結《むすぼ》れたる絲毬體《しきうたい》と之《これ》を包《つゝ》む所《ところ》の膜嚢《まくなう》より成《な》り、多《た》角形細胞《かくけいさいばう》、扁平細胞《へんぺいさいばう》を以《もつ》て組織《そしき》せり。

(2)細尿管《さいねうくわん》は、直徑《ちよくけい》四十乃至《ないし》六十「ミクロン」あり、其表皮《そのへうひ》細胞《さいばう》は骰子《こつし》形又《けいまた》は短尖柱形《たんせんちゆうけい》なり。

(3)乳頭幹《にうとうかん》は二百乃至《ひやくないし》三百《びやく》「ミクロン」にして其細胞《そのさいばう》は圓柱形《ゑんちゆうけい》なり。

(4)輸尿管《ゆねうくわん》　(一)粘膜《ねんまく》、(二)筋膜《きんまく》、(三)纖維膜《せんゐまく》を以《もつ》て構成《こうせい》せり。(一)粘膜《ねんまく》の細胞《さいばう》は骰子《こつし》形或《けいあるひ》は僅《わづか》に扁平《へんぺい》なり、此上皮中《このじやうひちゆう》には往々《わうく》白球《はくきう》を認《みと》むる事《こと》あり。(二)筋膜《きんまく》は平滑筋《へいくわつきん》より成《な》れり。(三)纖維膜《せんゐまく》は結締織及《けつていしきおよび》弾力《だんりよく》纖維《せんゐ》を以《もつ》て組織《そしき》せり。

(5)膀胱《ぼうくわう》は粘膜《ねんまく》、筋膜《きんまく》、纖維膜《せんゐまく》より成《な》れり。

(6)尿道《ねうだう》は粘膜《ねんまく》と厚《あつ》き筋膜《きんまく》より成《な》り、上皮中《じやうひちゆう》には孤立又《こりつまた》は群集《ぐんしよ》する杯狀細胞《はいじやうさいはう》を見《み》る。

第十六節　男性生殖器《だんせいせいしよくき》の組織《そしき》

(1)睾丸《かうぐわん》の細精管《さいせいくわん》は結締織細胞《けつていしきさいばう》と、圓形肥大《ゑんけいひだい》にして色素《しきそ》或《あるひ》は脂肪顆粒《しばうくわりふ》を含有《がんいう》したる數多《すうた》の細胞《さいはう》を具有《ぐいう》せり。

(2) **精液《せいえき》**は細精管《さいせいくわん》の産出《さんしゆつ》にして、精蟲《せいちゆう》を藏《ざう》す。

第十七節　女性生殖器《ぢよせいせいしよくき》の組織《そしき》

(1) **卵巢《らんそう》**の表面《へうめん》には、甚《はなは》だ微細《びさい》なる短圓柱形細胞《たんゑんちゆうけいさいばう》の上皮《じやうひ》を被《かう》むれり。

(2) **卵《らん》の發生《はつせい》**は胎兒《たいじ》の時《とき》種子《しゆし》表皮《へうひ》の細胞中《さいばうちゆう》多《おほ》くの者《もの》は分裂《ぶんれつ》して二個《こ》と爲《な》り、先《ま》づ上下《じやうか》に重《かさ》なり、其下位《そのかゐ》なるものは大《だい》にして發育《はついく》し卵細胞《らんさいばう》となる。

第十八節　視器《しき》の組織《そしき》

(1) **角膜《かくまく》**の表皮《へうひ》は七八層《そう》の細胞《さいばう》重積《ぢゆうせき》したる複扁平表被《ふくへんぺいへうひ》なり、其最下層《そのさいかそう》の基礎細胞《きそさいばう》は、圓柱形《ゑんちゆうけい》にして、上端鈍圓《じやうたんどんゑん》なり。

(2) **脈絡膜《みやくらくまく》**の基質《きしつ》は彈力性《だんりよくせい》にして、多量《たりやう》の星形色素細胞《せいけいしきそさいばう》を含蓄《がんちく》せり。

(8) **毛樣體《ほうやうたい》**は平滑筋《へいくわつきん》の輪《わ》にして、其内面《そのないめん》より七八十の突起《とつき》を發《はつ》せり。

(4) **虹彩《こうさい》**は、(一)内皮《ないひ》、(二)固有層《こいうそう》、(三)色素層《しきそそう》、より成《な》る。

(5) **網膜《ほうまく》**の外層《ぐわいそう》は視神經細胞《ししんけいさいばう》より成《な》り、内層《ないそう》は神經層《しんけいそう》と云《い》ふ。

(6) **水晶體表被《すゐしやうたいへうひ》**は單列《たんれつ》の骰子形細胞層《こつしけいさいばうそう》なり。

(7)硝子體《がらすたい》は圓形《ゑんけい》、星形及方錐形《せいけいおよびはうすいけい》の結締織細胞《けっていしきさいばう》を以《もっ》て、組織《そしき》せり。

第十九節　**聽器《ちやうき》の組織《そしき》**

(1)聽器《ちやうき》は內耳《ないじ》、外耳《ぐわいじ》の別《べつ》あり、內面《ないめん》の細胞《さいばう》は糸狀細胞及備毛細胞《しじやうさいばうおよびびまうさいばう》なり、備毛細胞《びまうさいばう》は聽神經《ちやうしんけい》の末端器《まったんき》にして神經纖維《しんけいせんゐ》と連絡《れんらく》せり。

(2)中耳《ちゆうじ》の鼓室粘膜《こしつねんまく》は骨膜《こつまく》と密着《みつちやく》せり、表面《へうめん》に短《みじ》かき單圓柱形表皮《たんゑんちゆうけいへうひ》を被《かむ》れり。

(3)外耳《ぐわいじ》の外聽道《ぐわいちやうだう》の細胞《さいはう》を、含脂肪細胞《がんしばうさいばう》と云《い》ふ。

第二十節　**嗅覺器《きうかくき》の組織《そしき》**

(1)呼吸部《こきふぶ》の白球《はくきう》は表皮《へうひ》を通過《つうくわ》して鼻腔內《びかうない》に出遊《しゆついう》せり。

第二十一節　**味覺器《みかくき》の組織《そしき》**

(1)味覺器《みかくき》の味萠《みほう》は表皮細胞及支柱細胞《へうひさいはうおよびしちゆうさいばう》を以《もっ》て組織《そしき》せり。

動物體《どうぶつたい》は最初單一細胞《さいしよたんいつさいばう》より、其反復分裂《そのはんふくぶんれつ》するに依《よっ》て蕃殖《はんしよく》したるものなり。

最初《さいしよ》は無定性《むていせい》のものなれども、進化發達《しんくわはったつ》するに依《よ》つて、各特異性狀《かくとくいせいじやう》を呈《てい》するに至《いた》る。

此變化《このへんくわ》したる**同種《どうしゆ》**の細胞《さいばう》**が**一定《てい》の順序《じゆんじよ》により、集合《しふがふ》したるとき、之《こ》れを組織《そしき》と云《い》ふ。

此《この》組織《そしき》も進化《しんくわ》して細胞《さいばう》より一種《しゆ》の物質《ぶつしつ》を産出《さんしゆつ》して、細胞間質《さいばうかんしつ》を作《つく》る。

或《あ》る一種《しゆ》の組織《そしき》は他《た》の組織内《そしきない》に進入《しんにふ》す。上皮《じやうひ》は殆《ほと》んど進入等《しんにふとう》なく、支柱組織《しちゆうそしき》之《こ》れに次《つ》ぐ。

筋組織《きんそしき》及《およ》び神經組織《しんけいそしき》の二者《しや》は最《もつと》も甚《はなは》だしく、他組織《たそしき》を混《こん》ずる者《もの》なり。

上皮組織《じやうひそしき》及《およ》び骨組織《こつそしき》を植物性組織《しよくぶつせいそしき》と云《い》ふ。植物《しよくぶつ》にも見《み》る。

筋《きん》及《およ》び神經《しんけい》の二組織《そしき》は他組織《たそしき》を混《こん》ずる事甚《ことはなは》だ多《おほ》く特《とく》に動物體《どうぶつたい》に於《おい》てのみ見《み》る所《ところ》なるが故《ゆゑ》に、動物性《どうぶつせい》組織《そしき》と云《い》ふ。

第三編　指《し》壓《あつ》方《はう》式《しき》

目次《もくじ》

端書《はしがき》

指壓方式《しあつはうしき》に依《よ》り全身《ぜんしん》の部位《ぶゐ》及《およ》び壓點《あつてん》を指定《してい》し、之《これ》に準據《じゆんきよ》して方法《はうはふ》の定《さだ》むる所《ところ》により、行《おこ》なふべし、或《あるひ》は若干《じやくかん》の疼痛《とうつう》を訴《うつた》ふる所《ところ》あるも、結局《けつきよく》快感《くわいかん》を以《もつ》て迎《むか》へらるべし、此快感《このくわいかん》は生體《せいたい》に好影響《かうえいきやう》を及《およ》ぼす表《へう》示《じ》にして、活動《くわつどう》は生《せい》の原則《げんそく》に順應《じゆんおう》せるが爲《ため》めなり。頭部《とうぶ》、頸部《けいぶ》の第二法《だいはふ》は速成科《そくせいくわ》に應用《おうよう》するものにして、普通《ふつう》には用《もち》ふる事《こと》なし。但《たゞ》し時間《じかん》の急《きふ》を要《えう》する場合《ばあひ》に應用《おうよう》しても宜《よろ》し。

指《し》壓《あつ》方《はう》式《しき》

第一章　部《ぶ》位《ゐ》、方法《はうはふ》、時間《じかん》、程度《ていど》。

第一節　部《ぶ》位《ゐ》、方法《はうはふ》

(一)**頭部《とうぶ》、後頸部《こうけいぶ》、背部《はいぶ》、目《め》、耳《みゝ》、鼻《はな》、四肢《し》等《とう》**は概《おほむ》ね拇指《ぼし》を以《もつ》てす。即《すなは》ち拇指《ぼし》以外《いぐわい》の四肢《し》を握《にぎ》り、拇指《ぼし》頭《とう》にて壓《お》す。壓《お》すときは靜《しづ》かに徐々《じよく》と徹底的《てつていてき》に壓《お》し、放《はな》すときは急遽《きふきよ》之《これ》を放《はな》す。

(二)**顏面《がんめん》、前頸部《ぜんけいぶ》、胸部《きようぶ》、腹部《ふくぶ》等《とう》**は、**示指《しし》、中指《ちゆうし》、無名指《むめいし》**、二本又《ほんまた》は三本《ばん》の指《ゆび》の中節《なかぶし》より先《さき》の平《ひら》にて壓《お》す。但《たゞ》し腹部《ふくぶ》は腕骨部《わんこつぶ》を以《もつ》て壓《お》す事《こと》あり。

第二節　時間《じかん》、程度《ていど》

(一)一壓《あつ》の時間《じかん》は、三秒乃至《べうないし》五秒《べう》、壓《お》す回數《くわいすう》は二回又《くわいまた》は三回《くわい》、程度《ていど》は被壓者《ひあつしや》の痛《いた》みを感《かん》ぜんとする所《ところ》

第三節　部位《ぶゐ》　方法《はうはふ》　圖解《づかい》

(一)**頭部《とうぶ》**　(1)**前額髮際《ぜんがくはえぎは》の中央《ちゆうあう》**、(2)**前頭中央《ぜんとうちゆうあう》**（顖門《しんもん》）。

壓方《おしかた》　被壓者座位《ひあつしやざゐ》の後《うしろ》に立《た》ち、左手《ひだりて》にて被壓者《ひあつしや》の後頭《こうとう》を支《さゝ》へ、右拇指《みぎぼし》を以《もつ》て腦《なう》の中心《ちゆうしん》

第九十四圖

頭部壓點（一）

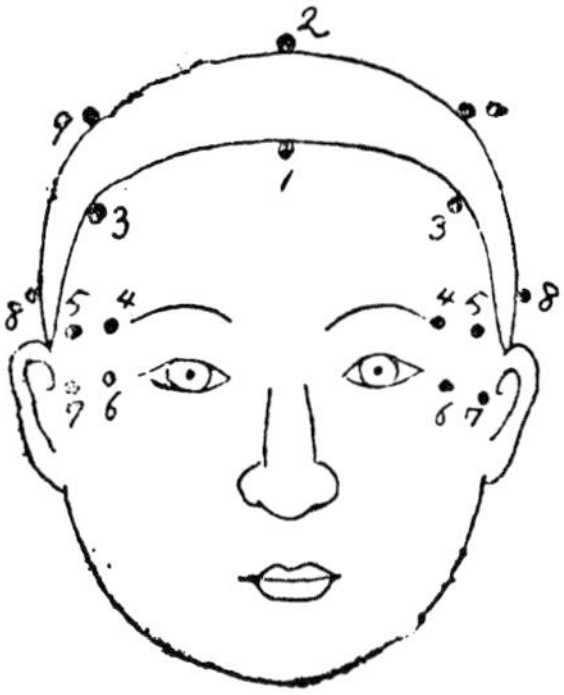

第九十五圖

頭部壓點（二）

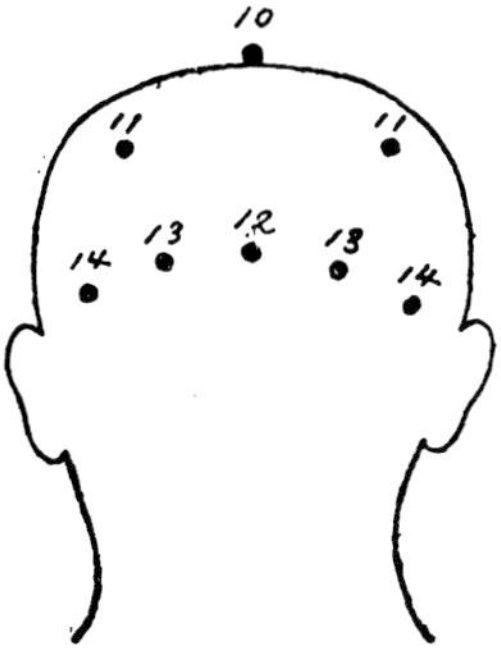

第九十六圖

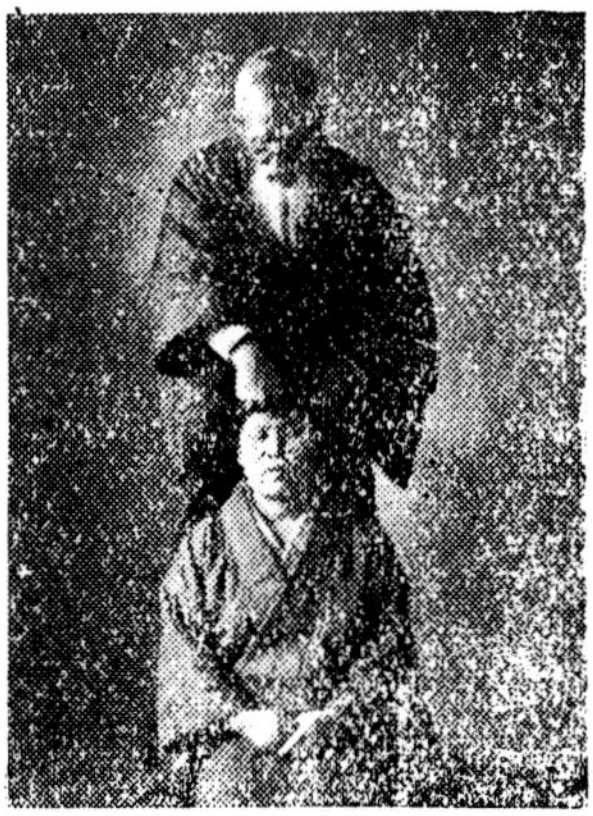

頭部を壓す圖

に向《むか》つて壓《お》す。

(3)**前額髪際《ぜんがくはえぎは》の隅角《ぐうかく》。**(4)**眉弓《びきゆう》の末端《まつたん》。**(5)**同上《どうじやう》の少《すこ》し後方《こうはう》。**

壓方《おしかた》　兩拇指《りやうぼし》又《また》は兩中指《りやうちゆうし》を以て、双方同時《そうはうどうじ》に腦《なう》の中心《ちゆうしん》に向《むか》つて壓《お》す。

(6)**顴骨《くわんこつ》の下緣《かえん》。**

壓方《おしかた》　兩中指《りやうちゆうし》にて少《すこ》し抱《かか》ゆる樣《やう》に壓《お》す。

(7)**下顎顆狀突起《かがくくわじやうとつき》の際《きは》**

壓方《おしかた》　兩示指《りやうしし》、中指《ちゆうし》の二本《ほん》にて少《すこ》し前方《ぜんぱう》に壓《お》す

(8)**耳翼《じよく》の上《うへ》五分《ぶ》の所《ところ》、**(9)**前《ぜん》頭角《とうかく》。**

壓方《おしかた》　兩拇指《りやうぼし》にて、**腦《なう》**の中心《ちゆうしん》に向《むか》つて壓《お》す。

第九十八圖

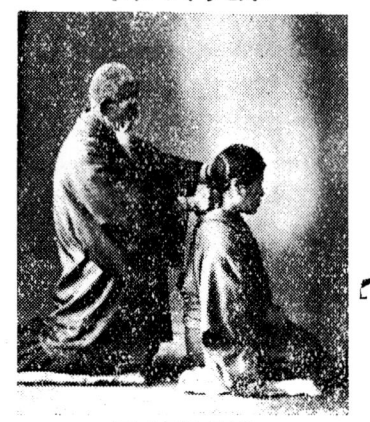

後頸を壓す圖

第九十七圖

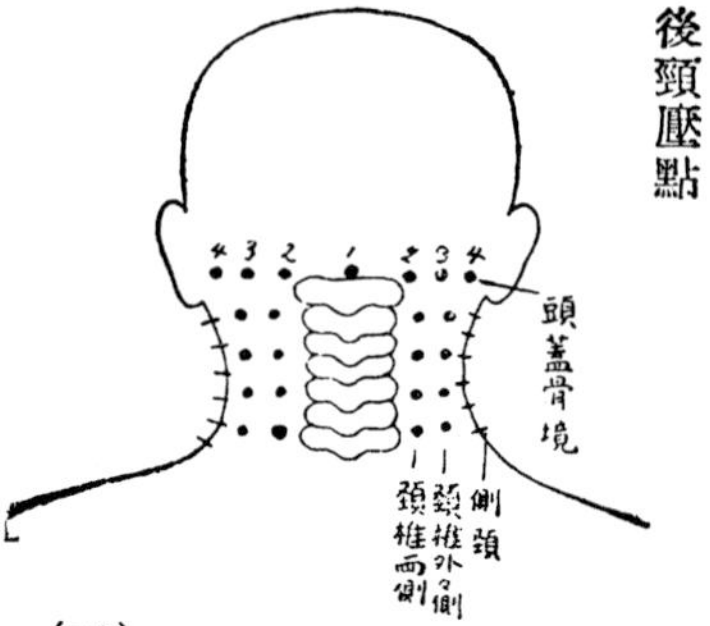

(10)頭頂《とうちやう》。壓方《おしかた》 拇指《ぼし》にて腦《なう》の中心《ちゆうしん》に向《むか》つて壓《お》す。(11)後頭角《こうとうかく》 壓方《おしかた》 一方《ばう》の手《て》にて輕《かる》く前頭《ぜんとう》を支《さゝ》へ拇指《ぼし》にて腦《なう》の中心《ちゆうしん》に向《むか》つて壓《お》す。(12)後頭突起部《こうとうとつきぶ》、(13)後頭縫合《こうとうぬひあはせ》、(14)同上《どうじやう》、壓方《おしかた》 前頭《ぜんとう》を支《さゝ》へ、拇指《ぼし》にて壓《お》す

以上第《いじやうだい》九四、九五圖參照《づさんせう》。

(二)後頸部《こうけいぶ》

(1)頭蓋骨《づがいこつ》の境《さかひ》、中央窩部《ちゆうあうくわぶ》、 壓方《おしかた》 一方《ぱう》の手《て》を被治者《ひちしや》の額《ひたひ》にあて、一旦向《たんむか》ふに壓《お》し、壓《お》したる指《ゆび》を緩《ゆる》まぬ様《やう》にして、其儘上内方《そのまゝじやうないはう》に壓《お》す。(2)(3)(4)頭蓋骨《づがいこつ》の境《さかひ》、壓方《おしかた》 前頭《ぜんとう》を支《さゝ》へ、拇指《ぼし》を以《もつ》て稍強《やゝつよ》く上内方《じやうないはう》に壓《お》す。 頸椎骨上《けいついこつじやう》、壓方《おしかた》 頸部《けいぶ》に受《う》け拇指《ぼし》にて頸《けい》の中心《ちゆうしん》に向《むか》つて壓《お》す。 頸椎兩側《けいついりやうそく》、 頸椎外々側《けいついぐわい〳〵そく》、 壓方《おしかた》 同上《どうじやう》。 側頸《そくけい》、 壓方《おしかた》 兩方《りやうはう》より示指《しし》の側面《そくめん》にて挾《はさ》む様《やう》に壓《お》す。第《だい》九七第《だい》九八圖參照《づさんせう》。

第九十九圖

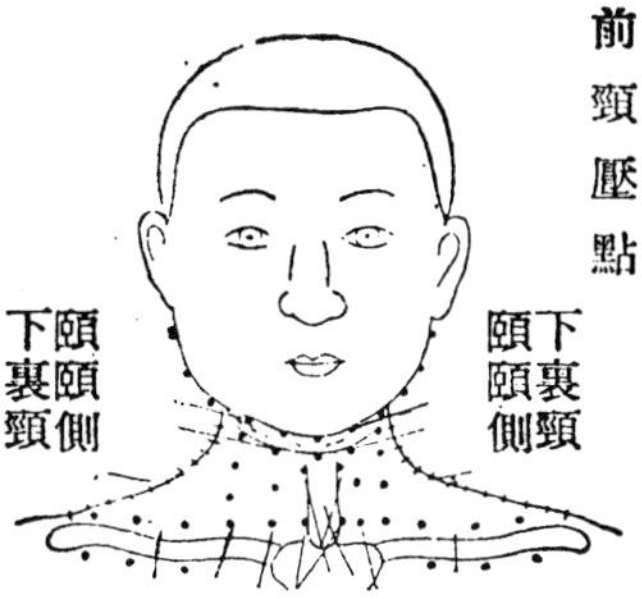

第一〇〇圖

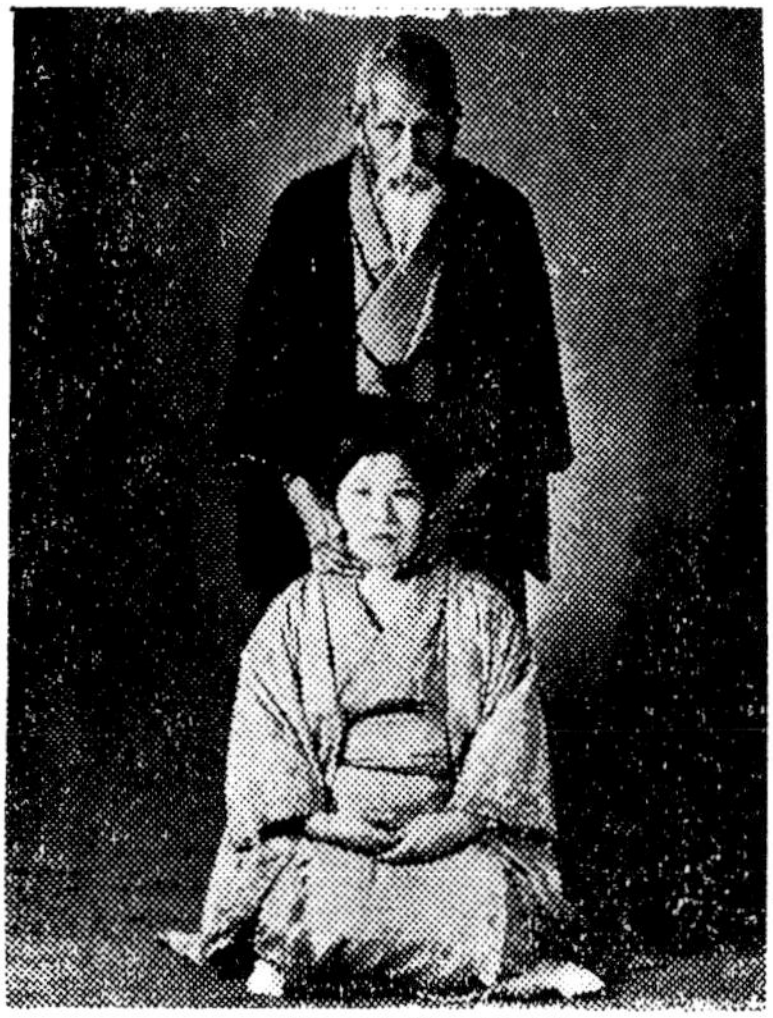

前頸を壓す圖

(三) 前頸部《ぜんけいぶ》

(1) 氣管《きくわん》の上《うへ》、　壓方《おしかた》　示指《しし》、中指《ちうし》二本《ほん》にて稍《やゝ》輕《かる》く壓《お》す。

(2) 氣管《きくわん》の兩側《りやうそく》、　壓方《おしかた》　示指《しし》、中指《ちうし》二本《ほん》にて左右交互《さいうかうご》に壓《お》す。

(3) 氣管《きくわん》の外々側《ぐわい〱そく》、　壓方《おしかた》　示指《しし》、中指《ちうし》二本《ほん》にて双方同時《さうはうどうじ》に壓《お》す。

(4) 頤裏《いり》、頤下《いか》　壓方《おしかた》　中指《ちうし》にて上内方《じやうないはう》に壓《お》す。

(5) 鎖骨《さこつ》の上下《じやうか》、　壓方《おしかた》　示指《しし》、中指《ちうし》にて鎖骨《さこつ》を挾《はさ》み鎖骨《さこつ》の上下際《じやうかさい》を壓《お》す。

(6) 上甲狀腺部《かみかふじやうせんぶ》　(7) 下甲狀腺部《しもかふじやうせんぶ》、　壓方《おしかた》、示指《しし》、中指《ちうし》二本《ほん》にて壓《お》す。

註《ちう》　前頸《ぜんけい》の指壓《しあつ》は背後《はいご》より手《て》を被壓者《ひあつしや》の前頸前《ぜんけいぜん》に持《も》ち行《ゆ》き、前方《ぜんはう》より後方《こうはう》に壓《お》す。　第《だい》九九第《だい》一

○○圖《づ》参照《さんせう》。

以上《いじやう》後頸《こうけい》は腦神經《なうしんけい》の出路《しゆつろ》に當《あた》り且頸靜脈《かつけいじやうみやく》の下行部《かかうぶ》に當《あた》るを以《もつ》て重要《ちうえう》なる部位《ぶゐ》なり。

前頸《ぜんけい》は總頸動脈《そうけいどうみやく》及《およ》び鎖骨下動脈《さこつかどうみやく》乃至《ないし》甲狀腺《かふじやうせん》、深部《しんぶ》に迷走交感《めいそうかうかん》二神經《しんけい》の通路《つうろ》に該當《がいたう》せるを以《もつ》て重《ちゆう》要《えう》なる部位《ぶゐ》なり。

第一〇一圖

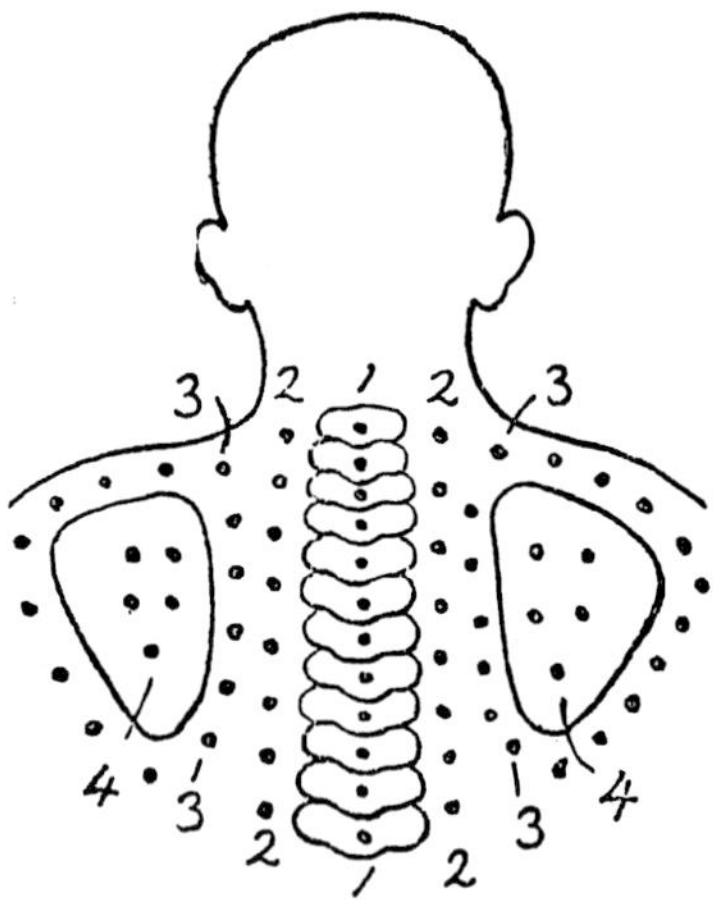

背部上半身壓点

第一〇二圖

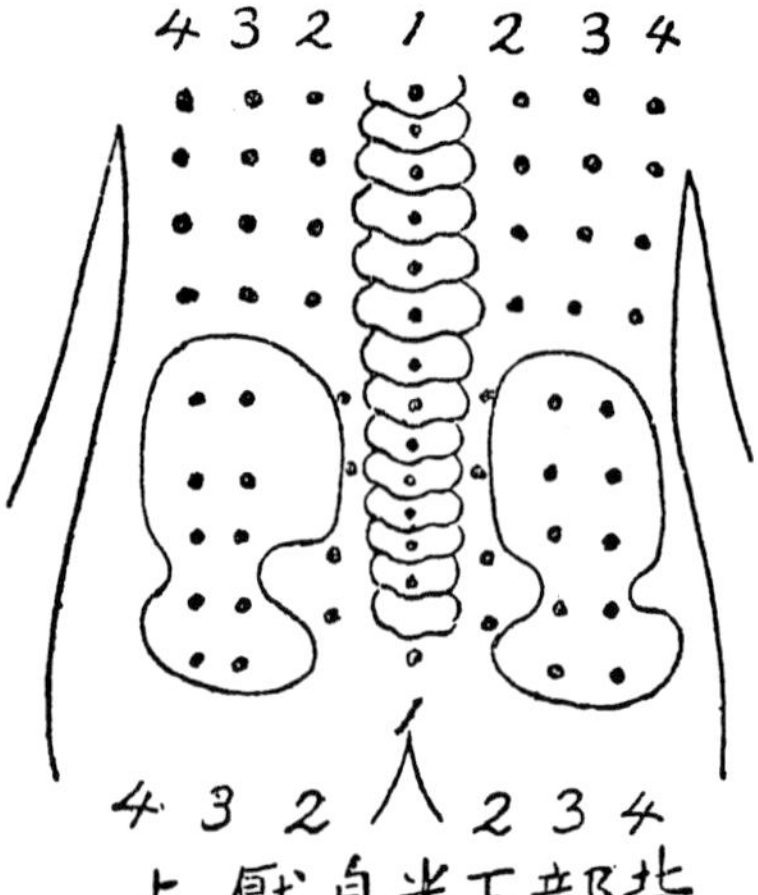

背部下半身壓点

(四)背部上半身《はいぶじやうはんしん》、

(1)胸椎上《きようついじやう》、

壓方《おしかた》　被壓者《ひあつしや》より離《はな》れて、後《うしろ》に跪《ひざまづ》き、一方《ぱう》の肩《かた》を受《う》け、拇指《ぼし》にて

第一〇三圖

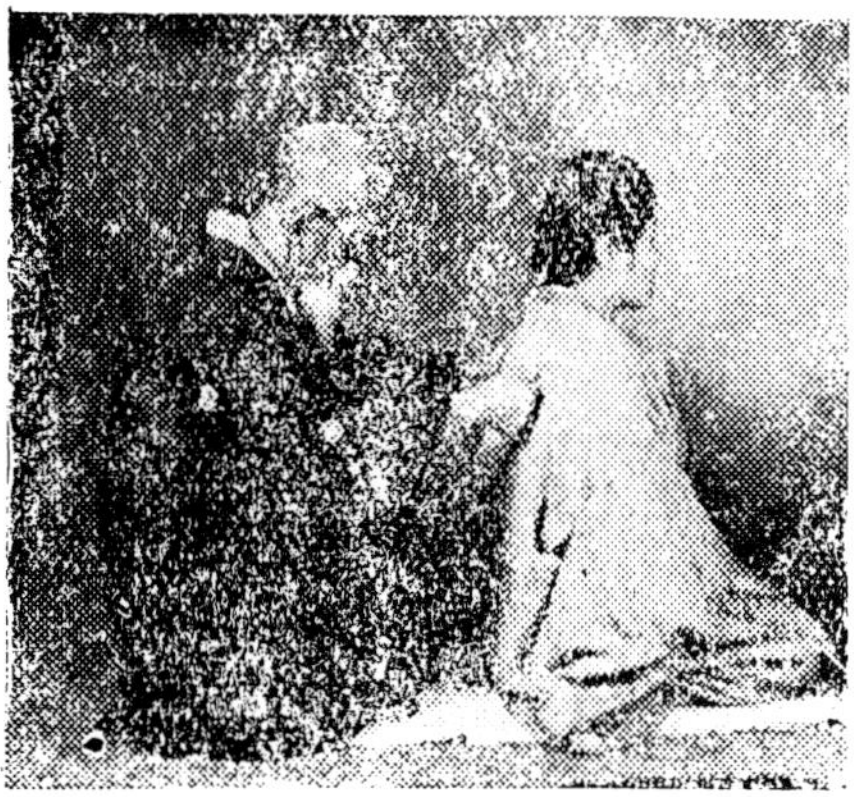

背部上半身を壓す圖

壓《お》す。

手《て》を直《すぐ》にして、體《たい》の力《ちから》にて壓《お》す。

(2)**胸椎兩側《きようついりやうそく》、** **壓方《おしかた》** 一方《ぼう》の手《て》を被治者《ひちしや》の肩《かた》にかけ、拳《げん》骨又《こつまた》は拇指《ぼし》にて壓《お》す。

(3)**肩胛骨外緣《けんかふこつぐわいえん》、** **壓《おし》方《かた》**一方《ぼう》の手《て》を被治《ひち》者《しや》の肩《かた》にかけ壓《お》す同時《どうじ》に肩《かた》を引《ひき》よせ、肩胛骨緣《けんかふこつえん》の凹《くぼ》む樣《やう》に壓《お》す。

(4)**肩胛骨部《けんかふこつぶ》、** **壓方《おしかた》。**拇指《ぼし》にて壓《お》す。

(五)**背部下半身《はいぶかはんしん》、** (1)胸 **椎腰椎上《きようついえうついじやう》** **薦骨上《せんこつじやう》、** **尾閭骨上《びろうこつじやう》** (2)胸《きよう》椎《つい》、腰椎《えうつい》、薦骨《せんこつ》、各兩側《かくりやうそく》 (3)は(2)の兩側《りやうそく》、(4)は(3)の兩側《りやうそく》。

壓方《おしかた》 被壓者伏臥《ひあつしやふくぐわ》、双方同時《そうはうどうじ》に拇指《ぼし》又《また》は拳骨《げんこつ》にて壓《お》す。

第一〇四圖

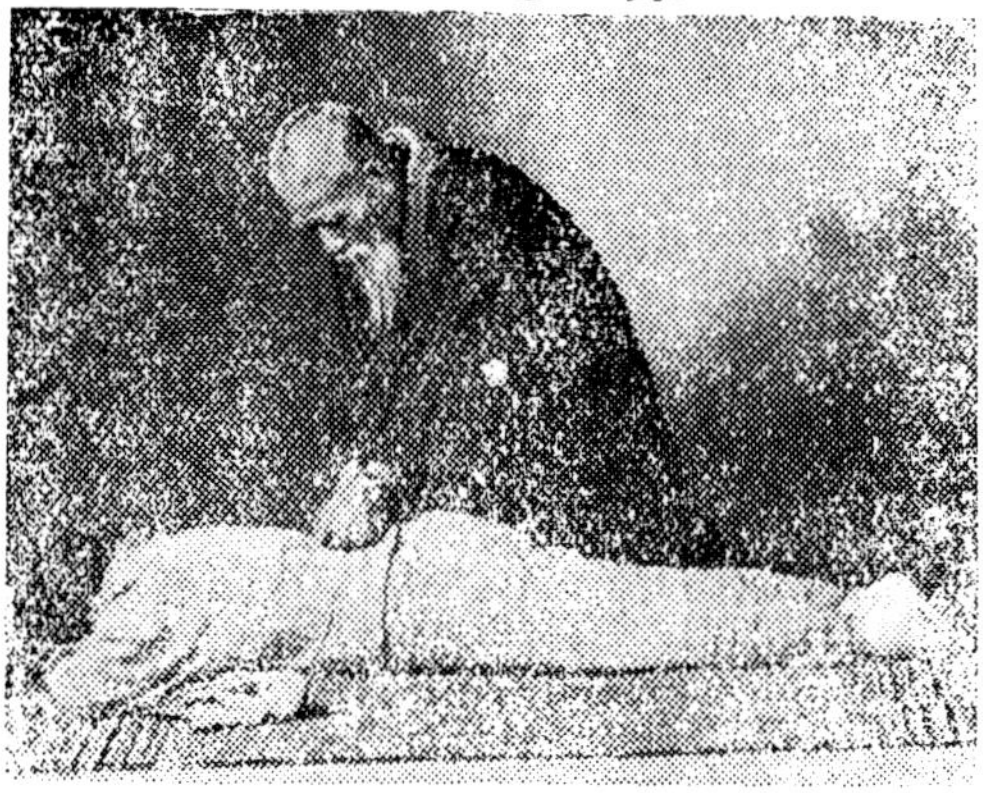

背部下半身を壓す圖

第一〇五圖

上肢内面壓點

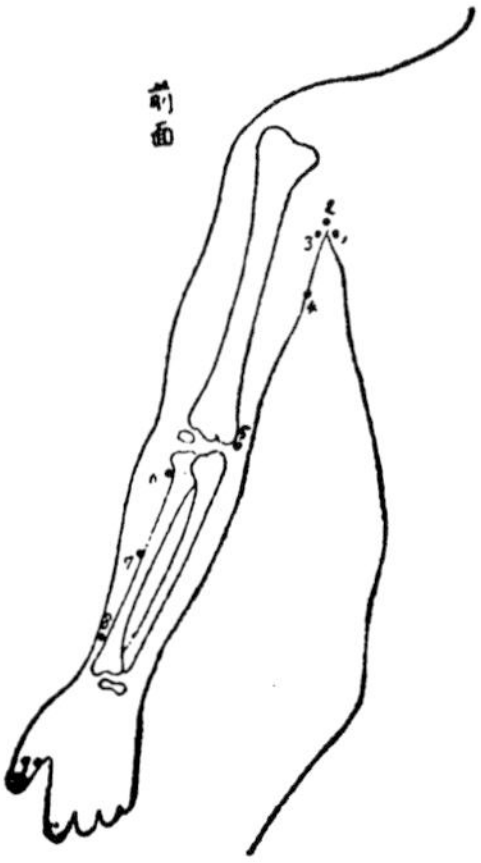

第一〇六圖

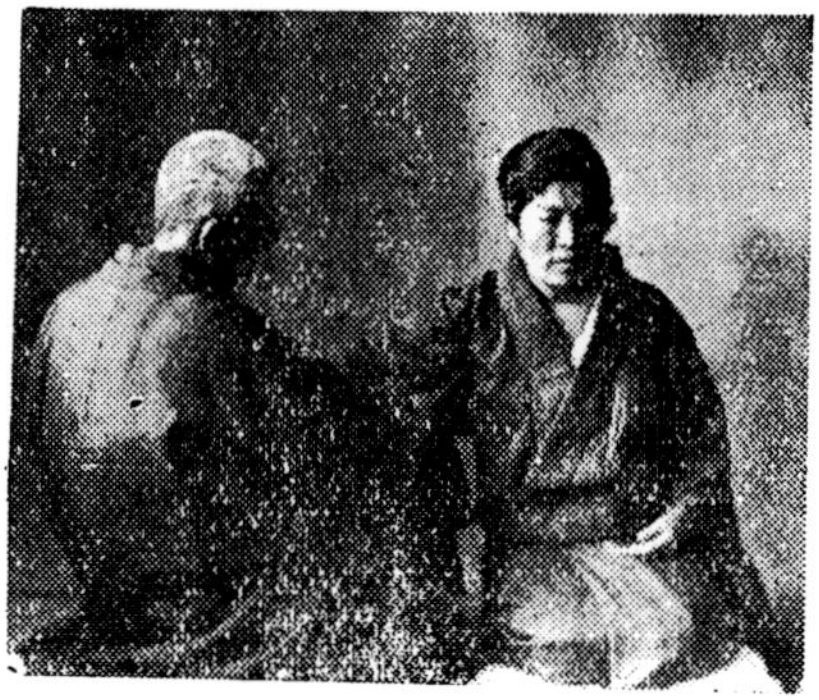

上肢内面を壓す圖

第一〇七圖

上肢外面壓點

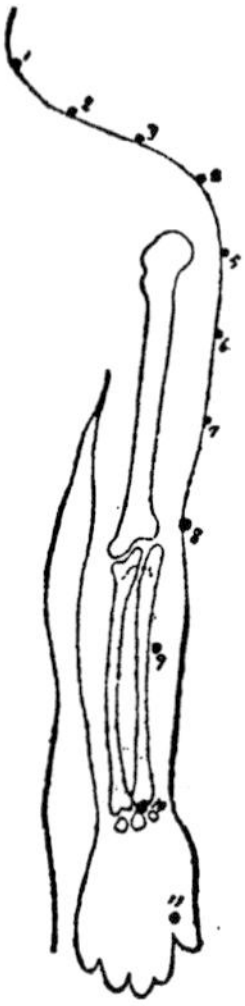

第一〇八圖

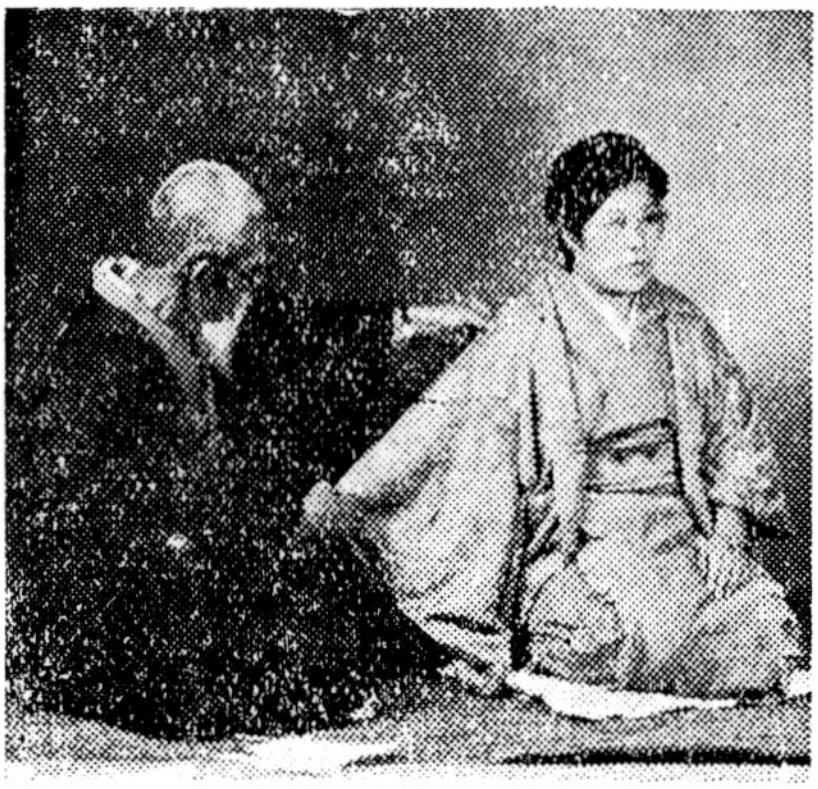

上肢外面を壓す圖

(六)上肢部内《じやうしぶかい》面《めん》、(1)(2)(3)は腋窩《えきくわ》、(4)(5)(6)は**上膊《じやうはく》動脈部《どうみやくぶ》**、(7)(8)(9)(10)は**橈骨動《たうこつどう》脈部《みやくぶ》**(11)拇指《ぼし》の根元《ねもと》、**壓方《おしかた》**被治《ひち》者《しや》の手《て》を一方《ぱう》の手《て》にて握《にぎ》り他方《たはう》の拇《ぼ》指《し》にて壓《お》す。

(七)上肢部外面《じやうしぶぐわいめん》、

第一〇九圖
下肢前面壓點

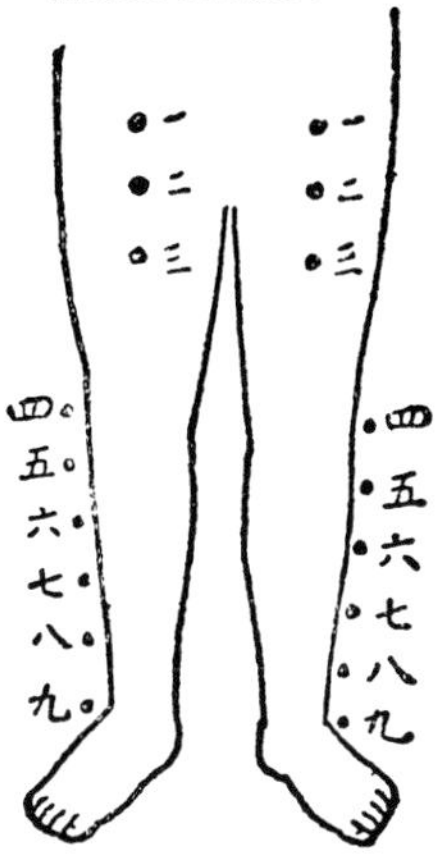

第一一〇第

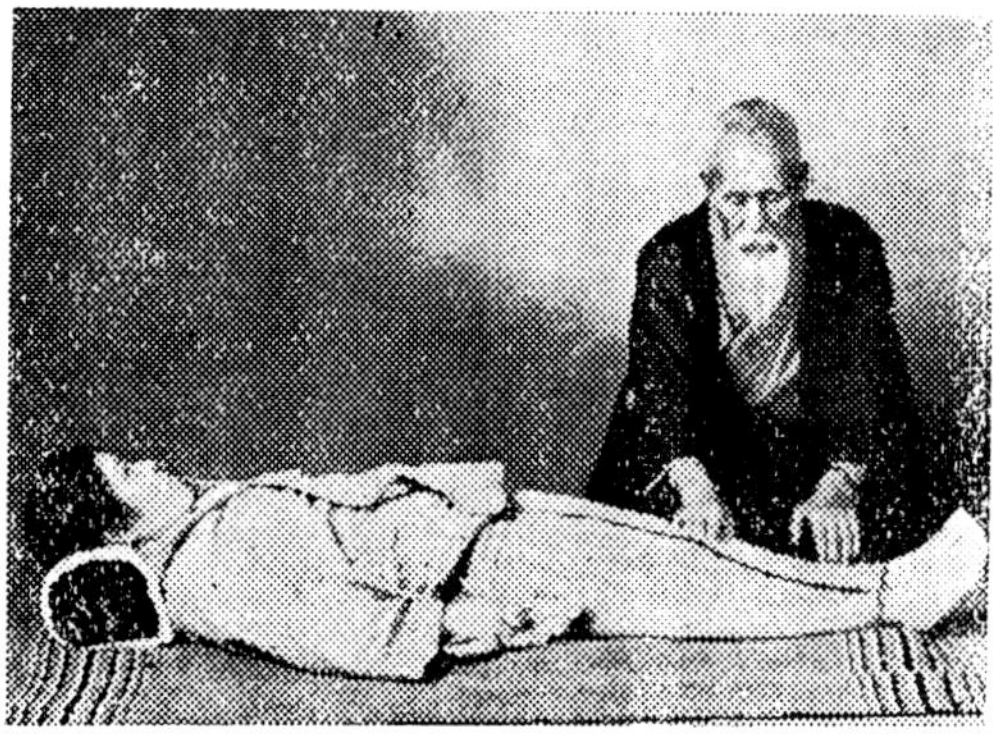

下肢前面を壓す圖

第一一一圖
下肢後面壓點

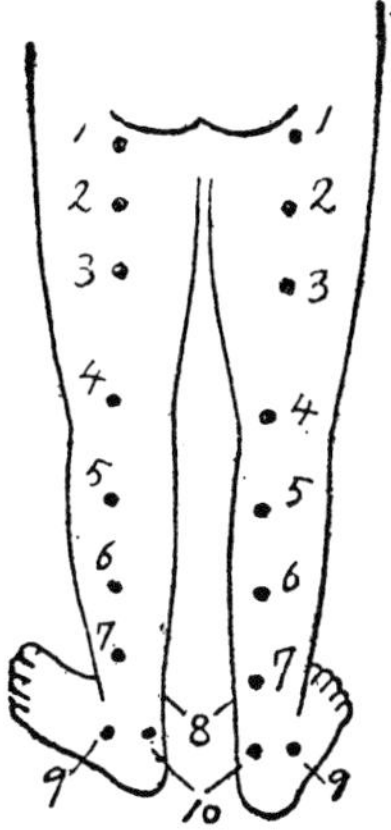

第一一二圖

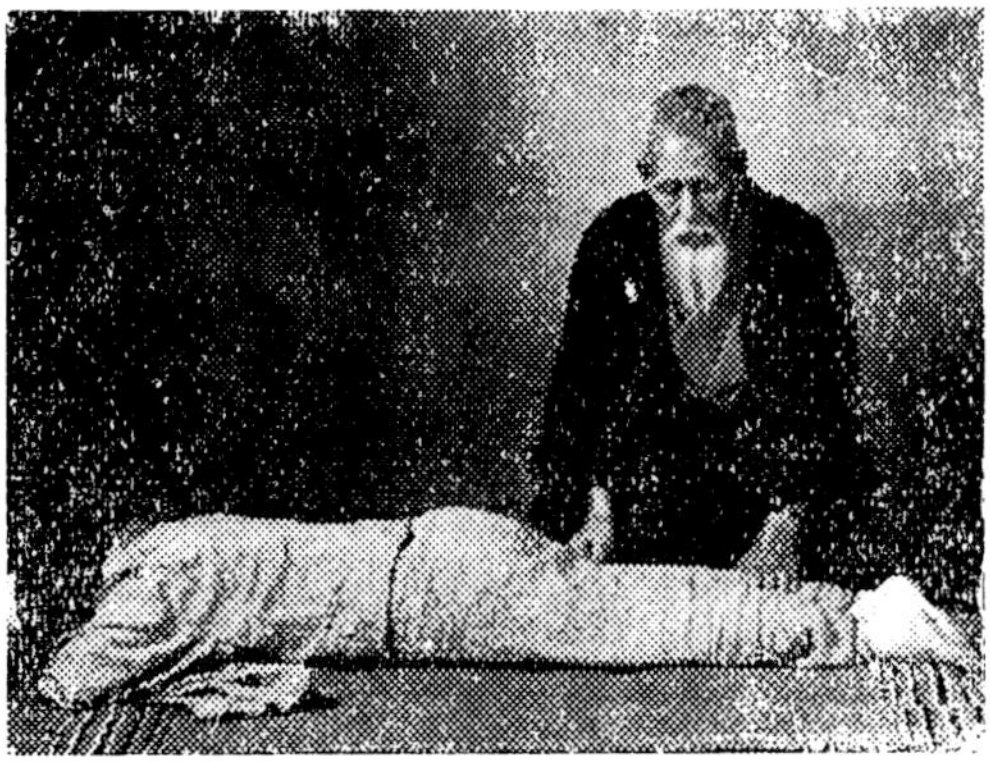

下肢後面を壓す圖

(1)(2)(3)は肩《かた》、(4)は肩峰《けんぽう》、(5)(6)(7)は上《じやう》膊《はく》、(8)(9)(10)は前膊《ぜんぱく》(11)は示指《しし》と拇指《ぼし》の中間《ちゆうかん》、肩《かた》は立《た》ちて壓《お》し、他《た》は座《ざ》して、被壓者《ひあつしや》の手《て》を一方《ぱう》の手《て》にて握《にぎ》り他方《たはう》の拇指《ぼし》にて壓《お》す。

(八)**下肢前面**《かしぜんめん》 (1)(2)(3)は大腿《だいたい》、(4)(5)(6)(7)(8)は前脛骨《ぜんけいこつ》の外《ぐわい》面《めん》、(9)は足背《そくはい》、

第一一三圖

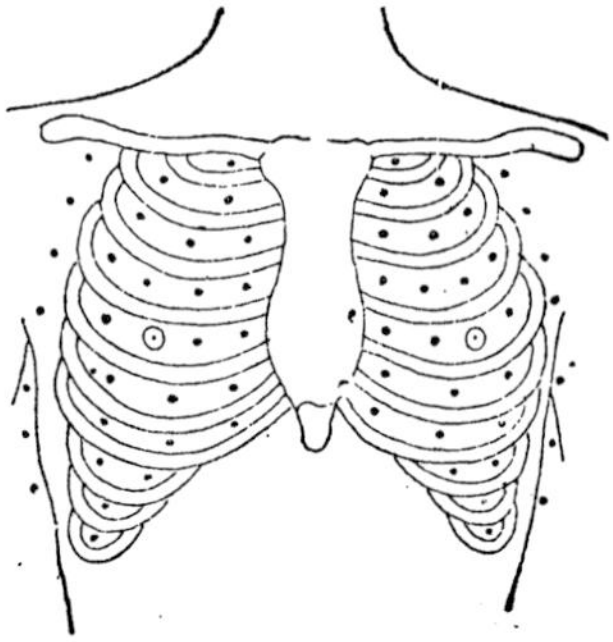

胸部壓點

第一一五圖

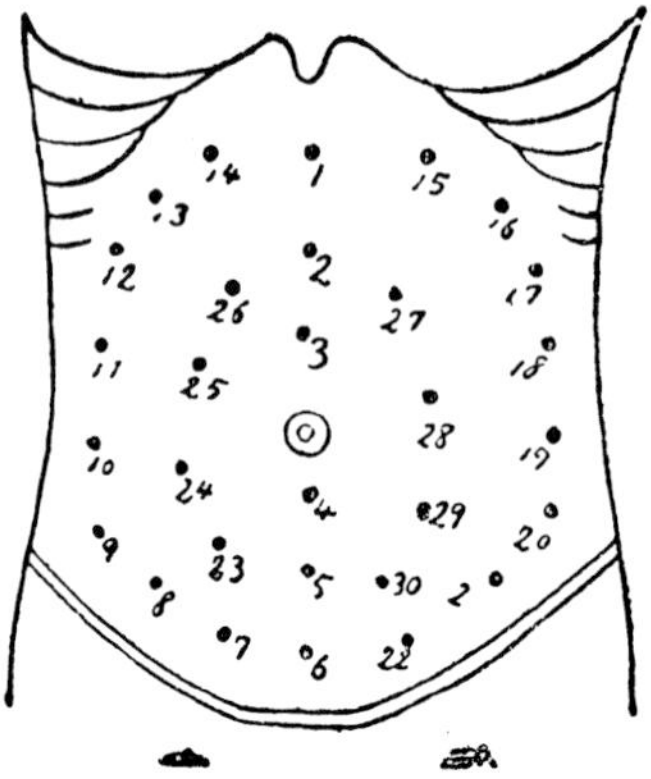

腹部壓點

第一一四圖

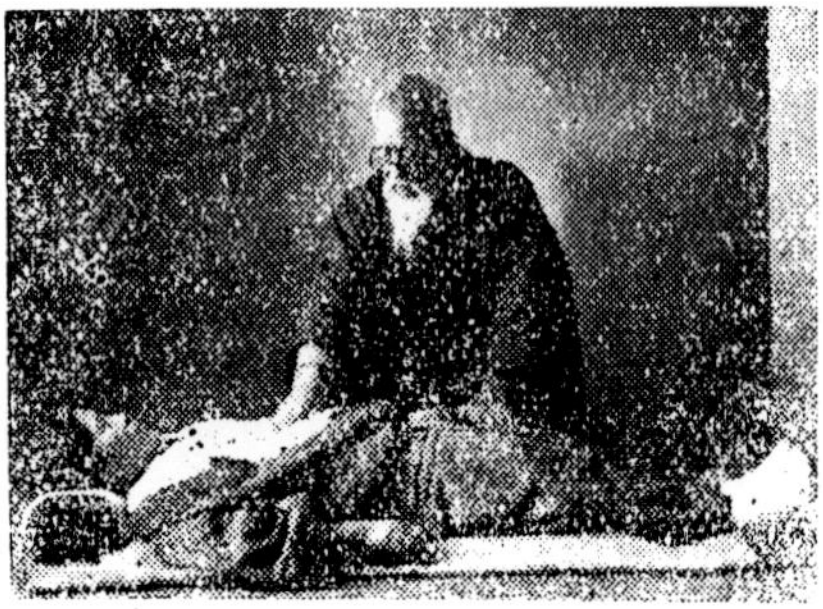

腹部を壓す圖

壓方《おしかた》　被壓者仰臥《ひあつしやぎやうぐわ》の右側《うそく》に座《ざ》し右足《いうそく》を壓《お》し、左側《さそく》に座《ざ》し左足《さそく》を壓《お》す。第《だい》一〇九、一一〇圖參照《づさんせう》。

(九)**下肢後面**《かしこうめん》　(1)(2)(3)は**大腿**《だいたい》、(4)**膝膕裏**《しつこくり》(5)(6)(7)は**小腿**《せうたい》、(8)は**內顆**《ないくわ》、(9)は**外顆**《ぐわいくわ》、(10)は**足蹠**《そくせき》。

壓方《おしかた》　被壓者伏臥《ひあつしやふくぐわ》の右側《いうそく》に座《ざ》し右足《うそく》を壓《お》し、左側《さそく》に座《ざ》し左足《さそく》を壓《お》す。第《だい》一一一、一一二圖參照《づさんせう》。

(十)**胸部**《きようぶ》　肋骨《ろくこつ》と肋骨間《ろくこつかん》とに拘《かゝ》はらず一面《めん》に壓《お》す、　**壓方**《おしかた》

示指《しし》、中指《ちゆうし》、無名指《むめいし》、三本《ぼん》の指《ゆび》の中節《なかぶし》より先《さき》の平《ひら》にて稍《やゝ》輕《かる》く壓《お》す事《こと》三回《くわい》、掌面《しようめん》にて肋骨《ろくこつ》に添《そ》ひ數回《すうくわい》摩擦《まさつ》、外方《ぐわいはう》にて放《はな》つ三度《ど》繰返《くりかへ》す。　形容《けいよう》は腹部《ふくぶ》と同樣《どうやう》。

(十一)腹部《ふくぶ》、全體《ぜんたい》、壓方《おしかた》　示指《しし》、中指《ちゆうし》、無名指《むめいし》、三本《ぼん》の指《ゆび》の中節《なかぶし》より先《さき》の平《ひら》にて壓《お》す。(1)より壓しはじめ中央部《ちゆうあうぶ》を竪《たて》に壓《お》し下《さが》り(6)は陰阜《いんぶ》の際《きは》、(7)(8)(9)と右腸骨際《みぎちやうこつきは》より内方《ないはう》に壓《お》し進《すゝ》む、(10)(11)は側腹《そくふく》より内方《ないはう》に壓《お》し(12)(13)(14)は右季《みぎき》肋骨《ろくこつ》の際《きは》より内方《ないはう》に壓《お》し、(15)(16)(17)は左季《みぎき》肋骨《ろくこつ》際《きは》より内方《ないはう》に壓《お》し、(18)(19)は側腹《そくふく》より内方《ないはう》に壓《お》し、(20)(21)(22)は左 腸骨《ひだりちやうこつ》際《さは》より内方《ないはう》に壓《お》し、(23)臍《へそ》を中心《ちゆうしん》として最初《さいしよ》壓《お》し廻《まは》りたる中《なか》廻《まは》りを(24)(25)(26)(27)(28)(29)(30)と壓《お》し之《これ》を三四回繰《くわいく》り返《かへ》す。

第一一六圖

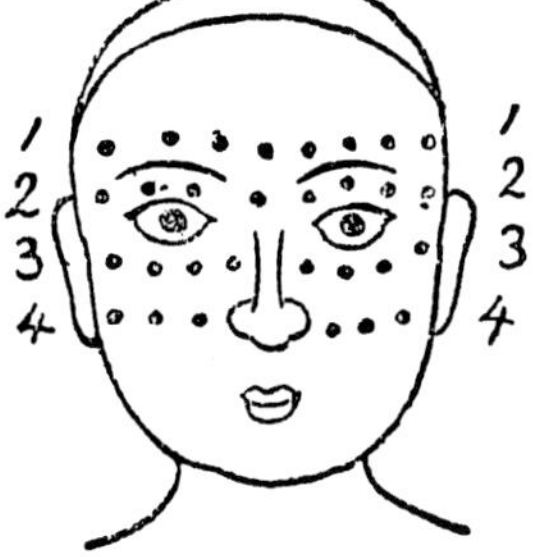

顔面壓點

第一一七圖

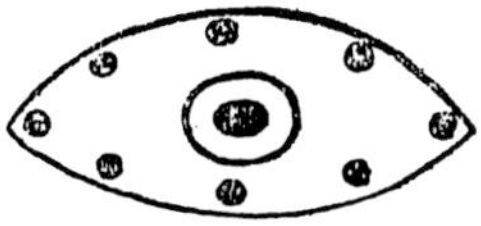

目壓點

第一一八圖

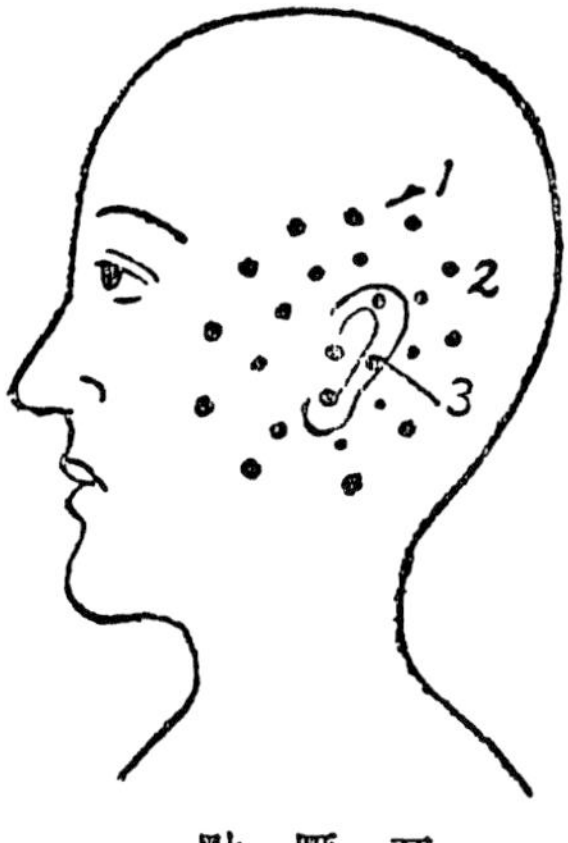

耳壓點

(十二)**顴面《がんめん》**、(1)(2)**眉《まゆ》の上邊《じやうへん》**より**眉《まゆ》の下邊《かへん》**、(3)**目《め》の下邊《かへん》**、(4)**鼻翼《びよく》の際《きは》**　顴骨《くわんこつ》の下邊《かへん》に沿《そ》ひて**耳翼《じよく》の際《きは》**に至《いた》る。**壓方《おしかた》**　被壓者仰臥《ひあつしやぎやうぐわ》、兩示指《りやうしし》、中指《ちゆうし》にて、中央《ちゆうあう》より外方《ぐわいはう》に壓《お》し進《すゝ》み髮際《はえきは》に至《いた》る、(2)眉間《みけん》を壓《お》し、其兩側《そのりやうそく》より外方《ぐわいはう》に壓《お》し進《すゝ》み髮際《はえきは》に至《いた》る、(3)目《め》の下邊《かへん》、同上《どうじやう》、(4)鼻翼《びよく》の際《きは》より耳翼《じよく》の際《きは》に至《いた》る。

(十三)目《め》、(1)**眞上《まうへ》**、(2)**斜上《なゝめうへ》**、(3)**横《よこ》**、(4)**下斜《したなゝめ》**、(5)**眞下《ました》**、(6)**下斜《したなゝめ》**、(7)**横《よこ》**、(8)**上斜《うへなゝめ》**。**壓方《おしかた》**　被壓者《ひあつしや》を仰臥《ぎやうぐわ》せしめ、頭《かしら》の上邊《じやうへん》に座《ざ》し、爪《つめ》を眼球《がんきう》の方《はう》にして、靜《しづか》に指頭《しとう》を眼球《がんきう》と眼窩《がんくわ》の間《あひだ》になるべく深《ふか》く挿入《さふにふ》し眼窩《がんくわ》の內部《ないぶ》を壓《お》す。壓《お》す事《こと》十回《くわい》、左右交互《さいうかうご》に壓《お》す（注意《ちゆうい》）指頭《しとう》をよく消毒《せうどく》する事《こと》。

(十四)**耳《みゝ》**、(1)**耳翼《じよく》の際《きは》**より一寸距離《すんきより》の**外周《ぐわいしう》**、(2)**耳翼《じよく》の際《きは》**、(3)**耳內壓方《じないおしかた》**　被壓者橫臥《ひあつしやわうぐわ》、(1)(2)拇指《ぼし》にて靜《しづ》かに稍強《やゝつよ》く壓《お》す。(3)爪《つめ》をよくとりよく消毒《せうどく》し、示指《しし》若《も》しくば小指《せうし》にて、耳《みゝ》の形狀《けいじやう》に從《したが》ひ入念《にうねん》に壓《お》す、各《かく》三回《くわい》。

(十五)**鼻《はな》**、(1)**眉間《みけん》**、(2)**鼻硬骨部《びかうこつぶ》及《および》鼻硬骨部《びかうこつぶ》**より**耳翼《じよく》**に至《いた》る、(3)**鼻翼部《びよくぶ》**及《および》鼻翼部《びよくぶ》より耳翼《じよく》に至《いた》る迄《まで》、(4)**鼻下《びか》**、(5)**鼻尖《びせん》**、**壓方《おしかた》**　被壓者仰臥《ひあつしやぎやうぐわ》、壓者枕邊《あつしやまくらべ》に座《ざ》し、(1)**眉間《みけん》**、右拇指《みぎぼし》を以《もつ》て稍強《やゝつよ》く壓《お》す、(2)**鼻硬《びかう》骨部《こつぶ》**、兩拇指《りやうぼし》を以《もつ》て左右《さいう》より交互《かうご》に鼻硬骨《びかうこつ》の動《うご》く樣《やう》に壓《お》す、鼻硬骨部《びかうこつぶ》より耳翼《じよく》に至《いた》る迄《まで》は拇指《ぼし》を以《もつ》て壓《お》す。(3)**鼻翼部《びよくぶ》**は左右《さいう》より交互《かうご》に斜上鼻中隔《なゝめうへびちゆうかく》に向《むか》つて壓《お》す、鼻翼部《びよくぶ》より耳翼《じよく》に至《いた》る迄《まで》は拇指《ぼし》にて

第一一九圖

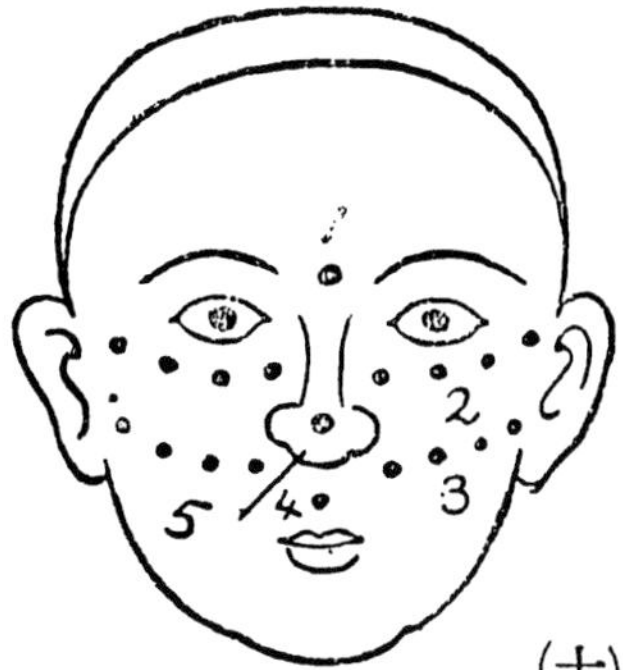

鼻壓點

第一二〇圖

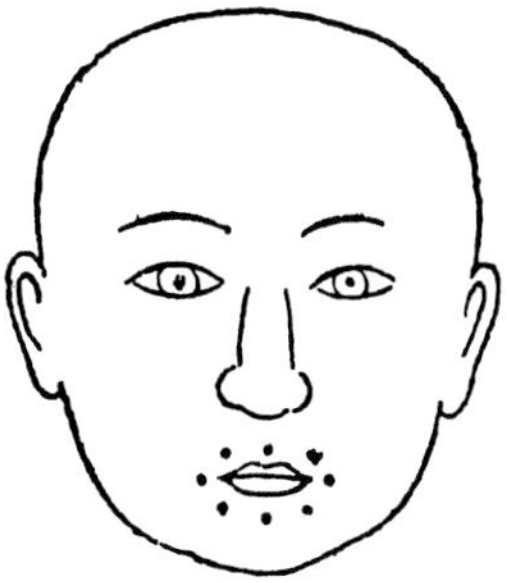

口部壓點

壓《お》す、(4)鼻下《びか》、(5)鼻尖《びせん》は拇指《ぼし》にて壓《お》す。壓《お》す事《こと》三回《くわい》又《また》は五回《くわい》。

(十六)口部《くちぶ》、口《くち》の周圍《しうゐ》(齒《は》の根元《ねもと》)、

壓方《おしかた》 被壓者《ひあつしや》仰臥《ぎやうぐわ》、壓者《あつしや》は被壓者《ひあつしや》の枕元《まくらもと》に座《ざ》し、拇指《ぼし》又《また》は示指《しし》、中指《ちゆうし》の二本《ほん》にて、鼻下部《びかぶ》より壓《お》しはじめ、右《みぎ》又《また》は左《ひだり》に齒《は》の根元《ねもと》を壓《お》し廻《まは》る稍《やゝ》輕《かる》く壓《お》す。

壓《お》す事《こと》三回《くわい》又《また》は五回《くわい》。

第一二一圖

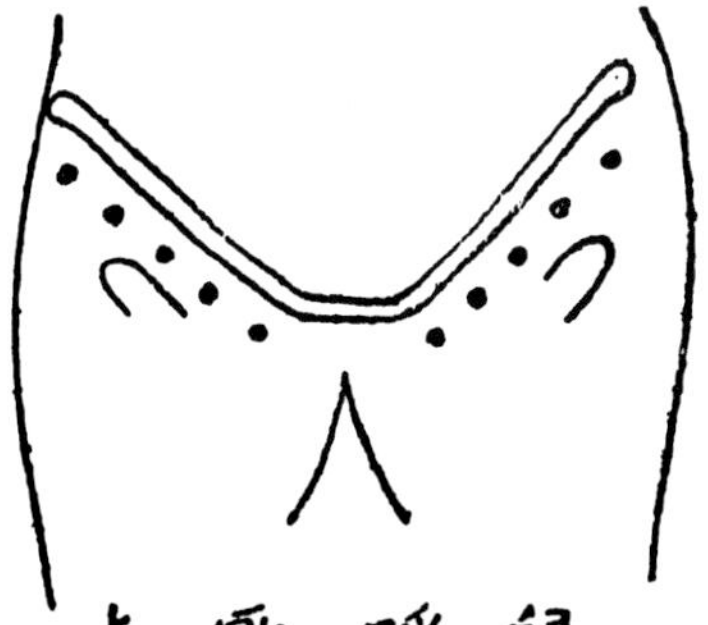

鼠蹊壓点

第一二二圖

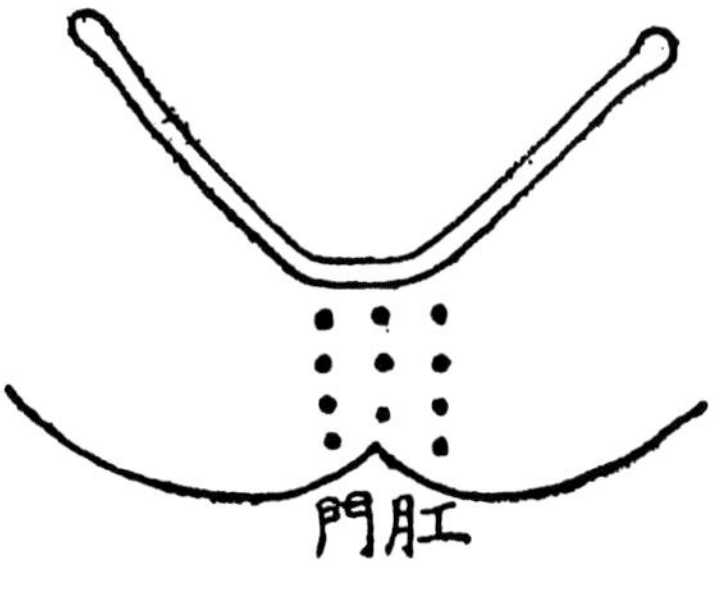

會陰壓点

(十七)鼠蹊部《そけいぶ》 股《もゝ》の根元《ねもと》（鼠蹊動脈《そけいどうみやく》のある所《ところ》）

壓方《おしかた》 被壓者《ひあつしや》仰臥《ぎやうぐわ》、壓者《あつしや》は被壓者《ひあつしや》の一側《そく》に座《ざ》し、拇指《ぼし》にて稍輕《やゝかる》く壓《お》す、三回行《くわいおこ》なふ。

(十八)會陰部《えいんぶ》、男子《だんし》は陰莖《いんけい》と肛門《こうもん》の間《あひだ》、女子《ぢよし》は陰門《いんもん》と肛門《こうもん》の間《あひだ》、壓方《おしかた》 被壓者《ひあつしや》仰臥《ぎやうぐわ》、足《あし》を高《たか》く揚《あ》げしめ拇指《ぼし》にて壓《お》す。

指壓方式第二法《しあつはうしきだいにはふ》 頭部《とうぶ》、頸部《けいぶ》

第一二三圖

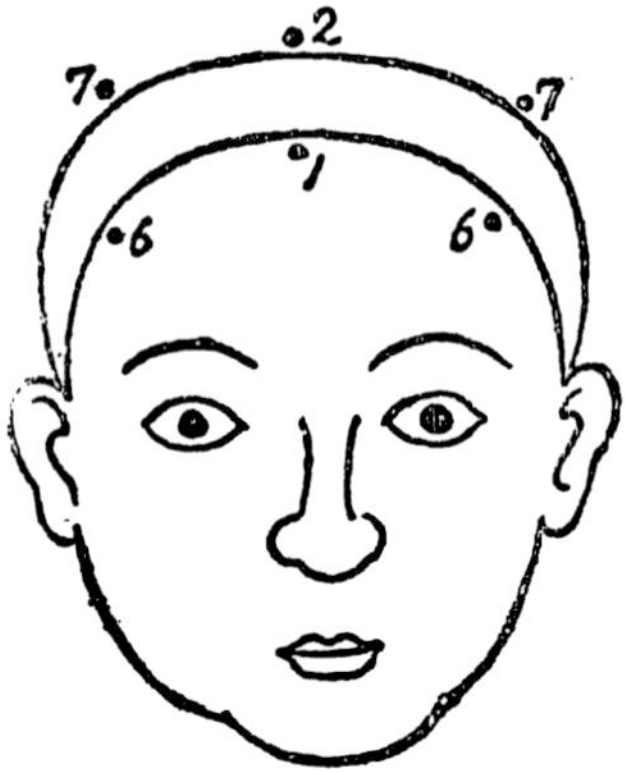

第一二四圖

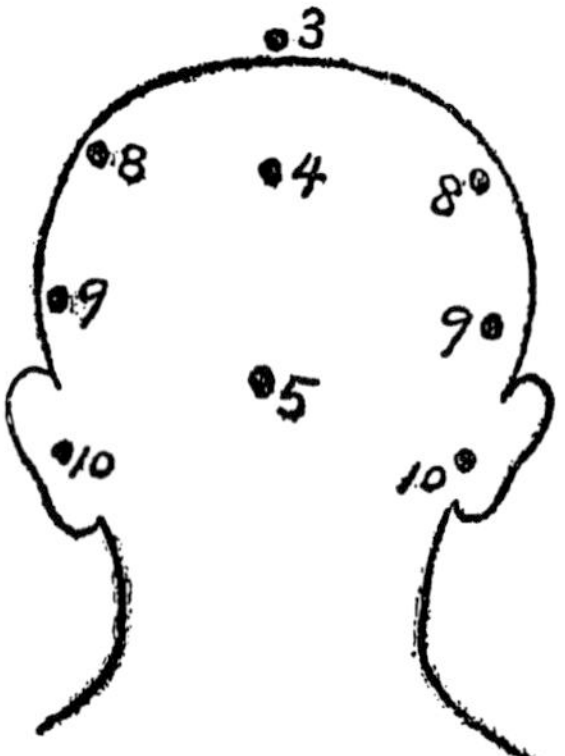

頭部壓点

頭部《とうぶ》、 (1)前額髮《ぜんがくはえ》際《ぎは》の中央《ちゆうあう》、(2)顖門《しんもん》(3)頭頂《とうちやう》、(4)後頭突《こうとうとつ》起部《きぶ》、(5)頭蓋骨終《づがいこつしゆう》緣《えん》、(6)額《ひたひ》の兩隅角《りやうぐうかく》(7)前頭角《ぜんとうかく》、(8)頭頂《とうちやう》と耳翼《じよく》との中間《ちゆうかん》、

第一二五圖

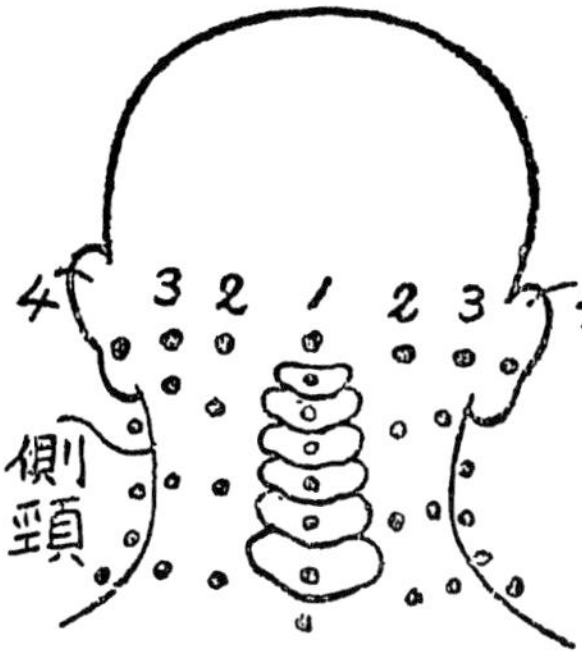

頸部壓点

第一二六圖

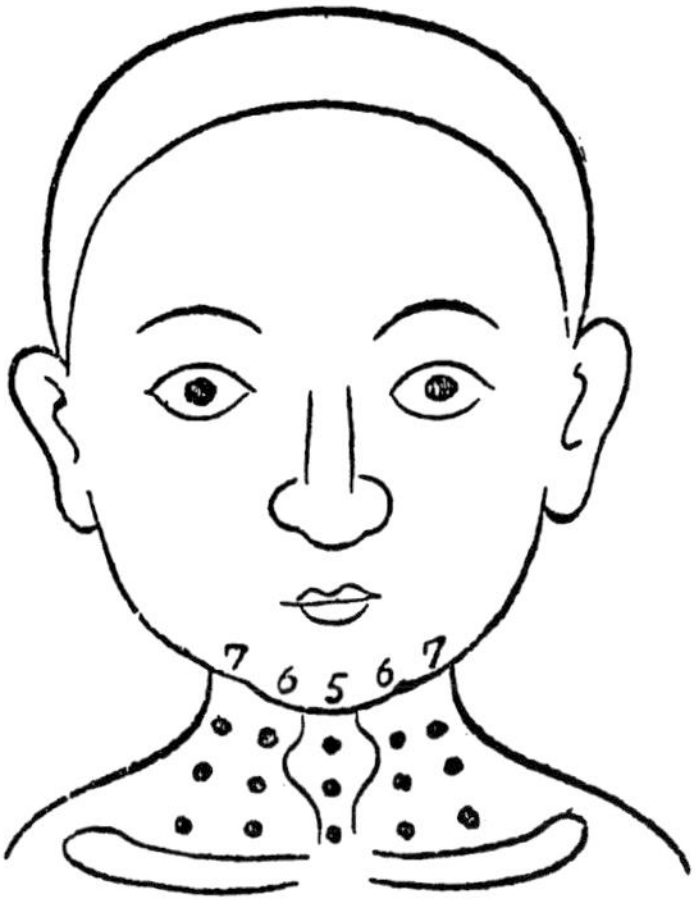

頸部壓点

(9)後頭角《こうとうぶ》、(10)頭蓋骨終縁《づがいこつしゆうえん》、**壓方**《おしかた》　被壓者座位《ひあつしやざゐ》、其後《そのうしろ》に立《た》ち後頭部《こうとうぶ》を一方《ぽう》の手《て》にて受《う》け、右手拇指頭《みぎてぼしとう》の角《かど》にて(1)脳《なう》の中心《ちゆうしん》に向《むか》つて、被壓者《ひあつしや》の少《すこ》しく痛《いた》みを感《かん》ずる程度《ていど》に壓《お》す、時間《じかん》は三秒乃至《べうないし》五秒以下《べういか》之《これ》に準《じゆん》ず、(2)前同《ぜんどう》、前《まへ》のより少《すこ》し弱《よわ》き手加《てか》減《げん》にすべし、(3)は眞上《まうへ》より直下脳《ちよつかなう》の中心《ちゆうしん》に向《むか》つて壓《お》す、(1)と同《おな》じ程度《ていど》に壓《お》し壓《お》したる力《ちから》の緩《ゆる》まぬ樣《やう》に放《はな》つ、(4)前頭《ぜんとう》を一方《ぽう》の手《て》にて受《う》け、脳《なう》の中心《ちゆうしん》に向《むか》つて壓《お》す、(5)前同《ぜんどう》(6)拇指《ぼし》又《また》は中指《ちゆうし》にて、双方同時《そうはうどうじ》に脳《なう》の中心《ちゆうしん》に向《むか》つて壓《お》す、(7)前同《ぜんどう》、(8)一方《ぽう》に受《う》け、一方宛《ぽうづゝ》壓《お》す、(10)前同《ぜんどう》、

以上《いじやう》壓《お》す事《こと》二回行《くわいおこ》なふ。

頸部《けいぶ》、(甲)**後頸部**《こうけいぶ》、(1)頭蓋骨《づがいこつ》の境《さかひ》より第《だい》七頸椎《けいつい》に至《いた》る迄《まで》の骨上《こつじやう》(2)頸椎《けいつい》の兩側《りやうそく》、(3)は(2)の兩側《りやうそく》、(4)側頸《そくけい》、

壓方《おしかた》　被壓者座位《ひあつしやざゐ》の後《うしろ》に膝《ひざ》にて立《た》ち、一方《ぽう》の手《て》を被《ひ》

治《ちしや》者の前額《ぜんがく》に受《う》け、右拇指《みぎぼし》にて、頭蓋骨《づがいこつ》の境《さかひ》（頂窩《ちやうくわ》）を上斜《うへななめ》に稍強《やゝつよ》く壓《お》す。夫《それ》より頸椎上《けいついじやう》を第《だい》七頸《けい》椎迄壓《ついまでお》す、頸椎《けいつい》の兩側《りやうそく》、一方《ぱう》の手《て》を被治者《ひちしや》の側頸《そくけい》にあて、拇指《ぼし》又《また》は拳骨《げんこつ》にて頸《けい》の中心《ちゆうしん》に向《むか》つて壓《お》す、頭蓋骨《づがいこつ》の境《さかひ》は上斜《うへななめ》に壓《お》すべし、(3)は(2)の兩側《りやうそく》、前同《ぜんどう》、(4)側頸《そくけい》は示指《しし》の側面《そくめん》にて兩方《りやうはう》より挾《はさ》む樣《やう》に壓《お》す。

(乙)前頸部《ぜんけいぶ》、(5)顎骨《がくこつ》の際《きは》より鎖骨中間《さこつちゆうかん》に至《いた》る迄《まで》の氣管上《きくわんじやう》、(6)氣管《きくわん》の兩側《りやうそく》、(7)は(6)の兩側《りやうそく》、**壓方《おしかた》**

被壓者《ひあつしや》の後《うしろ》より、(5)氣管上《きくわんじやう》を示指《しし》、中指《ちゆうし》二本《ほん》にて稍輕《やゝかる》く壓《お》す。(6)氣管《きくわん》の兩側《りやうそく》、示指《しし》、中指《ちゆうし》二本《ほん》にて鎖骨《さこつ》の際《きは》より壓《お》し始《はじ》め、上《うへ》に進《すゝ》み頤裏三角部《いりさんかくぶ》に至《いた》る、左右交互《さいうかうご》に壓《お》す、(7)は(6)の兩側《りやうそく》、双方同時《そうはうどうじ》に壓《お》す、三回行《くわいおこ》なふ。

第四編　迫《はく》壓《あつ》方《はう》式《しき》

目次《もくじ》

はしがき

迫壓方式《はくあつはうしき》の指壓方式《しあつはうしき》と異《こと》なる所《ところ》は、指壓方式《しあつはうしき》は時間《じかん》が三秒乃至《べうないし》五秒《べう》なれども、迫壓方式《はくあつはうしき》は、五秒乃至《べうないし》十秒《べう》と、叉《また》は三十秒乃至《べうないし》五分間《ふんかん》と云《い》ふ相違《さうゐ》あり、程度《ていど》に於《おい》て指壓方式《しあつはうしき》は被壓者《ひあつしや》の痛《いたみ》を感《かん》ぜんとする所《ところ》なれども、迫壓方式《はくあつはうしき》は被壓者《ひあつしや》の痛《いた》みを堪《た》へ得《う》る所《ところ》と云《い》ふ差異《さゐ》あり。迫壓方式《はくあつはうしき》は、迷走神經《めいそうしんけい》と交感神經《かうかんしんけい》の拮抗作用《きつこうさよう》を調節《てうせつ》する目的《もくてき》のもとに行《おこ》なふ。卽《すなは》ち迷走神經《めいそうしんけい》を强盛《きやうせい》ならしめて脈搏《みやくはく》を抑制《よくせい》し、或《あるひ》は交感《かうかん》神經《しんけい》を强盛《きやうせい》ならしめて、心搏《しんはく》の萎靡《ゐび》せるものを興起《こうき》せしむるが如《ごと》く、例《たと》へば第《だい》七頸椎兩側《けいついりやうそく》を迫壓《はくあつ》して迷走神經《めいそうしんけい》を强盛《きやうせい》ならしめて、氣管枝性《きくわんしせい》の喘息《ぜんそく》を治《をさ》めるが如《ごと》く、叉《また》三四胸　椎兩　側《きようついりやうそく》を迫壓《はくあつ》して、心臟性《しんぞうせい》の喘息《ぜんそく》を治《をさ》めるが如《ごと》し。

迫《はく》壓《あつ》方《はう》式《しき》

第一章　部位《ぶゐ》　方法《はうはふ》

第一節　部位《ぶゐ》

(1) **脊柱《せきちゆう》の兩側《りやうそく》**

第一二七圖

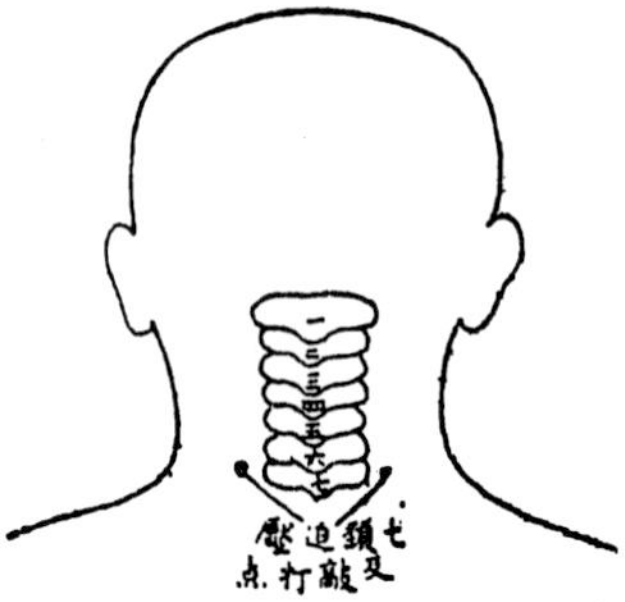

第二節　方法《はうはふ》

(1) 兩拳骨《りやうげんこつ》、叉《また》は兩拇指《りやうぼし》、若《も》くば迫壓器《はくあつき》を以《もつ》て迫壓《はくあつ》す、迫壓《はくあつ》をなすに、短時間《たんじかん》と長時間《ちやうじかん》と二様《やう》あり。短時間《たんじかん》の方《はう》は五秒乃至《べうないし》十秒《べう》とし、長時《ちやうじ》間《かん》の方《はう》は三十秒乃至《べうないし》五分《ふん》とす。程度《ていど》は被壓者《ひあつしや》の堪《た》へ得《う》る所《ところ》、(迫壓器《はくあつき》にてなすときは二三枚《まい》の布《ぬの》の上《うへ》より行《おこ》なふ)。

例《れい》　**第七頸椎兩側《だいけいついりやうそく》の迫壓《はくあつ》**

被壓者座位《ひあつしやざゐ》、後《うしろ》より兩拇指《りやうぼし》叉《また》は兩拳骨若《りやうげんこつも》くば迫壓器《はくあつき》を以《もつ》て、第《だい》

第一二八圖

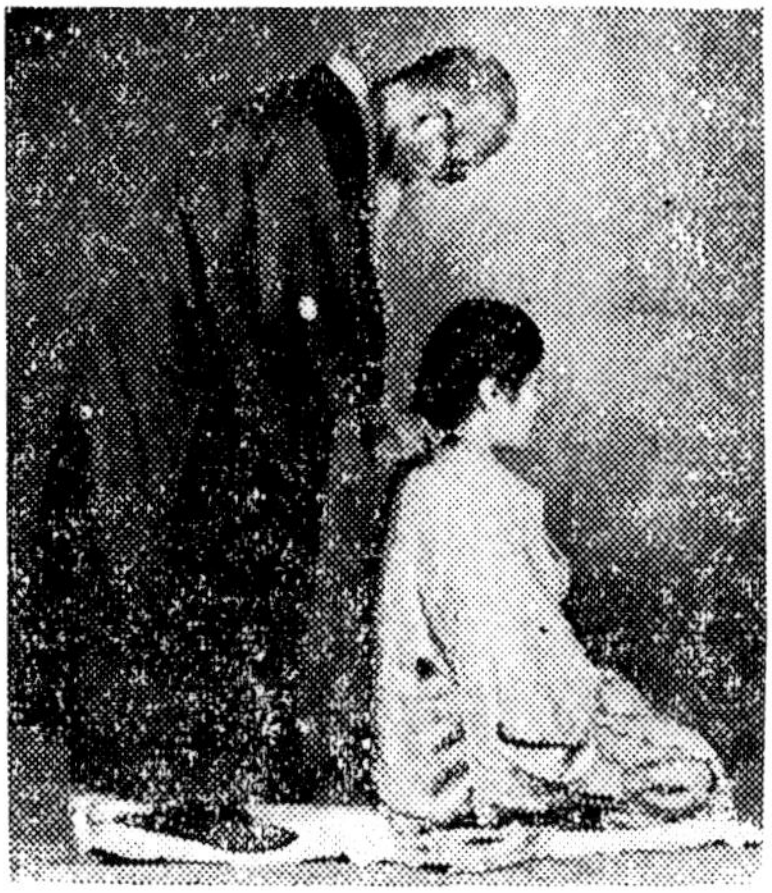

第七頸椎迫壓の圖

七頸椎《けいつい》の兩側《りやうそく》にあて、少《すこ》しく前斜方《ぜんしやはう》に上方《じやうはう》より稍強《やゝつよ》く壓《あつ》する事《こと》五秒乃至《べうないし》十秒《べう》にして壓力徹《あつりよくてつ》したるとき放《はな》つ。二三秒措《びやうお》き五回《くわい》若《もし》くば十回《くわい》。

例《れい》 **第《だい》二第《だい》三腰椎兩側迫壓《えうついりやうそくはくあつ》**

被壓者伏臥《ひあつしやふくぐわ》、兩拇指《りやうぼし》又《また》は兩拳骨《りやうげんこつ》若《もし》くば迫壓器《はくあつき》にて、第《だい》二第《だい》三腰椎《えうつい》の兩側《りやうそく》を上《うへ》より稍強《やゝつよ》く迫壓《はくあつ》する事《こと》五秒乃至《べうないし》十秒《べう》、壓力徹《あつりよくてつ》したるとき之《これ》を放《はな》つ、二三秒措《べうお》き、五回《くわい》又《また》は十回行《くわいおこ》なふ。

第一二九圖

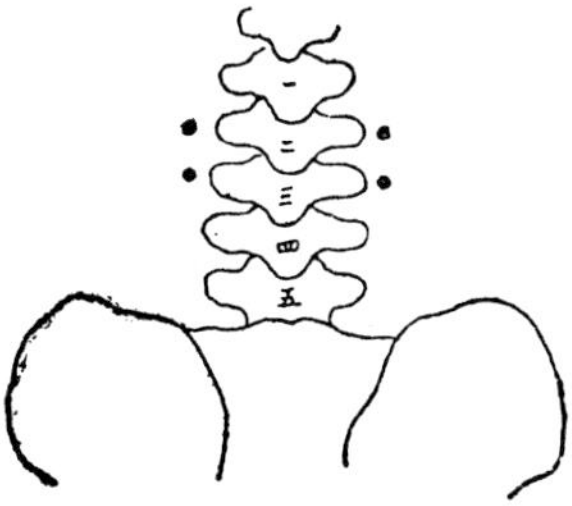

腰椎第二第三迫壓點圖

例《れい》 **第《だい》二第《だい》三薦骨兩側迫壓《せんこつりやうそくはくあつ》**

被壓者伏臥《ひあつしやふくぐわ》、兩拇指《りやうぼし》又《また》は兩拳骨《りやうげんこつ》若《もし》くば迫壓器《はくあつき》にて、第《だい》二第《だい》三薦骨《せんこつ》の兩側《りやうそく》を上《うへ》より稍強《やゝつよ》く迫壓《はくあつ》する事《こと》五秒乃至《べうないし》十秒《べう》、壓力徹《あつりよくてつ》したるとき之《これ》を放《はな》つ、二三秒措《べうお》き、五回《くわい》又《また》は十回行《くわいおこ》なふ。

附記《ふき》 **第七頸椎棘上突起部敲打《だいけいついきよくじやうとつきぶかうだ》** 小指及無名指《こゆびおよびむめいし》を握《にぎ》り中指《ちゆうし》

第一三〇圖

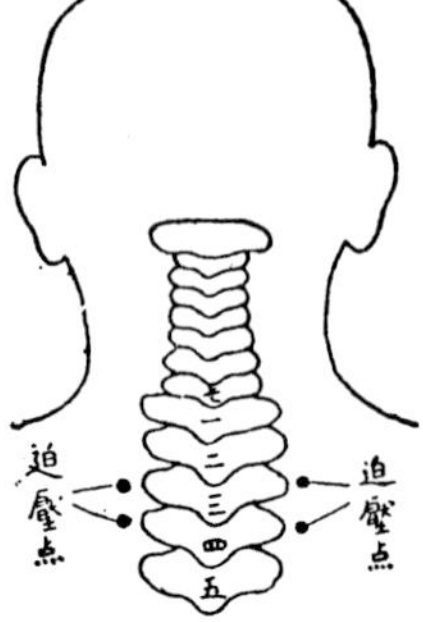

第三第四胸椎兩側迫壓

第一三一圖

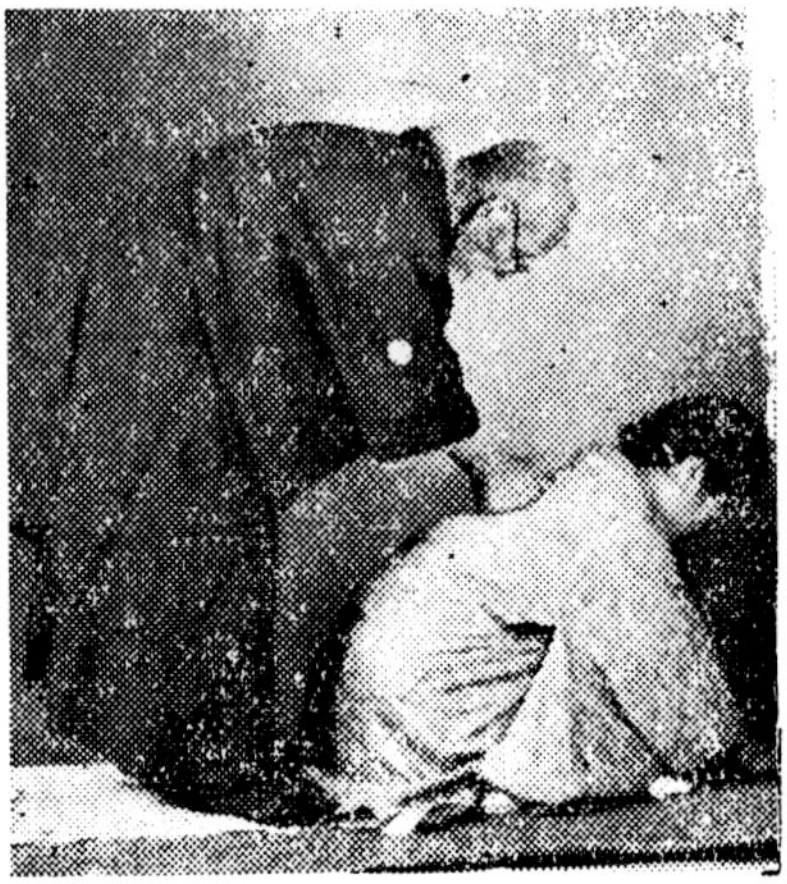

第三四胸椎迫壓圖

示指《しし》を曲《ま》げて指頭《しとう》を揃《そろ》へ、中指《ちゆうし》の一の節《ふし》と二の節《ふし》との中間にて敲打《かうだ》する事《こと》三十秒間《べうかん》に五十回《くわい》、二三秒措《お》き五度《ど》又《また》は十度《ど》。　**第七頸椎《だいけいつい》の兩側敲打《りやうそくかうだ》**　示指中指《しししちゆうし》の指頭《しとう》を開《ひら》き頸椎《けいつい》の兩側《りやうそく》にあたる如《ごと》くして敲打《かうだ》する事《こと》、前《まへ》と同《おな》じ。

例《れい》

第《だい》三第《だい》四胸椎兩《きやうついりやうそく》側の迫壓《はくあつ》

被壓者《ひあつしや》座位《ざゐ》、膝《ひざ》より約《やく》一尺距離《しやくきより》の所《ところ》に兩手《りやうて》をつかしめ、後《うしろ》より、斜形《しやけい》の體《たい》に應《おう》じ、直角《ちよくかく》の方向《はうかう》に稍《やゝ》強《つよ》く迫壓《はくあつ》す、時間《じかん》は三十秒《べう》より五分間《ふんかん》に至《いた》る。但《たゞ》し奏效《そうかう》するを限度《げんど》とす。例《たと》へば喘息《ぜんそく》の發作中《ほつさちゆう》なれば、其容體《そのようたい》の緩解《くわんけ》する迄《まで》、又食道《またしよくだう》に物《もの》の停《とゞこほ》りたる場合《ばあひ》なれば、それの疏通《そつう》する迄《まで》其他《そのた》三十秒《べう》より五分間迄《ふんかんまで》の間《かん》に於《おい》て適宜《てきぎ》に伸縮《しんしゆく》する事《こと》。第《だい》五胸椎兩側《きやうついりやうそく》は前同《ぜんどう》、第《だい》十一胸椎兩側《きやうついりやうそく》は伏臥《ふくぐわ》して行《おこ》なふ。

頸椎《けいつい》と腰椎《えうつい》及《および》薦骨椎《せんこつつい》、尾閭骨椎《びろうこつつい》とは交感神經《かうかんしんけい》と結合《けつがふ》して各部《かくぶ》に至《いた》る自率神經系統《じりつしんけいけいとう》あり、胸椎《きようつい》と交感《かうかん》神經《しんけい》とは交通《かうつう》して各部《かくぶ》に至《いた》る、結合《けつがふ》して各部《かくぶ》に至《いた》るものゝ能力《のうりよく》と交通《かうつう》して各部《かくぶ》に至《いた》るものとの能力《のうりよく》は第《だい》十七編《へん》に記《き》述《じゆつ》あり参照《さんせう》せられたし、迫壓方法《はくあつはうはふ》の異《ことな》る所《ところ》のもの茲《こゝ》に存《そん》す。

第五編　抑《よく》壓《あつ》方《はう》式《しき》

目《もく》次《じ》

はしがき

抑壓方式《よくあつはうしき》は、獨特《どくとく》の創始《さうし》に屬《ぞく》するものにして、著者嘗《ちよしやかつ》て脈管《みやくくわん》を抑《おさ》へ試《こゝろ》み、持續的《ぢぞくてき》に時間《じかん》を延長《えんちやう》せしに脈搏感《みやくはくかん》の變態《へんたい》を認《みと》めたり。爾後數回之《じごすうくわいこれ》を試《こゝろ》みしに、其都度亢進《そのつどかうしん》せるものゝ平靜《へいせい》に歸《き》するを認《みと》め、自己《じこ》の心悸亢進《しんきかうしん》を鎭靜《ちんせい》せしめたり、之《これ》を發熱時《はつねつじ》に應用《おうよう》せしに降熱《かふねつ》を見《み》たり。昭和《せうわ》二年《ねん》の夏《なつ》、血壓《けつあつ》百九十粍《みり》を算《さん》す。玆《こゝ》に於《おい》て毎朝《まいちやう》臍輪脈搏部抑壓《さいりんみやくはくぶよくあつ》をなし、五週《しう》にして、百三十粍《みり》に降下《かうか》せり、依《よつ》て之《これ》を發《はつ》熱者《ねつしや》に應用《おうよう》し無熱《むねつ》たらしめ、血壓亢進者《けつあつかうしんしや》に應用《おうよう》し之《これ》を低下《ていか》し、心悸亢進者《しんきかうしんしや》に應用《おうよう》し之《これ》を鎭靜《ちんせい》せしめたり、蓋《けだ》し應用時《おうようじ》には絶對心身《ぜつたいしんしん》の安靜《あんせい》を命《めい》ぜり。神經《しんけい》は刺戟《しげき》、興奮《こうふん》の機能《きのう》ありとは從來《じゆうらい》より唱《とな》ふる所《ところ》なり、余《よ》は是《これ》に覺醒《かくせい》の機能《きのう》ありと、加《くは》へたり、一旦興奮《たんこうふん》したる神經《しんけい》も覺醒《かくせい》の機能《きのう》によつて覺醒《かくせい》するものなり之《これ》により、心身調和《しんしんてうわ》せられ、其心搏自然《そのしんはくしぜん》に歸《き》す。宛《あだか》も憤怒者《ふんどしや》の撫慰《ぶゐ》により納《おさ》まるが如《ごと》し。

抑《よく》壓《あつ》方《はう》式《しき》

第一章　部位《ぶゐ》　方法《はうはふ》

第一節　臍輪抑壓《さいりんよくあつ》

被壓者仰臥《ひあつしやぎやうぐわ》、腹部大動脈《ふくぶだいどうみやく》の臍輪搏動部《さいりんはくどうぶ》を、示指《しし》、中指《ちゆうし》、無《む》名指《めいし》。三本《ぼん》の指頭《しとう》を揃《そろ》へ（中指《ちゆうし》、無名指《むめいし》を曲《ま》げ）靜《しづ》かに搏動《はくどう》の指《ゆび》に感《かん》ずる程度《ていど》に抑《おさ》へ（血管《けつくわん》の眞上《まうへ》を縦《たて》に抑《おさ》うるときは三本《ぼん》の指共《ゆびとも》に感《かん》ず）約《やく》一分間《ぷんかん》にして一度《ど》少《すこ》し弛《ゆる》め、又抑《またおさ》へ之《これ》を繰返《くりかへ》し、十分《ぷん》、二十分乃至《ぷんないし》一時間《じかん》に至《いた》る、此間瞑目《このかんめいもく》して、心《こゝろ》を靜《しづ》かに持《も》つを要《えう》す。而《しか》して被治者《ひちしや》に瞑目《めいもく》せしめ、心《こゝろ》を靜《しづ》かに持《も》つ事《こと》を命《めい》ず。

抑壓《よくあつ》は心搏《しんぱく》を齊整《さいせい》する方法《はうはふ》にして、之《これ》によつて、熱《ねつ》を降下《かふか》し、異常高血壓《いじやうかうけつあつ》を降下《かうか》し、心悸亢進《しんきかうしん》を治《おさ》め、治病《ちびやう》の上《うへ》に絶大《ぜつだい》の效果《かうくわ》を奏《さう》するものなり。

第一三二圖

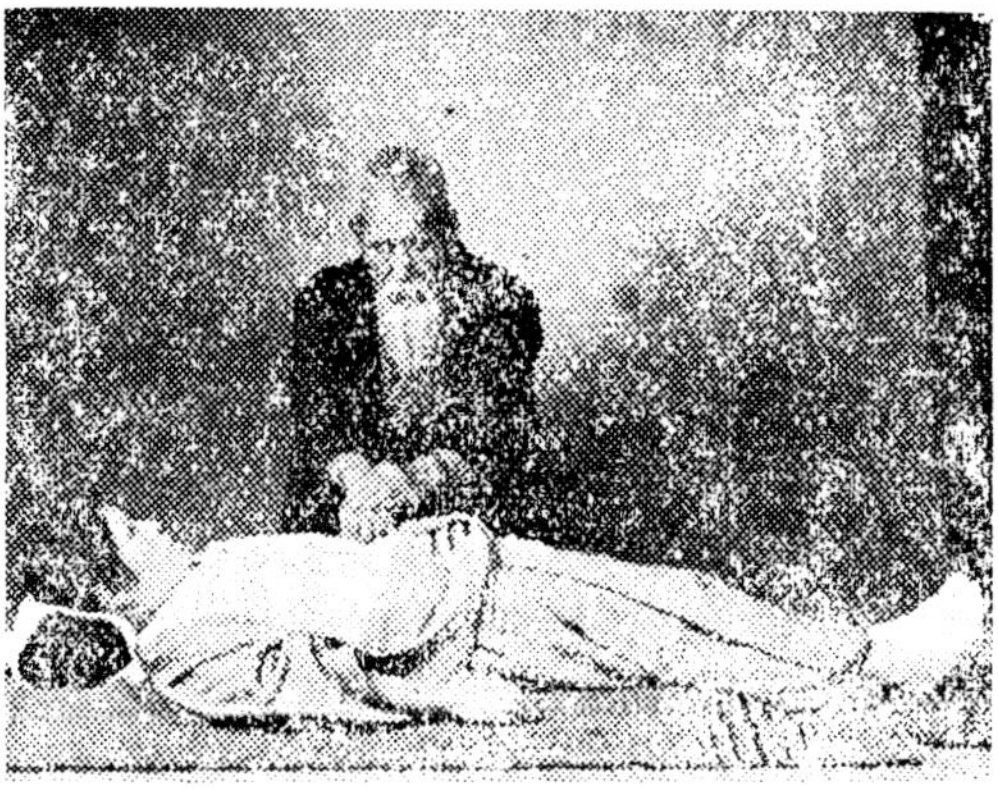

臍輪抑壓圖

第六編　指壓方式附記《しあつはうしきふき》

目次《もくじ》

はしがき

指壓療法《しあつれうはふ》は主《しゆ》として他動的《たどうてき》の力《ちから》を應用《おうよう》するものなれども、又内部《またないぶ》の力《ちから》を發揮《はつき》するの要《えう》なくばあらず自力《じりき》を以《もつ》て腰《こし》の力《ちから》を養《やしな》ひ、下腹《かふく》の力《ちから》を養《やし》なふ事《こと》は、古來《こらい》より養生法《やうじやうはふ》として唱《とな》えられ來《きた》れり、白隱禪師《はくいんぜんじ》曰《いは》く、腰脚足心氣海丹田《えうきやくそくしんきかいたんでん》に力充《ちからみ》ちて、若《も》し病癒《やまひいえ》ずんば、老僧《らうそう》が首《くび》を切《き》り持《も》ち去《さ》れと。平田翁曰《ひらたをういは》く毎夜寢《まいやしん》に就《つ》くとき、足《あし》を蹈《ふ》み伸《のば》し力《ちから》を充《み》たす事《こと》を繰返《くりかへ》すべしと。ベンネット曰《いは》く一張《ちやう》一弛《し》若返《わかがへ》りの妙《めう》術《じゆつ》なりと、是《これ》を以《もつ》て指壓療法《しあつれうはふ》に其用力法《そのようりきはふ》を記述《きじゆつ》せり、其他附帶《そのたふたい》して行《おこ》なふ諸件《しよけん》を加《くは》へたり、就中溫蒸《なかんづくをんじやう》指壓《しあつ》は神經痛《しんけいつう》を治《ち》するの妙術《めうじゆつ》にして、效果偉大《かうくわゐだい》なり。

方《はう》式《しき》附《ふ》記《き》

一、敲打法《かうだはふ》

打槌《だつい》敲打《かうだ》は、血壓降下法《けつあつかうかはふ》として、第《だい》二胸椎突起《きようついとつき》と、第《だい》三胸椎突起《きようついとつき》との間《あひだ》を、數分間若《すうふんかんも》しくば十分數間《すうふんかん》敲打《かうだ》す、第《だい》七頸椎棘狀突起部《けいついきよくじやうとつきぶ》も同《おな》じ、又握拳《またにぎりこぶし》の小指《こゆび》にて敲打《かうだ》するも可《か》なり、打槌《だつい》はゴム板《ばん》をあて行《おこな》ふべし。

一、摩擦法《まさつはふ》

先《ま》づ手《て》と手《て》を合《あは》せ約《やく》五十回摩擦《くわいまさつ》し、然《しか》る後行《のちおこ》なふ若《も》し汗濕《かんしつ》あるときは、亞鉛化澱粉《あえんくわでんぷん》を打《う》つべし、摩擦部位《まさつぶゐ》の毛穴《けあな》を逆《ぎやく》に摩擦《まさつ》する事《こと》十回若《くわいも》しくは五十回《くわい》。

一、操作法《さうさはふ》

身體《しんたい》の上肢《じやうし》、下肢等《かしとう》の運動不自由《うんどうふじいう》なるものを、隨意《ずゐい》に動《うご》かす時《とき》の如《ごと》く操作《さうさ》す。卽《すなは》ち被治者《ひちしや》を仰臥《ぎやうぐわ》せしめ上肢《じやうし》をとり、肩胛骨《けんかふこつ》の動《うご》く樣《やう》に、又肘《またひぢ》の動《うご》く樣《やう》に操作《さうさ》す、又下肢《またかし》をとり屈伸《くつしん》を繰返《くりかへ》し、或《あるひ》は前後左右等《ぜんごさいうとう》に操作《さうさ》を行《おこな》ふ事數回《ことすうくわい》。

一、腰《こし》の力《ちから》を養《やしな》ふ法《はふ》

下《か》腹《ふく》を細《ほそ》める如《ごと》くして、前腹壁《ぜんふくへき》を引締《ひきし》め、肩《かた》をあげ、體《たい》を伸《のば》し、而《しか》して徐々《じよく》と肩《かた》を落《おと》し、體《たい》を下《した》に突《つ》き詰《つ》め、腰《こし》に力《ちから》を入《い》れる。

一、下《か》腹《ふく》の力《ちから》を養《やしな》ふ法《はふ》

仰臥《ぎやうぐわ》　一方《ぽう》の手《て》を心窩《しんくわ》の下《した》にあて、一方《ぽう》の手《て》を下腹《かふく》にあて、心窩《しんくわ》の下《した》に力《ちから》の入《い》らぬ様《やう》に、下腹《かふく》のみ力《ちから》の入《い》る様《やう》に、腹《はら》をふくらす、練習《れんしふ》を要《えう》す。

一、温蒸指壓法《をんじやうしあつはふ》

タオル三四本《ほん》を小《ちひ》さく疊《たゝ》み少《すこ》し濕《しめ》り加減《かげん》にし、蒸器《むしき》に入《い》れて蒸《む》し、之《これ》をとり出《いだ》し、半紙《はんし》四つ折《をり》程《ほど》の大《おほ》きさとし、乾《かわき》たるタオル又《また》は日本《にほん》手拭《てぬぐひ》にて包《つゝ》み、局部《きよくぶ》にあて、其上《そのうへ》より壓《お》す。タオル取替《とりかへ》五回《くわい》時間《じかん》は約《やく》二十分間《ぶんかん》とす。餘《あま》り長時間《ちやうじかん》は不可《ふか》。

一、壓方《おしかた》の緩急法《くわんきふはふ》

神經《しんけい》の亢進《かうしん》せるものは可及《およぶべく》静《しづか》に緩徐《くわんじよ》なる壓方《おしかた》を用《もち》ひ、沈静《ちんせい》に過《す》ぎたるものは、急突《きふとつ》に刺戟的《しげきてき》の壓《おし》方《かた》を用《もち》ふべし。

第七編　指壓療法三大綱領《しあつれうはふだいかうりやう》

目次《もくじ》

端書《はしがき》

指壓療法《しあつれうはふ》は(一)健康増進《けんかうぞうしん》(二)諸病豫防《しよびやうよばう》(三)疾病治療《しつぺいちれう》の三大綱領《だいかうりやう》のもとに行《おこ》なふものにして、健康《けんかう》は一定《てい》のものにあらずして、時々刻々《じじこくく》變遷《へんせん》あるが故《ゆゑ》に常《つね》に増進《ぞうしん》を要《えう》す。諸病《しよびやう》は其《そ》起因《きいん》たる身體《しんたい》の抵抗力《ていかうりよく》を養《やしな》ふによりて豫防《よばう》せらる疾病《しつぺい》は心身《しんしん》の調和《てうわ》によりて治癒《ちゆ》の效《かう》を奏《そう》す。

余《よ》は此法《このはふ》を一般社會的《ぱんしやくわいてき》に應用《おうよう》せしめんとする使命《しめい》を全《まつ》とうせん事《こと》を期《き》する次第《しだい》なり。

指《し》壓《あつ》療《れう》法《はふ》三大《だい》綱《かう》領《りやう》

第一章　一、健康增進《けんかうぞうしん》

第一節　身體《しんたい》の元基《げんき》を究竟《くきやう》する事《こと》

(1)身體《しんたい》は細胞《さいばう》の集團《しふだん》なり。

(2)細胞《さいばう》は多數《たすう》元素《げんそ》の結合《けつがふ》して成《な》れるものなり。

(3)元素《げんそ》は幾多《いくた》の分子《ぶんし》より成《な》り、分子《ぶんし》は又幾多《またいくた》の原子《げんし》より成《な》れり。而《しか》して原子《げんし》は一定數《ていすう》の電子《でんし》に抱擁《はうよう》せらる。

(4)電子《でんし》の數《すう》は水素《すゐそ》一、炭素《たんそ》六、酸素《さんそ》八、鐵《てつ》二十六なりと云《い》ふ。電子《でんし》は原子《げんし》の千八百分《ぶん》の一の質量《しつりやう》にして、一グラムの億分《おくぶん》の一の億分《おくぶん》の一の其又億分《そのまたおくぶん》の一の十萬分《まんぶん》の一の容積《ようせき》なりと云《い》ふ、蓋《けだ》し推量《すいりやう》に苦《くる》しむ底《てい》の極微細《ごくびさい》なり。

以上《いじやう》は解剖分析方面《かいばうぶんせきはうめん》より見《み》たる身體《しんたい》にして、之《これ》を綜合統一《そうがふとういつ》の方面《はうめん》より見《み》るときは、精神《せいしん》を具備《ぐび》せる身體《しんたい》なる事《こと》は何人《なんびと》も異論《いろん》なき所《ところ》なりとす。

第二節　生活《せいくわつ》狀態《じやうたい》を明《あきらか》にする事《こと》

(1)身體《しんたい》は一定《てい》の體溫《たいをん》を保《たも》つべく、絶《た》えず溫《をん》を發生《はつせい》して生活《せいくわつ》す。溫《をん》の發生《はつせい》は細胞《さいばう》に於《おい》て燃燒作用《ねんせうさよう》が行《おこな》はるゝによる、燃燒《ねんせう》の原料《げんれう》たる有機物《いうきぶつ》は飲食《いんしよく》により、消化吸收《せうくわきふしう》せられたる榮養分《えいやうぶん》を、循環器《じゆんくわんき》により配付《はいふ》せられ、之《これ》を攝收《せつしう》し、又呼吸《またこきふ》により空氣中《くうきちゆう》の酸素《さんそ》を取《と》り入《い》れ、之《これ》を循環器《じゆんくわんき》により配付《はいふ》せられて攝收《せつしう》するによる。

(2)身體《しんたい》は神經作用《しんけいさよう》により、生理的《せいりてき》に營爲《えいゐ》せられて生活《せいくわつ》す。

(3)身體《しんたい》は分泌排泄《ぶんぴつはいせつ》が適當《てきたう》に行《おこな》はれて生活《せいくわつ》す。

(4)身體《しんたい》は新陳代謝《しんちんだいしや》が完全《くわんぜん》に行《おこな》はれて生活《せいくわつ》す。

第三節　健康《けんかう》の標準《へうじゆん》を定《さだ》むる事《こと》

(1)判斷力《はんだんりよく》に異狀《いじやう》なき事《こと》。

(2)記憶力《きおくりよく》十分《ぶん》なる事《こと》。

(3)意志《いし》强固《きやうこ》なる事《こと》。

(4)感情過敏《かんじやうくわびん》若《もし》くは遲鈍《ちどん》ならざる事《こと》。

(5) 能率平生《のうりつへいぜい》を下《くだ》らざる事。

(6) 行爲《かうゐ》が倫理《りんり》に悖《もど》らざる事《こと》。

(7) 揀擇愛憎《かんちやくあいぞう》なき事《こと》。

(8) 眼識《がんしき》、耳識《じしき》、鼻識《びしき》、舌識《ぜつしき》、身識《しんしき》に異常《いじやう》なき事《こと》。

(9) 電子《でんし》に異狀《いじやう》なき事《こと》。

(10) 細胞《さいばう》を構成《こうせい》せる元素《げんそ》に變化《へんくわ》なき事《こと》。(蛋白質《たんぱくしつ》、カルシユム、ヌクライン、鹽類等《えんるゐとう》の欠乏《けつばう》により萎縮《ゐしゆく》若《も》くば死滅《しめつ》するが如《ごと》き)。

(11) 細胞《さいばう》の生活《せいくわつ》に必須《ひつす》要素《えうそ》の缺如《けつじよ》せざる事《こと》(榮養及酸素《えいやうおよびさんそ》の供給《きようきふ》)。

(12) 運動《うんどう》、知覺《ちかく》、榮養《えいやう》、分泌等《ぶんぴつとう》の神經作《しんけいさ》用整調《ようせいてう》にして、諸般《しよはん》の營爲《えいゐ》が完全《くわんぜん》に行《おこな》はれる事《こと》。

(13) 呼吸正常《こきふせいじやう》にして、體內《たいない》に空氣《くうき》中《ちゆう》の酸素《さんそ》を十分《ぶん》に取入《とりい》れる事《こと》。

(14) 消化吸收良好《せうくわきふしうりやうかう》にして、飲食物中《いんしよくぶつちゆう》の榮養《えいやう》が完全《くわんぜん》に吸收《きふしう》せられる事《こと》。

(15) 血液及淋巴液《けつえきおよびりんぱえき》の循環齊整《じゆんくわんさいせい》して、血液《けつえき》、淋巴液《りんぱえき》が身體《しんたい》の全部《ぜんぶ》に滯《とどこほ》りなく行亙《ゆきわた》る事《こと》。

(16) 分泌排泄適順《ぶんぴつはいせつてきじゆん》にして、身體《しんたい》の不用物《ふようぶつ》、老廢物《らうはいぶつ》が遺憾《ゐかん》なく除《のぞ》かるゝ事《こと》。

(17) 新陳代謝《しんちんだいしや》が完全《くわんぜん》にして、各部《かくぶ》、變生物等《へんせいぶつとう》を生《しやう》ぜざらしむる事《こと》。
(18) 筋肉《きんにく》の緊張適當《きんちやうてきたう》にして運動隨意《うんどうずゐい》なる事《こと》。
(19) 五官器《くわんき》に支障《ししやう》なき事《こと》。
(20) 生殖器《せいしよくき》の能力《のうりよく》完全《くわんぜん》なる事《こと》。
(21) 睡眠適當《すゐみんてきたう》なる事《こと》。

第四節　健康増進《けんかうぞうしん》の方法《はうはふ》を講《かう》ずる事《こと》

(1) 健康《けんかう》の標準《へうじゆん》に適合《てきがふ》せる健康者《けんかうしや》と雖《いへ》ども環境《くわんきやう》及《および》衣食住等《いしよくぢゆうとう》により、變遷極《へんせんきは》まりなく、一定《てい》のものに非《あら》ず稍《やゝ》もすれば減退《げんたい》せんとする傾向《けいかう》あり、心身過勞《しんしんくわらう》、暴食暴飮等《ばうしよくばういんとう》の如《ごと》きは健康《けんかう》を害《がい》す。是等《これら》の適應法《てきおうはふ》として指壓《しあつ》を施《ほどこ》すときは心身《しんしん》の過勞《くわらう》を快復《くわいふく》し、毫《がう》も食滯等《しよくたいとう》なからしむ。平生常《へいぜいつね》に指壓《しあつ》を應用《おうよう》するときは大《おほ》いに健康《けんかう》を増進《ぞうしん》して、心身爽快《しんしんそうくわい》、食味好良《しよくみかうりやう》、能率増進《のうりつぞうしん》、終日事《しふじつこと》にあたりて飽《あか》ず、難事《なんじ》に遭《あ》ふて屈《くつ》せず、正《まさ》に是《こ》れ人生《じんせい》の幸福何物《かうふくなにもの》か是《これ》に若《し》かんや、因《ちなみ》に指壓部位《しあつぶゐ》は、頸部《けいぶ》、背部《はいぶ》、腹部《ふくぶ》、健康増進法多《けんかうぞうしんはふおほ》しと雖《いへど》も指壓法《しあつはふ》に比《ひ》するものなし、應用容易《おうようようい》にして、時間《じかん》と經費《けいひ》を要《えう》せず所謂大衆的《いはゆるたいしうてき》の健康増進法《けんかうぞうしんはふ》なり、朝夕晝夜《てうせきちうや》を論《ろん》ぜず、行住座臥《ぎやうぢゆうざぐわ》に於《おい》ても若《も》しくば乗車中《じやうしやちゆう》に於《おい》ても或《ある》は入浴中《にふよくちゆう》に於《おい》ても是《これ》を行《おこ》なふ事《こと》を得《え》て、喫煙《きつえん》の時《じ》間程《かんほど》も要《えう》せざるべし。

第二章　二、諸病豫防《しよびやうよばう》

第一節　諸病《しよびやう》の內因《ないいん》は、體格《たいかく》、體質《たいしつ》、體力《たいりよく》による事《こと》。

(1)體格《たいかく》は身體《しんたい》の外型《ぐわいけい》卽《すなは》ち筋肉《きんにく》と骨格《こつかく》にして、太型《ふとがた》（廣短型《くわうたんけい》、廣長型《くわうちやうけい》）の者《もの》は廣大《くわうだい》なる胸廓《きようかく》、腹腔《ふくかう》を有《いう》し、壯年時代《そうねんじだい》は病氣《びやうき》に罹《かゝ》る事少《ことすく》なく、爲《ため》に往々身體《わうくしんたい》に無理《むり》をなし易《やす》く、從《したが》つて案外夭折《あんぐわいようせつ》するものあり、又《また》四十歲以後《さいいご》に至《いた》り重症《ぢゆうしやう》に罹《かゝ》る事多《ことおほ》し、細型《ほそがた》（細短型《さいたんがた》、細長型《さいちやうがた》）の者《もの》は狹隘《けふあい》なる胸廓及腹腔《きようかくおよびふくかう》にして、肺結核《はいけつかく》、胃腸病《ゐちやうびやう》、神經衰弱症《しんけいすいじやくしやう》（假名《かめい》）等《とう》に罹《かゝ》り易《やす》し。又首短《またくびみじ》かく氣短《きみじ》かきは、卒中《そつちゆう》に罹《かゝ》り易《やす》し。

(2)體質《たいしつ》は遺傳物質及《ゐでんぶつしつおよ》び性質《せいしつ》と、生後發育《せいごはついく》に際《さい》し變質《へんしつ》されたる物質及性質《ぶつしつおよびせいしつ》による　腺病質《せんびやうしつ》のものは、頸腺《けいせん》、胸腺《きようせん》、扁桃腺等增殖《へんたうせんとうぞうしよく》し、皮膚柔弱疾病《ひふじうじやくしつぺい》に罹《かゝ》り易《やす》し。無力體質《むりよくたいしつ》のものは、痲痺的胸廓《まひてききようかく》を有《いう》し、頸《けい》、軀幹《くかん》、四肢等細長《ししとうさいちやう》なり。腹腔《ふくかう》の內臟《ないざう》は下垂《かすゐ》して弱《よわ》し、心臟小《しんざうせう》にして、血管弱《けつくわんよわ》く、全身《ぜんしん》の筋肉《きんにく》は發育不良《はついくふりやう》にして筋力《きんりよく》缺乏《とぼ》しく皮下脂肪《ひかしばう》は薄《うす》く疲瘦《ひそう》せり、槪《がい》して先天的《せんてんてき》なれども、又後天的《またこうてんてき》に運動不足《うんどうふそく》其他大都市等《そのたたいとしとう》の環境《くわんきやう》不良《ふりやう》の影響等《えいきやうとう》により、此體質《このたいしつ》となるもの尠《すくな》からず、此體質《このたいしつ》のものは、肺結《はいけつ》核《かく》、慢性胃腸病《まんせいゐちやうびやう》、婦人病《ふじんびやう》、ヒステリー、等《とう》に罹《かゝ》り易《やす》し。神經性體質《しんけいせいたいしつ》は、全神經機關《ぜんしんけいきくわん》が刺戟《しげき》に對《たい》する反應過敏《はんのうくわびん》にして、神經衰弱症《しんけいすいじやくしやう》（假名《かめい》）心悸亢進《しんきかうしん》、顏色變《がんしよくかは》り易《やす》く、ヒステリーに罹《かゝ》り易《やす》し、小事《せうじ》に拘泥《こうでい》、頭痛《づつう》を起《おこ》す事《こと》あり、不眠症《ふみんしやう》に罹《かゝ》り易《やす》し。又斷行力乏《まただんかうりよくとぼ》しく迷《まよ》ひ易《やす》く、故《ゆゑ》に鬱憂症《うついうびやう》に罹《かゝ》る事《こと》あり或《あるひ》は消化不良《せうくわふりやう》にして、食慾不振《しよくよくふしん》を訴《うつた》ふるものあり。多血質《たけつしつ》は顏色帶紅《がんしよくたいこう》、顏貌淸朗《がんばうせいろう》、言語明晰《げんごめいせき》、行動活潑《かうどうくわつぱつ》、常《つね》に感《かん》じ易《やす》く、怒《いか》り易《やす》く、又治《またなほ》る事《こと》も早《はや》し、此體質《このたいしつ》の人《ひと》は腦溢血《なういつけつ》に罹《かゝ》り易《やす》し。粘液質《ねんえきしつ》は肥大《ひだい》に比《ひ》し骨格《こつかく》十分《ぶん》ならず、眼光鈍《がんくわうにぶ》く言語《げんご》の發揮《はつき》を欠《か》き、動作《どうさ》も不活潑《ふくわつぱつ》にして、健忘《けんばう》、怒《いか》る事《こと》は少《すく》なく決斷力《けつだんりよく》には乏《とぼ》し、此體質《このたいしつ》の人《ひと》は糖尿病《たうねうびやう》、腎臓病《じんざうびやう》に罹《かゝ》り易《やす》し、膽液質《たんえきしつ》は骨格逞《こつかくたくま》しく威容《いよう》あり。起居動靜整然《ききよどうせいせいぜん》として氣慨《きがい》あり、言語正確《げんごせいかく》、決斷力強《けつだんりよくつよ》く、名譽心《めいよしん》に富《と》み、自惚力《うぬぼれりよく》あり、人後《じんご》に立《た》つを嫌《きら》ひ、慢心《まんしん》あり、此體質《このたいしつ》の人《ひと》は胃潰瘍《ゐくわいよう》に罹《かゝ》り易《やす》し。

(3) 體力《たいりよく》は先天的强大《せんてんてききやうだい》なるものと、柔弱《じうじやく》なるものとあり、柔弱《じうじやく》なるものは後天的《こうてんてき》にも體力《たいりよく》の應用少《おうようすく》なく爲《た》めに抵抗力弱《ていかうりよくよわ》く疾病《しつぺい》の素因《そいん》となる。自働的及器械的《じどうてきおよびきかいてき》の運動作用《うんどうさよう》が外部《ぐわいぶ》よりの襲撃《しふげき》に堪《た》へ得《う》る程度《ていど》に差異《さい》ありて、其羸弱《そのるいじやく》なるものは疾病《しつぺい》に罹《かゝ》り易《やす》し。

第二節　**諸病《しよびやう》の外因《ぐわいいん》**は、生活狀態及毒物《せいくわつじやうたいおよびどくぶつ》、黴菌等《ばいきんとう》に因《よ》る事《こと》

(1)吾人《ごじん》の生活《せいくわつ》に最大《さいだい》の關係《くわんけい》ある、吸氣《きふき》、飲食物《いんしよくぶつ》、日光《につくわう》、住居《ちゆうきよ》、被服《ひふく》、習慣《しふくわん》、職業《しよくげふ》、氣候《きこう》の變化《へんくわ》、風土《ふうど》の關係《くわんけい》、理化學刺戟《りくわがくしげき》等《とう》、其他《そのた》毒物《どくぶつ》、黴菌《ばいきん》等《とう》は生活狀態《せいくわつじやうたい》に異狀《いじやう》を起《おこ》し、疾病《しつぺい》を來《きた》すに至《いた》る。

(2)凡《あら》ゆる疾病《しつぺい》は、外因《ぐわいいん》ありても、內因《ないいん》なきときは起《おこ》る事《こと》なし。又內因《またないいん》に富《と》みたるものは外因微弱《ぐわいいんびじやく》なるも之《これ》に罹《かゝ》る事多《ことおほ》し、傳染病《でんせんびやう》の如《ごと》きも、胃腸《ゐちやう》の完全《くわんぜん》なるものは、虎列拉《これら》、赤痢《せきり》、腸《ちやう》チブス、等《とう》に罹《かゝ》る事《こと》なきが如《ごと》し。

第三節　諸病豫防法《しよびやうよばうはふ》を講《かう》ずる事《こと》

(1)**體格**《たいかく》、**體質**《たいしつ》、**體力**《たいりよく》、等《とう》の疾病《しつぺい》の內因《ないいん》となるものは、指壓法《しあつはふ》により完全《くわんぜん》に更改《こうかい》し、豫防《よばう》の效《かう》を全《まつた》うする事《こと》を得《う》るなり。例《たと》へば肺結核《はいけつかく》の如《ごと》きは、小兒《せうに》の時《とき》より保菌《ほきん》して成年《せいねん》に至《いた》り發病《はつびやう》するもの多《おほ》く、又《また》肺結核菌《はいけつかくきん》なるものは、空氣中《くうきちゆう》に散漫《さんまん》せるものなるが故《ゆゑ》に接觸《せつしよく》せざるものなし、然《しか》れども呼吸器《こきふき》の體《たい》系的弱者《けいてきじやくしや》に非《あら》ざる限《かぎ》り發病《はつびやう》するものに非《あら》ず。肺結核《はいけつかく》の豫防《よばう》は、體格及體質《たいかくおよびたいしつ》の改良《かいりやう》を先決問題《せんけつもんだい》とす。體格《たいかく》、體質虛弱《たいしつきよじやく》にして肺結核《はいけつかく》に罹《かゝ》り易《やす》き素因《そいん》ある者《もの》は、指壓法《しあつはふ》により身體全細胞《しんたいぜんさいばう》の生活力《せいくわつりよく》を高《たか》め以《もつ》て全身《ぜんしん》の抵抗力《ていかうりよく》を增進《ぞうしん》し且《か》つ胃腸《ゐちやう》の指壓《しあつ》により、消化吸收力《せうくわきふしうりよく》を強盛《きやうせい》にし、全身《ぜんしん》の榮養《えいやう》を高《たか》めるにより完全《くわんぜん》に豫防能力《よばうのうりよく》を發揮《はつき》するものなり、又胃腸病《またゐちやうびやう》の如《ごと》き現今我國《げんこんわがくに》に於《おい》て完全無缺《くわんぜんむけつ》の胃腸《ゐちやう》を有《いう》し其《その》能力微異《のうりよくびい》なきものは一少部分《せうぶぶん》に過《すぎ》ず、其大部分《そのだいぶぶん》は欠點《けつてん》あるものと見《み》て可《か》なり。之《こ》れ不攝生《ふせつせい》又《また》は不合《ふがふ》理《り》の飲食《いんしよく》物其他運動不足《うんどうふそく》、心身《しんしん》の過勞等《くわらうとう》による。體格《たいかく》の腹腔狹隘《ふくかうけふあい》にして季肋骨急角度《きろくこつきふかくど》の者《もの》の、胃《ゐ》の活動《くわつどう》を阻害《そがい》せらるゝものは、胃筋《ゐきん》の柔弱《じうじやく》を來《きた》し、アトニー症候《しやうこう》を帶《お》び擴張乃至下垂《くわくちやうないしかすゐ》して全身的《ぜんしんてき》にも衰弱《すいじやく》を來《きた》し慢性消化不良《まんせいせうくわふりやう》に陷《おちい》る、殊《こと》に美食《びしよく》を多《おほ》く取《と》り、食後《しよくご》の睡眠《すゐみん》或《あるひ》は常習的座位《じやうしふてきざゐ》等《とう》は慢性胃腸病《まんせいゐちやうびやう》となり、此等《これら》は指壓療法《しあつれうはふ》により完全《くわんぜん》に豫防《よばう》し得《う》るなり、因《ちなみ》に諸病豫防法《しよびやうよばうはふ》は指壓療法豫防法參照《しあつれうはふよばうはふさんせう》。

第三章　三、疾病治療《しつぺいちれう》

第一節　**疾病《しつぺい》は心身《しんしん》の不調和《ふてうわ》より起《おこ》る事《こと》**

(1)疾病《しつぺい》は、心身《しんしん》の不調和《ふてうわ》により神經機能《しんけいきのう》の不全《ふぜん》となり、生理的營爲《せいりてきえいゐ》の障碍《しやうがい》を來《きた》し、防衞作用等減弱《ばうえいさようとうげんじやく》し疾病《しつぺい》を起《おこ》すに至《いた》る。

第二節　**疾病治療法《しつぺいちれうはふ》を講《かう》ずる事《こと》**

(1)**心身調和《しんしんてうわ》**　心身《しんしん》は不二《ふじ》、靈肉《れいにく》は一體《たい》なるが故《ゆゑ》に、身體《しんたい》を指壓《しあつ》するときは、精神《せいしん》は自《おのづ》から緩和《くわんわ》せられ心身調和《しんしんてうわ》せらる。

(2)**神經機能調節《しんけいきのうてうせつ》**　指壓《しあつ》により神經《しんけい》の興奮《こうふん》を喚起《くわんき》し、生理的生活營爲《せいりてきせいくわつえいゐ》の障碍《しやうがい》を排除《はいじよ》し、自癒能力《じゆのうりよく》を強《つよ》む

(3)**呼吸正常《こきふせいじやう》** 指壓《しあつ》により呼吸正常《こきふせいじやう》となり、酸素《さんそ》の攝取《せつしゆ》十分《ぶん》に行《おこな》はれ、自癒能力《じゆのうりよく》を强《つよ》む。

(4)**消化吸收《せうくわきふしう》** 指壓《しあつ》により消化吸收完全《せうくわきふしうくわんぜん》にして、榮養《えいやう》の攝取《せつしゆ》十分《ぶん》に行《おこな》はれ、自癒能力《じゆのうりよく》を强《つよ》む。

(5)**循還《じゆんくわん》 分泌《ぶんぴつ》 排泄《はいせつ》** 指壓《しあつ》により之《これ》を適順《てきじゆん》ならしめ、自癒能力《じゆのうりよく》を强《つよ》む。

(6)此偉大《このゐだい》なる自癒能力《じゆのうりよく》は、指壓《しあつ》によりて之《これ》を旺盛《わうせい》ならしめ疾病《しつぺい》を治癒《ちゆ》せしむ。

附言《ふげん》 著者《ちよしや》は二十年來《ねんらい》、幾千人《いくせんにん》に施《ほどこ》し、其效果顯著《そのかうくわけんちよ》にして、感謝狀山積《かんしやじやうさんせき》しあり。

指壓療法《しあつれうはふ》は、保健《ほけん》、治病界《ちびやうかい》に於《おい》て、絕對《ぜつたい》に欠《か》くべからざるものなり、其實證《そのじつしやう》を摘錄《てきろく》せんに、

(1)慢性胃腸病《まんせいゐちやうびやう》、就中《なかんづく》、無力性胃腸病《むりよくせいゐちやうびやう》、胃擴張《ゐくわくちやう》、胃下垂等《ゐかすゐとう》は他《た》の方法《はうはふ》を以《もつ》て、胃腸《ゐちやう》の筋質《きんしつ》を更改《かうかい》せんとするも斷然不能《だんぜんふのう》なり、唯《たゞ》指壓療法《しあつれうはふ》に依《よつ》て强剛《きやうがう》、原形《げんけい》、元位置《げんゐち》に復《ふく》する事《こと》を得《う》るなり。

(2)盲腸部《まうちやうぶ》は不斷瓦斯《ふだんがす》の發生《はつせい》を見《み》る。指壓《しあつ》は之《これ》を排除《はいじよ》するの作用《さよう》あり。又自覺疼痛《またじかくとうつう》を感《かん》ぜざるも壓痛《あつつう》により障碍《しやうがい》を豫知《よち》し指壓《しあつ》により疾病《しつぺい》を發《はつ》せざらしむ、或《あるひ》は一旦《たん》盲腸炎《まうちやうえん》發病後《はつびやうご》治癒《ちゆ》せるも再發《さいはつ》の患《うれひ》あり、指壓《しあつ》により決《けつ》して再發《さいはつ》の憂《うれへ》なからしむ。

(3)近眼《きんがん》、老眼《らうがん》の豫防及快復《よばうおよびくわいふく》も亦《また》指壓《しあつ》の獨特《どくとく》なる效驗《かうけん》なりとす。

(4)齒痛止《しつうどめ》、頭痛止《づつうどめ》、出血止《しゆつけつどめ》、胃痙攣止《ゐけいれんどめ》、吃逆止等《しやつくりとめとう》の應急速治法《おうきふそくちはふ》も亦《また》指壓《しあつ》の特長《とくちやう》なりとす。

(5)健康増進《けんかうぞうしん》と疾病豫防《しっぺいよばう》の價値《かち》

指壓療法《しあつれうはふ》の疾病治療《しっぺいちれう》に於《お》ける効果《かうくわ》は世間《せけん》に於《おい》て稍其價値《やゝそのかち》を認《みと》むるに至《いた》りしも、健康増進《けんかうぞうしん》と疾病《しっぺい》豫防《よばう》の價値《かち》は、未《いま》だ、一般《ばん》には勿論《むろん》醫療専門家《いれうせんもんか》に於《おい》ても認識不足《にんしきふそく》の爲《ため》め重視《ぢゅうし》を缺《か》く事尠《ことすく》なからず、我輩《わがはい》の最《もっと》も遺憾《ゐかん》とする所《ところ》なり、疾病《しっぺい》の潜在《せんざい》を豫知《よち》するには指壓《しあつ》を試《こゝろ》みるに若《し》くものなし、余《よ》は大《おほ》いに一般《ばん》に推奨《すいしゃう》して、實行《じっかう》せられん事《こと》を希望《きばう》して息《やま》まざるなり、健康増進《けんかうぞうしん》としては特別《とくべつ》の時間《じかん》を費《つひ》やすを要《えう》せず、一指《し》の勞實《らうじつ》に千金《きん》に値《あたひ》するものあり、實行《じっかう》して知《し》るべきなり。

第八編　腹内臓器強健法《ふくないざうききやうけんはふ》

目次《もくじ》

腹内臓器強健法緒言《ふくないざうききやうけんはふちよげん》

現代健康増進法《げんだいけんかうぞうしんはふ》を説《と》くの士甚多《しはなはだおほ》しと雖《いへど》も未《いま》だ嘗《かつ》て腹内臓器強健法《ふくないざうききやうけんはふ》を説《と》きしものあるを聞《き》かず、之《こ》れ此《この》法《はふ》を體驗及《たいけんおよ》び實驗《じつけん》して其效果《そのかうくわ》を經驗《けいけん》せざるが故《ゆえ》なり。著者《ちよしや》は二十年來此法《ねんらいこのはふ》を用《もち》ひて幾千人《いくせんにん》に就《つ》き實驗《じつけん》したるに、毫《がう》も副作用《ふくさよう》なく、效果確實《かうくわかくじつ》なるを認《みと》め、此法《このはふ》の價値《かち》を痛感《つうかん》したるを以《もつ》て、玆《こゝ》に本法《ほんぱふ》の解説《かいせつ》を公《おほやけ》にする事《こと》とせり。本法《ほうぽふ》の生理的論據《せいりてきろんきよ》は本文《ほんもん》に示《しめ》せるが如《ごと》く明《あきら》かなれば、此強健法《このきやうけんはふ》を實際《じつさい》に應用《おうよう》して、普《あまね》く廣大《くわうだい》なる恩惠《おんけい》に浴《よく》せしめんと欲《ほつ》す。身體《しんたい》に違和弱點《ゐわじやくてん》ありて活動《くわつどう》を阻害《そがい》せらるゝの人希《ひとねが》はくば本書《ほんしよ》により、余《よ》の平易《へいい》なる獨創《どくさう》にかゝる腹内臓器強健法《ふくないざうききやうけんはふ》を御試用《ごしよう》ありて、余《よ》の言《げん》の虚《きよ》ならざる事《こと》を實證《じつしよう》されん事《こと》を。

昭和十年三月　於東京　著者記

腹内臓器強健法總説《ふくないざうききやうけんはふそうせつ》

余《よ》は身體《しんたい》の運動《うんどう》を次《つぎ》の如《ごと》く分《わか》てり。

- 運動《うんどう》
  - 外體運動《ぐわいたいうんどう》
  - 内體運動《ないたいうんどう》
    - 自率運動《じりつうんどう》
    - 人工的運動《じんこうてきうんどう》
      - 間接運動《かんせつうんどう》
      - 直接運動《ちよくせつうんどう》

外體運動《ぐわいたいうんどう》は、位置《ゐち》を移《うつ》す事《こと》、移《うつ》りたるものが元《もと》の位置《ゐち》に復《ふく》する事等《ことゝう》なり。内體運動《ないたいうんどう》とは自率運動《じりつうんどう》即《すなは》ち心臓《しんざう》の搏動《はくどう》、胃《ゐ》の緊縊《きんい》運動《うんどう》、腸《ちやう》の振子《しんし》運動《うんどう》、蠕動《だどう》運動《うんどう》の如《ごと》きを云《い》ひ、人工的間接運動《じんこうてきかんせつうんどう》とは、身體《しんたい》を動《うご》かして内體《ないたい》の動《うご》くを云《い》ひ、人工的直接運動《じんこうてきちよくせつうんどう》とは、人意《じんい》に内部《ないぶ》を動《うご》かすを云《い》ふ。人意《じんい》に内部《ないぶ》を動《うご》かすの法《はふ》を、外體《ぐわいたい》の體操《たいさう》に對《たい》し内體操《ないたいさう》と名《な》づく。體操《たいさう》の腹内《ふくない》に及《およ》ぼす影響《えいきやう》は間接運動《かんせつうんどう》なるが故《ゆえ》に效果微弱《かうくわびじやく》なれども、内體操《ないたいさう》の腹内《ふくない》に及《およ》ぼす影響《えいきやう》は直接運動《ちよくせつうんどう》なるが故《ゆえ》に效果絶大《かうくわぜつだい》なり。加《くは》ふるに内臓神經《ないざうしんけい》に對《たい》しては諸般《しよはん》の機能《きのう》を調節《てうせつ》し、種々《しゆぐ》の作用《さよう》を旺盛《わうせい》ならしむ、内臓筋肉《ないざうきんにく》に對《たい》しては、内臓筋肉《ないざうきんにく》の生理的作用《せいりてきさよう》が全《まつた》うせらる。内臓血管及《ないざうけつくわんおよ》び内臓淋巴管《ないざうりんぱくわん》に對《たい》しては、血液《けつえき》、淋巴液《りんぱえき》の循行《じゆんかう》をよろしくす。

內體操《ないたいさう》の要《えう》

夫《そ》れ身體《しんたい》は化學的作用《くわがくてきさよう》と、機械的作用《きかいてきさよう》によりて生活《せいくわつ》しつゝあるが故《ゆえ》に、此《この》二作用《さよう》が完《くわん》全《ぜん》に行《おこな》はれて眞《しん》の健康《けんかう》を保持《はぢ》し得《う》べし、即今健康保持《そくこんけんかうはぢ》を目的《もくてき》として、人意的《じんいてき》に身體四肢《しんたいしし》を動《うご》かす之《これ》を體操《たいさう》と云《い》ふ。現今行《げんこんおこな》はれつゝある體操是《たいさうこれ》なり、之《これ》に依《よつ》て外部《ぐわいぶ》よく發達《はつたつ》し、內臟《ないざう》の發達之《はつたつこ》れに相應《さうおう》せざるものあり、健康《けんかう》の比例《ひれい》、平衡《へいかう》を得《え》ざるものなくんばあらず、加《くは》ふるに內部《ないぶ》には體系《たいけい》の貧弱《ひんじやく》なる部分《ぶぶん》あり。諸種疾患《しよしゆしつくわん》の後遺《こうゐ》あり、或《あるひ》は疾患《しつくわん》の慢性《まんせい》になりたるものありて、內外平等《ないぐわいびようどう》を缺《か》くものあり。爲《ため》に身體上危險《しんたいじやうきけん》を招《まね》くに至《いた》る。筋肉《きんにく》は運動《うんどう》、鍛錬《たんれん》によつて強《つよ》く且《か》つ太《ふと》くなる事《こと》は生理學上《せいりがくじやう》の原則《げんそく》なり、故《ゆえ》に外部《ぐわいぶ》の筋肉《きんにく》を發達《はつたつ》せしむると同時《どうじ》に內部諸臟器《ないぶしよざうき》の筋內《きんにく》を發達《はつたつ》せしむるを要《えう》す。是《こ》れ內體操《ないたいさう》の必要《ひつえう》なる所以《ゆえん》なり。外部強健《ぐわいぶきやうけん》の程度《ていど》と、內部強健《ないぶきやうけん》の程度《ていど》の相違《さうゐ》大《だい》なれば生命《せいめい》に關《くわん》す。例《たと》へば肥滿《ひまん》の人《ひと》にして、身體老廢物《しんたいらうはいぶつ》の排泄力《はいせつりよく》相伴《あひとも》なはざるにより、早世《さうせい》を免《まぬ》かれざるが如《ごと》き、又力士《またりきし》の夭逝《えうせい》するもの多《おほ》きが如《ごと》し。腹內即《ふくないすなは》ち腸管內《ちやうくわんない》には常《つね》に瓦斯《がす》の發生《はつせい》あり、其程度《そのていど》を超《こゆ》るときは生理作用《せいりさよう》を妨害《ばうがい》せらる、是《これ》に際《さい》し、腹內運動法《ふくないうんどうはふ》を行《おこな》ふときは、瓦斯《がす》は直《たゞち》に容易《ようい》に排除《はいぢよ》せらるゝなり又生來胸廓《またせいらいきようかく》の狹隘《けふあい》なるものは胃《ゐ》の運動《うんどう》が完全《くわんぜん》ならざる事多《ことおほ》し。疲勞《ひらう》、老衰等《らうすいとう》に勢力《せいりよく》の弱《よわ》りたるものと同《おな》じ、或《あるひ》は無力性《むりよくせい》の胃腸弱《ゐちやうじやく》の如《ごと》き、其他胃《そのたゐ》の變形《へんけい》せる者等《ものとう》は、運動不《うんどうふ》十分《ぶん》にして、消化《せうくわ》の力《ちから》、吸收《きふしう》の力《ちから》、共《とも》に減退《げんたい》して疲瘦《ひそう》を來《きた》す。是等《これら》は共《とも》に大《おほ》いに人工運動《じんこううんどう》を要《えう》するなり。

腹内臓器強健法《ふくないざうききやうけんはふ》 詳説《しやうせつ》

腹腔《ふくかう》は身體《しんたい》の中央部《ちゆうあうぶ》にあり、上《うへ》は横隔膜《かうかくまく》により胸腔《きようかう》と界《さかひ》し、下《した》は肛門擧筋《こうもんきよきん》により骨盤《こつばん》に至《いた》る、後壁《こうへき》は背柱《せきちゆう》にして、前及側壁《ぜんおよびそくへき》は腹筋《ふくきん》を以《もつ》て被覆《ひふく》す第《だい》一三三圖《づ》參照《さんせう》。

第一三三圖

腹腔

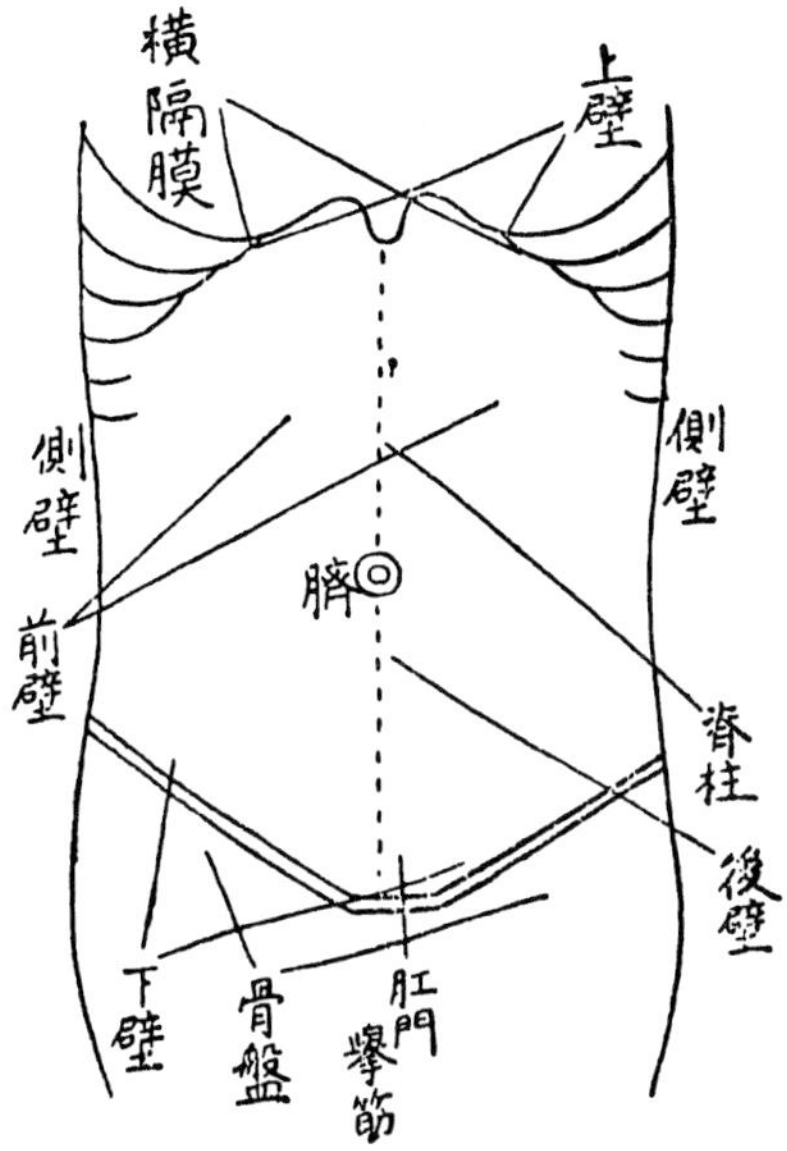

第一三四圖

前腹壁面

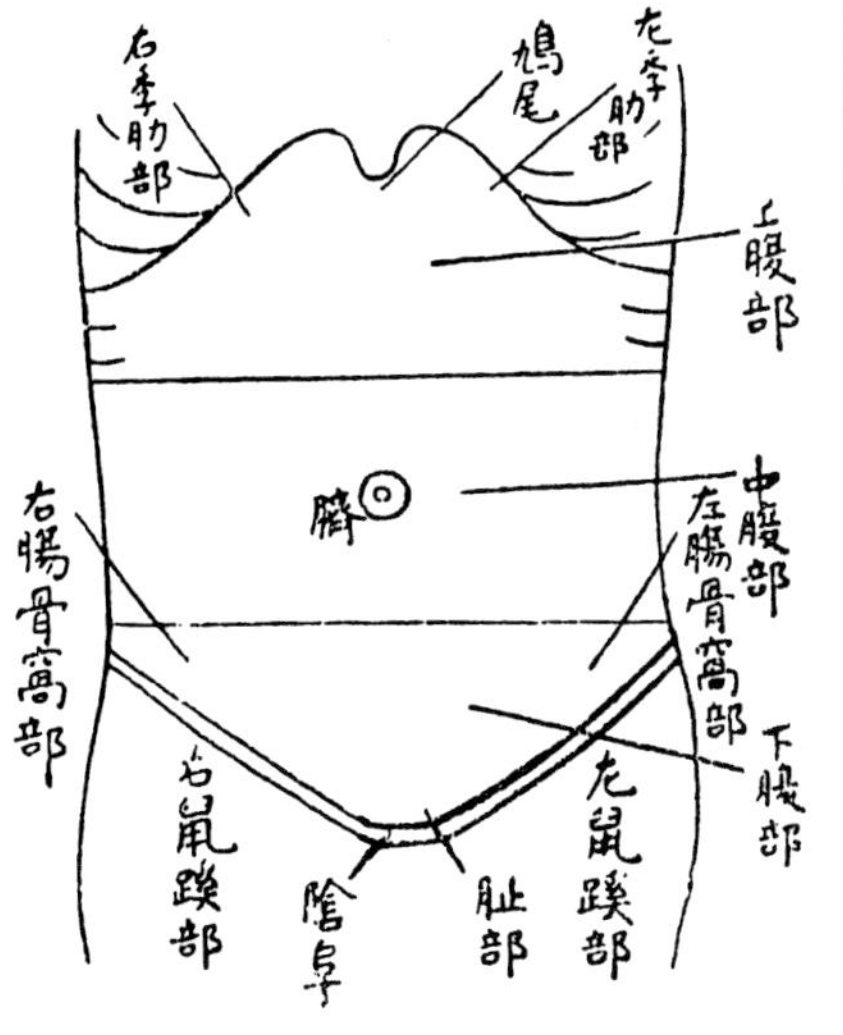

前腹壁《ぜんふくへき》の表面《へうめん》に於《おい》て第《だい》一三四圖《づ》の如《ごと》く、上《うへ》、(左右終末《さいうしふまつ》肋骨《ろくこつ》)下《した》(左右腸骨前上棘《さいうちやうこつぜんじやうきよく》)二個《こ》の横線《わうせん》を畫《かく》して腹《ふく》

腔《こう》の部位《ぶゐ》を區別《くべつ》す。即《すなは》ち左季肋部《ひだりきろくぶ》、右季肋部《みぎきろくぶ》、上《じやう》腹部《ふくぶ》(胸骨劍狀突起《きやうこつけんじやうとつき》の下《した》を鳩尾《みづおち》と云《い》ふ)、左腸《ひだりちやう》骨部《こつぶ》、右腸骨部《みぎちやうこつぶ》、中腹部《ちゆうふくぶ》(中央《ちゆうあう》に臍《へそ》あり背部《はいぶ》を腰《えう》部《ぶ》と云《い》ふ。)左鼠蹊部《ひだりそけいぶ》(右鼠蹊部《みぎそけいぶ》、下腹部《かふくぶ》、下際《かさい》を恥《ち》部《ぶ》と云《い》ひ、毛部《もうぶ》を陰阜《いんふ》と云《い》ふ)、等是《とうこれ》なり。

腹腔《ふくかう》を開《ひら》くときは內部《ないぶ》に、胃《ゐ》、腸《ちやう》、脾《ひ》、肝《かん》、膵《すい》、腎《じん》、輸尿管《ゆねうくわん》、膀胱《ばうくわう》、卵巢《らんそう》(女子《ぢよし》)、喇叭管《らつぱくわん》(女子《ぢよし》)、子《し》宮《きゆう》(女子《ぢよし》)、直腸《ちよくちやう》等《とう》を見《み》らるゝこと第《だい》一三五圖《づ》の如《ごと》

第一三五圖

腹腔內部

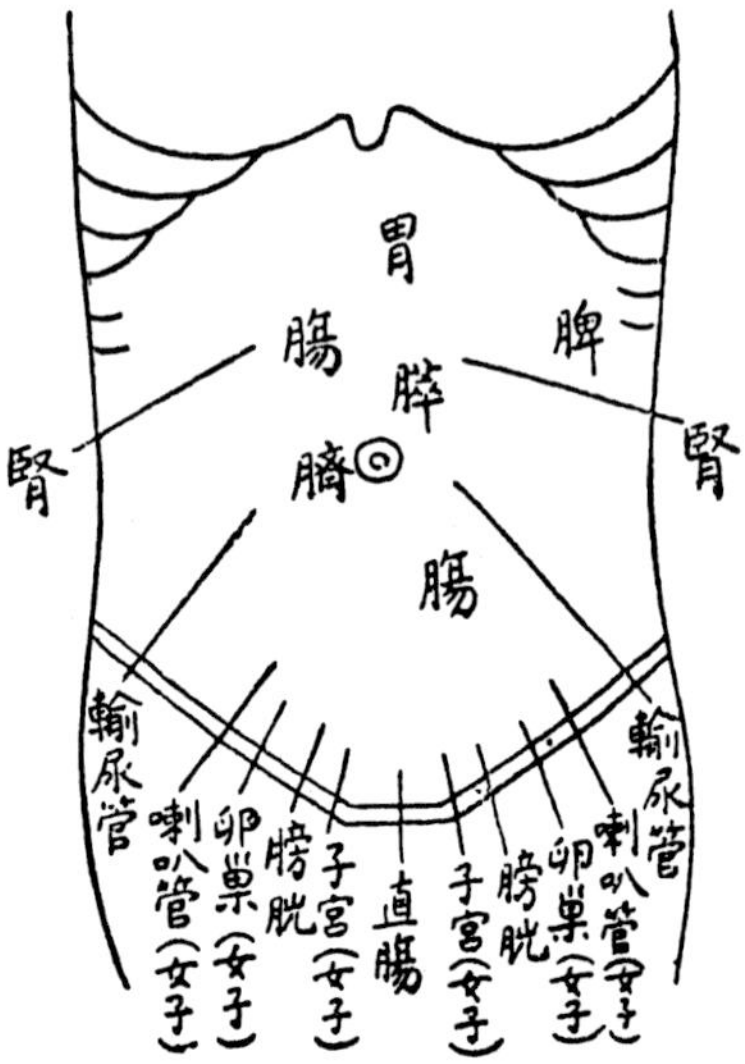

第一三六圖

胃

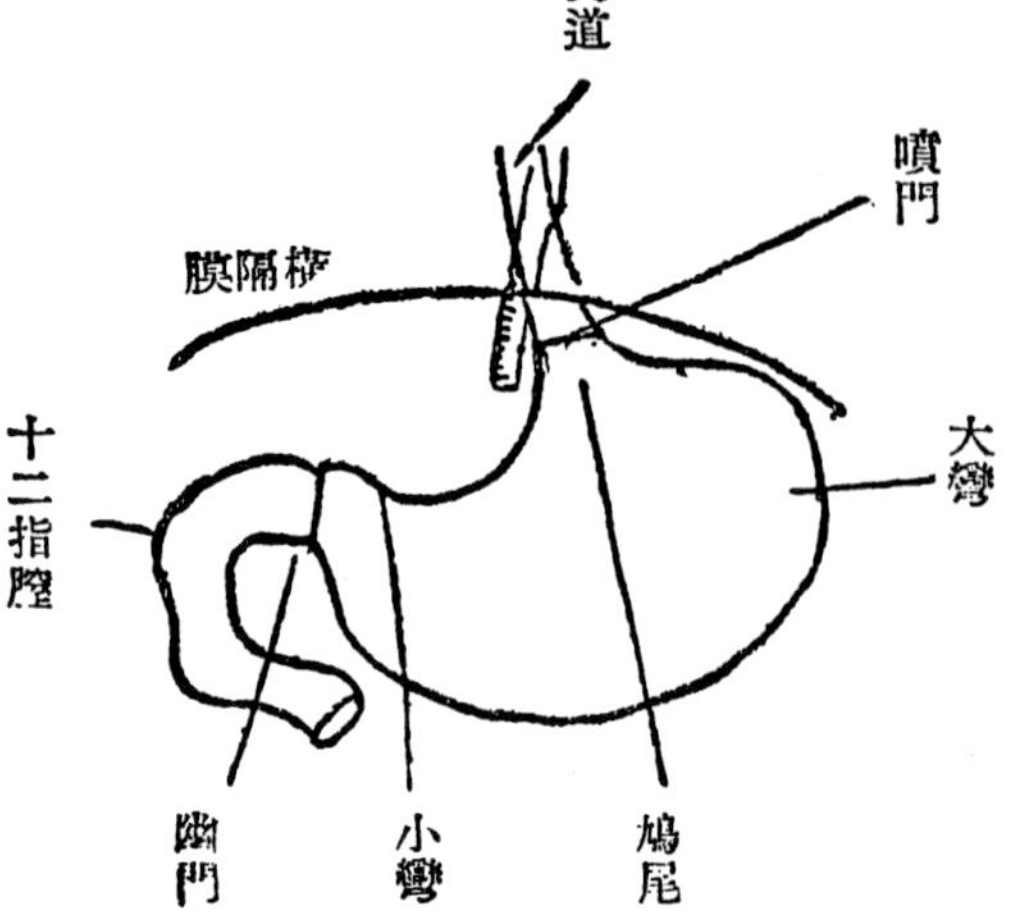

し。

第一章　胃《ゐ》

第一節　胃《ゐ》の解剖《かいぼう》

(1) **部位《ぶゐ》**　腹腔《ふくかう》の上部《じやうぶ》に位《くらゐ》して、上《うへ》は噴門《ふんもん》により食道《しよくだう》に連接《れんせつ》し、下《した》は幽門《いうもん》により十二指腸《しちやう》に連續《れんぞく》す。右方《いうはう》の小部《せうぶ》は肝臓《かんざう》に蔽《おほ》はる。右季肋部《みぎきろくぶ》より胃底《ゐてい》を經《へ》て左方《さはう》に彎曲《わんきよく》せる部《ぶ》を大彎《たいわん》と云《い》ひ、噴門《ふんもん》より右《みぎ》側《がは》に沿《そ》へる所《ところ》を小彎《せうわん》と云《い》ふ。又噴門胸骨劍狀突起《またふんもんきようこつけんじやうとつき》の下《した》を鳩尾《みづをち》と云《い》ふ。

(2) **形狀《けいじやう》**　洋梨型《やうなしがた》、又《また》は「レトルド」型《がた》を呈《てい》す。

(3) **構造《こうざう》**　粘膜《ねんまく》、筋膜《きんまく》、漿液膜《しやうえきまく》の三層《さんそう》より成《な》り、二乃至《ないし》三「ミリメートル」の厚《あつ》さを有《いう》し、噴門部《ふんもんぶ》は稍《やゝ》肥厚《ひこう》し、幽門部《いうもんぶ》は特《とく》に肥厚《ひこう》せり、粘膜《ねんまく》は表被固有層《へうひこいうそう》、粘膜筋層及粘膜下層《ねんまくきんそうおよびねんまくかそう》より成《な》り、噴門腺《ふんもんせん》、眞《しん》胃液腺《ゐえきせん》、幽門腺《いうもんせん》を有《いう》す。所々《しよく》に多《おほ》くの胃小窩《ゐせうくわ》を有《いう》す。筋膜《きんまく》は内層《ないそう》は厚《あつ》くして輪《わ》の如《ごと》く走《はし》り、外層《ぐわいそう》は薄《うす》くして竪《たて》に走《はし》れる平滑筋纎維《へいくわつきんせんゐ》より成《な》る。漿液膜《しやうえきまく》は專《もつぱ》ら結締織《けつていしき》より成《な》れども、又多量《またたりやう》の彈力纎維《だんりよくせんゐ》網《まう》を含有《がんいう》せり。

(4) **血管《けつくわん》**　上胃冠動脈《かみゐくわんどうみやく》(左右胃冠動脈《さいうゐくわんどうみやく》の吻合《ふんがふ》)、下胃冠動脈《しもゐくわんどうみやく》(左右胃冠動脈《さいうゐくわんどうみやく》の吻《ふん》合《がふ》)、短胃動脈《たんゐどうみやく》(脾動脈《ひどうみやく》の分枝《ぶんし》)を有《いう》し、靜脈《じやうみやく》は動脈《どうみやく》に沿《そ》ふて、門靜脈《もんじやうみやく》に入《い》る。

(5) **淋巴管《りんぱくわん》**

靜脈《じやうみやく》に沿《そ》ふて走《はし》る。

(6)**神經《しんけい》**　迷走神經《めいそうしんけい》及《およ》び交感神經《かうかんしんけい》の二にして、胃神經叢《ゐしんけいそう》をなす。

第二節　胃《ゐ》の生理《せいり》

凡《およ》そ身體《しんたい》は、常《つね》に新陳代謝《しんちんたいしや》止む事《こと》なく、飲食物《いんしよくぶつ》を攝收《せつしう》する事《こと》は、吾人生存《ごじんせいぞん》の最大重要件《さいだいぢゆうえうけん》なり。胃《ゐ》は吾人《ごじん》の攝收《せつしう》したる飲食物《いんしよくぶつ》を消化《せうくわ》する主要器官《しゆえうきくわん》にして、飲食《いんしよく》せられたる食物《しよくもつ》は未《いま》だ直《たゞち》に動物體《どうぶつたい》の用《よう》に供《きやう》せらるゝ事能《ことあた》はず、即《すなは》ち血中《けつちゆう》に入《い》り得《え》ざるを以《もつ》て先《ま》づ消化《せうくわ》され、代謝缺損《たいしやけつそん》を補《おぎの》ふに適《てき》したる狀態《じやうたい》に化《くわ》して血中《けつちゆう》に入《い》らしむるを要《えう》す。胃《ゐ》は化學的消化作用《くわがくてきせうくわさよう》及《およ》び機械的消化作用《きかいてきせうくわさよう》の二《ふた》つを營《いとな》み、又《また》多少《たせう》の吸收作用《きふしうさよう》をも行《おこな》ふものにして、是等《これら》の作用《さよう》を左《さ》に略述《りやくじゆつ》せん。

胃《ゐ》の消化生理《せうくわせいり》

胃《ゐ》の化學的消化作用《くわがくてきせうくわさよう》

胃液《ゐえき》は主《おも》に蛋白質《たんぱくしつ》を消化《せうくわ》し、動物性《どうぶつせい》の膜《まく》を交流《かうりう》すべき「ペプトン」と爲《な》す傍《かたは》ら乳汁《にうじゆう》を凝固《ぎようこ》せしめ、又脂肪《またしぼう》を分解《ぶんかい》す。蛋白質《たんぱくしつ》を化《くわ》して「ペプトン」と爲《な》すは、胃液中《ゐえきちゆう》にある「ペプシン」と鹽酸《えんさん》の共同《きやうどう》作用《さよう》なり。　**胃小窩《ゐせうくわ》**は、管狀腺《くわんじやうせん》の分泌管口《ぶんぴつくわんこう》にして、分泌管《ぶんぴつくわん》は噴門部《ふんもんぶ》にありては小《せう》にして短《みじか》く、幽門部《いうもんぶ》にありては、大《だい》にして且長《かつなが》し。　**胃液《ゐえき》の量《りやう》**は食量《しよくりやう》にも依《よ》り且勢力《かつせいりよく》にも關《くわん》す。

胃《ゐ》の機械的《きかいてき》消化作用《せうくわさよう》

吾人《ごじん》が袋《ふくろ》に物《もの》を入《い》れ、外《ほか》より兩手《りやうて》を以《もつ》て揉《も》むが如《ごと》き運動《うんどう》にして、食物《しよくもつ》は之《これ》に依《より》て能《よ》く碎《くだ》け、且《かつ》胃液《ゐえき》と混和《こんわ》す。　**平時《へいじ》胃《ゐ》の運動《うんどう》**は緩慢《くわんまん》にして、内容《ないよう》なきときは殆《ほと》んど靜止《せいし》の狀態《じやうたい》にあるべし、食物入《しよくもつい》り來《きた》りたるときは直《たゞ》ちに運動《うんどう》を開始《かいし》す。　**胃《ゐ》の内容《ないよう》**滿《み》ちたるときは、噴門《ふんもん》は閉鎖《へいさ》す、消化時《せうくわじ》に於《おい》ては、輪走筋《りんそうきん》の收縮《しうしゆく》により、深《ふか》き緊縊生《きんいしやう》じ、其《その》緊縊《きんい》の左部《さぶ》は、胃底《ゐてい》を包容《はうよう》して主《おも》に食物《しよくもつ》を貯《たくは》ふるが如《ごと》くし、一定《てい》の緊張度《きんちやうど》にありて内容《ないよう》を壓《お》す、消化《せうくわ》進《すゝ》むに從《したが》ひ、少《すこ》しづゝ徐《おもむろ》に内容《ないよう》を緊縊《きんい》の右部《いうぶ》(幽《いう》門部《もんぶ》)に、送《おく》る。幽門部《いうもんぶ》にありては運動盛《うんどうさかん》に食物《しよくもつ》はよく胃液《ゐえき》と混《こん》ず、胃《ゐ》の中央部《ちゆうあうぶ》より始《はじ》まり、徐《おもむろ》に波動狀《はどうじやう》の縊《くび》れ目《め》、幽門《いうもん》に向《むか》ひて進《すゝ》み、反復《はんぷく》す、然《しか》れども、幽門部《いうもんぶ》は閉鎖《へいさ》せるを以《もつ》て食物《しよくもつ》は通過《つうくわ》せず**且固形物《かつこけいぶつ》**幽門《いうもん》に觸《ふ》るゝ時《とき》は幽門《いうもん》は其閉鎖《そのへいさ》を嚴《げん》にす、故《ゆゑ》に食物《しよくもつ》が幽門《いうもん》に打寄《うちよ》せられて寄《よ》せては返《かへ》し遂《つゐ》に柔《やはら》かに溶解《ようかい》したる時《とき》、幽門《いうもん》は開《ひら》き之《これ》を十二指腸《しちやう》に下《くだ》らしむ、而《しか》して食物《しよくもつ》十二指腸《しちやう》に至《いた》り、十二指《し》腸粘膜《ちやうねんまく》を刺戟《しげき》すれば、反射運動《はんしやうんどう》は直《たゞ》ちに又幽門《またいうもん》を鎖《とざ》さしむ。後《あと》より來《きた》る食物《しよくもつ》は緊縊《きんい》の左部《さぶ》より胃底《ゐてい》部《ぶ》に至《いた》り先着《せんちやく》の物《もの》の上位《じやうゐ》にあり、斯《か》くて先着《せんちやく》のものから、順次《じゆんじ》に緊縊《きんい》の右方《いうはう》に進《すゝ》む。　**消化作用《せうくわさよう》**は食物《しよくもつ》の入《い》りし後幾許《のちいくばく》ならずして始《はじ》まり、二時間《じかん》の後最《のちもつと》も旺盛《わうせい》を極《きは》め、四時《じ》乃至《ないし》五時間《じかん》にて胃《ゐ》は空《くう》虚《きよ》となる、此時《このとき》に至《いた》りては、多《た》小《せう》の小塊《せうくわい》も亦幽門《またいうもん》の閉鎖緩《へいさくわん》にして、逐《つゐ》に十二指腸《しちやう》に入《い》るべし。

滿腹《まんぷく》の時《とき》と雖《いへど》も、水《みづ》を呑《の》めば胃《ゐ》の右方《いうはう》を傳《つた》ひて、胃《ゐ》の小溝《せうこう》より幽門部《いうもんぶ》をも通過《つうくわ》し、腸《ちやう》に至《いた》るを感《かん》ずべし、此小溝《このせうこう》を「カウマン」氏溝《しこう》と云《い》ふ、胃《ゐ》の滿《み》ちたる時《とき》は常《つね》に幽門《いうもん》は鎖《とざ》されて居《ゐ》る。

食慾《しよくよく》は胃粘膜《ゐねんまく》の刺戟《しげき》せらるゝにより起《おこ》る、此粘膜《このねんまく》の刺戟《しげき》せらるゝは、食道《しよくだう》にも及《およ》び、食道下部《しよくだうかぶ》刺戟《しげき》せらるゝ時《とき》は噴門開《ふんもんひら》く。幽門部《いうもんぶ》に於《おい》ては蠕動《だどう》も強《つよ》く行《おこな》はる。食後幽門《しよくごいうもん》の開《ひら》くは、十分乃至《ぶんないし》十五分乃至《ふんないし》三十分《ぶん》の後《のち》と云《い》ふ、而《しか》も酸性《さんせい》の胃内容《ゐないよう》十二指腸粘膜《しちやうねんまく》を刺戟《しげき》すれば又閉鎖《またへいさ》す。食量《しよくりよう》多《た》大《だい》なる時《とき》は、幽門《いうもん》の開《ひら》く度數《どすう》多《おほ》く且大《かつだい》なり。**人工**《じんこう》にて、運動法《うんどうはふ》、鍛錬法《たんれんはふ》、健康法《けんかうはふ》を行《おこ》なふ時《とき》は、消化《せうくわ》を促進《そくしん》し、食慾《しよくよく》起《おこ》る。

胃内《ゐない》の吸收《きふしう》

胃中《ゐちゆう》に於《お》ける吸收《きふしう》は腸内《ちやうない》に於《お》けるよりも少《すく》しと雖《いへ》ども尚相當吸收《なほさうたうきふしう》せらる。

「ペプトン」の如《ごと》きは吸收《きふしう》せらるゝも、水《みづ》のみにて

第一三七圖

胃を壓す部位

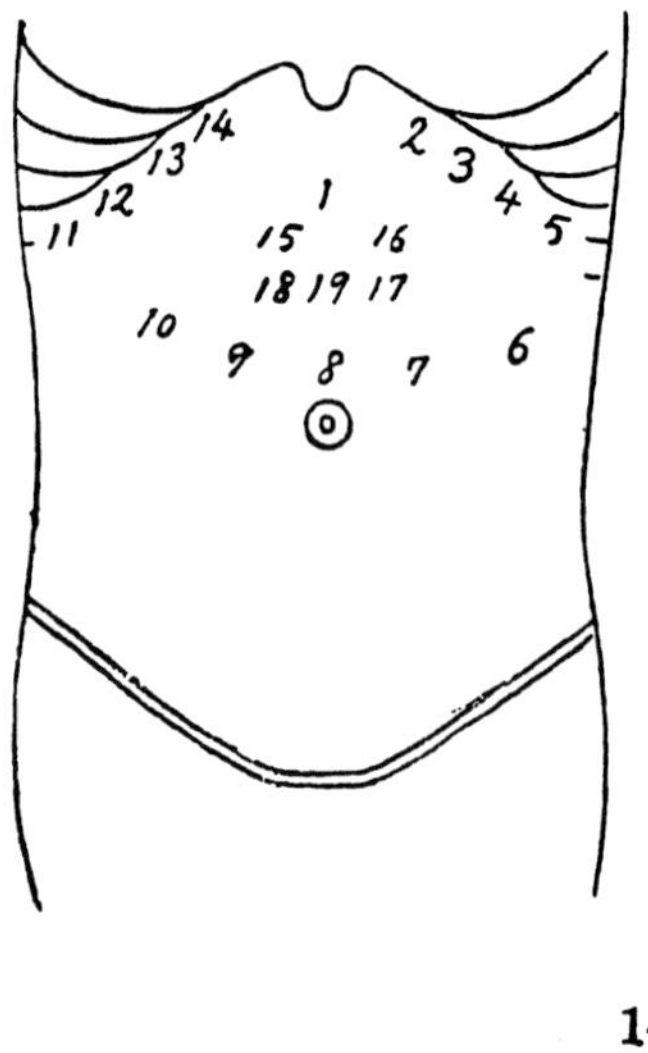

は然《しか》らず。空胃中《くうゐちゆう》に水《みづ》を強飲《がういん》するも殆《ほと》んど吸収《きふしう》せらるゝ事《こと》なし、「アルコール」及《およ》び「アルコール」に溶《と》けたる物質《ぶつしつ》は、容易《ようい》に吸収《きふしう》せらる、空腹《くうふく》の吸収《きふしう》は、食粥《しよくがゆ》を塡《みた》したるときよりも速《すみやか》なり、毒物《どくぶつ》も吸収《きふしう》せらる。

第三節　胃《ゐ》の運動法《うんどうはふ》

指《ゆび》の中節《なかぶし》より先《さき》の當《あた》る様《やう》に三本《ぼん》の指《ゆび》の平《ひら》にて壓《お》す、一壓《あつ》の時間《じかん》は凡《およ》そ三秒《べう》とす。第《だい》一三七圖《づ》に於《おい》て先《ま》づ劍狀突起《けんじやうとつき》の下《した》(1)より壓《お》し始《はじ》め(2)(3)(4)(5)と左肋弓《ひだりろくきゆう》の際《きは》を壓《お》し、(6)(7)は肋骨《ろくこつ》の曲《まが》り角《かど》と臍《へそ》との中《ちゆう》間《かん》、(8)は臍《へそ》の眞上《まうへ》、(9)(10)は臍《へそ》と肋骨《ろくこつ》との中間《ちゆうかん》(11)(12)(13)(14)は右肋骨《みぎろくこつ》の際中央部《きはちゆうあうぶ》を(15)(16)(17)(18)(19)と壓《お》す。三回《くわい》壓《お》す力《ちから》の程度《ていど》は、前腹壁《ぜんふくへき》の少《すこ》し凹《へこ》む程度《ていど》とす。

第四節　胃《ゐ》の鍛錬法《たんれんはふ》

以上《いじやう》の壓部《あつぶ》を壓《お》しながら、內部《ないぶ》より腹壁《ふくへき》の膨《ふく》るゝ様《やう》に靜《しづ》かに徐々《じよく》と力《ちから》を入《い》るべし、膨《ふく》るゝに從《したが》ひ、壓《お》したる手《て》を釣合《つりあは》せつゝ緩《ゆ》るめ、十分《ぶん》に膨《ふく》れたるとき一旦《たん》手《て》を放《はな》つ、然《しか》る後《のち》、腹壁《ふくへき》を徐々《じよく》に緩《ゆる》むべし(**內外呼應**《ないぐわいこおう》と名《な》づく)三回《くわい》に及《およ》ぶ。腹壁《ふくへき》を膨《ふく》らす時《とき》は、腹膜《ふくまく》もあがり、胃《ゐ》も腹壁《ふくへき》に向《むか》つて動《うご》き、かくて胃《ゐ》の筋肉《きんにく》が鍛錬《たんれん》さるゝものとす。著者《ちよしや》は三十年來《ねんらい》の慢性胃病《まんせいゐびやう》なりしが以上《いじやう》の法《はふ》を怠《おこた》らずして行《おこ》なひ胃病《ゐびやう》全《まつた》く癒《なほ》り、尚《な》ほ續行《ぞくかう》して頗《すこぶ》る强健《きやうけん》なる胃《ゐ》となれり、之《こ》れ胃筋《ゐきん》の鍛錬法《たんれんはふ》なる内外呼應《ないぐわいこおう》の賜《たまもの》なり。

第五節　胃《ゐ》の健康法《けんかうはふ》

以上《いじやう》の二法《はふ》を行《おこな》ひたる後《のち》、兩手《りやうて》の平《ひら》を摺《す》り合《あは》せて、それを五十回《くわい》摩擦《まさつ》せる後《のち》、(1)左季肋骨《ひだりきろくこつ》に沿《そ》ふて肋骨《ろくこつ》を定規《じやうぎ》として斜《なゝめ》上下《じやうげ》に摩擦《まさつ》する事《こと》五十回《くわい》。(2)右季肋骨《みぎきろくこつ》に沿《そ》ふて、肋骨《ろくこつ》を定規《じやうぎ》として斜《なゝめ》上下《じやうげ》に摩擦《まさつ》する事《こと》五十回《くわい》。(3)右腸骨《みぎちやうこつ》に沿《そ》ふて斜《なゝめ》上下《じやうげ》に摩擦《まさつ》する事《こと》五十回《くわい》。(4)左腸骨《ひだりちやうこつ》に沿《そ》ふて斜《なゝめ》上下《じやうげ》に摩擦《まさつ》する事《こと》五十回《くわい》。(5)臍《へそ》の直下《ちよくか》を上下《じやうげ》に摩擦《まさつ》する事《こと》五十回《くわい》。(6)左側腹部《ひだりそくふくぶ》より上《うへ》に進《すゝ》み、右《みぎ》に廻《まは》り、下《した》に進《すゝ》み、右側腹《みぎそくふく》より左《ひだり》に廻《まは》り、丸《まる》く摩擦《まさつ》五十回《くわい》。終《をはり》て臍部《さいぶ》を手《て》の平《ひら》にて、靜《しづか》に抑《おさ》へて居《ゐ》る少時《せうじ》。

第二章　十二指腸《しちやう》

第一節　十二指腸《しちやう》の解剖《かいばう》

(1)**部位**《ぶゐ》　臍《へそ》の右上部《みぎじやうぶ》にして上《うへ》は幽門《いうもん》により胃《ゐ》に連接《れんせつ》し、下《した》は小腸《せうちやう》の空腸部《くうちやうぶ》に續《つゞ》く。

(2)**形狀**《けいじやう》　管狀《くわんじやう》なり、十二指《し》横徑《わうけい》の長《なが》さを有《いう》し、馬蹄形《ばていけい》に彎曲《わんきよく》し、膵頭《すいとう》を圍擁《ゐよう》す。

(3)**構造**《こうざう》　粘膜《ねんまく》、筋膜《きんまく》、漿液膜《しやうえきまく》より成《な》る、又凹陷《またかんあお》あり、之《これ》を陰窩《いんくわ》と云《い》ふ。(幽門以下腸管全部《いうもんいかちやうくわんぜんぶ》にあり)。

(4)**血管**《けつくわん》　十二指腸動脈《しちやうどうみやく》にして、此動脈《このどうみやく》は腹部大動脈《ふくぶだいどうみやく》より來《きた》る。靜脈《じやうみやく》は門靜脈《もんじやうみやく》に入《い》る。

(5) 淋巴管《りんぱくわん》　靜脈《じやうみやく》に沿《そ》ふて走《はし》る。

(6) 神經《しんけい》　迷走神經《めいそうしんけい》及《およ》び交感神經《かうかんしんけい》の司配《しはい》を受《う》く。

第二節　十二指腸《しちやう》の生理《せいり》

十二指腸《しちやう》には皺壁《すうへき》多《おほ》く、皺壁《すうへき》の深《ふか》き所《ところ》に管狀《くわんじやう》の小腺《せうせん》ありて、消化液《せうくわえき》たる腸液《ちやうえき》を分泌《ぶんぴつ》す。又彎《またわん》の上《じやう》面《めん》に孔《あな》あり、膽液《たんえき》と膵液《すいえき》と合流《がふりう》し茲《こゝ》に出《い》で、消化《せうくわ》作用《さよう》行《おこ》なはる。

十二指腸《しちやう》の消化生理《せうくわせいり》

十二指腸《しちやう》の化學的消化作用《くわがくてきせうくわさよう》

胃内容《ゐないよう》の十二指腸《しちやう》に入《い》るや、胃内《ゐない》にて已《すで》に溶解《ようかい》したるものと、未《いま》だ溶解《ようかい》せざるものと相混《あひこん》じ、食粥《しよくがゆ》の如《ごと》くなりたる内容《ないよう》は、腸液《ちやうえき》、膽汁《たんじゆう》及《およ》び膵液《すいえき》の化學的消化作用《くわがくてきせうくわさよう》により變化《へんくわ》して、血中《けつちゆう》に吸收《きふしう》し得《う》るものとなるなり。膽汁《たんじゆう》の十二指腸《しちやう》に灌注《くわんちう》するや、胃中《ゐちゆう》より下《くだ》り來《きた》る所《ところ》の酸性食粥《さんせいしよくがゆ》を中和《ちゆうわ》し、若《も》しくば「アルカリー」性《せい》となし、膵液《すいえき》の消化力《せうくわりよく》

第一三八圖

十二指腸及膵

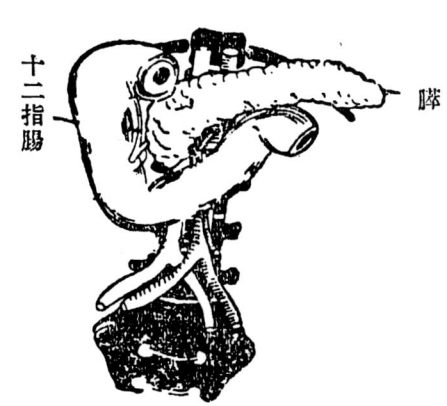

を逞《たくま》しうし易《やす》からしむ。又前《またまへ》に述《の》べたる如《ごと》く、膽膵《たんすい》の二液合流《えきがふりう》して、脂肪《しばう》を乳化《にうくわ》し、身體榮養《しんたいえいやう》の料《れう》となす。

十二指腸《しちやう》の器械的消化作用《きかいてきせうくわさよう》

蠕動運動《だどううんどう》により、内容物《ないようぶつ》を順次《じゅんじ》に小腸《せうちやう》に送《おく》る。

十二指腸内《しちやうない》に於《お》ける吸收《きふしう》

十二指腸《しちやう》の吸收力《きふしうりよく》は旺盛《わうせい》なり、之《こ》れ壁内《へきない》に絨毛《じゆうまう》最《もつと》も盛《さかん》に發生《はつせい》して、腸内腔《ちやうないかう》の面積《めんせき》を非常《ひじやう》に大《だい》ならしめ、又消化液《またせうくわえき》の多量《たりやう》を有《いう》するが故《ゆゑ》なり、榮養品中《えいやうひんちゆう》、十二指腸《しちやう》に吸收《きふしう》せられざるものなし。

第三節　十二指腸《しちやう》の運動法《うんどうはふ》

右肋骨《みぎろくこつ》に近《ちか》き所《ところ》と、臍《へそ》の右斜上《みぎなゝめうへ》に當《あた》る所《ところ》と、臍《へそ》の少《すこ》し左上《ひだりうへ》にあたる所《ところ》と、三ヶ所《しよ》、三本《ぼん》の指《ゆび》の中節《なかぶし》より先《さき》の平《ひら》にて壓《お》すこと三回《くわい》。

第四節　十二指腸《しちやう》の鍛錬法《たんれんはふ》

以上壓《いじやうお》したる部位《ぶゐ》の内外呼應《ないぐわいこおう》、三回《くわい》行《おこ》なふ。

第五節　十二指腸《しちやう》の健康法《けんかうはふ》

第一三九圖

十二指腸チ壓ス部位

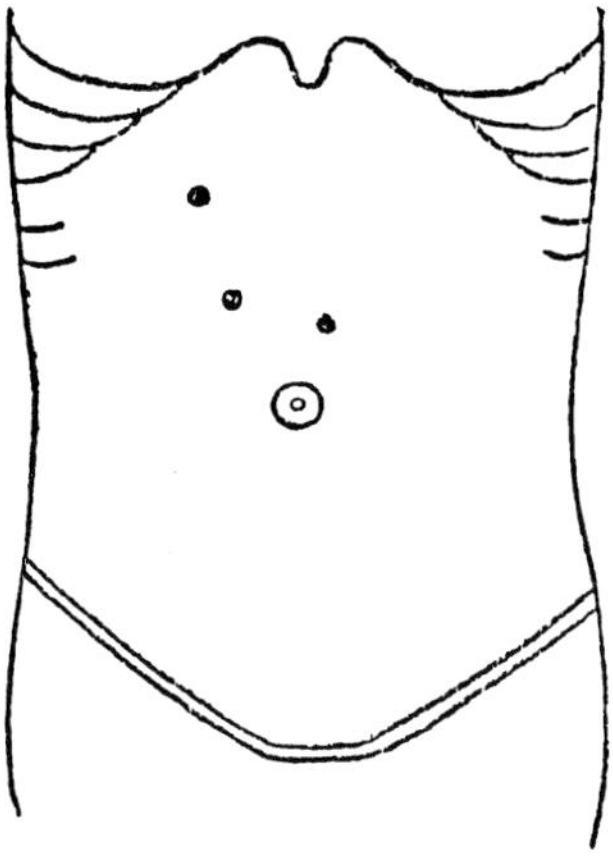

臍《へそ》の右上方《みぎじやうはう》、斜《なゝめ》上下《じやうげ》摩擦《まさつ》五十回《くわい》。

第三章　小《せう》腸《ちやう》

第一節　小腸《せうちやう》の解剖《かいぼう》

(1) **部位《ぶゐ》**　臍輪《さいりん》より臍下《さいか》部《ぶ》にして、上《うへ》は空腸《くうちやう》を以《もつ》て十二指腸《しちやう》に連《つらな》り、下《した》は右腸骨窩《みぎちやうこつくわ》盲腸《まうちやう》部《ぶ》にて大腸《だいちやう》に續《つゞ》く。

空腸《くうちやう》部《ぶ》は臍輪《さいりん》にして、古人《こじん》此《この》部《ぶ》を氣海《きかい》と云《い》ふ元氣《げんき》が海《うみ》の水《みづ》の無限《むげん》に多大《ただい》なる如《ごと》く湧《わ》く所《ところ》と云《い》ふ意味《いみ》にて名《な》づく。臍下丹田《さいかたんでん》とは、田《た》や畑《はた》に物《もの》を作《つく》りて、次《つぎ》から次《つぎ》へと出來《でき》る

第一四〇圖

小腸

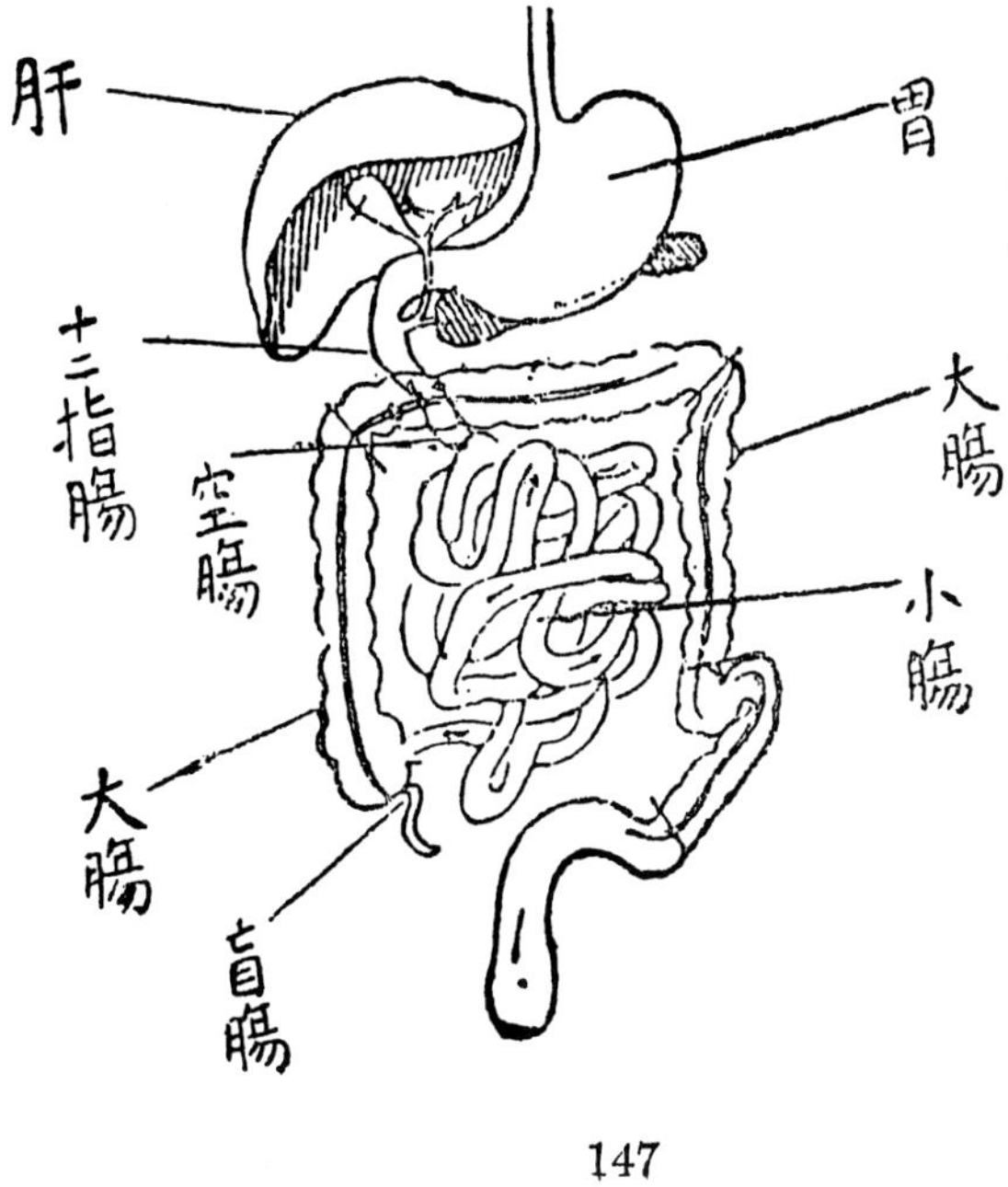

が如《ごと》く、丹薬《たんやく》が出來《でき》る所《ところ》と云《い》ふ意味《いみ》にて丹田《たんでん》と名《な》づく。

(2)**形状**《けいじやう》 管状《くわんじやう》にして、長《なが》さ二十尺餘《しやくよ》なりと云《い》ふ。

(3)**構造**《こうざう》 粘膜《ねんまく》、筋膜《きんまく》、漿液膜《しやうえきまく》にて構成《こうせい》せらる。

粘膜面《ねんまくめん》には絨毛及《じゆうまうおよ》び陷凹《かんあお》あり、絨毛《じゆうまう》は長《なが》さ約《やく》一「ミリメートル」半以下《はんいか》にして、僅《わづ》かに肉眼《にくがん》にて見《み》るものなり。粘膜《ねんまく》は表被固有層《へうひこいうそう》、筋層《きんそう》、粘液膜下層《ねんえきまくかそう》より成《な》る、表被《へうひ》は單圓柱表被《たんゑんちゆうへうひ》にして、絨毛《じゆうまう》の端《はし》迄《まで》も被覆《ひふく》し、尙且《なほかつ》つ陰窩内《いんくわない》にも進入《しんにふ》せり、陰窩内《いんくわない》に新生《しんせい》せる細胞《さいばう》は、漸々淺所《ぜん〴〵せんしよ》に移轉《いてん》して粘膜表面《ねんまくへうめん》に於《おい》て死滅《しめつ》したる細胞《さいばう》の補塡《ほてん》をなす、粘膜固有層《ねんまくこいうそう》は網状及《まうじやうおよ》び、纎維状《せんゐじやう》の兩結締織《りやうけつていしき》より成《な》り、其内《そのうち》に多量《たりやう》の白球《はくきう》を含有《がんいう》せり、粘膜筋層《ねんまくきんそう》は輪走《りんそう》せる内層《ないそう》と縦走《じゆうそう》せる外層《ぐわいそう》とより成《な》る、粘膜下層《ねんまくかそう》は粗糙《そぞう》なる纎維状結締織《せんゐじやうけつていしき》なり。筋膜《きんまく》は内層《ないそう》は厚《あつ》くして輪走《りんそう》し、外層《ぐわいそう》は薄《うす》くして縦走《じゆうそう》せる平滑筋纎維《へいかつきんせんゐ》なり。漿液《しやうえき》膜《まく》は專《もつぱ》ら結締織束條《けつていしきそくでう》より成《な》れども、又多量《またたりやう》の纎維網《せんゐまう》を含有《がんいう》せり。

(4)**血管**《けつくわん》 上腸間膜動脈《かみちやうかんまくどうみやく》、下腸間膜動脈《しもちやうかんまくどうみやく》にして腹部大動脈《ふくぶだいどうみやく》より來《きた》る。靜脈《じやうみやく》は上腸間膜靜脈《かみちやうかんまくじやうみやく》、下腸間膜靜脈《しもちやうかんまくじやうみやく》にして門《もん》靜脈《じやうみやく》に歸《かへ》る。

(5)**淋巴管**《りんぱくわん》 靜脈《じやうみやく》に沿《そ》ふて走《はし》る。

(6)**神經**《しんけい》 交感神經《かうかんしんけい》、迷走神經《めいそうしんけい》なり(但《たゞ》し迷走神經《めいそうしんけい》は交感神《かうかんしん》經《けい》を經由《けいゆ》す）。

第二節　小腸《せうちやう》の生理《せいり》

小腸《せうちやう》に屬《ぞく》する空腸《くうちやう》は、消化《せうくわ》、吸收《きふしう》最《もつと》も旺盛《わうせい》なり、之《こ》れ絨毛《じゆうまう》多《おほ》く、腸腔《ちやうかう》廣大《くわうだい》にして、且《かつ》消化液《せうくわえき》に富《と》むを以《もつ》てなり、小腸《せうちやう》は空腸《くうちやう》より盲腸部《まうちやうぶ》に至《いた》る迄《まで》十數尺《すうじやく》の長《なが》さを有《いう》し、迂曲《うきよく》甚《はなは》だしく、殆《ほと》んど榮養《えいやう》の大部分《だいぶぶん》は玆《こゝ》にて消化《せうくわ》、吸收《きふしう》せらる。

小腸《せうちやう》の消化生理《せうくわせいり》

小腸《せうちやう》の化學的消化作用《くわがくてきせうくわさよう》

腸粘膜《ちやうねんまく》は甚《はなは》だ皺壁《すうへき》に富《と》み、皺壁深《すうへきふか》き所《ところ》に稍《やゝ》管狀《くわんじやう》の部《ぶ》あり、之《こ》れ腺《せん》にして之《こ》れより出《い》づる腸液《ちやうえき》は、強《きやう》「アルカリ」性《せい》を呈《てい》し、蔗糖《しよとう》を分解《ぶんかい》して葡萄糖《ぶどうとう》となす。又胃中《またゐちゆう》より下《くだ》り來《きた》りし酸性食粥《さんせいしよくかゆ》を中和《ちゆうわ》するの外種々《ほかしゆく》の效用《かうよう》を有《いう》す。

小腸《せうちやう》の機械的消化作用《きかいてきせうくわさよう》

振子運動《しんしうんどう》　腸管《ちやうくわん》の蹄係《ていけい》の中《なか》に內容《ないよう》は、右《みぎ》に行《ゆ》きて左《ひだり》に歸《かへ》り、一分間《ぷんかん》に約《やく》十回《くわい》乃至《ないし》十二回反復《くわいはんぷく》して食粥《しよくかゆ》を善《よ》く混和《こんわ》す。

蠕動運動　輪状筋収縮《りんじやうきんしうしゆく》して、管《くわん》に緊縊《きんい》を生《しやう》じ、又縦行筋収縮《またじゆうかうきんしうしゆく》して、管《くわん》の長《なが》さを短縮《たんしゆく》す。緊縊《きんい》は十二指腸《しちやう》の始部《しぶ》より始《はじ》まり、次第《しだい》に腸管《ちやうくわん》を傳《つた》はりて進《すゝ》む、其運動極《そのうんどうきは》めて微慢《びまん》なり、而《しか》して食物《しよくもつ》の小腸《せうちやう》にあるは、約《やく》三時間乃至《じかんないし》五時間《じかん》なり、小腸《せうちやう》と大腸《だいちやう》の間《あひだ》に括約筋《くわつやくきん》あり、大小兩腸《だいせうりやうちやう》の間《あひだ》を閉鎖《へいさ》する運動行《うんどうおこな》はる。

小腸粘膜《せうちやうねんまく》に發生《はつせい》せる**乳糜管**《にうびくわん》は、上行《じやうかう》して淋巴《りんぱ》胸管《きようくわん》に開口《かいこう》し、**蠕動運動**により乳糜液《にうびえき》を之《こ》れに送《おく》る

小腸《せうちやう》**の吸収**《きふしう》

小腸《せうちやう》は吸収《きふしう》の旺盛《わうせい》なる所《ところ》にして、小腸《せうちやう》の粘膜《ねんまく》にある絨毛《じゆうまう》は密《ひそか》に相接《あひせつ》して腸《ちやう》一面《めん》を被《おほ》ふ。絨毛實質《じゆうまうじつしつ》は結締織《けつていしき》の網系《まうけい》より成《な》る。絨毛結締識中《じゆうまうけつていしきちゆう》の間《あひだ》に大淋巴管《だいりんぱくわん》あり、絨毛實質中《じゆうまうじつしつちゆう》の含水小管悉《がんすゐせうくわんことごと》く之《これ》に注《そゝ》ぐ水及鹽類《みづおよびえんるゐ》は吸収極《きふしうきは》めて容易《ようい》なり、大腸《だいちやう》に於《お》けるよりも小腸《せうちやう》に於《おい》て殊《こと》に著《いちじる》しく、皆血管《みなけつくわん》に入《い》りて去《さ》る。其乳糜管《そのにうびくわん》に入《い》るものは尠《すくな》し。

含水炭素《がんすゐたんそ》、何《いづ》れの形《かたち》にて吸収《きふしう》されたるものも、血管《けつくわん》の中《なか》に入《い》り門脈《もんみやく》に注《そゝ》ぐ。

吸収《きふしう》されたる砂糖《さたう》の量多《りやうおほ》き時《とき》は、一部《ぶ》は乳糜《にうび》の中《なか》にも入《い》る、門脈《もんみやく》に入《い》りて、肝臓《かんざう》に達《たつ》したるものは變化《へんくわ》して肝細胞《かんさいばう》の中《なか》に貯《たくは》へらる。其量過多《そのりやうくわた》なる時《とき》は血中《けつちゆう》を流《なが》れて、腎臓《じんざう》に至《いた》り排泄《はいせつ》せらる。

種々《しゆぐ》の形《かたち》にて攝取《せつしゆ》されたる蛋白質《たんぱくしつ》は何《いづ》れも「アミノ」酸《さん》の階級迄細析《かいきふまでさいせき》せられ、血中《けつちゆう》に吸收《きふしう》せらる。脂胞《しばう》は膽汁及《たんじゆうおよ》び、腸液等《ちやうえきとう》にて溶觧《ようかい》せられ、吸收《きふしう》せられて、主《おも》に乳糜管《にうびくわん》に注《そゝ》ぐ。

第三節　小腸《せうちやう》の運動法《うんどうはふ》

臍《へそ》の輪《ゐはり》を三本《ぼん》の指頭《しとう》にて壓《お》す、先《ま》づ臍《へそ》の際《きは》にあて、少《すこ》し外方《ぐわいはう》に壓《お》し、指《ゆび》を起《おこ》し臍《へそ》より一寸《すん》五分《ぶ》の所《ところ》にて第《だい》一四一圖《づ》の臍輪點《さいりんてん》を七ケ所指壓《しよしあこ》、三回《くわい》、行《おこ》なふ。三本《ぼん》の指《ゆび》の中節《なかぶし》より先《さき》を當《あ》て、第《だい》一四一圖《づ》の臍下《さいか》九點《てん》を壓《お》す。事《こと》三回《くわい》、行《おこ》なふ。

第四節　小腸《せうちやう》の鍛錬法《たんれんはふ》

小腸部位《せうちやうぶゐ》の壓點《あつてん》を、內外呼應《ないぐわいこおう》して壓《お》す、三回《くわい》、行《おこ》なふ。

第五節　小腸《せうちやう》の健康法《けんかうはふ》

兩腸骨窩部《りやうちやうこつくわぶ》及《およ》び臍直下《へそちよくか》を摩《ま》擦《さつ》す各《かく》五十回《くわい》。

第四章　大腸《だいちやう》

第一四一圖

臍輪及小腸壓點

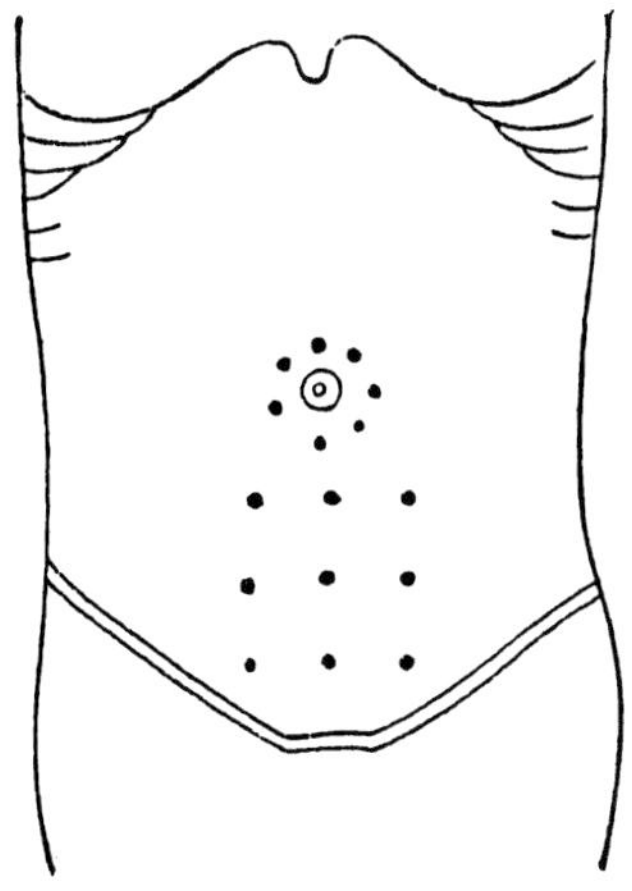

第一節　大腸《だいちやう》の解剖《かいばう》

(1)**部位《ぶゐ》**　右腸骨窩《みぎちやうこつくわ》に起《おこ》り、上行《じやうかう》して臍《へそ》より上位《じやうゐ》に進《すゝ》み、折《を》れて左《ひだり》に向《むか》ひ、左側腹《さそくふく》の所《ところ》は少《すこ》し上《のぼ》り、又折《またを》れて下行《かかう》し、茲《こゝ》にS状型《えすじやうけい》を造《つく》り、又《また》下行《かかう》して直腸《ちよくちやう》に、終《をは》る。

(2)**形状《けいじやう》**　管状《くわんじやう》にして、始部《しぶ》なる盲腸部《まうちやうぶ》に於《おい》ては盲状《まうじやう》をなす、其下端《そのかたん》に蟲様突起《ちゆうやうとつき》あり、大腸《だいちやう》の外部《ぐわいぶ》は凸凹甚《とつあふはなは》だしく爲《た》めに結腸《けつちやう》の名《な》あり。

(3)**構造《こうざう》**　粘膜《ねんまく》、筋膜《きんまく》、漿液膜《しやうえきまく》より成《な》る、粘膜《ねんまく》には絨毛《じゆうまう》なくして平滑《へいかつ》なり。多數《たすう》の淋巴節《りんぱせつ》を有《いう》す。蟲《ちゆう》様突起部《やうとつきぶ》も粘膜内《ねんまくない》には淋巴球《りんぱきう》の滲潤《しんじゆん》すること甚《はなは》だし、筋膜《きんまく》は其外層《そのぐわいそう》は縦走纖維《じゆうそうせんゐ》集《あつま》りて、所謂結腸靱帯《いはゆるけつちやうじんたい》となる。漿液膜《しやうえきまく》は小腸《せうちやう》のものと同《おな》じ。

(4)**血管《けつくわん》**　上腸間膜動脈《かみちやうかんまくどうみやく》、下腸間膜動脈《しもちやうかんまくどうみやく》にして、靜脈《じやうみやく》は門靜脈《もんじやうみやく》に歸《かへ》る。

(5)**淋巴管《りんぱくわん》**　靜脈《じやうみやく》に沿《そ》ふて走《はし》る。

(6)**神經《しんけい》**　迷走神經《めいそうしんけい》（交感神經經由《かうかんしんけいけいゆ》）及《およ》び交感神經《かうかんしんけい》より司配《しはい》さる。

第一四二圖

大腸

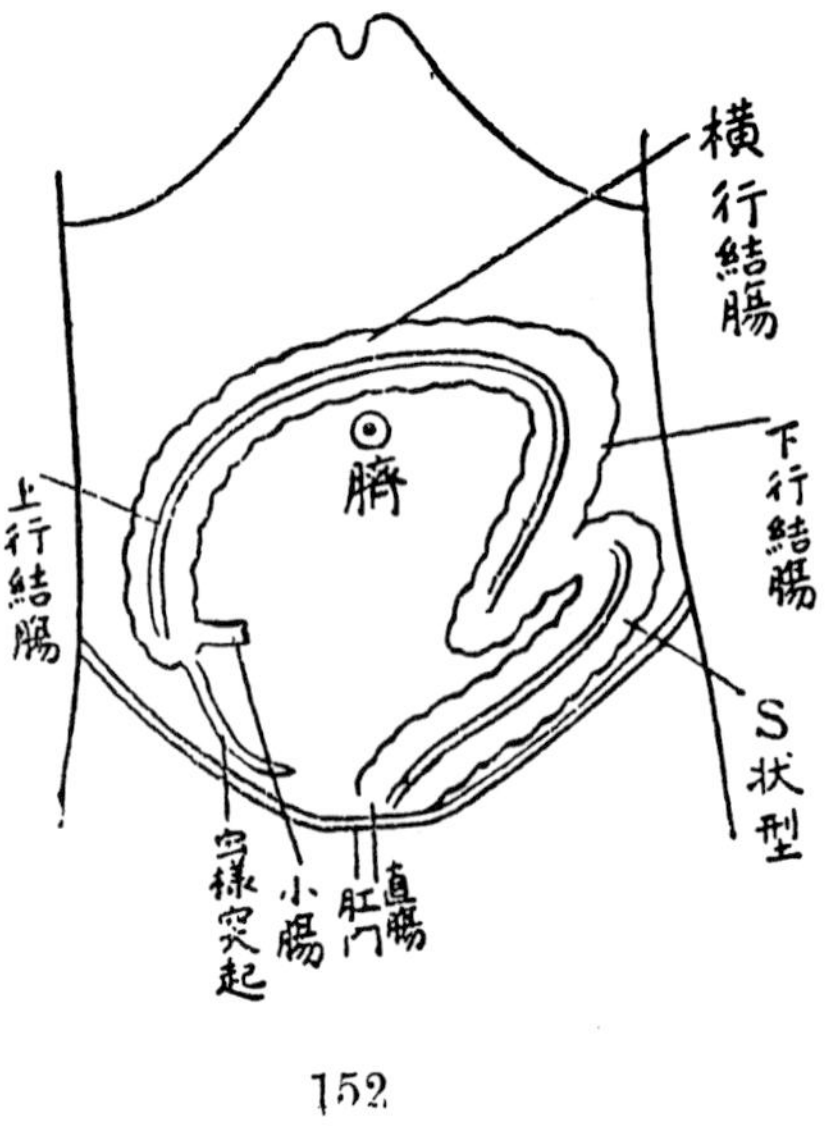

第二節　大腸《だいちやう》の生理《せいり》

大腸《だいちやう》に於《おい》ては、胃《ゐ》、十二指腸《しちやう》及《およ》び、小腸《せうちやう》に於《おい》て、消化《せうくわ》、吸收《きふしう》せられたる食物《しよくもつ》の殘餘《ざんよ》を收容《しうよう》し、其榮《そのえい》養《やう》を採《と》るも、主《しゆ》として、水分《すゐぶん》を吸收《きふしう》し、終端《しふたん》に近《ちかづ》けば滓粕《さいはく》を體外《たいぐわい》に排出《はいしゆつ》す。小腸《せうちやう》と大腸《だいちやう》との境《さかひ》に於《おい》て輪狀筋《りんじやうきん》あり、括約筋《くわつやくきん》となり而《しか》して管腔瓣《くわんかうべん》あり、完全《くわんぜん》に鎖《とざ》されて、一旦《たん》大腸《だいちやう》に下《くだ》りたるものゝ逆戻《ぎやくれい》を許《ゆる》さず食物《しよくもつ》の大腸《だいちやう》に滯在《たいざい》するは普通《ふつう》十二時間《じかん》を超《こ》ゆ。第《だい》一肛門括約筋《こうもんくわつやくきん》は肛門外《こうもんぐわい》にあり、第《だい》二肛門括約筋《こうもんくわつやくきん》は肛門内《こうもんない》にあり、第《だい》三肛門括約筋《こうもんくわつやくきん》は、S狀型《エスじやうがた》の下端《かたん》に在《あ》り、第《だい》一のみ隨意筋《ずゐいきん》を以《もつ》て構成《こうせい》せらる。

大腸《だいちやう》の消化生理《せうくわせいり》

大腸《だいちやう》の化學的消化作用《くわがくてきせうくわさよう》

已《すで》に榮養《えいやう》の大部分《だいぶぶん》は消化《せうくわ》されしと雖《いへど》も、尙腸液《なほちやうえき》を分泌《ぶんぴつ》して、消化《せうくわ》せしむ。

大腸《だいちやう》の機械的消化作用《きかいてきせうくわさよう》

盲腸及《まうちやうおよび》結腸《けつちやう》の上部《じやうぶ》に於《おい》ては、普通蠕動運動《ふつうだどううんどう》の外《ほか》、逆行蠕動《ぎやくかうだどう》あり、來《きた》りしものを誘《さそ》ひて逆行《ぎやくかう》せしむ斯《かく》の如《ごと》き運動《うんどう》は腸筋《ちやうきん》の緊縊《きんい》が交互《かうご》に行《おこな》はるゝに由《よ》る、便通《べんつう》は主《しゆ》として大腸《だいちやう》の蠕動運動《だどううんどう》による、もし過敏《くわびん》なるときは下痢《げり》し、蠕動乏《だどうとぼ》しき時《とき》は祕結《ひけつ》す。

第三節　大腸《だいちやう》の運動法《うんどうはふ》

右腸骨窩《みぎちやうこつくわ》より壓《お》し始《はじ》め、上行《じやうかう》して臍《へそ》の上位《じやうゐ》の高《たか》さの部位《ぶゐ》を左《ひだり》に横行《わうかう》して指壓《しあつ》し、左側腹《さそくふく》の上部《じやうぶ》より下行《かかう》し、左腸骨窩《ひだりちやうこつくわ》を恥骨窩《ちこつくわ》の際《きは》まで、指壓《しあつ》を行《おこ》なふ。第《だい》一四三圖《づ》の如《ごと》く、右《みぎ》二列《れつ》、左《ひだり》三列《れつ》、各《かく》三回《くわい》。

第四節　大腸《だいちやう》の鍛錬法《たんれんはふ》

大腸《だいちやう》の壓點《あつてん》を壓《お》して居《ゐ》ながら、内部《ないぶ》より力《ちから》を入《い》れ、内外呼應《ないぐわいこおう》三回行《くわいおこ》なふ。

第五節　大腸《だいちやう》の健康法《けんかうはふ》

左右腸骨《さいうちやうこつ》に沿《そ》ふて兩手《りやうて》の平《ひら》にて、左右同時《さいうどうじ》に摩擦《まさつ》する事《こと》五十回《くわい》、臍《へそ》の上際《うへぎは》を横《よこ》に摩擦《まさつ》する事《こと》五十回《くわい》。

第五章　肝臓《かんざう》

第一節　肝臓《かんざう》の解剖《かいばう》

第一四三圖

大腸壓點

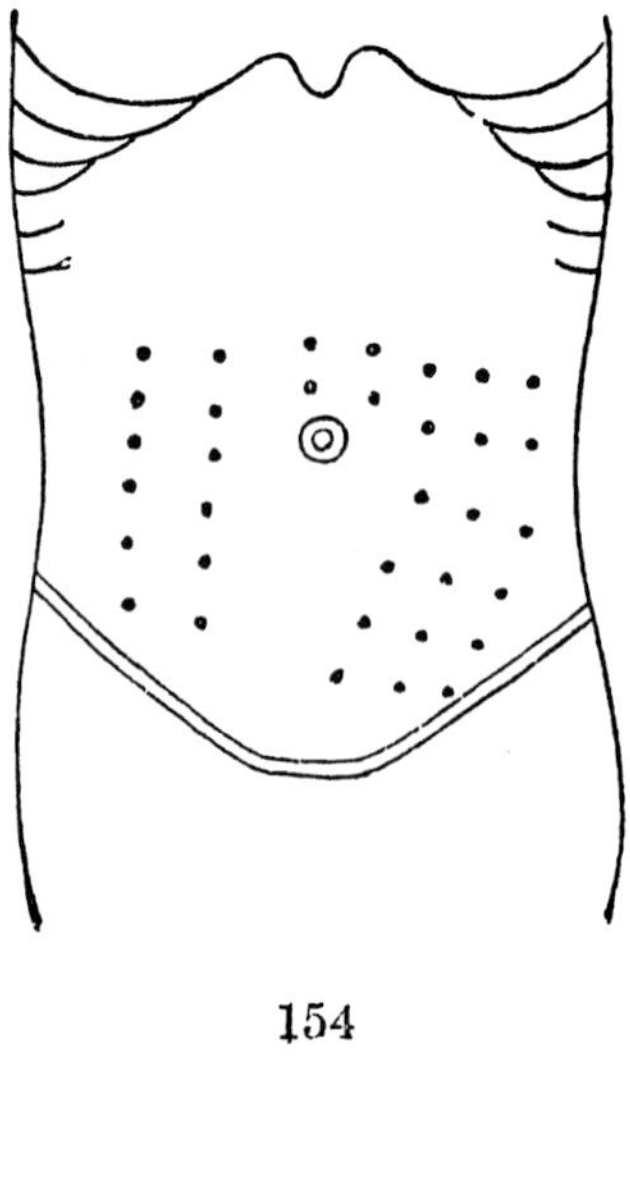

(1) **部位**《ぶゐ》　横隔膜《わうかくまく》の下際《かさい》に接《せつ》し、右季肋部《みぎきろくぶ》に在《あ》り、腹膜《ふくまく》にて被覆《ひふく》せらる、一部《ぶ》は胃《ゐ》の右端《うたん》を蔽《おほ》ふ。

(2) **形狀**《けいじやう》　上面《じやうめん》は圓形《ゑんけい》に隆起《りゆうき》し、横隔膜《わうかくまく》に接觸《せつしよく》す。玆《こゝ》に提肝靭帶《ていかんじんたい》あり、下面《かめん》は稍《やゝ》凹《くぼ》み、前面《ぜんめん》は尖《とが》りて遊離《いうり》し、後面《こうめん》は鈍圓《どんゑん》にして横隔膜《わうかくまく》に密接《みつせつ》す、右《う》葉《えふ》は厚大《こうたい》にして左葉《さえふ》は薄小《はくせう》なり。

(3) **構造**《こうざう》　粘膜《ねんまく》、筋膜《きんまく》、漿液膜《しやうえきまく》より成《な》る複合管狀《ふくがふくわんじやう》腺《せん》なり。左右兩葉《さいうりやうえふ》より其内部《そのないぶ》に於《おい》て分泌《ぶんぴつ》せる膽《たん》汁《じゆう》を輸送《ゆさう》すべき肝管《かんくわん》を發生《はつせい》し、膽嚢《たんなう》に連絡《れんらく》す、膽嚢《たんなう》よりは又《また》一條《でう》の輸膽管《ゆたんくわん》を發生《はつせい》し、膵管《すいくわん》と會《くわい》合《がふ》し、十二指腸《しちやう》の後壁《こうへき》に開口《かいこう》す。膽嚢《たんなう》は右縦溝《みぎじゆうこう》の前縁《ぜんえん》に存在《そんざい》し、膽汁《たんじゆう》を貯藏《ちくざう》す。

第一四四圖　肝臟下面

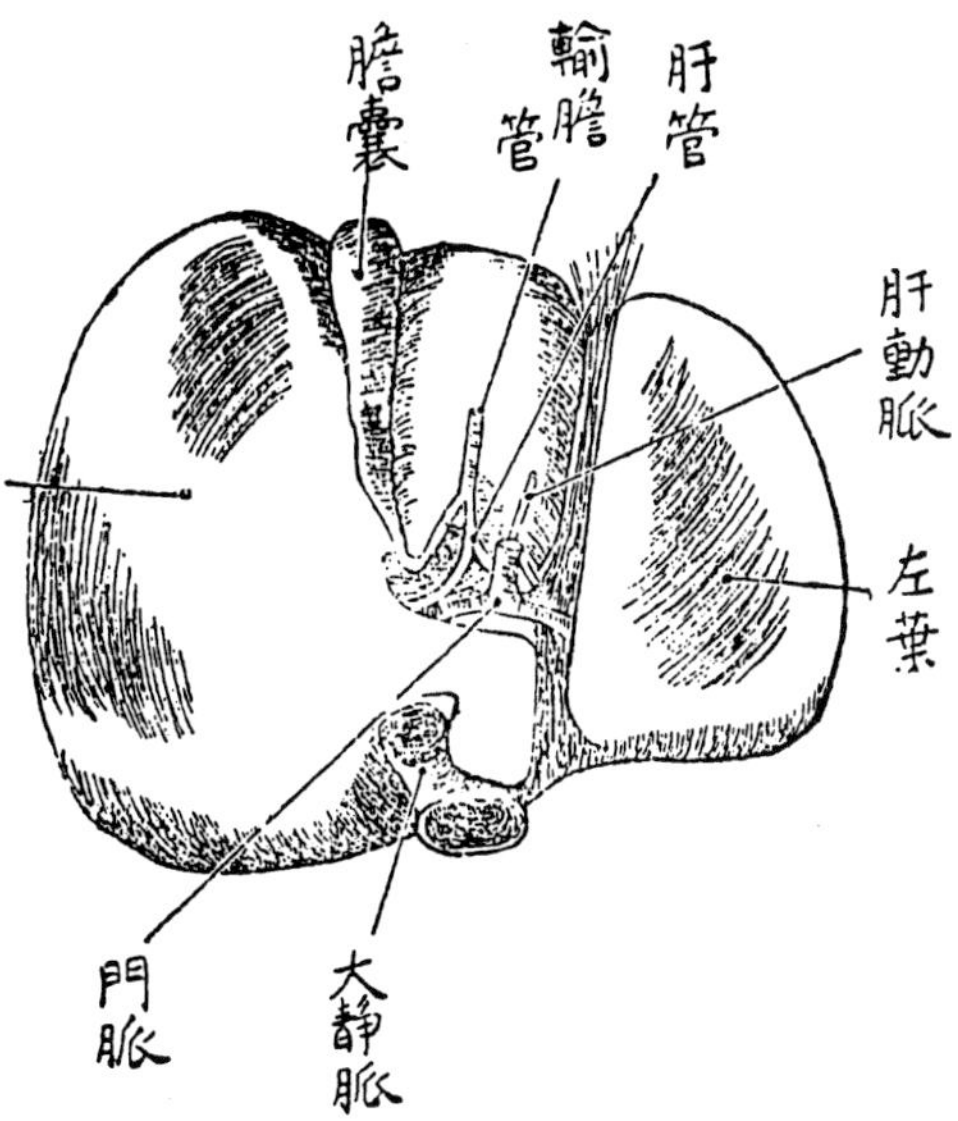

(4) **血管**《けつくわん》　肝動脈《かんどうみやく》は稍大《やゝだい》にして、腹部大動脈《ふくぶだいどうみやく》より來《きた》り右方《いうはう》に彎曲《わんきよく》し、肝《かん》十二指腸靭帶《しちやうじんたい》を經《へ》て肝門《かんもん》に至《いた》り、左右《さいう》の二枝《し》となり、肝《かん》の實質《じつしつ》を循《めぐ》り分岐《ぶんき》して肝小葉間《かんせうえふかん》に入《い》り、毛細管《まうさいくわん》となる、肝靜脈《かんじやうみやく》は

肝《かん》の實質《じつしつ》に起《おこ》り、動脈《どうみやく》に沿《そ》ふて走《はし》る。

(5) **淋巴管《りんぱくわん》**は　肝實質《かんじつしつ》に起《おこ》り、靜脈《じやうみやく》に沿《そ》ふて走《はし》る。

(6) **神經《しんけい》**　內臟動脈軸叢《ないぞうどうみやくぢくさう》より來《きた》り、肝實質《かんじつしつ》に分布《ぶんぷ》す。

第二節　肝臟《かんざう》の生理《せいり》

門靜脈《もんじやうみやく》は肝臟《かんざう》に入《い》り分岐《ぶんき》して肝《かん》の小葉內《せうえふない》に循《めぐ》り、微枝《びし》を發生《はつせい》し毛細管網《まうさいくわんまう》となる。而《しか》して膽汁《たんじふ》を產出《さんしゆつ》し之《これ》を肝管《かんくわん》により一旦《たん》膽囊《たんなう》に貯《たくは》へ、水分《すゐぶん》漸《やうや》く吸收《きふしう》され粘調《ねんてう》なるものを輸膽管《ゆたんくわん》により十二指腸《しちやう》に注《そゝ》ぐ、膽汁《たんじふ》は黃褐色《くわうかつしよく》にして味《あぢ》甚《はなは》だ苦《にが》く香《か》稍《やゝ》麝香《じやかう》に似《に》たり、膵《すい》液《えき》と合《がつ》して澱粉《でんぷん》を消化《せうくわ》し、又《また》脂肪《しばう》を乳化《にうくわ》す。或《あるひ》は胃《ゐ》液《えき》の酸性《さんせい》を中和《ちゆうわ》し、腸壁《ちやうへき》をして脂肪《しばう》の吸收《きふしう》を容易《ようい》ならしめ、腸《ちやう》の消化《せうくわ》を能《よ》くす、其他《そのた》幾多《いくた》の化學的《くわがくてき》作用《さよう》に富《と》む。

第一四五圖

肝臟壓點

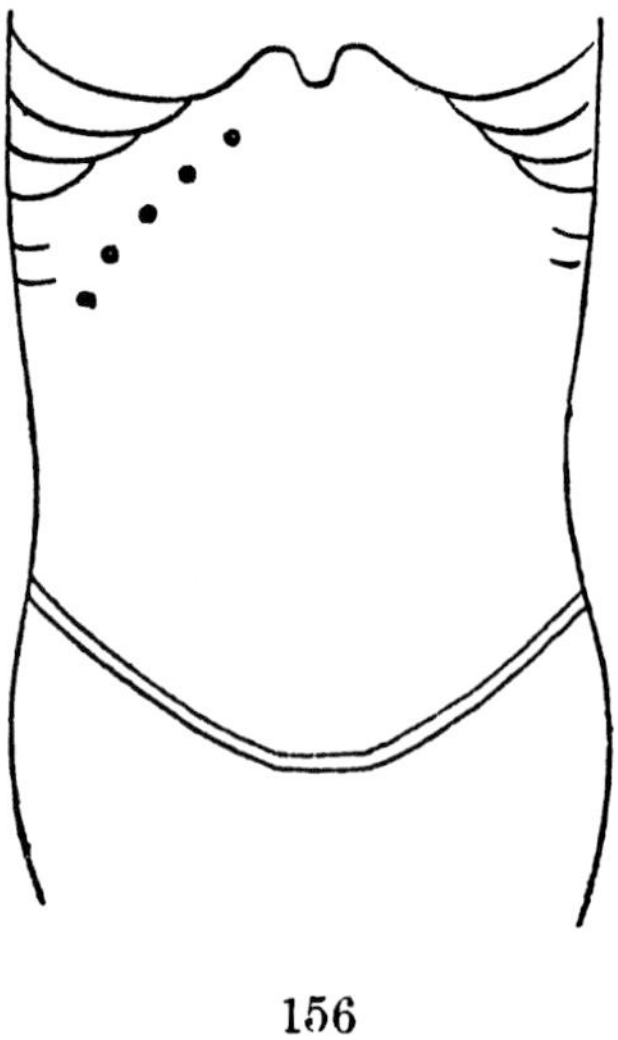

第三節　肝臟《かんざう》の運動法《うんどうはふ》

右季肋部《みぎきろくぶ》を第《だい》一四五圖《づ》の如《ごと》く五點壓《てんお》す事《こと》、三回《くわい》、行《おこな》はふ。

第四節　肝臓《かんざう》の鍛錬法《たんれんはふ》

右季肋部《みぎきろくぶ》を壓《お》して居《ゐ》て、靜《しづ》かに内《うち》より膨《ふく》らし、壓《お》したる手《て》を少《すこ》しづゝ緩《ゆる》め之《これ》をはなつ、五ヶ所各三回《しよかくくわい》行《おこ》なふ。

第五節　肝臓《かんざう》の健康法《けんかうはふ》

右季肋部《みぎきろくぶ》を肋骨《ろくこつ》に沿《そ》ふて斜《なゝめ》上下《じやうげ》に摩擦《まさつ》五十回《くわい》、行《おこ》なふ。

第六章　膵《すい》臓《ざう》

第一節　膵臓《すいざう》の解剖《かいばう》

(1) **部位**《ぶゐ》　胃《ゐ》の後下部《こうかぶ》にして、第《だい》一腰推《えうつい》に對《たい》す。膵頭《すいとう》は十二指腸《しちやう》の彎曲部《わんきよくぶ》に抱擁《はうよう》せらる。

(2) **形狀**《けいじやう》　長扁平《ちやうへんぺい》にして恰《あたか》も牛舌《ぎうせつ》の如《ごと》し。

(3) **構造**《こうざう》　單圓柱狀表被《たんゑんちゆうじやうへうひ》と結締識《けつていしき》より成《な》る。腺葉《せんえふ》に小排泄管《せうはいせつくわん》を生《しやう》じ、合《あは》せて一條《でう》の膵管《すいくわん》となり、膵頭《すいとう》を出《い》で輸膽管《ゆたんくわん》と會合《くわいがふ》して十二指腸《しちやう》に開口《かいこう》す。

(4) 血管《けつくわん》　動脈《どうみやく》は十二指腸動脈及《しちやうどうみやくおよ》び脾《ひ》動脈《どうみやく》の分枝《ふんし》にして、靜脈《じやうみやく》は脾《ひ》靜脈《じやうみやく》及《およ》び上腸《かみちやう》間膜靜《かんまくじやう》脈《みやく》に歸《かへ》る。

(5) 淋巴管《りんぱくわん》　腺葉《せんえふ》より發生《はつせい》し、靜脈《じやうみやく》

に沿《そ》ふて走《はし》る。　(6)神經《しんけい》　迷走神經《めいそうしんけい》及《およ》び交感神經《かうかんしんけい》にして、腺實質《せんじつしつ》に分布《ぶんぷ》す。

第二節　膵臟《すいぞう》の生理《せいり》

主《しゆ》として膵液《すいえき》を分泌《ぶんぴつ》するの腺《せん》なり、而《しか》して外分泌《ぐわいぶんぴつ》に對《たい》して内分泌《ないぶんぴつ》と稱《しやう》する膵臟《すいぞう》「ホルモン」ありと云《い》ふ、膵液《すいえき》は蛋白質《たんぱくしつ》を消化《せうくわ》し、澱粉《でんぷん》を糖化《たうくわ》す、其《その》他化學的作用《たくわがくてきさよう》に富《と》む。

第三節　膵臟《すいぞう》の運動法《うんどうはふ》

臍《へそ》の少《すこ》し上部《じやうぶ》を第《だい》一四六圖《づ》の如《ごと》く三回《くわい》壓《お》す。

第四節　膵臟《すいぞう》の鍛錬法《たんれんはふ》

臍《へそ》の少《すこ》し上部《じやうぶ》を壓《お》して居《ゐ》て中《なか》より力《ちから》を入《い》れる、三回行《くわいかう》なふ。

第五節　膵臟《すいぞう》の健康法《けんかうはふ》

臍《へそ》の少《すこ》し上部《じやうぶ》を左右《さいう》に摩擦《まさつ》する五十回《くわい》。

第七章　脾臟《ひぞう》

第一四六圖

膵ノ壓點

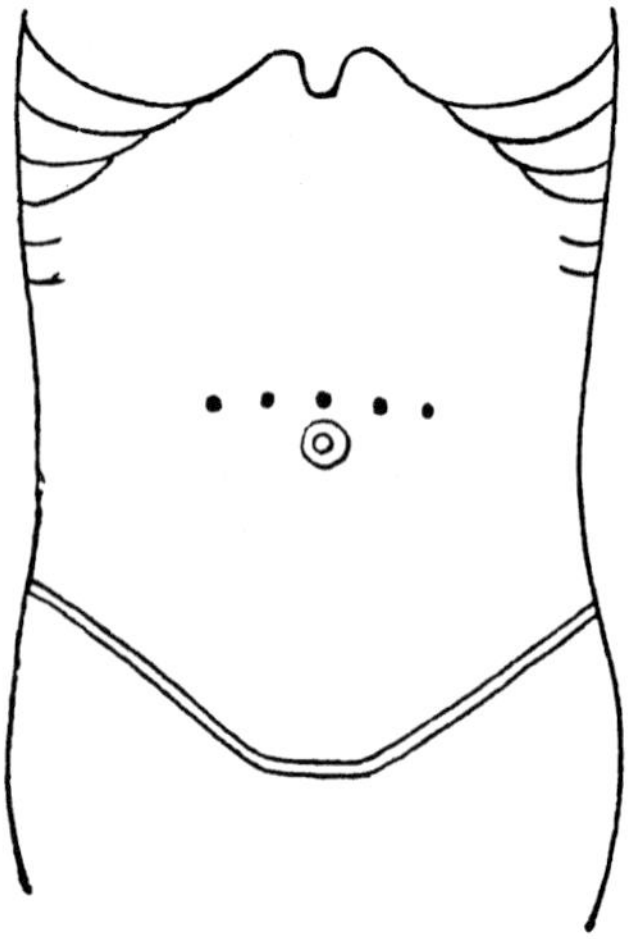

第一節　脾臓《ひざう》の解剖《かいばう》

(1) **部位《ぶゐ》**　左季肋部《ひだりきろくぶ》にして、胃底《ゐてい》の後外側《こうぐわいそく》にあり。

(2) **形状《けいじやう》**　扁平卵圓《へんぺいらんゑん》にして褐色《くわつしよく》を帯《お》ぶ。

(3) **構造《こうざう》**　纖維膜《せんゐまく》及《およ》び脾髄《ひずゐ》より成《な》る。纖維膜《せんゐまく》は結締織《けつていしき》及《およ》び彈力纖維《だんりよくせんゐ》より成《な》り。脾《ひ》の表面《へうめん》を被《おほ》て實質《じつしつ》に穿入《せんにふ》す。之《これ》を脾材《ひざい》と云《い》ふ。脾髄《ひずゐ》は顆粒状《くわりふじやう》にして、無數《むすう》の白血球《はくけつきう》あり。

(4) **血管《けつくわん》**　動脈《どうみやく》は脾《ひ》門《もん》より進《すゝ》み分岐《ぶんき》して毛細管《まうさいくわん》となる。靜脈《じやうみやく》は門脈《もんみやく》に歸《かへ》る。

(5) **淋巴管《りんぱくわん》**　靜脈《じやうみやく》に沿《そ》ふて走《はし》る。

(6) **神經《しんけい》**、内臓《ないざう》

第一四七圖

脾臓

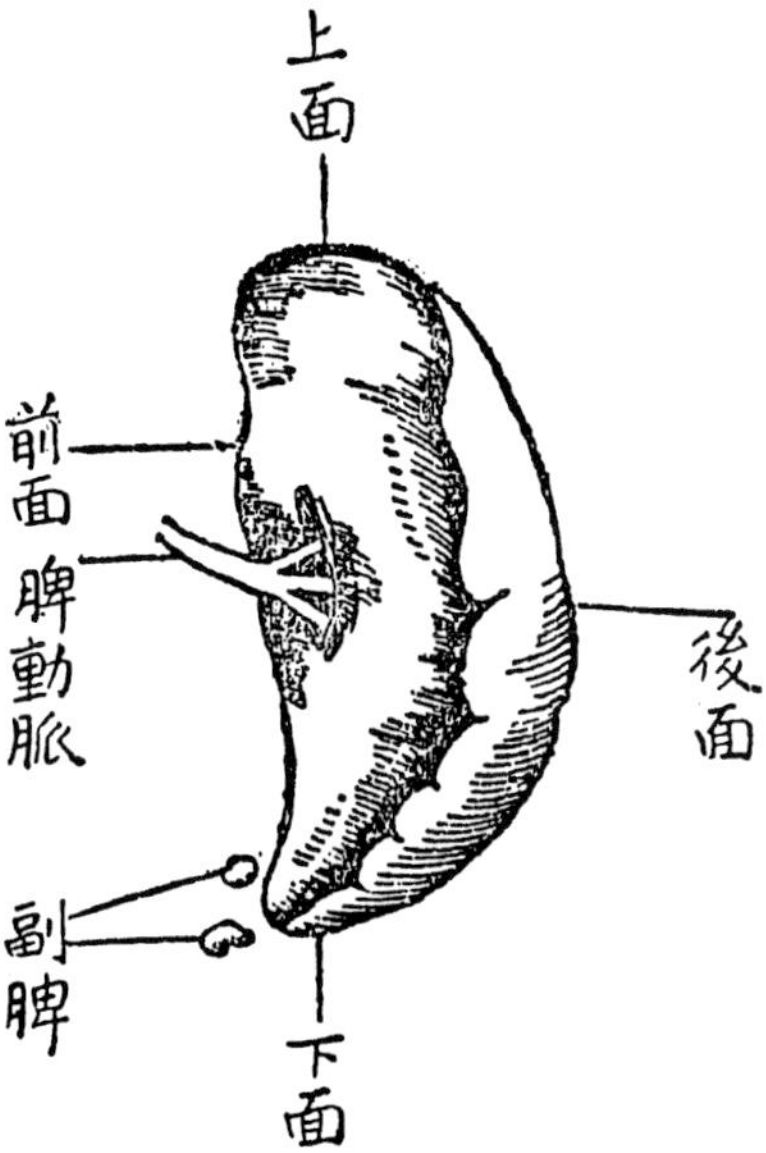

第一四八圖

脾臓壓點

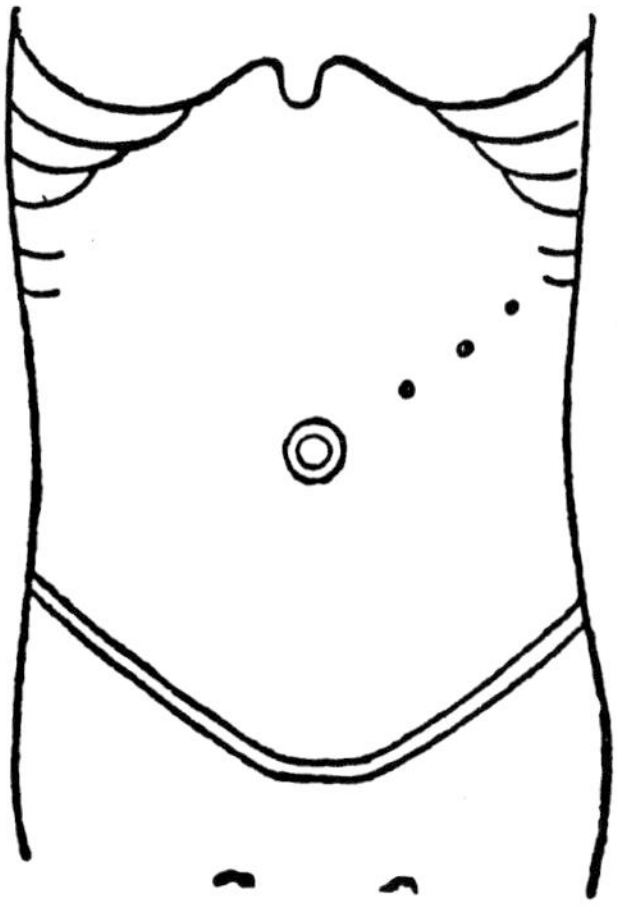

動脈軸叢《どうみやぢくそう》より來《きた》る。

第二節　脾臟《ひぞう》の生理《せいり》

赤血球《せきけつきう》を破壞《はくわい》し、白血球《はつけつきう》を新生《しんせい》す。

第三節　脾臟《ひぞう》の運動法《うんどうはふ》

第一四八圖《づ》の如《ごと》く壓《お》す事《こと》、三回《くわい》行《おこ》なふ。

第四節　脾臟《ひぞう》の鍛錬法《たんれんはふ》

同上部位《どうじやうぶゐ》內外呼應各《ないぐわいこふうかく》三回《くわい》行《おこ》なふ。

第五節　脾臟《ひぞう》の健康法《けんかうはふ》

同上部位《どうじやうぶゐ》を摩擦《まさつ》する事《こと》五十回《くわい》行《おこ》なふ。

第八章　腎《じん》　臟《ざう》

第一節　腎臟《じんざう》の解剖《かいばう》

(1)**部位《ぶゐ》**　上二個《じやうこ》の腰推《えうつい》に對《たい》し腹腔《ふくかつ》の後壁脊柱《こうへきせきずい》の兩側《りやうがわ》にあり。

第一四九圖

腎臟形狀

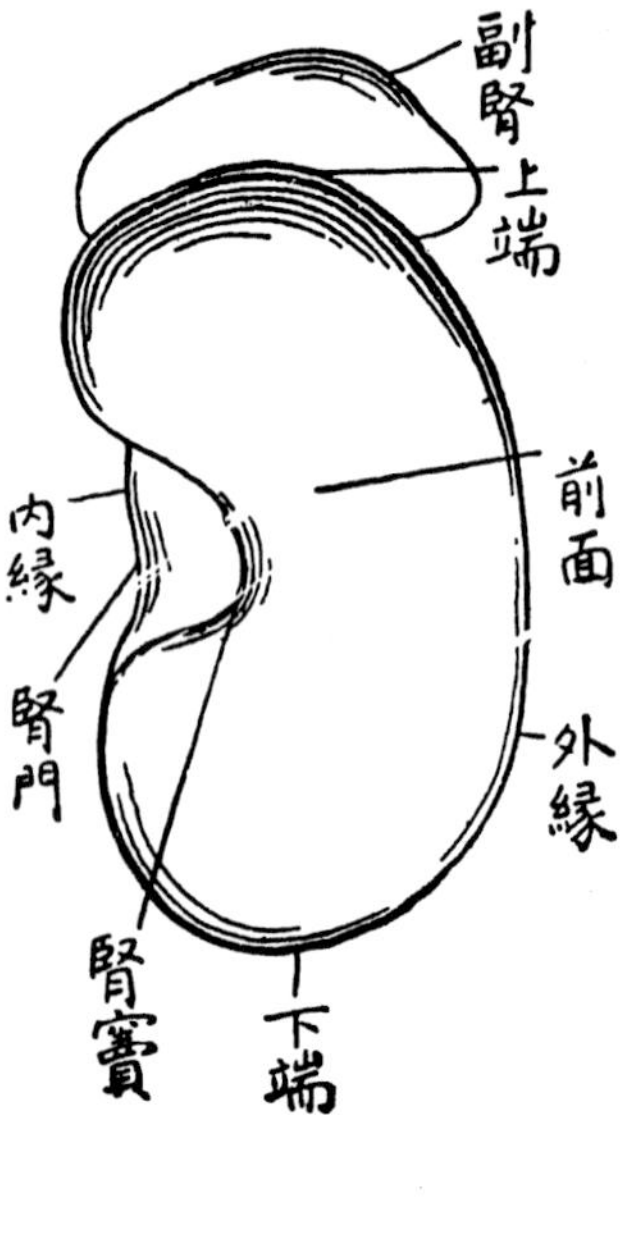

第一五〇圖

腎臟部位

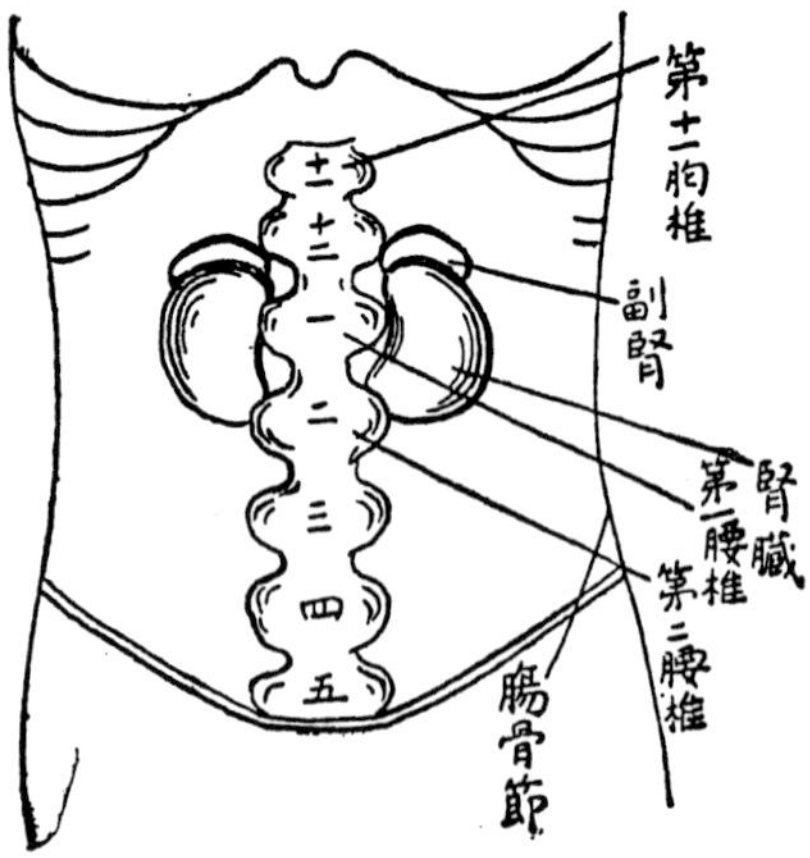

(2) **形狀**《けいじやう》 扁平蠶豆狀《へんぺいそらまめじやう》にして赤褐色《せきくわつしよく》なり、前面《ぜんめん》は穹隆《きゆうりゆう》し、後面《こうめん》は平坦《へいたん》なり、外緣《ぐわいえん》は穹隆《きゆうりゆう》し、内《ない》緣《えん》は凹陷《あおかん》なり、上端《じやうたん》は、鈍圓《どんゑん》にして遊離《いうり》す、内緣凹陷部《ないえんあおかんぶ》の縱裂《じゆうれつ》を腎門《じんもん》と云《い》ひ、奥深《おくふか》き腔《かう》を腎竇《じんとく》と云《い》ふ上部帽《じやうぶばう》の如《ごと》きもの、副腎《ふくじん》是《こ》れなり。

(3) **構造**《こうざう》 皮質及髓質《ひしつおよびずゐしつ》より成《な》り、腎臟間質《じんざうかんしつ》と稱《しやう》すべき結締織《けつていしき》あり、皮質《ひしつ》は腎臟《じんざう》の表部《へうぶ》にして、血管及《けつくわんおよび》絲毬體《しきうたい》（腎小體《じんせうたい》）を含有《がんいう》し、深《ふか》く髓質《ずゐしつ》の間《あひだ》に嵌入《かんにふ》す、髓質《ずゐしつ》は腎《じん》の深部《しんぶ》にして細尿管《さいねうくわん》の集束《しふそく》する所《ところ》なり。

腎動脈《じんどうみやく》より來《きた》りたる血管《けつくわん》は皮質《ひしつ》と髓質《ずゐしつ》との間《あひだ》を弓狀《きゆうじやう》に走《はし》る。弓狀部《きゆうじやうぶ》に數枝《すうし》あり、小《せう》なるものは髓質《ずゐしつ》に入《い》り、普通《ふつう》の毛細管《まうさいくわん》となる（直走動脈《ちよくそうどうみやく》）大《だい》なるものは皮質《ひしつ》に入《い》る、而《しか》して所々《しよく》に横枝《わうし》を出《いだ》し（輸《ゆ》入管《にふくわん》）毛細管網《まうさいくわんまう》をなす、恰《あたか》も糸《いと》を丸《まる》めて毬《きう》となしたる如《ごと》き感《かん》あり（絲毬體《しきうたい》）それより數管《すうくわん》（輸《ゆ》出管《しゆつくわん》）出《い》で後《のち》には普通《ふつう》の毛細管《まうさいくわん》となる、絲毬體《しきうたい》は〇、一三乃至《ないし》〇、二二「ミリメートル」大《だい》の毬形《きうけい》にして卽《すなは》ち腎小體《じんせうたい》なり、絲毬體《しきうたい》より出《い》でたる小管《せうくわん》は細尿管《さいねうくわん》に連《つらな》るものにして、狹隘《けふあい》なる所《ところ》を細尿管頸《さいねうくわんけい》と云《い》ふ。是《これ》より細尿管《さいねうくわん》となりて、皮質内《ひしつない》を蹂躪《じうりん》し、而《しか》して後直走部《のちちよくそうぶ》に終《をは》れり。直走部《ちよくそうぶ》は中心《ちゆうしん》に向《むか》つ

第一五二圖

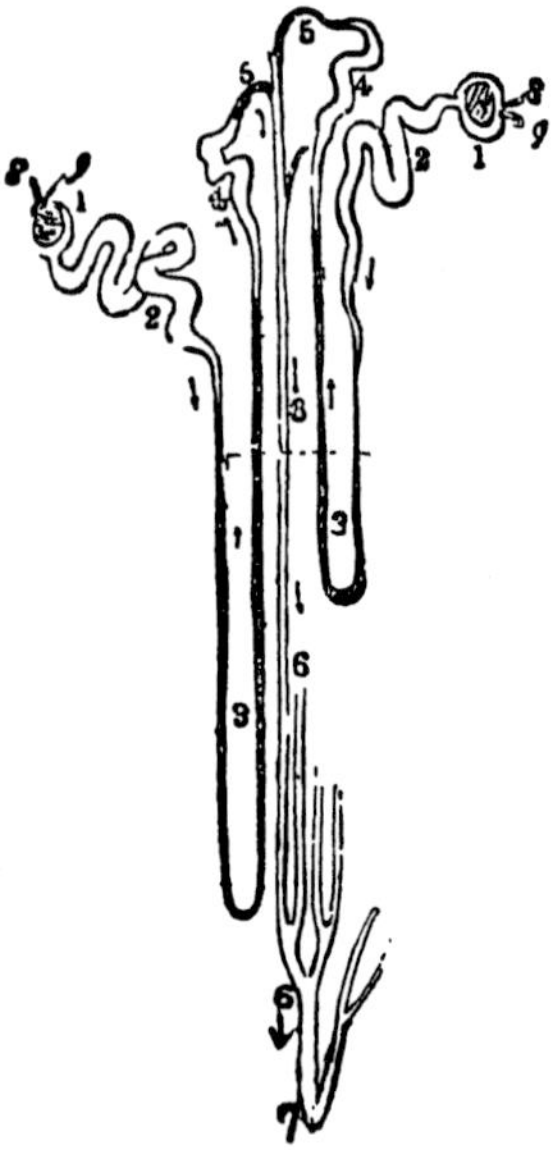

1 絲毬體
2 回轉細尿管
3 下行脚
4 上行脚
5 中間部
6 連合管
7 輸尿管
8 輸入管
9 輸出管

第一五一圖

腎血管ノ想像

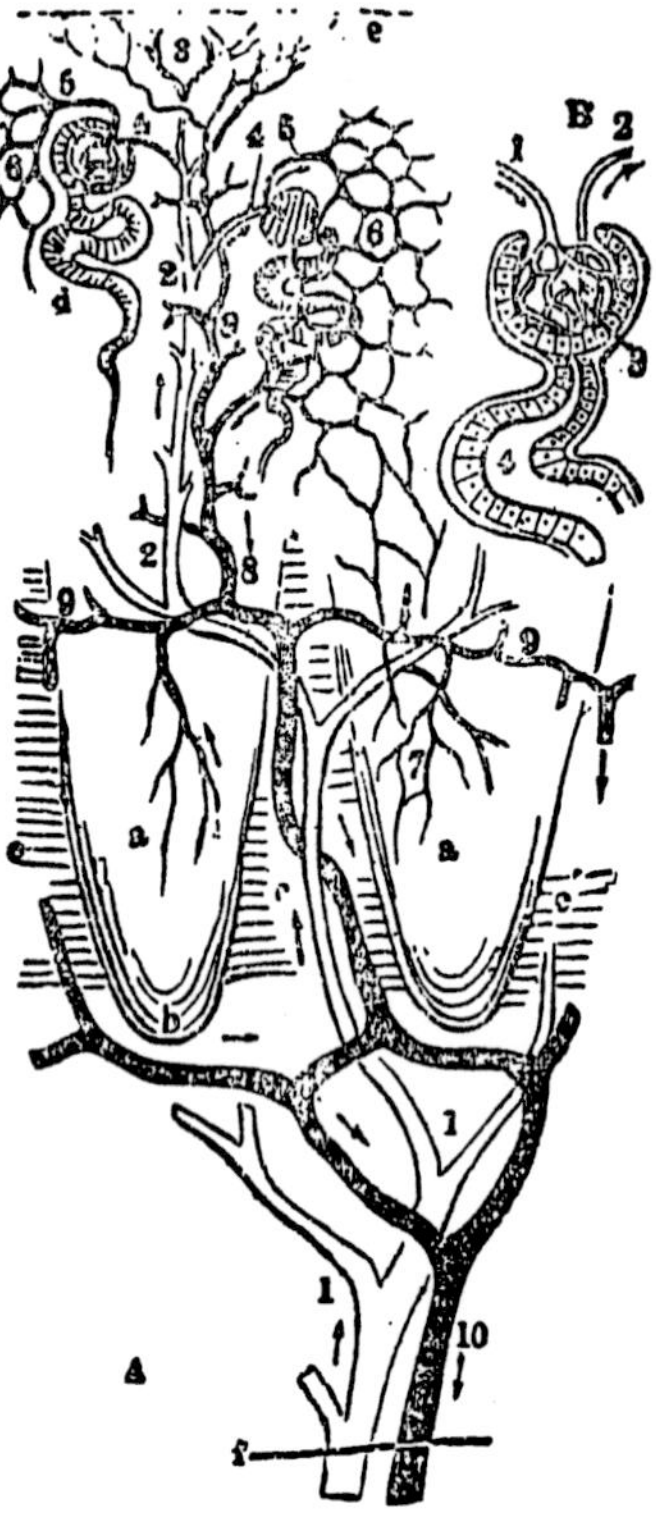

A 動靜脈を赤す
1 動脈 2 直走動脈 3 叢技
4 輸入管 5 輸出管 6 皮質の靜脈網 7 髓質の靜脈網
8 葉間靜脈 9 靜脈弓 10 腎靜脈
a 圓錐體 b 乳頭 c ベルチン氏柱 d マルピーキ氏小體及曲細尿管 e 腎の表面 f 腎門

B マルピーキ氏小體
1 輸入管 2 輸出管 3 絲毬狀血管 4 曲細尿管

て走《はし》り、折《を》れて再《ふたゝ》び皮質《ひしつ》に向《むか》ふ。皮質《ひしつ》に入《い》りて再《ふたゝ》び回轉《くわいてん》し又髓質中《またずゐしつちゆう》に入《い》りて直走《ちよくそう》す。此部分《このぶぶん》を集合《しふがふ》管《くわん》と云《い》ひ、此直下《このちよくか》の間《あひだ》に數管再三《すうくわんさい》合流《がふりう》し、終《つひ》に乳頭《にうとう》に至《いた》りて腎盞《じんせん》より腎盂《じんう》に入《い》り、輸尿管《ゆねうくわん》に連《つらな》る。

(4)血管《けつくわん》　腹部大動脈《ふくぶだいどうみやく》より來《きた》る一は絲毬體《しきうたい》となり、上記《じやうき》の如《ごと》き狀態《じやうたい》をなし、一は髓質《ずゐしつ》にて毛細管《まうさいくわん》となる。之《これ》より靜脈《じやうみやく》發生《はつせい》し、下行大靜脈《かかうだいじやうみやく》に還《かへ》る。絲毬體《しきうたい》の輸出管《ゆしゆつくわん》より出《いで》たるものは、皮質《ひしつ》に分布《ぶんぷ》し毛細管《まうさいくわん》となり、之《これ》より靜脈《じやうみやく》發生《はつせい》し、同《おな》じく大靜脈《だいじやうみやく》に入《い》る。**(5)淋巴管《りんぱくわん》**　皮質《ひしつ》に於《おい》て毛細管《まうさいくわん》網《まう》に始《はじ》まり、血管《けつくわん》に沿《そ》ひて走《はし》り、又髓質《またずゐしつ》に於《おい》ても同《おな》じく淋巴管網《りんぱくわんまう》より出《いで》て血管《けつくわん》に沿《そ》ひて走《はし》り、腎門《じんもん》より出《い》づるものも同《おな》じく血管《けつくわん》に沿《そ》ふて走《はし》る。**(6)神經《しんけい》**　動靜脈《どうじやうみやく》及《およ》び淋巴管《りんぱくわん》に沿《そ》ふて走《はし》り、腎《じん》小體《せうたい》に達《たつ》せり、又細尿管《またさいねうくわん》を纏《まと》ふて、其固有層《そのこいうそう》の内外《ないぐわい》に、至細《しさい》の神經叢《しんけいそう》を形成《けいせい》せり、腎門《じんもん》の内《うち》には交《かう》感神經細胞《かんしんけいさいばう》の群《ぐん》を見《み》る。

第二節　腎臟《じんざう》の生理《せいり》

腎臟《じんざう》は吾人《ごじん》の體内《たいない》に於《お》ける新陳代謝《しんちんたいしや》より生《しやう》ずる老廢物《らうはいぶつ》や、不用物《ふようぶつ》を體外《たいぐわい》に排泄《はいせつ》する主要器官《しゆえうきくわん》なり。

又血液《またけつえき》の滲透壓《しんとうあつ》を調節《てうせつ》し、及《およ》び血液《けつえき》の「アルカリー」性《せい》を適度《てきど》に保持《ほぢ》せしむる等《とう》の機能《きのう》あり。

第三節　腎臟《じんざう》の運動法《うんどうはふ》

(1)左季肋部《ひだりきろくぶ》の下位《かゐ》に三本《ぼん》の指《ゆび》を立《たて》て、内部《ないぶ》（脊柱《せきちゆう》）に向《むか》つて、壓《お》して居《ゐ》ながら振動《しんどう》する、右《みぎ》も同様振動《どうやうしんどう》する時間《じかん》は約《やく》一分位《ぶんくらゐ》左右交互《さいうかうご》に三回行《くわいおこ》なふ、第《だい》一五三圖《づ》參照《さんせう》。胸椎第《きやうついだい》六以下《いか》腰椎第《えうついだい》五に至《いた》る迄《まで》の椎上《ついじやう》を後《うしろ》手《で》にて一方《ぱう》の拳《こぶし》をあて、一方《ぱう》の手《て》にて助勢《じよせい》して抑《お》す椎《つい》の根元《ねもと》にあて（一側宛《そくづゝ》）一方《ぱう》の手《て》にて助勢《じよせい》して抑《お》す又其外側及《またそのぐわいそくおよ》び外々側《ぐわいくそく》も同様《どうやう》に各《かく》三回《くわい》抑《お》す、第《だい》一五四圖《づ》參照《さんせう》。

第四節　腎臓《じんざう》の鍛錬法《たんれんはふ》

第《だい》一五三圖《づ》の壓點《あつてん》を壓《お》して居《ゐ》ながら中《なか》より徐々《じよく》と靜《しづ》かに力《ちから》を入《い》れ腹《はら》を膨隆《ばうりゆう》せしむ、膨《ふく》るゝに從《したが》ひ壓《お》したる手《て》の平衡《へいかう》を保持《はぢ》しつゝ緩《ゆ》るめ、十分《ぶん》に膨《ふく》れたるとき壓《お》したる手《て》を放《はな》ち、然《しか》る後《のち》、腹壁《ふくへき》を緩《ゆる》む。壓點《あつてん》三

第一五三圖

腎臟壓點

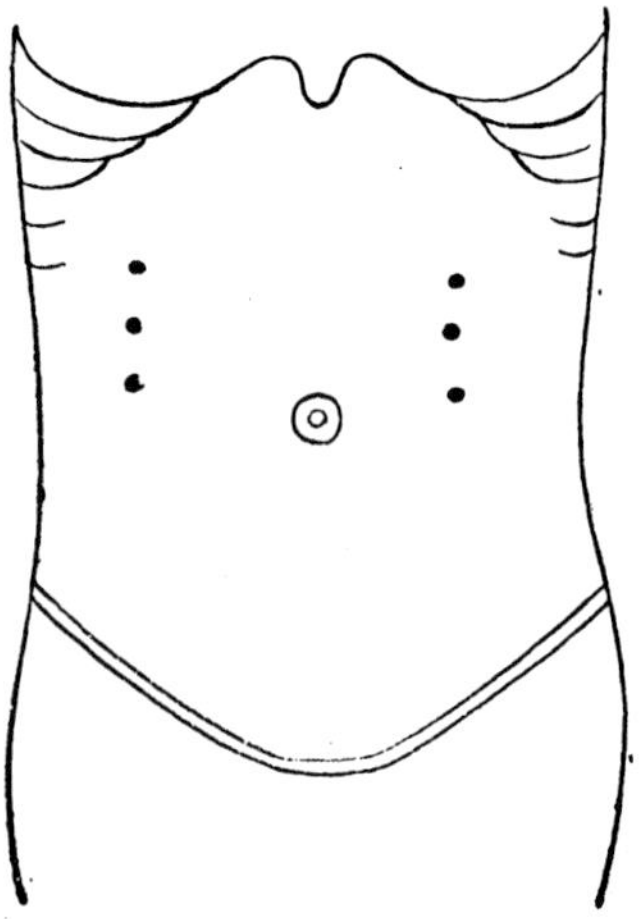

第一五四圖

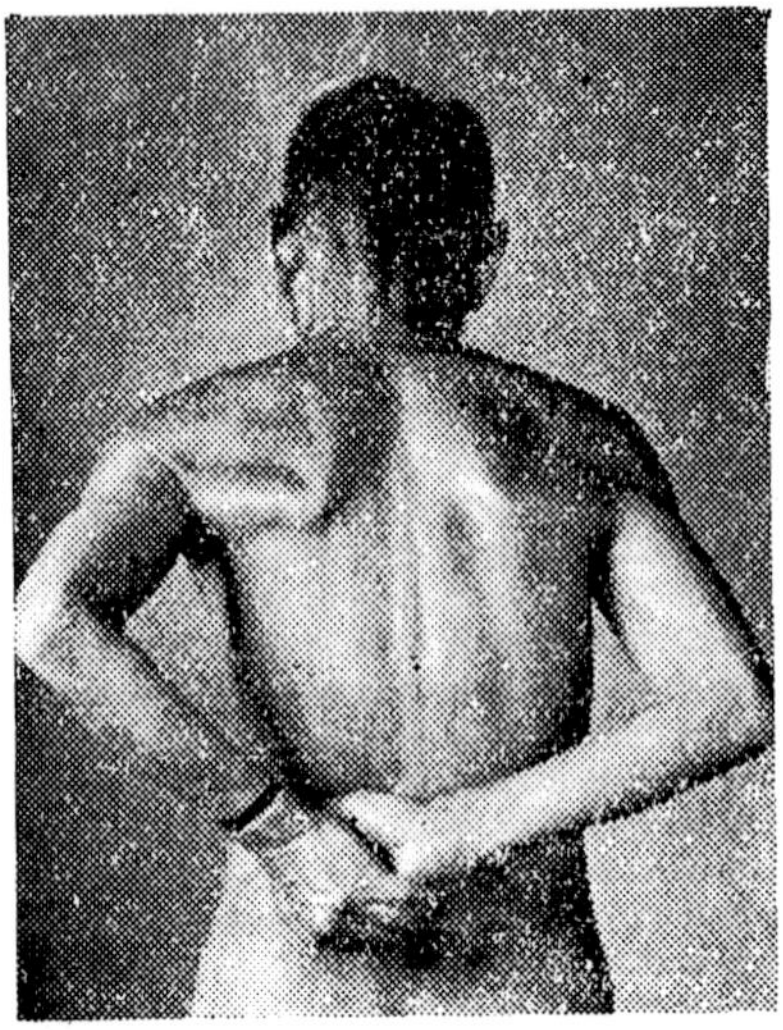

ヶ所《しよ》宛《づゝ》、各《かく》三回行《くわいおこ》なふ。

第五節　腎臓《じんざう》の健康法《けんかうはふ》

以上《いじやう》前面《ぜんめん》及《およ》び後面《こうめん》の壓《お》したる部位《ぶゐ》を靜《しづ》かに摩擦《まさつ》する事《こと》、五十回《くわい》。

第九章　副《ふく》腎《じん》

第一節　副腎《ふくじん》の解剖《かいばう》

(1) **部位《ぶゐ》**　腎臓《じんざう》の上《うへ》に帽《ばう》の如《ごと》くして存《そん》す。

(2) **形狀《けいじやう》**　三角扁平《かくへんぺい》にして帶黄《たいくわう》褐色《くわつしよく》なり、之《これ》を區別《くべつ》して二面前後《めんぜんご》二緣上下《えんじやうか》とす、前後《ぜんご》二面《めん》は頗《すこぶ》る不等《ふとう》にして、上緣《じやうえん》は穹隆《きゆうりゆう》を帶《お》び下緣《かえん》は凹陷《あおかん》す。

(3) **構造《こうざう》**　纖維《せんゐ》膜《まく》、皮《ひ》質《しつ》、及《およ》び髓質《ずゐしつ》より成《な》る。

(4) **血管《けつくわん》**　動脈《どうみやく》は皮質《ひしつ》を循《めぐ》り、髓質《ずゐしつ》に至《いた》り、毛細管網《まうさいくわんまう》となる靜脈《じやうみやく》は皮質及《ひしつおよ》び髓《ずゐ》質《しつ》より發生《はつせい》し、下大靜脈《しもだいじやうみやく》に還《かへ》る。

(5) **淋巴管《りんぱくわん》**　髓質《ずゐしつ》より發生《はつせい》し、靜脈《じやうみやく》に沿《そ》ふて走《はし》る。

(6) 神經《しんけい》　內臓神經《ないざうしんけい》

第一五五圖　副腎

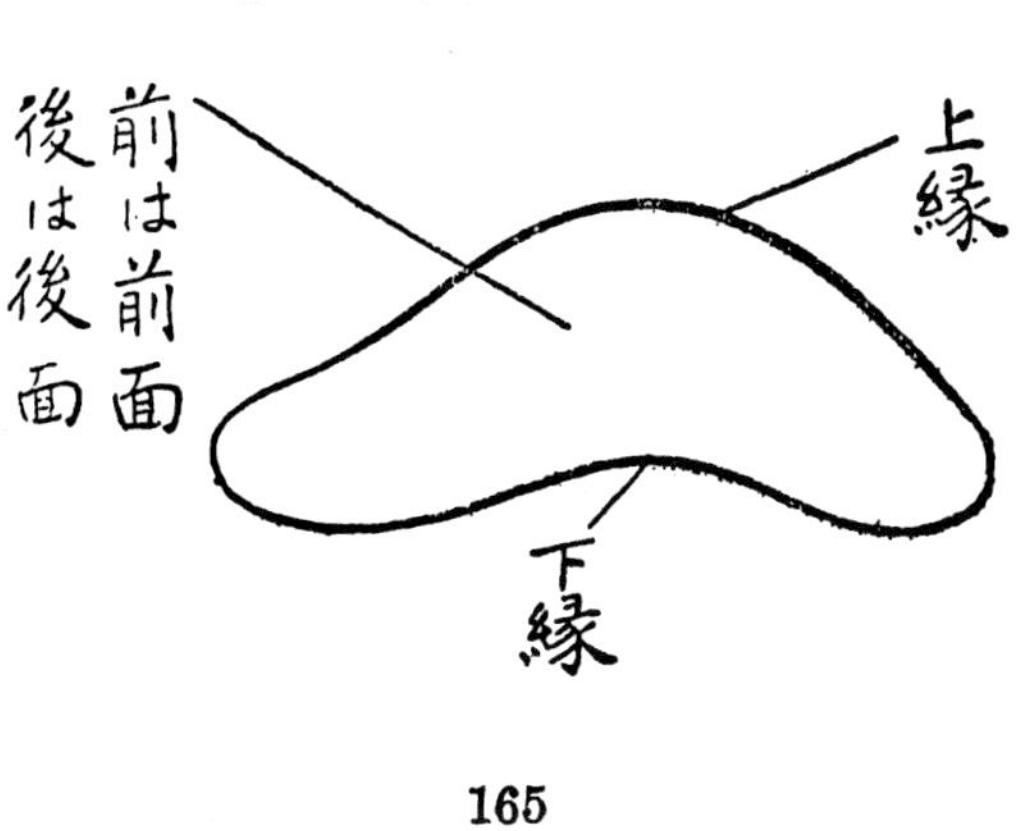

より來《きた》り、皮質《ひしつ》及《およ》び髓質《ずゐしつ》に入《い》る、髓質中《ずゐしつちゆう》には、交感神經細胞群集《かうかんしんけいさいばうぐんしふ》す。

第二節　副腎《ふくじん》の生理《せいり》

糖分《たうぶん》を化成《くわせい》して血液中《けつえきちゆう》に送《おく》る。又新陳代謝《またしんちんたいしや》の作用《さよう》をなす。

第三節　副腎《ふくじん》の運動法《うんどうはふ》

腎臓《じんざう》と同《どう》一に行《おこ》なふ。

第四節　副腎《ふくじん》の鍛錬法《たんれんはふ》

腎臓《じんざう》と同《どう》一に行《おこ》なふ。

第十章　輸尿管《ゆわうくわん》

第一節　輸尿管《ゆれうくわい》の解剖《かいぼう》

(1)部位《ぶゐ》　腎臓《じんざう》より膀胱《ばうくわう》に至《いた》る尿《ねう》を輸送《ゆそう》する管《くだ》にして、腰椎《えうつい》の兩側《りやうそく》に在《あ》り。**(2)形狀《けいじやう》**　强硬《きやうかう》の管《くだ》なり。**(3)構造《こうざう》**　粘膜《ねんまく》、筋膜《きんまく》、纖維膜《せんゐまく》より成《な》る。**(4)血管《けつくわん》**　動脈《どうみやく》は腎動脈《じんどうみやく》及《およ》び内精系動脈《ないせいけいどうみやく》より來《きた》り、靜脈《じやうみやく》は下大靜脈《しもだいじやうみやく》に還《かへ》る。**(5)淋巴管《りんぱくわん》**　靜脈《じやうみやく》に沿《そ》ふて走《はし》る。**(6)神經《しんけい》**　腎臓叢《じんざうそう》より來《きた》る。

第二節　輸尿管《ゆれうくわん》の生理《せいり》

腎臓《じんざう》より出《い》でたる尿《ねう》を蠕動運動《だどううんどう》にて、膀胱《ばうくわう》に輸送《ゆそう》す

第三節　輸尿管《ゆねうくわん》の運動法《うんどうはふ》

臍《へそ》の兩方《りやうはう》より恥骨外緣《ちこつぐわいえん》の膀胱《ばうくわう》に至《いた》る迄《まで》の所《ところ》を第《だい》一五七圖《づ》の如《ごと》く、三本《ぼん》の指《ゆび》の平《ひら》にて壓《お》す事《こと》三回《くわい》。

第一五六圖

泌尿器

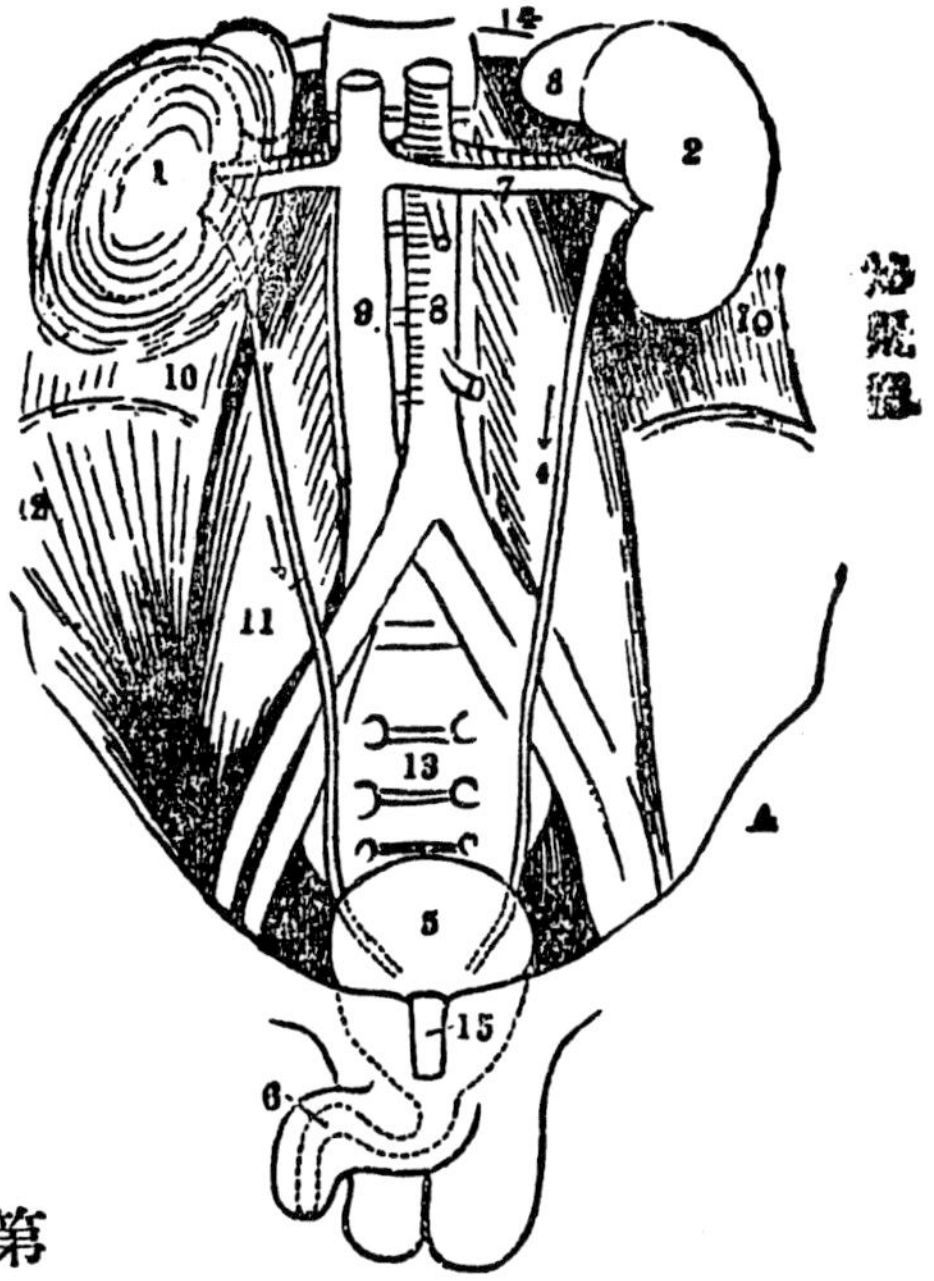

A 腎臟位置
1 右腎の脂肪囊中にあるもの　2 左腎　3 副腎　4 輸尿管　5 膀胱　6 尿道　7 腎の動靜脈　8 腹部動脈幹　9 下大靜脈幹　10 方形腰筋　11 大腰筋　12 腸骨筋　13 薦骨　14 第十二肋骨　15 恥骨軟骨接合

第一五七圖

輸尿管壓點

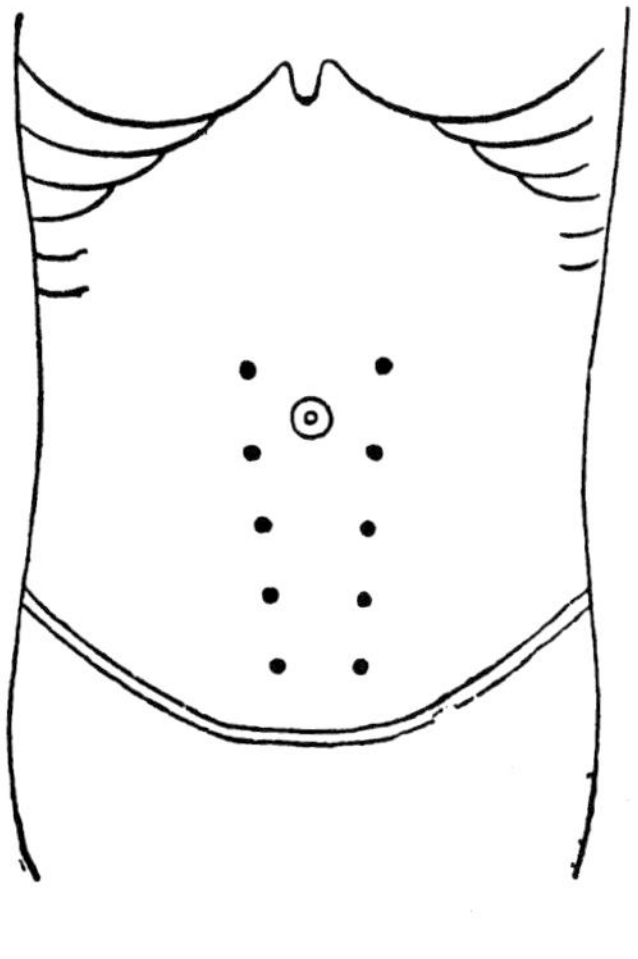

第四節　輸尿管《ゆねうくわん》の鍛錬法《たんれんはふ》

壓點《あつてん》を壓《お》して居《ゐ》ながら力《ちから》を入《い》れ、內外呼應《ないぐわいこおう》して壓《お》す事《こと》三回《くわい》。

第五節　輸尿管《ゆねうくわん》の健康法《けんかうはふ》

壓點部位《あつてんぶゐ》を上下《じやうげ》に摩擦《まさつ》する事《こと》五十回《くわい》。

第十一章　膀《ばう》　胱《くわう》

第一節　膀胱《ばうくわう》の解剖《かいばう》

(1)**部位《ぶゐ》**　小骨盤內《せうこつばんない》にして、男子《だんし》は耻骨軟骨接合《ちこつなんこつせつがふ》と直腸《ちよくちやう》の間《あひだ》に在《あ》り、女子《ぢよし》は耻骨軟骨接合《ちこつなんこつせつがふ》と子宮《しきゆう》の前《まへ》に在《あ》り、子宮《しきゆう》の直後《ちよくご》は直腸《ちよくちやう》なり。

(2)**形狀《けいじやう》**　稍卵圓《やゝらんえん》なり。

(3)**構造《こうざう》**　粘膜《ねんまく》、筋膜《きんまく》、纖維結締織膜《せんゐけつていしきまく》より成《な》る。

(4)**血管《けつくわん》**　動脈《どうみやく》は上下膀胱動脈《じやうげばうくわうどうみやく》にして、靜脈《じやうみやく》は、膀胱靜脈叢《ばうくわうじやうみやくそう》より、內陰部靜脈《ないいんぶじやうみやく》に還《かへ》る。

(5)**淋巴管《りんぱくわん》**　靜脈《じやうみやく》

第一五八圖

膀胱壓點

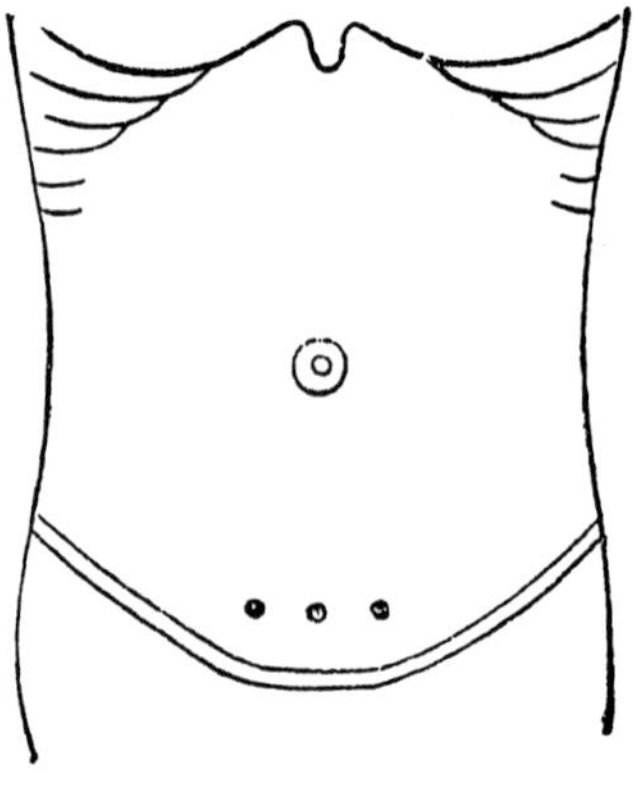

に沿《そ》ふて走《はし》る。

(6) **神經**《しんけい》　交感神經《かうかんしんけい》より來《きた》る。

第二節　膀胱《ばうくわう》の生理《せいり》

輸《ゆ》尿管《ねうくわん》より送《おく》り來《きた》りたる尿《ねう》を貯藏《ちよぞう》し、尿意《ねうい》を催《もよほ》し之《これ》を尿道《ねうどう》に送《おく》る。

第三節　膀胱《ばうくわう》の運動法《うんどうはふ》

恥骨外縁部《ちこつぐわいえんぶ》を第《だい》一五八圖《づ》の如《ごと》く壓《お》す事《こと》三回《くわい》。

第四節　膀胱《ばうくわう》の鍛錬法《たんれんはふ》

恥《ち》骨外縁部《こつぐわいえんぶ》を壓《お》して居《ゐ》て、中《なか》より力《ちから》を入《い》れ、内外呼應《ないぐわいこおう》三回《くわい》。

第五節　膀胱《ばうくわう》の健康法《けんかうはふ》

恥《ち》骨外縁部《こつぐわいえんぶ》を横《よこ》に摩擦《まさつ》する事《こと》五十回行《くわいおこ》なふ。

第十二章　卵《らん》巣《そう》

第一節　卵巣《らんそう》の解剖《かいばう》

(1) **部位**《ぶゐ》　小骨盤内《せうこつばんない》にして、子宮《しきゆう》の兩方《りやうはう》、扁靱帶《へんじんたい》の葉間《えふかん》に在《あ》り。

(2) **形狀**《けいじやう》　扁平卵圓《へんぺいらんゑん》にして、薔薇色《ばらいろ》を呈《てい》す。

(3) **構造《こうぞう》** 基質《きしつ》は白膜《はくまく》、皮質《ひしつ》、髓質《ずゐしつ》にして、結締織《けつていしき》及《および》腺組織《せんそしき》なり。

(4) **血管《けつくわん》** 動脈《どうみやく》は内精系動脈《ないせいけいどうみやく》及《およ》び子宮動脈《しきゆうどうみやく》の枝別《しべつ》なり、其卵巢《そのらんそう》より髓質内《ずゐしつない》に入《い》るや、大《おほ》いに蜒蚓屈曲《えんいんくつきよく》するを特異《とくい》とす。靜脈《じやうみやく》は卵巢門《らんそうもん》に於《おい》て密叢《みつそう》を編成《へんせい》す。

(5) **淋巴管《りんぱくわん》** 皆血管《みなけつくわん》に關《くわん》せずして走《はし》れり、皮質《ひしつ》は髓質《ずゐしつ》より少《すくな》し。

(6) **神經《しんけい》** 交感神經《かうかんしんけい》にして網絡《まうらく》を編成《へんせい》せり。

第二節 卵巢《らんそう》の生理《せいり》

卵《らん》を含《ふく》める卵濾胞《らんろはう》には、初生兒《しよせいじ》の兩卵巢内《りやうらんそうない》に於《おい》て、約《やく》四十萬《まん》の卵子《らんし》あり、懷春期《くわいしゆんき》に至《いた》れば其《その》十分《ぶん》の一に減《げん》じ、經竭後《けいけつご》二三年《ねん》に至《いた》れば一も是《これ》あらず。卵胞破裂《らんはうはれつ》し、之《こ》れに繼《つ》ぎて卵子《らんし》の外出《ぐわいしゆつ》する全機轉《ぜんきてん》を泌卵《ひらん》と稱《しやう》す。是《こ》れ四週間毎《しうかんごと》に通常月經《つうじやうげつけい》に先驅《せんく》して、定時性《ていじせい》に行《おこな》はれ、懷春期《くわいしゆんき》に始《はじま》り、經竭期《けいけつき》に止《や》む。

第十三章 輸卵管《ゆらんくわん》

第一節 輸卵管《ゆらんくわん》の解剖《かいばう》

第一五九圖

卵巢及輸卵管壓點

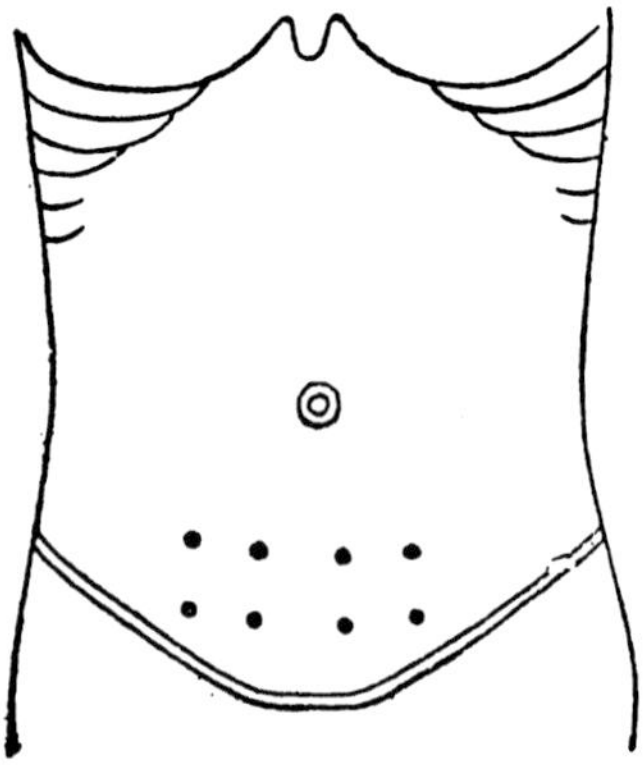

(1)部位《ぶゐ》　子宮《しきゆう》の兩側《りやうそく》にして、扁靱帶《へんじんたい》の上縁《じやうえん》に在《あ》り、卵巢《らんそう》より子宮《しきゆう》に輸卵《ゆらん》する管《くわん》なり。

(2)形狀《けいじやう》　喇叭狀《らつぱじやう》をなす、依《よ》つて喇叭管《らつぱくわん》の名《な》あり。

(3)構造《こうざう》　粘膜《ねんまく》、筋膜《きんまく》、漿《しやう》液膜《えきまく》の三層《そう》より成《な》る。

(4)血管《けつくわん》　動脈《どうみやく》は粘膜《ねんまく》に頗《すこぶ》る多《おほ》く、密網《みつまう》を編成《へんせい》せり靜脈《じやうみやく》は專《もつぱ》ら皺壁《すうへき》に沿《そ》ひて走《はし》れり。

(5)淋巴管《りんぱくわん》　靜脈《じやうみやく》に沿《そ》ひて走《はし》れり。

(6)神經《しんけい》　粘膜中《ねんまくちゆう》に密網《みつまう》を編成《へんせい》せり。

第一六〇圖

輸卵管及子宮

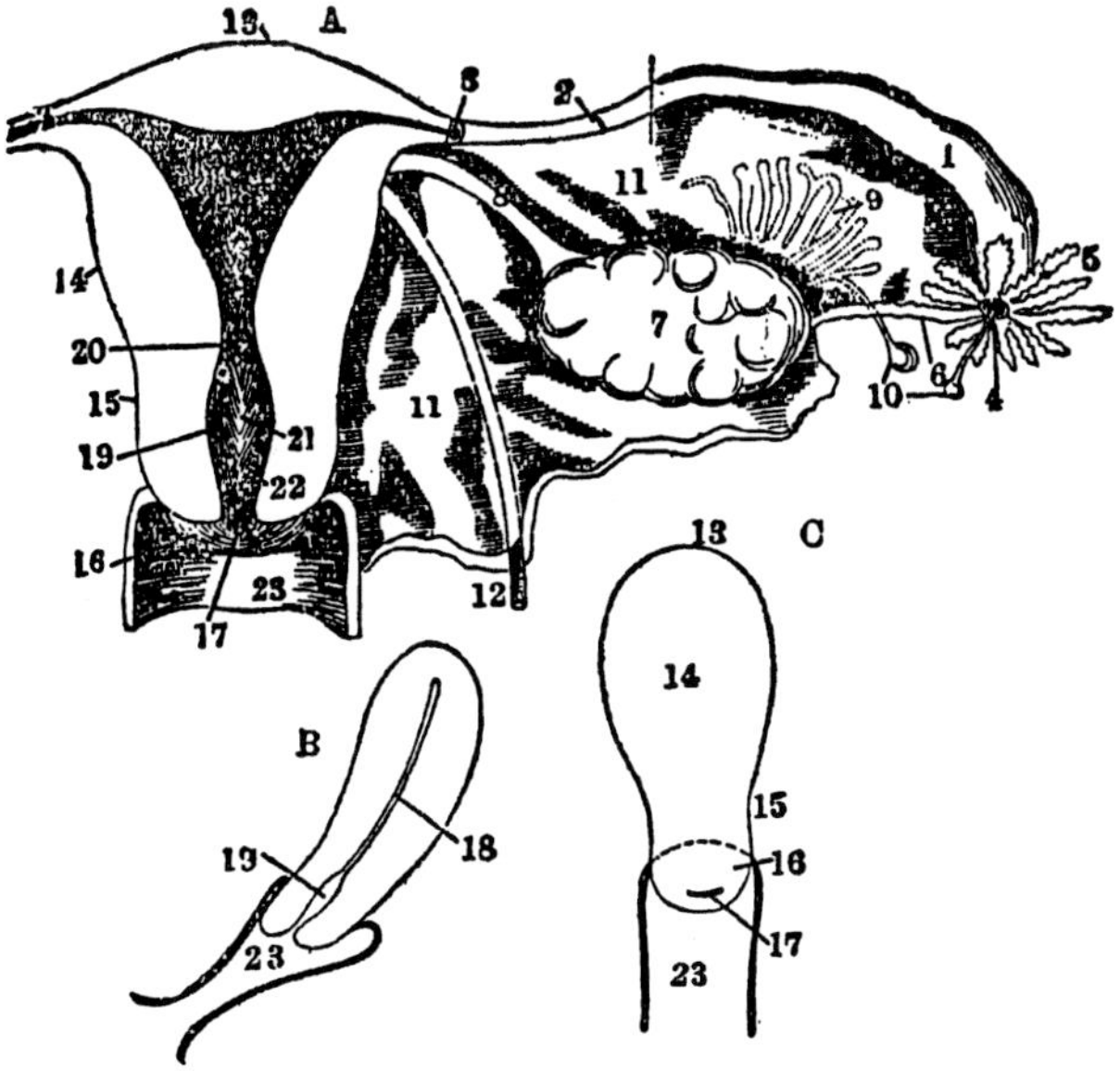

A子宮を前額斷とし左側の扁靱帶を存するもの　B同く矢狀斷　C子宮全形　1輸卵管の壺腹（外部）2同く管峽（內部）3輸卵管の子宮口　4同く腹口　5剪綵　6卵巢剪綵　7卵巢　8卵巢靱帶　9副卵巢　10水泡體　11扁靱帶　12圓靱帶　13子宮底　14同く體　15同く頸　16同く膣部　17外子宮口　18子宮腔　19同く頸管　20內子宮口　21樹狀皺襞　22ナボト氏小卵　23膣の一部

第二節　輸卵管《ゆらんくわん》の生理《せいり》

卵巣《らんさう》より蠕動運動《だどううんどう》にて卵子《らんし》を子宮《しきゆう》に輸送《ゆさう》す。

第三節　卵巣及輸卵管《らんさうおよびゆらんくわん》の運動法《うんどうはふ》

臍下《さいか》の下部《かぶ》を第《だい》一五九圖《づ》の如《ごと》く壓《お》す事《こと》三回《くわい》。

第四節　卵巣及喇叭管《らんさうおよびらつぱくわん》の鍛錬法《たんれんはふ》

以上《いじやう》の壓點《あつてん》を内外呼應《ないぐわいこおう》三回《くわい》行《おこな》ふ。

第五節　卵巣及喇叭管《らんさうおよびらつぱくわん》の健康法《けんかうはふ》

以上《いじやう》壓《お》したる部位《ぶゐ》を摩擦《まさつ》する事《こと》五十回《くわい》。

第十四章　子《し》宮《きゆう》

第一節　子宮《しきゆう》の解剖《かいばう》

(1)部位《ぶゐ》　小骨盤内《せうこつばんない》にして、直腸《ちよくちやう》と膀胱《ばうくわう》との間《あひだ》に在《あ》り。

(2)形狀《けいじやう》　扁平洋梨子型《へんぺいようなしがた》なり。

第一六一圖

子宮壓點

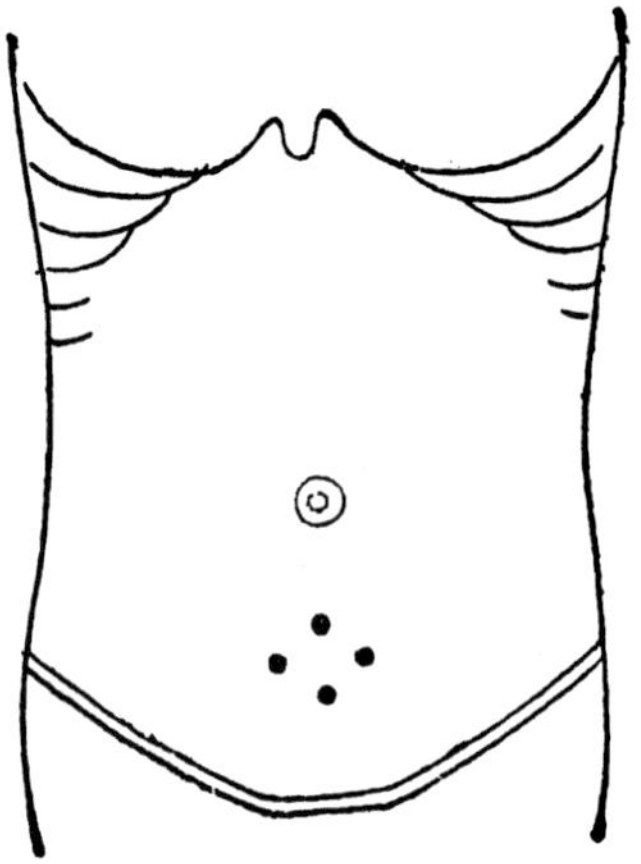

(3)**構造《こうざう》**　粘膜《ねんまく》、筋膜《きんまく》、漿液膜《しやうえきまく》にして粘膜《ねんまく》の表面《へうめん》には單層《たんそう》の顫毛表被《せんまうへうひ》を布《し》けり固有層《こいうそう》は微細《びさい》なる纖維《せんゐ》狀結締織《じやうけつていしき》にして、結締織細胞及《けつていしきさいばうおよ》び白血球《はつけつきう》に富《と》む。筋膜《きんまく》は頗《すこぶ》る厚《あつ》くして且密《かつみつ》なり。故《ゆえ》に質狀《しつじやう》も亦隨《またした》がつて固《かた》し、漿液膜《しやうえきまく》は筋膜《きんまく》に密着《みつちやく》せり。　(4)**血管《けつくわん》**　動脈《どうみやく》は筋膜中層《きんまくちゆうそう》に於《おい》て分岐甚《ぶんしはなは》だしく、粘膜中《ねんまくちゆう》に入《い》りて毛細管網《まうさいくわんまう》となる。靜脈《じやうみやく》は子宮靜脈層《しきゆうじやうみやくそう》より起《おこ》り、一は內陰部靜脈《ないいんぶじやうみやく》に、一は精系靜脈《せいけいじやうみやく》に還《かへ》る。　(5)**淋巴管《りんぱくわん》**　粘膜內《ねんまくない》に於《おい》ては、盲嚢狀《まうなうじやう》の突起《とつき》を具《そな》ふる粗糙《そぞう》の網《まう》を編《あ》み、是《これ》より筋膜《きんまく》を貫通《くわんつう》して、漿液膜下《しやうえきまくか》に來《きた》り、大管《だいくわん》より成《な》れる密網《みつまう》に投《とう》ず。　(6)**神經《しんけい》**　交感神經《かうかんしんけい》にして、精系神經叢《せいけいしんけいそう》及《およ》び內陰部神經叢《ないいんぶしんけいそう》より來《きた》り、筋膜中《きんまくちゆう》に頗《すこぶ》る多《おほ》し、其纖維《そのせんゐ》は一部《ぶ》に有髓《いうずゐ》、一部《ぶ》は無髓《むずゐ》なり。粘膜《ねんまく》の內《うち》に於《おい》ては、密叢《みつそう》を編成《へんせい》し、是《これ》より細梢《さいせう》を放《はな》つて、被膜《ひまく》に送《おく》れり。

第二節　子宮《しきゆう》の生理《せいり》

月經《げつけい》に先《さき》だち及《およ》び是《これ》と同時《どうじ》に、子宮《しきゆう》、卵巢緊張《らんそうきんちやう》の感《かん》、往々疼痛《わうくとうつう》の感《かん》、脚《あし》の疲勞《ひらう》、胃腸官能《ゐちやうくわんのう》の障碍《しやうがい》、便通障碍《べんつうしやうがい》、尿利障碍《ねうりしやうがい》あり、又《また》一過性熱感《くわせいねつかん》、急突《きふとつ》の顏面紅潮《がんめんこうてう》、或《あるひ》は蒼白《そうはく》となる事《こと》あり。脈數《みやくすう》、血壓《けつあつ》、筋力《きんりよく》、吸息力《きふそくりよく》、肺活量《はいくわつりやう》等《とう》、月經前《げつけいぜん》五六日《にち》增《ま》し、月經直前及《げつけいちよくぜんおよ》び經中《けいちゆう》に減《げん》じ、爾後常《じごつね》に復《ふく》す、感覺性《かんかくせい》及《およ》び興奮性亢進《こうふんせいかうしん》す。

子宮粘膜《しきゅうねんまく》に起《おこ》る血管《けつくわん》の充血《じゅうけつ》、及《およ》び上皮細胞《じゃうひさいばう》の増殖《ぞうしょく》により、粘膜腫脹《ねんまくしゅちゃう》し、其厚《そのあつ》さ一乃至《ないし》六粍《みり》に増《ま》す。

第三節　子宮《しきゅう》の運動法《うんどうはふ》

三本《ほん》の指《ゆび》にて、臍下《さいか》を少《すこ》し下方《かはう》に向《むか》つて第《だい》一六一圖《づ》の如《ごと》く壓《お》す事《こと》三回《くわい》。

第四節　子宮《しきゅう》の鍛錬法《たんれんはふ》

前記《ぜんき》の圖點《づてん》を壓《お》して居《ゐ》て中《なか》より力《ちから》を入《い》れ腹壁《ふくへき》を膨《ふく》らし壓《お》して居《ゐ》る手《て》を、腹壁《ふくへき》の膨《ふく》れるに準《じゅん》じて緩《ゆる》め、膨《ふく》れ満《み》ちたるとき手《て》を放《はな》し、腹壁《ふくへき》を緩《ゆる》め、繰返《くりかへ》す事《こと》三回《くわい》。

第五節　子宮《しきゅう》の健康法《けんかうはふ》

上記《じゃうき》の場所《ばしょ》を摩擦《まさつ》する事《こと》五十回《くわい》。

第十五章　腹内臓器綜合強健法《ふくないぞうきそうがふきやうけんはふ》

第一節　腹内綜合運動法《ふくないそうがふうんどうはふ》

第一六二圖

壓　點

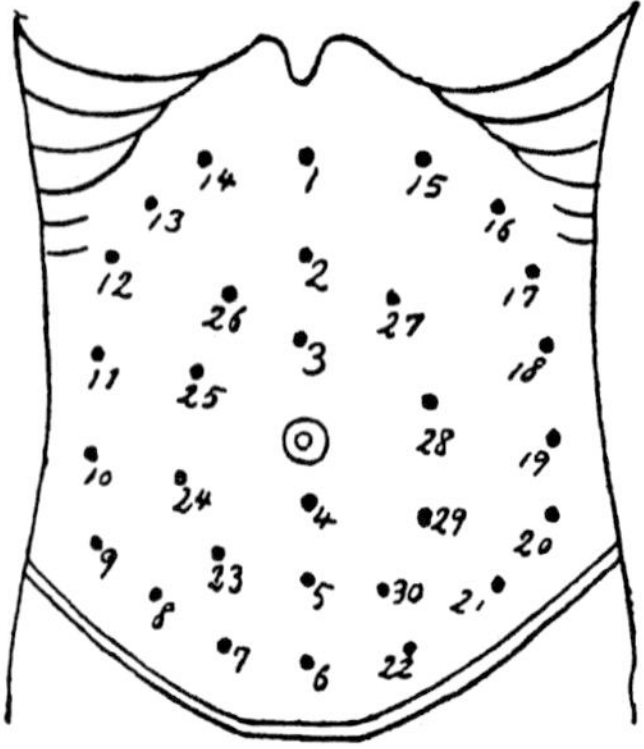

第一六三圖

鍛　錬　點

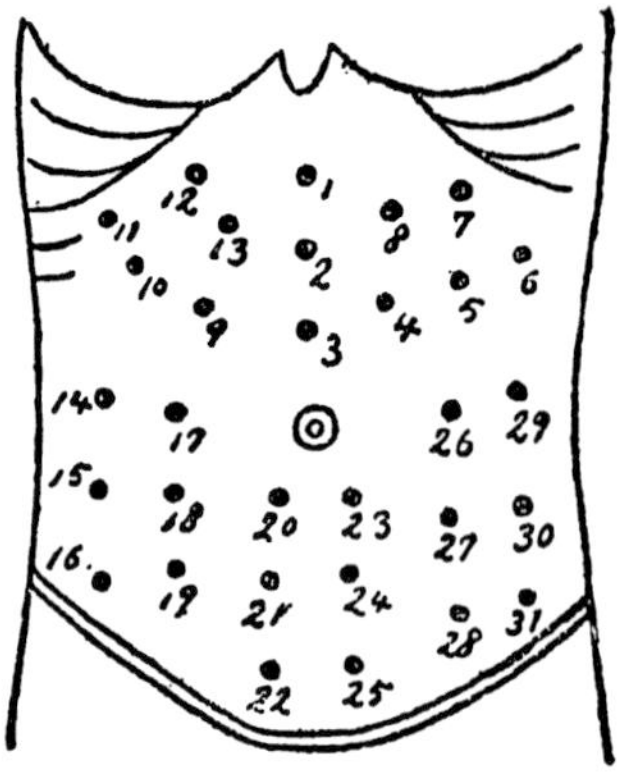

三本《ぼん》の指《ゆび》の平《ひら》にて第《だい》一六二圖《づ》の如《ごと》く壓《お》す事《こと》三回《くわい》。

第二節　腹内綜合鍛錬法《ふくないそうがふたんれんはふ》

三本《ぼん》の指《ゆび》の平《ひら》にて第《だい》一六三圖《づ》の如《ごと》く壓《お》して居《ゐ》て、内部《ないぶ》より徐《じよ》々《く》と力《ちから》を入《い》れ、腹壁《ふくへき》の膨《ふく》れるに從《したが》つて壓《お》して居《ゐ》る手《て》を釣合《つりあは》せつゝ弛《ゆる》め、十分《ぶん》に膨《ふく》れたる時《とき》、一旦《たん》手《て》を放《はな》つ。然《しか》る後《のち》腹壁《ふくへき》を徐《じよ》々《く》に弛《ゆる》む。此《この》法《はふ》を三回繰返《くわいくりかへ》す。

第三節　腹内綜合健康法《ふくないそうがふけんかうはふ》

手《て》の平《ひら》にて右肋骨《みぎろくこつ》に沿《そ》ひて斜《なゝめ》に摩擦《まさつ》する事《こと》、五十回《くわい》。

左肋骨《ひだりろくこつ》に沿《そ》ひて斜《なゝめ》に摩擦《まさつ》する事《こと》、五十回《くわい》。

左右腸骨《さいうちやうこつ》に沿《そ》ひて、左右同時《さいうどうじ》に斜《なゝめ》に摩擦《まさつ》する事《こと》、五十回《くわい》。

臍直下《へそちよつか》、上下摩擦《じやうげまさつ》する事《こと》、五十回《くわい》。

臍《へそ》を中心《ちゆうしん》として、丸《まる》く摩擦《まさつ》する事《こと》、五十回《くわい》。第《だい》一六四圖《づ》參照《さうせう》。

第一六四圖

摩擦部位

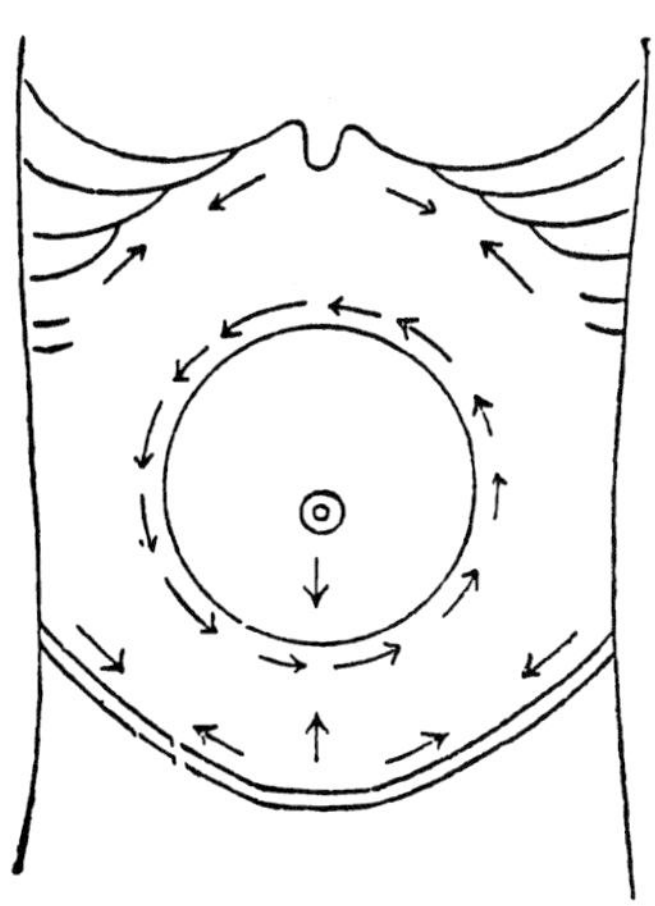

第九編　胸腔内臓器強健法《きようかうないざうききやうけんはふ》

目次《もくじ》

胸腔内臓器強健法緒言《きようかうないざうききやうけんはふちよげん》

胸腔内臓《きようかうないざう》は、肺臓《はいざう》、心臓《しんざう》の二なり。

肺臓《はいざう》は、外氣《ぐわいき》を吸入《きふにふ》し内氣《ないき》を、呼出《こしゆつ》する、身體中《しんたいちゆう》の重要器官《ぢゆうえうきくわん》なり。而《しか》して外氣中《ぐわいきちゆう》には、塵埃《ぢんあい》、細菌《さいきん》等《とう》の、身體《しんたい》を害《がい》するもの甚《はなは》だ多《おほ》し、故《ゆゑ》に内臓強健《ないざうきやうけん》にして、之《こ》れに堪《た》へ得《う》るの力《ちから》を養成《やうせい》するの、適切《てきせつ》なる事《こと》、論《ろん》を俟《また》たざるなり身體《しんたい》の薄弱《はくじやく》なるものは、肺臓《はいざう》も弱《よわ》く、抵抗力乏《ていかうりよくとぼ》しきにより、疾病《しつぺい》に罹《かゝ》り易《やす》く之《こ》れが抵抗力《ていかうりよく》を強大《きやうだい》ならしむるには、全身的《ぜんしんてき》に強健《きやうけん》の度《ど》を増《ま》す事《こと》と、局部的《きよくぶてき》に強健《きやうけん》の度《ど》を増《ま》す事《こと》との全身及《ぜんしんおよ》び局部《きよくぶ》の指壓《しあつ》を要《えう》するなり。

心臓《しんざう》は全身《ぜんしん》の活動《くわつどう》を司配《しはい》する中樞器官《ちゆうすうきくわん》にして、肺臓循還《はいざうじゆんくわん》、全身循還等《ぜんしんじゆんくわんとう》の運動《うんどう》は、齊然《せいぜん》として毫《がう》厘《りん》も違《たが》はず、此運動《このうんどう》を補《おぎ》なふ全身指壓《ぜんしんしあつ》は、一として心臓《しんざう》に好影響《かうえいきやう》ならざるなし、局部的《きよくぶてき》にも脈管《みやくくわん》の抑壓《よくあつ》により、其運動《そのうんどう》を調節《てうせつ》するの效果《かうくわ》、實《じつ》に偉大《ゐだい》なりとす。

胸腔內臟器强健法《きようかうないざうきゝやうけんはふ》

第一章　肺臟《はいざう》

第一節　肺臟《はいざう》の解剖《かいばう》

(1) 部位《ぶゐ》　胸腔內《きようかうない》に在《あ》り、左《ひだり》は二葉《えふ》にして右《みぎ》は三葉《えふ》なり。

(2) 形狀《けいじやう》　錐體《すいたい》にして、灰白色《くわいはくしよく》を帶《お》び大理石狀《だいりせきじやう》の紋理《もんり》をなす、左《ひだり》は小長《せうちやう》、右《みぎ》は短大《たんだい》なり。

(3) 構造《こうざう》　氣管枝《きくわんし》は軟骨《なんこつ》と平滑筋《へいくわつきん》にて構成《こうせい》せられ、其蜂窩管《そのはうくわくわん》となりたる部《ぶ》分《ぶん》を漏斗《ろうと》と云《い》ひ、其盲端《そのまうたん》を肺胞《はいばう》と云《い》ふ、卽《すなは》ち呼吸部《こきふぶ》なり、此呼吸部全體《このこきふぶぜんたい》は結締織《けつていしき》の爲《ため》に分《わか》たる、是《これ》を肺小葉《はいせうえふ》

第一六五圖

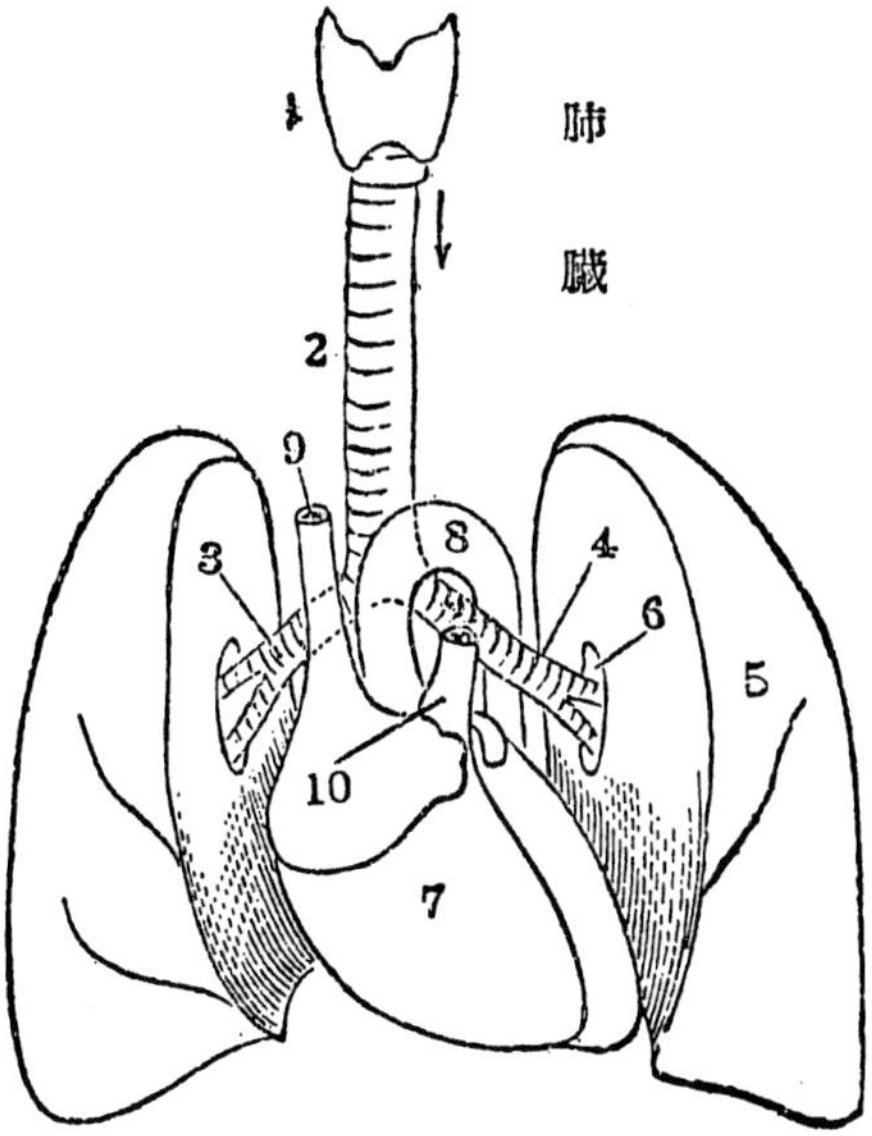

1 喉頭
2 氣管
3 右氣管枝
4 左氣管枝
5 肺
6 肺門
7 心臟
8 大動脈弓
9 上大靜脈幹
10 肺動脈

第一六六圖

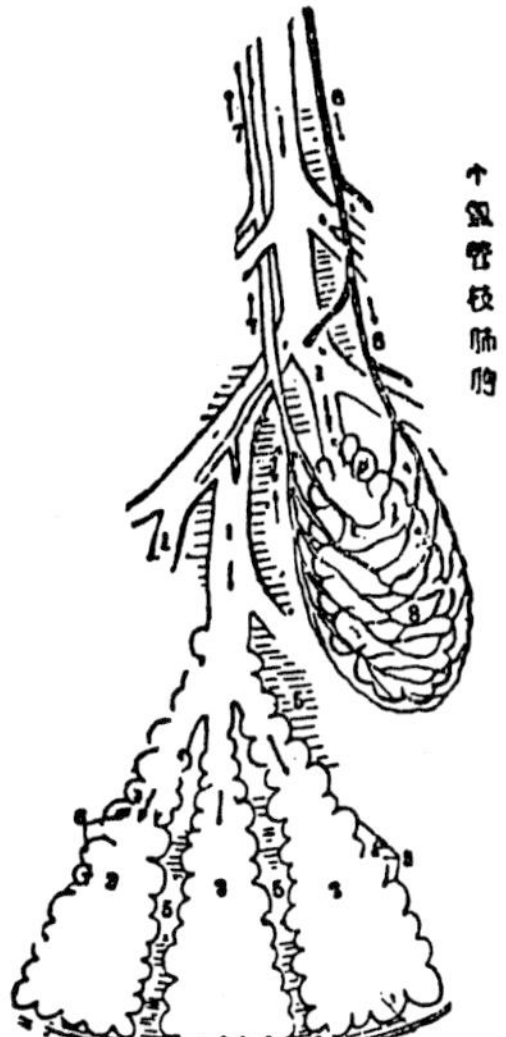

肺胞及血管
1 小氣管枝
2 漏斗
3 肺胞
4 肺小葉
5 結締織
6 肺動脈
7 肺靜脈
8 血管網

と云《い》ふ。氣管枝《きくわんし》の粘膜《ねんまく》は複顫毛表被《ふくせんまうへうひ》を布《し》き、固有層中《こいうそうちゆう》には白血球《はくけつきう》を含《ふく》めり、白血球《はくけつきう》は氣管枝中《きくわんしちゆう》に出遊《しゆついう》する事《こと》あり。表面《へうめん》には肺胸膜《はいきようまく》を被《かふむ》れり。

小循環《せうじゆんくわん》の肺動脈《はいどうみやく》は肺胞《はいばう》に至《いた》り毛細管網《まうさいくわんまう》を形成《けいせい》し、玆《こゝ》より發生《はつせい》せる靜脈《じやうみやく》は酸素《さんそ》を以《もつ》て充《みた》され、小循環《せうじゆんくわん》の肺靜脈《はいじやうみやく》となり、心臟《しんざう》の左房《さばう》に還《かへ》る。

(4)**血管**《けつくわん》　肺《はい》を養《やし》なふ動脈《どうみやく》は、氣管枝動脈《きくわんしどうみやく》にして、靜脈《じやうみやく》は動脈《どうみやく》に沿《そ》ふて走《はし》り、上行大靜脈《じやうかうだいじやうみやく》に還《かへ》る

(5)**淋巴管**《りんぱくわん》　小葉間淋巴管網《せうえふかんりんぱくわんまう》より起《おこ》り、肺門《はいもん》に集合《しふがふ》し、氣管枝淋巴管《きくわんしりんぱくわん》に入《い》る。

(6)**神經**《しんけい》　迷走神經及《めいそうしんけいおよ》び交感神經《かうかんしんけい》の二にして、其末端《そのまつたん》は專《もつぱ》ら血管《けつくわん》に終《をは》ると雖《いへど》も亦他《またた》の一部《ぶ》は外胸膜《ぐわいきようまく》に終《をは》れり。

第二節　肺臟《はいざう》の生理《せいり》

(1)身體循環《しんたいじゆんくわん》より還《かへ》り來《きた》れる血液《けつえき》は、肺動脈《はいどうみやく》により、一旦肺臟《たんはいざう》に入《い》り、瓦斯《がす》の交換《かうくわん》をなす、之《これ》を呼吸《こきふ》作用《さよう》と云《い》ふ。

(2)呼吸《こきふ》により、空氣中《くうきちゆう》の酸素《さんそ》を攝收《せつしう》す、是《こ》れ主《しゆ》として溫《をん》を發生《はつせい》する燃燒作用《ねんせうさよう》が行《おこな》はるゝによる。

(3)呼吸數《こきふすう》は大人《たいじん》一分間《ぶんかん》十六乃至《ないし》十九、初生兒《しよせいじ》六十二乃至《ないし》六十八、一歲平均《さいへいきん》四十四、成長《せいちやう》に從《したが》ひ漸次減《ぜんじげん》

少す。

(4)精神的興奮或《せいしんてきこうふんある》は身體《しんたい》の運動等《うんどうとう》は一過的《くわてき》に呼吸《こきふ》の數《すう》を增《ま》す、又熱性《またねつせい》の疾患《しつくわん》は心悸《しんき》の亢進《かうしん》と共《とも》に著《いちじる》しく呼吸《こきふ》の數《すう》を增加《ぞうか》す。

(5)呼吸《こきふ》の度數《どすう》を計《はか》るには、心窩《しんくわ》に手掌《しゆしやう》をあて、一分間《ぶんかん》に其高低《そのかうてい》の數《すう》を檢《けん》するにあり。

呼吸數《こきふすう》と脈搏《みやくはく》との比例《ひれい》は、四脈搏《みやくはく》に一呼吸《こきふ》を正常《せいじやう》とす

第三節　肺臟《はいざう》の運動法《うんどうはふ》

(1)三本《ぼん》の指《ゆび》の中節《なかぶし》より先《さき》が當《あた》る樣《やう》にして、肋骨上《ろくこつじやう》と肋骨《ろくこつ》間《かん》とに拘《かゝは》らず第《だい》一六七圖《づ》の如《ごと》く靜《しづ》かに稍《やゝ》輕《かる》く壓《お》す事《こと》三回《くわい》。

第一六七圖

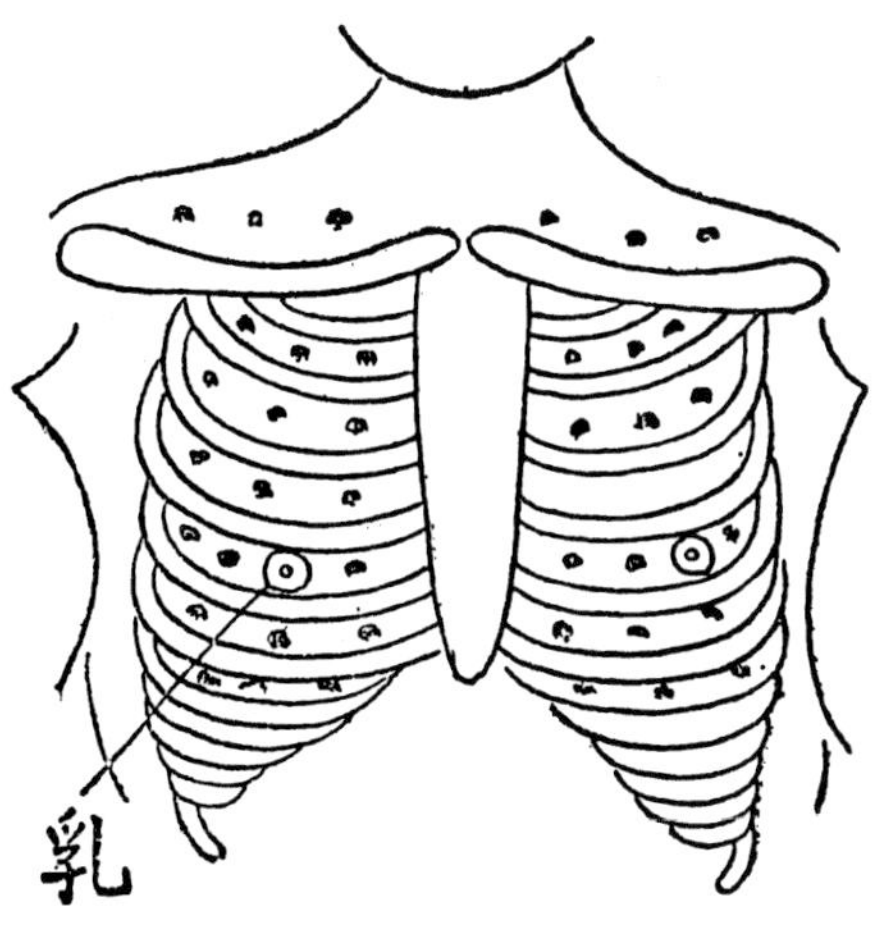

第四節　肺臟《はいざう》の鍛錬法《たんれんはふ》

(1)胸腹式呼吸法《きようふくしきこきふはふ》をなす三十分間《ぶんかん》、胸《むね》と腹《はら》と同時《どうじ》に呼吸《こきふ》する法《はふ》。

第五節　肺臟《はいざう》の健康法《けんかうはふ》

(1)胸部《きやうぶ》を稍《やゝ》輕《かる》く摩擦《まさつ》する事《こと》五十回《くわい》(注意《ちうい》)全身指壓法《ぜんしんしあつはふ》を行《おこな》ふ。特《とく》に氣管指壓及腹部指壓《きくわんしあつおよびふくぶしあつ》をよく行《おこな》ふ。

第二章　心臟《しんざう》

第一六八圖

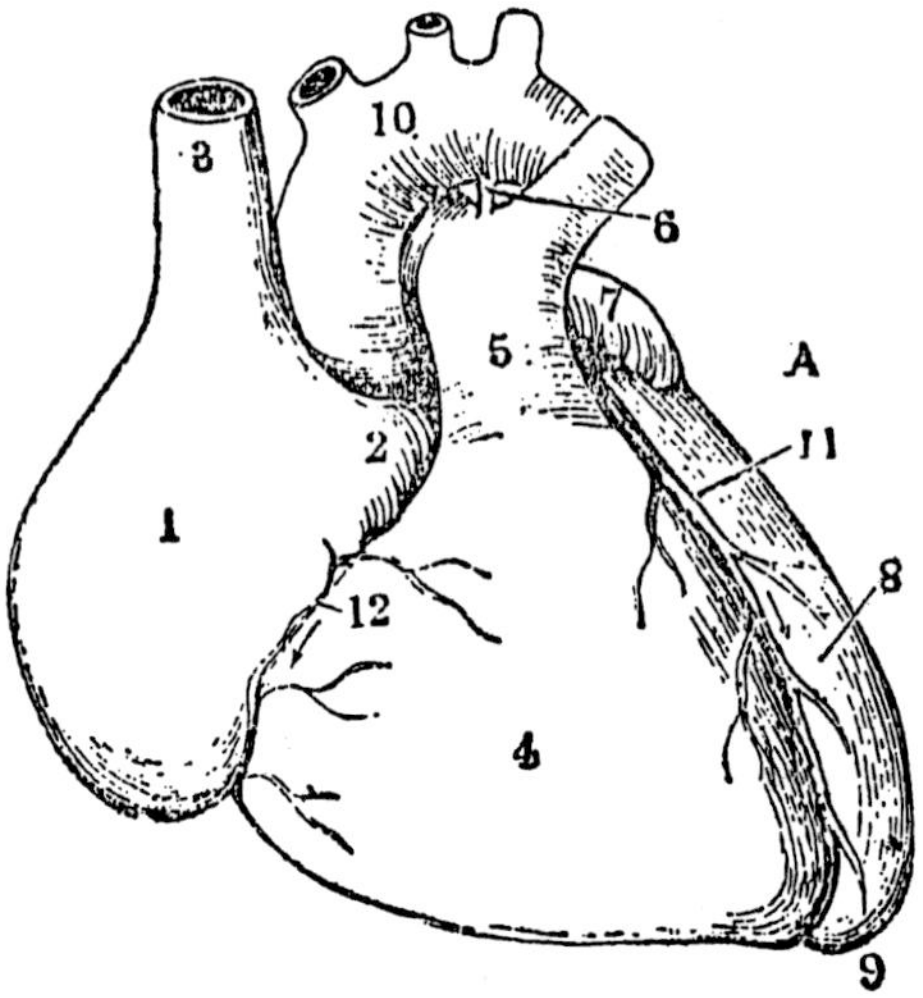

第一六九圖

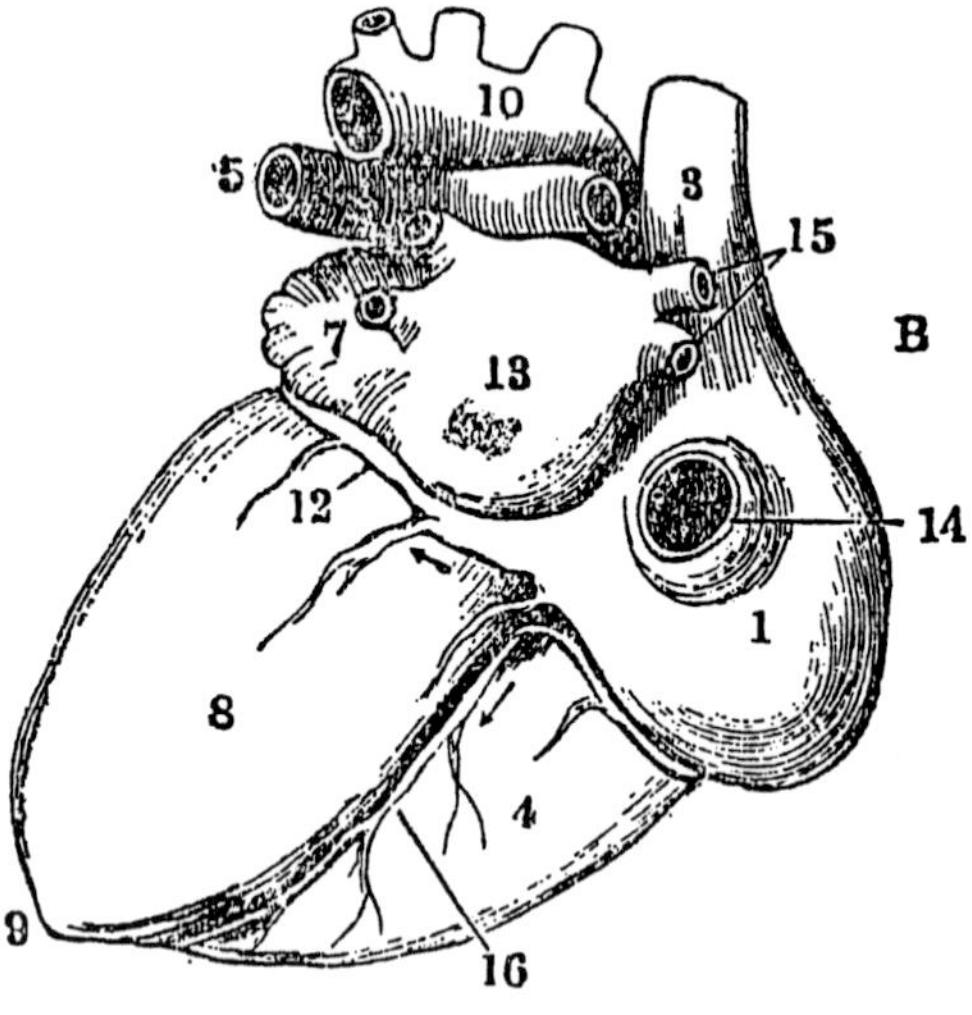

A 前面　1 右房　2 右心耳　3 上大靜脈幹　4 右室　5 肺動脈　6 靭帶　7 左心耳　8 左室　B 後面　9 心尖　10 大動脈弓　11 前縱溝　12 橫溝　13 左房　14 下大動脈幹　15 肺靜脈　16 後縱溝

第一節　心臟《しんざう》の解剖《かいばう》

(1)部位《ぶゐ》　胸腔内兩肺《きようかうないりやうはい》の間《あひだ》にあり、前側《ぜんそく》は胸骨《きようこつ》に接《せつ》し、後側《こうそく》は食管《しよくくわん》及《およ》び大動脈幹《だいどうみやくかん》により、脊柱《せきちゆう》と分界《ぶんかい》す。三分《ぶん》の一は右側《いうそく》にして三分《ぶん》の二は左《さ》側《そく》にあり心尖《しんせん》は第《だい》六肋腔《ろくかう》に對《たい》す。横隔膜《わうかくまく》の上面《じやうめん》に安置《あんち》し、心嚢《しんなう》によりて被《ひ》覆《ふく》せられ、其容積《そのようせき》は各人《かくじん》の拳大《こぶしだい》なり。

(2) **形狀《けいじやう》** 稍圓錐體《やゝゑんすいたい》にして肉質《にくしつ》の腔器《かうき》なり、裏《り》面《めん》は內膜之《ないまくこれ》を被《おほ》ひ瓣膜《べんまく》を構成《こうせい》す。二個《こ》の房《ばう》と二個《こ》の室《しつ》とより成《な》る。房《ばう》は心臟《しんざう》の基《き》底《てい》にして、右房《いうばう》、左《さ》房《ばう》とす。一側《そく》は靜脈《じやうみやく》に連接《れんせつ》し、一側《そく》は室《しつ》に交通《かうつう》す室《しつ》は左《さ》右兩房《いうりやうばう》の下《か》部《ぶ》にして一側《そく》は動脈口《どうみやくこう》に依《よ》つて動脈幹《どうみやくかん》に連接《れんせつ》し、一側《そく》は房室口《ばうしつこう》に依《よ》りて房《ばう》に交通《かうつう》し、共《とも》に瓣膜《べんまく》を具《ぐ》有《いう》す。

(3) **構造《こうざう》** 三層《そう》の膜《まく》より成《な》れり。其內層《そのないそう》を（一）內膜《ないまく》、中層《ちゆうそう》を（二）筋膜《きんまく》、外層《ぐわいそう》を（三）外膜《ぐわいまく》と云《い》ふ

(一)內膜《ないまく》は結締織《けつていしき》になれる薄膜《はくまく》なり。

(二)筋膜《きんまく》は特種《とくしゆ》の横紋筋纖維《わうもんきんせんゐ》膜《まく》なり。

(三)外膜《ぐわいまく》は心嚢《しんなう》の內板《ないはん》にして結締織《けつていしき》の薄膜《はくまく》なり。

(4) **血管《けつくわん》** 動脈《どうみやく》は左《さ》右心冠《いうしんくわん》動脈《どうみやく》にして心尖《しんせん》に至《いた》る。靜脈《じやうみやく》は動脈《どうみやく》に沿《そ》ひて、下大靜脈《しもだいじやうみやく》に還《かへ》る。

(5) **淋巴管《りんぱくわん》** 靜脈《じやうみやく》に沿《そ》ひて走《はし》る。

(6) **神經《しんけい》** 交感神經《かうかんしんけい》、迷走神經《めいそうしんけい》にして神經叢《しんけいそう》を編成《へんせい》せり、多《た》數《すう》の神經節《しんけいせつ》を具《そな》ふ。

第二節　心臟《しんざう》の生理《せいり》

(1)肺動脈《はいどうみやく》は心臓《しんざう》の右室《いうしつ》より出《い》で左右《さいう》に分岐《ぶんき》し、浄血作用《じやうけつさよう》の爲《た》めに肺胞《はいばう》に至《いた》り、之《これ》より發生《はつせい》せる靜脈《じやうみやく》は左房《きばう》に還《かへ》る。大動脈《だいどうみやく》は左室《さしつ》より出《い》で、身體《しんたい》の各部《かくぶ》に於《おい》て毛細管《もうさいくわん》となり、之《これ》より發《はつ》せる靜脈《じやうみやく》は右房《いうばう》に還《かへ》る。心臓《しんざう》の搏動《はくどう》は一分間《ぶんかん》に壯年《そうねん》の男子《だんし》は七十を中心《ちゆうしん》とし、女子《ぢよし》は八十を中心《ちゆうしん》とす、小兒《せうに》は年齢《ねんれい》に反比《はんぴ》例《れい》し、老人《らうじん》は正比例《せいひれい》す。心搏《しんぱく》は種々變化《しゆじゆへんくわおほ》多く、猛烈《もうれつ》なる疾走《しつそう》、過激《くわげき》の運動等《うんどうとう》は心搏《しんぱく》を急速《きふそく》にす、又驚愕《またきやうがくきやう》、恐怖《ふ》、羞恥《しうち》、憤怒《ふんど》等《とう》の精神的感動《せいしんてきかんどう》により、一過性《くわせい》の動悸《どうき》を起《おこ》し、又習癖或《またしふへきあるひ》は疾病《しつぺい》により心悸亢進《しんきかうしん》す。

第三節　心臓《しんざう》の運動法《うんどうはふ》

(1)三本《ぼん》の指《ゆび》の中節《なかぶし》より先《さき》の平《ひら》にて第《だい》一七〇圖《づ》の如《ごと》く靜《しづか》に稍《やゝ》輕《かる》く壓《お》す事《こと》三回《くわい》。

第四節　心臓《しんざう》の鍛錬法《たんれんはふ》

(1)脈搏《みやくはく》の指《し》感《かん》ある部位《ぶゐ》即《すなは》ち總頸動脈部《そうけいどうみやくぶ》、鎖《さ》骨下《こつか》動脈部《どうみやくぶ》、腋窩動脈部《えきくわどうみやくぶ》、橈骨動脈部《たうこつどうみやくぶ》、腹部《ふくぶ》大動脈部《だいどうみやくぶ》、鼠《そ》

第一七〇圖

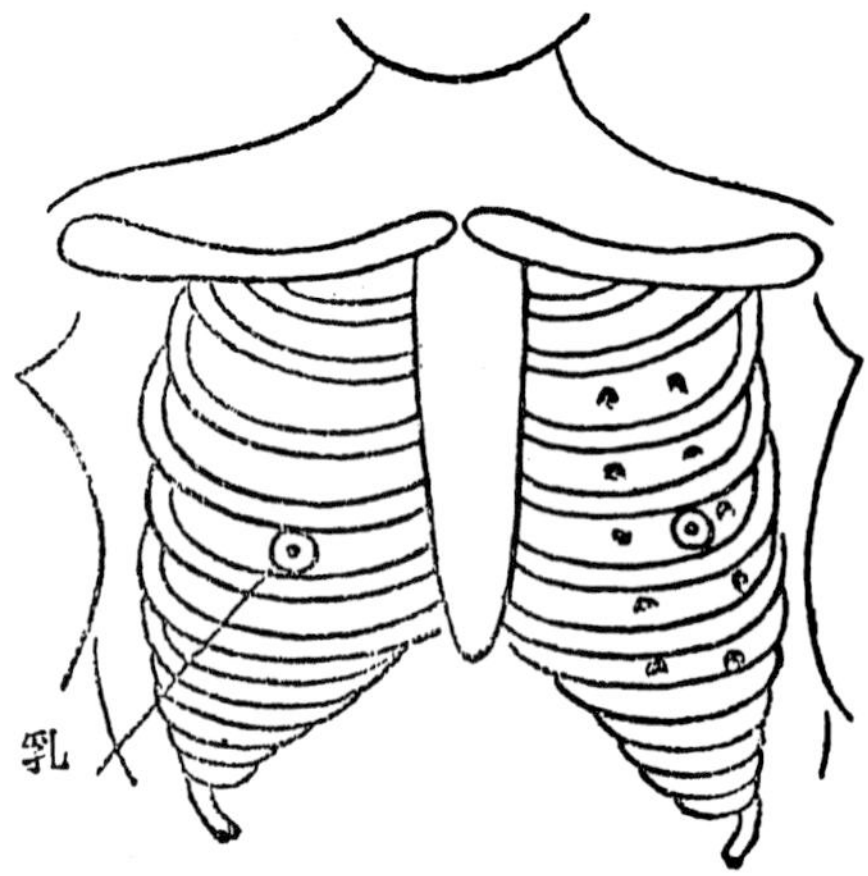

蹊動脈部等《けいどうみやくぶとう》を壓《お》す、以上《いじやう》繰返《くりかへ》す事《こと》三回《くわい》。

第五節　心臟健康法《しんざうけんかうはふ》

(1)臍輪《さいりん》の搏動部《はくどうぶ》を脈搏《みやくはく》の指《ゆび》に感《かん》ずる程度《ていど》に抑壓《よくあつ》する事《こと》三十分間《ぷんかん》。

(注意《ちうい》)　全身指壓《ぜんしんしあつ》の、心臟《しんざう》に好影響《かうえいきやう》を及《およ》ぼす事《こと》は、屢《しばく》記述《きじゆつ》せる所《ところ》なり、或《あ》る人《ひと》が身體《しんたい》は、心臟《しんざう》なりとの言詞《げんし》も虚妄《きよまう》にあらざる事《こと》の照證《せうしよう》せらる。即《すなは》ち全身指壓前《ぜんしんしあつぜん》よりも、指壓後《しあつご》に於《おい》て著《いちじ》るしく心搏《しんはく》の齊整《さいせい》せらるゝを以《もつ》てなり。

第十編　脳脊髄強健法《なうせきずゐきやうけんはふ》

脳脊髄強健法緒言《なうせきずゐきやうけんはふちよげん》

脳髄《なうずゐ》は身體《しんたい》の最高器官《さいかうきくわん》にして、脳神經《なうしんけい》の中樞部《ちゆうすうぶ》なり、心身《しんしん》の調和《てうわ》は、脳《なう》の強健《きやうけん》に大《だい》なる關係《くわんけい》あり、指壓法《しあつはふ》は心身調和《しんしんてうわ》せらるゝが故《ゆゑ》に脳《なう》の強健法《きやうけんはふ》に適《てき》す。脳神經《なうしんけい》の衰弱《すいじやく》は、脳神經其物《なうしんけいそのもの》の衰弱《すいじやく》にあらず脳神經《なうしんけい》の能力《のうりよく》を發揮《はつき》せしむる機能《きのう》の起動《きどう》を鈍麻《どんま》せしめし素因《そいん》あるによる、心身《しんしん》の違和《ゐわ》即《すなは》ち是《これ》なり。總《すべ》て統一《とういつ》せるものは強《つよ》く、不統一《ふとういつ》のものは弱《よわ》し、之《こ》れ心身《しんしん》の調和《てうわ》を必要《ひつえう》とする所以《ゆえん》にして、指壓《しあつ》は統一《とういつ》せる心身《しんしん》を以《もつ》て施《ほどこ》すが故《ゆゑ》に被壓者《ひあつしや》の心身《しんしん》は統一《とういつ》せられ、心身《しんしん》一如《によ》の境《きやう》を得《え》て脳《なう》の強健《きやうけん》を得《う》るものなり。脊髄《せきずゐ》は脳神經《なうしんけい》の傳導器官《でんどうきくわん》たるも、亦脊髄其物《またせきずゐそのもの》に於《おい》て中樞器官《ちゆうすうきくわん》の能力《のうりよく》を備《そな》ふ、即《すなは》ち瞳孔散大《どうかうさんだい》中樞乃至腱反射中樞《ちゆうすうないしけんはんしやちゆうすう》の如《ごと》き是《これ》なり、脊髄《せきずゐ》には又反射機轉《またはんしやきてん》ありて、脳《なう》の力《ちから》に拘《かゝは》らずして運動《うんどう》を起《おこ》すものあり、凡《およ》そ全身《ぜんしん》の運動《うんどう》は脊髄《せきずゐ》の力《ちから》に依《よ》らざるなし。是等《これら》の強健《きやうけん》は脊髄其物《せきずゐそのもの》の指壓及《しあつおよ》び運動神經《うんどうしんけい》の出發點即脊髄兩側《しゆつぱつてんすなはちせきずゐりやうそく》の指壓《しあつ》によりて期待《きたい》せらる。

腦《なう》脊《せき》髓《ずゐ》強《きやう》健《けん》法《はふ》

第一章　腦《なう》髓《ずゐ》

第一節　腦髓《なうずゐ》の解剖《かいばう》

(1)部位《ぶゐ》　頭蓋腔内《づがいかうない》に在《あ》り。

(2)形狀《けいじやう》　稍卵圓形《やゝらんゑんけい》なり。

(3)構造《こうざう》　外部《ぐわいぶ》は灰白質《くわいはくしつ》にして内部《ないぶ》は白質《はくしつ》なり。外部《ぐわいぶ》を皮質《ひしつ》と云《い》ふ。之《これ》を後腦《こうなう》、中腦《ちゆうなう》、前腦《ぜんなう》、大腦《だいなう》に分《わか》ち、後腦《こうなう》を延髓《えんずゐ》、小腦《せうなう》、第《だい》四腦室《なうしつ》、ワロル氏《し》橋《けう》に分《わか》つ。中腦《ちゆうなう》を、大腦脚《だいなうきやく》、四疊體《でふたい》、ジルウヰユス氏《し》導水管《だうすゐくわん》に分《わか》つ。前腦《ぜんなう》を視《し》神經床《しんけいしやう》、第《だい》三腦室《なうしつ》に分《わか》つ。第《だい》一七一圖《づ》參照《さんせう》。

第一七一圖

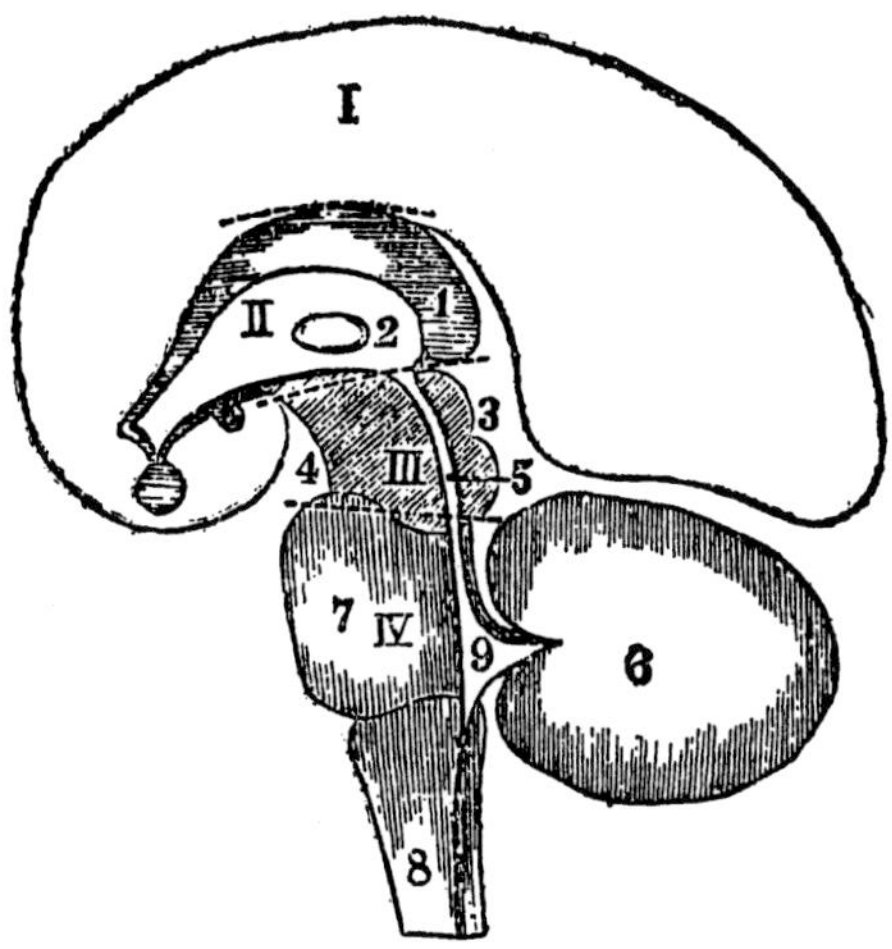

I 大腦、II 前腦、
III 中腦、Ⅵ 後腦、
1 視神經床
2 第三腦室
3 四疊體
4 大腦脚
5 ジルウヰユス氏導水管
6 小腦
7 ワロル氏橋
8 延髓
9 第四腦室

第二節　腦髓《なうずゐ》の生理《せいり》

(1)**大腦《だいなう》**は意識《いしき》に關《くわん》する能力《のうりよく》を有《いう》し、叡智《えいち》又此内《またこのうち》に藏《ざう》せらる

(2)**大腦《だいなう》**は意《い》識《しき》の關《くわん》せざる官能《くわんのう》あり。

(3)大腦《だいなう》は、感覺《かんかく》、運動《うんどう》、言語《げんご》、溫《をん》の調節《てうせつ》、睡眠等《すゐみんとう》を司《つかさど》る。

(4)小腦《せうなう》は身體《しんたい》の運動《うんどう》の細緻《さいち》なる調節《てうせつ》に參與《さんよ》す。

(5)小腦《せうなう》は筋《きん》の緊張《きんちやう》を司《つかさど》る。

(6)延髓《えんずゐ》は唾《だ》液《えき》分泌《ぶんぴつ》、舌運動《ぜつうんどう》、嚥下《えんか》、胃腸運動《ゐちやううんどう》、嘔吐《おうど》、胃《ゐ》液《えき》及膵液《およびすいえき》の分泌《ぶんぴつ》、心搏《しんぱく》の強弱及《きやうじやくおよ》び稀《き》數《すう》、血管緊張及《けつくわんきんちやうおよ》び體內血液《たいないけつえき》の分配《ぶんぱい》、呼《こ》吸運動及《こふうんどうおよ》び喉頭運動《かうとううんどう》を左《さ》右《いう》し、又血《またけつ》管《くわん》と筋肉《きんにく》とに關《くわん》し、溫調節《をんてうせつ》にも參與《さんよ》す。

延髓《えんずゐ》は求心性興奮《きうしんせいこうふん》を脊髓《せきずゐ》より、腦髓《なうずゐ》に導傳《だうでん》し、遠心性興《えんしんせいこう》奮《ふん》を此《これ》より彼《かれ》に導傳《だうでん》す。

第三節　**腦髓强健法《なうずゐきやうけんはふ》**

(1)**全身指壓《ぜんしんしあつ》**　指《し》壓方式《あつはうしき》に依《よ》る。

第一七二圖

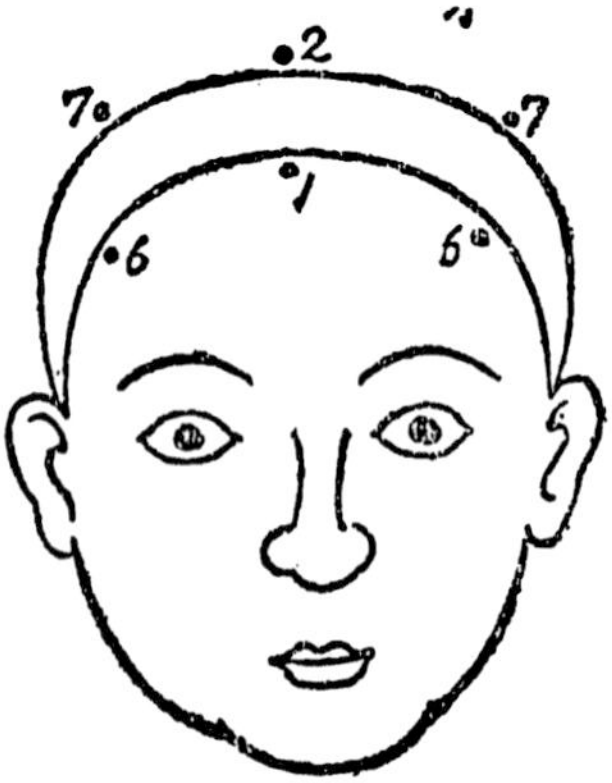

頭部壓點

第一七三圖

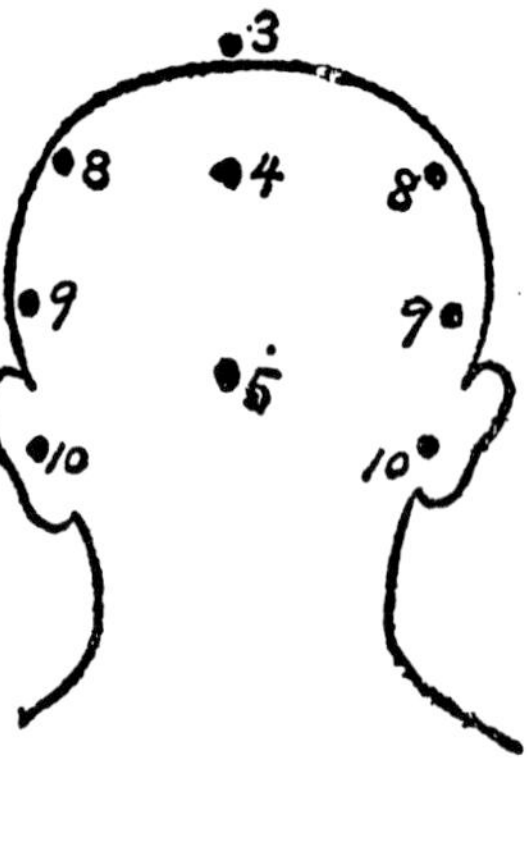

(2)局部指壓《きよくぶしあつ》　頭部《とうぶ》、頸部《けいぶ》。

一頭部《とうぶ》　(1)前額髮際《ぜんがくはへぎは》の中央《ちゆうあう》、(2)顖門《しんもん》、(3)頭頂《とうちやう》、(4)後頭《こうとう》突起部《とつきぶ》、(5)頭蓋骨終緣《づがいこつしふえん》、(6)額《ひたひ》の兩隅角《りやうぐうかく》、(7)其後方前頭《そのこうはうぜんとう》角《かく》、(8)頭頂《とうちやう》と耳翼《じよく》との中間《ちゆうかん》、(9)其後方後頭角《そのこうはうこうとうかく》、(10)其後《そのこう》方頭蓋骨終緣《はうづがいこつしふえん》。

一方法《はうはふ》　被壓者《ひあつしや》座位《ざゐ》、其後《そのうしろ》に立《た》ち、後頭部《こうとうぶ》を一方《ぼう》の手《て》にて受《う》け、右拇指《みぎぼし》にて(1)腦《なう》の中心《ちうしん》に向《むか》つて壓《お》す、(2)(3)前《ぜん》同《どう》、(4)前頭《ぜんとう》を一方《ぼう》の手《て》にて受《う》け腦《なう》の中心《ちゆうしん》に向《むか》つて壓《お》す同《どう》、(5)前同《ぜんどう》、(6)双方同時《さうはうどうじ》に腦《なう》の中心《ちゆうしん》に向《むか》つて壓《お》す、(7)前《ぜん》同《どう》、(8)(9)(10)一方宛《ばうづゝ》腦《なう》の中心《ちゆうしん》に向《むか》つて壓《お》す。

一頸部《けいぶ》　(1)頭蓋骨《づがいこつ》の境《さかひ》より第《だい》七頸椎迄《けいついまで》の骨上《こつじやう》、(2)頸椎《けいつい》の兩側《りやうそく》(3)は(2)の兩側《りやうそく》、(4)側頸《そくけい》、(5)顎骨《がくこつ》の際《きは》より鎖骨中《さこつちゆう》間迄《かんまで》の氣管上《きくわんじやう》、(6)氣管《きくわん》の兩側《りやうそく》、(7)は(6)の兩側《りやうそく》。

第一七四圖

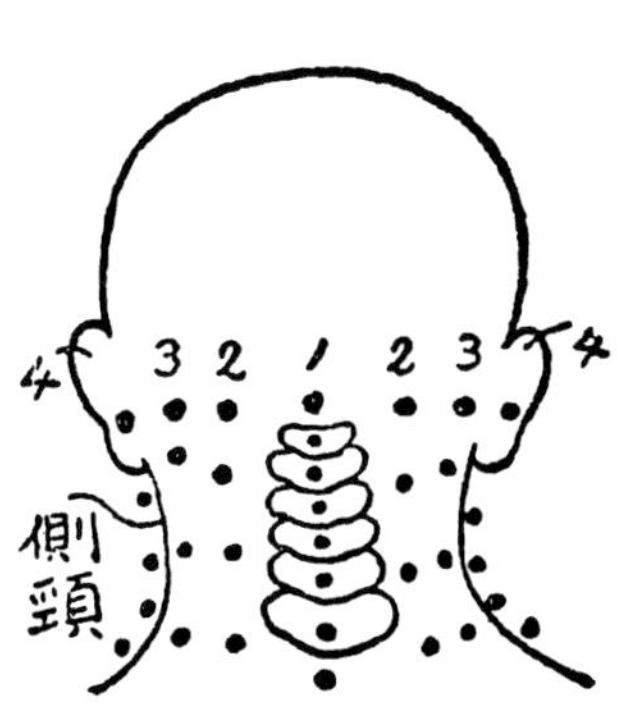

第一七五圖

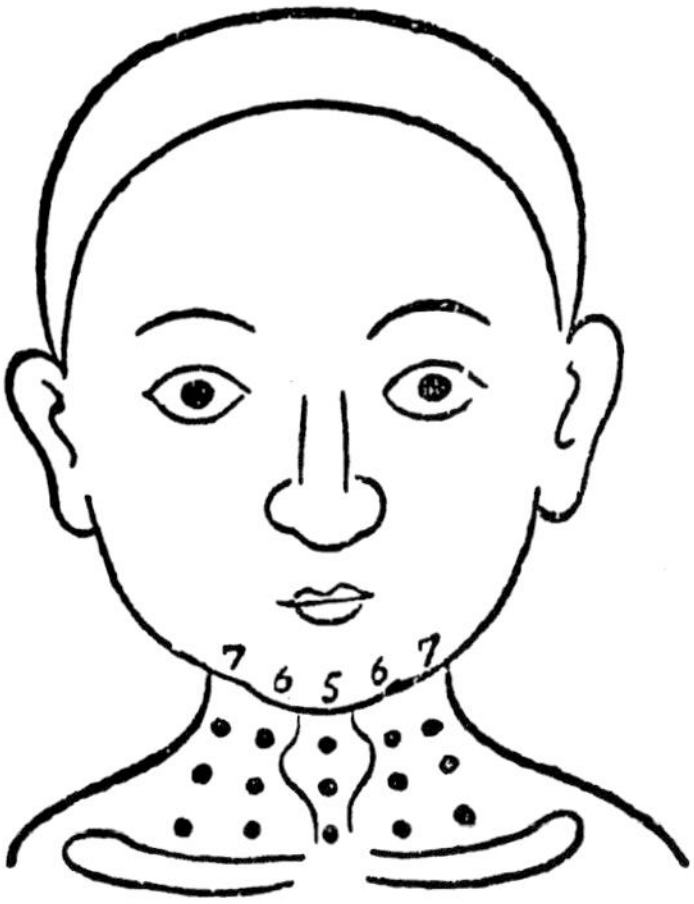

頸部壓點

一方法《はうはふ》　被治者《ひぢしや》座位《ざゐ》、後《うしろ》に膝《ひざ》にて立《た》ち、一方《ぱう》の手《て》を被治者《ひぢしや》の前額《ぜんがく》にあて、右拇指《みぎぼし》にて、頭蓋骨《づがいこつ》の境《さかひ》（頂窩《どのくぼ》）を上斜《うへなゝめ》に稍強《やゝつよ》く壓《お》す、頸椎上《けいついじやう》を壓《お》す、(2)頸椎《けいつい》の兩側《りやうそく》、(3)は(2)の兩側《りやうそく》、前同《ぜんどう》。(4)側頸《そくけい》、挾《はさ》む樣《やう》にして壓《お》す。(5)氣管上《きくわんじやう》を稍輕《やゝかる》く壓《お》す、(6)氣管兩側《きくわんりやうそく》、交互《かうご》に壓《お》す、(7)は(6)の兩側《りやうそく》、双方同時《さうはうどうじ》に壓《お》す。

第二章　脊《せき》髓《ずゐ》

第一節　脊髓《せきずゐ》の解剖《かいばう》

(1)**部位《ぶゐ》**　延髓《えんずゐ》の下《した》より尾閭骨《びろうこつ》に至《いた》る。

(2)**形狀《けいじやう》**　小長《せうちやう》にして稍圓形《やゝゑんけい》。

(3)**構造《こうざう》**　神經節細胞《しんけいせつさいばう》を含有《がんいう》する灰白質《くわいはくしつ》と、神經纖維《しんけいせんゐ》より成《な》れる白質《はくしつ》とにて構成《こうせい》せらる。神經細胞《しんけいさいばう》より幾多《いくた》の神經纖維《しんけいせんゐ》を出《いだ》す。神經纖維《しんけいせんゐ》は、脊髓突起《せきずゐとつき》の前角及後角《ぜんがくおよびこうかく》より出《い》づ。前《まへ》は運動神經《うんどうしんけい》にして後《うしろ》は知覺神經《ちかくしんけい》なり、脊髓《せきずゐ》を出《い》で、椎間孔《ついかんかう》にて相接着《あいせつちやく》し、其纖維《そのせんゐ》を交換《かうくわん》して、平等《びやうどう》に含《ふく》み前後枝《ぜんごし》となる。

第二節　脊髓《せきずゐ》の生理《せいり》

腦神經《なうしんけい》の傳導《でんどう》として、知覺神經《ちかくしんけい》、運動神經《うんどうしんけい》を其脊椎孔隙《そのせきついかうげき》より三十一對《つい》の神經《しんけい》を出《いだ》し、又自働中樞《またじどうちゆうすう》は瞳孔散大中樞《どうかうさんだいちゆうすう》、發汗《はつかん》中樞《ちゆうすう》、血管運動中樞《けつくわんうんどうちゆうすう》にして、反射中樞《はんしやちゆうすう》は、脫糞《だつぷん》中樞《ちゆうすう》、勃起《ぼつき》中樞《ちゆうすう》、射精中樞《しやせいちゆうすう》、分娩中樞《ぶんべんちゆうすう》、膀胱中樞《ばうくわうちゆうすう》、直腸閉鎖《ちよくちやうへいさ》中樞《ちゆうすう》、腱反射中樞《けんはんしやちゆうすう》なり。

第三節　脊髓強健法《せきずゐきやうけんはふ》

第一七六圖

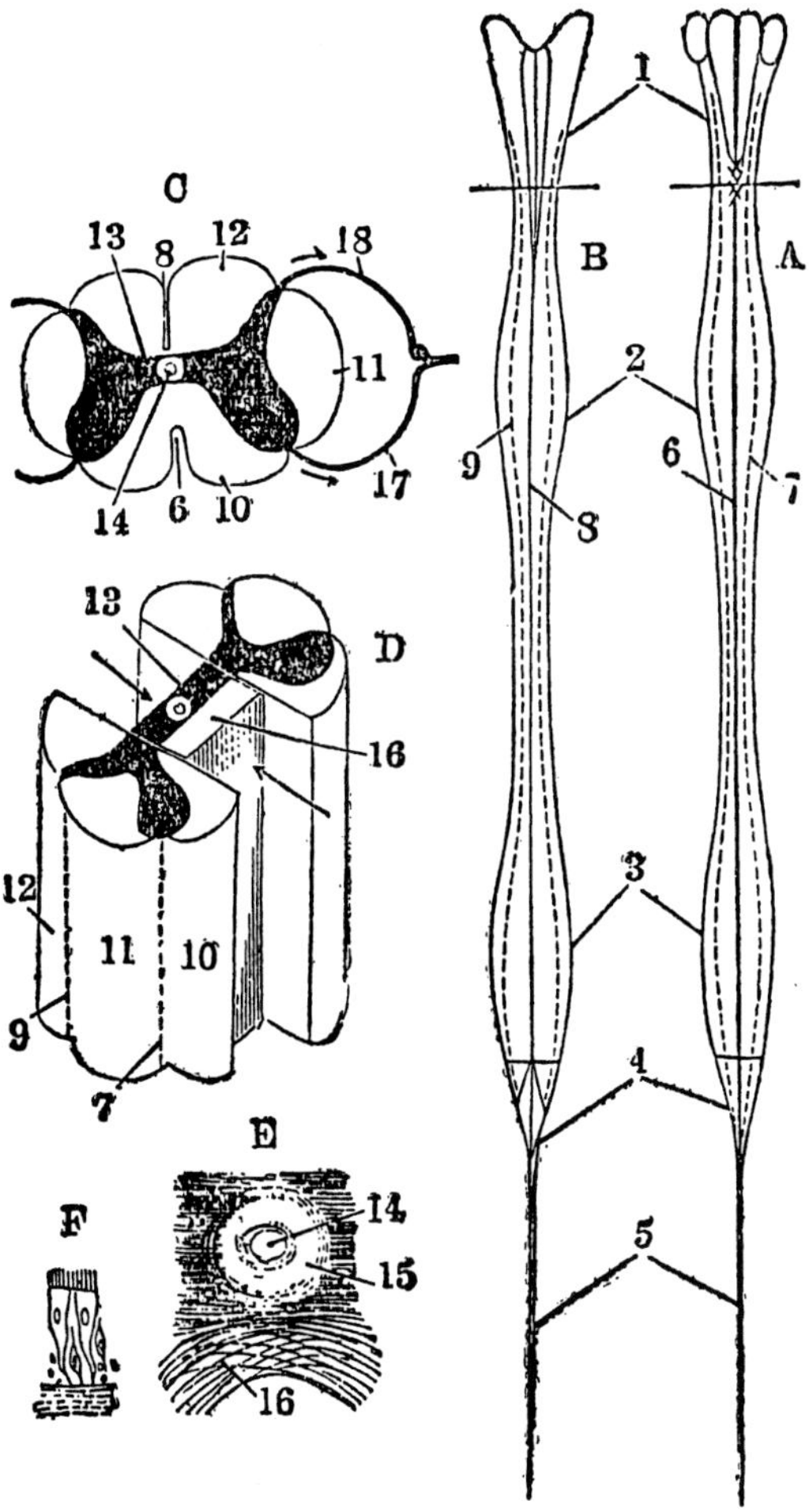

A 脊髓ノ前側　B 同ク後側　C 横斷ノ想像　D 半柱及連合ノ想像　E 連合ノ組織　F 正中管ノ髭毛上皮　1 延髓　2 頸部膨大　3 腰部膨大　4 終末錐體　5 終線　6 前縱裂　7 前側溝　8 後縱裂　9 後側溝　10 側索　11 前索　12 後索　13 灰白連合　14 正中管　15 正中膠樣質　16 白連合　17 脊髓神經ノ前根　18 同ク後根

(1) **部位**《ぶゐ》 脊椎骨上《せきついこつじやう》及《および》其《その》兩側《りやうそく》。

(2) **方法**《はうはふ》は、上半身《じやうはんしん》、被壓者《ひあつしや》座位《ざゐ》後方《こうはう》より、頸椎上《けいついじやう》及《および》其《その》兩側《りやうそく》、胸椎上《きようついじやう》及《および》其《その》兩側等《りやうそくとう》を壓《お》す事《こと》三回《くわい》。下半身《かはんしん》、被壓者伏臥《ひあつしやふくぐわ》、胸椎第《きようついだい》五以下《いいか》腰椎薦骨《えうついせんこつ》、尾閭骨《びろうこつ》の骨上《こつじやう》を壓《お》し、次《つぎ》に其兩側《そのりやうそく》を双方同時《さうはうどうじ》に壓《お》す事《こと》、三回行《くわいおこ》なふ。

第一七七圖

脊椎上及其兩側壓點

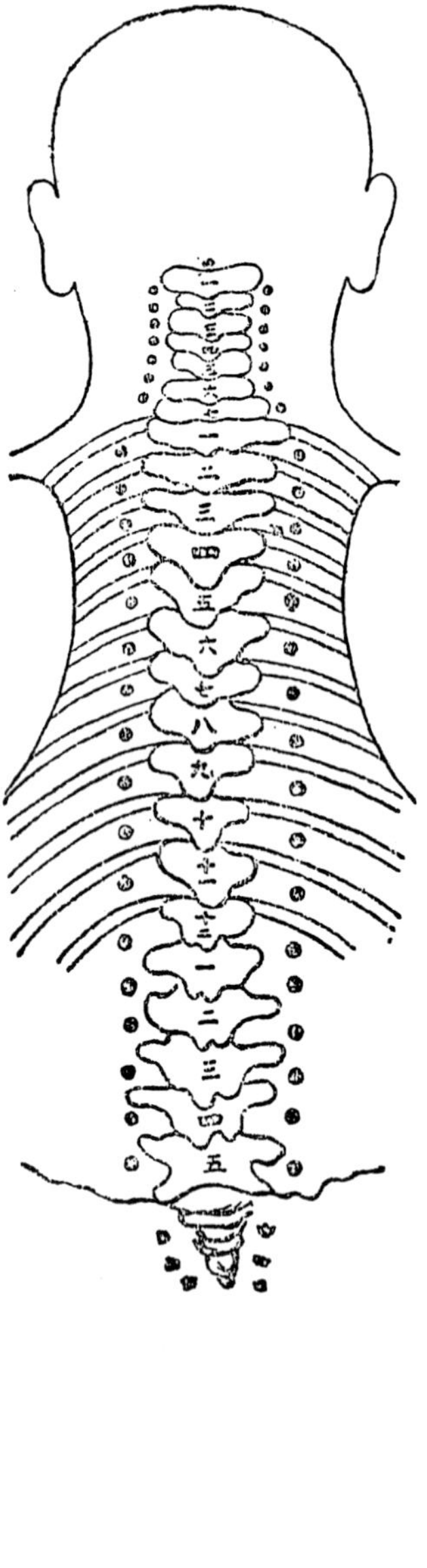

第十一編　身體外面諸器強健法《しんたいぐわいめんしよききやうけんはふ》

目次《もくじ》

身體外面諸器強健法端書《しんたいぐわいめんしよききやうけんはふはしがき》

身體外面諸器《しんたいぐわいめんしよき》の氣管《きくわん》は肺胞《はいばう》を構成《こうせい》せる基始《きし》にして。最《もつと》も強剛《きやうがう》に出來《しゆつらい》し居《ゐ》るも尙《な》ほ強健《きやうけん》を要《えう》するものあり之《こ》れ鍛錬《たんれん》をなす所以《ゆえん》にして感冒《かんばう》を防《ふせ》ぎ、肺患《はいくわん》を免《まぬ》かるゝが爲《ため》なり。食道《しよくだう》も亦消化器《またせうくわき》の始管《しくわん》にして強健《きやうけん》を要《えう》し指壓《しあつ》を行《おこ》なふ。鼻《はな》は畸形《きけい》ならざるもの尠《すくな》し、之《これ》を指壓《しあつ》して強健《きやうけん》ならしむべし、目《め》は近眼《きんがん》、老眼等《らうがんとう》の來《きた》るを以《もつ》て、大《おほ》いに指壓《しあつ》を行《おこ》なふて、強健《きやうけん》ならしめ、疾病《しつぺい》に罹《かゝ》る憂《うれへ》なからしむべし、目《め》の指《し》壓《あつ》は最《もつと》も有效《いうかう》なるものにて、一般《ぱん》に應用《おうよう》され度《た》きものなり。耳《みゝ》は老年《らうねん》に至《いた》れば、遠耳《とほみゝ》になる事必然《ことひつぜん》なるを以《もつ》て強健法《きやうけんはふ》により之《これ》を豫防《よばう》すべし、上肢《じやうし》、下肢《かし》、亦強健《またきやうけん》を要《えう》し、男女生殖器《だんぢよせいしよくき》も疾病《しつぺい》なき樣強健法《やうきやうけんはふ》を行《おこ》なひ、其他附記《そのたふき》の各々《おのく》迠《までゝ》指《なし》指壓《あつ》による強健法《きやうけんはふ》を行《おこ》なふべきものなり。

身體《しんたい》外面《ぐわいめん》諸器《しよき》强健法《きやうけんはふ》

第一章　氣《き》管《くわん》

第一節　氣管《きくわん》の解剖《かいばう》

(1)**部位《ぶゐ》**　前頸《ぜんけい》の中央《ちゆうあう》にして、食道《しよくだう》の前《まへ》にあり、上《うへ》は喉頭《こうとう》に連《つらな》り、下《した》は氣管枝《きくわんし》に連《つらな》る。

(2)**形狀《けいじやう》**　圓柱《ゑんちゆう》狀《じやう》にして、後側《こうそく》僅《わづか》に平坦《へいたん》なり。

(3)**構造《こうざう》**　軟骨《なんこつ》、纖維膜《せんゐまく》、平滑筋纖維《へいくわつきんせんゐ》、粘膜《ねんまく》より成《な》る。軟骨《なんこつ》は十六乃至《ないし》三十個《こ》にして、各《かく》C狀形《じやうけい》をなし、互《たがひ》に疊積《るいせき》し、氣管《きくわん》をなす。纖維膜《せんゐまく》は大《おほ》いに彈力《だんりよく》を有《いう》し、各軟骨《かくなんこつ》を連接《れんせつ》す。平滑筋纖維《へいくわつきんせんゐ》は纖維膜《せんゐまく》と粘膜《ねんまく》の間《あひだ》にあり、主《しゆ》として後壁《こうへき》を構成《こうせい》す。粘膜《ねんまく》は顫毛上皮《せんまうじやうひ》を付《ふ》し、多少《たせう》の小葡萄狀腺《せうぶどうじやうせん》を含有《がんいう》す。

(4)**血管《けつくわん》**　下甲狀腺動脈《しちかふじやうせんどうみやく》の分枝《ぶんし》及《およ》び、氣管枝動脈《きくわんしどうみやく》を有《いう》し、靜脈《じやうみやく》は下甲狀腺靜脈《しもかふじやうせんじやうみやく》及《およ》び奇靜脈《きじやうみやく》に還《かへ》る。

(5)**淋巴管《りんぱくわん》**　靜脈《じやうみやく》に沿《そ》ひて走《はし》る。

(6)**神經《しんけい》**　迷走神經《めいそうしんけい》に司配《しはい》せらる。

第二節　**氣管《きくわん》の生理《せいり》**

(1) 氣管《きくわん》は呼氣《こき》、吸氣《きふき》の路《みち》にして、冷氣《れいき》に觸《ふれ》るを以《もつ》て、弱《よわ》きものは感冒《かんばう》に罹《かゝ》り易《やす》し。

第三節　**氣管強健法《きくわんきやうけんはふ》**

第一七八圖

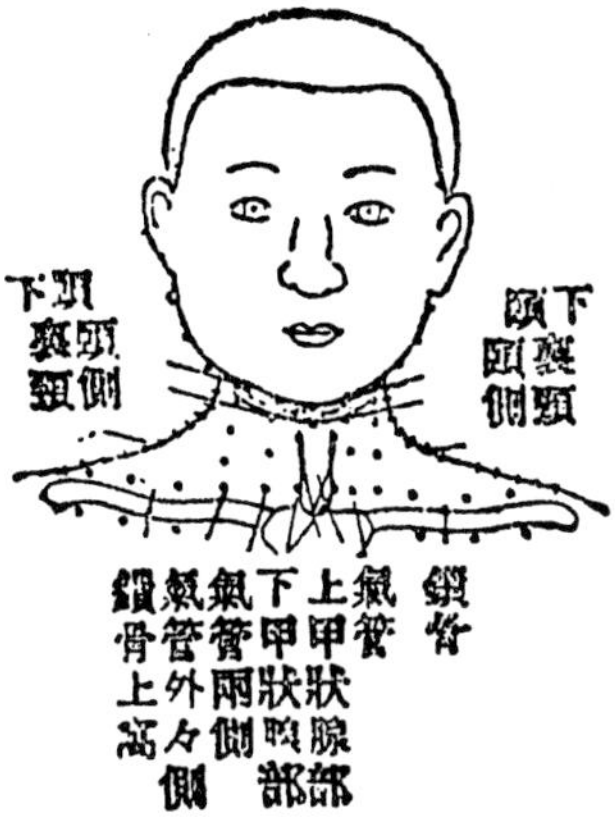

(1) 示指《しし》、中指《ちゆうし》の二本《ほん》にて、氣管《きくわん》の上《うへ》を、上《うへ》は頤下《いか》より、下《した》は鎖骨《さこつ》の際《きは》に至《いた》る迄稍輕《までやゝかる》く壓《お》す事《こと》三回《くわい》、次《つぎ》に氣管《きくわん》の兩側《りやうそく》を一方宛壓《ばうづゝお》す。次《つぎ》に一方《ばう》の指《ゆび》にて氣管《きくわん》を引《ひ》き其側部《そのそくぶ》を壓《お》す、次《つぎ》に仰向《あをむき》にして首《くび》を伸《の》ばし鎖骨際《さこつきは》の所《ところ》をよく壓《お》す、氣管上及《きくわんじやうおよ》び氣管兩側摩擦《きくわんりやうそくまさつ》五十回行《くわいおこ》なふ。

第二章　**食道《しよくだう》**

第一節　**食道《しよくだう》の解剖《かいばう》**

(1) **部位《ぶゐ》**　咽頭《いんとう》の下部《かぶ》にして、氣管《きくわん》の後側《こうそく》を下《くだ》り胃《ゐ》に至《いた》る。

(2) **形狀《けいじやう》**　索狀《さくじやう》の膜管《まくくわん》。

(3) **構造《こうざう》**　上部《じやうぶ》に於《おい》て僅《わづ》かに横紋筋《わうもんきん》を見《み》れども、全體滑平筋纖維《ぜんたいくわつぺいきんせんゐ》を以《もつ》て構造《こうざう》せらる。

(4) **血管《けつくわん》** 胸部動脈管《きようぶどうみやくくわん》より來《きた》り、靜脈《じやうみやく》は奇靜脈《きじやうみやく》に還《かへ》る。

(5) **淋巴管《りんぱくわん》** 靜脈《じやうみやく》に沿《そ》ひて走《はし》る。

(6) **神經《しんけい》** 迷走神經《めいそうしんけい》にして、食管叢《しよくくわんそう》をなす。

第二節 **食道《しよくだう》の生理《せいり》**

(1) 口腔《こうかう》の咽頭《いんとう》より嚥下《えんか》し來《きた》りたる飲食物《いんしよくぶつ》の通路《つうろ》にして、蠕動《だどう》により食物《しよくもつ》を胃《ゐ》に送《おく》る。

第三節 **食道強健法《しよくだうきやうけんはふ》**

(1) 氣管《きくわん》を一方《ぽう》の指《ゆび》にて右《みぎ》によせ、氣管《きくわん》の根際《ねぎは》より壓《お》す、又左《またひだり》によせ、氣管《きくわん》の根際《ねぎは》より壓《お》す。

第三章 **鼻《はな》**

第一節 **鼻《はな》の解剖《かいぼう》**

(1) **部位《ぶゐ》** 顔面《がんめん》の中央《ちゆうあう》にあり。

(2) **形狀《けいじやう》** 稍《やゝ》三角《かく》の隆起《りゆうき》にして鼻中隔《びちゆうかく》に依《よ》り二個の外鼻腔《ぐわいびかう》を有《いう》す。前端《ぜんたん》を鼻尖《びせん》と云《い》ひ兩側《りやうそく》

第一七九圖

鼻

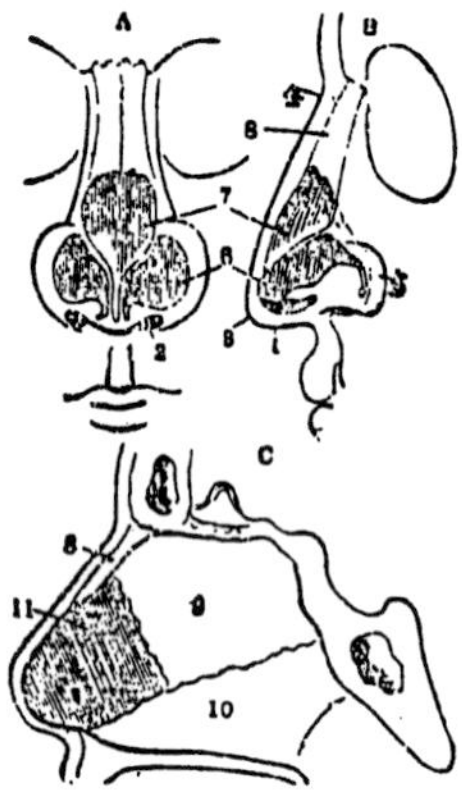

A外鼻前面 B同側面
C鼻中隔（矢狀斷）
1鼻庭 2外鼻腔 3鼻尖
4鼻根 5鼻翼 6鼻翼軟骨
7三角軟骨（鼻中隔軟骨の表面） 8鼻骨 9篩骨の鉛直板 10鋤骨 11鼻中隔軟骨
構造は硬骨軟骨及外皮より成る

を鼻翼《びよく》と云《い》ふ、第《だい》一七九圖《づ》參照《さんせう》。

(3) **構造**《こうぞう》　硬骨《かうこつ》、軟骨《なんこつ》、外皮《ぐわいひ》より成《な》る。鼻腔內粘膜《びかうないねんまく》は頗《すこぶ》る强厚《きやうこう》にして、纖維樣結締織《せんゐやうけつていしよく》と、彈力纖維《だんりよくせんゐ》より成《な》る。大《おほ》いに血管《けつくわん》に富饒《ふうげう》す。其上部《そのじやうぶ》を嗅部《きうぶ》と云《い》ふ、卽《すなはち》嗅神經《きうしんけい》の分布地《ぶんぷち》にして、柱狀上皮及《ちゆうじやうひおよ》び嗅《きう》神經細胞《しんけいさいばう》を有《いう》す。而《しか》して下部《かぶ》を呼吸部《こきふぶ》と云《い》ふ、顫毛上皮《せんまうじやうひ》にして、小葡萄狀腺《せうぶどうじやうせん》を有《いう》す。

(4) **血管**《けつくわん》　外顎動脈《ぐわいがくどうみやく》より來《きた》り、靜脈《じやうみやく》は動脈《どうみやく》に沿《そ》ふて走《はし》る

(5) **淋巴管**《りんぱくわん》　靜脈《じやうみやく》に沿《そ》ふて走《はし》る。

(6) **神經**《しんけい》　三叉神經《さんさしんけい》の一枝《し》之《これ》に來《きた》る。

第二節　**鼻**《はな》**の生理**《せいり》

(1) 呼吸器《こきふき》と嗅器《きうき》を兼《か》ね、呼吸器《こきふき》としては門《もん》をなし、嗅器《きうき》としては香《にほひ》を嗅《か》ぐ、外氣寒冷《ぐわいきかんれい》にして、鼻尖冷却《びせんれいきやく》を覺《おぼえ》るときは感《かん》冐《ばう》に罹《かゝ》る事《こと》あり、又鼻中隔彎曲《またびちゆうかくわんきよく》し、爲《ため》に一方《ぼう》の鼻腔狹小《びかうけふせう》にして長《なが》きもの多《おほ》し、完全《くわんせん》なる鼻中隔《びちゆうかく》を有《いう》するものは、十の一二に過《す》ぎず、故《ゆえ》に鼻病《びびやう》に罹《かゝ》るもの多《おほ》し。

第一八〇圖

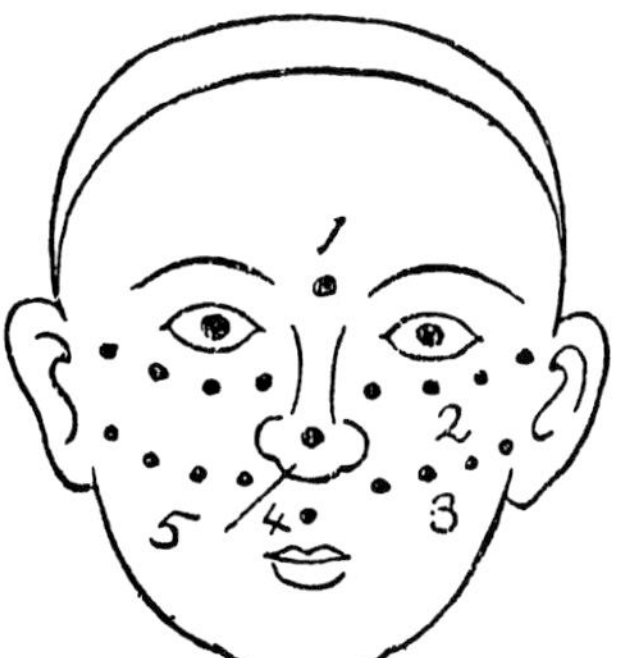

鼻壓点

第三節　**鼻**《はな》**を壓**《お》**す法**《はふ》

(1)兩眼《りやうがん》の中央鼻根部《ちゆうあうびこんぶ》、拇指《ぼし》にて壓《お》す事《こと》三秒少《べうすこ》しく痛《いたみ》を感《かん》ずる程度《ていど》、(2)鼻硬骨部《びかうこつぶ》、兩拇指《りやうぼし》にて交互《かうご》に壓《お》す、(3)鼻翼《びよく》は左右交互《さいうかうご》に鼻中隔《びちゆうかく》に向《む》つて稍《や》ゝ强《つよ》く壓《お》す、(4)顴骨下緣《くわんこつかえん》、拇指《ぼし》又《また》は中指《ちゆうし》を以《も》つて顴骨《くわんこつ》緣《えん》の凹《くぼ》む樣《やう》に壓《お》す、(5)鼻下《びか》は拇指《ぼし》にて壓《お》す、以上《いじやう》三回行《くわいおこ》なふ。

第四章 目《め》

第一節 目《め》の解剖《かいぼう》

第一八一圖 視器

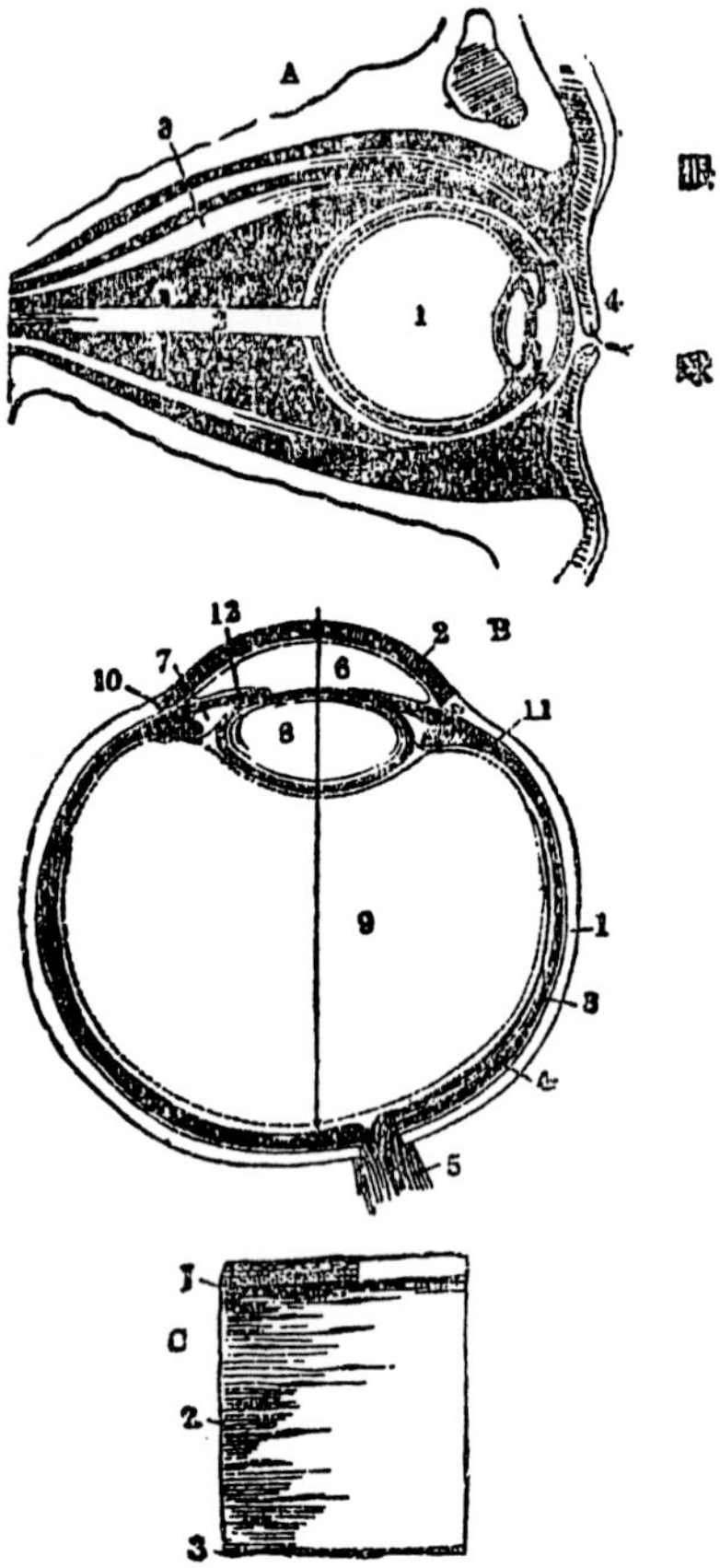

A 眼窩矢狀斷
1眼球 2視神經 3直筋 4眼瞼
B 眼球地平斷
1白膜 2角膜 3脈絡膜 4網膜 5視神經 6前眼房 7後眼房 8水晶體 9硝子體 10シレエム氏管 11毛樣體 12虹彩
C 角膜組織
1前彈力膜 2結締織層 3後彈力膜

(1) **部位《ぶゐ》** 顔面《がんめん》の前上《ぜんじやう》兩方《りやうはう》に在《あ》り。

(2) **形狀《けいじやう》** 球形《きうけい》。

(3) **構造《こうざう》** 外層《ぐわいそう》は、強厚《きやうこう》にして、白膜《はくまく》及《および》角膜《かくまく》の二部《ぶ》より成《な》る。白膜《はくまく》は結締織《けっていしき》と幽微《いうび》の彈力纖維《だんりよくせんゐ》より成《な》る。角膜《かくまく》は前彈力膜《ぜんだんりよくまく》、結締織層《けっていしきそう》、後彈力膜《こうだんりよくまく》より成《な》る。中層《ちゆうそう》は脈絡膜《みやくらくまく》、毛樣體《まうやうたい》及《およ》び虹彩《こうさい》となす。脈絡膜《みやくらくまく》は白膜《はくまく》の內側《うちがは》、毛樣體《まうやうたい》は脈絡膜《みやくらくまく》の前部《ぜんぶ》、虹彩《こうさい》は角膜《かくまく》と水晶體《すゐしやうたい》との間《あひだ》に存《そん》す。內層《ないそう》は網膜《まうまく》にして視《し》神經《しんけい》の纖維《せんゐ》より成《な》る。眼瞼《がんけん》は眼窠緣《がんくわえん》の上下《じやうか》に在《あ》り、瓣狀《べんじやう》にして眼球《がんきう》の被蓋《ひがい》となる。淚器《るいき》は淚腺《るいせん》、淚囊《るいなう》、淚管《るいくわん》なり、淚腺《るいせん》は眼球《がんきう》の上外方《じやうぐわいはう》にありて淚液《るいえき》を分泌《ぶんぴつ》す。淚囊《るいなう》は淚液《るいえき》を貯《たくは》ふ、淚管《るいくわん》は淚液《るいえき》を送《おく》る管《くだ》にして鼻腔《びかう》と通《つう》ず。第《だい》一八一圖參照《づさんせう》。

(4) **血管《けつくわん》** 網膜《まうまく》の中心動脈《ちゆうしんどうみやく》、前毛樣動脈《ぜんまうやうどうみやく》、後長《こうちやう》及《およ》び後長《こうちやう》毛樣動脈《まうやうどうみやく》等《とう》あり。靜脈《じやうみやく》は動脈《どうみやく》に沿《そ》ふて眼《がん》靜脈《じやうみやく》に還《かへ》る。

(5) **淋巴管《りんぱくわん》** 靜脈《じやうみやく》に沿《そ》ふて走《はし》る。

(6) **神經《しんけい》** 視《し》神經《しんけい》は網膜《まうまく》に循《めぐ》り、毛樣神經《まうやうしんけい》は毛樣體筋《まうやうたいきん》及《およ》び虹彩《こうさい》の筋《きん》に循《めぐ》る。其他《そのた》目《め》に關《くわん》する神經《しんけい》は同《どう》諸筋《しよきん》に循《めぐ》る。

第二節　目《め》の生理《せいり》

(1)眼球《がんきう》は眼瞼《がんけん》によりて其前部《そのぜんぶ》を保護《ほご》せられ、涙液《るいえき》によりて常《つね》に濕潤《しつじゆん》せられ、眼筋《がんきん》によりて自由《じいう》に各種《かくしゆ》の方向《はうかう》に運動《うんどう》せらるゝ所《ところ》の眼球《がんきう》は、外物《ぐわいぶつ》の像《ぞう》を網膜面《まうまくめん》に分布《ぶんぷ》せる視神經《ししんけい》によりて之《これ》を認知《にんち》す。光線《くわうせん》强《つよ》き時《とき》は瞳孔《どうこう》は縮少《しゆくせう》し、光線《くわうせん》弱《よわ》き時《とき》は瞳孔《どうこう》が擴大《くわくだい》す。或《あるひ》は色《いろ》を感覺《かんかく》するの力《ちから》あり、又《また》は狀態《じやうたい》を見《み》る力《ちから》あり、若《も》しくは表情《へうじやう》の力《ちから》あり。

第一八二圖

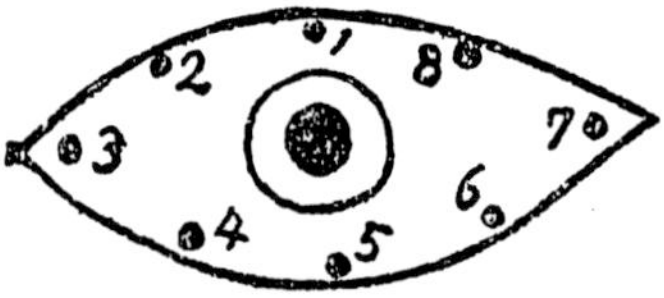

目壓点

第三節　目《め》を壓《お》す法《はふ》

(1)爪《つめ》をよく取《と》り「アルコール」にて消毒《せうどく》し、拇指《ぼし》の爪《つめ》を眼球《がんきう》の方《はう》にして(一)眞上《まうへ》の眼瞼《がんけん》の上《うへ》より、眼球《がんきう》と眼窠《がんくわ》の間《あひだ》に成《な》るべく深《ふか》く挿入《さうにふ》し、靜《しづ》かに眼窠內《がんくわない》を上向《うはむき》に抑《お》す。(二)眞上《まうへ》と横《よこ》との中間《ちゆうかん》を斜上《なゝめうへ》に靜《しづ》かに壓《お》す(注意《ちゆうい》)此所《このところ》には上眼窠裂孔《じやうがんくわれつこう》あり、動眼神經《どうがんしんけい》、三叉神經《さしんけい》、滑車神經《くわつしやしんけい》、外旋神經《ぐわいせんしんけい》を出《いだ》す、(三)横《よこ》に鼻柱《びちゆう》に向《むか》つて壓《お》す(涙器《るいき》をよく壓《お》す)、(四)下《した》斜《なゝめ》に壓《お》す。(五)眞下《ました》に壓《お》す(六)下斜《したなゝめ》に壓《お》す(下眼窠裂孔《しもがんくわれつこう》より三叉神經《さしんけい》出《い》づ)(七)横《よこ》に外方《ぐわいはう》に向《むか》つて壓《お》す。(八)上斜《うへなゝめ》に壓《お》す、時々《しじ》指頭《しとう》を消毒《せうどく》すべし。

第五章　耳《みゝ》

第一節　耳《みゝ》の解剖《かいばう》

(1) **部位**《ぶゐ》　左右顳顬部《さいうせうじゆぶ》の下際《かさい》にあり。

(2) **形状**《けいじやう》　耳翼《じよく》は貝殼状《かいがらじやう》、外聽道《ぐわいちやうだう》は稍管状《やゝくわんじやう》、鼓膜《こまく》は圓形《ゑんけい》、鼓室《こしつ》は扁圓《へんゑん》の空洞《くうどう》、ヨウスタク氏管《しくわん》は扁平管状《へんぺいくわんじやう》にして、乳嘴蜂窠《にうしはうくわ》は不等《ふとう》の腔隙《かうげき》なり、骨様迷路《こつやうめいろ》は稍卵圓《やゝらんゑん》の空隙《くうげき》、膜様迷路《まくやうめいろ》は蝸牛殼《くわぎうこく》に似《に》たり。

(3) **構造**《こうざう》　耳翼《じよく》は外皮《ぐわいひ》、軟骨《なんこつ》、筋肉《きんにく》、外聽道《ぐわいちやうだう》は軟《なん》骨及《こつおよ》び硬骨《かうこつ》、鼓膜《こまく》は菲薄《ひはく》なる膜《まく》を以《もつ》て成《な》れり。

(4) **血管**《けつくわん》　内聽動脈《ないちやうどうみやく》は聽神經《ちやうしんけい》に副《そひ》て膜様迷路《まくやうめいろ》に循《めぐ》る。靜脈《じやうみやく》は内頸靜脈《ないけいじやうみやく》に還《かへ》る。

(5) **淋巴管**《りんぱくわん》　靜脈《じやうみやく》に沿《そ》ふて走《はし》る。

(6) **神經**《しんけい》　内聽道神經《ないちやうどうしんけい》なり。

第一八三圖參照

第一八三圖
耳

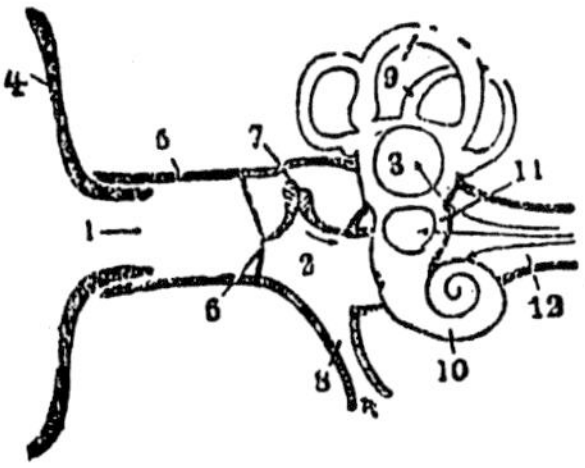

1 外耳　2 中耳
3 内耳　4 耳翼
5 外聽道　6 鼓膜
7 三聽骨
8 ヨッスタク氏管
9 三半規管
10 蝸牛殼　11 前庭
12 内聽道

第二節　耳《みゝ》の生理《せいり》

(1)音響《おんきやう》は彈力性《だんりよくせい》の物質《ぶつしつ》が振動《しんどう》して吾人《ごじん》の聽神經《ちやうしんけい》に及《およ》び感覺《かんかく》する所《ところ》の者《もの》なり。

第一八四圖

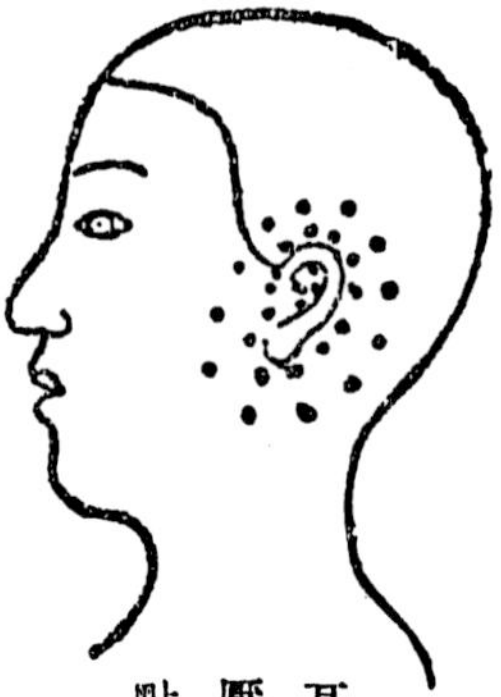

耳壓點

第三節　耳《みゝ》を壓《お》す法《はふ》

(1)耳翼《じよく》の外周《ぐわいしう》、耳翼《じよく》の際《きは》及《および》耳翼《じよく》の際《きは》より約《やく》一寸距離《すんきより》の所《ところ》を各《かく》三周《しう》指壓《しあつ》す、又《また》耳內《じない》に指《ゆび》を入《い》れ、之《こ》れを周圍《しうゐ》に向《むか》つて押《お》し、最後《さいご》は約《やく》一分間振動《ぶんかんしんどう》し、少《すこ》し指《ゆび》を押《お》し付《つ》け、內部《ないぶ》を眞空《しんくう》ならしめ、急《きふ》に放《はな》し「ボッ」と音《おと》のする様《やう》に行《おこ》なふ（注意《ちゆうい》）爪《つめ》をよくとり「アルコール」にて消毒《せうどく》すべし。

耳壓點

第六章　口腔《こうかう》の解剖《かいばう》

(1)**部位《ぶゐ》**　顏面《がんめん》の下部《かぶ》にして、上下顎骨《じやうかがくこつ》の間《あひだ》に在《あ》り。

(2)**形狀《けいじやう》**　甚《はなは》だ不整《ふせい》の空洞《くうどう》なり。

(3)**構造《こうざう》**　口唇及《こうしんおよ》び頰部《けふぶ》は外皮《ぐわいひ》、粘膜《ねんまく》、筋纖維膜《きんせんゐまく》より成《な》る。

(4)**血管《けつくわん》**　動脈《どうみやく》は上唇及下唇動脈《じやうしんおよびかしんどうみやく》にして、外顎動脈《ぐわいがくどうみやく》の分枝《ぶんし》なり。靜脈《じやうみやく》は前顏面靜脈《ぜんがんめんじやうみやく》に還《かへ》る。

(5)**淋巴管《りんぱくわん》**　靜脈《じやうみやく》に沿《そ》ふて走《はし》る。

(6)**神經**《しんけい》 知覺神經《ちかくしんけい》は三叉《さ》神經《しんけい》の第《だい》二枝《し》及《およ》び第《だい》三枝《し》にして、運動神經《うんどうしんけい》は顔面神經《がんめんしんけい》なり。

第二節 口腔《こうかう》の生理《せいり》

(1)口腔《こうかう》は主《しゆ》として食物《しよくぶつ》を受理《じゆり》し、齒牙《しが》にて咀嚼《そしやく》し、頰《ほゝ》と舌《した》とにて之《これ》を補助《はじよ》す。食物《しよくぶつ》を、碎《くだ》き且《かつ》唾液《だえき》を分泌《ぶんぴつ》して嚥下《えんか》し易《やす》からしむ、若干消化作用《じやつかんせうくわさよう》も行《おこな》はれ且《かつ》味覺《みかく》も司《つかさど》る。

第三節 口腔《こうかう》を壓《お》す法《はふ》

(1)口《くち》を中心《ちゆうしん》として其周圍全面的《そのしうゐぜんめんてき》に之《これ》を壓《お》す。

第一八五圖

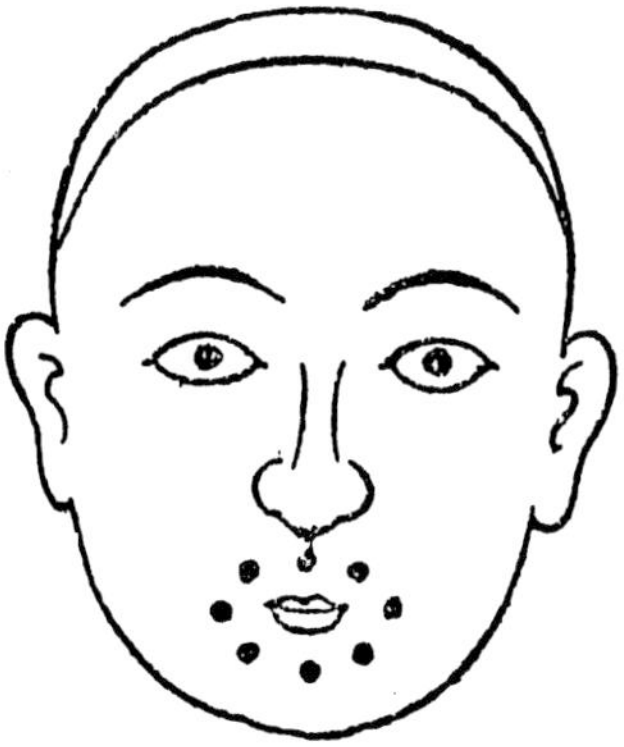

口壓点

第七章 上《じやう》 肢《し》

第一節 上肢《じやうし》の解剖《かいばう》

(1)**部位**《ぶゐ》 胸廓《きようかく》の側部《そくぶ》にして、上肢骨帶部《じやうしこつたいぶ》、上膊部《じやうはくぶ》、前《ぜん》膊部《はくぶ》、手部《しゆぶ》、指部《しぶ》等《とう》に分《わか》つ。

(2)**形狀**《けいじやう》 長《なが》くして、手先《てさき》に五指《し》を具《そな》ふ。

(3)**構造**《こうざう》 筋肉《きんにく》と骨《こつ》とにて構造《こうざう》せらる。

(4)**血管**《けつくわん》 動脈《どうみやく》は鎖骨《さこつ》下動脈《かどうみやく》より來《きた》り、靜脈《じやうみやく》は動脈《どうみやく》に沿《そ》ふて走《はし》る。

(5) **淋巴管**《りんぱくわん》 静脈《じやうみやく》に沿《そ》ふて走《はし》る。

(6) **神經**《しんけい》 第《だい》五乃至《ないし》第《だい》八頸神經《けいしんけい》及《およ》び第《だい》一胸神經《きようしんけい》より來《きた》る。

第二節　上肢《じやうし》の生理《せいり》

(1) 適當《てきたう》の運動鍛錬《うんどうたんれん》によりて强健《きやうけん》の度《ど》を增《ま》す。

第三節　上肢《じやうし》の强健法《きやうけんはふ》

(1) 鎖骨下動脈部《さこつかどうみやくぶ》、腋下動脈部《えきかどうみやくぶ》、上膊動脈部《じやうはくどうみやくぶ》、尺骨動脈部《しやくこつどうみやくぶ》、橈骨動脈部《たうこつどうみやくぶ》を指壓《しあつ》す。

(2) 肩部《かたぶ》、肩胛部《けんかふぶ》、上膊部《じやうはくぶ》、前膊部《ぜんはくぶ》を指壓《しあつ》す。

第八章　下肢《かし》

第一節　下肢解剖《かしかいぼう》

(1) **部位**《ぶゐ》 腰《こし》の下部《かぶ》、下肢骨帶《かしこつたい》、大腿部《だいたいぶ》、小腿部《せうたいぶ》、足部《そくぶ》、趾部《しぶ》に分《わか》つ。

第一八六圖

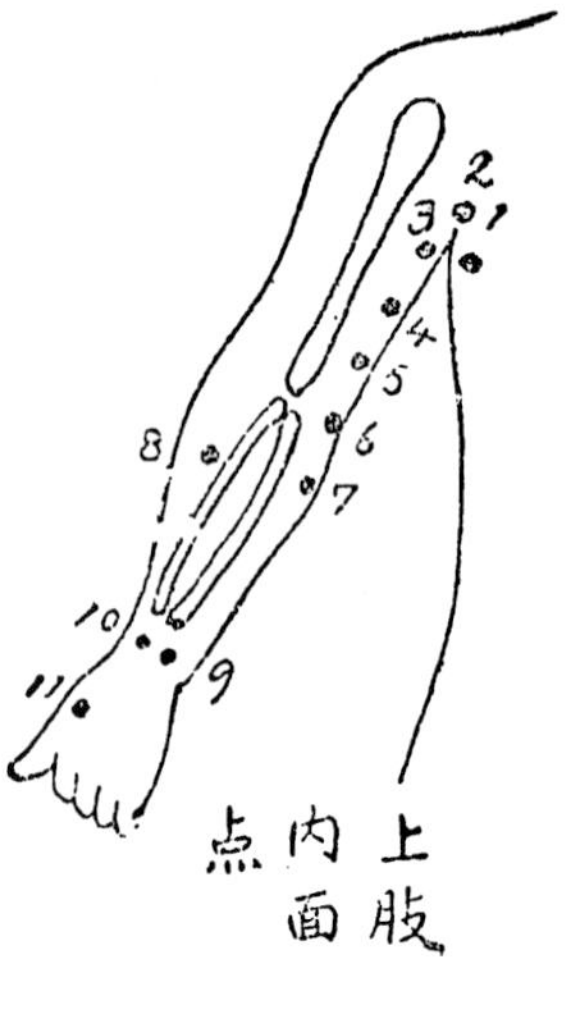

上肢内面点

第一八七圖

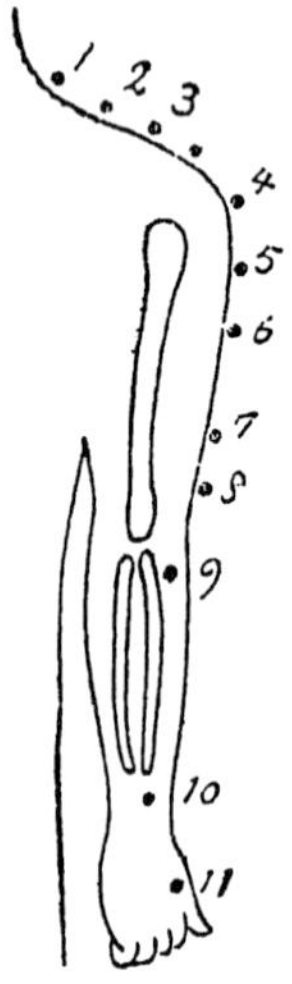

上肢外面壓点

(2)**形狀**《けいじやう》　長《なが》くして五趾《し》を具《そな》ふ。

(3)**構造**《こうざう》　筋肉《きんにく》と骨《ほね》とにて構造《こうざう》せらる。

(4)**血管**《けつくわん》　動脈《どうみやく》は總腸《そうちやう》骨動脈《こつどうみやく》より來《きた》り靜脈《じやうみやく》は動脈《どうみやく》に沿《そ》ふ。

(5)**淋巴管**《りんぱくわん》　靜脈《じやうみやく》に沿《そ》ふて走《はし》る。

(6)**神經**《しんけい》　腰神經《えうしんけい》、薦骨神經《せんこつしんけい》、座《ざ》骨神經等《こつしんけいとう》より來《きた》る。

第二節　**下肢**《かし》**の壓方**《おしかた》

(1)背面《はいめん》の中央部《ちゆうあうぶ》を上腿《じやうたい》、下腿《かたい》、足背迄壓《そくはいまでお》す。

(2)前面《ぜんめん》は上腿部《じやうたいぶ》の中央《ちゆうあう》を壓《お》し、下腿《かたい》は前脛骨《ぜんけいこつ》の外側《ぐわいそく》を壓《お》す。

第一八八圖

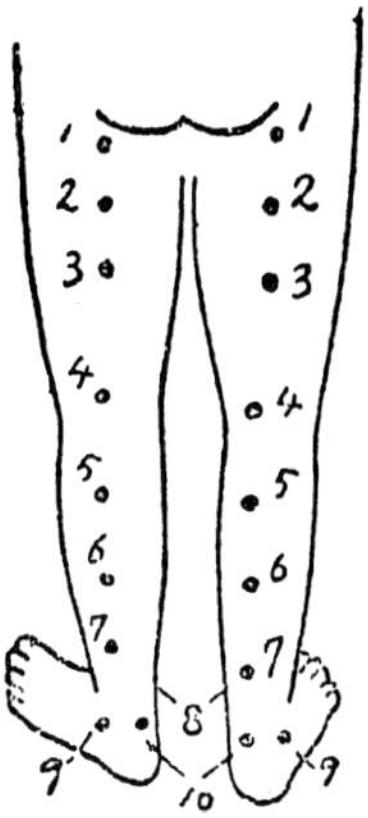

下肢後面點

第一八九圖

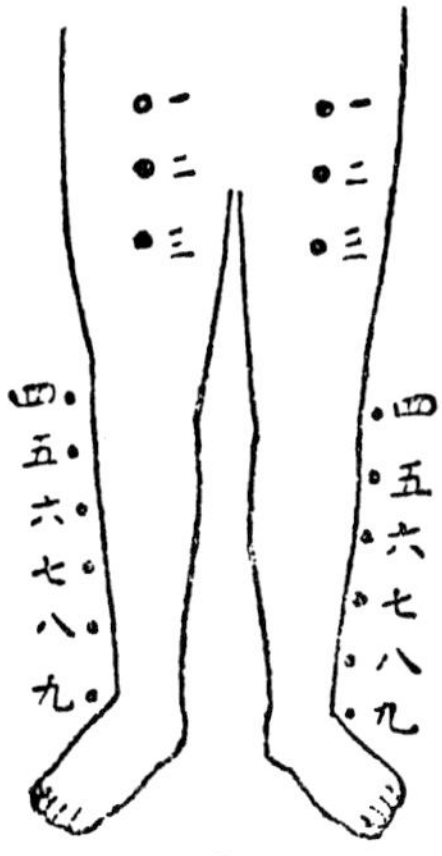

下肢前面點

第九章　**男子生殖器**《だんしせいしよくき》

第一節　**男子生殖器**《だんしせいしよくき》**の解剖**《かいばう》

(1)**部位**《ぶゐ》　睾丸《かうぐわん》は陰嚢中《いんなうちゆう》に在《あ》り。

輸《ゆ》精管《せいくわん》は陰嚢及《いんなうおよ》び小骨盤内《せうこつばんない》にあり。

第一九〇圖

男子生殖器

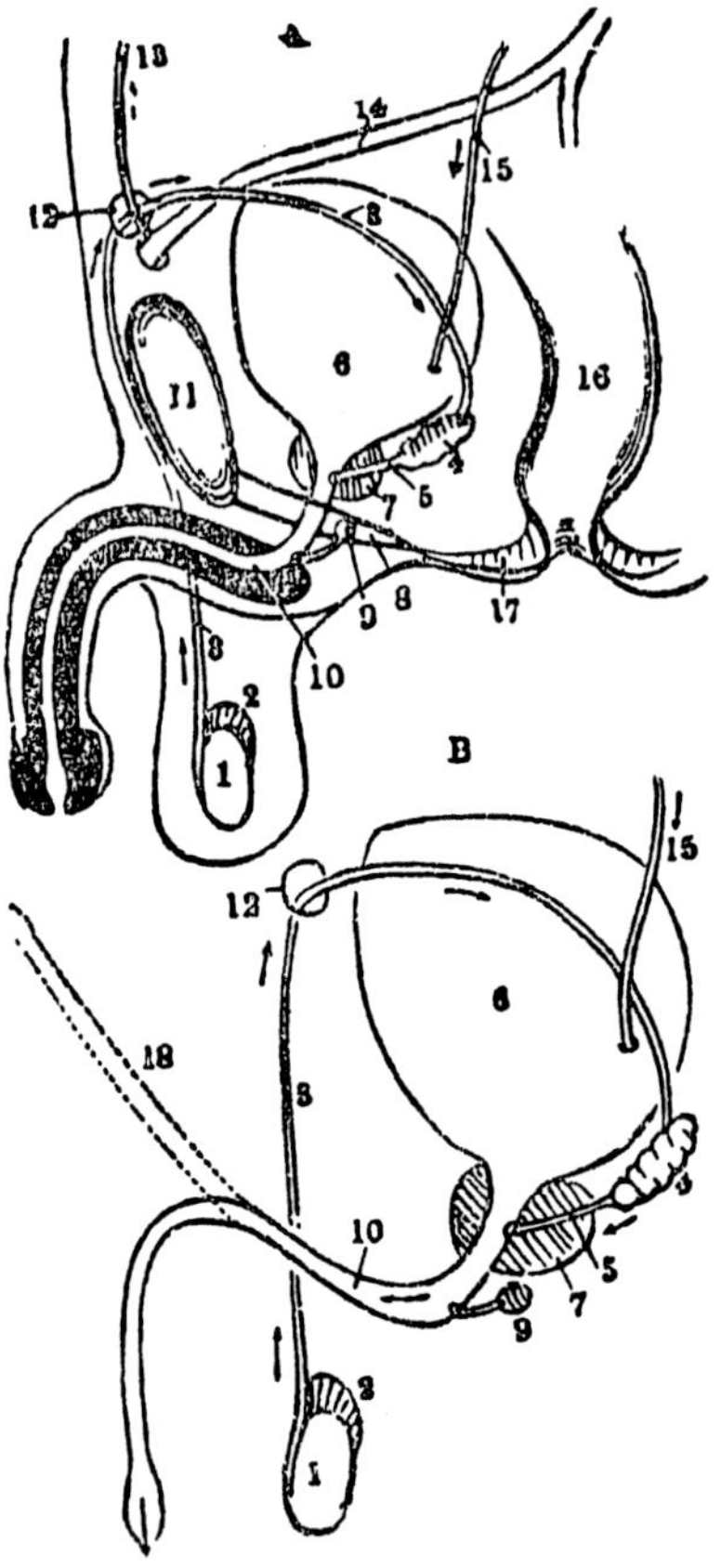

AB男子生殖器の想像
1睾丸 2副睾丸 3輸精管 4精囊 5射精管 6膀胱 7攝護腺 8三角靭帶 9コーベル氏腺 10尿道 11耻骨 12內鼠蹊輪 13下腹壁動脈 14外腸骨動脈 15輸尿管 16直腸 17會陰筋 18勃起に由て尿道の方向を示す

精囊《せいなう》は膀胱底《ばうくわうてい》の兩側《りやうそく》にして、攝護腺《せつごせん》の後方《こうはう》に在《あ》り。
攝護腺《せつごせん》は膀胱《ばうくわう》の尖端《せんたん》に在《あ》り。
陰莖《いんけい》は耻骨《ちこつ》の前下部《ぜんかぶ》に在《あ》り。

(2) **形狀**《けいじやう》 睾丸《かうぐわん》は卵圓《らんゑん》、輸精管《ゆせいくわん》は扁圓膜管《へんゑんまくくわん》、精囊《せいなう》は卵圓《らんゑん》、攝護腺《せつごせん》は栗子狀《りつしじやう》、陰莖《いんけい》は稍《やゝ》三陵形《りやうけい》を呈《てい》す。

(3) **構造**《こうざう》 睾丸《かうぐわん》は白膜《はくまく》、睾丸小葉《かうぐわんせうえふ》及《およ》び細精管《さいせいくわん》より成《な》る。輸精管《ゆせいくわん》は纖維膜《せんゐまく》、筋膜《きんまく》、粘液膜《ねんえきまく》より成《な》る。

精嚢《せいなう》は纖維膜《せんゐまく》、筋膜《きんまく》、粘腋膜《ねんえきまく》より成《な》り、表面《へうめん》は結締織膜《けっていしきまく》纏絡《てんらく》す。陰莖《いんけい》は陰莖海綿體《いんけいかいめんたい》及《およ》び尿道海綿體《ねうだうかいめんたい》白膜表皮《はくまくへうひ》より成《な》る。

(4) **血管《けっくわん》**　睾丸《かうぐわん》の動脈《どうみゃく》は内精系動脈《ないせいけいどうみゃく》にして、靜脈《じゃうみゃく》は下大靜脈《しもだいじゃうみゃく》に還《かへ》る。輸精管《ゆせいくわん》の動脈《どうみゃく》は下膀胱動脈《しもばうくわうどうみゃく》の分枝《ぶんし》にして、靜脈《じゃうみゃく》は内腸骨靜脈《ないちゃうこつじゃうみゃく》の分枝《ぶんし》内腸骨靜脈《ないちゃうこつじゃうみゃく》に還《かへ》る。精嚢《せいなう》の動脈《どうみゃく》は下膀胱動脈《しもばうくわうどうみゃく》及《およ》び中痔動脈《ちゅうぢどうみゃく》の分枝《ぶんし》にして、靜脈《じゃうみゃく》は膀胱靜脈《ばうくわうじゃうみゃく》に還《かへ》る。攝護腺《せつごせん》の動脈《どうみゃく》は下膀胱動脈《しもばうくわうどうみゃく》及《およ》び中痔動脈《ちゅうぢどうみゃく》の分枝《ぶんし》にして、靜脈《じゃうみゃく》は動脈《どうみゃく》に沿《そ》ふて走《はし》る。陰莖《いんけい》の動脈《どうみゃく》は淺及《せんおよ》び深陰莖動脈《しんいんけいどうみゃく》にして、内陰部動脈《ないいんぶどうみゃく》の末枝《まっし》なり、靜脈《じゃうみゃく》は動脈《どうみゃく》に沿《そ》ふて走《はし》る。

(5) **淋巴管《りんぱくわん》**　各靜脈《かくじゃうみゃく》に沿《そ》ふて走《はし》る。

(6) **神經《しんけい》**　交感神經《かうかんしんけい》より來《きた》る。

第二節　男子生殖器《だんしせいしょくき》の强健法《きゃうけんはふ》

(1) 睾丸《かうぐわん》を輕《かる》く靜《しづ》かに指壓《しあつ》する事《こと》、陰莖《いんけい》の根元《ねもと》を指壓《しあつ》する事《こと》、腹部《ふくぶ》をよく指壓《しあつ》する事《こと》。

第十章　女子生殖器《ぢょしせいしょくき》

第一節　女子生殖器解剖《ぢょしせいしょくきかいばう》

(1)**部位《ぶゐ》** 陰核《いんかく》は大陰唇連合《だいいんしんれんがふ》の下際《かさい》にあり、陰唇《いんしん》は所謂陰部《いはゆるいんぶ》にして、外皮《ぐわいひ》の皺襞《すうへき》なり。

(2)**形状《けいじやう》** 陰核《いんかく》は圓柱状《ゑんちゆうじやう》なり。
陰唇《いんしん》は二條《でう》の縦隆起《じゆうりゆうき》にして唇状《しんじやう》なり。

第一九一圖

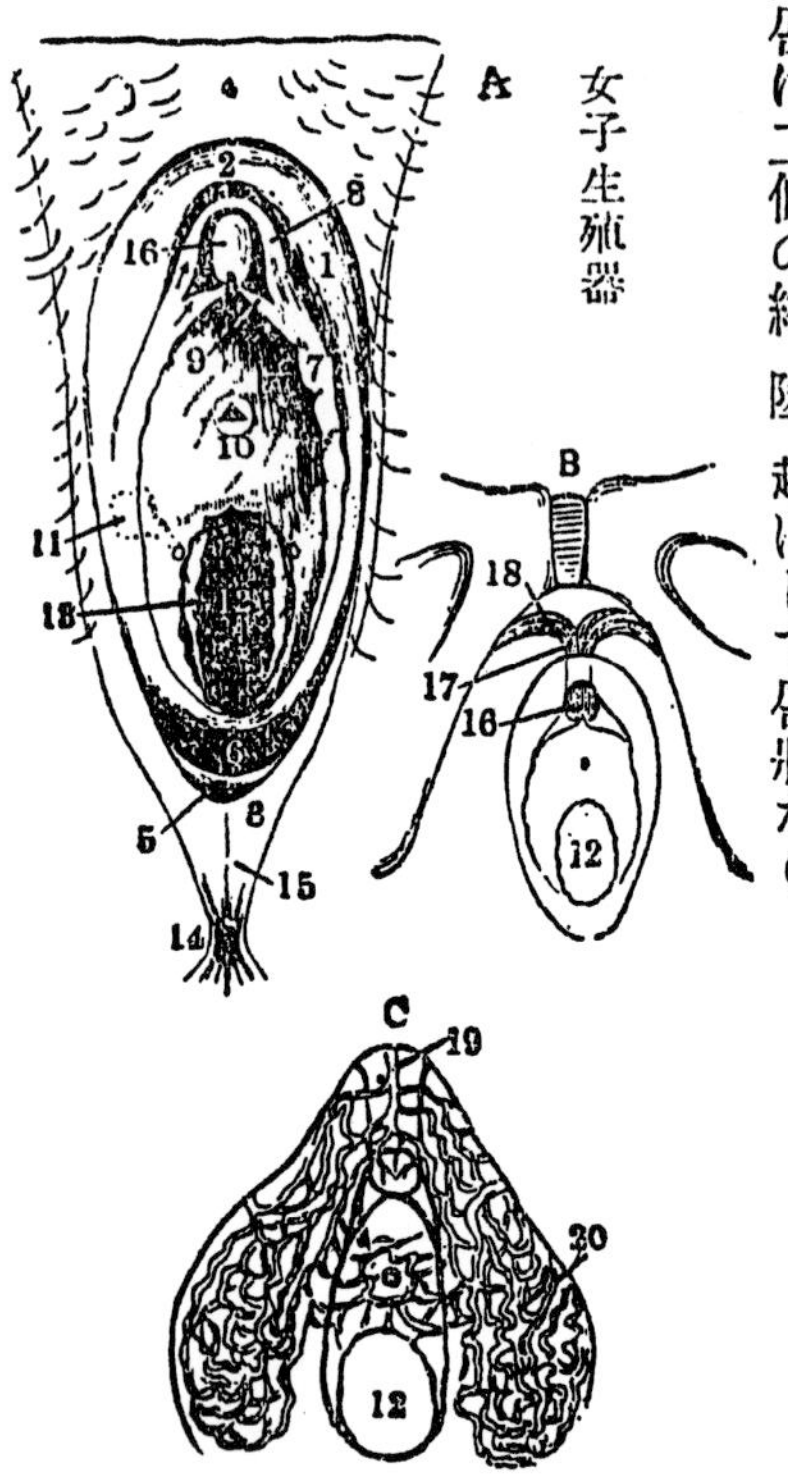

A 外陰部全形 B 陰核 C 前庭の靜脈叢
1 大陰唇 2 前連合 3 後連合 4 陰阜 5 陰唇繫帶 6 舟状窩 7 小陰唇 8 上脚(陰核包皮をなすもの) 9 下脚(陰核繫帶をなすもの) 10 前庭及尿道口 11 バルトリン氏腺 12 膣口 13 處女膜痕 14 肛門 15 會陰 16 陰核頭 17 同く體 18 同く脚(恥骨弓に附着するもの) 19 陰核背靜脈 20 靜脈叢

(3)**構造《こうざう》** 陰核《いんかく》は海綿體《かいめんたい》なり。陰唇《いんしん》は外皮及皮下《ぐわいひおよびひか》脂肪織《しばうしき》より成《な》る。

(4)**血管《けつくわん》** 陰核《いんかく》の動脈《どうみやく》は内陰部《ないいんぶ》動脈《どうみやく》、陰唇《いんしん》は外陰部動脈《ぐわいいんぶどうみやく》、靜脈《じやうみやく》は動脈《どうみやく》に沿《そ》ふて走《はし》る。

(5)**淋巴管《りんぱくわん》** 靜脈《じやうみやく》に沿《そ》ふて走《はし》る。

(6) **神經**《しんけい》　内陰部《ないいんぶ》神經《しんけい》及《およ》び外陰部《ぐわいいんぶ》神經《しんけい》なり。

第三節　女子生殖器強健法《ぢよしせいしよくききやうけんはふ》

(1) 會陰部《えいんぶ》及《およ》び外周《ぐわいしう》指壓《しあつ》を行《おこ》なふ事《こと》三回《くわい》。

第十一章　附記《ふき》

一 **咽頭**《いんとう》　鼻腔《びかう》及《およ》び口腔《こうかう》の後下部《こうかぶ》にして、頸椎《けいつい》と喉頭《こうとう》との間《あひだ》にあり、扁平漏斗狀《へんぺいろうとじやう》にして、筋肉《きんにく》及《およ》び粘《ねん》膜《まく》より成《な》る。頤裏《いり》より指壓《しあつ》す。

一 **喉頭**《こうとう》　氣管《きくわん》と舌骨《ぜつこつ》の間《あひだ》にして三角漏斗狀《さんかくろうとじやう》なり。氣管《きくわん》に連《つら》る、頤裏《いり》より指壓《しあつ》す。

一 **耳下腺**《じかせん》　舌下腺《ぜつかせん》、顎下腺《がくかせん》は共《とも》に口腔中《こうかうちゆう》にあり、口周及頤裏《こうしうおよびいり》より指壓《しあつ》す。

一 **扁桃腺**《へんたうせん》　口腔《こうかう》の兩側《りやうそく》、咽頭《いんとう》の前《まへ》に在《あ》り頤裏《いり》より指壓《しあつ》す。

一 **乳腺**《にうせん》　兩乳房《りやうにうばう》にあり、乳汁《にうじゆう》を分泌《ぶんぴつ》す、乳房《にうばう》を指壓《しあつ》す。

一 **汗腺**《かんせん》　各部《かくぶ》にあり、各部《かくぶ》指壓《しあつ》す。

第十二編　諸病《しよびやう》豫防法《よばうはふ》

目次《もくじ》

端書《はしがき》

指壓療法《しあつれうはふ》の貴重《きちやう》なる所以《ゆえん》のもの、疾病《しつぺい》の未《いま》だ發《はつ》せざるに際《さい》し、之《こ》れを發《はつ》せざらしむるに在《あ》り、已《すで》に發病《はつびやう》して狼狽《らうばい》するは、泥棒《どろぼう》を捕《とら》へて、繩《なは》を糾《な》ふ如《ごと》しとの諺《ことわざ》に類《るゐ》するなり、凡《およ》そ如何《いか》なる疾病《しつぺい》にしても、前提《ぜんてい》なきものあらず、此潜伏期間《このせんぷくきかん》に於《おい》て、豫防方法《よばうはうはふ》を講《かう》ずるは、頗《すこぶ》る適要《てきえう》の事《こと》なり。而《しか》して之《こ》れが完全《くわんぜん》なる方法《はうはふ》は指壓療法《しあつれうはふ》の使命《しめい》なりとす、一旦發病《たんはつびやう》して、取替《とりかへ》しの附《つ》かざる腦溢血《なういつけつ》の如《ごと》きは斷《だん》じて此法《このはふ》を忘《わす》るべからず、其他枚擧《そのたまいきよ》するに遑《いとま》なきも、前記目次《ぜんきもくじ》の如《ごと》きものを掲《かゝ》げ且《か》つ末段《まつだん》の諸病豫防法《しよびやうよばうはふ》により、全病《ぜんびやう》の未《いま》だ發《はつ》せざる以前《いぜん》に於《おい》て、之《こ》れを豫防《よばう》し、畢生無病壯健《ひつせいむびやうきやうけん》にて、天壽《てんじゅ》を全《まつた》うすべきなり。

諸《しよ》病《びやう》豫《よ》防《ばう》法《はふ》

第一章　諸病豫防法解說《しよびやうよばうはふかいせつ》

第一節　腦溢血豫防法《なういつけつよばうはふ》

(1) 腦溢血《なういつけつ》は卒中《そつちゆう》と云《い》ひ、俗《ぞく》に中風《ちゆうふう》又《また》は中氣《ちゆうき》と云《い》ふ、豫防法《よばうはふ》は、心身《しんしん》の調和《てうわ》を基礎《きそ》とし、心悸亢進《しんきかうしん》を警《けい》戒《かい》し、心搏血行《しんぱくけつかう》を整然《せいぜん》たらしめ、且血壓《かつけつあつ》を調節《てうせつ》すべし、兼《かね》て胃腸《ゐちやう》を强《つよ》くして消化吸收《せうくわきふしう》を良好《りやうかう》にし、特《とく》に便通《べんつう》を適順《てきじゆん》ならしめ、又腎臟《またじんざう》の機能《きのう》をよくし、不用物《ふようぶつ》、老廢物等《らうはいぶつとう》の排除《はいじよ》を全《まつた》からしむべし。

(2) 指壓部位《しあつぶゐ》　頭部《とうぶ》、頸部《けいぶ》、背部上半身《はいぶじやうはんしん》、背部下半身《はいぶかはんしん》、腹部《ふくぶ》、上肢部《じやうしぶ》、下肢部《かしぶ》、各指壓《かくしあつ》する事《こと》三回《くわい》、特《とく》に後頸部《こうけいぶ》をよく壓《お》し、頸靜脈《けいじやうみやく》血《けつ》の欝滯《うつたい》なからしめ、又前頸部《またぜんけいぶ》をよく壓《お》し、總頸動脈《そうけいどうみやく》の血行《けつかう》を調《てう》節《せつ》し、腦《なう》に至《いた》る血液《けつえき》の順調《じゆんてう》を期《ご》す。

(3) 抑壓部位《よくあつぶゐ》　腹部大動脈部《ふくぶだいどうみやくぶ》（臍輪《さいりん》）臍輪《さいりん》の大動脈管《だいどうみやくくわん》の眞上《まうへ》を、縱《たて》に三本《ぼん》の指《ゆび》にて抑《おさ》へ、心《こゝろ》を靜《しづ》かにして、心身《しんしん》の調和《てうわ》、心悸《しんき》の亢進《かうしん》を納《おさ》め、血壓《けつあつ》の調節《てうせつ》をなす。

(4) 指壓部位中特《しあつぶゐちゆうとく》に腹部指壓《ふくぶしあつ》は、胃腸《ゐちやう》を强盛《きやうせい》ならしめ、消化及《せうくわおよ》び吸收《きふしう》を完全《くわんぜん》にし兼《かね》て便通《べんつう》を適順《てきじゆん》ならしむ、且《か》つ腎臓《じんざう》の機能《きのう》を調節《てうせつ》して、動脈硬化等《どうみやくかうくわとう》なからしめ、又心臓《またしんざう》をよくし血壓亢進《けつあつかうしん》を防《ふせ》ぎ、或《あるひ》は肝《かん》臓《ざう》の硬化等《かうくわとう》なき様《やう》にすべし。

(5)腎臓《じんざう》に對《たい》しては、季肋骨下《きろくこつか》の側面《そくめん》より、脊柱《せきちゆう》に向《むか》つて振動《しんどう》しながら壓《お》し、心臓《しんざう》に對《たい》しては、左季肋《ひだりきろく》骨下部《こつかぶ》より、季肋骨下《きろくこつか》の凹《くぼ》む様《やう》に上向《うへむき》に壓《お》す、肝臓《かんざう》に對《たい》しては、右季肋骨下部《みぎきろくこつかぶ》より、上向《うへむき》に季肋骨《きろくこつ》下《か》の凹《くぼ》む様《やう》に壓《お》すべし。兼《かね》て心理《しんり》を考《かんが》へ、忿怒等《ふんどとう》なく、心身澄淨《しんしんちようじやう》ならしむべし。

第二節　感冒豫防法《かんばうよばうはふ》

(1)感冒《かんばう》の豫防《よばう》は、呼吸器《こきふき》及《およ》び皮膚《ひふ》を強《つよ》くするを要《えう》す。

(2)指壓部位《しあつぶゐ》　鼻部《はなぶ》、頤裏部《いりぶ》、前頸部《ぜんけいぶ》、各指壓《かくしあつ》する事數回《ことすうくわい》。

(3)特《とく》に前頸氣管部《ぜんけいきくわんぶ》は氣管《きくわん》の上《うへ》を壓《お》す。頤裏《いり》より鎖骨際《さこつきは》に至《いた》る、鎖骨際《さこつきは》は少《すこ》し頭《あたま》を仰向《あほむき》にして氣管《きくわん》を伸《のば》しよく壓《お》すべし。氣管《きくわん》の兩側《りやうそく》は一方宛《ぼうづゝ》よく壓《お》す。氣管《きくわん》の兩側《りやうそく》にある甲狀腺及《かふじやうせんおよ》び頤裏《いり》にある扁桃腺《へんたうせん》もよく壓《お》すべし。

(4)皮膚《ひふ》は乾燥摩擦《かんそうまさつ》を最《もつと》もよろしとす、顏面《がんめん》、頸《くび》、手甲等《しゆかふとう》は指掌面《ししやうめん》を以《もつ》て摩擦《まさつ》し、被覆部身體《ひふくぶしんたい》は乾燥《かんそう》したるタオルにて、皮膚《ひふ》の赤《あか》くなる位摩擦《くらゐまさつ》すべし。

第三節《せつ》　肺結核豫防法《はいけつかくよばうはふ》

(1) 肺結核《はいけつかく》は全身的及局部的體質《ぜんしんてきおよびきよくぶてきたいしつ》の弱《よわ》きものに最《もつと》も多《おほ》い、全身的及《ぜんしんてきおよ》び局部的體質《きよくぶてきたいしつ》の弱《よわ》きものは全身的及《ぜんしんてきおよ》び局部的《きよくぶてき》の抵抗力弱《ていかうりよくよわ》く、若《も》し病原菌《びやうげんきん》を攝收《せつしう》するときは、直《たゞち》に傳播《せんぱん》し罹病《りびやう》するに至《いた》る、全身的及《ぜんしんてきおよ》び局《きよく》部的抵抗力《ぶてきていかうりよく》の增進《ぞうしん》を要《えう》す。

(2) 結核《けつかく》は小兒《せうに》のときより保菌《ほきん》せるもの多《おほ》し、故《ゆゑ》に成育《せいいく》の際《さい》は體力《たいりよく》の增强《ぞうきやう》を斗《はか》り、特《とく》に胸腔內臟器《きやうかうないざうき》强《きやう》健法《けんはふ》により、局部的《きよくぶてき》にも强健《きやうけん》を增《ま》し、發病《はつびやう》を豫防《よばう》すべきなり。

(3) 指壓部位《しあつぶゐ》　頭部《とうぶ》、頸部《けいぶ》、背部上半身《はいぶじやうはんしん》、背部下半身《はいぶかはんしん》、胸部《きようぶ》、腹部《ふくぶ》を指壓《しあつ》する事《こと》三回《くわい》、特《とく》に前頸部《ぜんけいぶ》、就中氣管《なかんづくきくわん》をよく壓《お》す。又腹部《またふくぶ》をよく壓《お》し、胃腸《ゐちやう》を强盛《きやうせい》ならしめ、榮養《えいやう》の供給十分《きやうきふぶん》なるときは豫防《よばう》力增大《りよくぞうだい》し罹病《りびやう》する事《こと》なし。

第四節　脚氣豫防法《かつけよばうはふ》

(1) 脚氣《かつけ》の豫防《よばう》は消化《せうくわ》と排泄《はいせつ》と血行《けつかう》とをよくするに在《あ》り。

(2) 指壓部位《しあつぶゐ》　頭部《とうぶ》、頸部《けいぶ》、背部上半身《はいぶじやうはんしん》、背部下半身《はいぶかはんしん》、腹部《ふくぶ》、下肢部《かしぶ》を指壓《しあつ》する事《こと》三回《くわい》。特《とく》に腹部《ふくぶ》をよく壓《お》し、胃腸《ゐちやう》を强《つよ》くして、消化吸收《せうくわきふしう》を完全《くわんぜん》にし、又腎臟《またじんざう》の機能《きのう》を調節《てうせつ》して、排泄《はいせつ》を順當《じゆんたう》ならしむべし、別《べつ》に下肢《かし》の前脛骨外側《ぜんけいこつぐわいそく》をよく壓《お》す、前脛骨外側指壓《ぜんけいこつぐわいそくしあつ》は、脚氣豫防《かつけよばう》の妙術《めうじゆつ》なり。

第五節　胃腸病豫病法《ゐちやうびやうよぼうはふ》

(1)胃腸《ゐちやう》は內臟中《ないざうちゆう》、最大《さいだい》に活動《くわつどう》し、生活《せいくわつ》の基礎《きそ》をなすものにして、他《た》の臟器《ざうき》に比《ひ》し運動《うんどう》最《もつと》も盛《さかん》なるものなり、胃《ゐ》の緊縦《きんい》運動《うんどう》、蠕動運動《だどううんどう》、腸《ちやう》の振子《しんし》運動《うんどう》、蠕動運動等《だどううんどうとう》により、消化《せうくわ》を營爲《えいゐ》す、此運動《このうんどう》を促進《そくしん》するには、指壓《しあつ》を最適《さいてき》とす。先天的體格《せんてんてきたいかく》の薄弱《はくじやく》なるものは概《おほむ》ね季肋骨急傾斜《きろくこつきふけいしや》をなして、胃《ゐ》の活動餘《くわつどうよ》地乏《ちとぼ》しきものあり、又酒《またさけ》を嗜《たしな》む人《ひと》は自然《しぜん》に胃《ゐ》を悪《わ》るくするの憂《うれへ》あり、豫防《よぼう》の急務《きふむ》なる事論《ことろん》を俟《ま》たず、現今同胞《げんこんどうはう》に於《お》て健全《けんぜん》なる胃腸《ゐちやう》を有《いう》するものは、十の一二に過《す》ぎず、之《こ》れ指壓《しあつ》を用《もち》ひざるが爲《ため》なり、一旦弱《たんよわ》りたる胃腸《ゐちやう》にしても指壓《しあつ》するときは、從來《じゆうらい》に比《ひ》し、倍以上《ばいいじやう》の强力《きやうりよく》を來《きた》すものなり。

(2)指壓《しあつ》は胃腸《ゐちやう》の運動《うんどう》を補《たす》くるのみにあらず、胃腸《ゐちやう》の筋肉《きんにく》を更正《かうせい》せしむるの力《ちから》あり、故《ゆゑ》に常《つね》に指壓《しあつ》をなすときは、癌腫《がんしゆ》など發生《はつせい》するの憂《うれ》へ更《さら》になし、又指壓《またしあつ》により、胃腸《ゐちやう》の瓦斯《がす》は容易《ようい》に排除《はいじよ》せらるゝを以《もつ》て常《つね》に瓦斯《がす》の集滯《しふたい》し易《やす》き盲腸部《まうちやうぶ》の如《ごと》きは、指壓《しあつ》を以《もつ》て瓦斯《がす》は容易《ようい》に排除《はいじよ》せられ、該部《がいぶ》の故障《こしやう》を省《はぶ》き斷然盲腸炎《だんぜんまうちやうえん》にかゝる事《こと》なし。

(3)指壓《しあつ》により、胃腸《ゐちやう》の筋力《きんりよく》増强《ぞうきやう》し、無力性《むりよくせい》の胃腸《ゐちやう》を强《つよ》め、疾患《しつくわん》を豫防《よばう》す、又胃腸《またゐちやう》の筋力《きんりよく》を强《つよ》くして胃下垂《ゐかすゐ》等《とう》なからしめ、或《あるひ》は胃擴張《ゐくわくちやう》等《とう》なからしむ、若《も》くは、胃加答兒《ゐかたる》（下痢《げり》症《しやう》）を發生《はつせい》せざらしめ、便祕《べんぴ》等《とう》なからしむ。且《か》つ完全《くわんぜん》に消化不良《せうくわふりやう》を豫防《よばう》し得《う》るものなり。

(4)胃腸《ゐちやう》の柔弱《じうじやく》なるものは、身體《しんたい》の運動《うんどう》即《すなは》ち體操《たいそう》等《とう》により豫防《よばう》し得《う》る事《こと》は至極《しごく》微弱《びじやく》なるものにて、指壓《しあつ》に比《ひ》し雲泥《うんでい》の差《さ》あるを知《し》るべし。

(5)一體《いつたい》内臓《ないざう》は細胞《さいばう》によりて組織《そしき》せられて、其細胞《そのさいばう》は指壓《しあつ》によりて興奮《こうふん》するが故《ゆゑ》に燃燒作《ねんせうさ》用旺《ようさかん》に行《おこな》はれ胃腸《ゐちやう》の强《つよ》まる事《こと》は實《じつ》に意想《いさう》の外《ほか》に出《い》で、食量《しよくりやう》の如《ごと》きは從前《じゆうぜん》の倍量《ばいりやう》を供給《きようきふ》しても、尚消化《なほせうくわ》を害《がい》する事《こと》なきに至《いた》る（注意《ちゆうい》、消化力《せうくわりよく》十分《ぶん》なるも、食量《しよくりやう》は相當《さうたう》に調節《てうせつ》する事《こと》を要《えう》す）。胃腸《ゐちやう》が若《ち》し健全無比《けんぜんむひ》になるときは萬病恐《まんびやうおそ》るゝに足《た》らず、最大《さいだい》に榮養《えいやう》を供給《きようきふ》し、偉大《ゐだい》なる自癒能力《じゆのうりよく》は萬病《まんびやう》を治《ぢ》して尚綽々《なほしやくしやく》として餘裕《よゆう》あり。

第六節　神經衰弱症豫防法《しんけいすいじやくしやうよばうはふ》

(1)神經衰弱症《しんけいすいじやくしやう》は、中樞神經《ちゆうすうしんけい》の衰弱《すいじやく》と末梢神經《まつせうしんけい》の衰弱《すいじやく》とあり、所謂全身的《いはゆるぜんしんてき》と局部的《きよくぶてき》とに症狀《しやうじやう》現《あら》はれ來《きた》る、中樞神經《ちゆうすうしんけい》の衰弱《すいじやく》は意識《いしき》の不明瞭《ふめいれう》とか、記憶力減退《きおくりよくげんたい》とか、健忘《けんばう》とか、推理力減退《すいりりよくげんたい》とか判斷力弱《はんだんりよくよわ》いとか、想像力乏《さうぞうりよくとぼ》しいとか、斷行力《だんかうりよく》衰《おとろ》へてゐるとか、感受力鈍《かんじゆりよくにぶ》いとか、注意力不十分《ちゆういりよくふじふぶん》とか、錯覺《さつかく》とか、睡眠不能《すゐみんふのう》とか、推理力減弱《すいりりよくげんじやく》とか、意志《いし》薄弱《はくじやく》とか、感情遅鈍《かんじやうちどん》若《も》くは過敏《くわびん》とか云《い》ふ如《ごと》く、又末梢《またまつせう》神經衰弱《しんけいすいじやく》は、胃腸《ゐちやう》の働《はたら》き鈍《にぶ》く、消化力《せうくわりよく》衰弱《すいじやく》とか、腎臟《じんざう》の機能《きのう》不全《ふぜん》とか、勃起力減弱《ぼつきりよくげんじやく》とか、種々《しゆぐ》の症候現《しやうこうあら》はれ來《きた》る。是《こ》の豫防《よばう》としては、全身的《ぜんしんてき》に抵抗力《ていかうりよく》を增《ま》す爲《た》めに全身《ぜんしん》の指壓《しあつ》を行《おこ》なふ。又腹內諸《またふくないしよ》臟器《ざうき》の衰弱《すいじやく》は其原因《そのげんいん》をなすものなるが故《ゆゑ》に腹部《ふくぶ》の指壓《しあつ》を勵行《れいかう》するときは、胃腸《ゐちやう》の働《はたら》き強《つよ》く、且《か》つ腎《じん》臟其他《ざうそのた》の機能旺盛《きのうわうせい》となり、斷然《だんぜん》神經衰弱《しんけいすいじやく》を豫防《よばう》し得《う》るものなり。心身鍛錬法《しんしんたんれんはふ》を併用《へいよう》すれば尚可《なほか》なり。因《ちなみ》に神經衰弱症《しんけいすいじやくしやう》は神經《しんけい》の衰弱《すいじやく》せるにあらず、神經《しんけい》を支配《しはい》せる力《ちから》即《すなは》ち統《とう》一力《りよく》の減弱《げんじやく》せるものなり。之《こ》れ吾人《ごじん》が反省力《はんせいりよく》の乏《とぼ》しきによる。而《しか》して心身《しんしん》の調和《てうわ》を缺《か》きたるものなり。

第七節　**腎臟病豫防法**《じんざうびやうよばうはふ》

(1) 胸部《きようぶ》と腹部《ふくぶ》との間《あひだ》に一枚《まい》の膜《まく》あり、之《これ》を横隔膜《わうかくまく》と云《い》ふ。身體全部《しんたいぜんぶ》を養《やしな》ふ血液《けつえき》の量《りやう》は横隔膜《わうかくまく》より上《うへ》と下《した》とに等分《とうぶん》に配付《はいふ》せらる。腹壓《ふくあつ》の乏《とぼ》しきものは、腹內《ふくない》に染汚《せんお》せる血液《けつえき》が停滯《ていたい》し、腹內《ふくない》は老廢物《らうはいぶつ》や、不用物《ふようぶつ》にて充《み》さるゝに至《いた》る、此排除調整《このはいじよてうせい》は指壓法《しあつはふ》を最適《さいてき》とす、若《も》し停滯物欝積《ていたいぶつうつせき》するときは、腎臟《じんざう》の機能《きのう》に障碍《しやうがい》を來《きた》す、故《ゆゑ》に腎臟病豫防《じんざうびやうよばう》としては、腹部《ふくぶ》の指壓《しあつ》を爲《な》す事《こと》を第《だい》一とす、而《しか》して背部《はいぶ》の指壓《しあつ》を爲《な》すときは完全《くわんぜん》に腎臟病《じんざうびやう》を豫防《よばう》するものなり。腰椎《えうつい》一二を中心《ちゆうしん》とする指壓有效《しあついうかう》なり。

第八節　心臓病豫防法《しんざうびやうよばうはふ》

(1)心臓《しんざう》は横隔膜《わうくわくまく》の上位《じやうゐ》に安置《あんち》せらる。季肋部《きろくぶ》の指壓《しあつ》好影響《かうえいきやう》す、而《しか》して脈管《みやくくわん》の抑壓《よくあつ》も亦《また》心臓《しんざう》に好影響《かうえいきやう》あり、全身指壓《ぜんしんしあつ》は、指壓《しあつ》を行《おこ》なふ所《ところ》、盡《ことごと》く血管《けつくわん》なるが故《ゆゑ》に心臓《しんざう》に好影響《かうえいきやう》ありて、心臓病《しんざうびやう》の豫防《よばう》となる、心悸亢進癖等《しんきかうしんへきとう》には絶對《ぜつたい》に缺《か》くべからざるものなり、又頭内搏動《またづないはくどう》を枕《まくら》に聞《き》く時《とき》は、左胸部《さきようぶ》の摩《ま》擦即效《さつそくかう》あり又動悸《またどうき》、睡眠不安《すゐみんふあん》、等《とう》は腹部大動脈《ふくぶだいどうみやく》の抑壓大《よくあつおほ》いに效《かう》あり。心臓病豫防《しんざうびやうよばう》となる。

第九節　近視眼豫防法《きんしがんよばうはふ》

(1)近視眼《きんしがん》は、年々増加《ねんくぞうか》の傾向《けいかう》にあり、學校《がくかう》に於《おい》ても、小學校《せうがくかう》より中學校《ちゆうがくかう》に進《すゝ》むに從《したが》つて多發性《たはつせい》の状況《じやうきやう》なり、又頭《またかしら》を俯《た》れて近隔《きんかく》の物《もの》を見《み》るときは、眼《め》の充血《じゆうけつ》を起《おこ》し、眼球《がんきう》を突出《とつしゆつ》せしめ近視《きんし》となる、眼窩《がんくわ》指壓《しあつ》により充血《じゆうけつ》を去《さ》り且《か》つ眼球《がんきう》の突出《とつしゆつ》を凹《くぼ》め、近視《きんし》を豫防《よばう》する最《もつと》も正確《せいかく》なる手段《しゆだん》なり。

第十節　老眼豫防法《らうがんよばうはふ》

(1)老眼《らうがん》は眼筋《がんきん》の弛緩《しくわん》、眼球《がんきう》の陷凹《かんあふ》によるが故《ゆゑ》に、眼筋《がんきん》の力《ちから》を養《やしな》ひ、眼球《がんきう》の凹《くぼ》まざるやうに、眼窩指《がんくわし》壓《あつ》をなすときは確實《かくじつ》に老眼《らうがん》を豫防《よばう》し得《う》るものなり。

第十一節　肝臓硬化豫防法《かんざうかうくわよばうはふ》

(1)腹部《ふくぶ》を壓《お》すついでに右季肋部《うきろくぶ》をよく壓《お》すときは肝臓硬變《かんざうかうへん》の豫防《よばう》となる。

第十二節　動脈硬化豫防法《どうみやくかうくわよばうはふ》

(1)全身《ぜんしん》の脈管部指壓《みやくくわんぶしあつ》　總頸動脈部《そうけいどうみやくぶ》、鎖骨下動脈部《さこつかどうみやくぶ》、腋窩動脈部《えきくわどうみやくぶ》、上膊動脈部《じやうはくどうみやくぶ》、橈骨動脈部《たうこつどうみやくぶ》、尺骨《しやくこつ》動脈部《どうみやくぶ》、胸部大動脈部《きようぶだいどうみやくぶ》、腹部大動脈部《ふくぶだいどうみやくぶ》、總腸骨動脈部《そうちやうこつどうみやくぶ》、鼠蹊動脈部《そけいどうみやくぶ》、內股動脈部、膝膕動脈部《しつこくどうみやくぶ》、前脛骨動脈部《ぜんけいこつどうみやくぶ》、足背動脈部等《そくはいどうみやくぶとう》をよく壓《お》す。

(2)臍輪抑壓《さいりんよくあつ》　臍《へそ》のまはりの腹部大動脈《ふくぶだいどうみやく》を一日《じつ》一度《ど》三十分間《ぶんかん》、抑壓《よくあつ》する事《こと》。

(3)五十歳以上若《さいいじやうもし》くば五十五歳以上《さいいじやう》にして年若《としわか》き後妻《ごさい》を迎《むか》へたるものは、常《つね》に指壓《しあつ》を行《おこ》なひ、特《とく》に腹部《ふくぶ》大動脈部《だいどうみやくぶ》をよく壓《お》すべし。

第十三節　糖尿病豫防法《たうねうびやうよばうはふ》

(1)前頸甲狀腺部《ぜんけいかふじやうせんぶ》よく指壓《しあつ》を行《おこ》なふ事《こと》。

(2)糖尿病《たうねうびやう》は膵臓《すいざう》の障碍《しやうがい》より來《きた》るものなるが故《ゆえ》に、上腹部膵臓部位《じやうふくぶすいざうぶゐ》をよく指壓《しあつ》して、完全《くわんぜん》に之《これ》を豫防《よばう》すべし。

第十四節　盲腸炎豫防法《まうちやうえんよばうはふ》

(1)盲腸部《まうちやうぶ》は、瓦斯《がす》の停滞《ていたい》する所《ところ》にして、腹部《ふくぶ》の指壓《しあつ》により、瓦斯《がす》の音《おと》を聞《き》かざるもの、十の一二に過《す》ぎず。瓦斯《がす》の爲《ため》に該部《がいぶ》の生理的作用《せいりてきさよう》に故障《こしやう》を生《しやう》じ、疾患《しつくわん》を醸《かも》すに至《いた》る。指壓《しあつ》はよく瓦斯《がす》を排除《はいじよ》し、該《がい》部《ぶ》の機能《きのう》をよくするが故《ゆえ》に完全《くわんぜん》に盲腸炎《まうちやうえん》を豫防《よばう》する事《こと》を得《う》るなり。

因《ちなみ》に豫防法《よばうはふ》として、頸部《けいぶ》、背部《はいぶ》、腹部《ふくぶ》を指壓《しあつ》す。特《とく》に第《だい》一九二圖《づ》の盲腸部位《まうちやうぶゐ》をよく壓《お》す。仰臥《ぎやうぐわ》、先《ま》づ腹部《ふくぶ》の指壓方式《しあつはうしき》により、腹部全體《ふくぶぜんたい》を壓《お》す事數回《ことすうくわい》の後《のち》、盲腸部位《まうちやうぶゐ》を最《もつと》もよく指壓《しあつ》す。

第一九二圖

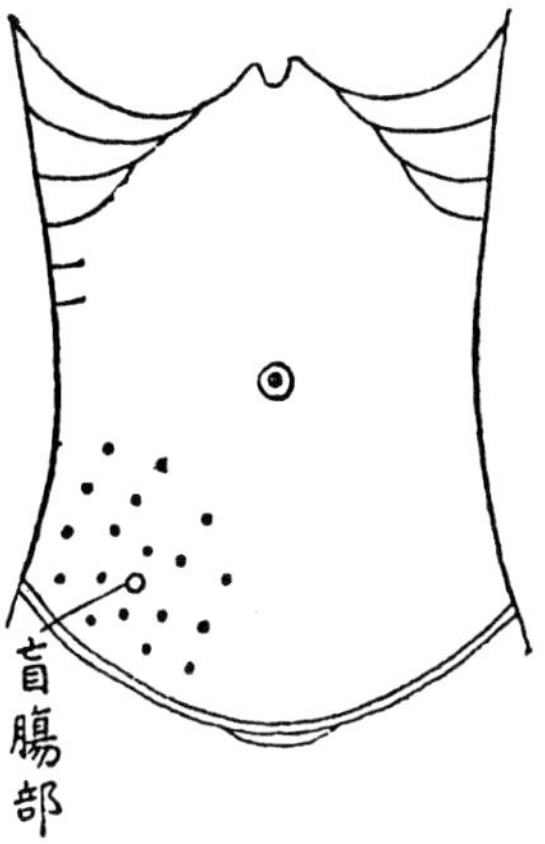

第十五節　總括的諸病豫防法《そうくわつてきしよびやうよばうはふ》

(1)腹部指壓《ふくぶしあつ》は諸病《しよびやう》の豫防《よばう》となる。腹部指壓《ふくぶしあつ》に熟練《じゆくれん》し、腹中《ふくちゆう》の諸臓器《しよざうき》健全《けんぜん》にして、疾病《しつぺい》に罹《かゝ》る憂《うれ》へなく自己《じこ》の身上危險《しんじやうきけん》なきを明《あきら》かにするときは、生命不安《せいめいふあん》の感《かん》なく、精神上《せいしんじやう》の安心立命《あんしんりつめい》を得《う》べし、且《か》つ心身不二《しんしんふじ》の境地《きやうち》も亦之《またこれ》に依《よ》つて得《え》らるべし。

第十三編　應急法《おうきふはふ》（速治法《そくぢはふ》）

目《もく》次《じ》

はしがき

是《こ》れ丈《だけ》は心得置《こゝろえお》くべしと云《い》ふ言葉《ことば》がありますが、深夜《しんや》又《また》は旅行中《りよかうちゆう》や突然《とつぜん》に、起《お》る事《こと》がありましたときに、直《す》ぐ其場《そのば》にて即時《そくじ》に痛《いた》みを止《と》めたり、直《なほ》したりする方法《はうはふ》で實《じつ》に神速《しんそく》に奏效《そうかう》するのであります、希《ねが》くは大方《おほかた》の諸士《しよし》、之《こ》れを應用《おうよう》して、自他《じた》を利《り》せられん事《こと》を。

第一九三圖

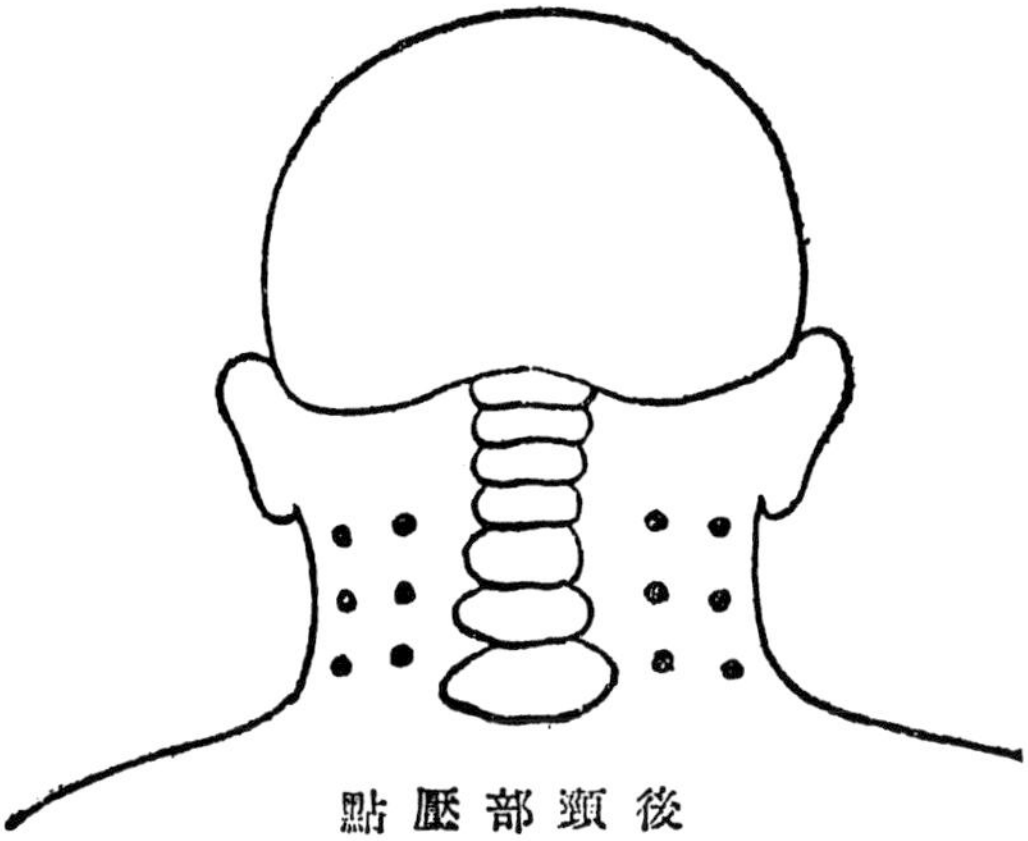

後頸部壓點

第一九四圖

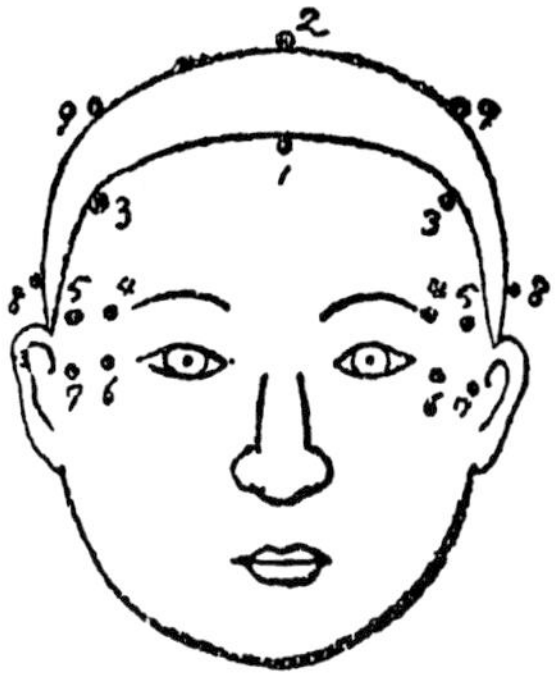

頭部指壓點

第一九五圖

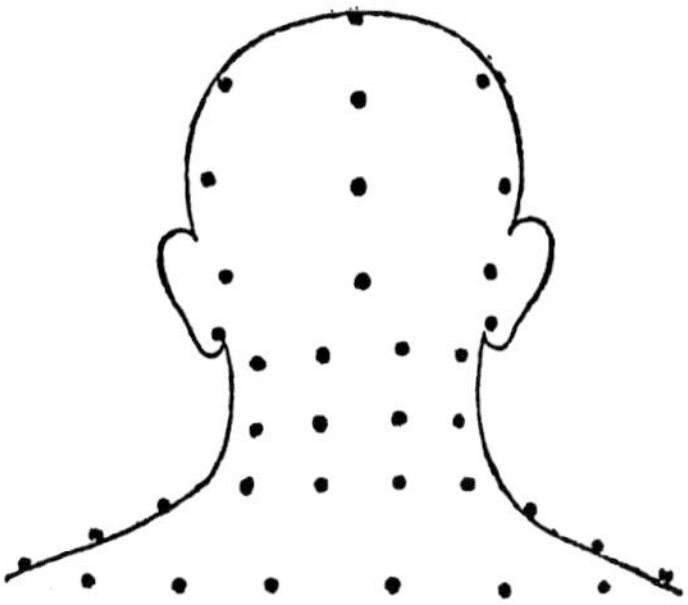

頭部頸部肩部指壓部位

應《おう》急《きふ》法《はふ》（速《そく》治《ぢ》法《はふ》）

一、頭痛止《づつうどめ》

後頸部《こうけいぶ》の頭蓋骨《づがいこつ》より、五分《ぶ》乃至《ないし》一寸《すん》五分《ぶ》下位《かゐ》髪際《はえぎは》の附近《ふきん》を拇指頭《ぼしとう》を以《もつ》て稍《やゝ》強壓《きやうあつ》すれば、腦《なう》の痛部《つうぶ》と關聯《くわんれん》せる疼痛《とうつう》を感《かん》ずる所《ところ》あり、其部《そのぶ》位《ゐ》を二三回《くわい》、拇指頭《ぼしとう》の角《かど》を以《もつ》て強《つよ》く壓《お》すときは痛《いた》み直《たゞち》に止《とま》る。第《だい》一

第一九六圖

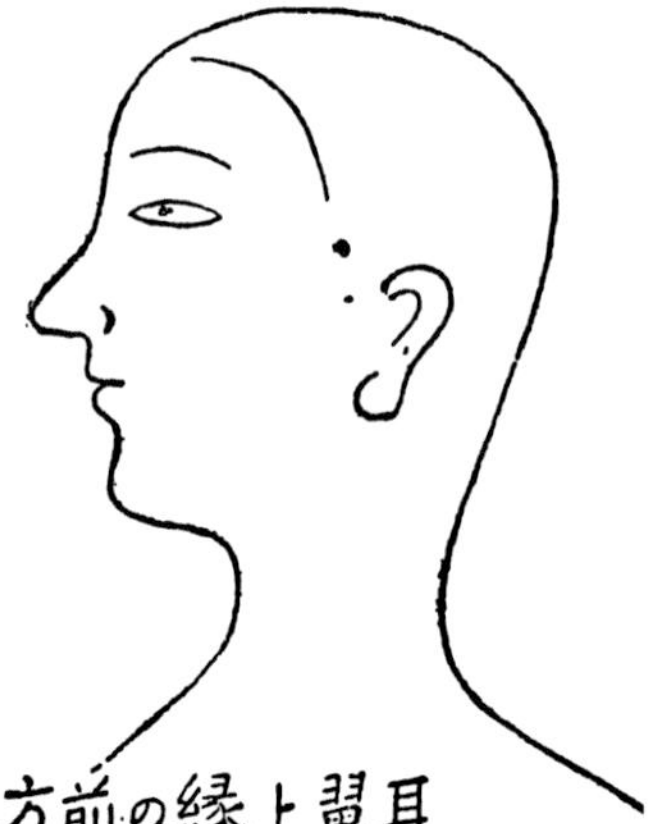

耳翼上縁の前方

第一九八圖

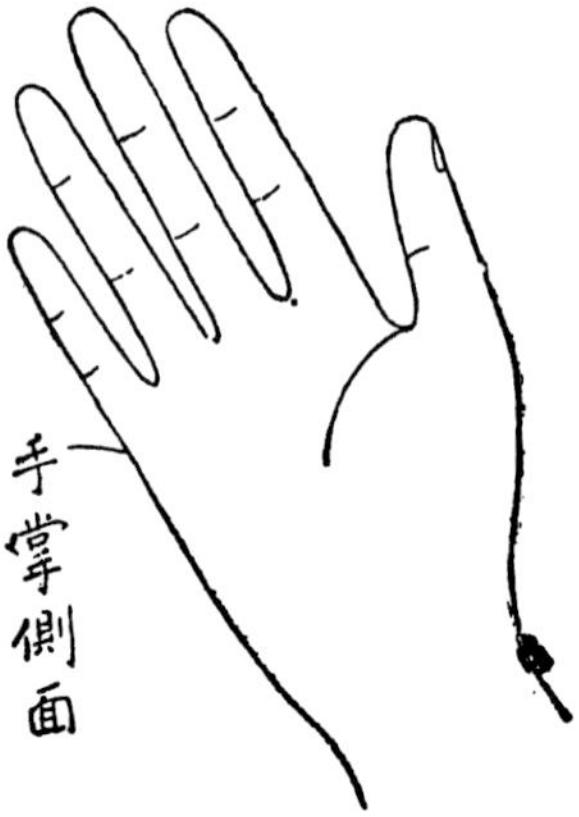

第一九七圖

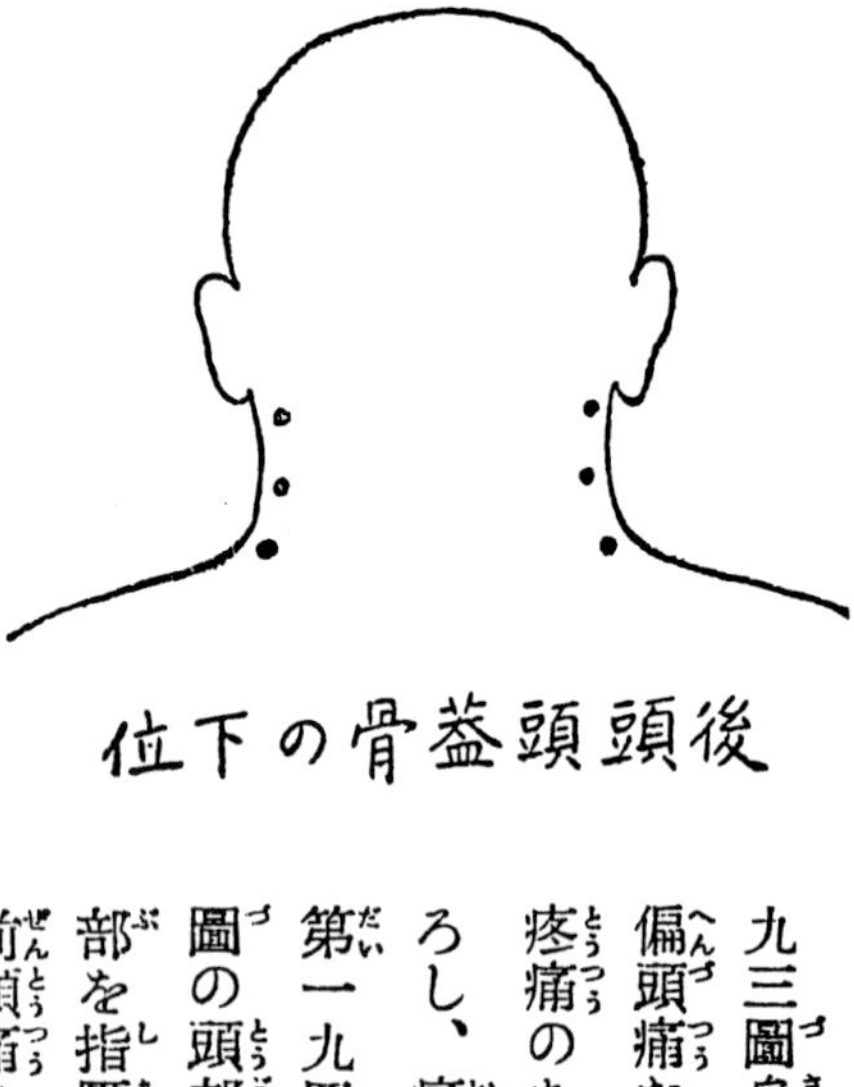

後頭頭蓋骨の下位

第一九九圖

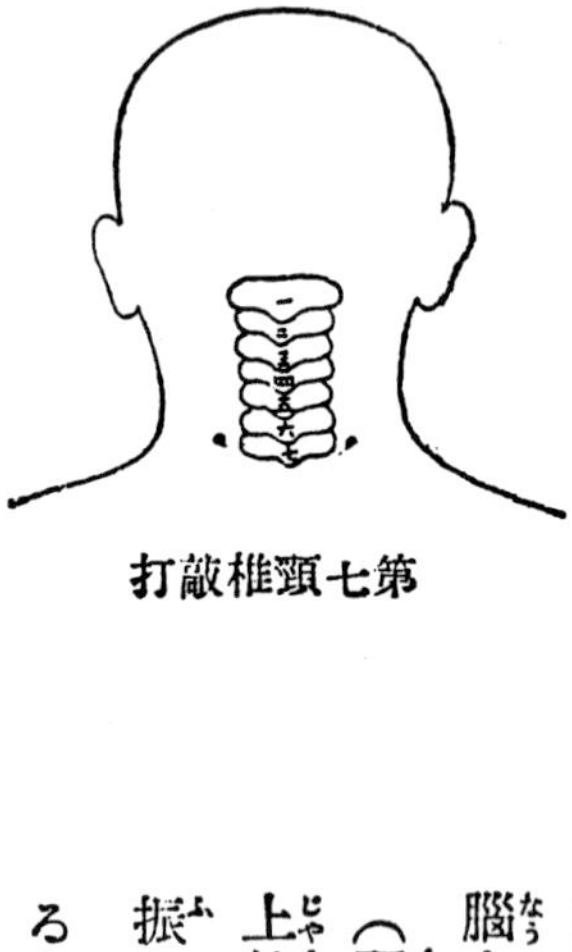

第七頸椎敲打

九三圖《づ》參照《さんせう》。

偏頭痛《へんづつう》なるときは、其《その》疼痛《とうつう》のある一方《ぱう》にてよろし、痛《いた》み止《とま》りたる後《のち》第《だい》一九四圖《づ》、第《だい》一九五圖《づ》の頭部《とうぶ》、後頸部《こうけいぶ》、肩《かた》部《ぶ》を指壓《しあつ》する事《こと》。

前頭痛《ぜんとうつう》は耳《みゝ》の上部《じやうぶ》の前《ぜん》腦《なう》と關節《くわんれん》せる痛《いたみ》ある所《ところ》（頭痛膏《づつうこう》を張《は》る所《ところ》）以《い》上施術《じやうせじゆつ》の後頭《のちかしら》を急激《きふげき》に振《ふ》り試《こゝろ》み、痛《いた》みを感《かん》ずるときは、再三前記《さいさんぜんき》の法《はふ》をなし、振《ふ》りても痛《いた》まぬ時《とき》、頭痛《づつう》は止《とま》りたるなり。

一、齒痛止《しつうとめ》

齒痛止《しつうとめ》は耳翼上緣《じよくじやうえん》の前方《ぜんはう》、約《やく》一寸《すん》五分《ぶ》の所《ところ》を拇指頭《ぼしとう》を以《もつ》て稍《やゝ》強《つよ》く壓《お》す、痛《いたみ》のある一方《はう》、數日《すうじつ》に亙《わた》る齒痛《しつう》は、後頸部《こうけいぶ》の頭蓋骨《づがいこつ》の下位《かゐ》、硬《かた》くなりたる部分《ぶぶん》を再三《さいさん》壓《お》す。止《とま》りたる後《のち》、頭部《とうぶ》、頸部《けいぶ》、肩部《かたぶ》等《とう》を指壓《しあつ》すべし。第《だい》一九六圖《づ》、第《だい》一九七圖《づ》參照《さんせう》。

一、鼻血止《はなぢどめ》

鼻血止《はなぢとめ》は第《だい》七頸椎突起《けいついとつき》の上《うへ》を手掌側面《しゆしやうそくめん》を以《もつ》て、稍《やゝ》強《つよ》く急《きふ》に打《う》つ、一回《くわい》若《も》しくば二回《くわい》。第一九八圖《づ》參照《さんせう》

一、出血止《しゆつけつどめ》

腸出血《ちやうしゆつけつ》、子宮出血《しきゆうしゆつけつ》、痔出血《ぢしゆつけつ》、其他《そのた》の出血《しゆつけつ》は、握拳《にぎりこぶし》の小《こ》指《ゆび》の所《ところ》にて第《だい》七頸椎《けいつい》の上《うへ》を百五十宛《づつ》三回《くわい》打《う》つ。第一九九圖《づ》參照《さんせう》

一、吃逆止《しやつくりどめ》

後頸《こうけい》を一方《はう》の手指《てゆび》にて壓《お》し、一方《はう》の手《て》にて額《ひたひ》を抑《おさ》へ、十分《じうぶん》に後屈《こうくつ》す。第《だい》二〇〇圖《づ》參照《さんせう》。

別法《べつはふ》　兩眼窠《りやうがんくわ》を強《つよ》く上《うへ》に壓《お》す。

第二〇〇圖

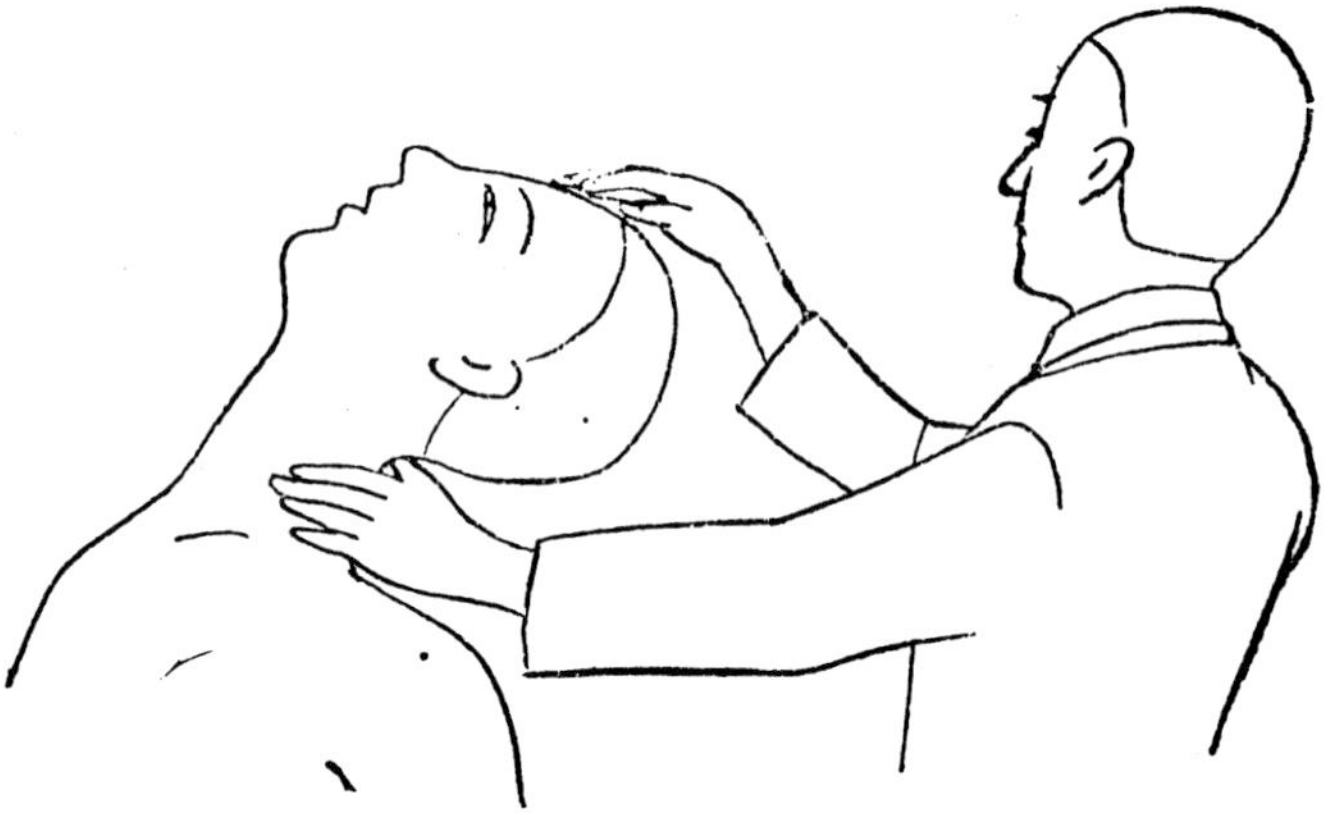

吃逆ヲ直ス圖

一、食道停《しよくだうてい》（食道《しよくだう》に物《もの》をつまらし苦悶《くもん》の時速治《ときそくぢ》）

被治者《ひぢしや》座位《ざゐ》、兩手《りやうて》を膝《ひざ》より約《やく》一尺距《しやくへだ》てゝ突《つ》き、治者《ちしや》は兩拇《りやうぼし》を以《もつ》て胸椎《きようつい》第三第《だい》四の兩側《りやうそく》を稍强《やゝつよ》く壓《お》す事數分《ことすうふん》。第《だい》二〇一圖參照《づさんせう》。

第二〇一圖

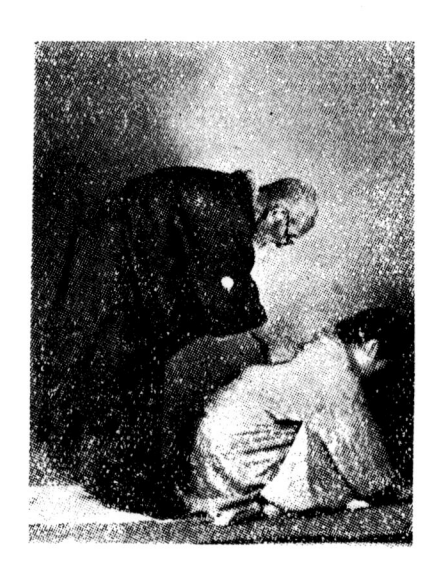

食道停ヲ直ス圖

一、肩凝《かたこり》

後頸《こうけい》及《およ》び肩《かた》を押《お》し、肩胛骨內《けんかふこつない》の壓痛部《あつつうぶ》を稍《や》ゝ強《つよ》く壓《お》す。第《だい》二〇二圖《づ》參照《さんせう》。

一、眩暈《めまひ》

後頸《こうけい》を壓《お》す。尙《な》ほ頭部《とうぶ》、背部《けいぶ》、腹部《ふくぶ》を壓《お》す。

一、惡疽《つは》

胸椎《きようつい》五六七八九十十一十二の兩側《りやうそく》を壓《お》す、又鳩尾《またみつをち》の處《ところ》をよく壓《お》す。

一、目《め》の疲《つか》れ直《なほ》し、

第《だい》七頸椎《けいつい》の兩側《りやうそく》の迫壓《はくあつ》、眼窠指壓《がんくわしあつ》。

一、足《あし》の疲直《つかれなほ》し

前頸骨《ぜんけいこつ》の外側指壓《ぐわいそくしあつ》、膝《ひざ》の下部《かぶ》より足背迄《そくはいまで》の間《あひだ》を繰《く》り返《かへ》し壓《お》す。第《だい》二〇三圖參照《づさんせう》。

一、腦貧血《なうひんけつ》

第二〇二圖

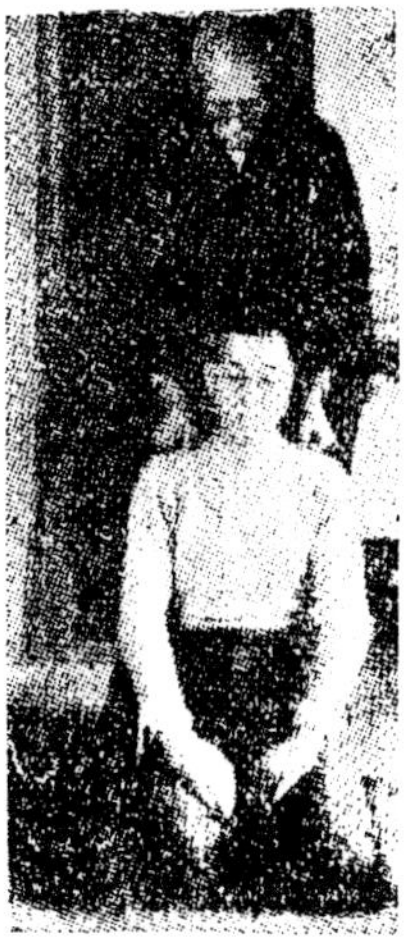

肩部指壓圖

第二〇三圖

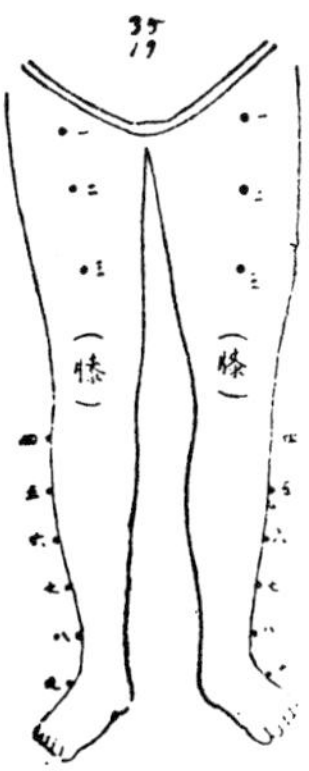

前頸骨外側
指壓圖

昏倒《こんたう》せし場合《ばあひ》には、枕《まくら》を低《ひく》くして、熱《あつ》き湯《ゆ》に浸《ひた》したるタオルを輕《かる》く絞《しぼ》り、額《ひたひ》にあてゝ指壓《しあつ》、又拇指《またぼし》と示指《しし》との中間《ちゆうかん》を、稍強《やゝつよ》く壓《お》す。豫後《よご》、頭部《とうぶ》、頸部《けいぶ》、背部《はいぶ》、腹部《ふくぶ》の各指壓《かくしあつ》を行《おこ》なふ事《こと》三回《くわい》。

一、**腦充血《なうじゆうけつ》**

枕《まくら》を高《たか》くして、冷水又《れいすゐまた》は氷嚢《ひようなう》にて頭部《とうぶ》を冷《ひや》し、下肢《かし》の前脛骨外側《ぜんけいこつぐわいそく》を五六點稍強《てんやゝつよ》く壓《お》す事數回《ことすうくわい》。豫後《よご》、頭部《とうぶ》、背部《はいぶ》、腹部《ふくぶ》の各指壓《かくしあつ》を行《おこ》なふ事《こと》三回《くわい》。

一、**日射病《につしやびやう》**

冷水《れいすゐ》を呑《の》ましめ、頸部《けいぶ》、背部《はいぶ》、腹部《ふくぶ》の指壓《しあつ》を行《おこ》なふ事《こと》二三回《くわい》。

一、**扁桃腺痛《へんたうせんつう》**

唾液嚥下《だえきえんか》に際《さい》し疼痛《とうつう》を感《かん》ずるときは、頤裏《いり》扁桃腺部《へんたうせんぶ》を指壓《しあつ》する事《こと》二三十分《ぷん》にて痛感止《つうかんや》む。

一、**神經痛《しんけいつう》**

顔面神經痛《がんめんしんけいつう》、三叉《さ》神經痛《しんけいつう》、後頭神經痛《こうとうしんけいつう》、肩胛關節神經痛《けんかふくわんせつしんけいつう》、上膊神經痛《じやうはくしんけいつう》、肋間神經痛《ろくかんしんけいつう》、腰神經痛《えうしんけいつう》、座《ざ》骨神經痛《こつしんけいつう》、股關節神經痛《こくわんせつしんけいつう》、足神經痛《そくしんけいつう》、其他《そのた》の神經痛《しんけいつう》。

蒸器《むしき》にて蒸《む》したるタオルを患部《くわんぶ》にあて、其上《そのうへ》より指壓《しあつ》す、タオルを取替《とりかえ》る事《こと》五回《くわい》、痛感停止《つうかんていし》又《また》は繰《く》解《げ》す。五回以上《くわいいじやう》は一二時間《じかん》を距《へだ》てゝ行《おこ》なふ、連續長時《れんぞくちやうじ》は不可《ふか》。

一、腰痛《えうつう》

伏臥《ふくぐわ》、腰椎《えうつい》、薦骨《せんこつ》の兩側《りやうそく》を壓《お》し、中《なか》より緊張力《きんちやうりよく》にて應《おう》ぜしむ、腰痛其場《えうつうそのば》に止《とま》り、數回行《すうくわいおこ》なふ時《とき》は根治《こんち》す。腰痛《えうつう》の根治《こんぢ》は、本人《ほんにん》に於《おい》て、腰部《えうぶ》に力《ちから》を入《い》るゝ事必要《ことひつえう》なり。

一、嘈雜《そうざつ》（むねやけ）

上腹部《じやうふくぶ》を指壓《しあつ》し且之《かつこれ》を摩擦《まさつ》す、就中鳩尾《なかんづくみづおち》の所《ところ》をよく行《おこ》なふ。頸部《けいぶ》、背部《はいぶ》、腹部《ふくぶ》、各指壓《かくしあつ》。

一、嘔吐《おうと》

第《だい》七頸椎兩側迫壓《けいついりやうそくはくあつ》。第《だい》二〇四圖《づ》參照《さんせう》。

上腹部指壓摩擦《じやうふくぶしあつまさつ》、鳩尾《みづをち》の所《ところ》を下向《したむき》に壓《お》し摩擦《まさつ》す。頸部《けいぶ》 背部《はいぶ》、腹部《ふくぶ》、各指壓《かくしあつ》。

一、船暈《ふなよひ》、車暈《くるまよひ》

第二〇四圖

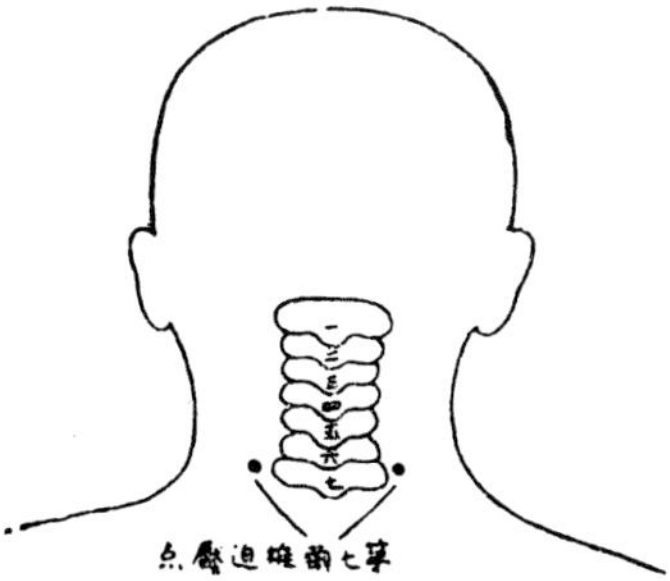

第二〇五圖

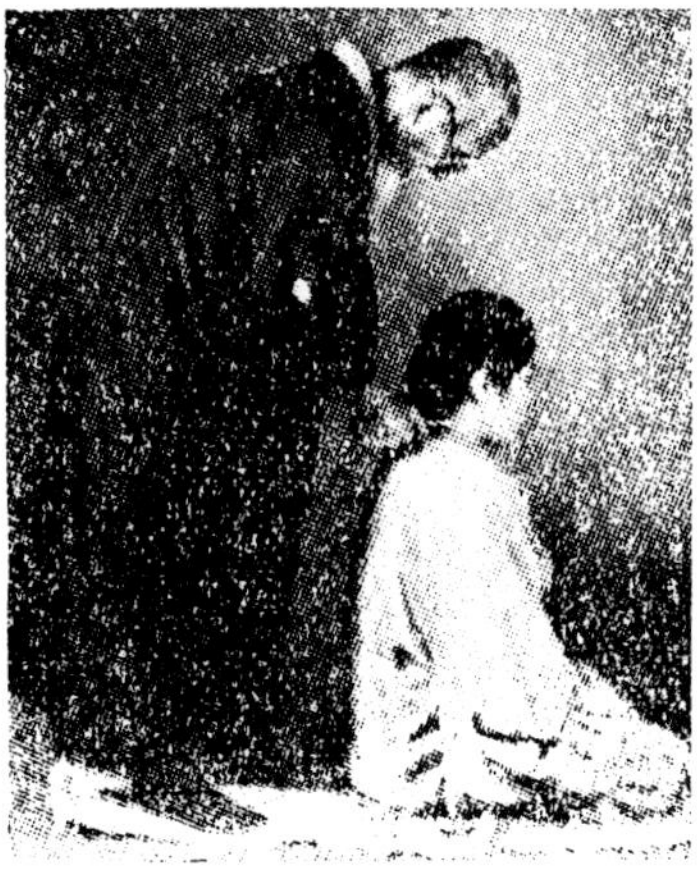

第七頸椎兩側迫壓圖

第《だい》七頸椎兩側迫壓《けいついりやうそくはくあつ》
頭部《とうぶ》、頸部《けいぶ》、背部《はいぶ》、腹部《ふくぶ》、各指壓《かくしあつ》
特《とく》に上腹部《じやうふくぶ》をよく壓《お》す。

一、**狹心症《けふしんしやう》**
胸椎第三第四《きようついだいだい》の兩側迫壓《りやうそくはくあつ》。

一、**喘《ぜん》息《そく》**
第《だい》七頸椎兩側迫壓《けいついりやうそくはくあつ》（氣管枝性《きくわんしせい》）。
胸椎第三第四兩側迫壓《きようついだいだいりやうそくはくあつ》（心臟性《しんぞうせい》）。

一、**急脈症《きふみやくしやう》**
臍輪動脈管部抑壓《さいりんどうみやくくわんぶよくあつ》。左胸部摩擦《さきようぶまさつ》、又《また》は上腹部摩擦《じやうふくぶまさつ》。
第《だい》二〇六圖參照《づさんせう》。

一、**心悸亢進症《しんきかうしんしやう》**
左胸部《ひだりきようぶ》又《また》は上腹部摩擦《じやうふくぶまさつ》。臍輪脈管部抑壓《さいりんみやくくわんぶよくあつ》。

第二〇六圖

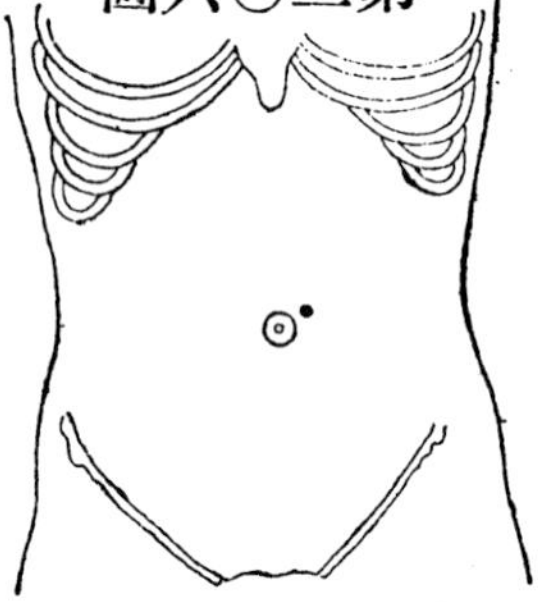

臍輪壓點

第二〇七圖

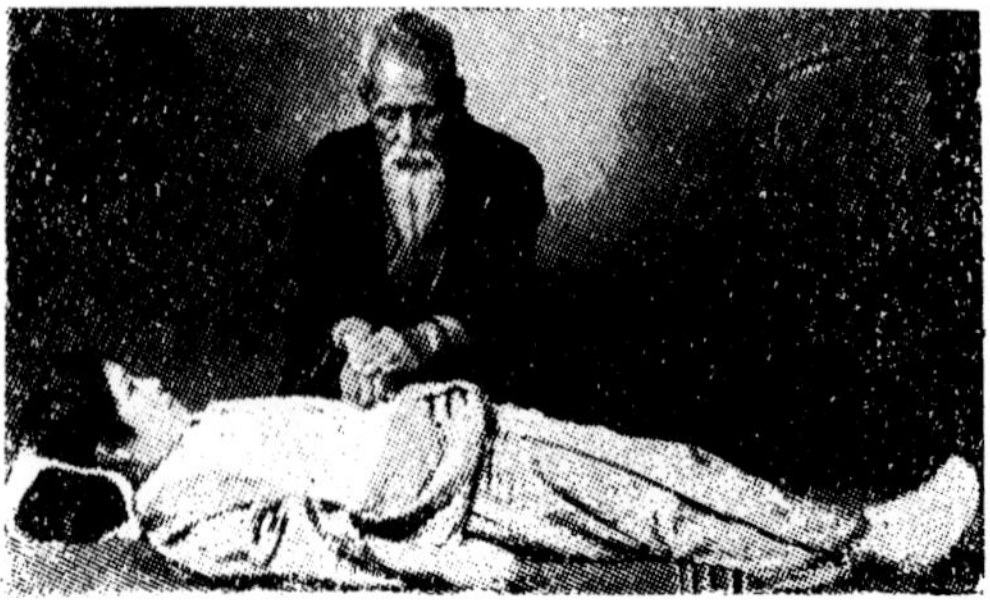

臍輪抑壓圖

第二〇八圖

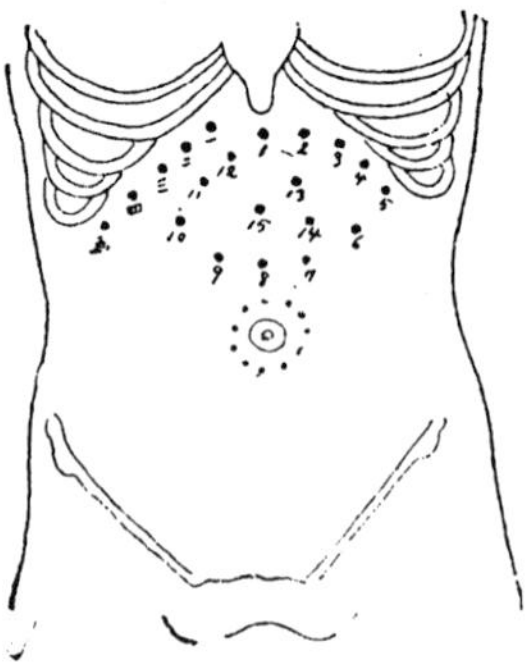

食思振興指壓圖點

一、**遲脈症**《ちみやくしやう》

脈管部《みやくくわんぶ》の急刺戟《きふしげきし》指壓《あつ》。

一、**心臟痛**《しんざうつう》

左腋窩動脈部《ひだりえきくわどうみやくぶ》の壓痛部《あつつうぶ》稍強指壓《やゝつよくしあつ》。

一、**食思不振**《しよくしふしん》

上腹部《じやうふくぶ》指壓摩擦《しあつまさつ》、特《とく》に鳩尾《みづをち》の所《ところ》をよく壓《お》す。第《だい》二〇八圖《づ》參照《さんせう》。

一、**足寒**《そくかん》

下肢部《かしぶ》指壓《しあつ》。

一、**胃痙攣止**《ゐけいれんどめ》

臍《へそ》の少《すこ》し左上《ひだりうへ》に寄《よ》りたる所《ところ》を稍強《やゝつよ》く壓《お》す而《しか》して内部《ないぶ》より力《ちから》を入《い》れ、内外呼應《ないぐわいこおう》して、痙攣《けいれん》直《たゞ》ちに止《と》まる。第《だい》二〇九圖《づ》參照《さんせう》。痛《いた》み止《とま》りたる後《のち》、上腹部《じやうふくぶ》、下腹部《かふくぶ》共《とも》よく指壓《しあつ》す

第二〇九圖

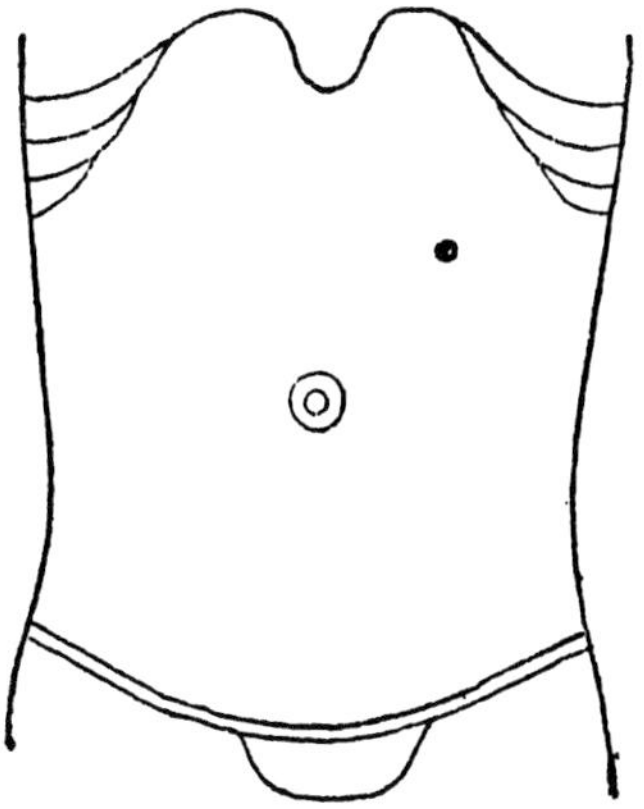

胃痙攣止壓點

第二一〇圖

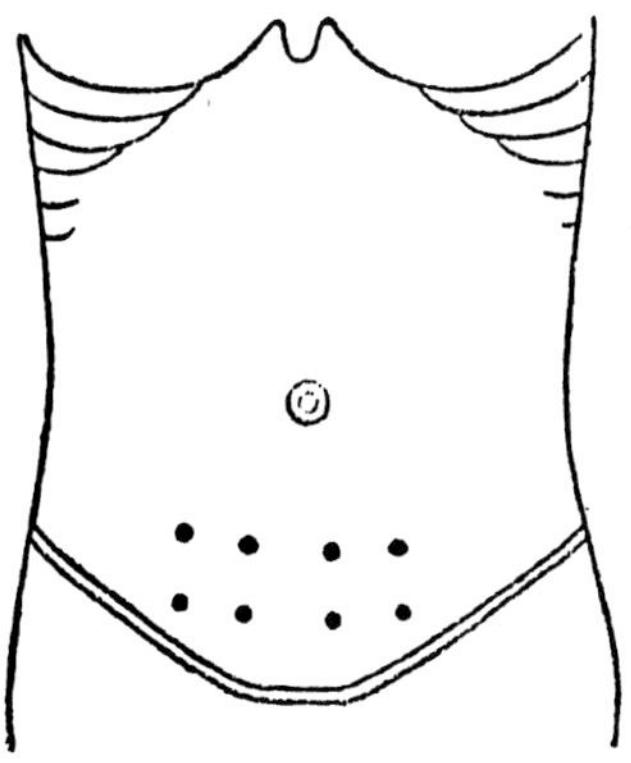

子宮指壓點圖

べし。

一、噴嚏止《くしやみとめ》

鼻翼《びよく》を強《つよ》く摘《つま》むべし。

一、腹痛止《ふくつうとめ》

仰臥腹部《ぎやうぐわふくぶ》を手掌面《しゆしやうめん》にて壓《お》す。痛《いた》みつゝある部分《ぶぶん》を壓《お》すときは、瓦斯排除《がすはいじよ》せられ痛《いた》み止《とま》る。

一、子宮痙攣止《しきゆうけいれんどめ》

胸椎《きようつい》、腰椎《えうつい》、薦骨《せんこつ》、尾閭骨《びろうこつ》の兩側《りやうそく》を壓《お》す。下腹部《かふくぶ》を最《もつと》もよく壓《お》す。第《だい》二一〇圖《づ》參照《さんせう》。

一、月經痛止《げつけいつうとめ》

胸椎腰椎薦骨尾閭骨《きようついえうついせんこつびろうこつ》の兩側《りやうそく》を壓《お》す。下腹部《かふくぶ》をよく壓《お》す。

一、足《あし》の麻痺《しびれ》直《なほ》し

前脛骨《ぜんけいこつ》の外側中央部《ぐわいそくちゆうあうぶ》を稍《やゝ》強《つよ》く壓《お》す。第《だい》二〇三圖《づ》の(六)點參照《てんさんせう》。

第二一一圖

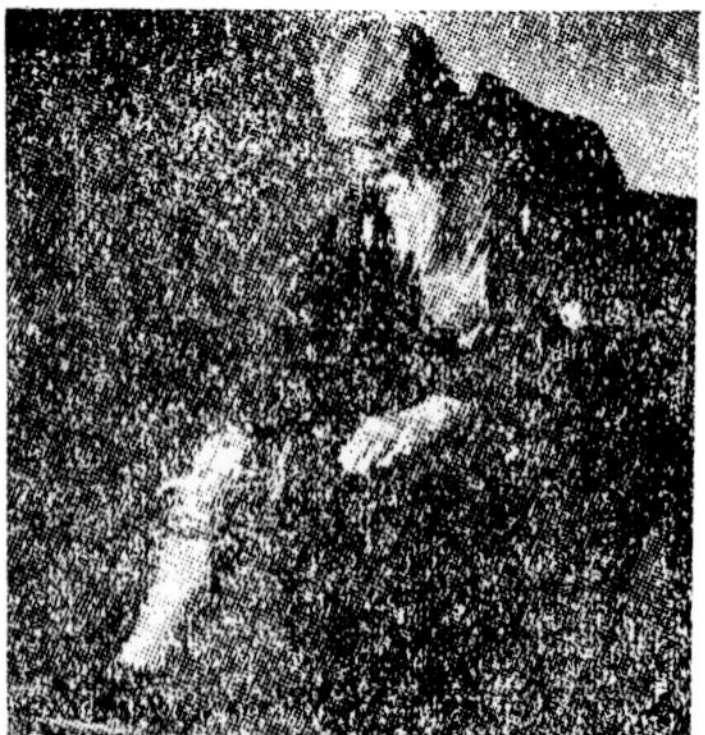

腓腸筋痙攣ヲ直ス圖

一、**腓腸筋痙攣止**《ひちやうきんけいれんとめ》（こむらがへり）

腓腸筋《ひちやうきん》の上末端《じやうまつたん》を強《つよ》く壓《お》す。第《だい》二一一圖《づ》參照《さんせう》。

一、**眠氣醒**《ねむけさま》**し**

前額髪際《ぜんがくはえぎは》の中央《ちゆうあう》を強《つよ》く數度《すうど》壓《お》す。第《だい》一九四圖《づ》の(1)點《てん》參照《さんせう》。

一、**安眠法**《あんみんはふ》

左胸部摩擦《さきようぶまさつ》、安眠《あんみん》する事《こと》の思念《しねん》。

一、**五十手**《て》　擧上《きようじやう》、後廻《こうくわい》

肩胛骨中央部《けんかふこつちゆうあうぶ》の壓痛點《あつつうてん》稍《やゝ》強壓《きやうあつ》、第《だい》二一二圖《づ》參照《さんせう》。

一、**鼻塞**《びさく》（はなつまり）

小指《こゆび》をよく消毒《せうどく》し唾液《だえき》にて濕《うる》ほし、兩鼻腔內《りやうびかうない》に挿入《さうにふ》す。

第二一二圖

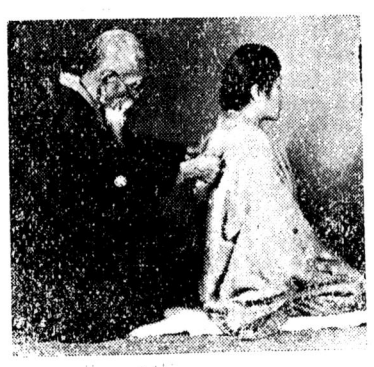

肩胛骨ノ中央ヲ壓ス圖

第十四編　指壓療法物理學《しあつれうはふぶつりがく》

目次《もくじ》

はしがき

身體《しんたい》は物理的《ぶつりてき》の營爲《えいゐ》により生活《せいくわつ》しつゝあるが故《ゆゑ》に、物理學《ぶつりがく》を一瞥《へい》するの要《えう》あるなり、物理《ぶつり》は力《ちから》に依《よつ》て生《しやう》ずるものにして、力《ちから》を除《のぞ》き物理《ぶつり》なし、力學《りきがく》は力《ちから》の質量的研究《しつりやうてきけんきう》にして、運動《うんどう》は力《ちから》の發動《はつどう》の研究《けんきう》なり、物《もの》に具《そな》はる壓力《あつりよく》、音力《おんりよく》、熱力《ねつりよく》、光力《くわうりよく》、磁氣力《じきりよく》、電氣力《でんきりよく》、潜勢力《せんせいりよく》、顯勢力《けんせいりよく》、萬有引力《ばんいういんりよく》、重力《ぢゆうりよく》毛細管《まうさいくわん》引力《いんりよく》其他《そのた》、力《ちから》の研究《けんきう》を要《えう》するもの無限《むげん》にして窮極《きうきよく》する所《ところ》なし。

指《し》壓《あつ》療《れう》法《はふ》物《ぶつ》理《り》學《がく》

第一章　物理學《ぶつりがく》

第一節　力學《りきがく》

(1) 靜止《せいし》して物體《ぶつたい》を動《うご》かす（運動《うんどう》）作用《さよう》を、力《ちから》と云《い》ふ、之《これ》に反對《はんたい》の作用《さよう》を抵抗力《ていかうりよく》と云《い》ひ、又重《またおも》さを重力《ぢゆうりよく》と云《い》ふ。其他《そのた》、力《ちから》は無限《むげん》なり。

(2) 物體《ぶつたい》の靜定《せいてい》せる位置《ゐち》を重力《ぢゆうりよく》の中心《ちゆうしん》と云《い》ふ。

(3) 同面積《どうめんせき》の重力《ぢゆうりよく》異《こと》なるものを比重《ひぢゆう》と云《い》ふ。　白金《はくきん》二一、五、金《きん》一九、三、銀《ぎん》一〇、六、水《みづ》一、〇三、アルコール　〇、七九

(4) 液體《えきたい》の流《なが》るゝ作用《さよう》を壓力《あつりよく》と云《い》ふ。液體《えきたい》の壓力《あつりよく》は深《ふか》さに正比例《せいひれい》す。

(5) 氣體《きたい》は又壓力《またあつりよく》あり、之《これ》を氣壓《きあつ》と云《い》ふ。大氣《たいき》の壓力《あつりよく》は高《たか》さに反比例《はんぴれい》す、是《こ》れ地球《ちきう》の引力《いんりよく》による。

第二節　運動《うんどう》

(1) 物體《ぶつたい》の位置《ゐち》を變《へん》ずる事《こと》を運動《うんどう》と云《い》ふ。運動《うんどう》する作用《さよう》を運動力《うんどうりよく》と云《い》ふ。

第三節　熱學《ねつがく》

(1) 熱《ねつ》は物體《ぶつたい》には非《あら》ざれども、體溫等《たいをんとう》に於《おい》ては度《ど》を計《はか》る事《こと》を得《う》。

(2) 熱《ねつ》によりて物體《ぶつたい》は膨脹《ばうちやう》す。又稀《またまれ》に收縮《しうしゆく》す（蒼鉛《さうえん》、錫《すゞ》の合金《がふきん》の如《ごと》き）。

(3) 水《みづ》は零度《れいど》より四度迄《どまで》は收縮《しうしゆく》し、之《これ》より溫度《をんど》の昇《のぼ》るに從《したが》ひて膨脹《ばうちやう》す。

第四節　音響學《おんきやうがく》

(1) 音《おん》は物體《ぶつたい》の振動《しんどう》によりて生《しやう》ず。

(2) 音《おん》の速度《そくど》は、空氣中《くうきちゆう》、攝氏《せつし》十五度《ど》のとき、一秒《べう》に付約《つきやく》三百四十米《メートル》、水中《すゐちゆう》にては、一秒《べう》に付《つき》千四百三十五米《メートル》、鋼鐵中《かうてつちゆう》にては、一秒《べう》に付《つき》五千米《メートル》なり。

(1) 吾人《ごじん》の音聲《おんせい》は、喉頭《こうとう》にある二枚《まい》の膜《まく》（聲帶《せいたい》）の振動《しんどう》によりて發《はつ》す。

第五節　光學《くわうがく》

(1) 光《くわう》は直進《ちよくしん》す。

(2) 光《くわう》の速度《そくど》は空氣中《くうきちゆう》にては一秒《べう》に付《つき》三億米《おくメートル》。

(3) 光《くわう》の量《りやう》は一米《メートル》の處《ところ》にて、一平方粍《へいはうミリメートル》の受《うく》る量《りやう》に比《ひ》し、二米《メートル》の處《ところ》にては四分《ぶん》の一に當《あた》る。

(4)光《くわう》は鏡面《きやうめん》等《とう》を照《てら》して反射《はんしや》す。

(5)眼球《がんきう》の正面《しやうめん》の前部《ぜんぶ》に「レンズ」用《よう》をなす水晶體《すゐしやうたい》と稱《しよう》するものありて、其前《そのまへ》に虹彩《こうさい》と稱《しやう》する不透明《ふとうめい》の膜《まく》あり、虹彩《こうさい》の中央《ちゆうあう》に瞳孔《どうこう》と稱《しよう》する孔《あな》あり。又眼底《またがんてい》には網膜《まうまく》と稱《しよう》する膜《まく》ありて、視神經《ししんけい》こゝに配付《はいふ》せらる。物體《ぶつたい》より發《はつ》する光線《くわうせん》が瞳孔《どうこう》より入《い》り來《きた》り、水晶體《すゐしやうたい》を通過《つうくわ》して屈折《くつせつ》し、網膜《まうまく》の上《うへ》に物體《ぶつたい》の像《かたち》を作《つく》り、視神經《ししんけい》の感覺《かんかく》により、見《み》る事《こと》を得《え》るなり。健全《けんぜん》なる目《め》にては二十五　糎《ミリメートル》　を明視《めいし》の距離《きより》とす。近眼《きんがん》は水晶體《すゐしやうたい》の凸《とつ》に過《す》ぎ、遠眼《えんがん》は水晶體《すゐしやうたい》の凹《あふ》に過《す》ぎるにより、共《とも》に物體《ぶつたい》の像《かたち》を網膜《まうまく》の上《うへ》に、明瞭《めいれう》に作《つく》る事能《ことあた》はざるによる。

(6)望遠鏡《ばうえんきやう》は對物《たいぶつ》レンズと、對眼《たいがん》レンズとにより構成《こうせい》せらる。

(7)顯微鏡《けんびきやう》は對物《たいぶつ》レンズの焦點距離甚《せうてんきよりはなは》だ小《せう》にして、物體《ぶつたい》を焦點《せうてん》の外方《ぐわいはう》に置《お》き、其擴大《そのくわくだい》したる像《かたち》を、更《さら》に對眼《たいがん》レンズにて擴大《くわくだい》して見《み》るなり。

(8)物體《ぶつたい》が各色《かくしよく》を顯《あらは》すは其受《そのう》けたる光《くわう》を一様《やう》に反射《はんしや》せざるによる。

第六節　磁氣學《じきがく》

(1)天然《てんねん》に產《さん》する磁氣鑛物《じきくわうぶつ》あり。鐵《てつ》を吸《す》ふ力《ちから》あり。

(2)磁針《じしん》が略《ほゞ》南北《なんぽく》に向《むか》ふは、地球《ちきう》に一大磁氣《だいじき》あるによる。

第七節　電氣學《でんきがく》

(1)電氣《でんき》に陰陽《いんやう》の二あり。

(2)電氣《でんき》の原子《げんし》を電子《でんし》と名《な》づく。

第八節　エネルギー

(1)未然《みぜん》の勢力《せいりよく》を「エネルギー」と名《な》づく。

第二章　物理解説《ぶつりかいせつ》

第一節　物《ぶつ》質《しつ》

(1)物質《ぶつしつ》の定義《ていぎ》　金《きん》、石《せき》、木《もく》、土《と》、水《すゐ》、空氣《くうき》、磁氣《じき》、電氣等《でんきとう》の如《ごと》く宇宙間《うちうかん》に於《おい》て、一定《てい》の空間《くうかん》を占《し》め吾人《ごじん》の實驗《じつけん》によりて、其存在《そのそんざい》を知《し》る事《こと》を得《う》るものを物質《ぶつしつ》と云《い》ふ。

第二節　力《りよく》

(1)物質《ぶつしつ》の運動又《うんどうまた》は靜止《せいし》の狀態《じやうたい》を變《へん》ずる作用《さよう》を力《ちから》と云《い》ふ。

第三節　物質《ぶつしつ》の不生《ふしやう》

(1)草木《さうもく》の成長《せいちやう》するは、草木《さうもく》が空氣中《くうきちゆう》或《あるひ》は地中《ちちゆう》より養分《やうぶん》となる物質《ぶつしつ》を攝收《せつしう》して、自己《じこ》の物質《ぶつしつ》の量《りやう》を増加《ぞうか》するによるものにして、物質《ぶつしつ》の新《あらた》に創造《さうざう》せられたるに非《あら》ず。新物質《しんぶつしつ》を發見《はつけん》せしは未知《みち》に屬《ぞく》せしのみ

第四節　**物質《ぶつしつ》の不滅《ふめつ》**

(1)草木等《さうもくとう》を燃《もや》すときは、物質《ぶつしつ》は恰《あだか》も消滅《せうめつ》したるが如《ごと》く見《み》ゆるも、之《こ》れ單《たん》に木材《もくざい》が、炭酸瓦斯《たんさんがす》、灰等《はひとう》に變化《へんくわ》したるのみ、滅《めつ》したるには非《あら》ざるなり。

第五節　**習慣性《しふくわんせい》**

(1)物質《ぶつしつ》の靜止《せいし》せるものは、靜止《せいし》の狀態《じやうたい》を保《たも》たんとし、運動《うんどう》せるものは、其運動《そのうんどう》の狀態《じやうたい》を保《たも》たんとす、之《これ》を物質《ぶつしつ》の習慣性《しふくわんせい》と云《い》ふ。

第六節　**萬有引力《ばんいういんりよく》**

(1)諸天體《しよてんたい》の間《かん》に引力《いんりよく》あり、之《これ》を萬有引力《ばんいういんりよく》と云《い》ふ。

第七節　**重力《ぢゆうりよく》**

(1)地球《ちきう》が物質《ぶつしつ》を引《ひ》く力《ちから》を重力《ぢゆうりよく》と云《い》ふ、重力《ぢゆうりよく》は地球《ちきう》の中心《ちゆうしん》を遠《とほ》ざかる程《ほど》減《げん》ず。

第八節　**分子《ぶんし》**

(1)物質《ぶつしつ》を極度《きよくど》に分《わ》けたるものを分子《ぶんし》と云《い》ふ、化學《くわがく》に於《おい》て更《さら》に分子《ぶんし》を分《わ》けたるものを原子《げんし》と云《い》ふ。

第九節　彈性《だんせい》

(1)力《ちから》の作用《さよう》を受《う》くれば、其形狀又《そのけいじやうまた》は體積《たいせき》を變《へん》じ、力《ちから》の作用止《さようや》めば舊《もと》の狀態《じやうたい》に復《ふく》す。之《これ》を彈性《だんせい》と云《い》ふ。

第十節　毛細狀態《もうさいじやうたい》

(1)燈心《とうしん》が油《あぶら》を吸上《すひあ》げ、毛筆《もうひつ》が墨《すみ》を含《ふく》む等《とう》は毛細管狀態《もうさいくわんじやうたい》なり、之《これ》を毛細管引力《もうさいくわんいんりよく》と云《い》ふ。

結論《けつろん》

凡《およ》そ人間《にんげん》の生理的狀態《せいりてきじやうたい》は、物理的《ぶつりてき》の作用《さよう》を爲《な》さざるものなし、斯《こ》れ皆神經《みなしんけい》の働《はたら》きにして、神經《しんけい》の働《はたら》きは靈妙《れいめう》なる力《ちから》の作用《さよう》に外《ほか》ならず、指壓《しあつ》は物理的《ぶつりてき》の作用《さよう》を惹起《じやつき》する一の人工的神經刺戟《じんこうてきしんけいしげき》に依《よ》るものなり。神經《しんけい》は興奮《こうふん》の機能《きのう》ありて、人工刺戟《じんこうしげき》によつて興奮《こうふん》し、靈妙《れいめう》なる力發現《ちからはつげん》して、生理作用《せいりさよう》を全《まつた》からしむ。物質《ぶつしつ》の存《そん》ずる所《ところ》、力《ちから》の働《はたら》かざるはなく、力《ちから》の働《はたら》く所《ところ》、物質《ぶつしつ》の之《これ》に伴《ともな》はざるものなし、物理學《ぶつりがく》は物質《ぶつしつ》に於《お》ける力《ちから》の研究科《けんきうくわ》なり、力《ちから》は又物柄《またものがら》のみにあらず、無形《むけい》の働《はたらき》も亦力《またちから》ならざるなし、又力《またちから》の働《はたら》く所事柄《ところことがら》の之《こ》れに與《あづか》らざるなし、例《たと》へば決定的作用《けつていてきさよう》を、統一力《とういつりよく》と云《い》ふが如《ごと》く、又統一力《またとういつりよく》を精神《せいしん》と名《な》づくるが如《ごと》し、靈《れい》なるかな力《ちから》、萬歳《ばんざい》。

第十五編　指壓療法化學《しあつれうはふくわがく》

目次《もくじ》

はしがき

化學《くわがく》は實驗的物質《じつけんてきぶつしつ》の變化《へんくわ》を示《しめ》すものにして、身體内《しんたいない》に於《おい》ては常《つね》に化學作用行《くわがくさようおこな》はれて生活《せいくわつ》しつゝあるものなるが故《ゆゑ》に、其變化狀態《そのへんくわじやうたい》の實證《じつしよう》を見《み》るの要《えう》あるなり、然《しか》れども外界《ぐわいかい》に於《お》ける變化《へんくわ》と異《こと》なる所《ところ》のものあるを記憶《きおく》し置《お》かざるべからず、即《すなは》ち精神上《せいしんじやう》の關係《くわんけい》是《こ》れなり、例《たと》へば精神上《せいしんじやう》の關係《くわんけい》にて消化作用《せうくわさよう》の異《こと》なるが如《ごと》し、一般《ぱん》に外界《ぐわいかい》に於《お》けるに化學作用《くわがくさよう》よりも、體内《たいない》に於《おい》ては非常《ひじやう》に猛烈《まうれつ》なるものなり。

指壓療法《しあつれうはふ》は神經機能《しんけいきのう》を調節《てうせつ》し、生理作用《せいりさよう》を促進《そくしん》せしむるを以《もつ》て、體内《たいない》の化學作用《くわがくさよう》も正常《せいじやう》を得《え》て生活《せいくわつ》上《じやう》に偉大《ゐだい》なる効果《かうくわ》を奏《そう》するものなり。

指《し》壓《あつ》療《れう》法《はふ》化《くわ》學《がく》

第一章　化《くわ》學《がく》

第一節　物《ぶつ》質《しつ》

(1) 物質《ぶつしつ》の區別《くべつ》、物理學《ぶつりがく》にては、形體《けいたい》、色《しき》、臭《しう》、比重《ひぢゆう》、硬度《かうど》、融點《ゆうてん》、沸點等《ふつてんとう》の性質《せいしつ》により區別《くべつ》し、化學《くわがく》にては、熱《ねつ》、光《くわう》、藥品《やくひん》を加《くは》へて起《おこ》る變化《へんくわ》の差異《さい》により區別《くべつ》す。

(2) 化合《くわがふ》　二種以上《しゆいじやう》の物質結合《ぶつしつけつがふ》して、新物質《しんぶつしつ》を生《しやう》ず。

例《れい》　水素《すゐそ》と酸素《さんそ》とより水《みづ》を生《しやう》ずるが如《ごと》し。

(3) 分解《ぶんかい》　一種《しゆ》の物質分《ぶつしつわか》れて、性質《せいしつ》を異《こと》にする二種以上《しゆいじやう》の新物質《しんぶつしつ》を生《しやう》ず。

例《れい》　鹽酸《えんさん》を電解《でんかい》すれば、鹽素《えんそ》と水素《すゐそ》とを生《しやう》じ、又鹽素酸《またえんそさん》カリウムを熱《ねつ》すれば、酸素《さんそ》と鹽化《えんくわ》カリウムとに分解《ぶんかい》するが如《ごと》し。

(4) 分解《ぶんかい》と化合《くわがふ》の同時《どうじ》に起《おこ》る場合《ばあひ》、二種以上《しゆいじやう》の異《こと》なれる新物質《しんぶつしつ》を生《しやう》ず。

第二節　化學變化《くわがくへんくわ》を促進《そくしん》せしむる方法《はうはふ》

(1)物質《ぶつしつ》を適當《てきたう》の溫度《をんど》に熱《ねつ》するときは化學變化《くわがくへんくわ》を促進《そくしん》す。

例《れい》 酸化水銀《さんくわすゐぎん》、鹽素酸《えんそさん》カリウム等《とう》の熱《ねつ》せられて、容易《ようい》に分解《ぶんかい》し、又銅《またどう》と濃硫酸《のうりうさん》の熱《ねつ》せられて、初《はじめ》て反應《はんのう》を起《おこ》すが如《ごと》し。

(2)日光其他《につくわうそのた》の光《くわう》も亦化學變化《またくわがくへんくわ》を促進《そくしん》す。

例《れい》 鹽素《えんそ》と水素《すゐそ》とが日光《につくわう》に遇《あ》ひて、鹽化水素《えんくわすゐそ》を作《つく》り、寫眞《しやしん》の乾板《かんばん》が光《くわう》によりて、一部分解《ぶんかい》せられて銀《ぎん》の微粒《びりふ》を析出《せきしゆつ》するが如《ごと》し。

(3)電流又《でんりうまた》は電火《でんくわ》により、化學變化《くわがくへんくわ》を促進《そくしん》せしむ。

例《れい》 水素《すゐそ》と酸素《さんそ》とが電火《でんくわ》によりて化合《くわがふ》し、又食鹽硫酸等《またしよくえんりうさんとう》の電流《でんりう》により分解《ぶんかい》するが如《ごと》し。

(4)各種觸媒《かくしゆしよくばい》により接觸反應《せつしよくはんのう》を起《おこ》し、化學變化《くわがくへんくわ》を促進《そくしん》す。

例《れい》 鹽素酸《えんそさん》カリウムが、二酸化《さんくわ》マンガンを觸媒《しよくばい》として分解《ぶんかい》し、酸素《さんそ》と無水亞硫酸《むすゐありうさん》が白金海綿《はくきんかいめん》を觸媒《しよくばい》として、無水硫酸《むすゐりうさん》となるが如《ごと》し。

(5)可燃物《かねんぶつ》が燃燒《ねんせう》するとき、酸素《さんそ》の接觸《せつしよく》により、燃燒迅速《ねんせうじんそく》なり。

例《れい》 炭火《たんくわ》を起《おこ》すとき、團扇《うちわ》にて煽《あふ》れば、火《ひ》の起《おこ》る事《こと》、早《はや》きが如《ごと》し。

第三節　化學變化《くわがくへんくわ》

(1)**酸化**《さんくわ》　一物質《ぶつしつ》と酸素《さんそ》の化合《くわがふ》を酸化《さんくわ》と云《い》ふ。
急激《きふげき》なる酸化作用《さんくわさよう》（燃燒《ねんせう》）は光《くわう》と熱《ねつ》を生《しやう》ず。

緩漫《くわんまん》なる酸化作用《さんくわさよう》（銹《さび》を生《しやう》ずる如《ごと》き、又呼吸《またこきふ》の如《ごと》き）光《くわう》を發《はつ》する事《こと》なく、又熱《またねつ》は極《きは》めて少《すくな》し

(2)**還元**《くわんげん》　酸素化合物《さんそくわがふぶつ》より、酸素《さんそ》を除《のぞ》く作用《さよう》を還元《くわんげん》と云《い》ふ。

(3)**燃燒**《ねんせう》　物質《ぶつしつ》が酸素《さんそ》と化合《くわがふ》して熱《ねつ》と光《くわう》を發《はつ》する狀態《じやうたい》を燃燒《ねんせう》と云《い》ふ。

(4)**觸媒**《しよくばい》　鹽素酸《えんそさん》カリウムに二酸化《さんくわ》マンガンを加《くは》へて酸素《さんそ》を發生《はつせい》せしむ。

(5)**解離**《かいり》　熱《ねつ》、電氣《でんき》、水等《みづとう》にて解離《かいり》す。

(6)**風化**《ふうくわ》　土壤《どじやう》、岩石等《がんせきとう》、漸次《ぜんじ》崩壞《ほうくわい》するを風化《ふうくわ》と云《い》ふ。

(7)**潮解**《ちやうかい》　固體《こたい》が空氣中《くうきちゆう》に於《おい》て水分《すゐぶん》を吸收《きふしう》して溶液《ようえき》に變《へん》ずるを云《い》ふ。

(8)**昇華**《しようくわ》　熱《ねつ》によりて蒸氣《じようき》となるを云《い》ふ。

第四節　復體《ふくたい》

(1)二種以上化合《しゆいじやうくわがふ》し、又二種以上《またしゆいじやう》に分解《ぶんかい》せらるゝもの、水《みづ》、食鹽《しよくえん》、鹽素酸《えんそさん》カリウム、蔗糖等拾餘萬《しよたうとうじふよまん》。

第五節　單《たん》體《たい》

(1)水素《すゐそ》、酸素《さんそ》、窒素《ちつそ》、硫黄《いわう》、燐《りん》、金《きん》、銀《ぎん》、銅《どう》、鐵《てつ》等《とう》、化合《くわがふ》により、生《しやう》ぜしむる事能《ことあた》はざるもの。

第六節　元《げん》素《そ》

(1)現今知《げんこんし》らるゝ所《ところ》の元素《げんそ》の數《すう》は九十四種《しゆ》。

第七節　原《げん》子《し》

(1)分子《ぶんし》は物理學的方法《ぶつりがくてきはうはふ》にて分割《ぶんくわつ》し得《え》らるゝ最小極度《さいせうきよくど》の粒子《りふし》にして之《これ》を化學的方法《くわがくてきはうはふ》により分解《ぶんかい》したる最《さい》小極度《せうきよくど》のものを原子《げんし》と云《い》ふ。

第八節　イオン

(1)酸《さん》、鹽基《えんき》、鹽《えん》の水《みづ》に溶《と》くる時《とき》は其《その》一部《ぶ》は二つの成分《せいぶん》に分《わか》れ、一つの成分《せいぶん》は陽電氣《やうでんき》を帶《お》び、他《た》の成分《せいぶん》は陰電氣《いんでんき》を帶《お》ぶ。之《これ》をイオンと名《な》づく。

(2)イオンの色《いろ》

陽《やう》イオンは、青色《あをいろ》、淡綠色《うすみどりいろ》、無色《むしよく》、綠色《みどりいろ》、桃色《もゝいろ》、淡紅色等《うすべにいろとう》なり。

陰《いん》イオンは、黃色《きいろ》、橙色《だいくいろ》、紫色等《むらさきいろとう》なり。

第九節　電《でん》解《かい》

(1)電流《でんりう》によりて化學變化《くわがくへんくわ》を起《おこ》し、二種以上《しゆいじやう》の新物質《しんぶつしつ》を生《しやう》ず、之《これ》を電解《でんかい》と云《い》ふ。

第十節　電子《でんし》

(1)一原子《げんし》には數個《すうこ》の陽電子《やうでんし》及《およ》び同數《どうすう》の陰電子《いんでんし》あり、電子《でんし》の數《すう》は、元素《げんそ》に依《よ》つて異《こと》なる。

結論《けつろん》

身體《しんたい》の生理的狀態《せいりてきじやうたい》は化學作用《くわがくさよう》の行《おこな》はるゝもの甚《はなは》だ多《おほ》し。之《こ》れ神經《しんけい》の靈妙《れいめう》なる力《ちから》なり。

指壓《しあつ》は神經《しんけい》の靈妙《れいめう》なる力《ちから》を發揮《はつき》するが故《ゆゑ》に、身體內《しんたいない》の化學作用《くわがくさよう》行《おこな》はれ、生理機能《せいりきのう》を旺《さかん》ならしむ。

從來單體《じゆうらいたんたい》は複體《ふくたい》の一千有餘分《いうよぶん》の一として、九十有餘個《いうよこ》を算《かぞ》へ來《きた》りしも、單體《たんたい》も亦《また》、電子《でんし》の配合《はいがふ》に依《よ》つて構成《こうせい》せられしものなる事《こと》を證《しやう》せらるゝに至《いた》り、物質《ぶつしつ》の單體《たんたい》は一個《こ》の電子《でんし》なりと云《い》ふ事《こと》に歸着《きちやく》せり。單體《たんたい》は、化學《くわがく》の力《ちから》の及《およ》ばざる所《ところ》にして、化學《くわがく》の領域《りやういき》にあらざるを以《もつ》て、茲《こゝ》に記述《きじゆつ》せず。

神經《しんけい》の化學的變化《くわがくてきへんくわ》は「グリチェーリン」、尿素《ねうそ》、糖類《たうるゐ》の如《ごと》き有機物《いうきぶつ》は、神經《しんけい》の水分《すゐぶん》を奪《うば》ふて之《これ》を興奮《こうふん》せしむ、運動神經《うんどうしんけい》を空氣中《くうきちゆう》に置《お》きて乾涸《かんこ》せしむれば、其興奮性《そのこうふんせい》を增《ま》す、又蒸溜水《またじようりうすゐ》を以《もつ》て神經《しんけい》を濕《うる》ほすときは、興奮性《こうふんせい》は先《ま》づ減退《げんたい》し遂《つひ》に消失《せうしつ》す。鹽類《えんるゐ》の刺戟作用《しげきさよう》は獨《ひと》り水分《すゐぶん》の奪却《だつきやく》によるのみならず、化學的成分《くわがくてきせいぶん》の特異作用《とくいさよう》にも關《くわん》するものなり。

第十六編　指壓療法生物學《しあつれうはふせいぶつがく》

目次《もくじ》

はしがき

生《せい》は生《せい》にあらず、之《これ》を生《せい》と名《な》づく、即《すなはち》假名《かめい》である。滅《めつ》は滅《めつ》にあらず、之《これ》を滅《めつ》と名《な》づく、即《すなはち》假名《かめい》である、不生《ふしやう》、不滅《ふめつ》は、千古《せんこ》の確言《かくげん》、生《せい》とは活動《くわつどう》の現《あら》はれたる事《こと》を云《い》ひ、滅《めつ》とは活動《くわつどう》の止《と》まりたる事《こと》を云《い》ふ、畢竟《ひつきやう》、生《せい》もなく、滅《めつ》もなく、不生《ふしやう》もなく、不滅《ふめつ》もなく、空《くう》である、空中《くうちゆう》には、全宇宙《ぜんうちう》にある丈《だけ》のものは皆有《みなあ》りて、活動《くわつどう》の現《げん》、不現《ふげん》によりて、有《う》と無《む》とが判別《はんべつ》せらるゝのである。玆《こゝ》に知《し》る活動《くわつどう》は吾人《ごじん》の生命《せいめい》なる事《こと》を、吾人《ごじん》の生命《せいめい》は吾人《ごじん》の精神《せいしん》なる事《こと》を。

指《し》壓《あつ》療《れう》法《はふ》生《せい》物《ぶつ》學《がく》

第一章　生物學《せいぶつがく》

第一節　生物學《せいぶつがく》の領域《りやうゐき》

(1) 全宇宙《ぜんうちう》の萬物《ばんぶつ》に於《おい》て、個々《こゝ》活動《くわつどう》し、其《その》もの〻各自己《かくじこ》生存營爲《せいぞんえいゐ》狀態《じやうたい》の目睹《もくと》せらる〻ものを生物學《せいぶつがく》の領《りやう》域《ゐき》として研究《けんきう》するものである。

第二節　生物學《せいぶつがく》の意義《いぎ》

(1) 生物《せいぶつ》は統一《とういつ》によつて一個體《こたい》を有《いう》し、環境《くわんきやう》に順應《じゆんおう》して、新陳代謝《しんちんたいしや》行《おこな》はれ、生活機能《せいくわつきのう》を發揮《はつき》し、生理《せいり》の基礎《きそ》研究《けんきう》を容易《ようい》ならしむ。

第三節　生物學《せいぶつがく》の目的《もくてき》

(1) 生物學《せいぶつがく》は吾人《ごじん》の知覺《ちかく》、感覺《かんかく》に於《おい》て、活動《くわつどう》の出現《しゆつげん》を知《し》り得《え》んとする事《こと》を研究《けんきう》するものである。

第四節　生物《せいぶつ》の元基《げんき》

(1) 生物《せいぶつ》は生物《せいぶつ》より傳《つた》はり、生物其物《せいぶつそのもの》に於《おい》て、單體《たんたい》より複體《ふくたい》に進化《しんくわ》せらる〻者《もの》であつて、新生《しんせい》したるにはあらず、活動《くわつどう》を出現《しゆつげん》し、組織運動《そしきうんどう》に依《よ》つて成立《せいりつ》したるものである。

第五節　活動《くわつどう》の出現《しゆつげん》

(1)活動《くわつどう》の出現《しゆつげん》は機能《きのう》に依《よ》つて起《おこ》る、機能《きのう》は刺戟感應《しげきかんおう》に依《よ》つて發動《はつどう》するのである。

第六節　生物《せいぶつ》の假定《かてい》

(1)已《すで》に生《しやう》じたる原理《げんり》なき以上《いじやう》、生物《せいぶつ》と云《い》ふ名目《めいもく》は假定《かてい》にして、其生活《そのせいくわつ》 狀態《じやうたい》が目睹《もくと》せらるゝものに、生物《せいぶつ》と命名《めいめい》したる者《もの》である。

第七節　滅《めつ》の假定《かてい》

(1)生《しやう》ぜざるものなるが故《ゆゑ》に滅《めつ》する理《り》なし、活動《くわつどう》の靜止《せいし》を滅《めつ》と假定《かてい》したるものである。

(2)事物《じぶつ》の形容《けいよう》とか、狀態《じやうたい》とかを可及簡明《およぶべくかんめい》にするには「活動《くわつどう》が開始《かいし》された」と云《い》ふよりも「生《しやう》じた」と云《い》ふ方《はう》が簡明《かんめい》である、又活動《またくわつどう》が「靜止《せいし》したり」と云《い》ふよりも「滅《めつ》した」と云《い》ふ方《はう》が速解《ぞくかい》せらるゝのである。

第八節　生物《せいぶつ》の單位《たんゐ》

(1)生物《せいぶつ》の單位《たんゐ》は、細胞《さいばう》にして、一個體《こたい》は、單《たん》一細胞《さいばう》と多數細胞組織《たすうさいばうそしき》とである。

第九節　細胞《さいぼう》の構成状態《こうせいじやうたい》

(1)生物《せいぶつ》は物理的《ぶつりてき》の混合體《こんがふたい》にもあらず、化學的《くわがくてき》の化合物《くわがふぶつ》にもあらず、獨特《どくとく》の構成物《こうせいぶつ》にして、此構成《このこうせい》の作用《さよう》を統一力《とういつりよく》と云《い》はれ、此統一力《このとういつりよく》を精神《せいしん》の力《ちから》と名《な》づけられてある。

(2)細胞《さいぼう》の原形質《げんけいしつ》が、周邊《しうへん》より原材《げんざい》を攝收《せつしう》―、原形質《げんけいしつ》を作《つく》り、元《もと》の原形質《げんけいしつ》が破壞《はくわい》せられ、新陳代謝《しんちんだいしや》せらるるのである。此作用《このさよう》は外界《ぐわいかい》よりの刺戟《しげき》により興奮《こうふん》し、生活《せいくわつ》に有利《いうり》なる活動《くわつどう》が開始《かいし》せらるゝのである。

(3)原形質《げんけいしつ》は環境《くわんきやう》に順應《じゆんおう》するの特性《とくせい》ありて、刺戟《しげき》を利用《りよう》して、其構成《そのこうせい》が進捗《しんしやう》せらるゝのである。

(4)刺戟《しげき》は生理的《ぶつりてき》に、光《くわう》、熱《ねつ》、音《おん》、電氣《でんき》、滲透《しんとう》の壓力《あつりよく》、機械的《きかいてき》として指壓《しあつ》、接觸等《せつしよくとう》あり、化學的《くわがくてき》に水《みづ》に溶解《ようかい》したる糖分《たうぶん》、鹽分《えんぶん》、酸等及酸素《さんとうおよびさんそ》、瓦斯《がす》等《とう》の作用《さよう》、又《また》はアルコール、香味《かうみ》科等《れうとう》である。

第十節　生物《せいぶつ》の生活作用《せいくわつさよう》

(1)刺戟《しげき》は生物《せいぶつ》の生活作用《せいくわつさよう》の最《もつと》も大《だい》なる要素《えうそ》にして、若《も》し刺戟《しげき》により興奮活動《こうふんくわつどう》をなさゞれば生存《せいぞん》せざるものである。

(2)生存《せいぞん》に有利《いうり》なる興奮活動《こうふんくわつどう》が生物《せいぶつ》の生命《せいめい》である。

第十一節　原形質《げんけいしつ》の繁殖《はんしよく》

(1) 原形質《げんけいしつ》の繁殖《はんしよく》は小《せう》なるものに分裂《ぶんれつ》して、之《こ》れが表面積《へうめんせき》の増大《ぞうだい》により、生活作用《せいくわつさよう》が旺盛《わうせい》になる。

第十二節　細胞《さいばう》の生活物質《せいくわつぶつしつ》

(1) 蛋白質《たんぱくしつ》は窒素《ちつそ》、炭素《たんそ》、水素《すゐそ》、硫黄《いわう》、燐《りん》、鐵《てつ》、銅《どう》、等《とう》。
炭水化物《たんすゐくわぶつ》は、炭素《たんそ》、酸素《さんそ》、水素《すゐそ》の化合物《くわがふぶつ》にて、葡萄糖《ぶどうたう》、果糖《くわたう》、澱粉《でんぷん》、動物澱粉等《どうぶつでんぷんとう》あり。

脂肪《しばう》はグリスリンと酸《さん》と化合《くわがふ》したるものにて、炭素《たんそ》、酸素《さんそ》、水素等《すゐそとう》の化合物《くわがふぶつ》である。

以上《いじやう》の外《ほか》、鹽化《えんくわ》ナトリウム、鹽化《えんくわ》カリウム及《およ》び其他《そのた》カルシウム、マグネシウム、臭素《しうそ》、沃素《えうそ》、の化《くわ》合物《がふぶつ》を溶解《ようかい》し含有《がんいう》し、これ等《ら》溶解物質《ようかいぶつしつ》と共《とも》に、生活物質《せいくわつぶつしつ》を構成《こうせい》するのである。

第十三節　生物活動《せいぶつくわつどう》の基礎《きそ》

(1) 生物《せいぶつ》は理化學的《りくわがくてき》の準則《じゆんそく》の元《もと》に、統一作用《とういつさよう》によりて構成《こうせい》もされ、活動《くわつどう》もされ、統一《とういつ》もせらるゝのである、統《とう》一と作用《さよう》とは別異《べつい》にあらず、即《すなはち》統一力《とういつりよく》あつて、其作用《そのさよう》が起《おこ》るのである。

第十四節　活動個體《くわつどうこたい》の作用《さよう》

(1) 統一作用《とういつさよう》により構成《こうせい》せられ、又統一力《またとういつりよく》によつて活動《くわつどう》しつゝ個體《こたい》の作用《さよう》は振興《しんこう》するのである。

第《だい》十五節《せつ》　統一作用《とういつさよう》の進化《しんくわ》

(1)統一作用《とういつさよう》の進化《しんくわ》により單體《たんたい》より復體《ふくたい》に進《すゝ》み、心身共《しんしんとも》に進化發展《しんくわはつてん》するものである。

附記《ふき》　統一力《とういつりよく》の作用《さよう》は緊張度《きんちやうど》の强弱《きやうじやく》により、濃淡厚薄《のうたんかうはく》の調《てう》あつて、現象顯現《げんしやうけんげん》の程度《ていど》が進展《しんてん》するのである。統一《とういつ》の未《いま》だ十分《ぶん》ならざるときは、個體《こたい》の狀態《じやうたい》も見分《みわ》け難《がた》く、意識現象《いしきげんしやう》も朦朧《もうろう》である。此《この》場合《ばあひ》の見聞覺知《けんもんかくち》は、見《み》るとか聞《き》くとか云《い》ふ意志《いし》もなく、見《み》てゐるとか聞《き》いて居《ゐ》るとか云《い》ふやうな考《かう》慮《りよ》もなく、何《なん》の色《いろ》であるとか何《なん》の音《おと》であるとか云《い》ふ判別《はんべつ》を加《くは》ふるの暇《いとま》もない時《とき》である、例《たと》へば見性《けんしやう》の寸前《すんぜん》、明星《めうじやう》の閃《きらめ》きを見《み》しとき、又《また》は擊竹《げきちく》の音《おと》を聞《き》きしときの如《ごと》きである。統一作用濃厚《とういつさようのうかう》となり、覺醒顯現《かくせいけんげん》して、主觀《しゆくわん》と客觀《かくくわん》との合一《がういつ》、心《こゝろ》と物《もの》との合一《がういつ》によつて出來《でき》るのである已《すで》に統一《とういつ》せられたるときは、主客等《しゆかくとう》の別《べつ》はない、而《しか》して此統一《このとういつ》は他《た》より來《きた》るにあらず、自己《じこ》の統一作用《とういつさよう》の力《ちから》によるのである。

第十七編　運動《うんどう》神經《しんけい》及《および》作用筋《さようきん》

目次《もくじ》

はしがき

神經《しんけい》と運動筋《うんどうきん》との關係《くわんけい》は、之《これ》を知《し》り置《お》くの要《えう》あり。神經《しんけい》の原發部位《げんはつぶゐ》及行路《およびこうろ》に於《おい》て、指壓《しあつ》に關《くわん》するを以《もつ》てなり。

運《うん》動《どう》神《しん》經《けい》及《および》作《さ》用《よう》筋《きん》

第一章　神經《しんけい》及《および》作用《さよう》筋名《きんめい》

第一節　顏面神經《がんめんしんけい》

(1)顏面《がんめん》の横皺《よこしわ》　前額筋《ぜんがくきん》。(2)顏面《がんめん》の縦皺《たてしわ》、皺眉筋《すうびきん》。(3)閉眼《へいがん》、眼輪匠筋《がんりんしやうきん》。(4)鼻腔擴張《びかうくわくちやう》、鼻《び》壓縮筋《あつしゆくきん》、鼻翼擧筋《びよくきよきん》。(5)口唇外上《こうしんぐわいじやう》、上唇擧筋《じやうしんきよきん》、顴骨筋《くわんこつきん》、笑筋《せうきん》。(6)口唇下方《こうしんかはう》、口角及《こうかくおよび》口唇下掣筋《こうしんかせいきん》、(7)尖口及吹笛《せんこうおよびすいてき》、口輪匠筋《こうりんしやうきん》。(8)下顎側前《か・がくそくぜん》、內外翼狀筋《ないぐわいよくじやうきん》。(9)咀嚼《そしやく》、莖狀舌《けいじやうぜつ》骨筋《こつきん》、二腹顎筋後腹《ふくがくきんこうふく》、口腔開閉顏面筋《こうかうかいへいがんめんきん》。

第二節　動眼神經《どうがんしんけい》

(1)上眼瞼擧上《じやうがんけんきよじやう》、上眼瞼擧上筋《じやうがんけんきよじやうきん》。(2)內上方視《ないじやうはうし》、上眼直筋《じやうがんちよくきん》。(3)外上方視《ぐわいじやうはうし》、眼下斜筋《がんかしやきん》。(4)中心側視《ちゆうしんそくし》、內眼直筋《ないがんちよくきん》。(5)內下方視《ないかはうし》、下眼直筋《かがんちよくきん》。(6)瞳孔縮小《どうこうしゆくせう》、虹彩括約筋《こうさいくわつやくきん》(瞳孔散大縮《どうこうさんだいしゆく》小《せう》は交感神經《かうかんしんけい》も干與《かんよ》して自然《しぜん》に行《おこな》はる)。(7)眼調作用《がんてうさよう》、毛樣筋《まうやうきん》。

第三節　滑車神經《くわつしやしんけい》

(1)外下方視《ぐわいかはうし》　眼上斜筋《がんじやうしやきん》。

第四節　外旋神經《ぐわいせんしんけい》

(1)耳側視《じそくし》　外眼直筋《ぐわいがんちよくきん》。

等五節　三叉神經《きしんけい》

(1)咀嚼《そしやく》　咀嚼筋《そしやくきん》、頰筋《けふきん》、顎舌骨筋《がくぜつこつきん》、二腹顎筋前側《ふくかくきんぜんそく》。

第六節　舌下神經《ぜつかしんけい》

(1)舌運動《ぜつうんどう》　舌筋《ぜつきん》。(2)咀嚼《そしやく》、頤舌骨筋《いぜつこつきん》、甲狀舌骨筋《かふじやうぜつこつきん》、肩胛舌骨筋《けんかふぜつこつきん》、胸骨舌骨筋《きようこつぜつこつきん》。

第七節　副迷走神經《ふくめいそうしんけい》

(1)軟口蓋運動《なんこうがいうんどう》　軟口蓋筋《なんこうがいきん》。(2)嚥下運動《えんかうんどう》、會厭筋《ゑいんきん》（三叉神經《きしんけい》、舌下神經《ぜつかしんけい》、舌咽神經《ぜついんしんけい》、迷走神經《めいそうしんけい》、副神經等干與《ふくしんけいとうかんよ》す）。

第八節　皷索神經《こさくしんけい》（三叉神經《きんさしんけい》）

(1)唾液分泌《だえきぶんぴつ》　顎下腺《がくかせん》。(2)舌下腺《ぜつかせん》。

第九節　舌咽神經《ぜついんしんけい》

(1)唾液分泌《だえきぶんぴつ》　耳下腺《じかせん》、(交感神經《かうかんしんけい》による分泌《ぶんぴつ》は濃厚《のうこう》、小量《せうりやう》、腦神經《なうしんけい》による分泌《ぶんぴつ》は稀薄《きはく》、多量《たりやう》。

第十節　**上喉頭神經《かみこうとうしんけい》**(迷走神經《めいそうしんけい》)

(1)聲帶運動《せいたいうんどう》　聲帶筋《せいたいきん》。

第十一節　**副神經《ふくしんけい》及《および》第《だい》一第《だい》二第《だい》三頸神經《けいしんけい》**

(1)頭及頸椎《かしらおよびけいつゐ》の前屈《ぜんくつ》　前直頭筋《ぜんちよくとうきん》、直長頸筋《ちよくちやうけいきん》、胸鎖乳嘴筋《きようさにうしきん》。(2)肩胛骨擧上《けんかふこつきよじやう》　僧帽筋《そうばうきん》、肩胛《けんかふ》角擧筋《かくきよきん》。

第十二節　**第《だい》一乃至《ないし》第《だい》四頸神經《けいしんけい》**

(1)頭及頸椎《かしらおよびけいつゐ》の後屈《こうくつ》　頭及頸夾枚筋《かしらおよびけいけふまいきん》、二腹顎筋《ふくがくきん》、壓縮筋《あつしゆくきん》、後直頭筋《こうちよくとうきん》、項棘筋《かうきよくきん》、半項棘《はんかうきよく》筋《きん》。

第十三節　**副神經《ふくしんけい》**

(1)頭回轉運動《かしらくわいてんうんどう》　胸鎖乳嘴筋《きようさにうしきん》、下斜頭筋《かしやとうきん》、斜頸筋《しやけいきん》。(2)頭部倒側運動《とうぶたうそくうんどう》、外直頭筋《ぐわいちよくとうきん》、頸棘《けいきよく》筋《きん》。

(3)脊柱伸展運動《せきちゆうしんてんうんどう》　背棘筋《はいきよくきん》、濶背筋《くわんぱいきん》、薦骨腰筋《せんこつえうきん》。

第十四節　第八胸神經《きようしんけい》

(1)脊柱《せきちゆう》前屈《ぜんくつ》運動《うんどう》及《および》臥位《ぐわゐ》より上體《じやうたい》の起《き》擧運動《きようんどう》、腹筋《ふくきん》、直腹筋《ちよくふくきん》及《および》斜腹筋《しやふくきん》。(2)脊柱廻旋運動《せきちゆうくわいせんうんどう》、背《はい》半棘筋《はんきよくきん》。(3)脊柱側屈運動《せきちゆうそくくつうんどう》、腰方筋《えうはうきん》、横突起間筋《わうとつきかんきん》。

第十五節　第《だい》四頸神經《けいしんけい》　第《だい》三、第《だい》五頸神經参加《けいしんけいさんか》

(1)横隔膜《わうかくまく》の運動《うんどう》　横隔膜《わうかくまく》。

第十六節　第《だい》三第《だい》四第《だい》五頸神經《けいしんけい》より發《はつ》する後胸廓神經《こうきようくわくしんけい》

(1)肩胛骨内側牽引運動《けんかふこつないそくけんいんうんどう》　菱形筋《ひしがたきん》。

第十七節　第《だい》五頸椎《けいつゐ》より發《はつ》する大胸廓神經《だいきようくわくしんけい》

(1)上膊《じやうはく》を垂直《すゐちよく》に保持《ほぢ》する場合《ばあひ》に於《お》ける肩胛骨《けんかふこつ》の固定《こてい》及《および》廻轉運動《くわいてんうんどう》、大前鋸筋《だいぜんきよきん》。

第十八節　第《だい》五第《だい》六頸神經《けいしんけい》より發《はつ》する腋窩神經《えきくわしんけい》

(1)上膊《じやうはく》の前方《ぜんぱう》及《および》側方擧上運動《そくはうきよじやううんどう》　三角筋《さんかくきん》。

第十九節　第《だい》五第《だい》六頸神經《けいしんけい》より發《はつ》する前胸廓神經《ぜんきようくわくしんけい》

(1)内側《ないそく》及《および》下方牽引運動《かはうけんいんうんどう》　大小胸筋《だいせうきようきん》、濶背筋《くわつぱいきん》（長肩胛下神經《ちやうけんかふかしんけい》）。

第二十節　第《だい》四第《だい》五頸神經《けいしんけい》より發《はっ》する**肩胛上神經**《けんかふじやうしんけい》

(1)外方廻轉運動《ぐわいはうくわいてんうんどう》　棘上筋《きよくじやうきん》、棘下筋《きよくかきん》、小圓筋《せうゑんきん》。

第二十一節　第《だい》五第《だい》六頸神經《けいしんけい》より發《はっ》する**肩胛下神經**《けんかふかしんけい》

(1)內方廻轉運動《ないはうくわいてんうんどう》　下肩胛筋《しもけんかふきん》、大圓筋《だいゑんきん》。

第二十二節　第《だい》五第《だい》六頸神經《けいしんけい》より發《はっ》する**筋皮神經**《きんぴしんけい》

(1)肘關節屈曲運動《ひぢくわんせつくつきよくうんどう》　二頭膊筋《とんはくきん》、內膊筋《ないはくきん》、長廻後筋《ちやうくわいこうきん》（橈骨神經《たうこつしんけい》、第《だい》五頸神經《けいしんけい》）。

第二十二節　第《だい》六第《だい》七頸神經《けいしんけい》及《および》**橈骨神經**《たうこつしんけい》

(1)肘關節伸展運動《ひぢくわんせつしんてんうんどう》　三頭膊筋《とうはくきん》。

第二十三節　**筋皮神經**《きんぴしんけい》（五六）

(1)廻後運動《くわいこううんどう》　二頭膊筋《とうはくきん》、廻後短筋《くわいごたんきん》（橈骨神經《たうこつしんけい》及《および》五六頸神經《けいしんけい》）。

第二十四節　**正中神經**《しやうちゆうしんけい》及《および》第《だい》六頸神經《けいしんけい》

(1)廻前運動《くわいぜんうんどう》　廻前圓筋《くわいぜんゑんきん》、廻前方筋《くわいぜんはうきん》。

第二十五節　**橈骨神經**《たうこつしんけい》、第《だい》五六頸神經《けいしんけい》

(1)腕關節背進運動《わんくわんせつはいしんうんどう》　長短橈腕伸筋《ちやうたんたうわんしんきん》、尺腕伸筋《しやくわんしんきん》。

第二十六節　正中神經《しやうちゆうしんけい》、尺骨神經《しやくこつしんけい》、第《だい》七第《だい》八頸神經《けいしんけい》

(1)掌屈運動《しやうくつうんどう》　橈腕屈筋《たうわんくつきん》、尺腕屈筋《しやくわんくつきん》。(2)橈骨側屈運動《たうこつそくくつうんどう》、長橈腕筋《ちやうたうわんきん》。(3)尺骨側屈運動《しやくこつそくくつうんどう》、尺腕《しやくわん》屈筋及伸筋《くつきんおよびしんきん》。

第二十七節　橈骨神經《たうこつしんけい》、第六第七頸神經《けいしんけい》

(1)指《ゆび》第《だい》一節《せつ》の伸展《しんてん》　總指伸筋《そうししんきん》、小指伸筋《せうししんきん》。

第二十八節　尺骨神經《しやくこつしんけい》

(1)指末節伸展《ゆびまつせつしんてん》　骨間筋《こつかんきん》。

第二十九節　尺骨神經《しやくこつしんけい》　正中神經《しやうちゆうしんけい》　第《だい》七第《だい》八頸神經《けいしんけい》

(1)指《ゆび》第《だい》一節《せつ》の屈曲《くつきよく》　骨間筋《こつかんきん》、蟲様筋《ちゆうやうきん》。

第三十節　正中神經《しやうちゆうしんけい》　第《だい》七第《だい》八頸神經《けいしんけい》

(1)指末節《ゆびまつせつ》の屈曲《くつきよく》　淺深總指屈筋《せんしんそうしくつきん》。

第三十一節　尺骨神經《しやくこつしんけい》、第八頸神經《けいしんけい》

(1)開指運動《かいしうんどう》　外骨間筋《ぐわいこつかんきん》。

第三十二節　尺骨神經《しやくこつしんけい》

(1)閉指運動《へいしうんどう》　內骨間筋《ないこつかんきん》。　(2)小指《せうし》第《だい》一節《せつ》の屈曲《くつきよく》及《および》小指《せうし》開離運動《かいりうんどう》、　小指屈筋《せうしくつきん》、　小指外轉筋《せうしぐわいてんきん》。　(3)掌骨《しやうこつ》の內轉《ないてん》、　拇指內轉筋《ぼしないてんきん》、　拇指短屈筋《ぼしたんくつきん》。

第三十三節　橈骨神經《たうこつしんけい》

(1)掌骨外轉《しやうこつぐわいてん》　拇指長外轉筋《ぼしちやうぐわいてんきん》。

第三十四節　橈骨神經《たうこつしんけい》、　第《だい》八頸神經《けいしんけい》

(1)掌骨《しやうこつ》及《および》一二節伸展《せつしんてん》　拇指長短伸筋《ぼしちやうたんしんきん》。

第三十五節　正中神經《しやうちゆうしんけい》第《だい》八頸神經《けいしんけい》

(1)掌骨屈曲《しやうこつくつきよく》　拇指球筋《ぼしきうきん》。

第三十六節　第《だい》八頸神經《けいしんけい》、　第《だい》一胸神經《きようしんけい》

(1)小指《せうし》第《だい》一節屈曲《せつくつきよく》　小指球部筋《せうしきうぶきん》。

第三十七節　第《だい》一第《だい》二腰神經《えうしんけい》、　上臀神經《じやうでんしんけい》、　股神經《こしんけい》

(1)股關節《もゝくわんせつ》の屈折運動《くつせつうんどう》　腸腰筋《ちやうえうきん》、縫匠筋《ほうしやうきん》、張股鞘筋《ちやうこせうきん》。

第三十八節　**座骨神經《ざこつしんけい》より發《はつ》する下臀神經《かでんしんけい》**

(1)股關節伸展運動《こくわんせつしんてんうんどう》　大臀筋《だいでんきん》。

第三十九節　**上臀神經《じやうでんしんけい》　薦骨神經《せんこつしんけい》**

(1)股關節開離運動《こくわんせつかいりうんどう》　中小臀筋《ちゆうせうでんきん》。

第四十節　**腰椎神經《えうついしんけい》**より發《はつ》する內閉鎖神經《ないへいさしんけい》

(1)股關節閉接運動《こくわんせつへいせつうんどう》　短長大內轉筋《たんちやうだいないてんきん》、恥骨筋《ちこつきん》、薄筋《はくきん》。

第四十一節　**腰椎神經第五《えうついしんけいだい》**

(1)股關節外轉運動《こくわんせつぐわいてんうんどう》　梨子狀筋《なしじやうきん》、股方筋《こはうきん》、內閉鎖筋《ないへいさきん》。

第四十二節　**上臀神經《じやうでんしんけい》　第《だい》一薦骨神經《せんこつしんけい》**

(1)股關節內轉運動《こくわんせつないてんうんどう》　中小臀筋《ちゆうせうでんきん》。

第四十三節　第《だい》三第《だい》四**腰椎神經《えうついしんけい》**

(1)膝關節伸展運動《しつくわんせつしんてんうんどう》　四頭股《とうこ》筋《きん》。

第四十四節　座骨神經《ざこつしんけい》、第《だい》五腰神經《えうしんけい》、第《だい》一薦骨神經《せんこつしんけい》

(1)膝關節屈折運動《しつくわんせつくつせつうんどう》　二頭股《とうこ》筋《きん》、半膜樣筋《はんまくやうきん》、半腱樣筋《はんけんやうきん》。

第四十五節　第《だい》四第《だい》五腰神經《えうしんけい》、第《だい》一薦骨神經《せんこつしんけい》、腓骨神經《ひこつしんけい》

(1)足關節《あしくわんせつ》內側緣《ないそくえん》の背屈運動《はいくつうんどう》　前脛骨筋《ぜんけいこつきん》。(2)足關節《あしくわんせつ》外側緣《ぐわいそくえん》の背屈運動《はいくつうんどう》、長短腓骨筋《ちやうたんひこつきん》。

第四十六節　脛骨神經《けいこつしんけい》　第一薦骨神經《せんこつしんけい》

(1)足《あし》の蹠屈運動《しようくつうんどう》　腓腸筋《ひちやうきん》、比目魚筋《ひらめきん》。(2)內側緣《ないそくえん》の內轉《ないてん》、後脛骨筋《こうけいこつきん》。

第四十七節　腓骨神經《ひこつしんけい》

(1)足《あし》の外轉運動《ぐわいてんうんどう》　短腓骨筋《たんひこつきん》。

第四十八節　第《だい》四第《だい》五腰神經《えうしんけい》の腓骨神經《ひこつしんけい》

(1)趾《あしゆび》の背屈《はいくつ》（伸展《しんてん》）運動《うんどう》　踇趾《ぼし》表伸筋《へうしんきん》、總趾《そうし》伸筋《しんきん》。

第四十九節　脛骨神經《けいこつしんけい》　第《だい》一第《だい》二薦骨神經《せんこつしんけい》

(1)趾《あしゆび》の蹠面屈折《しようめんくつせつ》　長踇趾《ちやうぼし》屈筋《くつきん》、短趾《たんし》屈筋《くつきん》。

附《ふ》記《き》

一、四肢《しし》の運動神經《うんどうしんけい》、

(1)上肢《じやうし》の運動神經《うんどうしんけい》は、頸神經《けいしんけい》八對《つい》の內《うち》、上《かみ》四個《こ》は頸神經叢《けいしんけいそう》を造《つく》り、下《しも》四個《こ》は上膊神經叢《じやうはくしんけいそう》を造《つく》る。頸神經叢《けいしんけいそう》より出發《しゆつぱつ》せる神經《しんけい》は、上肢骨帶《じやうしこつたい》の諸筋《しよきん》に分布《ぶんぷ》し、其部《そのぶ》の運動《うんどう》を司《つかさど》り、上膊神經叢《じやうはくしんけいそう》より出《しゆつ》發《ぱつ》せる神經《しんけい》は、上肢骨帶及上肢《じやうしこつたいおよびじやうし》の各筋《かくきん》に分布《ぶんぷ》し其部《そのぶ》の運動《うんどう》を司《つかさ》どる。

(2)下肢《かし》の運動神經《うんどうしんけい》、腰神經及薦骨神經《えうしんけいおよびせんこつしんけい》は、下肢骨帶及下肢《かしこつたいおよびかし》の各筋《かくきん》に分布《ぶんぷ》し、其部《そのぶ》の運動《うんどう》を司《つかさど》る。

、內臟《ないざう》の神經叢《しんけいそう》

(1)心臟神經叢《しんざうしんけいそう》は、交感神經《かうかんしんけい》と、頸神經及第《けいしんけいおよびだい》一胸神經《きようしんけい》と交通《かうつう》し、且迷走神經《かつめいそうしんけい》の心臟枝《しんざうし》と結合《けつがふ》し、心臟《しんざう》叢《そう》を造《つく》る。

(1)胸部動脈《きようぶどうみやく》 軸叢《ぢくそう》及《および》 胸部動脈幹叢《きようぶどうみやくかんそう》は、交感神經《かうかんしんけい》と胸神經《きようしんけい》二三四五と交通《かうつう》し、之《これ》を造《つく》る。

(3)胃冠叢《ゐくわんそう》、肝臟叢《かんざうそう》、脾臟叢《ひざうそう》、膵臟叢《すいざうそう》は、交感神經《かうかんしんけい》と胸神經《きようしんけい》六七八九と交通《かうつう》し、之《これ》を造《つく》る。

(4)腹部動脈軸叢《ふくぶどうみやくぢくそう》、內臟動脈軸叢《ないざうどうみやくぢくそう》、下腸叢《かちやうそう》、下腸間膜叢《かちやうかんまくそう》、精系叢《せいけいそう》は、交感神經《かうかんしんけい》と胸神經《きようしんけい》十十一十二と交通《かうつう》し、之《これ》を造《つく》る。

(5)子宮叢《しきゆうそう》、陰莖海綿體叢《いんけいかいめんたいそう》は、交感神經《かうかんしんけい》と薦骨神經《せんこつしんけい》の一二三四と結合《けつがふ》し、之《これ》を造《つく》る。

(6)直腸叢《ちよくちやうそう》、膀胱叢《ばうくわうそう》、痔叢《ぢそう》、輸精管叢《ゆねうくわんそう》は、交感神經《かうかんしんけい》と腰神經《えうしんけい》三四と結合《けつがふ》し、之《これ》を造《つく》る。

以上《いじやう》は迷走神經《めいそうしんけい》の腹腔枝《ふくかうし》と結合《けつがふ》せり。

各神經原纖維《かくしんけいげんせんゐ》の中樞《ちゆうすう》を發《はつ》して終器《しふき》（運動神經《うんどうしんけい》にありては、筋《きん》は其終器《そのしふき》なり）に向《むか》ふの中間《ちゆうかん》に於《おい》て分《ぶん》枝《し》する事《こと》は殆《ほと》んどなし、一叢《そう》より來《きた》れる神經束《しんけいそく》は種々《しゆぐ》の中樞《ちゆうすう》より來《きた》れる纖維《せんゐ》を有《いう》す。

運動神經《うんどうしんけい》の筋《きん》に達《たつ》して、終小枝《しふせうし》は固有《こいう》の終板中《しふはんちゆう》に入《い》る、終板《しふはん》は三部《ぶ》より成《な》る、(1)顆粒《くわりふ》を有《いう》したる基《き》板《はん》、(2)大小《だいせう》の核《かく》、(3)終小枝《しふせうし》の鹿角狀《ろくかくじやう》に分《わか》れたる部《ぶ》、髓鞘《ずゐさや》は終板《しふはん》に達《たつ》するときに盡《つ》く。

横紋筋《わうもんきん》に於《お》ける終板《しふはん》の數《すう》は短《みぢ》かき纖維《せんゐ》に於《おい》ては、通例唯《つうれいたゞ》一のみ、而《しか》して長《なが》き纖維《せんゐ》にありては二以上《いじやう》あり。

平滑筋及《へいくわつきんおよ》び心筋《しんきん》に於《お》ける運動神經《うんどうしんけい》の末端《まつたん》は一神經纖維《しんけいせんゐ》にして、數多《すうた》の筋纖維《きんせんゐ》を主宰《しゆさい》す。

腺分泌《せんぶんぴつ》の神經《しんけい》は、興奮《こうふん》により其分泌《そのぶんぴつ》を盛《さかん》ならしむ、顎下腺《がくかせん》にありては、皷索神經《こさくしんけい》と交感神經《かうかんしんけい》とあり耳下腺《じかせん》にありては、舌咽神經《ぜついんしんけい》と交感神經《かうかんしんけい》とあり、涙腺《るいせん》は三叉《さ》神經《しんけい》に支配《しはい》せらる、汗腺《かんせん》は三叉《さ》神經《しんけい》と交感神經《かうかんしんけい》に支配《しはい》せらる。

第十八編

神經《しんけい》と內臟《ないざう》との關係《くわんけい》及《および》各《かく》神經《しんけい》との關係《くわんけい》其他《そのた》記事《きじ》

目次《もくじ》

はしがき

指壓《しあつ》及《および》迫壓《はくあつ》を施《ほどこ》すには、神經《しんけい》の操縱法《さうじゆうはふ》を要《えう》するもの多々《たゝ》なり、以上《いじやう》記述《きじゆつ》する所《ところ》のものを了知《れうち》して、行《おこな》ふべし。

神經《しんけい》と内臟《ないざう》との關係《くわんけい》及各神經《およびかくしんけい》との關係《くわんけい》其他《そのた》の記事《きじ》

第一章　神經《しんけい》と内臟《ないざう》

第一節　迷走神經《めいそうしんけい》と心臟《しんざう》

(1)迷走神經《めいそうしんけい》は心臟《しんざう》に對《たい》し、加速及制止《かそくおよびせいし》の二纖維《せんゐ》あり、加速纖維《かそくせんゐ》による加速《かそく》は交感神經《かうかんしんけい》との關係《くわんけい》により其能力《そのうりよく》を發揮《はつき》す。制止《せいし》纖維《せんゐ》は交感神經《かうかんしんけい》に桔抗《きつかう》して、心搏制止《しんぱくせいし》又《また》は調節《てうせつ》しつゝあり。

第二節　迷走神經《めいそうしんけい》と心搏《しんぱく》との關係《くわんけい》

(1)心臟《しんざう》に至《いた》る迷走神經《めいそうしんけい》の纖維《せんゐ》を切斷《せつだん》するときは、心搏數激增《しんぱくすうげきぞう》す。(2)胸部《きようぶ》を摩擦《まさつ》して、迷走神經《めいそうしんけい》の張《ちよう》力《りき》を增《ま》すときは、心搏《しんぱく》は緩徐《くわんぢよ》となり且《か》つ穩健《おんけん》となる。上腹部《じやうふくぶ》の前腹壁《ぜんふくへき》の摩擦《まさつ》も亦同樣《またどうやう》の結果《けつくわ》を見《み》る

第三節　迷走神經《めいそうしんけい》と肺臟《はいざう》

(1)迷走神經《めいそうしんけい》は肺臟《はいざう》を主宰《しゆさい》す。(2)迷走神經《めいそうしんけい》の張力《ちやうりき》を增《ま》すときは肺臟緊張《はいざうきんちやう》す。(3)呼吸強《こきふつよ》くなる。

(4)働《はたら》きを増《ま》す。

第四節　迷走神經《めいそうしんけい》と胃腸《ゐちやう》

(1)迷走神經《めいそうしんけい》は交感神經《かうかんしんけい》と共《とも》に神經叢《しんけいそう》を造《つく》る。　(2)迷走神經《めいそうしんけい》を刺戟《しげき》するときは、胃腸《ゐちやう》の運動強盛《うんどうきやうせい》となる。　(3)胃腸液《ゐちやうえき》の分泌《ぶんぴつ》を増《ま》す。　(4)胃腸《ゐちやう》の吸收作用《きふしうさよう》を増《ま》す。

第五節　迷走神經《めいそうしんけい》と其分布《そのぶんぷ》せる臟器《ざうき》

(1)迷走神經《めいそうしんけい》を刺戟《しげき》するときは各臟器緊張《かくざうききんちやう》す。　(2)各臟器《かくざうき》の働《はたら》きを増《ま》す。

第六節　迷走神經《めいそうしんけい》と其分布《そのぶんぷ》せる血管《けつくわん》

(1)迷走神經《めいそうしんけい》を刺戟《しげき》するときは血管收縮《けつくわんしうしゆく》す。　(2)脈搏穩《みやくはくおだやか》になる。

第七節　交感神經《かうかんしんけい》と心臟《しんざう》

(1)交感神經《かうかんしんけい》は心臟《しんざう》の搏動《はくどう》に對《たい》し皷舞作用《こぶさよう》あり。　(2)交感神經《かうかんしんけい》の働増《はたらきま》すときは心搏強盛《しんぱくきやうせい》となる。

第二章　各神經《かくしんけい》の關係《くわんけい》

第一節　動物性神經《どうぶつせいしんけい》と植物性神經《しよくぶつせいしんけい》との關係《くわんけい》

(1)嗅神經《きうしんけい》は植物性神經《しよくぶつせいしんけい》と關係《くわんけい》なし。　(2)視神經《ししんけい》は植物性神經《しよくぶつせいしんけい》と關係《くわんけい》なし。　(3)動眼神經《どうがんしんけい》は眼窠內《がんくわない》に於《おい》て毛様神經節《まうやうしんけいせつ》（運動《うんどう》　知覺《ちかく》　交感《かうかん》の三根《こん》を有《いう》する神經節《しんけいせつ》）と結合《けつがふ》。　(4)**滑車神經**《くわつしやしんけい》　同上《どうじやう》。

(5)**三叉神經**《さしんけい》の眼神經《がんしんけい》は眼窠内《がんくわない》に於《おい》て、交感神經根之《かうかんしんけいこんこれ》に附着《ふちやく》す。　上顎神經《じやうがくしんけい》は口蓋其他《こうがいそのた》に於《おい》て口蓋神經《こうがいしんけい》節《せつ》（運動《うんどう》　知覺《ちかく》　交感《かうかん》の三根《こん》を有《いう》する神經節《しんけつせつ》）及動脈《およびどうみやく》に來《きた》れる交感神經《かうかんしんけい》と結合《けつがふ》す。　下顎神經《かがくしんけい》　各《かく》所《しよ》に於《おい》て動脈《どうみやく》を出《いで》たる交感神經《かうかんしんけい》と結合《けつがふ》す。　(6)**外旋神經**《ぐわいせんしんけい》　海綿様竇内《かいめんやうとくない》に於《おい》て交感神經《かうかんしんけい》の頸動脈神《けいどうみやくしん》經叢《けいそう》と結合《けつがふ》す。　(7)**顔面神經**《がんめんしんけい》　各所《かくしよ》に於《おい》て動脈叢《どうみやくそう》より出《いで》たる交感神經《かうかんしんけい》と結合《けつがふ》す。　(8)**聽神經**《ちやうしんけい》　植物性神經《しよくぶつせいしんけい》と關係《くわんけい》なし。　(9)**舌咽神經**《ぜついんしんけい》　迷走神經《めいそうしんけい》と共《とも》に交感神經《かうかんしんけい》と結合《けつがふ》す。　(10)**迷走神經**《めいそうしんけい》　所《しよ》所《しよ》にて交感神經《かうかんしんけい》と結合《けつがふ》す。　(11)**副神經**《ふくしんけい》　舌咽《ぜついん》　迷走《めいそう》二神經《しんけい》と共《とも》に交感神經《かうかんしんけい》と結合《けつがふ》す。　(12)**舌下神**《ぜつかしん》**經**《けい》　動脈《どうみやく》の交感神經《かうかんしんけい》と結合《けつがふ》す。　(13)**脊髓神經**《せきずゐしんけい》　交通枝《かうつうし》を以《もつ》て、交感神經幹或《かうかんしんけいかんあるひ》は交感神經節《かうかんしんけいせつ》と交《かう》通《つう》す。　知覺纖維《ちかくせんゐ》は混合《こんがふ》するのみ。　**頸神經**《けいしんけい》の第《だい》四頸神經《けいしんけい》は第《だい》三第《だい》五頸神經《けいしんけい》の一部《ぶ》を加《くは》へ横隔膜《わうかくまく》に至《いた》り其下面《そのかめん》に於《おい》て、交感神經《かうかんしんけい》と合《がつ》し、横隔膜神經叢《わうかくまくしんけいそう》を作《つく》る。　**胸神經**《きようしんけい》　第《だい》三乃至《ないし》第《だい》七胸神經《きようしんけい》は交《かう》感神經《かんしんけい》と交通《かうつう》して乳腺《にうせん》に至《いた》る。　胸神經及腰神經《きようしんけいおよびえうしんけい》　第《だい》十二胸神經乃至《きようしんけいないし》第《だい》四腰神經《えうしんけい》は交感神經《かうかんしんけい》の腰《えう》部《ぶ》と結合《けつがふ》す。　**腰神經**《えうしんけい》　第《だい》一腰神經《えうしんけい》は交感神經《かうかんしんけい》と結合《けつがふ》して陰嚢及大陰唇《いんなうおよびだいいんしん》の前部及其周圍《ぜんぶおよびそのしうゐ》の皮膚《ひふ》に分布《ぶんぷ》す。　第《だい》一第《だい》二第《だい》三第《だい》四腰神經《えうしんけい》と交感神經《かうかんしんけい》と結合《けつがふ》す。　第《だい》二腰神經《えうしんけい》は交感神經《かうかんしんけい》と結合《けつがふ》して睾丸《かうぐわん》膜《まく》、大陰唇《だいいんしん》に分布《ぶんぷ》す。　薦骨神經《せんこつしんけい》　第《だい》一第《だい》二第《だい》三第《だい》四は交感神經《かうかんしんけい》と結合《けつがふ》す。　**尾閭骨神經**《びろうこつしんけい》　は交感神經《かうかんしんけい》と結合《けつがふ》す。

第二節　植物性神經《しよくぶつせいしんけい》と動物性神經《どうぶつせいしんけい》との關係《くわんけい》

(1) 交感神經《かうかんしんけい》の細胞《さいはう》は一軸索突起《ぢくさくとつき》及《および》二以上樹皮上突起《いじやうじゆひじやうとつき》を有《いう》す、此細胞《このさいはう》は腦脊髓神經《なうせきずゐしんけい》の運動纖維《うんどうせんゐ》に包《つゝ》まれ平滑筋及心臟節《へいくわつきんおよびしんざうせつ》に分布《ぶんぷ》し其運動《そのうんどう》を支配《しはい》し、又《また》は或《あ》る腺《せん》に分布《ぶんぷ》し、其腺《そのせん》の分泌《ぶんぴつ》を支配《しはい》す。　**交感神經幹**《かうかんしんけいかん》　各神經節《かくしんけいせつ》より出發《しゆつぱつ》せる交通枝《かうつうし》により隣在《りんざい》せる腦脊髓神經《なうせきずゐしんけい》と交通《かうつう》し、脊柱《せきちゆう》の前《まへ》を横走《わうそう》せる横枝《わうし》により兩側《りやうそく》互《たがひ》に交通《かうつう》す。　**上頸神經節**《じやうけいしんけいせつ》　第《だい》三横突起《わうとつき》の横《よこ》に位《くらゐ》し一二三四の四頸神經《けいしんけい》と結合《けつがふ》す。　**中頸神經節**《ちゆうけいしんけいせつ》　第《だい》四横突起《わうとつき》の横《よこ》に位《くらゐ》し、五六の二頸神經《けいしんけい》と結合《けつがふ》す。　**下頸神經節**《かけいしんけいせつ》　第《だい》一肋骨頭關節《ろくこつとうくわんせつ》の高《たか》さに位《くらゐ》し、七八の二頸神經《けいしんけい》と結合《けつがふ》す。　胸神經節《きようしんけいせつ》　脊柱《せきちゆう》の兩側《りやうそく》に沿《そ》ひ、肋骨小頭《ろくこつせうとう》の前《まへ》に位《くらゐ》す。　最下《さいか》の二神經節《しんけいせつ》は稍内側《やゝないそく》に寄《よ》り、第《だい》十一第《だい》十二胸椎《きようつい》の前《まへ》に位《くらゐ》す。　各椎《かくつい》の胸神經《きようしんけい》と交通《かうつう》す。　**腰神經節**《えうしんけいせつ》　胸部《きようぶ》に於《お》けるより内側《ないそく》に腰椎體《えうついたい》の前面《ぜんめん》　腰椎《えうつい》の起始腱《きしけん》の内側《ないそく》に存《そん》す。　各腰神經《かくえうしんけい》と結合《けつがふ》す。　**薦骨神經節**《せんこつしんけいせつ》　前薦骨孔《ぜんせんこつこう》の内側《ないそく》を通《つう》じて下降《かかう》す、兩側《りやうそく》の神經《しんけい》は下方《かはう》に走《はし》り、尾閭骨《びろうこつ》の前面《ぜんめん》に至《いた》る、**各薦骨神經及尾閭骨神經《かくせんこつしんけいおよびびろうこつしんけい》と結合《けつがふ》す。**

第三節　動物性神經《どうぶつせいしんけい》と植物性神經《しよくぶつせいしんけい》と結合《けつがふ》して各部《かくぶ》に於《お》ける能力《のうりよく》

(1) 動眼神經《どうがんしんけい》　瞳孔括約筋《どうこうくわつやくきん》の括約《くわつやく》、毛様筋《まうやうきん》の收縮《しうしゆく》。　(2) 顏面神經《がんめんしんけい》　頭部粘膜內血管《とうぶねんまくないけつくわん》の制止《せいし》。

(3) 迷走神經《めいそうしんけい》　食道《しよくだう》より下行結腸《かかうけつちやう》に至《いた》る迄《まで》の腸《ちやう》筋運動及制止《きんうんどうおよびせいし》。胃《ゐ》の胃液分泌《ゐえきぶんぴつ》、肝臟《かんぞう》の膽液分泌《たんえきぶんぴつ》、下行結《かかうけつ》
膵臟《すゐぞう》の膵液分泌《すゐえきぶんぴつ》。　(4) 第《だい》一第《だい》二第《だい》三薦骨神經《せんこつしんけい》、直腸《ちよくちやう》、肛門及外生殖器《こうもんおよびぐわいせいしよくき》の動脈《どうみやく》の制止《せいし》。

腸《ちやう》、直腸《ちよくちやう》、肛門《こうもん》の滑平筋《くわつぺいきん》の運動及制止《うんどうおよびせいし》。膀胱《ばうくわう》の運動及制止《うんどうおよびせいし》。尿道《ねうだう》の運動及制止《うんどうおよびせいし》。外生殖器《ぐわいせいしよくき》の運動及制止《うんどうおよびせいし》。

第四節　植物性神經《しよくぶつせいしんけい》と動物性神經《どうぶつせいしんけい》と交通《かうつう》して各部《かくぶ》に於《お》ける能力《のうりよく》

(1) 第《だい》一胸神經乃至第《きようしんけいないしだい》十二胸神經《きようしんけい》と交通《かうつう》せる植物性神經《しよくぶつせいしんけい》の各部《かくぶ》に至《いた》る者《もの》の能力《のうりよく》、瞳孔散大筋收縮《どうこうさんだいきんしうしゆく》。眼窠滑平筋《がんくわくわつぺいきん》の收縮《しうしゆく》。眼《め》の動脈《どうみやく》の收縮《しうしゆく》。皮膚滑平筋《ひふくわつぺいきん》の收縮及動脈《しうしゆくおよびどうみやく》の收縮《しうしゆく》。各腺《かくせん》の分泌《ぶんぴつ》。頭部粘膜內血管《とうぶねんまくないけつくわん》の收縮《しうしゆく》。心臟《しんぞう》の加速《かそく》。食道乃至下行結腸迄《しよくだうないしかかうけつちやうまで》の腸筋《ちやうきん》に及《およ》ぼす制止能力及運動能力《せいしのうりよくおよびうんどうのうりよく》。胃腺《ゐせん》、肝腺《かんせん》、膵腺《すゐせん》の收縮《しうしゆく》。肺及腹臟《はいおよびふくざう》の血管《けつくわん》の收縮《しうしゆく》。脾《ひ》、輸尿管及內生殖器《ゆねうくわんおよびないせいしよくき》の平滑筋《へいくわつきん》の收縮《しうしゆく》。直腸及肛門《ちよくちやうおよびこうもん》の平滑筋《へいくわつきん》の制止及收縮《せいしおよびしうしゆく》。膀胱《ばうくわう》の制止及收縮《せいしおよびしうしゆく》。尿道《ねうだう》の收縮《しうしゆく》。外生殖器《ぐわいせいしよくき》の收縮《しうしゆく》。

第五節　**神經系統運動狀態《しんけいけいとううんどうじやうたい》**

(1) 運動神經《うんどうしんけい》は筋《きん》に分布《ぶんぷ》して、中樞《ちゆうすう》の興奮《こうふん》により之《これ》を收縮《しうしゆく》せしめ運動《うんどう》を起《おこ》す。

(2) 知覺神經《ちかくしんけい》は神經終器《しんけいしうき》により**刺戟《しげき》を受納《じゆなう》し、纖維《せんゐ》の運動《うんどう》を起《おこ》し**、知覺《ちかく》すべき中樞《ちゆうすう》に傳《つた》ふ。

(3) 分泌神經《ぶんぴつしんけい》は腺《せん》に分布《ぶんぷ》し興奮《こうふん》により、液體分泌作用《えきたいぶんぴつさよう》を起《おこ》す。

(4) 榮養神經《えいやうしんけい》は身體各部《しんたいかくぶ》に分布《ぶんぷ》し、其運動《そのうんどう》により能力《のうりよく》を發揮《はつき》す。

第六節　**神經《しんけい》の反射機轉《はんしやきてん》**

(1) 身體各部《しんたいかくぶ》に於《おい》て、神經《しんけい》の反射機轉《はんしやきてん》により反射運動行《はんしやうんどうおこな》はる。

(2) 噴嚏《くしやみ》、咳嗽《がいそう》、嘔吐《おうど》等《とう》の運動《うんどう》は粘膜反射《ねんまくはんしや》なり。

(3) 腹壁《ふくへき》を摩擦《まさつ》すれば腹筋收縮《ふくきんしうしゆく》するは腹壁《ふくへき》の反射《はんしや》なり。

(4) 肘關節《ひぢくわんせつ》を敲打《かうだ》して前膊《ぜんはく》を屈曲《くつきよく》するは腱反射《けんはんしや》なり。

(5) 膝膕關節《しつこくくわんせつ》を敲打《かうだ》して下腿《かたい》を前進《ぜんしん》するは腱反射《けんはんしや》なり。

(6) 排尿運動《はいねううんどう》は一種《しゆ》の反射機轉《はんしやきてん》なるも、意志《いし》の干與《かんよ》するものあり。

(7) 排便運動《はいべんうんどう》も一種《しゆ》の反射機轉《はんしやきてん》なり。

(8) 女子生殖器《ぢよしせいしよくき》の反射機轉《はんしやきてん》の障碍《しやうがい》せらるゝときは「ヒステリー」的及色素的《てきおよびしきそてき》疾患《しつくわん》を起《おこ》す。

(9) 陰莖勃起《いんけいぼつき》の減弱《げんじやく》は、生殖器疾患《せいしよくきしつくわん》の外《ほか》種々《しゆぐ》の脊髓疾患其他糖尿病《せきずゐしつくわんそのたたうねうびやう》、阿片《あへん》、樟腦等《しやうなうとう》の中毒等《ちゆうどくとう》より來《きた》る疾《しつ》患《くわん》なり。

(10) 一刺戟《しげき》に對《たい》し、數個《すうこ》の感覺《かんかく》を起《おこ》し、又反對側《またはんたいがは》の部分《ぶぶん》に感覺《かんかく》する事《こと》あり、之《こ》れ過敏性反射感覺《くわびんせいはんしやかんかく》なり。

第七節　運動神經《うんどうしんけい》の障碍《しやうがい》

(1) 脫力《だつりよく》、痲痺《まひ》、痙攣《けいれん》、搐搦等《ちくできとう》は運動神經《うんどうしんけい》の障碍《しやうがい》なり。

(2) 筋瘦削《きんさうさく》、筋肥大《きんひだい》、皮膚《ひふ》の冷感《れいかん》、汗分泌異常《かんぶんぴついじやう》、皮膚《ひふ》の剝脫《はくだつ》、壞疽《えそ》は榮養神經《えいやうしんけい》、分泌神經《ぶんぴつしんけい》、血管運動神《けつくわんうんどうしん》經《けい》の障碍《しやうがい》せらるゝによるものなり。

第八節　內部痛覺《ないぶつうかく》

(1) 腹腔《ふくかう》より發《はつ》する一切《さい》の疼痛《とうつう》は、肋間神經《ろくかんしんけい》、腰椎神經《えうついしんけい》、薦骨神經《せんこつしんけい》に主宰《しゆさい》せらるゝ部分卽《ぶぶんすなは》ち體壁腹膜《たいへきふくまく》に存《そん》す、此體壁腹膜《このたいへきふくまく》は器械的刺戟牽引及伸展《きかいてきしげきけんいんおよびしんてん》に對《たい》し感覺銳敏《かんかくえいびん》なり。之《これ》に反《はん》し內臟及內臟腹膜《ないざうおよびないざうふくまく》は痛覺《つうかく》を媒介《ばいかい》せず、直接《ちよくせつ》の檢査《けんさ》により肝臟《かんざう》の前緣《ぜんえん》、膽囊《たんなう》、胃《ゐ》、脾《ひ》、膵《すゐ》、腸《ちやう》、腸間膜《ちやうかんまく》、腎臟《じんざう》の實質《じつしつ》、膀胱《ばうくわう》の漿《しやう》液膜等《えきまくとう》は病體《びやうたい》に於《おい》ても健體《けんたい》に於《おい》ても痛覺《つうかく》なし、局部的《きよくぶてき》に感覺《かんかく》する所《ところ》の疼痛《とうつう》は、其部位《そのぶゐ》に該當《がいたう》する腹《ふく》壁《へき》の感覺《かんかく》に外《ほか》ならず、例《たと》へば腹痛《ふくつう》に於《おい》て瓦斯《がす》の刺戟《しげき》又《また》は過度《くわど》の蠕動《だどう》或《あるひ》は毒物《どくぶつ》の刺戟等《しげきとう》により腹壁《ふくへき》に影響《えいきやう》して激痛《げきつう》を感《かん》ずるが如《ごと》し、以上《いじやう》の外痛覺《ほかつうかく》なき部位《ぶゐ》、肺臟《はいざう》、腦髓《なうずゐ》、甲狀腺《かふじやうせん》、直腸《ちよくちやう》、膣前壁《ちつぜんへき》の粘膜《ねんまく》、骨髓《こつずゐ》、子宮《しきゆう》。

第九節　壓痛過敏部位《あつつうくわびんぶゐ》

(1)顖門《しんもん》、肩胛骨部《けんかふこつぶ》の中央《ちゆうあう》、腋窩動脈部《えきくわどうみやくぶ》、膝膕動脈部《しつこくどうみやくぶ》、拇指根部《ぼしこんぶ》、踇趾根部《ぼしこんぶ》。

第十節　神經《しんけい》の覺醒《かくせい》

(1)神經《しんけい》は刺戟《しげき》に應《おう》じ、興奮《こうふん》するの機能《きのう》あり、之《これ》を神經《しんけい》の興奮機能《こうふんきのう》と云《い》ふ、又心悸亢進症《またしんきかうしんしやう》の如《ごと》き、異常《いじやう》亢奮《かうふん》せるものは、通常《つうじやう》に歸《き》するの性能《せいのう》あり、之《こ》れを神經《しんけい》の覺醒機能《かくせいきのう》と云《い》ふ。

(2)神經《しんけい》は人工的《じんこうてき》に刺戟《しげき》する事《こと》を得《う》る、又興奮《またこうふん》せしめ、若《も》しくは覺醒《かくせい》せしむる事《こと》を得《う》るが故《ゆゑ》に指壓《しあつ》により刺戟《しげき》し、之《こ》れを興奮《こうふん》せしめ、又覺醒《またかくせい》せしむる事《こと》を得《う》るものなり。

(2)神經《しんけい》は空間的《くうかんてき》に變動《へんどう》を起《おこ》すものなり、例《たと》へば、驚愕《きやうがく》、恥羞等《ちしうとう》により、慟悸《どうき》を起《おこ》すが如《ごと》く、又血管《またけつくわん》擴張《くわくちやう》し又《また》は收縮《しうしゆく》するが如《ごと》し、故《ゆゑ》に常《つね》に心氣平靜《しんきへいせい》にして、此等《これら》の影響《えいきやう》を受《う》けざるを要《えう》するなり。

第十九編　諸般運動《しよはんうんどう》

目次《もくじ》

はしがき

人《ひと》は心身諸般《しんしんしよはん》の運動《うんどう》に依《よつ》て生活《せいくわつ》して居《ゐ》る、運動《うんどう》の狀態《じやうたい》を觀察《くわんさつ》して、指壓運動《しあつうんどう》を與《あた》ふる事《こと》の適切有效《てきせついうかう》なる事《こと》を知《し》るべし。

諸般運動《しょはんうんどう》

第一章　身體《しんたい》の運動《うんどう》

第一節　組織内《そしきない》の運動《うんどう》

(1)細胞《さいばう》は「アメーバ」様《やう》の運動《うんどう》をなす。　(2)細胞《さいばう》は血液《けつえき》の齎《もた》せる有機物《いうきぶつ》及《および》酸素《さんそ》を攝《と》り燃燒作用《ねんせうさよう》行《おこな》はる

第二節　筋《きん》の運動《うんどう》

(1)自然的《しぜんてき》に伸張《しんちやう》又《また》は收縮《しうしゆく》す。　(2)意識的《いしきてき》に伸張《しんちやう》又《また》は收縮《しうしゆく》す。　(3)他動的《たどうてき》に伸長《しんちやう》又《また》は收縮《しうしゆく》す。　(4)刺戟《しげき》により收縮《しうしゆく》し、刺戟《しげき》止《や》めば復舊《ふくきう》す。　(5)刺戟點《しげきてん》より波動状《はどうじやう》をなして縱徑《じゆうけい》に測定《そくてい》し得《う》べき速力《そくりよく》にて傳《でん》搬《ぱん》す。

第三節　神經《しんけい》の運動《うんどう》

(1)自然《しぜん》に興奮《こうふん》し緊張作用《きんちやうさよう》を起《おこ》す。　(2)意識的《いしきてき》に興奮《こうふん》し緊張作用《きんちやうさよう》を起《おこ》す。　(3)他動的《たどうてき》に興奮《こうふん》し緊張作用《きんちやうさよう》を起《おこ》す。　(4)刺戟《しげき》により緊張《きんちやう》し刺戟《しげき》止《や》めば復舊《ふくきう》す。　(5)刺戟點《しげきてん》より兩側《りやうそく》に波動状《はどうじやう》をなし傳導《でんだう》せらる

第四節　骨《ほね》の運動《うんどう》

(1)蝶番關節《てふつがいくわんせつ》、屈伸作用《くつしんさよう》をなす。(2)車軸關節《しやぢくくわんせつ》、回轉運動《くわいてんうんどう》を爲《な》す。(3)顆狀關節《くわじやうくわんせつ》、屈伸運動《くつしんうんどう》、側《そく》動《どう》。(4)鞍狀關節《あんじやうくわんせつ》、屈伸運動《くつしんうんどう》、内外轉運動《ないぐわいてんうんどう》。(5)球狀關節《きうじやうくわんせつ》、振子運動《しんしうんどう》、縱軸周圍《じゆうぢくしうゐ》の回轉運《くわいてんうん》動《どう》、圓錐狀運動《ゑんすゐじやううんどう》。

第五節　胸腔及肺《きようかうおよびはい》の運動《うんどう》

(1)胸腔《きようかう》の擴大《くわくだい》、縮小《しゆくせう》。(2)肺全體及肺胞《はいぜんたいおよびはいばう》の擴大《くわくだい》、縮小《しゆくせう》。

第六節　心臟《しんぞう》の運動《うんどう》

(1)右房《いうばう》の開張《かいちやう》(靜脈血《じやうみやくけつ》を容《い》る)。(2)右房《いうばう》の閉縮《へいしゆく》(靜脈血《じやうみやくけつ》を右室《いうしつ》に送《おく》る)。(3)右室《いうしつ》の開張《かいちやう》(房《ばう》より來《く》る血液《けつえき》を容《い》る)。(4)右室《いうしつ》の閉縮《へいしゆく》(血液《けつえき》を肺動脈《はいどうみやく》に送《おく》る)。(5)左房《さばう》の開張《かいちやう》(肺靜脈血《はいじやうみやくけつ》を容《い》る)。(6)左房《さばう》の閉縮《へいしゆく》(肺靜脈血《はいじやうみやくけつ》を左室《さしつ》に送《おく》る)。(7)左室《さしつ》の開張《かいちやう》(房《ばう》より來《く》る血液《けつえき》を容《い》る)。(8)左室《さしつ》の閉縮《へいしゆく》(血液《けつえき》を大動脈管《だいどうみやくくわん》に送《おく》る)。

第七節　脈管《みやくくわん》の運動《うんどう》

(1)動脈管《どうみやくくわん》の開張《かいちやう》(心臟《しんぞう》の左室《さしつ》より來《きた》る血液《けつえき》を容《い》る)。(2)動脈管《どうみやくくわん》の閉縮《へいしゆく》(血液《けつえき》を次《つぎ》に送《おく》る)。(3)靜脈《じやうみやく》管《くわん》の開張《かいちやう》(組織《そしき》より來《きた》る血液《けつえき》を容《い》る)。(4)靜脈管《じやうみやくくわん》の閉縮《へいしゆく》(血液《けつえき》を次《つぎ》に送《おく》る)。

第八節　腹腔《ふくかう》の運動《うんどう》

(1) 腹腔《ふくかう》の擴大《くわくだい》、縮小《しゆくせう》。

第九節　口腔《こうかう》の運動《うんどう》

(1) 大塊《たいくわい》は咬取《かうしゆ》、小片《せうへん》は唼取《さふしゆ》。　(2) 啜取《せつしゆ》は軟口蓋《なんこうがい》擧上《きよじやう》し吸息《きふそく》をなし、且《かつ》口蓋《こうがい》を舌根《ぜつこん》に展張《てんちやう》し、口底《こうてい》と共《とも》に舌前部《ぜつぜんぶ》下降《かかう》し吸收《きふしう》す。

第十節　咀嚼運動《そしやくうんどう》

(1) 下顎《かがく》上《じやう》、下《か》、側《そく》の運動《うんどう》をなし、齒牙《しが》の咬合《かうがふ》により、食物《しよくもつ》は磨碎《まさい》せらる。　(2) 舌《した》は咬合面間《かうがふめんかん》の食物《しよくもつ》を輸送《ゆそう》す。　(3) 唇《くちびる》、頰《ほゝ》は咬合面脱出《かうがふめんだつしゆつ》を防《ふせ》ぐ。　(4) 口裂閉鎖《こうれつへいさ》し、口内《こうない》の陰壓《いんあつ》により運動《うんどう》の持續《ぢぞく》を容易《ようい》ならしむ。

第十一節　唾液分泌運動《だえきぶんぴつうんどう》

(1) 唾液分泌運動《だえきぶんぴつうんどう》を起《おこ》し、唾液《だえき》を分泌《ぶんぴつ》し食物《しよくもつ》を圓滑《ゑんくわつ》ならしむ。

第十二節　嚥下運動《えんかうんどう》

(1) 食物《しよくもつ》の磨碎混唾《まさいこんだ》せる後《のち》、舌《した》は楕圓形《だゑんけい》の食塊《しよくくわい》となし之《これ》を舌上《ぜつじやう》に載《の》せ硬口蓋《かうこうがい》に沿《そ》ひ、咽頭《いんとう》に向《むか》ひ押送《おうそう》す

(2)喉頭口閉鎖《こうとうこうへいさ》（會厭軟骨制下《ゑんなんこつせいか》、假聲帶接近《かせいたいせつきん》）鼻《び》口閉鎖《こうへいさ》（軟口蓋擧上展張《なんこうがいきよじやうてんちやう》して咽頭後壁《いんとうこうへき》と密接《みつせつ》し、兩側《りやうそく》口蓋弓接近《こうがいきゆうせつきん》）口腔閉鎖《こうかうへいさ》（舌根擧上《ぜつこんきよじやう》、口蓋弓密接《こうがいきゆうみつせつ》）食塊《しよくくわい》の前口蓋弓通過後《ぜんこうがいきゆうつうくわご》、顎舌骨筋《がくぜつこつきん》及《および》舌骨舌筋《ぜつこつぜつきん》の收《しう》縮《しゆく》により、舌根《ぜつこん》は後上方《こうじやうはう》に突上《とつじやう》し、次《つい》で壓下《あつか》す、之《これ》により食塊《しよくくわい》は食道《しよくだう》に容《い》る。

第十三節　食道《しよくだう》の運動《うんどう》

(1)口腔《こうかう》より來《きた》れる飲食物《いんしよくもつ》を蠕動《だどう》にて噴門《ふんもん》に送《おく》る。

第十四節　胃《ゐ》の運動《うんどう》

(1)食物《しよくもつ》來《きた》れば噴門開張《ふんもんかいちやう》し、通過《つうくわ》すれば閉鎖《へいさ》す。噴門《ふんもん》より來《きた》れる食物《しよくもつ》を蠕動《だどう》にて胃底《ゐてい》に至《いた》らしめ、層狀《そうじやう》に蓄積《ちくせき》し、粘膜面接觸部《ねんまくめんせつしよくぶ》より之《これ》を消化《せうくわ》し粥狀《かゆじやう》になりたるものを幽門《いうもん》に向《むか》つて送《おく》る（輪走筋《りんそうきん》の收縮《しうしゆく》により深《ふか》き溢《くび》れ目《め》を生《じやう》じ幽門《いうもん》に向《むか》ひて進《すゝ》み之《これ》を反復《はんぷく》す、緊溢運動《きんいうんどう》是《こ》れなり）食物《しよくもつ》が未《いま》だ軟《やはらか》ならず固形《こけい》物存《ぶつそん》するときは幽門《いうもん》は閉鎖《へいさ》を嚴《げん》にし食物《しよくもつ》が通過《つうくわ》すべき程度《ていど》になりたるときは開張《かいちやう》して食物《しよくもつ》を十二指《し》腸《ちやう》に通過《つうくわ》せしむ。

第十五節　胃液分泌運動《ゐえきぶんぴつうんどう》

(1)食物《しよくもつ》を消化《せうくわ》すべき液汁《えきじゆう》を分泌《ぶんぴつ》す。」

第十六節　十二指腸《しちやう》の運動《うんどう》

(1) 蠕《だ》動運動《どううんどう》により内容物《ないようぶつ》を順次《じゆんじ》に小腸《せうちやう》に送《おく》る。

第十七節　小腸《せうちやう》の運動《うんどう》

(1) 内容物《ないようぶつ》を蠕動《だどう》にて順次《じゆんじ》に大腸《だいちやう》に送《おく》る（輪走筋纖維《りんさうきんせんゐ》の各部《かくぶ》交互《かうご》に收縮《しうしゆく》するに依《よ》る）又振子運動《またしんしうんどう》をなす（縱走纖維《じゆうさうせんゐ》の收縮《しうしゆく》するに依《よ》る）。

第十八節　腸液分泌運動《ちやうえきぶんぴつうんどう》

(1) 内容物《ないようぶつ》を消化《せうくわ》すべき液汁《えきじゆう》を分泌《ぶんぴつ》す。

第十九節　大腸《だいちやう》の運動《うんどう》

(1) 大腸《だいちやう》の運動《うんどう》は小腸《せうちやう》と同《おな》じ、而《しか》して更《さら》に逆蠕動運動《ぎやくだどううんどう》行《おこな》はる。

第二十節　胃《ゐ》の吸收運動《きふしううんどう》

(1)「ペプトン」(2)「アルコール」に溶解《ようかい》したる物質《ぶつしつ》、(3) 毒物等《どくぶつとう》を吸收《きふしう》す。

第廿一節　腸《ちやう》の吸收運動《きふしううんどう》

(1) 榮養物《えいやうぶつ》、水《みづ》、鹽類《えんるゐ》、溶液《ようえき》。

第廿二節　肝臟《かんざう》の運動《うんどう》

(1)膽汁分泌《たんじふぶんぴつ》（持續性《ぢぞくせい》に分泌《ぶんぴつ》す）。

(2)膽汁輸送《たんじふゆそう》（輸膽管《ゆたんくわん》により膽汁《たんじふ》を膽嚢《たんなう》に輸送《ゆそう》し、又膽嚢《またたんなう》より膵管《すゐくわん》に合流《がふりう》して十二指腸《しちやう》に送《おく》る）。

第廿三節　膵臟《すゐざう》の運動《うんどう》

(1)膵液分泌《すゐえきぶんぴつ》（持續的《ぢぞくてき》に分泌《ぶんぴつ》す）。　(2)膵液輸送《すゐえきゆそう》（膵管《すゐくわん》により、膵液《すゐえき》を膽管《たんくわん》に合流《がふりう》して十二指腸《しちやう》に送《おく》る）。

(3)膵臟《すゐざう》ホルモンを分泌《ぶんぴつ》す。

第廿四節　脾臟《ひざう》の運動《うんどう》

(1)絶《た》えず赤血球《せきけつきう》を破壞《はくわい》し、白血球《はくけつきう》を新生《しんせい》す。

第廿五節　腎臟《じんざう》の運動《うんどう》

(1)身體内《しんたいない》に於《お》ける新陳代謝《しんちんだいしや》より生《しやう》ずる不用物《ふようぶつ》を輸尿管《ゆねうくわん》に送《おく》る。

第廿六節　輸尿管《ゆねうくわん》の運動《うんどう》

(1)腎臟《じんざう》より來《きた》る尿《ねう》を蠕動運動《だどううんどう》により之《これ》を膀胱《ばうくわう》に送《おく》る。

第廿七節　膀胱《ばうくわう》の運動《うんどう》

(1)括約筋《くわつやくきん》を緩《ゆる》め尿《ねう》を尿道《ねうだう》に送《おく》る。

第廿八節　尿道《ねうだう》の運動《うんどう》

(1)蠕動《だどう》により尿《ねう》を體外《たいぐわい》に排出《はいしゆつ》す（排尿《はいねう》は意識《いしき》の關係《くわんけい》あり）。

第廿九節　女子生殖器《ぢよしせいしよくき》の運動《うんどう》

(1)子宮《しきゆう》は伸縮《しんしゆく》す。　(2)卵巢《らんそう》は卵子《らんし》を發育《はついく》せしむ。　(3)輸卵管《ゆらんくわん》は蠕動《だどう》により卵子《らんし》を輸送《ゆそう》す。

第三十節　男子生殖器《だんしせいしよくき》の運動《うんどう》

(1)睪丸《かうぐわん》は精液《せいえき》を造《つく》り之《これ》を貯藏《ちよぞう》す。　(2)輸精管《ゆせいくわん》は精液《せいえき》を輸送《ゆそう》す。　(3)陰莖《いんけい》は伸縮性《しんしゆくせい》を備へ勃起《ぼつき》す。

第卅一節　目耳鼻《めみゝはな》の運動《うんどう》

(1)各生理的《かくせいりてき》の用《よう》をなすべく運動《うんどう》す。

第卅二節　聲帶《せいたい》の運動《うんどう》

(1)聲帶《せいたい》の振動《しんどう》により發聲《はつせい》す（兩側《りやうそく》の聲帶接近《せいたいせつきん》）（聲帶緊張《せいたいきんちやう》）（强烈《きやうれつ》なる呼息氣流《こそくきりう》にて接近且緊張《せつきんかつきんちやう》せる聲帶《せいたい》を吹嘯《すゐせう》す）、（高低《かうてい》は聲帶《せいたい》の振動數《しんどうすう》に準《じゆん》ず）、（聲律《せいりつ》は聲帶《せいたい》の全部《ぜんぶ》振動《しんどう》し胸廓《きようくわく》の空氣共鳴《くうききようめい》せるものは明朗《めいらう》。聲帶《せいたい》の内部《ないぶ》のみ振動《しんどう》し、副管《ふくくわん》の共鳴《きようめい》せるものは頭聲《とうせい》）。

第卅三節　言語《げんご》の運動《うんどう》

(1)音聲《おんせい》と噪鳴《きうめい》の集合《しふがふ》して意志《いし》等《とう》の發表《はつぺう》をなすとき脣音《しんおん》、口蓋音《こうがいおん》、舌音《ぜつおん》、聲門音《せいもんおん》等《とう》の調合《てうがふ》。」

第二章　心意識《しんいしき》の運動《うんどう》

第卅四節　能動《のうどう》

(1)象徵《しやうちよう》は發展自由《はつてんじいう》にして、千思萬慮《せんしばんりよ》は發展《はつてん》の基礎《きそ》となる。

(2)作意《さくい》、欲望《よくばう》、簡別《かんべつ》、不忘《ふばう》、注意《ちゆうい》、信念《しんねん》、專心其他《せんしんそのた》無算《むさん》の能動力《のうどうりよく》ありて發展《はつてん》す。

第卅五節　受動《じゆどう》

(1)千態萬樣《せんたいばんやう》の現象《げんしやう》は意識《いしき》に映《えい》ずる象徵《しやうちよう》にして此象《このしやう》を受《うく》る根本意識《こんぽんいしき》は無限《むげん》の速力《そくりよく》を以《もつ》て進展《しんてん》し同一象徵《どうしやうちやう》の繼續《けいぞく》は意識現象《いしきげんしやう》を明瞭《めいれう》ならしむ。

第二十編　神經《しんけい》の迫壓法《はくあつはふ》及《および》操縦法《さうじゆうはふ》　其他《そのた》記事《きじ》

目次《もくじ》

神經《しんけい》の迫壓法《はくあつはふ》及《および》操縱法《さうじゆうはふ》其他《そのた》の記事《きじ》

第一章　迷走神經《めいそうしんけい》

第一節　迷走神經《めいそうしんけい》の張力《ちやうりき》を強盛《きやうせい》ならしむる法《はふ》

(1)第《だい》七頸椎兩側迫壓《けいついりやうそくはくあつ》。(2)頸筋《けいきん》の伸展《しんてん》。(3)肋間《ろくかん》の指壓《しあつ》。(4)胸部表皮《きようぶへうひ》の摩擦《まさつ》。(5)胃部腹壁摩擦《ゐぶふくへきまさつ》。

第二節　迷走神經《めいそうしんけい》の張力《ちやうりき》を減弱《げんじやく》せしむる法《はふ》

(1)胸椎第《きようついだい》三第《だい》四の兩側迫壓《りやうそくはくあつ》。

第三節　迷走神經張力《めいそうしんけいちやうりき》の減弱《げんじやく》を示《しめ》す疾病《しつぺい》

(1)大動脈擴張症《だいどうみやくくわくちやうしやう》(2)動脈瘤《どうみやくりう》。(3)甲狀腺分泌過多症《かふじやうせんぶんぴつくわたしやう》。(4)疫咳《えきがい》。(5)咳嗽《がいそう》。

第四節　迷走神經《めいそうしんけい》の亢進《かうしん》を示《しめ》す疾病《しつぺい》

(1)喘息《ぜんそく》。(2)肺氣腫《はいきしゆ》。(3)肺結核《はいけつかく》。

第五節　脊椎《せきつい》の壓痛《あつつう》と內臟《ないざう》

(1)胸椎第《きようついだい》一第《だい》二第《だい》三第《だい》四、心臟《しんざう》。(2)胸椎第《きようついだい》三より第《だい》九迄《まで》、肺《はい》。(3)胸椎第《きようついだい》四より第《だい》十迄《まで》　胃《ゐ》

(4)胸椎《きようつい》第《だい》八より第《だい》十二、　腸《ちやう》。　(5)胸椎《きようつい》第《だい》六より腰椎《えうつい》第《だい》三、　腎臓《じんざう》。　(6)胸椎《きようつい》第《だい》十第《だい》十一、　膵臓《すいざう》。

(7)胸椎《きようつい》第《だい》十一第《だい》十二、　胃潰瘍《ゐくわいよう》。　(8)胸椎《きようつい》第《だい》十二、　膽石《たんせき》。　(9)腰椎《えうつい》第《だい》四第《だい》五、　膀胱《ばうくわう》。　(10)腰椎《えうつい》第《だい》三第《だい》四第《だい》五薦骨《せんこつ》第《だい》一、　女子《ぢよし》生殖器《せいしよくき》。

第六節　頸椎《けいつい》兩側《りやうそく》の迫壓《はくあつ》により內臓其他《ないざうそのた》に及《およ》ぼす影響《えいきやう》

(1)第《だい》二頸椎《けいつい》　不整脈《ふせいみやく》を調節《てうせつ》す。　(2)第《だい》二第《だい》三第《だい》四頸椎《けいつい》　横隔膜《わうかくまく》の過敏性《くわびんせい》を抑制《よくせい》す。肋膜及心臓內《ろくまくおよびしんざうない》膜《まく》の鎮痛《ちんつう》、肝臓及脾臓《かんざうおよびひざう》の緊張《きんちやう》したる皮膜並《ひまくならび》に輸膽管《ゆたんくわん》の疼痛《とうつう》を鎮靜《ちんせい》す。　吃逆止《しやつくりと》まる。　肋膜《ろくまく》、心外膜《しんぐわいまく》、　肝臓《かんざう》、　脾臓《ひざう》の鎮痛《ちんつう》。　(3)第《だい》四第《だい》五頸椎《けいつい》、　氣管支《きくわんし》の縦纖維收縮《じゆうせんゐしうしゆく》。　肺《はい》の收縮《しうしゆく》。　(4)第《だい》七頸椎《けいつい》、　心臓《しんざう》、　大動脈《だいどうみやく》、　血管《けつくわん》の收縮《しうしゆく》。　肺《はい》の張《ちやう》力强盛《りききやうせい》となり又收縮《またしうしゆく》す。　胃腸《ゐちやう》の張《ちやう》力强《りききやう》盛《せい》となり又收縮《またしうしゆく》す。　脈搏緩徐《みやくはくくわんじよ》となる。　視力强盛《しりよくきやうせい》となる。　甲状腺《かふじやうせん》の收縮《しうしゆく》、　咽喉《いんこう》の知覚過敏《ちかくくわびん》となる。

第七節　第《だい》七頸椎《けいつい》兩側《りやうそく》の迫壓《はくあつ》による治病《ぢびやう》

(1)擴張心臓《くわくちやうしんざう》。　(2)心筋弛緩《しんきんしくわん》。　(3)擴張動脈《くわくちやうどうみやく》。　(4)動脈瘤《どうみやくりう》。　(5)肺氣腫《はいきしゆ》。　(6)肺萎縮《はいゐしゆく》。　(7)胃擴張《ゐくわくちやう》

(8)腸弛緩《ちやうしくわん》。　(9)咳嗽《がいそう》。　(10)疫咳《えきがい》。　(11)脾弛緩《ひしくわん》。　(12)眼精疲勞《がんせいひらう》。　(13)糖尿病《たうねうびやう》。　(14)甲状腺疾患《かふじやうせんしつくわん》。

(15)バセド氏病《しびやう》。 (16)聽覺《ちやうかく》、味覺《みかく》、嗅覺《きうかく》、觸覺《しよくかく》、視《し》覺等《かくとう》の減弱《げんじやく》又《また》は缺乏症《けつばうしやう》。 (17)心悸亢進症《しんきかうしんしやう》。 (18)慟悸《どうき》、急脈《きふみやく》。 (19)出血《しゆつけつ》。 (20)頭痛《づつう》。 (21)ヒステリー。 (22)腎臟病《じんぞうびやう》。 (23)糖尿病《たうねうびやう》。 (24)女子《ぢよし》生殖器《せいしよくき》病《びやう》。 (25)血壓亢進症《けつあつかうしんしやう》。 (26)不眠症《ふみんしやう》。

第八節　胸椎兩側《きようついりやうそく》の迫壓《はくあつ》により內臟其他《ないざうそのた》に及《およ》ぼす影響《えいきやう》

(1)第《だい》二乃至《ないし》第《だい》八胸椎《きようつい》　內臟血管神經《ないざうけつくわんしんけい》を强盛《きやうせい》ならしむ。 內臟血管《ないざうけつくわん》の充血《じゆうけつ》を去《さ》る。 腹腔內《ふくかうない》の充血《じゆうけつ》を去《さ》る。 內臟《ないざう》の張力《ちやうりき》を增《ま》す。 (2)第《だい》三胸椎《きようつい》。 噴門開《ふんもんひら》く。 幽門收縮《いうもんしうしゆく》。 胃《ゐ》の瓦斯《がす》を去《さ》る。 (3)第《だい》三第《だい》四胸椎《きようつい》　心臟《しんざう》、大動脈《だいどうみやく》、肺《はい》、胃《ゐ》、肝《かん》、腸《ちやう》の張力《ちやうりき》を減弱《げんじやく》す。 視力減弱《しりよくげんじやく》。 甲狀腺擴《かふじやうせんくわく》大《だい》。 咽喉《いんこう》の知覺鈍痲《ちかくどんま》。 心臟《しんざう》の皷舞作用《こぶさよう》行《おこな》はる。 頸動脈《けいどうみやく》、腹部大動脈《ふくぶだいどうみやく》、其他《そのた》の動脈顯著《どうみやくけんちよ》となる。 痙攣性緩解《けいれんせいくわんげ》す。 (4)第《だい》五胸《きようつい》椎兩側迫壓《りやうそくはくあつ》　胃《ゐ》の幽門開《いうもんひら》く。 (5)第《だい》八乃至《ないし》第《だい》十二胸椎《きようつい》　心《しん》臟擴大《ざうくわくだい》。 大動脈擴張《だいどうみやくくわくちやう》。 (6)第《だい》九乃至《ないし》第《だい》十二胸椎《きようつい》　赤血球《せきけつきう》を增《ま》す。 臟器《ざうき》に血液《けつえき》の量《りやう》を增《ま》す。 (7)第《だい》十一胸椎《きようつい》　胃《ゐ》、腸《ちやう》、脾擴張《ひくわくちやう》。 (8)第《だい》十二胸椎《きようつい》、大腸擴張《だいちやうくわくちやう》。

第九節　胸椎第《きようついだい》三第《だい》四兩側《りやうそく》の迫壓《はくあつ》による治病《ちびやう》

(1)喘息《ぜんそく》。 (2)狹心症《けふしんしやう》。 (3)心臟衰弱《しんざうすいじやく》。 (4)腦貧血《なうひんけつ》。 (5)各部疼痛《かくぶとうつう》。 (6)食道狹窄《しよくだうけふさく》。 (7)遲脈《ちみやく》。 (8)頭《づ》痛《つう》。(9)胃痛《ゐつう》。(10)硬肝《かうかん》。(11)便祕《べんぴ》。(12)齒齦腫脹痛《しこんしゆちやうつう》。(13)各部痙攣《かくぶけいれん》。(14)呼吸困難《こきふこんなん》。(15)震顫《しんせん》。
(16)息切《いきぎ》れ。(17)胃痙攣《ゐけいれん》。(18)腹痛《ふくつう》。(19)肋間神經痛《ろくかんしんけいつう》。

第十節　胸椎《きようつい》第《だい》四第《だい》五第《だい》六兩側《りやうそく》の迫壓《はくあつ》による治病《ちびやう》

(1)黄疸《わうだん》。(2)輸膽管炎《ゆたんくわんえん》。

第十一節　胸椎《きようつい》第《だい》六第《だい》七第《だい》八兩側《りやうそく》の迫壓《はくあつ》による治病《ちびやう》

(1)腎臟病《じんざうびやう》。(2)糖尿病《たうねうびやう》。(3)萎縮腎《ゐしゆくじん》。

第十二節　第《だい》九乃至《ないし》第《だい》十二胸椎兩側《きようついりやうそく》の迫壓《はくあつ》による治病《ちびやう》

(1)萎黄病《ゐわうびやう》。(2)肺結核《はいけつかく》。(3)貧血《ひんけつ》。(4)「ブライド」氏病《しびやう》。(5)肝硬化症《かんかうくわしやう》。

第十三節　第《だい》十一胸椎兩側《きようついりやうそく》の迫壓《はくあつ》による治病《ちびやう》

(1)胃腸病《ゐちやうびやう》。(2)便祕《べんぴ》。(3)月經痛《げつけいつう》。

第十四節　胸椎《きようつい》第十二兩側迫壓《りやうそくはくあつ》による治病《ちびやう》

(1)攝護腺肥大症《せつごせんひだいしやう》。

第十五節　腰椎兩側《えうついりやうそく》の迫壓《はくあつ》により內臟其他《ないざうそのた》に及《およ》ぼす影響《えいきやう》

(1)胃《ゐ》、腸《ちやう》、肝《かん》、脾《ひ》、子宮等《しきゆうとう》の收縮《しうしゆく》。

第十六節　**第《だい》一第《だい》二第《だい》三腰椎兩側《えうついりやうそく》の迫壓《はくあつ》による治病《ちびやう》**

(1)胃弱《ゐじやく》。(2)胃擴張《ゐくわくちやう》。(3)胃下垂《ゐかすゐ》。(4)肝臟充血《かんぞうじゆうけつ》。(5)脾臟肥大《ひぞうひだい》。(6)子宮收縮不全《しきゆうしうしゆくふぜん》。(7)子宮異常《しきゆういじやう》
(8)無力性便祕《むりよくせいべんぴ》。(9)股關節炎《こくわんせつえん》。(10)腸弱《ちやうじやく》。(11)慢性下痢《まんせいげり》。(12)脱肛《だつこう》。(13)腰痛《えうつう》。

第十七節　**薦骨部《せんこつぶ》の迫壓《はくあつ》による治病《ちびやう》**

(1)直腸病《ちよくちやうびやう》。(2)痔疾《ぢしつ》。(3)子宮《しきゆう》。(4)男女生殖器《だんぢよせいしよくき》の異常《いじやう》。(5)足趾異常《そくしいじやう》。

第十八節　**脊椎《せきつい》の敲打《かうだ》による諸患《しよくわん》の治效《ちかう》**

(1)第《だい》七頸椎《けいつい》棘狀突起《きよくじやうとつき》數分間敲打《すうふんかんかうだ》。(2)止血《しけつ》。(3)擴張動脈《くわくちやうどうみやく》。(4)動脈瘤《どうみやくりう》。

第十九節　**第《だい》二第《だい》三胸椎棘狀突起間數分敲打《きようついきよくじやうとつきかんすうふんかうだ》**

(1)血壓降下《けつあつかうか》。

第二十節　**胸椎第《きようついだい》六第《だい》七第《だい》八棘狀突起《きよくじやうとつき》を數分間敲打《すうふんかんかうだ》**

(1)座骨神經痛緩解《ざこつしんけいつうくわんげ》。

第廿一編　指壓療法衞生學《しあつれうはふゑいせいがく》

目次《もくじ》

はしがき

現今《げんこん》の衞生法《ゑいせいはふ》は專《もつぱ》ら外防《ぐわいばう》を說《と》き、內容《ないよう》を說《と》かず、內容《ないよう》の堅實《けんじつ》と、內容《ないよう》の不堅實《ふけんじつ》とは外防衞生《ぐわいばうゑいせい》に大《だい》なる差《さ》あり、衞生《ゑいせい》の要《えう》は、內容《ないよう》を堅實《けんじつ》ならしむると同時《どうじ》に、外防《ぐわいばう》を嚴密《げんみつ》にするにあり、本書《ほんしよ》は內外《ないぐわい》に涉《わた》り說述《せつじゆつ》し、主《しゆ》として內容《ないよう》の堅實法《けんじつはふ》を說《と》く、指壓療法《しあつれうはふ》の衞生上《ゑいせいじやう》欠《か》くべからざる所以《ゆゑん》のもの實《じつ》に玆《こゝ》に存《そん》す、生體《せいたい》は新陳代謝《しんちんたいしや》によつて生活《せいくわつ》し、新陳代謝《しんちんだいしや》は刺戟感應《しげきかんおう》に依《よつ》て起《おこ》る、刺戟《しげき》は生體《せいたい》の生活作用《せいくわつさよう》に最《もつと》も大《だい》なる要素《えうそ》なり、之《これ》に依《よつ》て又生殖作用《またせいしよくさよう》も行《おこな》はる。故《ゆゑ》に指壓《しあつ》により、內容《ないよう》を剛强《がうきやう》にし外物《ぐわいぶつ》に勝《か》ち得《う》る力《ちから》あるときは其生《そのせい》を衞《まも》る事《こと》を得《う》るものなり。

指《し》壓《あつ》療《れう》法《はふ》衞《ゑい》生《せい》學《がく》

第一章　衞生學《ゑいせいがく》の解說《かいせつ》

第一節　衞生學《ゑいせいがく》の意義《いぎ》

吾人《ごじん》の生理《せいり》機能《きのう》を發達《はつたつ》せしめ、健康《けんかう》を增强《ぞうきやう》し、外界《ぐわいかい》に於《お》ける諸種《しよしゆ》の變化《へんくわ》即《すなは》ち溫度《をんど》、空氣《くうき》、水《みづ》、土地《とち》乃至《ないし》細菌《さいきん》の侵害《しんがい》、又內界《またないかい》に於《お》ける體質《たいしつ》、體格《たいかく》乃至《ないし》非《ひ》衞生的《ゑいせいてき》の行爲《かうゐ》による生理的《せいりてき》の不全《ふぜん》に對處《たいしよ》して、衞生《ゑいせい》の目的《もくてき》を達《たつ》すべきものなりとす。

第二節　衞生學《ゑいせいがく》の目的《もくてき》

(1)體力《たいりよく》の發達《はつたつ》を計《はか》る事《こと》。
(2)健康《けんかう》を增强《ぞうきやう》する事。
(3)諸病《しよびやう》を豫防《よばう》する事《こと》。
(4)疾病《しつぺい》を治癒《ちゆ》せしむる事《こと》。
(5)社會的《しやくわいてき》の衞生《ゑいせい》を達成《たつせい》する事《こと》。

第三節　衛生思想《ゑいせいしさう》の養成《やうせい》

(1)社會《しやくわい》の發展《はつてん》に伴《ともな》ひ、人口繁殖《じんこうはんしよく》、多衆集合《たしうしふがふ》の爲《た》め、何時《いつ》とはなく汚染《をせん》されたる空氣《くうき》を呼吸《こきふ》し、又土地《またとち》は次第《しだい》に汚穢物《をくわいぶつ》の堆積《たいせき》、塵埃《ぢんあい》、加《くは》うるに人事《じんじ》は愈《いよく》復雜《ふくざつ》を極《きは》め、心身過勞《しんしんくわらう》に陷《おち》いり、諸種《しよしゆ》の疾患《しつくわん》を來《きた》す、之《こ》れ衛生思想《ゑいせいしさう》の養成《やうせい》を急務《きふむ》とする所《ところ》なり。

余《よ》は治療家《ちれうか》として、三十年來多數《ねんらいたすう》の人《ひと》に接《せつ》せしに、生理機能等《せいりきのうとう》の知識乏《ちしきとぼ》しく、衛生思想《ゑいせいしさう》の缺如言語《けつじよごんご》に絶《ぜつ》するものあり。

第四節　身體發達《しんたいはつたつ》の原則《げんそく》

(1)身體《しんたい》の發達《はつたつ》は運動《うんどう》によつて起《おこ》る、運動《うんどう》は局部的《きよくぶてき》なるものと、全身的《ぜんしんてき》なるものとあり、局部的《きよくぶてき》に運動《うんどう》の起《おこ》りたる部位《ぶゐ》には生理的《せいりてき》に血液《けつえき》が多《おほ》く供給《きようきふ》され、該部《がいぶ》は良《よ》く發達《はつたつ》す、上肢《じやうし》の使用多《しようおほ》きものは其部位《そのぶゐ》の發達《はつたつ》著《いちじる》しく、下肢《かし》の使用多《しようおほ》きものは其部位《そのぶゐ》の發達《はつたつ》著《いちじる》しきが如《ごと》し、身體《しんたい》の外部《ぐわいぶ》と内部《ないぶ》と全身的《ぜんしんてき》に運動《うんどう》の起《おこ》りたる時《とき》は全身的《ぜんしんてき》に強健《きやうけん》の度《ど》を増《ま》す、指壓療法《しあつれうはふ》は、外部《ぐわいぶ》と内部《ないぶ》と平等《びやうどう》に運動《うんどう》を起《おこ》すが故《ゆゑ》に器官組織《きくわんそしき》の發育《はついく》を強《つよ》め、全身的體力發達《ぜんしんてきたいりよくはつたつ》の目的《もくてき》を達《たつ》すべし。

第五節　諸病豫防《しよびやうよばう》

(1)諸病《しよびやう》の豫防《よばう》は內抵抗力《うちていかうりよく》を養《やしな》ひ、外細菌《ほかさいきん》の侵害《しんがい》に對《たい》する措致《さち》をなすべきものにして、外面諸般《ぐわいめんしよはん》の消毒《せうどく》其他對應處置《そのたたいおうしよち》は公共的《こうきようてき》に行《おこな》はれつゝあり、然《しか》れども疾病《しつぺい》の原因《げんいん》は內部《ないぶ》の抵抗力《ていかうりよく》薄弱《はくじやく》によるもの最《もつと》も多《おほ》しとす、例《たと》へば外菌《ぐわいきん》の襲擊《しふげき》に逢《あ》ふも、內部完全《ないぶくわんぜん》に强健《きやうけん》にして、抵抗力十分《ていかうりよくぶん》なるときは之《こ》れに打《う》勝《か》つべし、身體內部《しんたいないぶ》の抵抗力《ていかうりよく》を養《やし》なふの法《はふ》は、指壓療法《しあつれうはふ》を最適《さいてき》とするものなり。

第六節　老衰豫防《らうすゐよばう》

(1)體力《たいりよく》の老衰減退《らうすゐげんたい》は局部的《きよくぶてき》なるものと、全身的《ぜんしんてき》なるものとあり、局部的《きよくぶてき》なるものは局部的《きよくぶてき》に運動減衰《うんどうげんすゐ》し、全身的《ぜんしんてき》なるものは全身的《ぜんしんてき》に運動減衰《うんどうげんすゐ》す、指壓療法《しあつれうはふ》は局部的《きよくぶてき》と全身的《ぜんしんてき》とに運動《うんどう》を起《おこ》すが故《ゆゑ》に老衰《らうすゐ》を豫防《よばう》す。

第七節　疾病《しつぺい》の潛在期間中《せんざいきかんちゆう》に治療《ちれう》す

凡《およ》そ疾病《しつぺい》は未《いま》だ發病《はつびやう》せざる潛在期間中《せんざいきかんちゆう》に治療《ちれう》するを最上策《さいじやうさく》とす。例《たと》へば肺結核保菌者《はいけつかくほきんしや》の未《いま》だ發病《はつびやう》せざる潛在期間中《せんざいきかんちゆう》の如《ごと》き、又腦溢血《またなういつけつ》の徵候《ちようこう》あつて、未《いま》だ發病《はつびやう》せざる以前《いぜん》に於《おい》て豫防手當《よばうてあて》の如《ごと》き、或《あるひ》は盲腸炎發生前其局部《まうちやうえんはつせいぜんそのきよくぶ》瓦斯《がす》の集積《しふせき》を排除《はいぢよ》するが如《ごと》きは完全《くわんぜん》に盲腸炎若《まうちやうえんも》しくば虫樣突起炎等《ちゆうやうとつきえんとう》の發生《はつせい》を防《ふせ》ぐ指壓療法《しあつれうはふ》を最《もつと》も簡明適切《かんめいてきせつ》なりとし、他《た》に療法《れうはふ》なく、是《これ》にても、指壓療法《しあつれうはふ》は社會《しやくわい》に重要《ぢゆうえう》なり。

第八節　疾病治療的效果《しつぺいちれうてきかうくわ》

(1)神經衰弱症《しんけいすゐじやくしやう》　心身《しんしん》の不統一《ふとう》は神經機能《しんけいきのう》の變態《へんたい》を起《おこ》し、種々《しゆ〴〵》の症候《しやうこう》を惹起《じやくき》するに至《いた》る、指壓療法《しあつれうはふ》により心身調和《しんしんてうわ》せらるゝ時《とき》は快治《くわいち》を見《み》るべし。

(2)肺結核《はいけつかく》　薄弱《はくじやく》なる體質《たいしつ》、體格《たいかく》は本病《ほんびやう》の内因《ないいん》なるが故《ゆゑ》に抵抗力《ていかうりよく》を養成《やうせい》せざるべからず、局部的及《きよくぶてきおよ》び全身的《ぜんしんてき》の指壓《しあつ》は大《おほ》いに體力《たいりよく》を養《やしな》ひ、抵抗力强盛《ていかうりよくきやうせい》となり、疾病《しつぺい》を征伏《せいふく》すべし。

(3)胃病《ゐびやう》　(一)胃筋《ゐきん》の無力性《むりよくせい》、(二)胃擴張《ゐくわくちやう》、(三)胃下垂等《ゐかすゐとう》は、多《おほ》くは體質《たいしつ》、體格《たいかく》によるもの多《おほ》く、他《た》の療法《れうはふ》を以《もつ》てしては根底的快復治效《こんていてきくわいふくちかう》を得《う》るものに非《あら》ず、指壓療法《しあつれうはふ》は直接胃筋其《ちよくせつゐきんその》ものを鍛練《たんれん》するが故《ゆゑ》に着々《ちやく〳〵》更生《かうせい》して强健《きやうけん》の度《ど》を增《ま》し、元位《げんゐ》、元形《げんけい》に復《ふく》し、尙《なほ》一層《そう》の强力《きやうりよく》となる。從來胃下垂《じゆうらいゐかすゐ》、胃擴張《ゐくわくちやう》は慢性《まんせい》病《びやう》として指摘《してき》し來《き》たりしも、指壓療法《しあつれふはふ》を施《ほどこ》すときは慢性《まんせい》に移行《いかう》する事《こと》なし。

(4)胃腸病《ゐちやうびやう》　胃腸加答兒《ゐちやうかたる》は、酸敗物《さんぱいぶつ》、若《も》くば過食又《くわしよくまた》は食物中《しよくもつちゆう》の中毒物質《ちゆうどくぶつしつ》の爲《た》め瓦斯《がす》發生《はつせい》し、其刺戟《そのしげき》により疼痛《とうつう》を訴《うつた》ふるもの、指壓療法《しあつれうはふ》により瓦斯《がす》を排除《はいぢよ》し、快復《くわいふく》を迅速《じんそく》ならしむるものなり。

此他《このた》疾病治療編《しつぺいちれうへん》にあるを以《もつ》て記《しる》さず。

第九節　誘發的疾患《いうはつてきしつくわん》の衞生的注意《ゑいせいてきちゆうい》

(1)境涯《きやうがい》による疾患《しつくわん》は、俳優《はいいう》、活版職工《くわつぱんしよくこう》の鉛中毒《えんちゆうどく》、炭鑛夫《たんくわうふ》及《およ》び石工《せきこう》の肺患《はいくわん》、乘馬家《じようばか》の操練骨《さうれんこつ》、音樂家《おんがくか》、講談師《かうだんし》の喉頭《こうとう》、氣道病《きだうびやう》、筆耕者《ひつかうしや》の書痙《しよけい》等《とう》は其初期《そのしよき》に於《おい》て治療《ちれう》するときは速《すみや》かに治癒《ちゆ》す。

(2)吾人《ごじん》の吸入《きふにふ》する空氣中《くうきちゆう》には種々《しゆぐ》の塵埃《ぢんあい》、細菌《さいきん》、及《およ》び有毒瓦斯《いうどくがす》を含有《がんいう》するを以《もつ》て、之《こ》れが爲《ため》に種々《しゆぐ》の疾患《しつくわん》を喚起《くわんき》し易《やす》く、又氣壓《またきあつ》、濕度《しつど》及《およ》び氣溫《きをんど》等《とう》は疾病《しつぺい》を誘發《いうはつ》するものなり、常《つね》に指壓《しあつ》による、腹內臟《ふくないざう》器強健法《ききやうけんはふ》及《およ》び胸腔內臟器強健法《きようかうないざうききやうけんはふ》を行《おこ》なひ、健康《けんかう》を增進《ぞうしん》して、如上《によじやう》の疾病《しつぺい》を豫防《よばう》すべし。

(3)季候《きこう》の關係《くわんけい》は夏季《かき》に胃腸病多《ゐちやうびやうおほ》く、冬季《とうき》に呼吸器病多《こきふきびやうおほ》きは、一般《ぱん》に知悉《ちしつ》せる事《こと》なり、衞生的《ゐいせいてき》に指壓《しあつ》を行《おこ》なひ、其患《そのうれひ》を除《のぞ》くべし。

(4)食物《しよくもつ》は疾病《しつぺい》と大《だい》なる關係《くわんけい》あり、疾病《しつぺい》の大部分《だいぶぶん》は食思不振《しよくしふしん》、食味乏《しよくみとぼ》しく、爲《た》めに食量著減《しよくりやうちよげん》し、疲勞《ひらう》衰痩《すゐそう》を來《きた》す、指壓療法《しあつれうはふ》は胃腸《ゐちやう》の働《はたら》きを强《つよ》くし、食欲《しよくよく》を皷舞《こぶ》し、榮養《えいやう》の攝收《せつしう》により、元氣《げんき》を快復《くわいふく》し、總《すべ》ての疾病《しつぺい》を療《れう》する上《うへ》に衞生的效果《ゐいせいてきかうくわゐ》偉大《だい》なるものなり。

附記《ふき》

現今行《げんこんおこな》はる所《ところ》のラヂオ體操《たいさう》は衞生學上《ゑいせいがくじやう》體力增進《たいりよくぞうしん》の上《うへ》に效果《かうくわ》ありて、生物學的發育《せいぶつがくてきはついく》の原則《げんそく》に適《かな》ふと雖《いへど》も、內臟《ないざう》に及《およ》ぼす影響《えいきやう》は微弱《びじやく》にして價値乏《かちとぼ》しきを遺憾《ゐかん》とする所《ところ》なり、內臟《ないざう》は深《ふか》く腹腔內《ふくかうない》にありて指壓《しあつ》にあらざれば發育《はついく》の法則《はふそく》に一致《ち》するものに非《あら》ず、發育《はついく》は細胞《さいばう》が分裂《ぶんれつ》又《また》は肥大《ひだい》して量的發育《りやうてきはついく》をなす、而《しか》して生物《せいぶつ》は適應的狀態《てきおうてきじやうたい》ありて、境遇《きやうぐう》に適應《てきおう》すべく發育《はついく》するものなり。體操《たいさう》のみの運動《うんどう》は其度《そのど》に過《す》ぎるときは四肢《し》の澎大《ばうだい》に比《ひ》し、內臟《ないざう》の薄弱《はくじやく》なるもの、屢々目睹《しばくもくと》する所《ところ》なり、甚《はなは》だしきは、新陳代謝《しんちんだいしや》の關係《くわんけい》より疾病《しつぺい》を惹起《じやくき》するに至《いた》る、故《ゆゑ》に腹部《ふくぶ》の指壓《しあつ》を應用《おうよう》するときは、內外平等《ないぐわいびやうどう》に發育《はついく》し、以《もつ》て體力增進《たいりよくぞうしん》の衞生的措置《ゑいせいてきそち》を達《たつ》すべきなり。

結論《けつろん》

衞生學《ゑいせいがく》は個人《こじん》に於《お》ける衞生學《ゑいせいがく》の目的《もくてき》を達成《たつせい》する事《こと》を基礎《きそ》とし、社會國家《しやくわいこくか》の幸福《かうふく》を謀《はか》るにありて、一般的衞生思想《ぱんてきゑいせいしさう》の發展《はつてん》を要《えう》し、衞生《ゑいせい》の認識《にんしき》を嵩《たか》むるを現代《げんだい》の急務《きふむ》とする所《ところ》なり。一身上《しんじやう》に於《おい》ても疾病《しつぺい》に罹《かゝ》りて初《はじめ》て狼狽《らうばい》する如《ごと》きは殆《ほと》んど一般的常套《ぱんてきじやうたう》の狀態《じやうたい》にあり、若《も》し一般的《ぱんてき》に指壓療法《しあつれうはふ》を知行《ちぎやう》せんか、斷《だん》じて如上《によじやう》の醜態《しうたい》なきを確信《かくしん》するものなり、吾人《ごじん》は兩手《りやうて》を備《そな》へ、何時《なんどき》にても用《よう》をなすべく具備《ぐび》せられながら、身體《しんたい》の變化《へんくわ》に對處《たいしよ》するの道《みち》を知《し》らざる爲《た》めに、危險《きけん》に陷《おち》いるを遺憾《ゐかん》とす、身體《しんたい》の概念《がいねん》を得《え》せしめて衞生學《ゑいせいがく》の目的《もくてき》を達《たつ》せん事《こと》を期《き》するものなり。

第廿二編　指壓療法力の應用《しあつれうはふちからのおうよう》

目次《もくじ》

はしがき

元素《げんそ》は電子《でんし》の數《すう》に依《よ》つて定《さだ》まり、元素結合《げんそけつがふ》して細胞成《さいばうな》る、細胞《さいばう》の內容《ないよう》を原形質《げんけいしつ》と云《い》ふ、其原形質《そのげんけいしつ》が、外圍《ぐわいゐ》より榮養物質《えいやうぶつしつ》を取入《とりい》れて原形質《げんけいしつ》を作《つく》り、又同時《またどうじ》に原形質《げんけいしつ》を破壞《はくわい》し、新陳代謝行《しんちんたいしやおこな》はる、之《これ》を生活力《せいくわつりよく》と云《い》ふ、力字《りきじ》を用《もち》ひざれば、說明《せつめい》する事能《ことあた》はざるを以《もつ》てなり、身體《しんたい》の外《ほか》に向《むか》ふ力《ちから》を外面力《ぐわいめんりよく》と云《い》ひ、內《うち》に込《こ》める力《ちから》を內面力《ないめんりよく》と云《い》ふ、指壓《しあつ》は外《ほか》より力《ちから》を加《くは》へて、內面力《ないめんりよく》を養《やし》なふの法《はふ》にして、生理的運動《せいりてきうんどう》を起《おこ》す。又痛感《またつうかん》の如《ごと》きは、感覺神經《かんかくしんけい》に作用《さよう》する力《ちから》の不釣合《ふつりあひ》より來《く》るが故《ゆゑ》に、內外呼應《ないぐわいこおう》による力《ちから》の調節《てうせつ》は、以《もつ》て之《こ》れを緩解《くわんげ》する事《こと》を得《う》るものなり。

指《し》壓《あつ》療《れう》法《はふ》力《ちから》の應用《おうよう》

第一章　力《ちから》

第一節　力《ちから》の意義《いぎ》

(1)力《ちから》は萬事《ばんじ》萬物《ばんぶつ》を一貫《くわん》して、事物《じぶつ》の存在《そんざい》する所《ところ》、あらざるなく、力《ちから》の働《はたら》く所《ところ》、事物《じぶつ》の之《こ》れに與《あづか》らざるなし、故《ゆゑ》に統《すべ》ての事物《じぶつ》に力字《りきじ》を加《くは》へて決定的《けっていてき》ならしむるなり、例《たと》へば天體《てんたい》の運行《うんかう》は何《なん》に依《よ》りて行《おこな》はるゝかと云《い》ふ假問《かもん》に對《たい》し、運行力《うんかうりよく》によりて行《おこな》はるゝと答《こた》ふれば、決定的《けっていてき》たらしむるが如《ごと》く、又吾人《またごじん》の活動《くわつどう》は何《なに》に依《よっ》て出來《でき》るかと云《い》ふ假問《かもん》に對《たい》し、吾人《ごじん》の活動力《くわつどうりよく》によりて出來《でき》ると答《こた》ふるときは、決定《けってい》的《てき》ならしむるが如《ごと》し、之《こ》れ力《ちから》なるものは、各自《かくじ》に應用《おうよう》しつゝあるが故《ゆゑ》に何《なん》となく、意味《いみ》の了解《れうかい》を得《え》らるゝが爲《ため》である。

第二節　力《ちから》の解明《かいめい》

(1)彈丸《だんぐわん》の飛《とぶ》は其潜《そのひそ》められたる張力《ちやうりき》が動機《どうき》により活力《くわつりよく》となりしによる如《ごと》く、凡《すべ》ての運動《うんどう》は潜《ひそ》められた力《ちから》の動機《どうき》により發動《はつどう》せしによる。

第三節　力《ちから》の運用《うんよう》

(1)吾人《ごじん》の生理状態《せいりじやうたい》は力《ちから》の運用《うんよう》にして、悉《ことごと》く運動《うんどう》を以《もつ》て營爲《えいゐ》せられ、運動《うんどう》の不調《ふてう》が疾病《しつぺい》を起《おこ》す原因《げんいん》をなす、卽《すなは》ち消化力《せうくわりよく》の不足《ふそく》、吸收力《きふしうりよく》の不足《ふそく》、循環力《じゆんくわんりよく》の不調《ふてう》等《とう》、皆然《みなしか》らざるなし、人意的《じんいてき》に力《ちから》を應用《おうよう》して生理的《せいりてき》の營爲《えいゐ》を助《たす》くるもの甚《はなは》だ多《おほ》し、指壓療法《しあつれうはふ》は最《もつと》も之《こ》れに適合《てきがふ》せるものなり。

第四節　集力法《しふりよくはふ》

(1)端座《たんざ》先《ま》づ足《あし》の蹈趾《おやゆび》と蹈趾《おやゆび》とを重《かさ》ね（右《みぎ》を下《した》に）膝《ひざ》と膝《ひざ》との間《あひだ》、拳《こぶし》二個《こ》を入《い》る程《ほど》に開《ひら》き、手《て》を股《もゝ》の上《うへ》に置《お》き、一旦《たん》膝《ひざ》にて立《た》ち、なるべく臀部《でんぶ》を後退《こうたい》して端座《たんざ》し、脊柱《せきちゆう》を直條《ちよくでう》ならしめ、徐《おもむろ》に前腹壁《ぜんふくへき》を引《ひき》締《し》め、且《か》つ肛門括約筋《こうもんくわつやくきん》に力《ちから》を入《い》れ、肩《かた》を擧上《きよじやう》し、前腹壁《ぜんふくへき》の弛緩《しくわん》を許《ゆる》さず、腰部《えうぶ》に力《ちから》を入《い》れながら、肩《かた》を落《おと》し、體《たい》を下位《かゐ》に突詰《つきつめ》る、斯《かく》の如《ごと》くして腰部《えうぶ》に力《ちから》を入《い》れる、是《これ》を二三度《ど》繰返《くりかへ》し、腰部《えうぶ》に力充《ちからみ》ちたるとき、靜《しづ》かに下腹《かふく》を太《ふと》めると同時《どうじ》に息《いき》を少《すこ》しく鼻《はな》より吸入《きふにふ》し、呼吸《こきふ》を停止《ていし》して、下腹《かふく》に力《ちから》を入《い》れ、暫時《ざんじ》堪《た》へて精神《せいしん》を落付《おちつ》け、徐々《じよく》に腹壁《ふくへき》を弛《ゆる》め息《いき》を靜《しづ》かに出《いだ》す（一呼吸《こきふ》の時間《じかん》は十五秒《べう》）而《しか》して又《また》下腹壁《かふくへき》を太《ふと》めると同時《どうじ》に少《すこ》し鼻《はな》より息《いき》を入《い》れ、息《いき》を止《と》めて、下腹壁《かふくへき》に力《ちから》を入《い》れる、暫時《ざんじ》堪《た》へて精《せい》神《しん》を落付《おちつ》け徐々《じよく》に腹壁《ふくへき》を弛《ゆる》め息《いき》を出《だ》す、是《これ》を繰返《くりかへ》す、斯《かく》の如《ごと》くして、腰脚足心氣海丹田《えうきやくそくしんきかいたんでん》の力充實《ちからじゆうじつ》す

ろなり。

白隠《はくいん》曰《いは》く、大凡《おほよそ》生《せい》を養《やしな》ひ、長壽《ちやうじゆ》を保《たも》つの要《えう》は、形《かたち》を錬《ね》るにしかず、形《かたち》を錬《ねる》の要《えう》は、神氣《しんき》をして、丹《たん》田氣海《でんきかい》の間《あひだ》に凝《こ》らしむるにあり、神凝《しんこ》るときは氣聚《きあつま》る、氣聚《きあつま》るときは卽《すなは》ち眞丹《しんたん》なる、丹成則《たんなるとき》は形固《かたちかた》し、形固《かたちかた》きときは神全《しんまつた》し、神全《しんまつた》き則《とき》は壽《いのち》ながし、是仙人九轉還丹《これせんにんきうてんげんたん》の秘訣《ひけつ》に契《かな》へり。

治療家《ちれうか》は此法《このはふ》を修《をさ》め大《おほ》いに心身《しんしん》を鍛錬《たんれん》し、心身壯快《しんしんさうくわい》のもとに患者《くわんじや》に接《せつ》すべし。

第二章　力《ちから》の應用《おうよう》

第一節　疾病《しつぺい》に對《たい》して力《ちから》の應用法《おうようはふ》

(1)慢性胃腸病《まんせいゐちやうびやう》　胃《ゐ》に停滯《ていたい》の感《かん》ある場合《ばあひ》、胃部《ゐぶ》を壓《お》して居《ゐ》て、中《なか》より力《ちから》にて應《こた》へ腹壁《ふくへき》の膨《ふく》れる様《やう》になし、膨《ふく》れるに從《したが》つて、壓《お》して居《ゐ》る手《て》を釣合《つりあは》せつゝ緩《ゆる》め、力充《ちからみ》ちたるとき之《これ》を放《はな》つ、而《しか》して之《これ》を繰《くり》返《かへ》す、又胃腸全體《またゐちやうぜんたい》に於《お》ける場合《ばあひ》　此方法《このはうはふ》を腹部全面《ふくぶぜんめん》に應用《おうよう》す、鳩尾《みづおち》の所《ところ》に壓痛《あつつう》ある部位《ぶゐ》又《また》は下腹《かふく》部脹《ぶは》りて、壓痛《あつつう》ある部位《ぶゐ》、或《あるひ》は左下腹部《ひだりかふくぶ》、右下腹部等《みぎかふくぶとう》の壓痛《あつつう》ある部位等《ぶゐとう》に應用《おうよう》して卽時《そくじ》に效果《かうくわ》を得《う》るなり、其他食欲不振《そのたしよくよくふしん》の時《とき》、腹部《ふくぶ》一體《たい》に之《これ》を行《おこ》なふ、但胃潰瘍《たゞしゐくわいやう》、胃癌《ゐがん》、急性腹膜炎《きふせいふくまくえん》、化膿《けのう》したる部《ぶ》位等《ゐとう》は之《これ》を除《のぞ》く。

(2)神經痛部位《しんけいつうぶゐ》は外部《ぐわいぶ》よりの溫蒸指壓《をんじようしあつ》と、內部《ないぶ》よりの力《ちから》にて應《こた》へる內外呼應《ないぐわいこおう》によりて、疼痛《とうつう》を排除《はいぢよ》する效果偉大《かうくわゐだい》なり。

(3)慢性僂麻質《まんせいりうまちす》は、關節部《くわんせつぶ》と、筋肉《きんにく》とに拘《かゝは》らず、疼痛部《とうつうぶ》の指壓《しあつ》に應《おう》じて、內部《ないぶ》よりの應力《おうりよく》最《もつと》も肝要《かんえう》なり例《たと》へば肘關節《ひぢくわんせつ》、膝膕關節其他屈伸自由《しつこくくわんせつそのたくつしんじいう》ならざる部《ぶ》に力《ちから》を入《い》れる事《こと》は最必要《もつともひつえう》とする所《ところ》なり。

(4)腰痛《えうつう》の局所的《きよくしよてき》に力《ちから》を入《い》れる事《こと》は力《ちから》の應用法中缺《おうようはふちゆうか》くべからざるものにして、其局部《そのきよくぶ》に局限《きよくげん》せる力《ちから》の集《しふ》中《ちゆう》は工夫《くふう》と習鍊《しふれん》を要《えう》す、腰部《えうぶ》に力《ちから》を入《い》れるの方法《はうはふ》は、伏臥《ふくぐわ》して柱叉《はしらまた》は床緣《とこぶち》に足《あし》を踏《ふ》みかけ、兩手《りやうて》を濕《うるほ》し疊《たゝみ》に突《つ》き、體《たい》を柱叉《はしらまた》は床緣《とこぶち》に突《つ》き附《つ》け、力《ちから》を込《こ》めるなり、斯《かく》の如《ごと》して指壓及摩擦《しあつおよびまさつ》と繰返《くりかへ》すときは腰痛《えうつう》は滅盡《めつじん》せらるゝなり。

(5)肩凝《かたこり》は肩《かた》を擧上《きよじやう》し力《ちから》を充《みた》し、之《これ》を落《おと》すと同時《どうじ》に力《ちから》を拔《ぬ》く、叉肩《またかた》を開《ひら》き力《ちから》を入《い》れ之《これ》を舊位《きうゐ》に復《ふく》し力《ちから》を拔《ぬ》く、一張《ちやう》一弛《し》大《おほ》いに效果《かうくわ》あり。

第三章　力《ちから》の應用起原《おうようきげん》

第一節　發明《はつめい》の動機《どうき》

(1)著者大正《ちよしやたいしやう》十四年《ねん》の孟春某地《まうしゆんぼうち》に於《おい》て、指壓療法《しあつれうはふ》の講習會開催中《かうしふくわいかいさいちゆう》、一會員《くわいゐん》より腰痛滅盡《えうつうめつじん》の質問《しつもん》あり、著《ちよ》者《しや》は其時《そのとき》より拾數年前《じうすうねんぜん》に劇烈《げきれつ》なる腰痛疾患《えうつうしつくわん》に罹《かゝ》り、原病《げんびやう》は治《なほ》りたるも、後遺症《こうゐしやう》ありて、微恙《びきゆう》なきにあらず、腰痛滅盡《えうつうめつじん》の體驗《たいけん》なきを以《もつ》て、其質問《そのしつもん》に應《こた》うるの明瞭《めいれう》を缺《か》き、內心大《ないしんおほ》いに慙《はぢ》る所《ところ》あり、其夜《そのや》夜《よ》を徹《てつ》して心身《しんしん》を錬《ね》る、心定身固曉《しんていしんこあかつき》を知《し》らず、漸《やうや》く身《み》を起《おこ》し、入浴《にふよく》を試《こゝろみ》しに從來《じゆうらい》の腰部故障《えうぶこしやう》一點《てん》もなし、玆《こゝ》に於《おい》て腹壁《ふくへき》を固定《こてい》し且《か》つ肛門《こうもん》を括約《くわつやく》し體《たい》を固《かた》めて腰部《えうぶ》に力《ちから》を充實《じゆうじつ》するの法《はふ》を得《え》たり、爾來《じらい》多數《たすう》の患者《くわんじや》に之《こ》れを施《ほどこ》し、一として效《かう》を奏《そう》せざるなし、左《さ》に一二の實例《じつれい》を揭《かゝ》ぐ。

第四章　實驗例《じつけんれい》

第一節　腰痛《えうつう》

(1) 五十餘歲《よさい》の婦人《ふじん》、腰痛《えうつう》を訴《うつた》ふるあり、起立時若干腰《きりつじじやくかんこし》の屈《くつ》を見《み》る、一般《ぱん》指壓《しあつ》を行《おこな》ひたる後《のち》、伏臥柱《ふくぐわはしら》に足《あし》を蹈《ふみ》かけ勵《はげ》まして腰《こし》に力《ちから》を入《い》れしめ且《か》つ指壓《しあつ》をなし、摩擦《まさつ》をも加《くは》へたり、治療《ちれう》三回《くわい》にして治癒《ちゆ》の效《かう》を見《み》たり。

(2) 四十三歲《さい》の女《をんな》、產後《さんご》の異常《いじやう》にて、疲勞甚《ひらうはなは》だしく、產後百餘日《さんごひやくよにち》を經過《けいくわ》して正座《せいざ》する事能《ことあた》はず、依《よ》つて腹部《ふくぶ》に手掌面《しゆしやうめん》をあて、呼吸《こきふ》をなるべく大《おほ》きくなさしめ、終《つひ》に腹壁面《ふくへきめん》に力入《ちからい》り、元氣恢復《げんきくわいふく》し端座《たんざ》する事《こと》を得《う》るに至《いた》れり。

(3)五十五歲《さい》の男子《だんし》、座骨神經痛《ざこつしんけいつう》の後遺症《こうゐしやう》にて、室內《しつない》の運動《うんどう》にも自由《じいう》を缺《か》き苦痛《くつう》に堪《た》へざる狀態《じやうたい》なり、依《よつ》て床緣《とこぶち》に足《あし》を蹈掛《ふみか》けしめ腰部《えうぶ》の指壓《しあつ》をなし、而《しか》して腰部《えうぶ》に力《ちから》を充《み》てしむる事《こと》十數回《すうくわい》、豫後《よご》疼痛《とうつう》なく下肢《かし》の運動輕快《うんどうけいくわい》になり外出《ぐわいしゆつ》數町《すうちやう》の徒步《とほ》も自由《じいう》を得《う》るに至《いた》れり。

第二節　五十手《て》

(1)五十二歲《さい》の男子《だんし》、手《て》の擧上及後廻不可能《きよじやうおよびこうくわいふかのう》の者《もの》に對《たい》し、よく指壓《しあつ》を行《おこ》なひ、手及肩胛《ておよびけんかふ》に力《ちから》を充《みた》さしめ有效全治《いうかうぜんぢ》を見《み》たり。

(2)四十八歲《さい》の女子《ぢよし》、手《て》の擧上及後廻不可能《きよじやうおよびこうくわいふかのう》の者《もの》に對《たい》し、よく指壓《しあつ》を行《おこ》なひ、手及肩胛《ておよびけんかふ》に力《ちから》を入《い》れしめ一張《ちやう》一弛《し》效《かう》を奏《そう》し、擧上後廻自由《きよじやうこうくわいじいう》を得《え》たり。

第三節　胃《ゐ》の壓痛《あつつう》

(1)三十八歲《さい》の男子《だんし》、慢性胃腸病《まんせいゐちやうびやう》にて胃部《ゐぶ》常《つね》に壓痛《あつつう》あり、其部位《そのぶゐ》を壓《お》して居《ゐ》て、中《なか》より力《ちから》をいれ、應《こた》えしめて之《こ》れを繰返《くりかへ》し應用《おうよう》し壓痛《あつつう》なきに至《いた》れり。

右《みぎ》の外《ほか》無數《むすう》。

第二一三圖

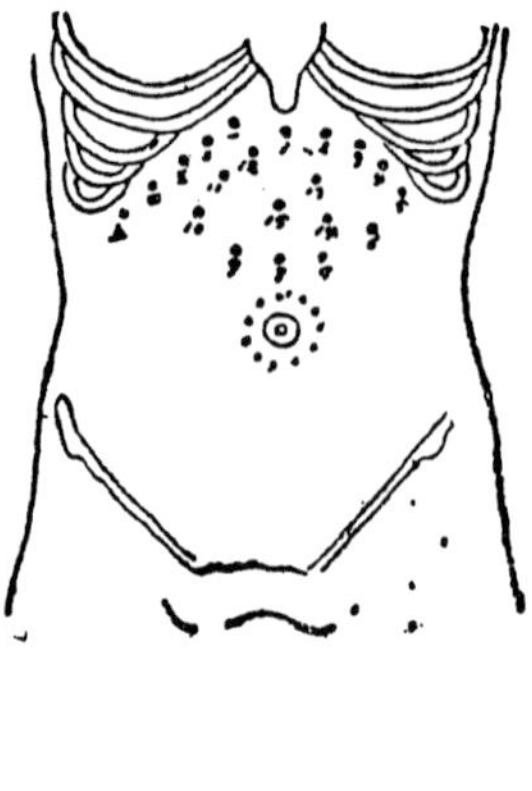

胃部壓點

第廿三編　靈手指壓療法《れいしゆしあつれうはふ》

目次《もくじ》

はしがき

全宇宙間《ぜんうちうかん》に於《おい》て不可解《ふかかい》の事物《じぶつ》なからしめんとする研究《けんきう》は今《いま》に絶間《たえま》ある事《こと》なし、古人《こじん》の原人論《げんんろん》に曰《いは》く、三才《さい》の中《うち》の最《もつと》も靈《れい》なるものにして豈《あ》に本源《ほんげん》なからんやと、其結論《そのけつろん》に云《いは》く、麁《そ》盡《つ》き細除《さいのぞ》き靈性顯現《れいせいけんげん》して法《はふ》として達《たつ》せずと云《い》ふ事《こと》なきを法報身《はふはうしん》と名《な》づく、自然《しぜん》に應現無窮《おうげんむきう》なるを化身佛《けしんぶつ》と名《な》づく云々《うんぬん》、即《すなは》ち靈《れい》の力《ちから》に依《よつ》て出現《しゆつげん》したるものなる事《こと》を説《と》けり、現代科學《げんだいくわがく》の智識《ちしき》は細胞原質《さいばうげんしつ》の物理《ぶつり》、化學狀態《くわがくじやうたい》を究《きは》むるも元素《げんそ》の構成《こうせい》は電子《でんし》の數《すう》に依《よつ》て定《さだ》まる事《こと》を知《し》るも、電子《でんし》は靈《れい》の力《ちから》に依《よつ》て發現《はつげん》せりと云《い》ふの外《ほか》なし。

靈《れい》（たましい）（いのち、命數《めいすう》）、靈氣《れいき》（不思議《ふしぎ》なる氣《き》）、靈秘《れいひ》（くすしくひむ）、靈界《れいかい》（精神界《せいしんかい》）、靈手指《れいしゆし》壓《あつ》をなすときは、感應道交《かんおうだうかう》して、被壓者《ひあつしや》の心身調和《しんしんてうわ》せられ、被壓者《ひあつしや》の生理的營爲《せいりてきえいゐ》自然《しぜん》に復《ふく》し、凡《すべ》ての疾病《しつぺい》を治癒《ちゆ》するものなり。

靈手指壓療法《れいしゆしあつれうはふ》

第一章　靈《れい》の解説《かいせつ》

第一節　靈《れい》の意義《いぎ》

(1)靈《れい》とは靈妙《れいめう》なる力《ちから》にして、大《だい》は宇宙《うちう》の運行《うんかう》より、小《せう》は吾人《ごじん》の活動《くわつどう》に至《いた》る迄《まで》、靈妙《れいめう》なる力《ちから》の働《はたら》きに外《ほか》ならず。

第二節　靈《れい》の力《ちから》と生理的作用《せいりてきさよう》との關係《くわんけい》

(1)靈《れい》の力《ちから》と生理的作用《せいりてきさよう》との關係《くわんけい》は、意識的《いしきてき》と、無意識的《むいしきてき》とに係《かゝは》らず、極《きは》めて親密《しんみつ》なるものなり、故《ゆゑ》に靈的苦惱《れいてきくなう》は同時《どうじ》に生理的苦惱《せいりてきくなう》、又靈的快樂《またれいてきくわいらく》は同時《どうじ》に生理的快樂《せいりてきくわいらく》なれども、意識《いしき》には生理作用《せいりさよう》の伴《ともな》はざるものあり、無意識《むいしき》にしても靈《れい》の力《ちから》による生理的機能《せいりてききのう》の發動《はつどう》は生理作用《せいりさよう》を起《おこ》す、即《すなは》ち無意識運動《むいしきうんどう》の如《ごと》き是《これ》なり。

第二章　靈手修養法《れいしゆしうやうはふ》

第一節　心身鍛錬法《しんしんたんれんはふ》

(1)端座《たんざ》先《ま》づ蹈趾《あしおやゆび》と蹈趾《あしおやゆび》を重《かさ》ね（右《みぎ》を下《した》に）膝《ひざ》と膝《ひざ》との間《あひだ》、拳《こぶし》二つ入《い》る程《ほど》開《ひら》き、手《て》を股《もゝ》の上《うへ》に置《お》き一旦膝《たんひざ》にて立《た》ち、可成《なるべく》尻《しり》を後《うしろ》にやりて坐《すわ》り、脊柱《せきちゆう》を直條《ちよくでう》ならしめ、目《め》を閉《と》ぢ靜《しづ》かに徐々《じよく》と、下腹《したはら》を太《ふと》めると同時《どうじ》に、息《いき》を鼻《はな》より少《すこ》し入《い》れ、息《いき》を止《と》めて下腹《したはら》に力《ちから》を入《い》れ、暫時《ざんじ》堪《た》えて精神《せいしん》を落付《おちつ》け徐々《じよく》と腹《はら》をゆるめ息《いき》を靜《しづ》かに出《いだ》す、之《これ》を繰返《くりかへ》す（一分間《ぶんかん》四度《ど》）三十分間《ぶんかん》。

第二節　無念無想法《むねんむさうはふ》

(1)全身《ぜんしん》の筋肉《きんにく》を緊張《きんちやう》せざる樣《やう》にして、兩眼《りやうがん》を輕《かる》く閉《と》ぢ、口《くち》を塞《ふさ》ぎ、鼻《はな》より呼吸《こきふ》をなす、呼吸《こきふ》は緩《ゆるや》かに斑《まだら》のなき樣《やう》にすべし、此時《このとき》他《た》に如何《いか》なる雜念《ざつねん》湧《わ》き來《きた》るも氣《き》を散亂《さんらん》せしめず、心《こゝろ》を靜《しづ》かに持《もつ》を要《えう》す。

第三節　念力養成法《ねんりきやうせいはふ》

(1)前項《ぜんかう》呼吸平調《こきふへいてう》に、心靜《こゝろしづか》になりたる後《のち》、一種觀《しゆくわん》をなす、何物《なにもの》にても、一品《ぴん》を心《こゝろ》にて持來《もちきた》り、一身《しん》の周圍《しうゐ》に置《お》き、數限《かずかぎ》りもなく置《お》き、其《その》ただ中《なか》に身《み》はありて、同化《どうくわ》し夫《それ》のみになりたるとき、念力《ねんりき》は養成《やうせい》せらるゝなり。

第三章　施療方法《せれうはうはふ》

第一節　靈手指壓施療法《れいしゆしあつせれうはふ》

(1)施療者《せれうしや》は精神統一《せいしんとういつ》後《ご》、手《て》を下《くだ》す事《こと》。
(2)施療者《せれうしや》は兼《かね》て修養《しうやう》せる靈力《れいりよく》を應用《おうよう》する事《こと》。
(3)施療者《せれうしや》は施療中《せれうちゆう》、他事《たじ》を談《だん》ぜざる事《こと》。
(4)施療者《せれうしや》は念力《ねんりき》を込《こ》めて施術《せじゆつ》する事《こと》。
(5)施療者《せれうしや》は被療者《ひれうしや》に靈感《れいかん》あらしむる事《こと》。
(6)先《ま》づ被療者《ひれうしや》を端座《たんざ》せしめ、手《て》を伏《ふ》せて兩股《りやうもゝ》の上《うへ》に輕《かる》く置《お》かしめ、目《め》を輕《かる》く閉《と》ぢ、心《こゝろ》を靜《しづ》かに持《も》ち、雜念等《ざつねんとう》せざる事《こと》を命《めい》ずる事《こと》。
(7)近傍《きんばう》の騷音《ざうおん》を禁《きん》ずる事《こと》。
(8)指壓部位《しあつぶゐ》は指壓方式《しあつはうしき》に準據《じゆんきよ》するも、壓點數《あつてんすう》を少《すく》なくし、一壓時間《あつじかん》を延長《えんちやう》し、最《もつと》も愼重《しんちよう》に行《おこ》なふ事《こと》。

第廿四編　指壓療法《しあつれうはふ》觀心術《くわんしんじゆつ》

目次《もくじ》

はしがき

現在意識現象《げんざいいしきげんしやう》によらずして機能力《はたらくちから》の發動《はつどう》は、一般《ぱん》に第《だい》六感《かん》として知《し》らるゝ所《ところ》のものなり。

僞山《ゐさん》一日臥《じつぐわす》、次《ついで》見㆓仰山來㆒《みぎやうざんのきたるし》、師乃轉《すなはちてんじ》㆑面《めんを》、向《むかつて》㆑壁臥《かべぐわす》、仰云《ぎやういはく》、某甲《ぼうかふ》、是和尚弟子《これをしやので し》下㆑《お》用㆓形迹《もよひけいせき》㆒、師《し》作《なし》㆓起《おきる》勢《せいを》㆒聽《きく》㆑說《とくを》㆓箇夢《このゆめを》㆒、仰取《ぎやうとり》㆓一盤水《ばんのスイ》一條手巾《でつハンカチを》㆒來《きたる》、師遂洗《しつひにあらひ》㆑面《めんを》了《はり》纔《わづか》坐《にざす》、香嚴入來《きやうげんいりきたる》、師云《しいはく》、子試道看《しこゝろみにいへみん》、嚴《げん》乃點來《すなはちてんじき》、師《し》歎云《たんじていはく》、二子《し》神通智慧《じんつうちゑ》、過㆓鶖子《すぎたりしうし》、目連《もくれんに》㆒。

指壓療法觀心術《しあつれうはふくわんしんじゆつ》

第一章　意識關係《いしきくわんけい》

第一節　意識《いしき》の干與《かんよ》せざるもの

現在意識《げんざいいしき》の關知《くわんち》せざる、精神上《せいしんじやう》及《および》肉體上《にくたいじやう》の動作、變化《へんくわ》は一般《ぱん》に知《し》れ亘《わた》りたる事《こと》なれども、肉體上《にくたいじやう》の心搏血行乃至臟器《しんぱくけつかうないしざうき》の運動等《うんどうとう》、精神上《せいしんじやう》の悟道《ごだう》、叡智《えいち》、直感等《ちよくかんとう》、現在意識《げんざいいしき》の干與《かんよ》せざるもの甚《はなは》だ多《おほ》し、現在意識《げんざいいしき》を以《もつ》て判斷《はんだん》し能《あた》はざるものは、學說《がくせつ》を設立《せつりつ》する能《あた》はざるものとなすが如《ごと》きは、之《これ》を知《し》らざるが爲《ため》なり、現在意識《げんざいいしき》を以《もつ》て判斷《はんだん》し能《あた》はざるも、體驗《たいけん》の事實《じじつ》にして、虛飾僞妄《きよしよくぎまう》にはあらざるなり。

第二章　修養法《しうやうはふ》

第一節　方法《はうはふ》

先《ま》づ身體《しんたい》の力《ちから》を拔《ぬ》き、全身《ぜんしん》の筋肉《きんにく》を穩《おだやか》に緩《ゆる》める事《こと》を練習《れんしふ》す、勿論氣《もちろんき》を落付《おちつ》けて、心《こゝろ》を靜《しづ》かに持《も》つ、斯《かく》して、左《さ》の三ヶ條《でう》を修養《しうやう》する事《こと》を爲《な》す。

㈠調息呼吸法《てうそくこきふはふ》

筋肉《きんにく》を緩《ゆる》める練習《れんしふ》を了《れう》したる後《のち》、調息静心呼吸法《てうそくせいしんこきふはふ》即《すなは》ち無念無想《むねんむさう》に移《うつ》る、此法《このはふ》は全身《ぜんしん》の力《ちから》を抜《ぬ》き軽《かる》く両眼《りやうがん》を閉鎖《へいさ》し、口《くち》を塞《ふさ》ぎ、鼻《はな》にて呼吸《こきふ》を行《おこな》ひ、調息法《てうそくはふ》をなす、此調息法實行中《このてうそくはふじつかうちう》は、他《た》に如何《いか》なる想像《さうざう》の雑念《ざつねん》湧《わ》き來《きた》るとも決《けつ》して、其等《それら》の事《こと》に氣《き》を散《ちら》さず、唯息《たゞいき》の出入《でいり》を自然《しぜん》にして、呼《は》く時《とき》も、吸《す》ふときも、斑《まだら》のなき様《やう》に勉《つと》める、息《いき》を吸《す》ふ時《とき》は下腹《かふく》を凸《たか》め、呼《は》くときは下腹《かふく》を凹《くぼ》める、斯《かく》の如《ごと》くにして、十分《ぶん》、二十分《ぶん》、三十分《ぶん》と續《つゞ》けるときは、心事静寂《しんじせいじやく》になり、餘事《よじ》を思慮《しりよ》せざるに至《いた》る。之《こ》れ心身統一《しんしんとういつ》の第《だい》一歩《ぽ》である。

㈡注意力集中《ちゆういりよくしふちゆう》

前述《ぜんじゆつ》の無念無想《むねんむさう》の次《つ》ぎは注意力集中《ちゆういりよくしふちゆう》の練習《れんしふ》を為《な》す、即《すなは》ち總《すべ》ての注意《ちゆうい》を一つのものに集《あつ》める力《ちから》の練《れん》習《しふ》なり、前《まへ》の無念無想《むねんむさう》の時《とき》は何《なに》も思《おも》はない時《とき》の事《こと》なるも、其純《そのじゆん》なる精神《せいしん》を、一つの目的物《もくてきぶつ》又《また》は目《もく》的《てき》の事柄《ことがら》に集中《しふちゆう》し、如何《いか》なる事《こと》にも轉《てん》せず、一心不亂《しんふらん》なる事《こと》。

㈢自覺精身《じかくせいしん》の養成《やうせい》

前《まへ》には無念無想《むねんむさう》の純《じゆん》な精神《せいしん》を今《いま》なさんと云《い》ふ事《こと》にあたつて其注意《そのちゆうい》を集《あつ》める事《こと》を説明《せつめい》せしが、今《いま》やそれに對《たい》する自覺心《じかくしん》を必要《ひつえう》とす、自覺心《じかくしん》とは何事《なにごと》をなすにも、己《おのれ》を信《しん》じ、己《おのれ》をよく辨《わきま》へて安心《あんしん》して仕事《しごと》をなす力《ちから》を云《い》ふ。

第三章　實驗法《じつけんはふ》

第一節　簡單《かんたん》なる觀心術《くわんしんじゆつ》

(1)先《ま》づ術者《じゆつしや》の前《まへ》に他人《たにん》を座《ざ》さしめ、室内《しつない》にある物品《ぶつぴん》を何《なに》か一つ心《こゝろ》の内《うち》に定《さだ》めさせ、相手《あひて》の者《もの》に成《な》るべく努《つとめ》て、悟《さと》られざる樣《やう》にせよと命《めい》じ、術者《じゆつしや》は相手《あひて》の目《め》或《あるひ》は樣子《やうす》を熟視《じゆくし》して、其物品《そのぶつぴん》を云當《いひあて》る法《はふ》である。

術解《じゆつかい》　此法《このはふ》は成《な》るべく努《つと》めて悟《さと》られざる態度《たいど》をせよと命《めい》ずる暗示《あんじ》が、此術《このじゆつ》の極意《ごくい》にして、此暗示《このあんじ》を深《ふか》く對者《たいしや》の頭惱《づなう》に入《い》れざれば成功《せいこう》を見《み》る能《あた》はず、如何《いかん》となれば其暗示《そのあんじ》が深《ふか》く對者《たいしや》の頭腦《づなう》に浸《し》み込《こ》めば、對者《たいしや》は成《な》るべく見《み》ざる樣《やう》に努《つと》めるか、或《あるひ》は態《わざ》と其物品《そのぶつぴん》を見《み》て事更《ことさら》に裝《よそ》ふが如《ごと》くなすべし、其時術者《そのときじゆつしや》は、總《すべ》ての注意力《ちゆういりよく》を、對者《たいしや》の兩眼《りやうがん》又《また》は見振《みぶり》に集《あつ》めて、嚴然《げんぜん》たる態度《たいど》を以《もつ》て熟視《じゆくし》なし居《を》れば、對者《たいしや》はいつしか術者《じゆつしや》の人格《じんかく》に卷込《まきこ》まれて、異樣《いやう》なる態度《たいど》を爲《な》すべし、其時《そのとき》はじめて、其《その》物品《ぶつぴん》の何物《なにもの》なりしかは、自《みづか》ら術者《じゆつしや》の腦裏《なうり》に浮《うか》み來《きた》るものなり、必《かなら》ず術者《じゆつしや》が相手《あひて》に向《むか》ひたるときは、術者《じゆつしや》の修養法《しつやうはふ》を心中《しんちゆう》に繰《く》り返《かへ》す事《こと》を忘《わす》るべからず。

第二節　**察筋術《さつきんじゆつ》**

(1)先《ま》づ室内《しつない》に帽子《ばうし》、ステッキ、茶碗《ちやわん》、土瓶《どびん》、ハンカチ、水差《みづさし》、新聞紙《しんぶんし》、雑誌《ざつし》、煙草《たばこ》、マッチ等《とう》、十種《しゆ》ばかりの物品《ぶつぴん》を配置《はいち》して、此用意《このようい》終《をは》りたれば、他《た》の人《ひと》に其内何《そのうちいづ》れの品《しな》にても、心《こゝろ》の内《うち》に思《おも》はしめ、其思念《そのしねん》する人《ひと》の手《て》を握《にぎ》り、其人《そのひと》の心《こゝろ》に想《おも》ふ物品《ぶつぴん》を察知《さつち》する法《はふ》なり、最初《さいしよ》は品物《しなもの》三個《こ》位《ぐらゐ》を宜《よろ》しとす。

術解《じゆつかい》　凡《すべ》ての注意力《ちゆういりよく》を思念《しねん》する人《ひと》の全身《ぜんしん》に集《あつ》めて、静《しづ》かに手《て》を引《ひき》ながら其種々《そのしゆぐ》なる物品《ぶつぴん》の廻《まは》りを歩《あゆ》めば、思念《しねん》する人《ひと》は必《かなら》ず自分《じぶん》の意中《いちゆう》にある物品《ぶつぴん》の近《ちか》くに行《ゆ》きたる時《とき》は、其思念力《そのしねんりよく》がやがて無意《むい》識運動《しきうんどう》となりて自《みづか》ら其品物《そのしなもの》の側《そば》に近《ちか》づかんとするか、その側《そば》を離《はな》れがたき行為《かうゐ》をなすものなり、其時術者《そのときじゆつしや》は其人《そのひと》の意中《いちゆう》の物品《ぶつぴん》は何物《なにもの》なるかを知《し》る。

注意力集中《ちゆういりよくしふちゆう》の例《れい》

(一)芝居《しばゐ》に見《み》とれて夢中《むちゆう》になつた人《ひと》の態度《たいど》。

(二)演説《えんぜつ》、義太夫《ぎだいふ》、落語《らくご》、講談等《かうだんとう》を聞《き》く熱心《ねつしん》な人《ひと》の様子《やうす》。

(三)角力《すまふ》好きの人《ひと》が、角力見物《すまふけんぶつ》の時《とき》。

此等《これら》の人《ひと》の態度《たいど》を局外《きよくぐわい》から見《み》るときは、其注意力《そのちゆういりよく》を其對《そのたい》するものに奪《うば》はれて、無意識運動《むいしきうんどう》、摸擬《もど》運動《うんどう》となり、不知不識《しらずしらず》の内《うち》に手《て》に汗《あせ》を握《にぎ》り、異様《いやう》の見振《みぶ》りをなすものにして其態度《そのたいど》は自身《じしん》には少《すこ》しも分《わか》らず、對《たい》するものに注意《ちゆうい》が薄《うす》らぐと同時《どうじ》に其身振《そのみぶり》も自然《しぜん》に終《をは》るものである。然《しか》れども、察筋《さつきん》術《じゆつ》の作用《さよう》も、無意識運動《むいしきうんどう》も細密《さいみつ》なる注意《ちゆうい》を爲《な》し居《ゐ》る術者《じゆつしや》には、一々細《こま》かき事《こと》まで其反應《そのはんおう》あれども物品《ぶつぴん》を思念《しねん》する人《ひと》には、かゝる無意識的反應作用《むいしきてきはんのうさよう》によりて察知《さつち》されたる事《こと》は毫《がう》も氣付《きづ》かざるものである、術者《じゆつしや》は之《こ》れを悟《さと》られざる様注意《やうちゆうい》すべし。

第三節　觀心術《くわんしんじゆつ》

(1)直感的《ちよくかんてき》に相手《あひて》の心《こゝろ》を觀破《くわんぱ》するの術《じゆつ》である。

術解《じゆつかい》　此法《このはふ》を行《おこな》はんとする時《とき》は充分術者《じゆうふんじゆつしや》の修養《しうやう》を心中《しんちゆう》に繰返《くりかへ》して、最《もつと》も安静《あんせい》を得《え》たる後《のち》に自我《じが》を去《さ》り、初《はじ》めて對者《たいしや》の思想《しさう》と、自己《じこ》の思想《しさう》の同化《どうくわ》さるゝ事《こと》を確《かた》く信《しん》じて、或《あ》る機會《きくわい》を待《ま》つべし、種々《しゆじゆ》なる雜念《ざつねん》の沸《わ》き來《きた》る内《うち》に動《うご》かすべからざる確信《かくしん》ある思想《しさう》の浮《うか》み出《い》でたる時《とき》、自己《じこ》の思想《しさう》を對者《たいしや》に語《かた》るべし、これ全《まつた》く對者《たいしや》を驚倒《きやうたう》せしむる程《ほど》、對者《たいしや》の意中《いちゆう》を描寫《べうしや》したる事柄《ことがら》である。

第四節　他人《たにん》に懐手《ふところで》をさして其《その》どちらか一方《ぽう》を握《にぎ》らし、何《いづ》れの手《て》を握《にぎ》りたるかを當《あて》る法《はふ》

術解《じゆつかい》　斯《こ》の術《じゆつ》は、先《ま》づ他人《たにん》を二三間前《げんまへ》に立《た》たせ置《お》き、兩手《りやうて》を懐中《くわいちゆう》に入《い》れしめ、どちらかの一方《ぽう》の手《て》をかたく握《にぎ》らしめ、術者《じゆつしや》は云《い》ひ當《あて》る法《はふ》である。之《これ》は自分《じぶん》が云當《いひあて》ると思《おも》ふと云當得《いひあてう》べきものでない、自己《じこ》の心《こゝろ》の働《はたら》きを去《さ》り、自然《しぜん》の靈感《れいかん》により知《し》り得《う》るものにして、術者《じゆつしや》は虚心平氣《きよしんへいき》、被術者《ひじゆつしや》もなく自他同化《じたどうくわ》せるとき、只何《たゞなん》となく、自分《じぶん》の右《みぎ》か左《ひだり》かの手《て》に何《なん》とも云《い》ひ難《がた》き感動《かんどう》即《すなは》ち靈感《れいかん》あり、其時術者《そのときじゆつしや》は當《あて》ると云《い》ふ心《こゝろ》を去《さ》りて、一方《ぽう》の手《て》を握《にぎ》り、被術者《ひじゆつしや》の前《まへ》に出《いだ》せば必《かなら》ず百發百中《ひやっぱつひやくちゆう》するものである、　注意《ちゆうい》　術者《じゆつしや》は當《あ》てると云《い》ふ心《こゝろ》とか、もしはづれたらとか思《おも》ふやうでは絶對《ぜったい》に成功《せいこう》するものでない、術者《じゆつしや》の頭腦《づなう》に種々《しゆぐ》の考《かんが》へ起《おこ》りて自我《じが》の働《はたら》きある内《うち》に當《あた》つても紛中《まぐれあたり》にして眞《しん》の靈感《れいかん》とは云《い》へない、偶然《ぐうぜん》に過《す》ぎないものである。

第五節　隣室《りんしつ》の人《ひと》が今何《いまなに》をして居《ゐ》るかを知《し》る法《はふ》

術解《じゆつかい》　前《まへ》と同樣《どうやう》にして靈感《れいかん》によりて知《し》り得《う》るものである。何《なに》を爲《な》して居《ゐ》るかを思慮《しりよ》しては當《あた》るものでない、非思慮《ひしりよ》にして、自然《しぜん》に湧《わ》き來《きた》る感想《かんさう》により百發百中《ひやっぱつひやくちゆう》するものである。

第六節　何《なに》も知《し》らぬ他人《たにん》を自由《じいう》にする氣合靈術《きあひれいじゆつ》

術解《じゆつかい》　自分《じぶん》の前《まへ》に歩《あゆ》んで行《ゆ》く人《ひと》あり、其人《そのひと》が自分《じぶん》の邪魔《じやま》になつて困《こま》るとき其人《そのひと》を除《の》ける法《はふ》。見物《けんぶつ》中他人《ちゆうたにん》の頭《あたま》が邪魔《じやま》になるとき除《の》ける法《はふ》。行違《ゆきちが》ふ人《ひと》の顔《かほ》を振《ふ》り向《む》かしむる法《はふ》。此法《このはふ》は強《つよ》い自信力《じしんりよく》、思念力《しねんりよく》を先方《せんぽう》に送《おく》る。自分《じぶん》と其人《そのひと》の間《あひだ》に強《つよ》い紐《ひも》か棒《ぼう》を連絡《れんらく》して居《ゐ》る積《つも》りで思《し》念《れん》す、其感應《そのかんのう》は一瞬間《しゆんかん》である。

第七節　他人《たにん》を直立《ちよくりつ》せしめ、思念力《しねんりよく》にて引倒《ひきたふ》す術《じゆつ》

術解《じゆつかい》　先《ま》づ他人《たにん》を直立瞑目《ちよくりつめいもく》せしめ、而《しか》して其後《そのうしろ》に一人助手《にんじよしゆ》を立《た》たしめ其助手《そのじよしゆ》に向《むか》つて、「今余《いまよ》が五六間後《けんうしろ》の方《はう》から氣合《きあひ》をかけるときは、其人《そのひと》が倒《たふ》れるにより、君《きみ》はこゝに居《ゐ》て危《あぶな》くなき様《やう》に、棒《ぼう》が倒《たふ》るゝ様《やう》に倒《たふ》るゝ時《とき》は、之《これ》を抱《かゝ》へよ」と嚴重《げんぢゆう》に命令《めいれい》し、次《つぎ》に被術者《ひじゆつしや》に向《むか》つて「君何《きみなに》も考《かんが》へないで居《を》り給《たま》へ、倒《たふ》れても後《うしろ》には助手《じよしゆ》が支《さゝ》へるから大丈夫《だいぢやうぶ》だ、倒《たふ》れる時《とき》は、頭《あたま》がスーッとしてよい氣《き》持《もち》になる」と暗示《あんじ》して置《お》いて、術者《じゆつしや》はずうつと後《うしろ》の方《はう》に下《さが》り、息《いき》を深《ふか》く下腹《かふく》に入《い》れて、右手《みぎて》の示《し》指《し》と中指《ちゆうし》を伸《のば》し、無名指《むめいし》の爪《つめ》の上《うへ》を拇指《ぼし》にて抑《おさ》へ小指《こゆび》はそれに添《そ》へて曲《ま》げ前《まへ》につき出《だ》し恰《あだか》も被術《ひじゆつ》者《しや》の首《くひ》の邊《へん》から、目《め》に見《み》えぬ紐《ひも》でも附《つ》けて引張《ひつぱ》る様《やう》な氣分《きぶん》で、エーイつと大喝《だいかつ》しながら伸《のば》した右《みぎ》手《て》に満身《まんしん》の力《ちから》を罩《こ》めて被術者《ひじゆつしや》を引張《ひつぱ》る様《やう》にする、そうすると被術者《ひじゆつしや》は間《ま》もなく後方《こうはう》に倒《はふ》れて來《く》る

から助手《じよしゆ》は直《たゞ》ちに之《これ》を抱《だ》き止《と》める、此原理《このげんり》は全《まつた》く心理《しんり》の作用《さよう》にて、前《まへ》に助手《じよしゆ》に命《めい》じたる言葉《ことば》が最《もつとも》、有力《いうりよく》な間接暗示《かんせつあんじ》となりて被術者《ひじゆつしや》の心《こゝろ》を動《うご》かし、後《あと》から引張《ひつぱ》らうとする思念力《しねんりよく》の作用《さよう》にて出《で》來《き》る。

第八節　他人《たにん》をして自分《じぶん》の思《おも》ふ物《もの》を取《と》らせる術《じゆつ》

術解《じゆつかい》　此術《このじゆつ》は最初《さいしよ》に五六の物品《ぶつぴん》を他人《たにん》の座《ざ》せる前《まへ》に散置《さんち》し、豫《あらかじ》めこれを一通《とほ》り見覺《みおぼえ》せしめ、後《のち》に目隱《めかくし》をなさしめ、術者《じゆつしや》は心《こゝろ》の内《うち》に其物品《そのぶつぴん》の内《うち》、一つを定《さだ》め置《お》き、目隱《めかくし》をなし居《を》れる無心《むしん》の者《もの》に無言《むごん》の暗示命令《あんじめいれい》に依《よ》りて取《と》らしむる法《はふ》。

先《ま》づ術者《じゆつしや》は念動《ねんどう》せしめんとする者《もの》に對《たい》し、最初《さいしよ》に「汝《なんぢ》は余《よ》の命令《めいれい》により、此物品《このぶつぴん》の何《いづ》れかを當《あ》て得《う》る余《よ》の暗示作用《あんじさよう》に依《よ》つて、神通力《じんつうりき》或《ある》は千里眼《せんりがん》の如《ごと》く靈妙《れいめう》なる頭《あたま》の働《はたら》きを得《う》るものなれば、決《けつ》して自己自身《じこじしん》の常識《じやうしき》を働《はたら》かして、之《これ》を當《あて》んとの念《ねん》があつてはならない、只無心《たゞむしん》になりて、何《な》んとなく氣《き》の進《すゝ》みたる方向《はうかう》に手《て》を差《さ》し出《だ》して最《もつとも》安心《あんしん》せる物品《ぶつぴん》を取《と》り上《あ》げて差《さ》し示《しめ》せよ、もし不安《ふあん》の念《ねん》起《おこ》らば中止《ちゆうし》して、靜《しづ》かに或《あ》る機會《きくわい》を待《ま》ち再《ふたゝ》び確心《かくしん》のつきたる時其物《ときそのもの》を差《さ》し示《しめ》せ」と命《めい》じ置《お》き、次《つぎ》に目隱《めかくし》をなさしめ、術者《じゆつしや》は其前《そのまへ》に座《ざ》し、專心其定《せんしんそのさだ》めたる物品《ぶつぴん》を相手《あひて》の手先《てさき》に總《すべ》ての注意力《ちゆういりよく》を集中《しふちゆう》し心《こゝろ》の中《うち》に、「余《よ》が心《こゝろ》のうちに定《さだ》めたる物品《ぶつぴん》を必《かなら》ず汝《なんぢ》に取《と》らせ得《う》る其物品《そのぶつぴん》を取《と》れ、其以外《そのいぐわい》のものに手《て》を觸《ふる》るな」と思念《しねん》なし、尚相手《なほあひて》の手《て》が思念以外《しねんいぐわい》のものに觸《ふ》れんとなしたるときは「それは違《ちが》ふ決《けつ》して其品物《そのしなもの》を取《と》るな放《はな》せ放《はな》せ」と强《つよ》く思念《しねん》をなせば相手《あひて》は自然《しぜん》に其暗示《そのあんじ》に同化《どうくわ》されて何《な》んとなく不安《ふあん》な感《かん》じに冒《をか》され其手《そのて》を遠《とほ》ざけるものである。其時同時《そのときどうじ》に透《すか》さず「其手《そのて》を右《みぎ》にやれ」とか、左《ひだり》にやれとか、思念《しねん》する、物品《ぶつぴん》の方向《はうかう》にやる事《こと》を强《つよ》く暗示思念《あんじしねん》す、しばらくの後其手《のちそのて》が思念《しねん》する方向《はうかう》にむかひ、丁度其物品《ちやうどそのぶつぴん》の上《うへ》に行《ゆ》きたるとき始《はじ》めて「それだそれだ、よしつそれを取《と》れ」と强《つよ》く暗示《あんじ》す、不思議《ふしぎ》にも相手《あひて》の先《さき》は何《なに》か重《おも》きものに壓《お》されるか、下《した》に引《ひ》つけらるゝが如《ごと》き氣分《きぶん》となりて下降《かかう》し終《つひ》に安心《あんしん》して其物《そのもの》を取《と》りあげ、しかも相手《あひて》は確信《かくしん》あるものゝ如《ごと》く「これでしよう」と云《い》ひ當《あた》るものである。

(葛藤集《かつとうしふ》)趙州到《でうしういたり》二一庵主處《あんしゆのところに》一 問有麼有麼《とふありやありや》 主竪《しゆじゆ》二起拳頭《きすけんとう》一 州曰水淺《しういはくみづあさふして》不二是《あらずこれ》泊《とゞむる》レ船處《ふねところ》一 便《すなはち》行《ゆく》 又到《またいたる》一庵主處《あんしゆのところ》 問有麼有麼《とふありやありや》 主又竪《しゆまたじゆ》二起拳頭《きすけんとう》一 州云《しういはく》 能縱能奪能殺能活《のうじゆのうだつのうさつのうくわつ》 便作禮《すなはちされいす》

(趙州觀破《てうしうくわんは》)。

此術《このじゆつ》は常《つね》に常識《じやうしき》を以《もつ》て判断《はんだん》する事《こと》と其趣旨《そのしゆし》を異《こと》にして、自然《しぜん》にわききたる第《だい》六感《かん》にあらざれば、例《たと》へ的中《てきちゆう》するも紛中《まぐれあたり》にして、眞《しん》の観心術《くわんしんじゆつ》にあらず、兼《かね》て修養《しうやう》によつて、五官《くわん》に依據《いきよ》せざる能《のう》力《りよく》を養《やしな》ひ得《え》て、其目的《そのもくてき》を達《たつ》すべきものである。

第廿五編　指壓療法暗示術《しあつれうはふあんじじゆつ》

目次《もくじ》

はしがき

信《しん》の心所《しんしよ》は認許澄淨《にんきよてうしやう》の義《ぎ》

念《ねん》の心所《しんしよ》は明記不忘《めいきふばう》の意《い》にして、經驗《けいけん》したる事實《じじつ》を記憶《きおく》する作用《さよう》なるを以《もつ》て、信念《しんねん》せる自己暗示《じこあんじ》は、自己心身《じこしんしん》の事實《じじつ》を表露《へうろ》し、信念《しんねん》の效果確實《かうくわかくじつ》なるものなり。

自己統一作用《じことういつさよう》の完全《くわんぜん》なるときは、現在《げんざい》に意識《いしき》するものなるも、若《も》し自己《じこ》の統一作用《とういつさよう》を失《うし》なひ、他《た》より統《とう》一せらるゝときは、現在《げんざい》に意識《いしき》する事《こと》なくして、他《た》の統一者《とういつしや》の言動《げんどう》に隨《したが》ふに至《いた》る。

治者《ちしや》の一擧《きよ》一動《どう》は患者《くわんじや》に對《たい》し暗示《あんじ》となるものなるが故《ゆゑ》に、謹嚴《きんげん》に莊重《さうちよう》に、平和《へいわ》の態度《たいど》を以《もつ》て治療《ちれう》を行《おこ》なふべし。

指《し》壓《あつ》療《れう》法《はふ》暗《あん》示《じ》術《じゆつ》

第一章　暗示術《あんじじゆつ》

第一節　暗示《あんじ》の意義《いぎ》

(1) 聯想觀念《れんさうくわんねん》を起《おこ》す動機《どうき》となるものを暗示《あんじ》と云《い》ふ。

第二節　自己暗示術《じこあんじじゆつ》

(1) 閑靜《かんせい》なる一室《しつ》に、座布團《ざぶとん》を敷《し》き、拇趾《ぼし》と拇趾《ぼし》と重《かさ》ね（右《みぎ》を下《した》に）、膝《ひざ》と膝《ひざ》との間《あひだ》、拳《こぶし》二つ容《い》る程《ほど》開《ひら》き一旦尻《たんしり》を揚《あ》げ、可成後《なるべくうしろ》にやり脊柱《せきちゆう》を直條《ちよくでう》ならしめて安座《あんざ》し、家族《かぞく》に對《たい》して隙見《すきみ》をしたり、大《おほ》きな聲《こゑ》や音《おと》などを立《た》てない様《やう》に注意《ちゆうい》し、先《ま》づ兩手《りやうて》を輕《かる》く握《にぎ》り之《これ》を前方《ぜんぱう》に水平《すゐへい》に兩手《ちやうて》を相對《あひたい》して、一直線《ちよくせん》に差出《さしいだ》す、眼《め》を閉《と》ぢ、此兩腕《このりやううで》は重《おも》くなつて段々下《だんくした》にさがつて來《く》る、さがつて來《く》ると繰返《くりかへ》し思《おも》つてゐるあくまでも思《おも》つてゐると腕《うで》が何《なん》となく重《おも》い様《やう》な心持《こゝろもち》がして來《き》て、自然《しぜん》に下《さが》つて來《く》るから、まだ〳〵下《さが》る、そうして頭《あたま》も一緒《しよ》に下《さ》がると思《おも》ふのである。強《つよ》く思《おも》つて後《のち》は只何《たゞなに》も思《おも》はずに居《ゐ》ると次第《しだい》に手《て》や頭《あたま》が下《さが》つて來《き》て、うつとりとなり術中《じゆつちゆう》の人《ひと》となる、（何《なに》も思《おも》はずに居《ゐ》ると云《い》ふことは非常《ひじやう》の難事《なんじ》で何《なに》も思《おも》はずに居《ゐ》やうとして居《ゐ》ても、種々《しゆぐ》の雑念《ざつねん》が入《い》つて來《く》るから、其時其雑念《そのときそのざつねん》を追拂《おひはら》ふとすれば却《かへ》つて餘計《よけい》に雑念《ざつねん》が湧《わ》くから、雑念《ざつねん》の起《おこ》つた時《とき》は勝手《かつて》に起《おこ》さしておいて居《ゐ》ると、自然《しぜん》に消《き》えて行《ゆ》くものである。）

最初《さいしよ》眼《め》を閉《と》ぢたる時《とき》、兩手《りやうて》を前《まへ》に差出《さしいだ》す前《まへ》に今日《こんにち》は十分間《ぶんかん》か丶るのだとか、三十分間《ぶんかん》か丶つて居《ゐ》るのだとか云《い》ふことを強《つよ》く思《おも》つて置《お》く。尚覺《なほさめ》てから氣持《きもち》がよいとか云《い》ふ事《こと》も思《おも》つて置《お》く。

又病癖《またびやうへき》を治《なほ》したい人《ひと》は、このとき其治療《そのちれう》する事《こと》を強《つよ》く思《おも》つて置《お》く。

第三節　自己暗示《じこあんじ》にて疾病《しつぺい》を癒《なほ》す法《はふ》

(1) 疲勞習慣《ひらうしふくわん》のものは疲勞《ひらう》せずと專念《せんねん》する事《こと》。

(2) 不眠症《ふみんしやう》のものは、人《ひと》は睡眠時《すゐみんじ》には必《かなら》ず睡眠《すゐみん》するものなるが故《ゆゑ》に就寢《じゆしん》すれば、必《かなら》ず睡眠《すゐみん》するものであると云《い》ふ事《こと》を專念《せんねん》し置《お》く（注睡眠《ちゆうすゐみん》すると云《い》ふ自信《じしん》を得《え》て置《お》く事《こと》、就寢《じゆしん》してからは何《なに》も考《かんが》へない事《こと》）。

(3) 赤面癖《せきめんぐせ》のものは、人《ひと》に對面《たいめん》しても決《けつ》して赤面《せきめん》せずと專念《せんねん》する事《こと》。其他自己暗示《そのたじこあんじ》にて癒《なほ》る事皆同《ことみなおな》じ。

第四節　施他暗示術《せたあんじじゆつ》

(1) 椅子《いす》一臺《だい》、これに樂《らく》な樣《やう》に被術者《ひじゆつしや》を腰掛《こしかけ》させ、さて其被術者《そのひじゆつしや》の前《まへ》にすこし被術者《ひじゆつしや》の方《はう》から云《い》つて右《みぎ》手《て》の方《はう》に術者《じゆつしや》は立《た》ち、左手《ひだりて》にて被術者《ひじゆつしや》の頭《あたま》を輕《かる》くおさへる、婦人《ふじん》なれば、額《ひたひ》の髮際《はえぎは》の處《ところ》を第《だい》二指《し》と第《だい》三指《し》の二本《ほん》にておさへる而《しか》して、術者《じゆつしや》は被術者《ひじゆつしや》に向《むか》つて、此術《このじゆつ》は決《けつ》して恐《おそ》ろしいものでもなく、痛《いた》いことなく、何《なん》でもなく、安樂《あんらく》なものですが、無理《むり》に術《じゆつ》にかゝろふ、かゝろふと思《おも》はなくてもよろしいが、又《また》かゝらずにおかふと思《おも》はないで、どうなとなれと云《い》ふ風《ふう》な氣持《きもち》で居《ゐ》てよろしい、術《じゆつ》にかゝつてからも、あたりの音《おと》なども聞《きこ》えたり、聞《きこ》えなかつたりするが、又別《またべつ》に睡氣《ねむけ》を催《もよほ》さない人《ひと》もあるが、大《たい》てい何《なん》だか、うつとりして來《き》て、氣《き》も心《こゝろ》も力《ちから》が次第《しだい》にぬけて行《ゆ》く樣《やう》でよい氣持《きもち》です、この說明《せつめい》が終《をは》つて、術者《じゆつしや》は右《みぎ》の手《て》を握《にぎ》つて第《だい》二指《し》だけをのばして、その第《だい》二指《し》を上《うへ》から下《した》にそして爪《つめ》を被術者《ひじゆつしや》の方《はう》に向《む》けて、「さあこの爪《つめ》を凝《じつ》と見《み》つめて居《ゐ》て下《くだ》さい」と云《い》ひながら其爪《そのつめ》が被術者《ひじゆつしや》の兩《りやう》眼《め》から一直線《ちよくせん》に約《やく》一尺五寸位《しやくすんぐらゐ》はなれ、且《か》つ五六寸上《すんうへ》にある樣《やう》に指《ゆび》をやる、「私《わたくし》のこの爪《つめ》を見《み》てゐてよそ見《み》をせずに一心《しん》に爪《つめ》ばかり見《み》てゐなさい、かうして見《み》てゐる內《うち》に次第《しだい》に眼《め》が重《おも》くなり、細《ほそ》くなり疲《つか》れて來《き》て、しまひには眼《め》がふさぎますよ、ふさぐともう術《じゆつ》にかゝつたので、それからは頭《あたま》がひとりで下《した》へ下《した》へとさがつて來《き》ます」この樣《やう》に說明《せつめい》しながら、爪《つめ》を見《み》つめさせて、さあ凝《じつ》と見《み》なさいつかれて來《き》ますよ、そら上瞼《うはまぶた》がちよいと下《した》にさがつて來《き》ましたね、そらそろ〳〵眼《め》が重《おも》くなりかけた、さあまだ〱眼《め》が重《おも》くなります、爪《つめ》を見《み》てなさい、じり〱眼《め》が細《ほそ》くなりますよ、そら眼《め》が細《ほそ》くなつて來《き》た、まだ〱細《ほそ》くなつて來《く》る、愈々眼《いよくめ》がつかれる、まだ〱疲《つか》れる、あゝもう眼《め》が閉《と》ぢさうになつて來《き》た、愈々《いよくと》閉ぢて來《く》る、そらもう眼《め》が閉《と》ぢますよ、もう閉《と》ぢたも同樣《どうやう》になつてゐる」

この樣《やう》な言葉《ことば》を一言云《ひとことい》つては四五秒間《べうかん》をおいてくりかへし云《い》つて居《ゐ》る、即《すなは》ち爪《つめ》を見《み》て眼《め》が重《おも》くなり遂《つひ》に閉《と》ぢてしまふと云《い》ふ、暗示《あんじ》を與《あた》へる、決《けつ》して爪《つめ》ばかり見《み》させて居《ゐ》ては駄目《だめ》、見《み》つめさせながら云《い》ふ言葉《ことば》が暗示《あんじ》となつて奏效《さうかう》するのである、眼《め》を閉《と》ぢたる後《のち》、「眼《め》を其儘《そのまゝ》に閉《と》ぢて居《ゐ》ると頭《あたま》が下《さ》がつて來《く》る、さあまだ〱頭《あたま》がさがる、そしてうつとりとなります」と云《い》つて居《ゐ》る内《うち》に術中《じゆつちゆう》の人《ひと》となつたなれば、今私《いまわたくし》が手《て》を二つ拍《う》つとあたまが左右《さいう》にゆら〱と搖《ゆ》れて來《き》ます「それゆれて來《く》る次《し》第《だい》にはげしく搖《ゆ》れて來《く》る」と云《い》ふ内《うち》に搖《ゆ》れて來《く》るものである。

又《また》「あなたの頭《あたま》を三つさすると口《くち》の中《なか》に唾《つばき》が湧《わい》て來《き》ます」と云《い》へば唾《つば》のみをする。

又《また》「手《て》をのばし水平《すゐへい》にあげてごらん」と云《い》へば、手《て》をあげる、其時《そのとき》、その手《て》は次第《しだい》に重《おも》くなつて下《さ》がつてくる」と云《い》へば、下《さ》がつて來《く》るものである。

覺《さま》す法《はふ》は、さあ 私《わたくし》が今《いま》三つ手《て》を打《う》つと覺《さ》めますと云《い》ふ暗示《あんじ》を與《あた》へて、手《て》を三つやゝ強《つ》よく打《う》ち、覺《さ》めたと云《い》へば、覺《さ》めるものである、此前《このまへ》に「あなたは覺《さ》めてから氣持《きもち》よいものです」と云《い》ふ暗示《あんじ》をなしおく。

第三章　**無意識運動法**《むいしきうんどうはふ》

第一節　**方法**《はうはふ》

(1)靜座《せいざ》して瞑目《めいもく》し、強《つよ》く自己暗示《じこあんじ》をなす、「さあこうして居《ゐ》る內《うち》にからだが搖《ゆ》れて來《き》て、後《のち》には手《て》も動《うご》き出《だ》し、種々《しゆぐ》の運動《うんどう》をなす」と之《これ》を繰返《くりかへ》し、念《ねん》じてゐる內《うち》に動《うご》き出《だ》すのである、初《はじめ》は多少意識的《たせういしきてき》に運動《うんどう》してゐても、遂《つひ》に無意識運動《むいしきうんどう》となる。之《これ》は豫《あらか》じめ二十分《ぶん》又《また》は三十分間《ぶんかん》やると云《い》ふ事《こと》を思《おも》ひ置《お》く事肝要《ことかんえう》である。

第四章　**惡癖矯正法**《あくへきけうせいはふ》

第一節　**方法**《はうはふ》

(1)施他暗示術《せたあんじじゆつ》にて術中《じゆつちゆう》の人《ひと》となりたるとき、種々《しゆぐ》の惡癖《あくへき》の矯正《けうせい》せらるる事《こと》を暗示《あんじ》する事《こと》。
(2)自己暗示術《じこあんじじゆつ》にて、惡癖《あくへき》の矯正《けうせい》せらるゝ事《こと》を思念《しねん》する事《こと》。

第廿六編　指壓療法心理學《しあつれうはふしんりがく》

目次《もくじ》

はしがき

心身不二靈肉一體《しんしんふじれいにくいつたい》は古今《ここん》の通觀《つうくわん》にして、毫《がう》も否定《ひてい》の餘地《よち》なきも、心《こゝろ》と云《い》ふ時《とき》は身體《しんたい》も含《ふく》まれ、身體《しんたい》と云《い》ふ時《とき》は心《こゝろ》も含《ふく》まれて居《ゐ》る事《こと》を失却《しつきやく》して考《かんが》ふるが故《ゆゑ》に唯心論《ゆいしんろん》とか唯物論《ゆいぶつろん》とか物心並行論《ぶつしんへいかうろん》とかが唱《とな》へらるゝに至《いた》る、身體《しんたい》の組織《そしき》せらるゝ作用《さよう》を統一《とういつ》の力《ちから》によるとし、統一《とういつ》の力《ちから》を心《こゝろ》と名《な》づくるが故《ゆゑ》に、身體《しんたい》は心《こゝろ》であり、心《こゝろ》は身體《しんたい》である。

指壓療法心理學《しあつれうはふしんりがく》

第一章　心理作用《しんりさよう》

第一節　意識的心理作用《いしきてきしんりさよう》

(1)能《のう》　能動的作用《のうどうてきさよう》　活動《くわつどう》による作意《さい》生起《せいき》の能力作用《のうりよくさよう》である。

(2)受《じゆ》　受動的作用《じゆどうてきさよう》　對境《たいきやう》により適意《てきい》、不適意《ふてきい》を起《おこ》す作用《さよう》である。

(3)想《さう》　事物《じぶつ》の象徴《しやうちやう》、言語《げんご》の調節等《てうせつとう》を寫象《しやしやう》する等《とう》、其他《そのた》諸般《しよはん》を想像《さうぞう》する作用《さよう》である。

(4)行《ぎやう》　行爲《かうゐ》等《とう》の所造《しよざう》せらるゝ作用《さよう》である。

(5)欲《よく》　希望《きばう》の意《い》にして、我當《われまさ》に斯《かく》の如《ごと》き事業《じげふ》を作《な》さんと希望《きばう》する作用《さよう》である。

(6)慧《ゑ》　簡擇《かんちやく》の義《ぎ》にして、正邪善惡《せいじやぜんあく》を判別《はんべつ》する等《とう》、凡《すべ》て事物《じぶつ》を簡別《かんべつ》する作用《さよう》である。

(7)信《しん》　認許澄淨《にんきよちようじやう》の義《ぎ》である、自體澄淨《じたいちようじやう》にして、所對《しよたい》の境《きやう》を認許《にんきよ》して疑《うたがひ》なき心作用《しんさよう》である。獨《ひと》り自體澄淨《じたいちやうじやう》なるのみにあらず、同時相應《どうじさうおう》の心所《しんしよ》をして澄淨《ちようじやう》ならしむる作用《さよう》である。

(8)念《ねん》　明記不忘《めいきふまう》の意《い》、曾《かつ》て經驗《けいけん》したる事實《じじつ》を記憶《きおく》する作用《さよう》である。

(9) **警覺《けいかく》** 刺戟《しげき》警誡《けいかい》の意《い》にして、作意《さい》活動《くわつどう》せしむるの作用《さよう》である。

(10) **勝解《しやうげ》** 已《すで》に智慧《ちえ》の簡別《かんべつ》したる境《きやう》に於《おい》て印可《いんか》し、尙明《なほあきらか》に判定《はんてい》を與《あた》ふるの作用《さよう》である。

(11) **注意《ちゆうい》** 一境《きやう》に專注《せんちゆう》するの意《い》にして、所對《しよたい》の境《きやう》に絶《た》えず、注意《ちゆうい》するの作用《さよう》である。

(12) **不放逸《ふはういつ》** 專心《せんしん》に善法《ぜんはふ》を修《しう》する意《い》にして、散亂《さんらん》せしめざる作用《さよう》である。

(13) **輕安《けいあん》** 心身共《しんしんとも》に輕利《けいり》安適《あんてき》の意《い》にして、苦悶《くもん》する事《こと》なき作用《さよう》である。

(14) **捨《しや》** 心《こゝろ》浮《う》く事《こと》なく、沈《しづ》む事《こと》なき意《い》にして、秤《はかり》の如《ごと》く平等《びやうどう》なる作用《さよう》である。

(15) **慚《ざん》** 内《うち》に慚《はぢ》る意《い》にして、罪障《ざいしやう》を自覺《じかく》し恥《はつ》る心作用《しんさよう》である。

(16) **愧《き》** 外《ほか》に愧《はつ》る意《い》にして、賢聖《けんせい》に對《たい》し恥《はつ》かしく思《おも》ふ心作用《しんさよう》である。

(17) **無貪《むどん》** 已得《きとく》の財法《ざいはふ》に於《おい》て耽著《たんちやく》せず、未得《みとく》の財法《ざいはう》に於《おい》て希求《ききう》する事《こと》なき作用《さよう》である。

(18) **無瞋《むじん》** 情非情《じやうひじやう》一切《さい》に對《たい》して深《ふか》く憐愍《れんびん》し、損害《そんがい》をなさざる意《い》にして、瞋《じん》ならざる作用《さよう》である。

(19) **不害《ふがい》** 他《た》を害《がい》せざるの意《い》にして、無瞋《むじん》の稍《やゝ》麁《そ》顯《けん》の狀態《じやうたい》にある。心作用《しんさよう》である。

(20) **勤《きん》** 已生《きせい》の善心《ぜんしん》を守護《しゆご》增進《ぞうしん》し勉《つと》めて過失《くわしつ》をなさざる心作用《しんさよう》である。

(21) **痴《ち》** 昏晦《こんくわい》にして決斷心《けつだんしん》を缺《か》く心作用《しんさよう》である。

(22) **放逸**《はういつ》 周到《しうとう》ならず、放任散逸《はうにんさんいつ》の心作用《しんさよう》である。

(23) **懈怠**《かいた》 怠《おこた》るの意《い》にして、勤《きん》に反《はん》する心作用《しんさよう》である。

(24) **不信**《ふしん》 信《しん》に反《はん》する心作用《しんさよう》である。

(25) **昏沈**《こんちん》 沈欝《ちんうつ》にして事《こと》をなすに堪《た》えざる心作用《しんさよう》である。

(26) **輕躁**《けいさう》 浮動常《ふどうつね》なき心作用《しんさ・よう》である。

(27) **無慚**《むざん》 内《うち》に恥《はづ》る心《こゝろ》なき心作用《しんさよう》である。

(28) **無愧**《むき》 外《ほか》に恥《はづ》る心《こゝろ》なき心作用《しんさよう》である。

(29) **忿**《ふん》 瞋《じん》と同系統《どうけいとう》にして、短氣《たんき》の性《せい》ある心作用《しんさよう》である。

(30) **覆**《ふく》 罪過《ざいくわ》を隱蔽《いんぺい》するの性《せい》ある心作用《しんさよう》である。

(31) **慳**《けん》 財法《ざいはふ》に於《お》て悋惜《りんせき》する心作用《しんさよう》である。

(32) **姤**《しつ》 他《た》の榮達《えいたつ》を喜《よろこ》ばず、姤忌《しつき》するの心作用《しんさよう》である。

(33) **惱**《なう》 他《た》の諫誨《かんくわい》を容《い》るゝの量《りやう》なく、自《みづか》ら苦悶《くもん》する心作用《しんさよう》である。

(34) **害**《がい》 他《た》に危害《きがい》を加《くは》ふる心作用《しんさよう》である。

(35)恨《こん》　先《さき》に忿怒《ふんど》したる事《こと》に於《おい》て怨《うらみ》を結《むす》びて解《とけ》ざる心作用《しんさよう》である。

(36)諂《てん》　他《た》を籠絡《ろうらく》せんが爲《ため》に故《こと》さらに彼《かれ》に従順《じゆうじゆん》し自《みづから》の本心《ほんしん》を現《あら》はさざる阿曲《あきよく》の心作用《しんさよう》である。

(37)誑《きよう》　詐僞《さぎ》の心作用《しんさよう》である。

(38)矯《けう》　財位《ざいゐ》才學《さいがく》に於《おい》て自負《じふ》心强《しんつよ》き心作用《しんさよう》である。

(39)尋《じん》　麁淺《そせん》なる推求作用《すいきうさよう》を性《せい》となす心作用《しんさよう》である。

(40)伺《し》　細深《さいしん》なる考察作用《かうさつさよう》を性《せい》とする心作用《しんさよう》である。

(41)闇《あん》　分明《ぶんめい》に對境《たいきやう》を緣取《えんしゆ》すること能《あた》はざる心作用《しんさよう》である。

(42)追悔《ついくわい》　過去《くわこ》になせし事《こと》を追悔《ついくわい》する心作用《しんさよう》である。

(43)貪《とん》　染著《せんちやく》して貪求《とんきう》する心作用《しんさよう》である。

(44)愼《じん》　惡行爲《あくかうゐ》の動機《どうき》となる心作用《しんさよう》である。

(45)慢《まん》　自慢《じまん》の心作用《しんさよう》である。

(46)疑《き》　疑《うたがふ》の心作用《しんさよう》である。

以上《いじやう》の意覺《いかく》（意識覺醒《いしきかくせい》）は、統一作用《とういつさよう》に依《よ》る。

未《いま》だ意識《いしき》せられざる以前《いぜん》、即《すなは》ち未來意識《みらいいしき》は白紙《はくし》（無《む》）の如《ごと》くなれども、單《たん》に消極的《せうきよくてき》の受働力《じゆどうりよく》あるのみにあらずして、積極的《せききよくてき》の能働力《のうどうりよく》、即《すなは》ち潜勢力《せんせいりよく》あるものなり、現在《げんざい》に意識《いしき》する所《ところ》の現在意識《げんざいいしき》は流轉《るてん》變遷《へんせん》して同時《どうじ》に二以上明瞭《いじやうめいれう》に意識《いしき》するものに非《あら》ず、過《す》ぎ去《さ》りたる意識即《いしきすなは》ち過去《くわこ》の意識《いしき》は、潜識又《せんしきまた》は藏識《ざうしき》（先天的《せんてんてき》、後天的《こうてんてき》）として存《そん》す、潜勢力《せんせいりよく》は先天的《せんてんてき》（氣質《きしつ》の差別《さべつ》）と後天的《こうてんてき》（訓養《くんやう》に依《よつ》て優劣《いうれつ》の差別《さべつ》）とにして、意識《いしき》の自發性《じはつせい》となる。

第二節　官能的心理作用《くわんのうてきしんりさよう》

(1) 眼識《がんしき》　眼根《がんこん》と色境《しききやう》との間《あひだ》に空隙《くうげき》と光線《くわうせん》との緣《えん》を俟《ま》ち、作意《さい》により生起《せいき》す。

（一）色《いろ》、青《あを》、黄《き》、赤《あか》、白《しろ》、淺赤《あさあか》（紅《べに》）淺青《あさあを》（碧《へき》）青黄《あをき》（綠《みどり》）褐色《かつしよく》、紫色等《ししよくとう》は皆青黄赤白《みなせいくわうせきはく》の濃淡《のうたん》混淆《こんかう》に名《な》づけたるものなり。

（二）形《かたち》、長《ちやう》、短《たん》、方《はう》、圓《ゑん》、高《かう》、下《げ》、正《せい》、不正《ふせい》。

以上《いじやう》の知識《ちしき》、識別《しきべつ》、認識《にんしき》する視覺《しかく》は統一作用《とういつさよう》に依《よ》る。

(2) 耳識《じしき》　耳根《じこん》と、音聲境《おんせいきやう》、作意《さい》により生起《せいき》す。

（一）山川《さんせん》、草木《さうもく》、金石等《きんせきとう》の物體《ぶつたい》より發生《はつせい》する聲《こゑ》、　（二）身體《しんたい》より發生《はつせい》する聲《こゑ》、　（三）有情聲《いうじやうせい》。

(四)非有情聲《ひうじやうせい》、　(五)可意聲《かいせい》、　(六)不可意聲《ふかいせい》。
以上《いじやう》の聽覚《ちやうかく》は統一作用《とういつさよう》に依《よ》る。

(3) **鼻識《びしき》**

鼻根《びこん》と、香境《かうきやう》、作意《さい》により生起《せいき》す。
(一)好意《かうい》、　(二)不好意《ふかうい》。
以上《いじやう》の齅覚《きうかく》は統一作用《とういつさよう》に依《よ》る。

(4) **舌識《ぜつしき》**

舌根《ぜつこん》と、味境《みきやう》、作意《さい》により生起《せいき》す。
(一)苦《にがい》、　(二)酢《すい》、　(三)鹹《しほから》、　(四)辛《からい》、　(五)甘《あまい》、　(六)濃《こい》、　(七)淡《うすい》。
以上《いじやう》の味《み》覚《かく》は統一作用《とういつさよう》による。

(5) **身識《しんしき》**

身根《しんこん》と觸境《しよくきやう》、作意《さい》により生起《せいき》す。
(一)堅《けん》《かたい》　(二)濕《しつ》《しめり》　(三)煖《だん》《あたたか》　(四)動《どう》《うごく》　(五)滑《くわつ》《なめらか》　(六)澁《しう》《しぶい》　(七)重《ぢゆう》《おもい》　(八)輕《けい》《かるい》　(九)冷《れい》《つめたい》　(十)餓《が》《うえる》
(十一)渇《かつ》《かわく》
以上《いじやう》の觸覚《しよくかく》は統一作用《とういつさよう》による。

第二章　心理作用《しんりさよう》の用語解説《ようごかいせつ》

第一節　感覺作用《かんかくさよう》

(1)感《かん》と覺《かく》とを結《むす》び合《あは》せたる熟詞《じゆくじ》にして、快感《くわいかん》、不快感等《ふくわいかんとう》の感覺《かんかく》、又《また》は視覺《しかく》、聽覺等《ちやうかくとう》の感覺《かんかく》、或《あるひ》は外來《ぐわいらい》刺戟《しげき》の感覺《かんかく》、若《も》しくば運動《うんどう》の感覺《かんかく》、將又《はたまた》性慾等《せいよくとう》の感覺《かんかく》は統一作用《とういつさよう》による。

第二節　表象作用《へうしやうさよう》

(1)意識面《いしきめん》に表《あらは》るゝ作用《さよう》及《およ》び適意《てきい》、不適意《ふてきい》、其他《そのた》の表象作用《へうしやうさよう》は統一作用《とういつさよう》にある。

第三節　感情作用《かんじやうさよう》

(1)感情作用《かんじやうさよう》は、表象感覺等《へうしやうかんかくとう》に對《たい》する自我《じが》の態度《たいど》即《すなは》ち好《かう》、惡《を》、受《じゆ》、憎《ぞう》、快《くわい》、不快其他無數《ふくわいそのたむすう》の作用《きよう》は皆統《みなとう》一作用《いつさよう》による、統一作用者《とういつさようしや》たる自己《じこ》は感情《かんじやう》の奴隷《どれい》たるべからず、應《まさ》に自己《じこ》之れを使《つか》ふべき者《もの》である。

葛藤集《かつとうしふ》曰《いはく》

瑞巖彥和尙《ずいがんげんをしやう》（毎日自喚《まいじつみづからよぶ》ニ主人公《しゆじんこうと》一復《また》自《みづから》應諾《おうだく》（返事《へんじ》する事《こと》）乃云《すなはちいはく》惺々著《せいせいちやく》（目《め》が覺《さ》めてゐるか諾《だく》（ハイ覺《さ》めて居《を》ります）他事異日《たじいじつ》莫《なかれ》レ受《うくる》ニ人瞞《ひとまん》一（人《ひと》に瞞《だま》されるまいぞ）諾諾《だくだく》（ハイハイ）。

第四節　情緒作用《じやうちよさよう》

(1)喜《よろこび》、悲《かなしみ》、驚《おどろく》、怒《いかる》、愛《あい》、憎《にくむ》、慕《したふ》、戀《こひ》、慾等《よくとう》の情緒作用《じやうちよさよう》は統一作用《とういつさよう》による。

第五節　**情意作用《じやういさよう》**

(2)活動《くわつどう》の情意《じやうい》、自己保存《じこほぞん》の情意《じやうい》、利多的情意《りたてきじやうい》(愛情《あいじやう》、同情《どうじやう》)藝術的情意《げいじゆつてきじやうい》、論理的情意《ろんりてきじやうい》、理智的情意《りちてきじやうい》道徳的情意《だうとくてきじやうい》、宗教的情意等《しうけうてきじやういとう》の諸作用《しよさよう》は統一作用《とういつさよう》に依《よ》る。

第六節　**意志作用《いしさよう》**

(1)全意識《ぜんいしき》の中樞的作用《ちゆうすうてきさよう》は統一作用《とういつさよう》に依《よ》る。

第七節　**主觀作用《しゆくわんさよう》**

(1)自己《じこ》の心理的作用《しんりてきさよう》は統一作用《とういつさよう》による。

第八節　**客觀作用《かくくわんさよう》**

(1)主觀《しゆくわん》に對《たい》し外物《ぐわいぶつ》を認《みとむ》る作用《さよう》は統一作用《とういつさよう》による。

第九節　**能働作用《のうどうさよう》**

(1)仕掛《しかけ》る作用《さよう》は統一作用《とういつさよう》による。

第十節　**所働作用《しよどうさよう》**

(1)仕掛《しかけ》けられる作用《さよう》は統一作用《とういつさよう》による。

第一節　**概念作用《がいねんさよう》**

(1)心理《しんり》に於《おい》て總體《そうたい》を概括《がいくわつ》したる作用《さよう》は統一作用《とういつさよう》による。

第十二節　**具象作用《ぐしやうさよう》**

(1)總括《そうくわつ》せる具象作用《ぐしやうさよう》は統一作用《とういつさよう》による。

第十三節　**抽象作用《ちうしやうさよう》**

(1)具象中《ぐしやうちゆう》より抽象《ちうしやう》したる作用《さよう》は統一作用《とういつさよう》による。

第三章　**病的心理《びやうてきしんり》**

第一節　**精神上《せいしんじやう》及《および》肉體上《にくたいじやう》に於《お》ける外來《ぐわいらい》の刺戟《しげき》に對《たい》する印象《いんしやう》の變態《へんたい》**

(1)意識《いしき》の感受性《かんじゆせい》が甚《はなは》だしく増加《ぞうか》して過敏《くわびん》なるか、又《また》は著《いちじる》しく減少《げんせう》して遲鈍《ちどん》なるか。

(2)知覺作用《ちかくさよう》が過度《くわど》又《また》は減弱《げんじやく》。

(3)錯覺《さくかく》(種々錯綜《しゆくさくそう》せる表象《へうしやう》)。

(4)幻覺《げんかく》(有無反對《うむはんたい》の表象《へうしやう》)。

第二節　感情《かんじやう》發動《はつどう》の變態《へんたい》

(1)感情《かんじやう》の興奮《こうふん》が過度《くわど》なるときは、餘《あま》りに甚《はなは》だしく積極的《せつきよくてき》に、活動的《くわつどうてき》に、肯定的《がんていてき》に、決行的《けつかうてき》に、卽《すなは》ち其《その》間《かん》に取捨《しゆしや》、選擇《せんたく》、熟慮《じゆくりよ》、反省《はんせい》の暇《いとま》なく、手當《てあた》り次第《しだい》、遭遇次第《そうぐうしだい》、總《すべ》てを決行《けつかう》し、斷行《だんかう》して止《や》まざる傾向《けいかう》である。

(2)感情《かんじやう》が過度《くわど》に沈滯《ちんたい》したるときは、沈鬱的傾向《ちんうつてきけいかう》甚《はなは》だしく、總《すべ》て積極的《せききよくてき》又《また》は活動的《くわつどうてき》の元氣《げんき》を缺《か》き、萬事《ばんじ》に對《たい》しても、消極的《せうきよくてき》に不活潑《ふくわつぱつ》に、憂鬱《いううつ》に、一切《さい》の努力《どりよく》も決意《けつい》も乏《とぼ》しくなる。

第三節　表象《へうしやう》觀念《くわんねん》又《また》は聯想觀念《れんさうくわんねん》の變態《へんたい》

(1)奇異《きい》の觀念《くわんねん》、無意味《むいみ》の觀念《くわんねん》、誤《あやま》つた觀念等《くわんねんとう》にして、顚倒夢想《てんたうむさう》し、既知《きち》のものが未知《みち》になつたり、又《また》健忘《けんばう》となる。

第四節　意志活動《いしくわつどう》の統一《とういつ》に關《くわん》する變態《へんたい》

(1)不安《ふあん》、不快《ふくわい》、懊惱《あうなう》の感《かん》が全意識《ぜんいしき》を蹂躙《じうりん》して、判斷作用《はんだんさよう》や、推理作用《すいりさよう》は毀損《きそん》され、妄念《まうねん》、妄想《まうさう》强《つよ》く、注意《ちゆうい》や、努力《どりよく》も失《うし》なふに至《いた》る。

第四章　睡《すゐ》眠《みん》

第一節　睡眠狀態《すゐみんじやうたい》

(1)種々《しゆぐ》の事物《じぶつ》が、意識面《いしきめん》に表象《へうしやう》せざるときは、睡眠狀態《すゐみんじやうたい》にして、意識面《いしきめん》に表象《へうしやう》する神經機能《しんけいきのう》の中樞《ちゆうすう》が之《これ》を阻止《そし》する神經中樞《しんけいちゆうすう》の爲《ため》に阻止《そし》せらるゝにより、不眠《ふみん》は意識面《いしきめん》に表象《へうしやう》する神經機能《しんけいきのう》を阻止《そし》する神經中樞《しんけいちゆうすう》が其能力《そののうりよく》を發揮《はつき》せざるによる。

現代《げんだい》の生理學《せいりがく》も、心理學《しんりがく》も、睡眠《すゐみん》に對《たい》しての學說《がくせつ》として見《み》るべきものなし、之《こ》れ生理學《せいりがく》と、心理學《しんりがく》と別個《べつこ》の取扱《とりあつかひ》に起因《きいん》するのである。

覺醒時《かくせいじ》に意識面《いしきめん》に表象《へうしやう》する所《ところ》の作用《さよう》は、自己《じこ》の統一力《とういつりよく》によつて行《おこな》はるゝ事《こと》は勿論《もちろん》にして、此表象《このへうしやう》が阻止《そし》せらるゝ時《とき》は睡眠狀態《すゐみんじやうたい》なるが故《ゆゑ》に、人意《じんい》を加《くは》へざるときは、阻止《そし》神經《しんけい》の働《はたら》きを起《おこ》し、睡眠《すゐみん》するものである。生理學的《せいりがくてき》に腦髓《なうずゐ》の狀態《じやうたい》、卽《すなは》ち腦《なう》の血液《けつえき》が減退《げんたい》するとか、腦《なう》に生《しやう》じたる疲勞素《ひらうそ》を排除《はいじよ》するとか云《い》ふ樣《やう》な事《こと》を考《かんが》へて居《ゐ》ては、解決《かいけつ》せらるゝものにあらず、故《ゆゑ》に心身《しんしん》一如《によ》の境涯《きやうがい》によつて、睡《すゐ》眠《みん》の理《り》は解《かい》せらるゝものである。

第五章　夢《ゆめ》

第一節　夢《ゆめ》の心理狀態《しんりじやうたい》

(1)夢《ゆめ》は半醒《はんせい》、半睡《はんすゐ》の心理狀態《しんりじやうたい》に於《おい》て、意識面《いしきめん》に表象《へうしやう》する微弱《びじやく》なる統一作用《とういつさよう》によつて行《おこな》はるゝ狀態《じやうたい》である、而《しか》して記憶《きおく》の出現《しゆつげん》を最《もつと》も多《おほ》しとす、兼《かね》て統一作用《とういつさよう》の減弱《げんじやく》せる心身《しんしん》の境遇《きやうぐう》に見《み》る所《ところ》である、即《すなは》ち聯想作用《れんさうさよう》が、不統一《ふとういつ》に雜多《ざつた》に行《おこな》はるゝのである。

第六章 催《さい》眠《みん》

第一節 催眠狀態《さいみんじやうたい》の心理《しんり》

(1)催眠狀態《さいみんじやうたい》の心理《しんり》は、施術者《せじゆつしや》による催眠狀態《さいみんじやうたい》にしても、自己催眠狀態《じこさいみんじやうたい》にしても、意志《いし》の統一作用《とういつさよう》が中止《ちゆうし》し、意識面《いしきめん》の表象《へうしやう》が、思《おもひ》の儘《まゝ》に現《あら》はるゝ狀態《じやうたい》である。

(2)催眠術者《さいみんじゆつしや》より掛《か》けし、催眠術《さいみんじゆつ》にかゝりし時《とき》は、自己《じこ》の意志活動《いしくわつどう》が中止《ちゆうし》せられて、術者《じゆつしや》の命令《めいれい》や、暗示《あんじ》に從《したが》つて行動《かうどう》するのである。

(3)術者《じゆつしや》の暗示《あんじ》に對《たい》しては極《きは》めて鋭敏《えいびん》にして、術者《じゆつしや》の一言《げん》一行《かう》を眞實《しんじつ》に意識面《いしきめん》に表象《へうしやう》するのである。即《すなは》水《みづ》をも酒《さけ》と考《かんが》へ、蠟燭《らうそく》をも飴《あめ》と思《おも》ふのである。術者《じゆつしや》の統一作用《とういつさよう》が、暗示《あんじ》の儘《まゝ》に行《おこな》はれ、飛行機《ひかうき》に乘《のつ》たと云《い》へば、實際《じつさい》に乘《の》りたる氣持《きもち》になり、富士《ふじ》の山《やま》が見《み》えると云《い》へば、見《み》える狀態《じやうたい》にある、有《あ》るものを無《な》いと思《おも》ひ、無《な》きものを有《あ》ると考《かんが》へ、極度《きよくど》には知覺《ちかく》をも失《うし》なふに至《いた》るのである。

(4)自己催眠《じこさいみん》に於《お》ける暗示《あんじ》の效果《かうくわ》は疾病治療《しつぺいちれう》にも其他《そのた》の應用《おうよう》にも有利《いうり》の事尠《ことすく》なからず、思《おも》ふと云《い》ふ心所《しんしよ》は、意識《いしき》の原動力《げんどうりよく》となるものにて、思《おも》ひたる事《こと》は、時經《ときへ》ても、意識《いしき》を呼起《こき》し、又《また》は意識面《いしきめん》に表象《へうしやう》するものである。

(5)自己催眠《じこさいみん》に於《おい》て、自己暗示《じこあんじ》は、強《つよ》く思《おも》ひ念《ねん》ずるのである。例《たと》へば夜間寢《やかんしん》に就《つ》くの際《さい》、明朝何時覺醒《めうてうなんじかくせい》する事《こと》を、深《ふか》く深《ふか》く思念《しねん》し置《お》く時《とき》は其時間《そのじかん》に覺醒《かくせい》するものである。(自己催眠法《じこさいみんはふ》は暗示術《あんじじゆつ》の條下《でうか》にあり)。

第七章　結《けつ》　論《ろん》

心《こゝろ》は絶對無限《ぜつたいむげん》であるから、何《なに》も彼《か》も心《こゝろ》の範圍内《はんゐない》に包容《はうよう》するのである。天地《てんち》を以《もつ》て嵌《は》めるときは、天《てん》地《ち》の心《こゝろ》となり、有形《いうけい》を以《もつ》て嵌《は》めるときは有形《いうけい》の心《こゝろ》となり、無形《むけい》を以《もつ》て嵌《は》めるときは、無形《むけい》の心《こゝろ》となる。之《こ》れ心《こゝろ》なるものは、事物《じぶつ》の存在《そんざい》する所《ところ》あらざるなく、心《こゝろ》の働《はたら》く所《ところ》、事物《じぶつ》の之《これ》に與《あづか》らざるなきによる、斯《か》く普遍《ふへん》なる心《こゝろ》も、外界《ぐわいかい》に嵌當《はめあ》てゝ初《はじ》めて認《みと》めらるゝものにして、未《いま》だ當嵌《あては》めざるものは活《くわつ》動《どう》せざると同《おな》じである。

唯心論者《ゆいしんろんしや》は、事物《じぶつ》は心《こゝろ》の所現《しよげん》なり、事物《じぶつ》と觀《くわん》する所《ところ》のものは、悉《ことごと》く吾人《ごじん》の心《こゝろ》の反映《はんえい》に過《す》ぎず、若、し事物《じぶつ》と、心《こころ》と別《べつ》にして、本質《ほんしつ》を異《こと》にするとせば、其間《そのかん》に認識《にんしき》の成遂《せいすゐ》せらるゝ理《り》なしと。

唯物論者《ゆいぶつろんしや》は縦令心《たとへこゝろ》ありとするも、事物《じぶつ》なければ、心的作用《しんてきさよう》の起《おこ》る縁由《えんいう》を失《うしな》ふ、要《えう》するに物《もの》は本《もと》にして、心《こゝろ》は従《じゆう》なり、例《たと》へば人身《じんしん》ありて始《はじ》めて心《こゝろ》の作用《さよう》あり、肉體《にくたい》を離《はな》れて心的作用《しんてきさよう》の獨立《どくりつ》は考《かんが》ふること能《あた》はず、要《えう》するに、物質《ぶつしつ》の集積錬化《しふせきれんくわ》の上《うへ》に現《あら》はるゝ、一種《しゆ》の勢力《せいりよく》即《すなは》ち心《こゝろ》にして、物外《ぶつぐわい》に心《こゝろ》なしと。

心物並行論者《しんぶつへいかうろんしや》は心理状態《しんりじやうたい》と生理状態《せいりじやうたい》は並行《へいかう》して現《あら》はるゝものにて、同一本體《どういつほんたい》の作用《さよう》で、兩方面《りやうはうめん》の形《けい》式《しき》を取《と》つて現《あら》はるゝに外《ほか》ならずと。

以上《いじやう》の三論《さんろん》は共《とも》に身體《しんたい》と心《こゝろ》とを二つに見《み》ての偏見《へんけん》にして、心《こゝろ》と云《い》ふときは身體《しんたい》を含《ふく》み、身體《しんたい》と云《い》ふときは心《こゝろ》も含《ふく》まれてゐる事《こと》を了《れう》せざるが為《ため》である。

電子《でんし》は電子其《でんしその》ものゝ統一力《とういつりよく》によつて成立《せいりつ》し、元素《げんそ》は元素其《げんそその》ものゝ統一力《とういつりよく》によつて成立《せいりつ》し、細胞《さいばう》は細《さい》胞其《ばうその》ものゝ統一力《とういつりよく》によつて成立《せいりつ》し、身體《しんたい》は身體其《しんたいその》ものゝ統一力《とういつりよく》によつて成立《せいりつ》して居《ゐ》るを以《もつ》て、心身《しんしん》は一如《いちによ》である。

指壓療法《しあつれうはふ》は心身調和《しんしんてうわ》せられ、自癒能力《じゆのうりよく》を旺盛《わうせい》ならしむるが故《ゆゑ》に、疾病《しつぺい》を治癒《ちゆ》せしむるのである。

第廿七編　指壓療法哲學《しあつれうはふてつがく》

目次《もくじ》

はしがき

意識現象《いしきげんしやう》とは意識《いしき》の上《うへ》に象《かたち》を現《あら》はすと云《い》ふ事《こと》にて、意識《いしき》は活動《くわつどう》に依《よ》つて、生住異滅《しやうぢういめつ》し、絶間《たえま》なきもこれを用《もち》ふるに非《あら》ざれば、象《かたち》を現《あら》はすものに非《あら》ず、象《かたち》を現《あら》はさざるものは、之《こ》れを知《し》る事《こと》なし、哲學《てつがく》の研究《けんきう》は、新生現在意識現象《しんせいげんざいいしきげんしやう》を基礎《きそ》として追研追究《つゐけんつゐきう》するものである、玆《こゝ》に新生《しんせい》とは發動《はつどう》を云《い》ふのであつて例《たと》へば人《ひと》が生《うま》れたのは、其實發動《そのじつはつどう》したのである、即《すなは》ち二者《しや》が各自體《かくじたい》を破壞《はくわい》し同時《どうじ》に一體《たい》となり、生活發動《せいくわつはつどう》す、此時《このとき》に生《しやう》ずる力《ちから》、即《すなは》ち統一力《とういつりよく》を精神《せいしん》と名《な》づけられ、生活力《せいくわつりよく》を以《もつ》て生活作用《せいくわつさよう》が行《おこな》はるゝのである。身體《しんたい》の解剖終極《かいばうしうきよく》は一個《こ》の電子《でんし》なりと云《い》ふ、蓋《けだ》し統一《とういつ》の力《ちから》によつて活動實在《くわつどうじつざい》するのである。即《すなは》ち活動《くわつどう》と統一《とういつ》とは實在《じつざい》の生命《せいめい》である。

指壓療法哲學《しあつれうはふてつがく》

第一章　意識現象《いしきげんしやう》の解説《かいせつ》

第一節　新生現在意識現象《しんせいげんざいいしきげんしやう》

(1) 新生現在意識現象《しんせいげんざいいしきげんしやう》は活動《くわつどう》によつて起《おこ》る、活的《くわつてき》に意識《いしき》に映像《えいざう》する刹那《せつな》、未《いま》だ安住《あんぢう》せざる状態《じやうたい》にして毫《がう》も分析《ぶんせき》する事能《ことあた》はざる瞬間《しゆんかん》である、自働的《じどうてき》も、所働的《しよどうてき》も、主觀的《しゆくわんてき》も、客觀的《かくくわんてき》もなき、現在意識《げんざいいしき》の現《げん》象《しやう》である、此意識現象體系《このいしきげんしやうたいけい》は、幼兒《えうじ》の未《いま》だ定《さだ》かならざる意識現象《いしきげんしやう》より發展《はつてん》し來《きた》りたるものにして、種々《しゆぐ》の意識作用《いしきさよう》を起《おこ》す初發《しよはつ》の意識現象《いしきげんしやう》である、心法《しんはふ》に於《おい》ても、色法《しきはふ》に於《おい》ても、又不相應法乃至無爲《またふさうおうはふないしむゐ》法《はふ》に於《おい》ても、統一《とういつ》なくして意識現象《いしきげんしやう》の焦點《せうてん》あるものに非《あら》ず、新生現在意識現象《しんせいげんざいいしきげんしやう》は單純《たんじゆん》なる統一《とういつ》にして、其現象《そのげんしやう》も極《きは》めて單純《たんじゆん》なるものなり、色彩形狀《しきさいけいじやう》を見《み》、又音聲《またおんせい》を聞《きゝ》きたるとき未《いま》だ見《み》し事《こと》なきと已《すで》に見《み》し事《こと》あるとに拘《かゝは》らず、又未《またいま》だ聞《きゝ》し事《こと》なきと、已《すで》に聞《きゝ》し事《こと》あるとに拘《かゝ》はらず、直下《ちよつか》に現《あら》はれ來《きた》る儘《まゝ》に流注《りうちう》しつゝある間《あひだ》は何時《なんどき》にても現在意識現象《げんざいいしきげんしやう》にして、之《これ》を取捨轉異《しうしやてんい》して他《た》に變《かは》る刹那《せつな》、現在意《げんざいい》識現象《しきげんしやう》は新生《しんせい》して、前《まへ》の意識現象《いしきげんしやう》は消滅《せうめつ》するものである。(新生《しんせい》は新生《しんせい》にあらず、之《これ》を新生《しんせい》と云《い》ふ)新生《しんせい》し來《きた》る意識現象《いしきげんしやう》は無限無數《むげんむすう》なれども、其《その》一部《ぶ》を抽出《ちうしゆつ》すれば、色《いろ》を見《み》、音《おと》を聞《き》き、香《にほひ》を嗅《か》ぎ、味《あぢ》を味《あぢは》ひ、冷暖《れいだん》を感覺《かんかく》し、快《くわい》、不快《ふくわい》、適意《てきい》、不適意《ふてきい》等生住異滅《とうしやうぢういめつ》す。

(2)現象《げんしやう》は常《つね》に生滅變遷《しやうめつへんせん》す、此生滅《このしやうめつ》は、普通認識《ふつうにんしき》する現在意識現象期間《げんざいいしきげんしやうきかん》を生《せい》とし、他《た》に轉與《てんい》し、生滅《しやうめつ》したる時《とき》を滅《めつ》とす、更《さら》に常識《じやうしき》の知《し》る能《あた》はざる所《ところ》の時《じ》々《ゝ》刻《こく》々《〱》の間《あひだ》に微細《びさい》の生滅變遷《しやうめつへんせん》あり、是《これ》を刹那生滅《せつなしやうめつ》と云《い》ふ、刹那《せつな》とは時間《じかん》の單位《たんゐ》を顯《あらは》す語《ご》にして、微細《びさい》に時間《じかん》を分析《ぶんせき》し、極短《きよくたん》に至《いた》り、更《さら》に分析《ぶんせき》し得《う》べからざる位《くらゐ》を云《い》ふ、其實《そのじつ》の刹那《せつな》は算數《さんすう》の及《およ》ばざる所《ところ》なれども、假《かり》に我《わが》一秒《べう》の七十五分《ぶん》の一を以《もつ》て一刹那《せつな》となす、即《すなは》ち一秒時《べうじ》に七十五回《くわい》の生滅變遷《しやうめつへんせん》あるを刹那生滅《せつなしやうめつ》と稱《しよう》す、吾人《ごじん》の身體《しんたい》の如《ごと》きも、刹那《せつな》々々《〱》に新陳代謝《しんちんたいしや》し、生滅變遷《しやうめつへんせん》止《や》む事《こと》なしと雖《いえ》ども、前滅後生相續《ぜんめつこうせいさうぞく》して斷《た》えざるに於《おい》て、一體《たい》の如《ごと》く誤認《ごにん》するのみ。

(3)感情《かんじやう》、意志《いし》、思想《しさう》、判斷《はんだん》、注意等《ちゆういとう》は、主客《しゆかく》の統一作用《とういつさよう》にして、同一意識現象《どういついしきげんしやう》の連續《れんぞく》である。

(4)凡《すべ》ての現象《げんしやう》を起《おこ》す統一力《とういつりよく》を精神《せいしん》と名《な》づく。

精神《せいしん》と意識《いしき》を同樣《どうやう》に混合《こんがふ》する者《もの》あり、分別《ふんべつ》なき事《こと》である、自己《じこ》の意識《いしき》は自己《じこ》の意識《いしき》にして、自己《じこ》の精神《せいしん》は自己《じこ》の精神《せいしん》なれども、精神《せいしん》は系統的《けいとうてき》に一般《ぱん》に共通《きようつう》にして、自己《じこ》の意識《いしき》は自己《じこ》に限《かぎ》られたるものである。

第二節　安住現在意識現象《あんぢゆうげんざいいしきげんしやう》

(1)新生現在意識現象《しんせいげんざいいしきげんしやう》は事《こと》に當《あた》り物《もの》に觸《ふ》れたる瞬間《しゆんかん》なれども、他《た》に轉《てん》ぜず、或《あ》る一事《じ》一物《ぶつ》に住《ぢゆう》するときは、連續的《れんぞくてき》に現在意識現象《げんざいいしきげんしやう》は現《あら》はれ、漠然《ばくぜん》たるものが次第《しだい》に濃《こまやか》になり、新生《しんせい》し進《すゝ》む刹那《せつな》、概念《がいねん》とか、抽象《ちうしやう》とか、意志《いし》とか、思想《しさう》とか、判斷《はんだん》とか、情緒《じやうちよ》とか現《あら》はれ來《きた》る、生住異滅《しやうぢゆういめつ》が停止《ていし》したるには非《あら》ざれども、刹那《せつな》なるが故《ゆゑ》に安住《あんぢゆう》せし如《ごと》く感《かん》ずるのである、空間的《くうかんてき》に二以上《いじやう》現《あら》はれ、混亂《こんらん》の現象《げんしやう》なるを不統一《ふとういつ》と云《い》ふ、新生現在意識現象《しんせいげんざいいしきげんしやう》が連續《れんぞく》して他《た》に變遷《へんせん》せざるときは、他《た》の實在《じつざい》を認《みとむ》る事《こと》なきも不生不滅《ふしやうふめつ》の法體《はふたい》は恒存《こうぞん》す（法體《はふたい》は新生現在意識現象《しんせいげんざいいしきげんしやう》の外《ほか》にあるにあらず、別《べつ》に法體《はふたい》ありて新生現在《しんせいげんざい》意識現象《いしきげんしやう》あるに非《あら》ず、凡《すべ》て現象《げんしやう》の背後《はいご》は空《くう》なる事《こと》を知了《ちれう》する事《こと》を要《えう》するのである）之《これ》を不生法《ふしやうはふ》と云《い》ふ、例《たと》へば眼識《がんしき》が或《あ》る一の赤色《せきしよく》に專注《せんちゆう》し居《ゐ》る時《とき》、他《た》の青黄等《せいくわうとう》の色《いろ》は不生《ふしやう》である、此時《このとき》に於《おい》ては他《た》の青黄等《せいくわうとう》を取《とる》べき眼根《がんこん》は專注《せんちゆう》せられずして不生《ふしやう》に終《をは》る、此連續安住現在意識現象《このれんぞくあんぢゆうげんざいいしきげんしやう》は判斷《はんだん》とか好惡《かうを》とか云《い》ふもの生《しやう》じ來《きた》る之《こ》れ意識現象《いしきげんしやう》の分析作用《ぶんせきさよう》に基《もとづ》きたるものである。

安住現在意識現象《あんぢゆうげんざいいしきげんしやう》の連續《れんぞく》は時間的性質《じかんてきせいしつ》より見《み》るときは同一《どういつ》と見《み》る事能《ことあた》はざるも未《いま》だ異《い》の現在意識現《げんざいいしきげん》象《しやう》には非《あら》ざるが故《ゆゑ》に、安住現在意識現象《あんぢゆうげんざいいしきげんしやう》と名《な》づく。

第三節　轉異現在意識現象《てんいげんざいいしきげんしやう》

(1)安住《あんぢゆう》したる現在意識現象《げんざいいしきげんしやう》が異動《いどう》して、刹那《せつな》に能働的《のうどうてき》と所働的《しよどうてき》とに拘《かゝは》らず方向《はうかう》を轉《てん》ず、思想《しさう》の變化《へんくわ》、意志《いし》の强弱《きやうじやく》等《とう》は轉異現在意識現象《てんいげんざいいしきげんしやう》によつて現《あら》はる、卽《すなは》ち不統一《ふとういつ》の現象《げんしやう》にして、人生《じんせい》の苦惱疾患等《くなうしつくわんとう》の基因《きいん》も是《これ》より起《おこ》る、轉異現在意識現象《てんいげんざいいしきげんしやう》は卽《すなは》ち不安現象《ふあんげんしやう》である、之《これ》を齊整《さいせい》するものは統一《とういつ》の力《ちから》であつて卽《すなは》ち精神《せいしん》の統一《とういつ》である。

第四節　消滅現在意識現象《せうめつげんざいいしきげんしやう》

(1)現在意識現象《げんざいいしきげんしやう》の消滅《せうめつ》したる瞬間《しゆんかん》は無意識現象《むいしきげんしやう》なれども、刹那《せつな》に新生《しんせい》して、新生現在意識現象《しんせいげんざいいしきげんしやう》となる。

第五節　精神的方面《せいしんてきはうめん》の研究《けんきう》

(1)從來生理學《じゆうらいせいりがく》の研究《けんきう》は、精神的方面《せいしんてきはうめん》の研究《けんきう》を別異《べつい》にして專《もつぱ》ら生理的《せいりてき》の研究《けんきう》をなし來《きた》りし故《ゆゑ》、精神的方《せいしんてきはう》面《めん》に就《つい》ては案外疎遠《あんぐわいそゑん》の憾《うらみ》あるのである、元來身體的《ぐわんらいしんたいてき》と精神的《せいしんてき》は一如《によ》なるが故《ゆゑ》に生理的《せいりてき》の研究《けんきう》をなすと同時《どうじ》に精神的《せいしんてき》の方面《はうめん》の研究《けんきう》をなすを正當《せいたう》とするのである、治療《ちれう》は心身《しんしん》の結成《けつせい》たる人間《にんげん》を治療《ちれう》するのであるから心身不二《しんしんふじ》の會得《ゑとく》を要《えう》するのである。

心身《しんしん》

- **身《み》**—電子《でんし》—元素《げんそ》—細胞《さいばう》—身體《しんたい》
  - 上皮《じやうひ》……全身《ぜんしん》を包《つゝ》みよく内部《ないぶ》を保護《はご》す。
  - 筋肉《きんにく》……伸展性《しんてんせい》、收縮性《しうしゆくせい》、彈力性《だんりよくせい》ありて屈伸等《くつしんとう》の作用《さよう》をなし且《か》つ溫《をん》の發生《はつせい》を司《つかさど》る。
  - 骨格《こつかく》……外《ほか》は身體《しんたい》を支《さゝ》え内《うち》は骨髓脊髓腦髓《こつずゐせきずゐなうずゐ》を入《い》る。
  - 神經《しんけい》……運動及《うんどうおよ》び知覺《ちかく》を司《つかさど》る。
- **心《こゝろ》**—總體《そうたい》—轉々《ころ〳〵》の上《うへ》のろをとりのけ、こころと呼《よ》びたるなり。
- **意《い》**—作意《さい》—こゝろと譯《やく》す、始終間斷《しじうかんだん》なく發展《はつてん》せんとする活動《くわつどう》のこゝろなり。
- **識《しき》**—識別《しきべつ》—みわけ、みとめ、しる、等《とう》のこころなり。

身《み》 みづから、われ、からだ、色身《しきしん》、身體《しんたい》、心身《しんしん》。

心《こゝろ》 こころ、心力《しんりよく》、心《こゝろ》のはたらき、心化《しんくわ》、以心傳心《いしんでんしん》、心法《しんはふ》、心眼《しんがん》、心術《しんじゆつ》、心中人《しんちゆうのひと》。

意《い》 こころ（心意《しんい》）能動的《のうどうてき》に、所動的《しよどうてき》に、内面的《ないめんてき》に外面的《ぐわいめんてき》に、無始無終少《むしむしゆうすこ》しの間斷《かんだん》なく發展《はつてん》せんとする活動《くわつどう》のこころなり、意地《いぢ》、物事《ぶつじ》に應《おう》じて動《うご》くこころ、意志《いし》、思慮《しりよ》し、選擇《せんたく》し、決行《けつかう》する心《しん》作用《きよう》、意氣揚揚《いきやうやう》、大《おほ》いに得意《とくい》なる貌《かたち》。

識《しき》　しろ、しりわける、みわけ、みとむる。

意識《いしき》　一般《ぱん》に心作用《しんさよう》の覺醒《かくせい》せる現象《げんしやう》、特《とく》にそれ自身《じしん》の作用《きよう》及《およ》び感《かん》じに付《つい》て有《いう》する活覺《くわつかく》を云《い》ふ。

意識現象《いしきげんしやう》　意識《いしき》の上《うへ》に象《かたち》を現《あら》はすすがたを云《い》ふ、精神《せいしん》は精密仔細《せいみつしさい》に之《これ》を統一《とういつ》して、正確《せいかく》ならしむる力《ちから》である。

力《ちから》　力《ちから》ははたらきと云《い》ふ意味《いみ》にて、此力《このちから》は機能《きのう》によりて起《おこ》る活動《くわつどう》である。

統一《とういつ》　統一《とういつ》とは統《す》べ括《くゝ》ると云《い》ふ意味《いみ》にて、此統一《このとういつ》によりて實在《じつざい》するのである。

(2) **活動**《くわつどう》　宇宙《うちう》の森羅萬象《しんらばんしやう》は、活動《くわつどう》ならざるなし。

芭蕉《ばせを》の句《く》に「三ケ月《みかづき》の頃《ころ》より待《ま》ちし今宵《こよひ》かな」是《こ》れ活動《くわつどう》の理《り》を云《い》ひしものである。

活動《くわつどう》は時《とき》と同《おな》じく、すこしも止《とゞ》まる事《こと》なし。道元禪師《だうげんぜんし》の語《ご》に「紅顔何所《こうがんいづこ》にか去《さ》りにし尋《たづ》ねんとするに蹤跡《じうせき》なし」。其角宗匠《きかくそうしやう》の句《く》に「年《とし》の瀬《せ》や水《みづ》の流《ながれ》も人《ひと》の身《み》も」水《みづ》は瀬《せ》となり淵《ふち》となりて流《なが》れ、人《ひと》は年々歳々《ねん〱さい〱》活動《くわつどう》しつゝあるのである。

(3)夫《そ》れ人間《にんげん》は一個《こ》の人間《にんげん》にして、心《こゝろ》にもあらず、物《もの》にもあらず、嚴然《げんぜん》たる一個《こ》の人間《にんげん》である、即《すなは》ち人《にん》間《げん》の統括《とうくわつ》力《りよく》によりて實在《じつざい》して居《ゐ》るのである。

古歌《こか》に「引《ひき》よせて結《むす》べば柴《しば》の庵《いはり》なり解《と》くれば元《もと》の野原《のばら》なりけり」。

統括《とうくわつ》は實在《じつざい》の根本《こんぽん》なる事《こと》を知《し》るべきである。

(4)新生意《しんせいい》識現象《しきげんしやう》は活動《くわつどう》にして、空間的《くうかんてき》に虚空《こくう》も容《いる》る能《あた》はず、時間的《じかんてき》に量《はか》り能《あた》はざる活動《くわつどう》である。

(5)身體《しんたい》は細胞《さいばう》にて組織《そしき》せらる。

(6)細胞《さいばう》は生物《せいぶつ》にして個々活動《こゝくわつどう》しつゝあり、十數個《すうこ》の元素《げんそ》結合《けつがふ》して構成《こうせい》せられたるものである。

(7)元素《げんそ》は一個《こ》若《ち》くは數個《すうこ》乃至《ないし》數《すう》十個《こ》の電子《でんし》にて成立《せいりつ》して居《ゐ》る。

(8)電子《でんし》は一個《こ》の陰電子《いんでんし》の周圍《しうゐ》を一個《こ》の陽電子《やうでんし》が無限《むげん》の速力《そくりよく》を以《もつ》て廻《まは》つて居《ゐ》る、是《こ》れ身體《しんたい》の科學的《くわがくてき》詮索《せんさく》の究極《きうきよく》である。

(9)人生《ひとうま》れて息《いき》を呼《は》き、空氣《くうき》を吸《す》ひ、呼吸運動《こきふうんどう》行《おこな》はれ、食《しよく》を攝《と》り、消化運動《せうくわうんどう》行《おこな》はる、血液《けつえき》は脈々《みやく〳〵》として身體《しんたい》を循《めぐ》る、而《しか》して新陳代謝《しんちんたいしや》絶間《たえま》なく、神經《しんけい》は、運動《うんどう》、知覺《ちかく》共《とも》に受働的《じゆどうてき》又《また》は能働的《のうどうてき》に働《はた》らき、一として活動ならざるはないのである。

(10) 吾人《ごじん》の精神的方面《せいしんてきはうめん》も物質的方面《ぶつしつてきはうめん》も、活動《くわつどう》は其生命《そのせいめい》である。

(11) 現在意識現象《げんざいいしきげんしやう》は其《その》ものの活動《くわつどう》によりて新生《しんせい》するのである、而《しか》して背後《はいご》に何等《なにら》操縦《さうじゆう》するものあるに非《あら》ず。

(12) 意識現象《いしきげんしやう》の統括力《とうくわつりよく》を精神《せいしん》と名《な》づくるのは其能《そのはた》らきに名《な》づけたるものにして、意識以外《いしきいぐわい》に精神《せいしん》なるものあるに非《あら》ず、然《しか》れども意識《いしき》は即《すなは》ち現象《げんしやう》にして、精神《せいしん》は能《はた》らきなるが故《ゆゑ》に混同《こんどう》は不可《ふか》である。

(13) 新生現在意識現象《しんせいげんざいいしきげんしやう》は唯《たゞ》一の活動《くわつどう》であつて、之《これ》を聴《き》くとか、之《これ》を見《み》るとか云《い》ふ一念《ねん》起《おこ》るときは、其抽《そのちう》象的《しやうてき》と具象的《ぐしやうてき》なるとに拘《かゝ》はらず、已《すで》に思量《しりやう》の加《くは》はりたるものである。

(14) 個人《こじん》の統一力《とういつりよく》は個人《こじん》の精神《せいしん》にして、宇宙《うちう》の統一力《とういつりよく》は、宇宙《うちう》の精神《せいしん》である、精神《せいしん》は共通《きようつう》にして、宇宙《うちう》の一分《ぶん》たる個人《こじん》は、宇宙《うちう》の精神《せいしん》と個人《こじん》の精神《せいしん》と別《べつ》なる理《り》なし、宇宙《うちう》を序別《じよべつ》して、日月《じつげつ》となり、地球《ちきう》となり國家《こくか》となり、社會《しやくわい》となり、家族《かぞく》となり、個人《こじん》となる。

貞室《ていしつ》の句《く》に「是《これ》は是《これ》はとばかり花《はな》の吉野山《よしのやま》」是《こ》れ心境《しんきやう》一如《によ》を云《い》ふたのである。

(15) 或書《あるしよ》に、元《もと》は男女《だんぢよ》は一體《たい》であつたのが、神《かみ》に由《よ》つて分割《ぶんくわつ》されたので、今《いま》に及《およ》んで、男女《だんぢよ》が相慕《あひした》ふのであると書《か》いてある、之《こ》れは男性的《だんせいてき》と女性的《ぢよせいてき》と合《がつ》して、凸凹《とつあふ》なく人格《じんかく》の發展《はつてん》が出來《でき》る爲《ため》であらう。

(16) 個人《こじん》の精神《せいしん》が、家族的《かぞくてき》となり、社會的《しやくわいてき》となり、國家的《こくかてき》となる程《ほど》、人格《じんかく》が向上《かうじやう》するのである。

(17) 指壓療法《しあつれうはふ》は心身《しんしん》の調和《てうわ》を基礎《きそ》として行《おこ》なふものなるが故《ゆゑ》に、精神的方面《せいしんてきはうめん》と、物質的方面《ぶつしつてきはうめん》と一致《ち》せる活動《くわつどう》を完《まつた》うするにあるのである、活動《くわつどう》によつて成立《せいりつ》し、活動《くわつどう》によつて生活《せいくわつ》し、活動《くわつどう》によつて療《れう》せらるゝのである。

附記《ふき》　**統一《とういつ》の解《かい》**　實在《じつざい》は總《すべ》て統一《とういつ》の力《ちから》に依《よ》る。單體《たんたい》は單體其物《たんたいそのもの》の統一力《とういつりよく》により實在《じつざい》し、複體《ふくたい》は複《ふく》體其物《たいそのもの》の統一力《とういつりよく》に依《よ》り實在《じつざい》するのである。又意識現象《またいしきげんしやう》は意識現象其物《いしきげんしやうそのもの》の統一力《とういつりよく》に依《よ》り實在《じつざい》して統一《とういつ》の與《あづ》からざるものなし。之《これ》により統一《とういつ》と云《い》ふ事《こと》の事理《じり》を解《かい》すべきである。

第廿八編　指壓療法《しあつれうはふ》の原理《げんり》

目《もく》次《じ》

前提《ぜんてい》

指壓療法《しあつれうはふ》は一般《ぱん》に心得《こゝろう》べきものにして、其用法《そのようはふ》極《きは》めて簡明《かんめい》にして、老若男女《らうじやくだんぢよ》を問《と》はず、何人《なんぴと》も應用《おうよう》して障碍等《しやうがいとう》あるものに非《あら》ず、且《か》つ他《た》の療法《れうはふ》と矛盾衝突《むじゆんしようとつ》する事《こと》なく、健康《けんかう》の者《もの》に用《もち》ひて健康《けんかう》を增進《ぞうしん》し、無《む》病長壽《びやうちやうじゆ》を全《まつた》うすべく、又體質《またたいしつ》、體格《たいかく》の虚弱《きよじやく》なるものに用《もち》ひて、強實《きやうじつ》となり疾病《しつぺい》に罹《かゝ》る患《うれへ》なからしめ疾病者《しつぺいしや》に用《もち》ひて、心身調和《しんしんてうわ》自癒能力《じゆのうりよく》を發揮《はつき》し、治癒《ちゆ》の效《かう》を奏《そう》すべく、其功德《そのくどく》實《じつ》に廣大無邊《くわうだいむへん》である。

指壓療法《しあつれうはふ》の施術《せじゆつ》は、自己《じこ》亦被壓者《またひあつしや》と同樣《どうやう》の效果《かうくわ》ありて、善《ぜん》の行爲《かうゐ》となる。

指《し》壓《あつ》療《れう》法《はふ》原《げん》理《り》

第一章　心身《しんしん》

第一節　心身《しんしん》の解説《かいせつ》

(1)心身《しんしん》は不二《ふじ》、靈肉《れいにく》は一體《たい》のものなるが故《ゆゑ》に、心《こゝろ》と云《い》へば身體《しんたい》も含《ふく》まれ、身體《しんたい》と云《い》へば心《こゝろ》も含《ふく》まれたるものにして、心《こゝろ》の中《なか》に身體《しんたい》があるにあらず、身體《しんたい》の中《なか》に心《こゝろ》があるにあらず、心其物《こゝろそのもの》が身體《しんたい》であり身體其《しんたいその》ものが心《こゝろ》である。

第二節　心身《しんしん》の調和《てうわ》

(1)心身《しんしん》一如《によ》のときは無病《むびやう》なれども、心身違和《しんしんゐわ》のときは、疾病《しつぺい》を惹起《じやくき》するに至《いた》る、故《ゆゑ》に指壓療法《しあつれうはふ》により心身調和《しんしんてうわ》せられ、無病健全《むびやうけんぜん》を得《う》るのである。

第二章　統一《とういつ》

第一節　心身《しんしん》の統一《とういつ》

(1)心身《しんしん》の統一《とういつ》は非思慮《ひしりよ》によつて成《な》る。

第二節　**自他《じた》の統一《とういつ》**

(1)自他《じた》の統一《とういつ》は、已《すで》に統一《とういつ》せられたる心身《しんしん》を以《もつ》て、對者《たいしや》に瞑目靜思《めいもくせいし》を命《めい》じ、而《しか》して指壓《しあつ》を施《ほどこ》すときは自他《じた》の統一成《とういつな》る。

第三節　**表象《へうしやう》の統一《とういつ》**

(1)意識現象《いしきげんしやう》は完全《くわんぜん》なる統一《とういつ》によつて、快樂《くわいらく》を得《え》られ、不統一《ふとういつ》の場合《ばあひ》は苦惱《くなう》である。

第三章　**生理《せいり》**

第一節　**生理機能《せいりきのう》**

(1)生理作用《せいりきよう》は運動《うんどう》によつて行《おこな》はる。

(2)運動《うんどう》は機能《きのう》によつて起《おこ》る。

第二節　**生理運動《せいりうんどう》**

(1)運動《うんどう》は意識《いしき》の刺戟《しげき》により行《おこな》はるゝものと、自率的《じりつてき》に行《おこな》はるゝものと、人工的《じんこうてき》に行《おこな》はるゝものとあり

(2)呼吸作用《こきふさよう》は先《ま》づ胸廓開《きようくわくひら》き、肺又擴大《はいまたくわくだい》し、眞空《しんくう》を生《しやう》じ、外部《ぐわいぶ》の空氣《くうき》に突入《とつにふ》の機《き》を與《あた》へ、吸入《きふにふ》せらる、胸廓《きようくわく》の收縮乃至肺《しうしゆくないしはい》の縮少《しゆくせう》により、内部《ないぶ》の氣《き》は外部《ぐわいぶ》に呼出《こしゆつ》せらる、是《こ》れ呼吸運動《こきふうんどう》なり。

(3)循環作用《じゆんくわんさよう》は心臓及血管《しんぞうおよびけつくわん》の擴大《くわくだい》と縮小《しゆくせう》とにより、心搏血行運動行《しんぱくけつかううんどうおこな》はる。

(4)消化作用《せうくわさよう》は胃腸《ゐちやう》の筋肉《きんにく》が、收縮《しうしゆく》と伸展《しんてん》とにより、消化運動行《せうくわうんどうおこな》はる。

(5)吸收作用《きふしうさよう》は胃腸《ゐちやう》の作用《さよう》により、吸收運動行《きふしううんどうおこな》はる。

(6)分泌作用《ぶんぴつさよう》は新陳代謝《しんちんたいしや》の生理《せいり》により、分泌運動行《ぶんぴつうんどうおこな》はる。

(7)排泄作用《はいせつさよう》は新陳代謝《しんちんたいしや》の生理《せいり》により、排泄運動行《はいせつうんどうおこな》はる。

(8)神經《しんけい》は刺戟《しげき》、興奮《こうふん》、覺醒《かくせい》の機能《きのう》を有《いう》し、知覺作用《ちかくさよう》、運動作用行《うんどうさようおこな》はる。

第四章　結論《けつろん》

心身統一《しんしんとういつ》と活動《くわつどう》とは吾人《ごじん》の生命《せいめい》である、死《し》は止《し》なりで、統一《とういつ》と活動《くわつどう》の休止《きうし》である、統一《とういつ》の不全《ふぜん》と活動《くわつどう》の障碍《しやうがい》が即《すなは》ち疾病《しつぺい》であつて、之《これ》を診察《しんさつ》するの法《はふ》は必《かなら》ず指壓《しあつ》を要《えう》し且《かつ》指壓療法《しあつれうはふ》は如何《いか》なる疾病《しつぺい》に應用《おうよう》するも有効《いうかう》なるものなるが故《ゆゑ》に、指壓療法《しあつれうはふ》は、療界《れうかい》の總府《そうふ》とする所以《ゆゑん》である。

第廿九編　指壓療法《しあつれうはふ》は善《ぜん》の行爲《かうゐ》なり

目次《もくじ》

はしがき

老子《らうし》曰《いは》く、人《ひと》の性《せい》は善《ぜん》なりと、性《せい》を知《し》る者《もの》である、荀子《じゆんし》曰《いは》く、人《ひと》の性《せい》は惡《あく》なりと、性《せい》を知《し》らざるものである、孟子《もうし》曰《いは》く、心《こゝろ》を盡《つく》すものは性《せい》を知《し》り、性《せい》を知《し》るものは天《てん》を知《し》ると、第《だい》二義諦《ぎてい》の知《ち》性《せい》である、達摩《だるま》曰《いは》く、直視人心見性成佛《ちきしじんしんけんしやうじやうぶつ》と、第《だい》一義《ぎ》諦《てい》の見性《けんしやう》である、老子《らうし》は見性《けんしやう》の領域《りやうゐき》にして、荀子《じゆんし》は智慮《ちりよ》の分《ぶん》際《さい》である、現代《げんだい》に於《おい》ても、智慮《ちりよ》の見地《けんち》を以《もつ》て、混淆顚倒《こんこうてんたう》、讀者《どくしや》をして、迷界《めいかい》に入《い》らしむ、平等《びやうどう》と差別《さべつ》を誤解《ごかい》するに至《いた》りては、識者《しきしや》をして呆然《あぜん》たらしむ本來《ほんらい》の面目《めんもく》何《なん》の差《さ》別《べつ》か之《こ》れあらんやである。

指壓療法《しあつれうはふ》は自他《じた》に率《りつ》せられずして行《おこ》なふものなるが故《ゆゑ》に善《ぜん》の行爲《かうゐ》である。

指壓療法《しあつれうはふ》は善《ぜん》の行爲《かうゐ》なり

第一章　善《ぜん》の行爲《かうゐ》

第一節　行爲《かうゐ》

(1)行爲《かうゐ》とは能働的《のうどうてき》又《また》は受働的《じゆどうてき》により生《しやう》じたる意志《いし》の無表色《むへうしき》乃至《ないし》外面的運動《ぐわいめんてきうんどう》を云《い》ふ、外面的運動《ぐわいめんてきうんどう》は即《すなは》ち運動神經中樞《うんどうしんけいちゆうすう》の意志《いし》の刺戟《しげき》によりて興奮《こうふん》し之《これ》を末梢神經《まつせうしんけい》に傳《つた》へ横紋筋《わうもんきん》の働《はたら》きとなり外面的運動行《ぐわいめんてきうんどうおこな》はる、之《これ》を行爲《かうゐ》と云《い》ふ、無表色《むへうしき》は外面的《ぐわんめんてき》に表《あら》はれざる意志《いし》を云《い》ふ。

第二節　意志《いし》

(1)意志《いし》は性《せい》の儘《まゝ》に起《おこ》るものと、思量《しりやう》の加《くは》はりて起《おこ》るものとあり、性《せい》の儘《まゝ》に起《おこ》るとは、性能《せいのう》の活動《くわつどう》にして、未《いま》だ思量《しりやう》の加《くは》へられざる瞬間《しゆんかん》の現在意識現象《げんざいいしきげんしやう》を云《い》ふ、思量《しりやう》の加《くは》はりて起《おこ》る意志《いし》は所謂故意《いはゆるこい》にして欲望《よくばう》を伴《とも》なふのである。然《しか》れども自己《じこ》の欲望《よくばう》を沒《ぼつ》したる行爲《かうゐ》は、性《せい》の儘《まゝ》に起《おこ》りたる行爲《かうゐ》と同《おな》じと見《み》るものもあるのである。

第二章　善《ぜん》の本質《ほんしつ》

第一節　善《ぜん》の性徳《せいとく》

(1) 善《ぜん》とは人《ひと》に備《そな》はれる性徳《せいとく》を云《い》ふ。

(2) 宇宙《うちう》の實在《じつざい》は宇宙《うちう》の統括力《とうくわつりよく》により、萬有《ばんいう》の實在《じつざい》は萬有《ばんいう》の統括力《とうくわつりよく》により、吾人《ごじん》の實在《じつざい》は吾人《ごじん》の統括力《とうくわつりよく》により、意識《いしき》の實在《じつざい》は意識《いしき》の統括力《とうくわつりよく》により實在《じつざい》するものである、統括力《とうくわつりよく》は一系統《いちけいとう》にして、自然《しぜん》と名《な》づけ、神《かみ》と名《な》づけ、靈《れい》と名《なづ》づけ、又精神《またせいしん》と名《な》づくるのである。

古文《こぶん》により説明《せつめい》の方便《はうべん》として左《さ》の如《ごと》く心《こゝろ》を分《わか》つ。

三大《だい》
- 體大《たいだい》―眞如《しんによ》‥覺《かく》‥平等《びやうどう》。
- 相大《さうだい》 / 用大《ゆうだい》―生滅《しやうめつ》‥不覺《ふかく》‥差別《さべつ》。

體大《たいだい》とは、大宇宙《だいうちう》、森羅萬象《しんらばんしやう》、無限《むげん》の實在《じつざい》である、一切法《さいはふ》の實體《じつたい》にして、迷《めい》、悟《ご》、凡《ぼん》、聖《しやう》、一切《さい》法《はふ》を網羅《まうら》して、其本體《そのほんたい》となるが故《ゆゑ》に大《だい》の字《じ》を附《ふ》するのである。

相大《さうだい》とは現象《げんしやう》である、體大《たいだい》に象《かたち》を現《あらは》すを云《い》ふのである。

用大《ゆうだい》とは作用《さよう》である、相大《さうだい》の外面的發表《ぐわいめんてきはつぺう》を云《い》ふのである。

眞如《しんによ》は心《こゝろ》の體《たい》である。

生滅《しやうめつ》は心《こゝろ》の現象作用《げんしやうさよう》である。

覺《かく》は心《こゝろ》の體《たい》である。

不覺《ふかく》は心《こゝろ》の現象作用《げんしやうさよう》である。

平等《びやうどう》は心《こゝろ》の體《たい》である。

差別《さべつ》は心《こゝろ》の現象作用《げんしやうさよう》である。

本體《ほんたい》が相大用大《さうだいゆうだい》の外《ほか》にあるにあらず、故《ゆゑ》に眞如《しんによ》と稱名《しようめい》を與《あた》へたのである。

生滅《しやうめつ》は寸時《すんじ》も絶間《たへま》なき現象《げんしやう》の變化《へんくわ》になぞらへたるものである。

覺《かく》は現在意識現象《げんざいいしきげんしやう》の新生《しんせい》せんとする動機《どうき》である。

不覺《ふかく》は現在意識現象《げんざいいしきげんしやう》の統一《とういつ》されざる現象《げんしやう》である。

平等《びやうどう》は統一《とういつ》せられたる現在意識現象《げんざいいしきげんしやう》である。

差別《さべつ》は意量《いりやう》の加《くは》はりたる現象《げんしやう》である。

吾人《ごじん》の本性《ほんしやう》は無垢清淨大智慧光明眞如平等覺《むくせうじやうだいちゑくわうみやうしんによびやうどうかく》の徳《とく》を具有《ぐいう》すれども、六塵《ぢん》により染汚《せんを》せられて、其性《そのせい》を隠覆《いんふく》せらるゝのである。

善《ぜん》の本領《ほんりやう》は、人意的《じんいてき》にあらず、他《た》に律《りつ》せらるゝにあらず、又自《またじ》に律《りつ》せらるゝに非《あら》ず、智的又《ちてきまた》は獨斷《どくだん》的《てき》の如《ごと》きものにもあらず、新生意識現象《しんせいいしきげんしやう》の活動的發揮《くわつどうてきはつき》に外《ほか》ならないのである。

第二章　**活動善《くわつどうぜん》**

第一節　**善行爲《ぜんかうゐ》**

(1)善行爲《ぜんかうゐ》とは性徳《せいとく》より起《おこ》る意志《いし》の外面的動作《ぐわいめんてきどうさ》である、新生現在意識現象《しんせいげんざいいしきげんしやう》は、本體《ほんたい》の活動《くわつどう》にして、本體《ほんたい》と別異《べつい》のものに非《あら》ず、而《しか》して本體《ほんたい》に具備《ぐび》せられたる善《ぜん》の性徳《せいとく》は外面的《ぐわいめんてき》の行爲《かうゐ》に現《あら》はるゝのである、其未《そのいま》だ思慮分別《しりよふんべつ》の加《くは》へられざる新生現在意識《しんせいげんざいいしき》の瞬間《しゆんかん》に於《お》ける狀態《じやうたい》に就《つ》き、孟子《まうし》是《これ》を云《い》ふ、今人忽《いまひとたちまち》見孺子《みるじゆし》將《まさに》レ入《いらんと》ニ於井《ゐに》一、皆有《みなあり》ニ怵惕惻隱之心《じゆつてきそくいんのこゝろ》一、即《すなは》ち思慮《しりよ》の加《くは》はらざる間《あひだ》に於《おい》て、之《これ》を助《たす》けんとする意識《いしき》現象《げんしやう》に外《ほか》ならないのである、活動《くわつどう》は吾人《ごじん》の生命《せいめい》なるを以《もつ》て、活動《くわつどう》を助《たす》ける指壓《しあつ》は、生《せい》の合目的《がふもくてき》にして、善《ぜん》の行爲《かうゐ》である。

第三章　**善行爲《ぜんかうゐ》の標準《へうじゆん》**

第一節　**他《た》に侵《おか》されず、他《た》を侵《おか》さず。**

(1)萬有《ばんいう》の實在《じつざい》と一致《ち》し、他《た》に侵《おか》されず、他《た》を侵《おか》さず、實在《じつざい》の意義《いぎ》を全《まつた》ふするにあるのである。

引證《いんしよう》、般若心經《はんにやしんぎやう》、照見五蘊皆空《せうけんをんかいくう》、度《ど》一切苦厄《さいくやく》。

照見《せうけん》は覺照徹見《かくせうてつけん》の義《ぎ》、覺《さと》りたる心《こゝろ》に照《てら》し見《み》る、五蘊《をん》は色受想行識《しきじゆさうぎやうしき》である、色《しき》は色彩形狀《しきさいけいじやう》である色身《しきしん》を云《い》ふ、受想行《じゆさうぎやう》は心《こゝろ》の所屬《しよぞく》、識《しき》は心王《しんのう》である、即《すなは》ち覺《さと》りたる心《こゝろ》に照《てら》し見《み》れば、皆空《みなくう》である覺《さとり》とは、迷夢《めいむ》覺《さ》めて意識明瞭《いしきめいれう》なる現象《げんしやう》である、意識《いしき》が不明瞭《ふめいれう》なる現象《げんしやう》は不覺《ふかく》である、腦《なう》の働《はた》らき起《おこ》す力《ちから》、即《すなは》ち精神《せいしん》によつて意識現象《いしきげんしやう》は統一《とういつ》せらるれども、意識現象《いしきげんしやう》の外《ほか》に精神《せいしん》を求《もと》めて得《う》べきものに非《あら》ず、精神《せいしん》とは意識《いしき》の統一力《とういつりよく》に名《な》づけたるものにして、意識《いしき》を統一《とういつ》するものは意識其《いしきその》ものである、意識現象《いしきげんしやう》の背後《はいご》は空《くう》である、他《た》を侵《おか》す事《こと》なきが故《ゆゑ》に厄《やく》は度《ど》せられ、他《た》より侵《おか》さるゝ事《こと》なきが故《ゆゑ》に苦《く》を度《ど》するのである。(度《ど》は濟度《さいど》の意《い》)（苦《く》は生老病死等《しやうらうびやうしとう》の苦《く》）（厄《やく》は厄難也《やくなんなり》）

第二節　愛憎《あいぞう》なく、平等《びやうどう》にして差別《さべつ》なき事《こと》

(1)眞如體玄《しんによたいげん》、大虚《たいこ》の如《ごと》く、洞然《どうぜん》として平等《ひやうどう》である、上智《じやうち》に對《たい》しても、下愚《かぐ》に對《たい》しても、毫《がう》も待遇《たいぐう》の差《さ》別《べつ》、言語《げんご》の相違《さうゐ》なきは當然《たうぜん》の事《こと》にして、善《ぜん》の行爲《かうゐ》とする處《ところ》である。

引證《いんしよう》、信心銘《しんじんめい》、至道無難唯嫌揀擇但莫二愛憎一洞然明白《しだうむなんゆゐけんかんちやくたゞなければあいぞうどうぜんめいはく》。

至道《しだう》は至極《しごく》の大道《だいだう》である、人《ひと》のふみ行《おこ》なふ道《みち》で性徳《しやうとく》の現《あら》はるゝ善行爲《ぜんかうゐ》である、別段《べつだん》に難《むづ》ケ敷事《しきこと》は無《な》い、唯《たゞ》えりきらひすることが惡《わる》い、但愛憎《たゞあいぞう》なければ洞然《とうぜん》とほがらかに明白《めいはく》である。

第三節　修證《しうしよう》の本義《ほんぎ》に悖《もと》らざる事《こと》

(1)修《しう》せざれば證《しよう》せらるゝ事《こと》なし、淨《きよ》く正《たゞ》しき信念《しんねん》を發得《はつとく》すべきである。

引證《いんしよう》、辨道話《べんだうわ》、修《しう》せざるには現《あらは》れず、證《しよう》せざるには得《う》る事《こと》なし。

譬《たと》え覺《さと》りても、修養《しうやう》せざれば、證明《しようめい》されない、證明《しようめい》なくしては、信得《しんとく》し得《え》しにあらず、實際《じつさい》に相違《さうゐ》する事《こと》はなきにしても、分別《ぶんべつ》し得《え》ざるものを分別《ぶんべつ》するの眞意《しんい》を了《れう》する事《こと》は出來《でき》ぬのである

例《たと》へば本體《ほんたい》と現象《げんしやう》は二あるにあらず、色《いろ》と空《くう》、意識《いしき》と精神《せいしん》、心《こゝろ》と身《み》、迷《めい》と悟《ご》、皆《みな》二つあるにあらず、而《しか》も歴々分明《れきくぶんめい》なるを要《えう》するのである。

第四節　無益《むえき》の殺生《せつしやう》せざる事《こと》

(1)凡《およ》そ天地《てんち》の間《あひだ》に於《おい》て生《せい》を受《う》けたるものは、生《せい》を目的《もくてき》とせざるものなし、之《こ》れに對《たい》し妄《みだ》りに殺生《せつしやう》するは反目的《はんもくてき》の行爲《かうゐ》にして、萬物《ばんぶつ》一體《たい》の理《り》に明《あき》らかならざるが爲《ため》である。

第五節　生《せい》の合目的《がふもくてき》は善《ぜん》の行爲《かうゐ》である

(1)指壓療法《しあつれうはふ》は生理的活動《せいりてきくわつどう》を助《たす》くる目的《もくてき》にして、生《せい》の合目的《がふもくてき》なるが故《ゆゑ》に善《ぜん》の行爲《かうゐ》である。

第六節　物《もの》を麁末《そまつ》にせざる事《こと》

(2)物《もの》は生《せい》の合目的《がふもくてき》を助《たす》くる爲《ため》に吾人《ごじん》に供《きよう》せらるゝが故《ゆゑ》に、多少《たせう》に係《かゝは》らず、麁末《そまつ》にせざるは善《ぜん》の行爲《かうゐ》である。

(3)物《もの》を麁末《そまつ》にせざる功徳《くどく》は廣大無邊《くわうだいむへん》である。

一、無病長生法《むびやうちやうせいはふ》の祕訣《ひけつ》である。

二、信念養成法《しんねんやうせいはふ》の妙諦《めうてい》である。

三、公義道徳《こうぎだうとく》に一致《ち》す。

四、誠實《せいじつ》の氣《き》養成《やうせい》せらる。

五、公平無私《こうへいむし》の信念養成《しんねんやうせい》せらる。

此他枚擧《このたまいきよ》するに遑《いとま》あらず。

第五章　結論《けつろん》

以上《いじやう》の數節《すうせつ》は意量考案《いりやうかうあん》して記述《きじゆつ》したものにあらず、只有《たゞあ》りの儘《まゝ》を云《い》ひたるのみである。

著者《ちよしや》は大正《たいしやう》六年《ねん》三月《ぐわつ》二十日《か》　未明心機《みめいしんき》一轉《てん》の動機《どうき》に遭遇《さうぐう》せしとき瞬間意識的《しゆんかんいしきてき》にあらず無意識的《むいしきてき》にあらず、多年《たねん》の疑問《ぎもん》一瞬《しゆん》に解消《かいせう》、心《こゝろ》の背後《はいご》は空《くう》なるを知《し》る。

(1)空《くう》なるが故《ゆゑ》に、侵《をか》す事《こと》なく、侵《をか》さるゝ事《こと》なし。

(2)言語動作《げんごどうさ》は對者《たいしや》に依《よ》つて異《こと》なる事《こと》なし。

(3)漁《れふ》を停止《ていし》せり。

(4)修證《しうしよう》を得《え》たり。

(5)物《もの》を麁末《そまつ》にせざるに至《いた》れり。

以上《いじやう》は、斯《か》くすべきものなる事《こと》を考慮《かうりよ》せしにあらず、斯《か》くせざるべからざると思量《しりやう》せしにあらず、唯爲《たゞな》せし儘《まゝ》を記述《きじゆつ》せし迄《まで》である。

第二十編　指壓療法疾病概念《しあつれうはふしつぺいがいねん》

目次《もくじ》

はしがき

生活體《せいくわつたい》は刺戟感應《しげきかんおう》に依《よ》つて其作用《そのさよう》が行《おこな》はるゝものにして、現代《げんだい》の如《ごと》く精神的方面《せいしんてきはうめん》の研究《けんきう》が閑却《かんきやく》せられ診斷《しんだん》を下《くだ》すが如《ごと》きは、麁漏《そろう》も亦甚《またはなは》だしきものなり、感覺《かんかく》や、感情等《かんじやうとう》の外廓《ぐわいかく》の生活體《せいくわつたい》に及《およ》ぼす影響《えいきやう》すらも度外視《どぐわいし》して顧《かへり》みざるが如《ごと》し、刺戟感應《しげきかんおう》の内容《ないよう》は實《じつ》に微妙《びめう》にして、指壓療法《しあつれつはふ》は之《こ》れを促進《そくしん》するが故《ゆゑ》に效果著《かうくわいちじる》し、其見解《そのけんかい》も亦常《またつね》に之《こ》れに注意《ちゆうい》すべきものなり。

指壓療法疾病概念《しあつれうはふしつぺいがいねん》

一疾病《しつぺい》は原因及《げんいんおよ》び症狀《しやうじやう》に就《つ》き査定《さてい》すべきものにして、原因《げんいん》に就《つい》ては、體格《たいかく》、體質等《たいしつとう》の薄弱《はくじやく》なるもの主《しゆ》として疾病《しつぺい》の素因《そいん》をなす、又空氣《またくうき》、季候《きこう》、細菌等《さいきんとう》の外因《ぐわいいん》によるものも亦抵抗力《またていかうりよく》の弱《よは》きもの程《ほど》、犯《をか》され易《やす》し、或《あるひ》は職業《しよくげふ》の關係及《くわんけいおよ》び榮養物《えいやうぶつ》の過不足等疾病《くわふそくとうしつぺい》を誘發《いうはつ》するものあり。症狀《しやうじやう》に就《つい》ては、既往症《きわうしやう》、現症狀等《げんしやうじやうとう》、主觀的《しゆくわんてき》（自覺的《じかくてき》）客觀的《かくくわんてき》（他覺的《たかくてき》）により考定《かうてい》す。

第一章　疾病《しつぺい》の見方《みかた》（基礎的調査《きそてきてうさ》）

第一節　體格《たいかく》

(1)全身《ぜんしん》　肥《ひ》、瘦《さう》。
(2)腹腔《ふくかう》　濶《くわつ》、隘《あい》。
(3)腹壁《ふくへき》　硬《かう》、軟《なん》。
(4)胸圍《きようゐ》と身長《しんちやう》。
(5)腹部《ふくぶ》と四肢《しし》。

第二節　體質《たいしつ》

(1)腺病質《せんびやうしつ》。
(2)神經質《しんけいしつ》。
(3)脂肪質《しばうしつ》。
(4)多血質《たけつしつ》。
(5)血統的惡質《けつとうてきあくしつ》。

第三節　**性質《せいしつ》**

(1)性癖《せいへき》。(2)病癖《びやうへき》。

第四節　**年齢《ねんれい》**

(1)小兒《せうに》、壯年《そうねん》、老人《らうじん》。

第五節　**顏貌《がんばう》**

(1)喜《き》、憂《いう》、苦《く》、樂《らく》の狀《じやう》

第六節　**顏色《がんしよく》**

(1)蒼白《さうはく》、紅潮《こうてう》、紫藍《しらん》。

第七節　**脈搏《みやくはく》**

(1)强弱《きやうじやく》、遲速《ちそく》等《とう》。

第八節　**體溫《たいをん》**

(1)計度《けいど》。

第九節　**環境《くわんきやう》**

(1)生理的《せいりてき》に適合《てきがふ》、不適合《ふてきがふ》。

第十節　**外面的《ぐわいめんてき》の關係《くわんけい》**

(1)外傷《ぐわいしやう》、感冒《かんばう》、傳染《でんせん》、食中毒《しよくちゆうどく》等《とう》。

第十一節　**榮養狀態《えいやうじやうたい》**

(1)榮養《えいやう》の供給《きやうきふ》及《および》生理《せいり》と一致《ちい》如何《かゞ》。

第十二節　**呼吸狀態《こきふじやうたい》**

(1)吸氣《きふき》の供給《きようきふ》及《および》呼吸器《こきふき》の生理《せいり》と一致《ちい》如何《かゞ》。

第十三節　**循環狀態《じゆんくわんじやうたい》**

(1)血液《けつえき》及《および》淋巴液《りんぱえき》の循環《じゆんくわん》齊整《さいせい》なるや否《いな》や。

第十四節　**症歴《しやうれき》**

(1)發病《はつびやう》より今日《こんにち》に至《いた》る迄《まで》の狀況《じやうきやう》。

第十五節　**現症狀《げんしやうじやう》**

(1)頭痛《づつう》、眩暈《めまひ》、視力《しりよく》、耳《みゝ》、鼻《はな》、呼吸《こきふ》、食事《しよくじ》、便尿《べんねう》睡眠《すゐみん》、體溫《たいをん》、脈搏《みやくはく》、血壓《けつあつ》。

第十六節　既往症《きわうしやう》

(1)大病《たいびやう》、花柳病《くわりうびやう》、傳染病《でんせんびやう》。

第十七節　女性特種《ぢよせいとくしゆ》

(1)婦人病《ふじんびやう》、月經狀態《げつけいじやうたい》、妊娠《にんしん》、出產《しゆつさん》の數《すう》。

(2)夫《をつと》の關係《くわんけい》。

第十八節　感情特徵《かんじやうとくちよう》

(1)過敏《くわびん》若《もし》くば遲鈍《ちどん》。

第十九節　睡眠狀態《すゐみんじやうたい》

(1)就眠狀態《しうみんじやうたい》、睡眠時間《すゐみんじかん》。

第二十節　便通狀態《べんつうじやうたい》

(1)回數《くわいすう》、硬《かう》、軟《なん》。

第廿一節　尿通狀態《ねうつうじやうたい》

(1)度數《どすう》、量《りやう》、色《いろ》。

第二章　脈搏《みやくはく》の名稱《めいしやう》

第一節　不整脈《ふせいみやく》

(1)脈搏《みやくはく》の調節《てうせつ》を失《うしな》へるもの。

第二節　奇脈《きみやく》

(1)深呼吸《しんこきふ》の終《をはり》に脈搏微少《みやくはくびせう》となり若《もし》くば缺如《けつじよ》。

第三節　徐脈又《じよみやくまた》は遲脈《ちみやく》

(1)脈數《みやくすう》の少《すく》なきもの。

第四節　急脈又《きふみやくまた》は速脈《そくみやく》

(1)脈數《みやくすう》の多《おほ》きもの。

第五節　大脈《だいみやく》

(1)太《ふと》く感《かん》ずるもの。

第六節　小脈《せうみやく》

(1)小《ちい》さく感《かん》ずるもの。

第七節　强脈《きやうみやく》

(1)强《つ》よく感《かん》ずるもの。

第八節　弱脈《じやくみやく》

(1)弱《よわ》く感《かん》ずるもの。

第九節　緊張《きんちやう》

(1)緊張《きんちやう》の感《かん》あるもの。

第十節　弛緩《しくわん》

(1)弛緩《しくわん》の感《かん》あるもの。

第十一節　缺滯脈《けつたいみやく》

(1)缺滯《けつたい》あるもの。

第十二節　硬脈《かうみやく》

(1)硬《かた》く感《かん》ずるもの。

第十三節　軟脈《なんみやく》

(1)軟《やはらか》き感《かん》あるもの。

第三章　脈搏《みやくはく》による疾病《しつぺい》の見方《みかた》

第一節　不整脈《ふせいみやく》の疾病《しつぺい》

(1)心筋炎《しんきんえん》、僧帽瓣膜症《そうばうべんまくしやう》、煙草《たばこ》又《また》は珈琲《コーヒー》中毒症《ちゆうどくしやう》、急性傳染病《きふせいでんせんびやう》、腦膜炎《なうまくえん》。

第二節　奇脈《きみやく》の疾病《しつぺい》

(1)心嚢炎《しんなうえん》、縱隔膜炎《じゆうかくまくえん》。

第三節　徐脈《じよみやく》の疾病《しつぺい》

(1)大動脈狹窄症《だいどうみやくけふさくしやう》、冠狀動脈硬變症《くわんじやうどうみやくかうへんしやう》、黄疸《わうだん》。ヂフテリー。

第四節　速脈《そくみやく》の疾病《しつぺい》

(1)熱性病《ねつせいびやう》、心臓病《しんざうびやう》、バセド氏病《しびやう》。

第五節　大脈《たいみやく》の疾病《しつぺい》

(1)血壓亢進症《けつあつかうしんしやう》、但《たゞ》し血壓亢進症《けつあつかうしんしやう》は小脈《せうみやく》及遲脈《およびちみやく》又《また》は速脈《そくみやく》あり。

(2)左心室《さしんしつ》の肥大《ひだい》。

第六節　小脈《せうみやく》の疾病《しつぺい》

(1)動脈硬變症《どうみやくかうへんしやう》、心臟衰弱《しんざうすいじやく》、貧血《ひんけつ》。

第七節　硬脈《かうみやく》の疾病《しつぺい》

(1)萎縮腎《ゐしゆくじん》、腦膜炎《なうまくえん》、腦溢血《なういつけつ》、鉛毒疝痛《えんどくせんつう》。

第八節　軟脈《なんみやく》の疾病《しつぺい》

(1)諸種《しよしゆ》の貧血《ひんけつ》。

第九節　缺滯脈《けつたいみやく》の疾病《しつぺい》

(1)神經衰弱症《しんけいすいじやくしやう》、其他《そのた》。

第十節　强脈《きやうみやく》の疾病《しつぺい》

(1)バセド氏病《しびやう》、動脈硬變症《どうみやくかうへんしやう》。

第十一節　弱脈《じやくみやく》の疾病《しつぺい》

(1)脂肪過多症《しばうくわたしやう》、脂肪心臟《しばうしんざう》、心臟病《しんざうびやう》。

第十二節　緊張脈《きんちやうみやく》の疾病《しつぺい》

(1)動脈硬變症《どうみやくかうへんしやう》、心悸亢進症《しんきかうしんしやう》。

第十三節　弛緩脈《しくわんみやく》の疾病《しつぺい》

(1)腦溢血後《なういつけつご》。

第四章　脈管及脈搏《みやくくわんおよびみやくはく》に關《くわん》する記事《きじ》

(1)一脈大《みやくだい》にして後小《あとせう》なるものは心臟《しんざう》の神經性疾患《しんけいせいしつくわん》なり。

(2)脈管《みやくくわん》を靜《しづ》かに抑壓《よくあつ》して時《とき》を經過《けいくわ》するときは脈《みやく》搏平靜《はくへいせい》に歸《き》す。

(3)脈管《みやくくわん》を急刺戟《きふしげき》する時《とき》は脈搏顯著《みやくはくけんちよ》となる。

第五章　呼吸器病《こきふきびやう》の見方《みかた》

第一節　肺結核《はいけつかく》

(1)血統的體格《けつとうてきたいかく》及《および》體質《たいしつ》又《また》は性質等《せいしつとう》に注意《ちゆうい》す。

(2)發熱《はつねつ》は輕熱持續《けいねつぢぞく》、時《とき》に高熱《かうねつ》に進《す》む事《こと》あり。午前《ごぜん》中《ちゆう》は低《ひく》く午後《ごご》高《たか》きを常《つね》とす。

(3)顏貌《がんばう》は神經質《しんけいしつ》、憔悴《せうすい》。

(4)顏色《がんしよく》は蒼白《さうはく》、局限的紅潮《きよくげんてきこうてう》。

(5)胸痛《きようつう》は平時《へいじ》若《もし》しば咳嗽時《がいそうじ》にあり。

(6)咳嗽《がいそう》は乾性《かんせい》あり又濕性《またしつせい》あり。

(7)呼吸《こきふ》は淺《あさ》くして短促迫狀《たんそくはくじやう》あり。

(8)筋肉《きんにく》は痩削《さうさく》して彈力軟弱《だんりよくなんじやく》なり。

(9)精神的能力減少《せいしんてきのうりよくげんせう》、抱負缺如《はうふけつじよ》。

(10)他《た》の器官《きくわん》の狀態《じやうたい》。

(イ)頭《かしら》に於《おい》ては頭痛《づつう》或《あるひ》は眩暈《めまひ》あり。

(ロ)胃《ゐ》に於《おい》ては食思缺乏《しよくしけつぱう》或《あるひ》は嘔吐《おうと》あり。

(ハ)腸《ちよう》に於《おい》ては下痢《げり》を起《おこ》す。

(ニ)皮膚《ひふ》に於《おい》ては盜汗《とうかん》あり。

(ホ)心臟《しんざう》に於《おい》ては心搏振動《しんぱくしんどう》。

(ヘ)肝臟《かんざう》に於《おい》ては鬱滯肝《うつたいかん》。

(ト)脾臟《ひざう》に於《おい》ては鬱滯脾《うつたいひ》。

(チ)腎臟《じんざう》に於《おい》ては濃尿《のうねう》。

第二節　喉頭加答兒《こうとうかたる》

(1)發熱《はつねつ》。

(2)乾性嗄嘶《かんせいさせい》。

(3)咳嗽膿樣喀痰《がいそうのうやうかくたん》。

(4)嚥下痛感《えんかつうかん》。

(5)疼痛感《とうつうかん》。

(6)頤裏壓痛《いりあつつう》。

第三節　氣管枝加答兒《きくわんしかたる》

(1)咳嗽《がいそう》。

(2)發熱《はつねつ》。

(3)氣管部疼痛及壓痛《きくわんぶとうつうおよびあつつう》。

(4)全身倦怠《ぜんしんけんたい》。

(5)頭痛《づつう》。

(6)扁桃腺腫脹《へんたうせんしゆちやう》。

(7)呼吸促迫《こきふそくはく》。

(8)食欲不振《しよくよくふしん》。

(9)心氣不快《しんきふくわい》。

第四節　喘息《ぜんそく》

(1)發作性《ほつさせい》。

(2)呼吸困難《こきふこんなん》。

(3)苦悶《くもん》。

(4)冷汗《れいかん》。

(5)呼吸時笛聲《こきふじてきせい》を放《はな》つ。

(6)口唇《こうしん》、鼻尖《びせん》、紫色《ししよく》を呈《てい》するものあり。

第五節　肺炎《はいえん》

(1)惡寒《をかん》、戰慄《せんりつ》。

(2)高熱繼續《かうねつけいぞく》。

(3)頭痛《づつう》。

(4)倦怠《けんたい》。

(5)胸部疼痛《きようぶとうつう》。

(6)脈搏頻數《みやくはくひんすう》。

(7) 錆色喀痰《さびいろかくたん》。
(8) 不眠《ふみん》。
(9) 譫言《うはごと》。

第六節　肋膜炎《ろくまくえん》

(1) 熱發《ねつぱつ》。
(2) 胸部疼痛《きようぶとうつう》。
(3) 呼吸困難《こきふこんなん》。
(4) 頭重《づぢゆう》、頭痛《づつう》。
(5) 溜水《りうすゐ》（乾性《かんせい》にはなし）。

第七節　氣胸《ききよう》

(1) 肋腔內《ろくかうない》に空氣《くうき》又《また》は瓦斯《がす》の溜《たま》りて疼痛《とうつう》を訴《うつた》ふ。
(2) 呼吸困難《こきふこんなん》。
(3) 冷汗《れいかん》、虛脫《きよだつ》。

---

(4) 顏色蒼白苦悶《がんしよくさうはくくもん》を表現《へうげん》す。

第八節　肺氣腫《はいきしゆ》

(1) 肺部《はいぶ》に空氣《くうき》の侵入《しんにふ》。
(2) 呼吸困難《こきふこんなん》。
(3) 肋骨運動不振《ろくこつうんどうふしん》。

第九節　肺水腫《はいすゐしゆ》

(1) 肺部《はいぶ》に漿液侵入《しやうえきしんにふ》。

第十節　肺壞疽《はいえそ》

(1) 肺部《はいぶ》に異物《いぶつ》の侵入《しんにふ》。
(2) 喀痰惡臭甚《かくたんあくしうはなは》だし。

第十一節　肺《はい》ヂストマ

(1) 肺《はい》に寄生蟲《きせいちゆう》の侵入《しんにふ》。
(2) 喀血《かくけつ》。

第十二節　肺放線状菌病《はいはうせんじやうきんびやう》

(1)微熱《びねつ》。
(2)咯血《かくけつ》。

第十三節　肺膿瘍《はいのうよう》

(1)高熱《かうねつ》。
(2)膿様咯痰《のうやうかくたん》。

第十四節　肺門氣管支淋巴腺炎《はいもんきくわんしりんぱせんえん》

(1)小兒《せうに》、原因不明《げんいんふめい》、發熱《はつねつ》。
(2)顏色蒼白《がんしよくさうはく》。
(3)食物《しよくもつ》に好惡《かうを》あり、量不定《りやうふてい》。
(4)疲勞《ひらう》し易《やす》し。

第十五節　インフルエンザ

(1)惡寒《をかん》、戰慄《せんりつ》。
(2)高熱《かうねつ》。
(3)頭痛《づつう》。
(4)全身倦怠《ぜんしんけんたい》。其他《そのた》感冒《かんばう》に類《るゐ》す。

第十六節　感冒《かうばう》

(1)噴嚔《くしやみ》、鼻水《はなみづ》。
(2)咽喉《いんこう》、氣管《きくわん》、疼痛《とうつう》、氣管兩側壓痛《きくわんりやうそくあつつう》。
(3)頭痛《づつう》、神經痛《しんけいつう》、關節痛《くわんせつつう》、腰痛《えうつう》。
(4)食氣不振《しよくきふしん》。
(5)尿《ねう》の溷濁《こんだく》。
(6)便祕《べんぴ》又《また》は下痢《げり》。
(7)發熱《はつねつ》。
(8)咳嗽《がいそう》。
(9)倦怠《けんたい》。

第六章　循環器病《じゆんくわんきびやう》の見方《みかた》

第一節　狹心症《けふしんしやう》

(1)左胸乳房部《さきようにうばうぶ》乃至《ないし》心窩部《しんくわぶ》の締結《ていけつ》せらるゝ如《ごと》き疼痛《とうつう》を感《かん》じ顏色蒼白《がんしよくさうはく》、冷汗《れいかん》、脂汗《しかん》を出《いだ》し苦悶《くもん》の狀《じやう》を呈《てい》す、時《とき》に失神《しつしん》する事《こと》あり、又強迫觀念《またきやうはくくわんねん》を起《おこ》し性格《せいかく》を失《しつ》するに至《いた》る。

第二節　心囊炎《しんなうえん》

(1)心搏微弱《しんぱくびじやく》。

(2)左胸部《さきようぶ》の肋間腫隆《ろくかんしゆりゆう》。

(3)心臟部《しんざうぶ》の疼痛《とうつう》。

(4)胸部《きようぶ》の壓迫感《あつぱくかん》。

第三節　心筋炎《しんきんえん》

(1)心搏《しんぱく》の不整《ふせい》。

(2)心部《しんぶ》壓迫《あつぱく》の感《かん》。

(3)全身靜脈《ぜんしんじやうみやく》の鬱血《うつけつ》。

(4)元氣衰弱《げんきすいじやく》、息切《いきぎれ》、疲勞《ひらう》、眩暈《めまひ》。

(5)下肢浮腫《かしふしゆ》、皮膚紫藍色《ひふしらんしよく》。

(6)鬱血肝《うつけつかん》。

第四節　心臟瓣膜症《しんざうべんまくしやう》

(1)口唇紫藍色《こうしんしらんしよく》。

(2)呼吸困難《こきふこんなん》。

(3)脈搏不整《みやくはくふせい》。

第五節　心臟內膜炎《しんざうないまくえん》

(1)心筋炎《しんきんえん》と略同樣《ほゞどうやう》にして全身浮腫鬱血等《ぜんしんふしゆうつけつとう》を起《おこ》す。

(2)心悸亢進《しんきかうしん》。

(3)心臟肥大《しんざうひだい》するものあり。

第六節　心臓肥大症《しんざうひだいしやう》

(1)息切《いきぎれ》。
(2)左乳《ひだりちゝ》より外側《ぐわいそく》に搏動《はくどう》のあるものは其肥大《そのひだい》を證《しよう》す
(3)脈搏《みやくはく》は軟《なん》。

第七節　脂肪心《しばうしん》

(1)慟悸《どうき》、息切《いきぎれ》、疲勞《ひらう》。
(2)呼吸促迫《こきふそくはく》。

第八節　心悸亢進症《しんきかうしんしやう》

(1)心身不安《しんしんふあん》。
(2)不眠《ふみん》、眩暈《めまひ》、頭痛《づつう》。
(3)枕《まくら》に搏動《はくどう》を聞《き》く。

第九節　動脈瘤《どうみやくりう》

(1)頸肩《けいけん》の疼痛《とうつう》。
(2)肋間神經痛《ろくかんしんけいつう》。
(3)嘔吐《おうと》。
(4)呼吸困難《こきふこんなん》。
(5)鎖骨上窩《さこつじやうくわ》に脈搏《みやくはく》を見《み》る。

第十節　急脈症《きふみやくしやう》

(1)脈搏《みやくはく》百二十を算《さん》す（結滯《けつたい》する事《こと》あり）
(2)心臓部《しんざうぶ》に叩《たゝ》かれる感《かん》あり。
(3)口唇紫藍色《こうしんしらんしよく》。
(4)恐怖狀態《きようふじやうたい》。

第十一節　遲脈症《ちみやくしやう》

(1)脈搏約《みやくはくやく》三十。
(2)心部苦悶《しんぶくもん》。
(3)恐怖狀態《きようふじやうたい》、眩暈《めまひ》、失神《しつしん》する事《こと》あり。

第十二節　動脈硬變症《どうみやくかうへんしやう》

(1)心悸《しんき》亢進《かうしん》。

(2)心臟《しんざう》肥大《ひだい》。

(3)年齡《ねんれい》不相應《ふさうおう》の二三度目《どめ》の結婚《けつこん》。

(4)肢體《したい》麻痺《まひ》。

(5)指壓感硬《しあつかんかう》、脈搏緊張《みやくはくきんちやう》の感《かん》。

第十三節　靜脈瘤《じやうみやくりう》

(1)腓腸部《ひちやうぶ》に多《おほ》く見《み》る。

第七章　消化器病《せうくわきびやう》の見方《みかた》

第一節　急性胃腸病《きふせいゐちやうびやう》

(1)嘔氣《はきけ》、嘔吐《おうと》。

(2)腹鳴《ふくめい》、腹痛《ふくつう》。

(3)下痢《げり》、便祕《べんぴ》。

(4)發熱《はつねつ》、無熱《むねつ》。

(5)不快《ふくわい》。

第二節　中毒性胃加答兒《ちゆうどくせいゐかたる》、重症《ちゆうしやう》。

(1)嘔吐《おうと》、下痢《げり》。

(2)脈《みやく》は小《せう》にして速《そく》。

(3)呼吸促迫《こきふそくはく》。

(4)顏色《がんしよく》は紫《し》。

(5)冷汗《ひやあせ》。

(6)四肢冷却《ししれいきやく》。

第三節　中毒性胃加答兒《ちゆうどくせいゐかたる》、輕症《けいしやう》。

(1)食道及胃部《しよくどうおよびゐぶ》の疼痛《とうつう》。

(2)嘔吐《おうと》。

(3)口渇《こうかつ》。

第四節　慢性胃腸病《まんせいゐちやうびやう》

(1)食欲不振《しよくよくふしん》、食味不良食滞《しよくみふりやうしよくたい》の感《かん》。

(2)羸痩《るいそう》、口臭《こうしう》、舌苔《ぜつたい》。

(3)噯氣《あいき》、呑酸《どんさん》、嘈囃《そうざつ》。

(4)全身倦怠《ぜんしんけんたい》、疲勞《ひらう》し易《やす》し。

(5)腹部壓痛不定《ふくぶあつつうふてい》。

第五節　胃《ゐ》アトニー症《しやう》

(1)體格羸弱《たいかくるいじやく》。

(2)胃筋《ゐきん》の緊張力乏《きんちやうりよくとぼ》しくして食物《しよくもつ》を攝取《せつしゆ》するときは伸長《しんちやう》し、消化運動弱《せうくわうんどうよは》く、食物《しよくもつ》は長時間滯留《ちやうじかんたいりう》して苦痛《くつう》を覺《おぼ》えるに至《いた》る。

第六節　胃擴張症《ゐかくちやうしやう》

(1)上腹壁《じやうふくへき》の膨隆《ばうりゆう》。

(2)振水音《しんすゐおん》、瓦斯音《がすおん》。

(3)噯氣《あいき》、呑酸《どんさん》、嘈囃《そうざつ》。

第七節　胃下垂症《ゐかすゐしやう》

(1)便祕《べんぴ》、下痢《げり》。

(2)振盪音《しんとうおん》は下位《かゐ》、胃部陥凹《ゐぶかんあふ》。

(3)消化不良《せうくわふりやう》、不眠《ふみん》、頭痛《づつう》、頭重《づぢゆう》、倦怠《けんたい》。

第八節　胃酸過多症《ゐさんくわたしやう》

(1)他《た》の胃痛《ゐつう》と其趣《そのおもむき》を異《こと》にし、空腹時《くうふくじ》に必《かなら》ず疼痛《とうつう》を訴《うつた》ふ、此時少量《このときせうりやう》の食餌《しよくじ》を攝《と》れば痛止《いたみや》む、常《つね》に胃部《ゐぶ》に不快《ふくわい》の感《かん》あり、又噯氣《またあいき》、嘈囃《そうざつ》、呑酸《どんさん》、嘔《は》氣《け》、嘔吐《おうと》、口渇《こうかつ》、祕結等《ひけつとう》あり、壓痛《あつつう》は不定《ふてい》。

第九節　胃潰瘍《ゐくわいやう》

(1)胃痛《ゐつう》（局限的《きよくげんてき》）。

(2) 胃《ゐ》の壓迫感《あつぱくかん》。
(3) 概《おほむね》瘦削《そうさく》。
(4) 吐血《とけつ》、下血《げけつ》。
(5) 頭痛《づつう》、眩暈《めまひ》。
(6) 局限的壓痛《きよくげんてきあつつう》あり。

第十節　胃癌《ゐがん》

(1) 貧血《ひんけつ》、瘦削《そうさく》、衰弱《すいじやく》。
(2) 嘔吐《おうと》、吐物《とぶつ》は酸味《さんみ》、苦味《くみ》を呈《てい》し、臭氣《しうき》あり、粘《ねん》液及食物《えきおよびしよくもつ》の殘渣《ざんさ》、又血液《またけつえき》を混《こん》じて、珈琲滓樣《コーヒーかすやう》の時《とき》あり、便物《べんぶつ》は潜在性《せんざいせい》の血液《けつえき》を含《ふく》む時《とき》あり、又痂皮《またかひ》の如《ごと》きものを混《こん》ずる時《とき》あり、手觸感《しゆしよくかん》は癌《がん》の種類《しゆるゐ》により異《こと》なる、體溫《たいをん》は不定《ふてい》。

第十一節　胃腸炎《ゐちやうえん》

(1) 嘔吐《おうと》。
(2) 下痢《げり》。
(3) 皮膚乾燥《ひふかんそう》、四肢冷却《しれいきやく》。
(4) 口渴《こうかつ》。
(5) 虚脫《きよだつ》。

第十二節　腸《ちやう》の消化不良《せうくわふりやう》

(1) 醱酵性下痢《はつかうせいげり》。
(2) 腐敗性下痢《ふはいせいげり》。
(3) 便物《べんぶつ》に不消化物《ふせうくわぶつ》を混《こん》ず。
(4) 腹脹《ふくちやう》の感《かん》あり。
(5) 指壓《しあつ》するときは大小《だいせう》の水泡音《すゐはうおん》、瓦斯音《がすおん》所々《しよ〳〵》に觸《しよく》感《かん》す。

第十三節　盲腸炎《まうちやうえん》

(1) 急性《きふせい》と雖《いへど》も潜在期間《せんざいきかん》ありて、瓦斯《がす》の集積《しふせき》を見《み》る發病《はつびやう》の場合《ばあひ》は右《みぎ》の下腹部《かふくぶ》に疼痛《とうつう》を訴《うつた》へ往々《わう〳〵》嘔氣《はきけ》を伴《ともな》ふ發熱《はつねつ》あり、疼痛《とうつう》は胃部《ゐぶ》にも波及《はきふ》し胃痙攣《ゐけいれん》と誤《あやま》る事《こと》あり。

(2) 舌苔《ぜつたい》、胸式呼吸《きようしきこきふ》。

(3) 高熱《かうねつ》は化膿《くわのう》の虞《うれへ》あり、又炎症腹膜《またえんしやうふくまく》に及《およ》ぶ事《こと》あり

第十四節　慢性盲腸炎《まんせいまうちやうえん》

(1) 一回盲腸部《くわいまうちやうぶ》の疾患《しつくわん》をなしたるものは再發《さいはつ》する事《こと》多《おほ》し。

(2) 便通時《べんつうじ》に下腹《かふく》の疼痛《とうつう》あり、祕結《ひけつ》、下痢《げり》、不定《ふてい》。

(3) 右腸骨窩《みぎちやうこつくわ》を指壓《しあつ》すれば瓦斯《がす》の集積《しふせき》を見《み》る、又壓《またあつ》痛《つう》あり。

(4) 食思不振《しよくしふしん》。

第十五節　腸結核《ちやうけつかく》

(1) 粘液下痢《ねんえきげり》。

(2) 腹部指壓《ふくぶしあつ》により各所《かくしよ》に水泡音《すゐはうおん》、瓦斯音《がすおん》を聞《き》く。

(3) 瘦削衰弱《そうさくすゐじやく》。

(4) 盲腸部《まうちやうぶ》に觸塊《しよくくわい》ある事《こと》あり。

(5) 腹壁《ふくへき》は軟《なん》。

第十六節　十二指腸蟲症《しちやうちゆうしやう》

(1) 便祕《べんぴ》又《また》は下痢《げり》。

(2) 貧血《ひんけつ》。

(3) 衰弱《すゐじやく》。

(4) 異物《いぶつ》を好《この》む癖《くせ》あり。

第十七節　腹膜炎《ふくまくえん》

(1) 腹部激痛《ふくぶげきつう》、發熱《はつねつ》、嘔吐《おうと》。

(3) 腹壁硬脹《ふくへきかうちやう》。

第十八節　鬱血肝《うつけつかん》

(1) 右季肋部《みぎきろくぶ》輕壓痛《けいあつつう》。

(2) 食慾不振《しよくよくふしん》。

(3) 放屁《はうひ》多《おほ》し。

(4) 肝臓肥大或《かんざうひだいあるひ》は黄疸《わうだん》を起《おこ》す事《こと》あり。

第十九節　黄疸《わうだん》

(1) 上腹部《じやうふくぶ》の壓感《あつかん》。

(2) 頭痛《づつう》、倦怠《けんたい》、嘔吐《おうと》、下痢《げり》。

(3) 黄色《くわうしよく》各部《かくぶ》に現《あらは》る。

(4) 食欲乏《しよくよくとぼ》し。

第廿節　硬變肝《かうへんかん》

(1) 萎縮《ゐしゆく》の結果《けつくわ》、皮質《ひしつ》其他《そのた》に欝血《うつけつ》を生《しやう》じ腹水《ふくする》を來《きた》す

第廿一節　膽石病《たんせきびやう》

(1) 右季肋部《みぎきろくぶ》の激痛《げきつう》。

(2) 右肩胛及《みぎけんかふおよ》び上膊《じやうはく》に疼痛《とうつう》を覺《おぼ》ゆ。

(3) 嘔氣《はきけ》ありて上腹部惡感《じやうふくぶをかん》。

(4) 便祕《べんぴ》下痢《げり》常《つね》ならず、胃痙攣《ゐけいれん》を起《おこ》す事《こと》あり。

(5) 黄疸《わうだん》あり。

第廿二節　膵臓《すいざう》の疾患《しつくわん》

(1) 糖尿《たうねう》。

(2) 飲酒《いんしゆ》の害《がい》、消化不良《せうくわふりやう》

(3) 肥滿《ひまん》の人《ひと》に多《おほ》し。

(4) 膽石症《たんせきしやう》に伴《とも》なふ事《こと》あり。

第八章　泌尿器病《ひつねうきびやう》の見方《みかた》

第一節　腎臓炎《じんざうえん》

(1)食欲不振《しよくよくふしん》、全身倦怠《ぜんしんけんたい》、息切《いきぎれ》、不眠《ふみん》。
(2)浮腫《ふしゆ》、顔色蒼白《がんしよくさうはく》。
(3)蛋白尿《たんぱくねう》、尿量減少《ねうりやうげんせう》、往々《わうくわう》血液《けつえき》を混《こん》ずる事《こと》あり。

第二節　慢性腎臓炎《まんせいじんぞうえん》

(1)蛋白尿《たんぱくねう》。
(2)浮腫《ふしゆ》時々《じゝ》現《あら》はる。
(3)血壓昇騰《けつあつしようとう》す。
(4)次第《しだい》に心臓肥大《しんぞうひだい》す。
(5)網膜炎《まうまくえん》。
(6)萎縮腎《ゐしゆくじん》、尿毒症《ねうどくしやう》を起《おこ》す事《こと》あり。
(7)頭重《づぢゆう》、肩凝《かたこり》。

第三節　萎縮腎《ゐしゆくじん》

(1)食欲減退《しよくよくげんたい》、身體衰弱《しんたいすゐじやく》。
(2)頻尿《ひんねう》、便祕《べんぴ》。
(3)後頭痛《こうとうつう》、視力減弱《しりよくげんじやく》。
(4)心臓《しんぞう》を惡《わる》くし、血壓亢進《けつあつかうしん》す。

第四節　遊走腎《いうそうじん》

(1)遊走《いうそう》し來《きた》りたる腎部《じんぶ》は腹壁隆起《ふくへきりゆうき》し膨《ふく》れて目睹《もくと》す又《また》指壓《しあつ》して塊《くわい》を認《みと》る事《こと》あり。
(2)腎部《じんぶ》重苦《おもくる》しく、腰痛《えうつう》あり。

第五節　尿毒症《ねうどくしやう》

(1)頭痛《づつう》、眩暈《めまひ》、耳鳴《みゝなり》、全身倦怠《ぜんしんけんたい》、嗜眠《しみん》。
(2)嘔吐《おうと》、下痢《げり》、嗄嘶《させい》、鼻血《はなぢ》、呼吸困難《こきふこんなん》。
(3)心臓衰弱《しんぞうすいじやく》、針小脈《しんせうみやく》。

第六節　糖尿病《たうねうびやう》

(1)糖尿《たうねう》と糖尿病《たうねうびやう》は辨別《べんべつ》を要《えう》す。

(2)尿量《ねうりやう》多《おほ》く普通《ふつう》の倍以上《ばいいじやう》に達《たつ》す。
(3)口渇《こうかつ》、口臭《こうしう》、大食《たいしよく》に似《に》ず疲瘦《ひそう》、全身倦怠《ぜんしんけんたい》。
(4)神經痛《しんけいつう》。
(5)齲齒《うし》。
(6)肥大《ひだい》の人《ひと》に多《おほ》し。
(7)陰萎《いんゐ》。

第七節　膀胱炎《ばうくわうえん》

(1)放尿頻繁《はうねうひんぱん》且疼痛《かつとうつう》を訴《うつた》ふ。
(2)尿《ねう》は溷濁《こんだく》。
(3)熱《ねつ》は不定《ふてい》。

第九章　男性生殖器病《だんせいせいしよくきびやう》の見方《みかた》

第一節　攝護腺病《せつごせんびやう》

(1)放尿無勢力《はうねうむせいりよく》、尿意頻繁《ねういひんぱん》。
(2)胃腸《ゐちやう》をわるくす。
(3)腫物《しゆもつ》を生《しやう》ず。

第二節　軟性下疳《なんせいげかん》

(1)感染後數時間《かんせんごすうじかん》にして患部發赤腫脹《くわんぶはつせきしゆちやう》、疼痛《とうつう》。
(2)丘疹潰瘍面《きうしんくわいやうめん》を形成《けいせい》す、蠶食性《さんしよくせい》、腐蝕性《ふしよくせい》、侵移性《しんいせい》

第三節　横痃《よこね》

(1)淋毒性《りんどくせい》は發赤發熱《はつせきはつねつ》、黴毒性《ばいどくせい》は發赤無熱《はつせきむねつ》。
(2)步行困難《ほかうこんなん》。

第四節　睾丸炎《かうぐわんえん》

(1)發熱《はつねつ》。
(2)睾丸腫脹《かうぐわんしゆちやう》。
(3)疼痛《とうつう》、牽引痛《けんいんつう》、步行痛《ほかうつう》、咳嗽痛《がいそうつう》。

第五節　淋病《りんびやう》

(1)膿尿《のうねう》、血液《けつえき》を混《こん》ず、放尿時《はうねうじ》疼痛《とうつう》、尿《ねう》の溷濁《こんだく》。

第六節　**夢精《むせい》、早漏《さうろう》**

(1)夢精《むせい》は性的神經《せいてきしんけい》の過敏《くわびん》。

(2)早漏《さうろう》は性的神經《せいてきしんけい》の過敏《くわびん》に加《くは》ふるに自瀆《じとく》の害《がい》。

第七節　**陰萎《いんゐ》**

(1)生殖器《せいしよくき》の性能衰弱《せいのうすいじやく》。

(2)精神的關係《せいしんてきくわんけい》。

(3)陰莖《いんけい》の矮小《わいせう》。

第八節　**包莖《はうけい》**

(1)接觸者《せつしよくしや》の觸感不十分《しよくかんふじうぶん》。

(2)性病《せいびやう》に罹《かゝ》り易《やす》し。

第十章　**肛門病《こうもんびやう》の見方《みかた》**

第一節　**痔疾《ぢしつ》**

(1)內痔核《ないぢかく》は肛門括約筋《こうもんくわつやくきん》の內側《ないそく》に豆樣《まめやう》のものより胡《くる》桃《み》大《だい》の疣《いぼ》になり疼痛《とうつう》を感《かん》ず、或《あるひ》は失血《しつけつ》する事《こと》あり。

第二節　**痔瘻《ぢろう》**

(1)肛門《こうもん》の際《きは》に小孔《せうこう》ありて膿液《のうえき》を漏《もら》す。

(2)小孔《せうこう》は二、三個《こ》となる、小孔塞閉《せうこうさくへい》して發赤《はつせき》、强壓《きやうあつ》により又《また》膿汁《のうじゆう》を出《いだ》す、疼痛《とうつう》。

第三節　**脫肛《だつこう》**

(1)肛門括約筋《こうもんくわつやくきん》の破壞《はくわい》。

(2)內痔核《ないぢかく》の爲《た》め。

(3)便通時《べんつうじ》脫肛《だつこう》。

第十一章　**姙娠中諸病《にんしんちゆうしよびやう》の見方《みかた》**

第一節　**惡疽《をそ》（つわり）**

(1)嘔吐《おうと》、憂鬱《いううつ》、眩暈《めまひ》、頭痛《づつう》、四肢倦怠《ししけんたい》。

(2)食欲不振《しよくよくふしん》、唾液分泌過多《だえきぶんぴつくわた》、疲勞《ひらう》、衰弱《すいじやく》。

第二節　姙娠腎《にんしんじん》

(1)浮腫《ふしゆ》、食思缺乏《しよくしけつばう》。

(2)胸内苦悶《きようないくもん》、視力障碍《しりよくしやうがい》。

第三節　子癇《しかん》

(1)眩暈《めまひ》、頭痛《づつう》。

(2)全身痙攣《ぜんしんけいれん》、覺醒後《かくせいご》疲勞《ひらう》、四肢疼痛《ししとうつう》。

第十二章　腦《なう》の諸病見方《しよびやうみかた》

第一節　腦溢血《なういつけつ》

(1)前徴《ぜんちよう》。血壓亢進《けつあつかうしん》、動脈瘤《どうみやくりう》、心悸亢進《しんきかうしん》、心身上《しんしんじやう》一過性《くわせい》の異常《いじやう》、眩暈《めまひ》、耳鳴《みゝなり》、頭痛《づつう》、四肢《しし》の麻痺《まひ》及《およ》び重感《ちゆうかん》、或《あるひ》は指《ゆび》の異常《いじやう》、精神《せいしん》の興奮《こうふん》、感情《かんじやう》の過《くわ》敏《びん》、睡眠不能《すゐみんふのう》、記憶力減退《きおくりよくげんたい》。

(2)現狀《げんじやう》。意識不明《いしきふめい》、昏睡《こんすゐ》、嘔吐《おうと》、流涎《りうえん》、便尿《べんねう》の失《しつ》禁《きん》、顔色紅潮《がんしよくこうてう》又《また》は眼《め》の充血《じゆうけつ》、熱《ねつ》は三十八度前後《どぜんご》脈搏《みやくはく》は不整《ふせい》。

(3)豫後《よご》。言語不能《げんごふのう》、半身不隨《はんしんふずゐ》、知覺異常《ちかくいじやう》。

第二節　腦充血《なうじゆうけつ》

(1)急性《きふせい》。眩暈《めまひ》、頭痛《づつう》、顔色紅潮《がんしよくこうてう》、眼瞼發赤《がんけんはつせき》、卒倒《そつたう》人事不省《じんじふせい》、脈搏強速《みやくはくきやうそく》。

(2)慢性《まんせい》。心悸亢進《しんきかうしん》、頭痛《づつう》、頭重《づぢゆう》、眩暈《めまひ》、欠伸《あくび》、不《ふ》眠《みん》。

第三節　腦貧血《なうひんけつ》

(1)急性《きふせい》　立暗《たちくらやみ》、顔色蒼白《がんしよくさうはく》、四肢冷却《ししれいきやく》、脈搏弱遲《みやくはくじやくち》卒倒《そつたう》し或《あるひ》は意識不明《いしきふめい》となる事《こと》あり。

(2)慢性《まんせい》　心身諸般《しんしんしよはん》の障碍《しやうがい》、事務能率減退《じむのうりつげんたい》、便通《べんつう》不良《ふりやう》、顏色惡《がんしよくわる》し。

第四節　**睡眠性腦炎《すゐみんせいなうえん》**

(1)發熱《はつねつ》、嗜眠《しみん》、複視《ふくし》。

第五節　**腦膜炎《なうまくえん》**

(1)頭部激痛《とうぶげきつう》、發熱《はつねつ》、四肢痙攣《ししけいれん》、頸部背部硬直《けいぶはいぶかうちよく》、齒《し》牙咬合《がかうがふ》、顏色蒼白《がんしよくさうはく》、冷汗《れいかん》。

第六節　**日射病《につしやびやう》**

(1)腦膜《なうまく》の炎症《えんしやう》。

(2)卒倒《そつたう》。

第七節　**癲癇《てんかん》**

(1)卒倒《そつたう》。

(2)痙攣《けいれん》。

(3)口泡《こうはう》、顏色蒼紫《がんしよくさうし》。

第八節　**鬱憂病《うついうびやう》**

(1)環境《くわんきやう》の不適意《ふてきい》、戀愛關係《れんあいくわんけい》、取越苦勞《とりこしくらう》、明朗《めいらう》ならざる性格《せいかく》、信仰乏《しんかうとぼ》しき心所《しんしよ》、昏晦《こんくわい》にして決斷《けつだん》心《しん》を缺《か》く。

第十三章　**脊髓諸病《せきずゐしよびやう》の見方《みかた》**

第一節　**脊髓癆《せきずゐらう》**

(1)下肢麻痺《かしまひ》、指趾不自由《ししふじいう》、步行不自由《はかうふじいう》、知覺異常《ちかくいじやう》溫度感覺過敏《をんどかんかくくわぶん》、便尿通利乏《べんねうつうりとぼ》し。

第二節　**脊髓性麻痺《せきずゐせいまひ》**

(1)弛緩性筋肉麻痺《しくわんせいきんにくまひ》、皮膚反射消失《ひふはんしやせうしつ》。

第十四章　**神經諸病《しんけいしよびやう》の見方《みかた》**

第一節　**神經衰弱症《しんけいすいじやくしやう》**　(假名《かめい》)

(1)諸般《しよはん》の能力《のうりよく》常人《じやうじん》と異《こと》なる。
(2)精神上《せんしんじやう》、肉體上《にくたいじやう》の異常《いじやう》。
以上《いじやう》の狀態《じやうたい》を神經衰弱症《しんけいすいじやくしやう》と名《な》づけたる物《もの》にして事實《じじつ》は神經《しんけい》の衰弱《すいじやく》したるにあらず、神經《しんけい》の機能《きのう》を起《おこ》すべき刺戟作用《しげきさよう》の障碍《しやうがい》せられしに依《よ》る。

刺戟作用《しげきさよう》とは、例《たと》へば玆《こゝ》に手《て》を擧《あげ》る運動《うんどう》は手《て》の隨意筋《ずゐいきん》に來《き》てゐる運動神經《うんどうしんけい》が擧《あげ》やうと思《おも》ふ刺戟《しげき》作用《さよう》によつて興奮《こうふん》し、手《て》を擧《あげ》る運動《うんどう》が行《おこな》はれるが如《ごと》し。

第二節　ヒステリー

(1)心身共《しんしんとも》に變異性《へんいせい》を帶《お》ぶ、精神上《せいしんじやう》、肉體上變化《にくたいじやうへんくわ》、定《さだ》まりなし。
此病症《このびやうしやう》に於《おい》て、心身不二《しんしんふじ》、靈肉《れいにく》一體《たい》の實際《じつさい》を目睹《もくと》する事《こと》を得《う》べし。

第三節　神經痛《しんけいつう》

(1)痛部《つうぶ》の異動《いどう》、疼痛《とうつう》は種々《しゆく》にして發作的《ほつきてき》。
(2)神經《しんけい》の通路《つうろ》に於《お》ける滲出物等《しんしゆつぶつとう》の障害《しやうがい》。

第四節　顏面神經麻痺《がんめんしんけいまひ》

(1)顏貌《がんばう》の變異《へんい》。
(2)流淚《りうるい》、流涎《りうえん》。

第五節　舞踏病《ぶとうびやう》

(1)異樣《いやう》の動作《どうさ》、發作的運動《ほつさてきうんどう》。

第六節　神經痙攣《しんけいけいれん》

(1)神經痙攣《しんけいけいれん》は各部《かくぶ》に現《あらは》れ其部《そのぶ》に各變狀《かくへんじやう》を來《きた》す。

第十五章　小兒諸病《せうにしよびやう》の見方《みかた》

第一節　百日咳《ひやくにちせき》

(1) 呼吸器《こきふき》の加答兒《かたる》。

(2) 痙攣性咳嗽《けいれんせいがいそう》。

(3) 體熱多《たいねつおほ》くはなし。

第二節　**疫痢《えきり》**

(1) 脈搏急速《みやくはくきふそく》、高熱《かうねつ》。

(2) 顔色《がんしよく》惡《いろ》く四肢冷却《ししれいきやく》。

(3) 痙攣發作《けいれんほつさ》、嘔吐《おうと》。

(4) 粘液便《ねんえきべん》、腹部《ふくぶ》綿《わた》の如《ごと》く軟弱《なんじやく》なり。

第三節　**小兒麻痺《せうにまひ》**

(1) 高熱後《かうねつご》四肢《しし》不隨意《ふずゐい》となる。

(2) 麻痺《まひ》の變遷《へんせん》、筋肉《きんにく》の萎縮《ゐしゆく》。

第四節　**夜尿《やねう》**

(1) 就眠後《しうみんご》約《やく》二時間《じかん》に失禁《しつきん》。

(2) 尿量多《ねうりやうおほ》し、促尿感遲鈍《そくねうかんちどん》。

(3) 深睡《しんする》。

(4) 性質頑固《せいしつぐわんこ》。

第十六章　女子生殖器病見方《ぢよしせいしよくきびやうみかた》

第一節　**月經異常《げつけいいじやう》**

(1) 鼻出血《はなしゆつけつ》、唇色《くちびるいろ》を失《うし》なふ。

(2) 子宮發育不全《しきゆうはついくふぜん》、轉屈《てんくつ》、喇叭管《らつぱくわん》の故障《こしやう》。

第二節　**白帶下《こしけ》**

(1) 稀薄《きはく》なるものあり、濃厚《のうこう》なるものあり、色種々《いろしゆぐ》

(2) 惡臭《あくしう》あり。

(3) 交接感《かうせつかん》に異常《いじやう》あり。

第三節　**子宮内膜炎《しきゆうないまくえん》**

(1) 下腹部疼痛《かふくぶとうつう》、腰痛《えうつう》、頭痛《づつう》、月經痛《げつけいつう》。

(2)分泌物《ぶんぴつぶつ》多量《たりやう》、外陰部《ぐわいいんぶ》の瘙痒《さうやう》。
(3)性交時《せいかうじ》の出血《しゆつけつ》。

第四節　子宮前屈症《しきゆうぜんくつしやう》

(1)下腹部《かふくぶ》の壓感《あつかん》。
(2)頻尿《ひんねう》。
(3)頭痛《づつう》、肩凝《かたこり》。
(4)月經困難《げつけいこんなん》。

第五節　子宮後屈症《しきゆうこうくつしやう》

(1)月經時《げつけいじ》の腰痛《えうつう》。
(2)排便時《はいべんじ》の障碍《しやうがい》。
(3)種々《しゆぐ》神經性《しんけいせい》の症状《しやうしやう》を呈《てい》す。

第六節　子宮癌《しきゆうがん》

(1)子宮出血《しきゆうしゆつけつ》。
(2)滲出物《しんしゆつぶつ》膿様《のうやう》。
(3)疼痛《とうつう》。
(4)硬軟《かうなん》種々《しゆぐ》。

第七節　輸卵管炎《ゆらんくわんえん》

(1)牽引性《けんいんせい》の下腹痛《かふくつう》、下腹痛《かふくつう》。
(2)惡寒《をかん》、發熱《はつねつ》。
(3)化膿《くわのう》して腹膜炎《ふくまくえん》を起《おこ》す事《こと》あり。

第八節　卵巣炎《らんそうえん》

(1)下腹《かふく》の激痛《げきつう》。
(2)發熱《はつねつ》。
(3)月經過多《げつけいくわた》、月經痛《げつけいつう》。

第九節　子宮脫出《しきゆうだつしゆつ》

(1)膣口《ちつこう》に脫出《だつしゆつ》す。

(2) 頻尿《ひんねう》。

(3) 腹痛《ふくつう》。

第十節　**子宮實質炎《しきゆうじつしつえん》**

(1) 子宮腫脹《しきゆうしゆちやう》。

(2) 白帯下《こしけ》、出血《しゆつけつ》。

(3) 神經性《しんけいせい》の諸症狀《しよしやうじやう》あり。

第十一節　**膣炎《ちつえん》**

(1) 白帯下《こしけ》惡臭《あくしう》。

(2) 膣壁發赤《ちつへきはつせき》。

(3) 排尿疼痛《はいねうとうつう》。

第十二節　**外陰部瘙痒《ぐわいいんぶさうやう》**

(1) 發作的《ほつさてき》に瘙痒《さうやう》を訴《うつた》ふ。

第十七章　眼《め》の諸患見方《しよくわんみかた》

第一節　**結膜炎《けつまくえん》**

(1) 眼瞼及《がんけんおよ》び白眼《しろめ》の糸様《いとやう》の發赤《はつせき》。

(2) 眼脂《めやに》。

(3) 充血濃厚《じゆうけつのうこう》。

第二節　**臚胞性結膜炎《ろはうせいけつまくえん》**

(1) 眼瞼《がんけん》の裏《うら》に粟粒大《ぞくりふだい》の含水粒《がんすゐりふ》あり。

(2) 急性《きふせい》は傳染性《でんせんせい》あり、且《か》つ結膜《けつまく》一面《めん》に臚胞出來《ろはうしゆつらい》す

(3) 羞明《しうめい》、流涙《りうるい》。

第三節　**トラホーム**

(1) 穹隆部《きゆうりゆうぶ》に顆粒《くわりふ》あり、顆粒《くわりふ》の跡《あと》の瘢痕《はんこん》は結膜面《けつまくめん》に存在《ぞんざい》す、結膜《けつまく》の充血《じうけつ》、眼脂《めやに》、羞明《しうめい》。

(2) 眼精疲勞《がんせいひらう》し易《やす》し。

第四節　**眼瞼縁炎《がんけんえんえん》**

(1)睫毛《まつげ》の根《ね》に粟粒大《あはつぶだい》の腫瘍《しゆよう》あり、發赤《はつせき》、逆睫毛《さかまつげ》。

第五節　麥粒腫《ばくりふしゆ》

(1)睫毛《まつげ》の根《ね》に豆大《まめだい》の腫瘍發生《しゆようはつせい》、發赤《はつせき》。

第六節　角膜炎《かくまくえん》

(1)黑眼《くろめ》に薄翳《はくえい》を生《しやう》ず。

(2)白眼《しろめ》と黑眼《くろめ》間充血《かんじゆうけつ》。

第七節　網膜炎《まうまくえん》

(1)網膜《まうまく》の充血《じゆうけつ》。

(2)網膜白斑《まうまくはくはん》あり出血《しゆつけつ》を認《みと》む。

第八節　白內障《はくないしやう》

(1)複視《ふくし》。

(2)水晶體《すゐしやうたい》の曇《くもり》。

(3)黑眼《くろめ》白《しら》む。

第九節　綠內障《りよくないしやう》

(1)眼壓高《がんあつたか》し。

(2)黑眼《くろめ》溷濁《こんだく》。

(3)白眼充血《しろめじゆうけつ》。

(4)頭痛《づつう》。

(5)瞳孔散大青色《どうこうさんだいせいしよく》を現《あらは》す。

第十節　近眼《きんがん》

(1)體質《たいしつ》。

(2)眼球突出《がうきうとつしゆつ》。

第十一節　遠眼《えんがん》

(1)體質《たいしつ》。

(2)眼球陷凹《がんきうかんあふ》。

第十二節　老眼《らうがん》

(1) 亂視《らんし》。

(2) 眼球陷凹《がんきうかんあふ》。

第十三節　眼精疲勞《がんせいひらう》

(1) 心身《しんしん》の過勞《くわらう》。

(2) 視力使用過度《しりよくしようくわど》。

第十四節　涙嚢炎《るいなうえん》

(1) 涙管《るいくわん》の擴張《くわくちやう》

第十八章　耳《みゝ》の諸病見方《しよびやうみかた》

第一節　中耳炎《ちうじえん》

(1) 耳痛《じつう》。

(2) 發熱《はつねつ》。

第二節　耳鳴《みゝなり》

(1) 鼓膜《こまく》の過敏性《くわびんせい》。

(2) 耳内《じない》の充血《じゆうけつ》。

第三節　難聽《なんちやう》

(1) 耳垢《みゝあか》。

(2) 炎症《えんしやう》の後遺《こうゐ》、魯鈍狀《ろどんじやう》。

第十九章　鼻《はな》の諸病見方《しよびやうみかた》

第一節　衂血《はなぢ》

(1) 上部《じやうぶ》の血液過多《けつえきくわた》、代償性出血《だいしやうせいしゆつけつ》。

第二節　鼻加答兒《びかたる》

(1) 噴嚏《くしやみ》、鼻水《はなみづ》、鼻聲《はなごゑ》、鼻腔閉塞《びかうへいさい》。

第三節　肥厚性鼻炎《ひこうせいびえん》

(1) 鼻翼《びよく》の肥厚《ひこう》、鼻詰《はなつまり》、嗅覺乏《きうかくとぼ》し。

第四節　鼻茸《はなたけ》

(1) 鼻内《びない》に肉續《にくつゞ》きの粘膜様《ねんまくやう》のものあり之《これ》を取《と》れば出《しゆつ》

血《けつ》を伴《ともな》ふ。

第五節　**蓄膿症《ちくのうしやう》**

(1) 黄《き》青《あを》混淆《こんこう》の膿汁《のうじゆう》を多量《たりやう》に出《いだ》す。

(2) 鼻《び》腔《かう》の奥《おく》には常《つね》に膿汁《のうじゆう》を貯藏《ちよぞう》せられ強《つよ》く吐《は》けば何時《いつ》にても之《これ》を出《いだ》す。

第六節　**アデノイド**

(1) 扁桃腺《へんたうせん》の腫大《しゆだい》により鼻塞《びさい》を來《きた》す。

(2) 鼾《いびき》、不眠《ふみん》、吃音《きつおん》。

(3) 意志《いし》の統《とう》一乏《とぼ》し。

第二十章　**諸病《しよびやう》の見方《みかた》**

第一節　五十手《ごて》

(1) 肩胛關節痛《けんかふくわんせつつう》あり、手《て》の擧上《きよじやう》及《およ》び後廻不能《こうくわいふのう》。

(2) 肩胛內部《けんかふないぶ》壓痛過敏《あつつうくわびん》。

第二節　**關節《くわんせつ》リューマチス**

(1) 關節《くわんせつ》の疼痛《とうつう》、疼痛部位《とうつうぶゐ》の移行《いかう》、腫脹《しゆちやう》。

(2) 環境《くわんきやう》により疼痛《とうつう》を增《ま》す。

第三節　**肋骨《ろくこつ》カリエス**

(1) 疼痛《とうつう》、腫張《しゆちやう》、微熱《びねつ》、化膿《くわのう》。

第四節　**筋肉《きんにく》リューマチス**

(1) 筋肉《きんにく》の疼痛《とうつう》、痛部《つうぶ》移動《いどう》。

第五節　**脚氣《かつけ》**

(1) 下肢《かし》痲痺《まひ》、浮腫《ふしゆ》、感覺異常《かんかくいじやう》。

(2) 腱反射消失《けんはんしやせうめつ》。

(3) 心臟部《しんざうぶ》苦悶《くもん》。

第六節　**丹毒《たんどく》**

(1) 淋巴腺腫張《りんぱせんしゆちやう》、水疱膿《すゐはうのう》を持《も》つ、頭《かしら》、頸《くび》、四肢《しし》。

(2)灼熱感《しやくねつかん》、壓痛《あつつう》。

第七節　敗血症《はいけつしやう》

(1)戰慄《せんりつ》、脈搏《みやくはく》多《おほ》し粘膜出血《ねんまくしゆつけつ》、高熱繼續《かうねつけいぞく》。

第八節　脫腸《だつちやう》

(1)鼠蹊部《そけいぶ》、陰囊其他《いんなうそのた》。

第九節　血壓昇騰症《けつあつしやうとうしやう》

(1)何等《なんら》の自覺症狀《じかくしやうじやう》なくして血壓昇騰《けつあつしやうとう》せるものあり。

(2)頭痛《づつう》、眩暈《めまひ》、肩凝《かたこり》、耳鳴《みゝなり》、不眠《ふみん》、便祕《べんぴ》。

(3)心悸亢進《しんきかうしん》、近小便《ちかせうべん》。

第十節　低血壓症《ていけつあつしやう》

(1)全身倦怠《ぜんしんけんたい》、頭重《づぢゆう》、頭痛《づつう》、不眠《ふみん》。

第二十一章　傳染病《でんせんびやう》の見方《みかた》

第一節　虎列拉《これら》

(1)突發的《とつぱつてき》に烈《はげ》しき嘔吐《おうと》。

(2)熱《ねつ》は平熱以下《へいねついか》になる事多《ことおほ》し。

(3)米磨汁樣《こめとぎじるやう》のものを吐瀉《としや》す。

(4)皮膚《ひふ》の彈力乏《だんりよくとぼ》し、冷汗《れいかん》、腓腸筋痙攣《ひちやうきんけいれん》を起《おこ》す。

(5)眼陷凹《がんかんあお》す、聲嗄嘶《こゑがれ》、唇紫藍色《くちびるしらんしよく》、下肢冷却《かしれいきやく》。

(6)尿減少《ねうげんせう》、脈搏多弱《みやくはくたじやく》、意識朦朧《いしきもうろう》。

第二節　赤痢《せきり》

(1)急激《きふげき》の腹痛下痢《ふくつうげり》。

(2)發熱《はつねつ》、惡寒《をかん》、多脈《たみやく》、下肢冷却《かしれいきやく》。

(3)便物《べんぶつ》に粘液及血液《ねんえきおよびけつえき》を混《こん》じ且《か》つ膿汁《のうじゆう》を排出《はいしゆつ》す。

第三節　腸《ちやう》チブス

(1)初《はじ》め熱《ねつ》は低《ひく》く漸次《ざんじ》に高熱《かうねつ》に進《すゝ》む。

(2)腹脹《ふくちやう》、頭痛《づつう》、不眠《ふみん》、鼻汁乏《はなじるとぼ》し。
(3)舌苔《ぜつたい》は褐色《かつしよく》。
(4)一週間後《しうかんご》薔薇色《ばらいろ》の發疹《はつしん》あり。
(5)二週最高熱《しうさいかうねつ》。

第四節　**猩紅熱《しやうこうねつ》**

(1)高熱《かうねつ》、嘔吐《おうと》、咽頭痛《いんとうつう》。
(2)猩々色《しやうぐいろ》の發疹《はつしん》。
(3)舌《した》の發赤腫脹《はつせきしゆちやう》。
(4)一週間後《しうかんご》皮膚《ひふ》の上皮剝離《じやうひはくり》。

第五節　**天然痘《てんねんとう》**

(1)突然發熱《とつぜんはつねつ》。
(2)二日後《かご》發疹《はつしん》。
(3)四日過《かすぎ》一旦解熱後《たんげねつご》帯赤發疹《たいせきはつしん》。

第七節　**ペスト**

(1)鼠蹊腺《そけいせん》、股腺《こせん》、腋下腺《えきかせん》、頸腺等《けいせんとう》の强痛腫脹《きやうつうしゆちやう》。
(2)高熱《かうねつ》、眩暈《めまひ》、言語不明瞭《げんごふめいれう》。

第二十二章　**皮膚病《ひふびやう》の見方《みかた》**

第一節　**皮膚瘙痒症《ひふさうやうしやう》**

(1)汎發生《はんはつせい》は搔《か》く程痒《ほどかゆ》みを增《ま》し全身《ぜんしん》に及《およ》ぶ。
(2)局所性《きよくしよせい》は頭部《とうぶ》、肛門《こうもん》、陰囊其他《いんなうそのた》に痒《かゆ》みを感《かん》ず。

第二節　**蕁麻疹《じんましん》**

(1)搔痒發赤腫隆《さうやうはつせきしゆりゆう》、消失又發生《せうしつまたはつせい》、帯白線《たいはくせん》に赤色《せきしよく》あり

第三節　**面疔《めんてふ》**

(1)口唇《こうしん》に小《ちい》さきニキビ様《やう》のもの發生《はつせい》し、之《これ》を爪先《つめさき》等《とう》にて刺戟《しげき》し急《きふ》に悪寒《をかん》、大熱危險《だいねつきけん》に至《いた》る事《こと》あり

第四節　**癰《よう》**

(1) 蜂《はち》の巣様《すやう》の膿腫《のうしゆ》。

(2) 高熱《かうねつ》、頭痛《とうつう》、暗紫色又《あんししよくまた》は紅潮《こうちやう》。

第五節　腋臭《わきが》

(1) 血統的《けつとうてき》。

(2) 傳染《でんせん》。

(3) 大《だい》なる汗腺《かんせん》より發《はつ》す。

第六節　疣贅《いぼ》

(1) 麁《そ》、滑《くわつ》、軟《なん》、硬《かう》。

第七節　禿髪病《とくはつびやう》

(1) 局所病《きよくしよびやう》、全身病《ぜんしんびやう》。

第八節　凍瘡《とうそう》

(1) 組織軟弱《そしきなんじやく》。

第九節　癤《せつ》

(1) 毛根腫脹《もうこんしゆちやう》。

(2) 發赤《はつせき》して硬腫口《かうしゆくち》なし。

第十節　濕疹《しつしん》

(1) 部位《ぶゐ》は頭《かしら》、頸《くび》、顔《かほ》、陰部《いんぶ》、四肢《しし》。

(2) 皮膚腫脹粟粒様《ひふしゆちやうぞくりふやう》のものを生《しやう》ず。

(3) 痒《かゆ》みを訴《うつた》ふ。

(4) 水分多《すゐぶんおほ》きを以《もつ》て濕疹《しつしん》の名《な》あり。

(5) 搔痒《さうやう》により化膿《くわのう》し、痂皮《かひ》を生《しやう》じ、上皮少《じやうひすこ》しく脹《は》る。

(6) 多種多様《たしゆたやう》なり。

第三編　指壓療法病理學《しあつれうはふびやうりがく》

目次《もくじ》

はしがき

健體《けんたい》に於《お》ける生活狀態《せいくわつじやうたい》と、病體《びやうたい》に於《お》ける生活狀態《せいくわつじやうたい》と異《こと》なる精神上乃至物質上《せいしんじやうないしぶつしつじやう》、其原因及症狀《そのげんいんおよびしやうじやう》を明《あきら》かにせんとする病理的研究《びやうりてきけんきう》は又療法《またれうはふ》の要件《えうけん》なるを以《もつ》て、簡明《かんめい》に記述《きじゆつ》して、施療《せれう》に資《し》せんとす、古聖《こせい》曰《いは》く衆生《しゆじやう》我《が》なければ病《やまひ》なしと、精神《せいしん》と疾病《しつぺい》との關係《くわんけい》が如何《いか》に濃厚《のうこう》なるかを知《し》るべし、生理的營爲《せいりてきえいゐ》は皆神經《みなしんけい》のはたらきにして、神經《しんけい》は刺戟《しげき》によりてはたらきを起《おこ》す、自率的《じりつてき》に行《おこな》はるゝ刺戟《しげき》も無意《むい》にはあらず、覺悟《かくご》せる心理《しんり》は無我《むが》にして、刺戟作用《しげきさよう》の異常《いじやう》あることなし、自我《じが》の煩惱心《ぼんなうしん》になやまされ疾病《しつぺい》を起《おこ》すが故《ゆゑ》に心身《しんしん》の病理《びやうり》を明《あきら》かにして施療《せれう》せば快癒期《くわいゆご》すべきなり。

指《し》壓《あつ》療《れう》法《はふ》病《びやう》理《り》學《がく》

第一章　病理學解説《びやうりがくかいせつ》

第一節　疾病《しつぺい》

(1)病體《びやうたい》の生理《せいり》は心身《しんしん》の違和《ゐわ》により、健體《けんたい》の生理《せいり》と異《ことな》るに至《いた》る、卽《すなは》ち吾人《ごじん》の統《とう》一力缺如《りよくけつじよ》するときは疾病《しつぺい》を起《おこ》す。

(2)性質《せいしつ》の變態《へんたい》により病體《びやうたい》の狀《じやう》を現《あらは》す。

(3)元素《げんそ》を抱擁《はうよう》せる電子《でんし》の異常《いじやう》あるときは疾病《しつぺい》を起《おこ》す。

(4)細胞《さいはう》を構成《こうせい》せる元素《げんそ》の盈缺《えいけつ》あるときは疾病《しつぺい》を起《おこ》す。

(5)進行性疾患《しんかうせいしつくわん》は、疼痛《とうつう》、發熱等症狀《はつねつとうしやうじやう》の變化《へんくわ》する事《こと》あり、其他病變《そのたびやうへん》の症狀《しやうじやう》を呈《てい》するもの尠《すくな》からず。

第二章　各學《かくがく》より見《み》たる病理《びやうり》

第一節　組織學《そしきがく》より見《み》たる病理《びやうり》

(1)身體《しんたい》を組織《そしき》せる細胞《さいばう》は消化吸收《せうくわきふしう》されたる榮養物《えいやうぶつ》の循環器《じゆんくわんき》により配付《はいふ》せられたるものを收容《しうよう》し、又《また》血液《けつえき》の齎《もた》らせる酸素《さんそ》を攝收《せつしう》し、生活《せいくわつ》し、死滅《しめつ》、新生《しんせい》、發育《はついく》、蕃殖《はんしよく》しつゝあるを以《もつ》て、榮養《えいやう》を缺《か》き、或《あるひ》は酸素《さんそ》の攝收不《せつしうふ》十分《ぶん》なるときは、全身的及《ぜんしんてきおよ》び局部的《きよくぶてき》に疾病《しつぺい》を來《きた》す。

(2)細胞《さいばう》を害《がい》すべき、化學的若《くわがくてきも》しくは理學的《りがくてき》の作用《さよう》により、全身的又《ぜんしんてきまた》は局部的《きよくぶてき》に疾病《しつぺい》を起《おこ》す。

第二節　解剖學《かいばうがく》より見《み》たる病理《びやうり》

(1)身體《しんたい》の各部《かくぶ》に於《おい》て一定《てい》の部位《ぶゐ》に變動《へんどう》ありたるときは疾病《しつぺい》を起《おこ》す。

例《れい》　眼球《がんきう》の凸出又《とつしゆつまた》は凹陷《あおかん》、或《あるひ》は胃《ゐ》の下垂若《かすゐも》しくは子宮轉位《しきゆうてんゐ》。

(2)身體《しんたい》の各部構成《かくぶこうせい》に於《おい》て變化《へんくわ》ありたるときは疾病《しつぺい》を起《おこ》す。

例《れい》　粘膜《ねんまく》、筋膜《きんまく》、漿液膜等《しやうえきまくとう》の一部分若《ぶぶんも》しくは全部《ぜんぶ》に損傷又《そんしやうまた》は變性《へんせい》したるときは疾病《しつぺい》を起《おこ》す。

(3)身體《しんたい》の各部《かくぶ》に於《おい》て一定《てい》の形狀《けいじやう》を變《へん》ぜらるゝ時《とき》は疾病《しつぺい》を起《おこ》す。

例《れい》　眼瞼下垂又《がんけんかすゐまた》は胃擴張《ゐくわくちやう》。

第三節　生理學《せいりがく》より見《み》たる病理《びやうり》

(1)神經《しんけい》の機能《きのう》に故障《こしやう》あるときは疾病《しつぺい》を起《おこ》す。

(2)神經《しんけい》の中樞又《ちゆうすうまた》は行路若《かうろも》しくは末梢《まつせう》に障碍《しやうがい》を生《しやう》じたるときは疾病《しつぺい》を起《おこ》す。

(3)呼吸《こきふ》の正常《せいじやう》ならざるときは疾病《しつぺい》を起《おこ》す。

(4)心搏及血行等《しんぱくおよびけつかうとう》の失調《しつてう》せるときは疾病《しつぺい》を起《おこ》す。

(5)循環《じゆんくわん》作用《さよう》の齊整《さいせい》ならざるときは疾病《しつぺい》を起《おこ》す。

(6)消化及《せうくわおよ》び吸收《きふしう》の不良《ふりよう》なるときは疾病《しつぺい》を起《おこ》す。

(7)化學的及《くわがくてきおよ》び理學的消化作用《りがくてきせうくわさよう》を誤《あやま》りたるときは疾病《しつぺい》を起《おこ》す。

(8)分泌及《ぶんぴつおよ》び排泄《はいせつ》の適順《てきじゆん》ならざるときは疾病《しつぺい》を起《おこ》す。

第四節　化學《くわがく》より見《み》たる病理《びやうり》

(1)分解作用《ぶんかいさよう》、酸化作用《さんくわさよう》の不完全《ふくわんぜん》の時《とき》は疾病《しつぺい》を起《おこ》す。

第五節　理學《りがく》より見《み》たる病理《びやうり》

(1)力《ちから》の不相應《ふさうおう》のときは疾病《しつぺい》を起《おこ》す。

(2)運動不足《うんどうふそく》のときは疾病《しつぺい》を起《おこ》す。

(3)熱度《ねつど》の變異《へんい》あるときは疾病《しつぺい》を起《おこ》す。

第六節　心理學《しんりがく》より見《み》たる病理《びやうり》

(1)心作用《しんさよう》に變態《へんたい》あるときは疾病《しつぺい》を起《おこ》す。

第七節　哲學《てつがく》より見《み》たる病理《びやうり》

(1)意識現象《いしきげんしやう》の不統一《ふとう》の場合《はあひ》は疾病《しつぺい》を起《おこ》す。

第八節　信條《しんでう》より見《み》たる病理《びやうり》

(1)信《しん》の心所《しんしよ》を得《え》ざるときは疾病《しつぺい》を起《おこ》す。

第三章　症状《しやうじやう》の病理《びやうり》

第一節　他覺的症状《たかくてきしやうじやう》

(1)眼瞼裏面《がんけんりめん》を飜轉《ほんてん》して發赤《はつせき》を認《みと》め腦充血《なうじゆうけつ》を知《し》る。
(2)心搏《しんぱく》の狀態《にやうたい》は指頭《しとう》又《また》は聽器《ちやうき》を以《もつ》て之《これ》を考定《かうてい》する事《こと》を得《う》る。
(3)脈搏《みやくはく》の狀態《にやうたい》は壓觸《あつしよく》により之《これ》を知《し》る。
(4)喀痰《かくたん》の染色法《せんしよくはふ》により、肺結核《はいけつかく》を知《し》る。
(5)腹部《ふくぶ》の硬軟《かうなん》及《および》瓦斯《がす》音《おん》は指頭感《しとうかん》にて之《これ》を知《し》る。
(6)蛋白尿《たんぱくねう》、糖尿等《たうねうとう》は檢尿《けんねう》により之《これ》を知《し》る。

(7)體溫《たいをん》の昇降《しやうかう》は檢溫器《けんをんき》により之《これ》を知《し》る。

(8)血壓《けつあつ》の高低《かうてい》は檢度器《けんどき》を以《もつ》て之《これ》を知《し》る。

(9)皮膚《ひふ》、口腔《こうかう》、鼻《はな》、目《め》、喉頭等《こうとうとう》の解剖的變化《かいばうてきへんくわ》は目擊《もくげき》して之《これ》を知《し》る。

(10)五官器及機械《くわんきおよびきかい》を以《もつ》て知《し》り得《う》るものは他覺的症狀《たかくてきしやうじやう》なり。

第二節　自覺的症狀《じかくてきしやうじやう》

(1)不快《ふくわい》の感《かん》、惡心《をしん》の感《かん》、呼吸因難《こきふこんなん》の感《かん》、全身的《ぜんしんてき》若《もし》くは局部的倦怠《きよくぶてきけんたい》の感《かん》、疼痛《とうつう》の感《かん》、舟暈車暈《ふなよひくるまよひ》の感《かん》、眩暈《げんうん》の感《かん》、羞明《しうめい》の感《かん》、頭痛《づつう》、頭重《づぢう》の感《かん》、記憶力減退《きおくりよくげんたい》の感《かん》、肩凝《かたこ》りの感《かん》、嘈雜《さうざつ》の感《かん》、嘔吐感《おうとかん》、蟻走感《ぎそうかん》、痲痺感《まひかん》、狹心感《けふしんかん》、憂欝《いううつ》の感《かん》、耳鳴《みゝなり》の感《かん》、食思不振《しよくしふしん》の感《かん》、視力減弱《しりよくげんじやく》の感《かん》、不眠《ふみん》、口渴《こうかつ》、壓痛《あつつう》、指端《したん》異常《いじやう》、恐怖感《きようふかん》、其他《そのた》五官器《くわんき》の異常等《いじやうとう》は自覺的症狀《じかくてきしやうじやう》なり。

第三節　體格的症狀《たいかくてきしやうじやう》

(1)四肢《しし》の肥大《ひだい》に比《ひ》し、腹腔狹隘《ふくかうけふあい》にして内臓《ないざう》の發育之《はついくこれ》に伴《ともな》はざるものは、多種《たしゆ》の疾患《しつくわん》を惹起《じやくき》す。

例《たと》へば新陳代謝機能完全《しんちんだいしやきのうくわんぜん》ならざるが爲《ため》、生殖器《せいしよくき》の疾患若《しつくわんもし》くは眼《め》の疾患等《しつくわんとう》を起《おこ》すが如《ごと》し。

(2)凡《およ》そ疾病《しつぺい》は局所的《きよくしよてき》のみに限定《げんてい》せらるゝものに非《あら》ず、神經又《しんけいまた》は循環器《じゆんくわんき》の媒介《ばいかい》により遠隔《ゑんかく》せる臟器《ざうき》に影響《えいきやう》するものなり、主觀的《しゆくわんてき》に訴《うつた》ふる所《ところ》の疼痛《とうつう》の如《ごと》きは他部《たぶ》の疾患《しつくわん》より波及《はきふ》せるもの多《おほ》し、又誇大《またこだい》に過《す》ぐるものもあり。

例《たと》へば盲腸《まうちやう》に近《ちか》き上行結腸部《じやうかうけつちやうぶ》に壓痛《あつつう》あるときは、心窩《しんくわ》に疼痛波及《とうつうはきふ》し、盲腸部《まうちやうぶ》に壓痛《あつつう》あるときは、臍《へそ》の左部《さぶ》に疼痛《とうつう》を訴《うつた》へ、蟲樣突起部《ちゆうやうとつきぶ》に壓痛《あつつう》あるときは、左腸骨窩《ひだりちやうこつくわ》に疼痛《とうつう》を感《かん》ずるが如《ごと》し。

第四章　循環器《じゆんくわんき》の病理《びやうり》

第一節　心臓《しんざう》の病理《びやうり》

(1)心搏《しんぱく》の異常《いじやう》は、人智的《じんちてき》に知《し》り得《う》べからざる神經作用《しんけいさよう》と、機械的《きかいてき》に知《し》り得《う》る狀態《じやうたい》の二樣《やう》なり。

(イ)心臓《しんざう》の筋質《きんしつ》に疾患《しつくわん》あるとき。(ロ)迷走神經《めいそうしんけい》が過度《くわど》の刺戟《しげき》に逢《あ》ひしとき。(ハ)精神的過度《せいしんてきくわど》の興奮《こうふん》。(ニ)胃腸病《ゐちやうびやう》の反射性《はんしやせい》。(ホ)肺病《はいびやう》の反射性《はんしやせい》。(ヘ)發熱《はつねつ》。

(2)心搏《しんぱく》の急速《きふそく》は(イ)迷走神經《めいそうしんけい》と交感神經《かうかんしんけい》との拮抗作用失調《きつかうきようしつてう》の場合《はあひ》。(ロ)貧血病《ひんけつびやう》。(ハ)體溫《たいをん》の上昇《じやうしやう》。(ニ)血壓《けつあつ》の降下《かうか》。(ホ)精神的感動《せいしんてきかんどう》により一過的《くわてき》に心搏《しんぱく》の增加《ぞうか》する事《こと》あり。(ヘ)身體《しんたい》の急劇《きふげき》なる動搖《どうえう》により、一時的《じてき》に心搏急速《しんぱくきふそく》なる事《こと》あり。(ト)他《た》の臓器《ざうき》の疾病《しつぺい》より來《きた》る事《こと》あり。

(3)心搏《しんぱく》の遲緩《ちくわん》、(イ)神經作用《しんけいさよう》によるもの。(ロ)血壓亢進《けつあつかうしん》の場合《はあひ》。(ハ)他《た》の疾患《しつくわん》の反射作用《はんしやさよう》。

第二節　脈管《みやくくわん》の病理《びやうり》

(1)脈搏《みやくはく》の異常《いじやう》は　(イ)心臓《しんざう》の疾患《しつくわん》。(ロ)諸疾病《しよしつぺい》の反射作用《はんしやさよう》。(ハ)發熱《はつねつ》。(ニ)脈管《みやくくわん》の障碍等《しやうがいとう》。

(2)脈搏《みやくはく》の状態《じやうたい》は、大小《だいせう》。長短《ちやうたん》。緩急《くわんきふ》。强弱《きやうじやく》。速遲《そくち》。正邪《せいじや》。淸濁《せいだく》。穩不穩《おんふおん》。整不整《せいふせい》。調失調《てうしつてう》。等《とう》を表露《へうろ》す。例《れい》、邪《じや》、不穩《ふおん》は肺患《はいくわん》。速《そく》、失調《しつてう》は發熱《はつねつ》。針小脈《しんせうみやく》は尿毒症《ねうどくしやう》。

(3)動脈硬變《どうみやくかうへん》するときは、(イ)頭痛《づつう》。(ロ)眩暈《めまひ》。(ハ)耳鳴《みゝなり》。(ニ)脈管緊張《みやくくわんきんちやう》。

第三節　心筋疾患《しんきんしつくわん》の病理《びやうり》

(1)心筋疾患《しんきんしつくわん》は、(イ)心冠動脈《しんくわんどうみやく》の狹窄及閉塞《けふさくおよびへいさい》、心臓《しんざう》に循《めぐ》る血管《けつくわん》の故障《こしやう》は心筋《しんきん》の疾患《しつくわん》を惹起《じやつき》する事當《ことたう》然《ぜん》。(ロ)心筋《しんきん》の變化《へんくわ》、細菌或《さいきんあるひ》は其毒素《そのどくそ》の爲《た》め筋纖維《きんせんゐ》の變性《へんせい》に陷《おちい》る。(ハ)心動衰弱《しんどうすゐじやく》、心臓《しんざう》の過激《くわげき》なる運動《うんどう》。(ニ)心臓《しんざう》の空氣栓塞《くうきせんさい》、靜脈《じやうみやく》の外傷《ぐわいしやう》により、空氣竄入《くうきざんにふ》し、右心室《うしんしつ》に達《たつ》せしによる。(ホ)横隔膜神經《わうかくまくしんけい》の急性痲痺《きふせいまひ》、右心室《うしんしつ》に多量《たりやう》の血液《けつえき》一時《じ》に鬱積《うつせき》し痲痺《まひ》に陷《おちい》る。(ヘ)心搏遲弱《しんぱくちじやく》、脂肪《しはう》織《しき》の增殖《ぞうしよく》による。

第四節　心嚢疾患《しんなうしつくわん》の病理《びやうり》

(1)心嚢疾患《しんなうしつくわん》は、(イ)心臓部《しんざうぶ》の疼痛《とうつう》、苦悶《くもん》。(ロ)心尖搏動《しんせんはくどう》の消失《せうしつ》、多量《たりやう》の液體《えきたい》の心嚢腔内《しんなうかうない》に潴滯《ちよたい》するが為《ため》心尖《しんせん》の胸壁《きようへき》に衝突《しようとつ》する事能《ことあた》はざるによる。　(ハ)心動障碍《しんどうしやうがい》、深呼吸《しんこきふ》に際《さい》し心動停止《しんどうていし》す。　(ニ)嚥《えん》下困難《かこんなん》、擴張《くわくちやう》せる心嚢《しんなう》によりて食道壁《しよくだうへき》の壓迫《あつぱく》せらるゝによる。

第五節　心辦膜症《しんべんまくしやう》の病理《びやうり》

(1)器質的心辦膜症《きしつてきしんべんまくしやう》、　(イ)心内膜炎《しんないまくえん》。　(ロ)大動脈硬變症《だいどうみやくかうへんしやう》。　(ハ)身體《しんたい》の劇動《げきどう》。

(2)官能的心辦膜症《くわんのうてきしんべんまくしやう》　(イ)大動脈閉塞不全《だいどうみやくへいさいふぜん》。　(ロ)大動脈狹窄《だいどうみやくけふさく》。　(ハ)僧帽瓣狹窄《そうぼうべんけふさく》。

第五章　呼吸器《こきふき》の病理《びやうり》

第一節　異常呼吸病理《いじやうこきふびやうり》

(1)普通大人《ふつうたいじん》は一分間《ぶんかん》(自然呼吸《しぜんこきふ》)十六乃至《ないし》二十四、初生兒《しよせいじ》は四十四五、五歳《さい》の小兒《せうに》は二十五六を、正《せい》常呼吸《じやうこきふ》とし、其增減《そのぞうげん》は病的《びやうてき》とす。意識的《いしきてき》に呼吸數《こきふすう》は增減《ぞうげん》せらるゝものにて一分間《ぶんかん》、一乃至《ないし》百二十を算《さん》するが故《ゆゑ》に病的《びやうてき》とする所《ところ》のものは自然呼吸《しぜんこきふ》を云《い》ふ。

第二節　呼吸困難《こきふこんなん》の病理《びやうり》

(1)氣道狹窄《きだうけふさく》、　(イ)聲門水腫《せいもんすゐしゆ》。　(ロ)聲帶痙攣《せいたいけいれん》。　(ハ)新生物《しんせいぶつ》。　(ニ)甲狀腺腫等《かふじやうせんしゆとう》による。

(2)胸廓《きようくわく》の運動不全《うんどうふぜん》、　(イ)肋軟骨《ろくなんこつ》の化骨《くわこつ》。　(ロ)呼吸器《こきふき》の痲痺《まひ》或《あるひ》は硬直等《かうちよくとう》による。

(3)肺臟呼吸部《はいざうこきふぶ》の縮小《しゆくせう》。　(イ)肺炎《はいえん》。　(ロ)結核《けつかく》。　(ハ)肋膜炎《ろくまくえん》。　(ニ)氣胸等《ききようとう》による。

(4)肺臟運動不全《はいざううんどうふぜん》。　(イ)肺臟《はいざう》の彈力性減衰《だんりよくせいげんすゐ》。　(ロ)肋膜腔内《ろくまくかうない》の滲漏液《しんろうえき》の壓迫等《あつぱくとう》による。

(5)循環障碍《じゆんくわんしやうがい》。　(イ)心瓣膜病《しんべんまくびやう》。　(ロ)肺氣腫《はいきしゆ》。　(ハ)肺《はい》の間質炎等《かんしつえんとう》による。

(6)空氣成分《くうきせいぶん》の變化《へんくわ》。　(イ)空氣稀薄《くうききはく》(高山《かうざん》)。　(ロ)炭酸瓦斯量増加《たんさんがすりやうぞうか》(密閉室《みつぺいしつ》)。　(ハ)有毒《いうどく》なる瓦斯《がす》殊《こと》に酸化《さんくわ》炭素《たんそ》を含有《がんいう》する空氣《くうき》吸入《きふにふ》。

(7)呼吸作用《こきふさよう》は吸酸除炭《きふさんぢよたん》の爲《ため》に行《おこな》はるゝものにして、普通《ふつう》の血液《けつえき》は呼吸神經中樞《こきふしんけいちゆうすう》を適度《てきど》に刺戟《しげき》するに由《よ》り、安靜呼吸營爲《あんせいこきふえいゐ》せらるゝも、若《も》し血液《けつえき》に異變《いへん》あるときは、強《つよ》く中樞《ちゆうすう》を刺戟《しげき》するが故《ゆゑ》に呼吸困難《こきふこんなん》の狀《じやう》を呈《てい》するに至《いた》る、又《また》他《た》の毒性物《どくせいぶつ》の呼吸中樞刺戟或《こきふちゆうすうしげきあるひ》は過勞《くわらう》により疲勞素《ひらうそ》の作用《さよう》もあり、數多《あまた》の障碍《しやうがい》を代償《だいしやう》せんとする作用《さよう》より起《おこ》るものなり。

第三節　窒息《ちつそく》の病理《びやうり》

血中《けつちゆう》の酸素《さんそ》減少《げんせう》し、炭酸増加《たんさんぞうか》して、全身《ぜんしん》の血液《けつえき》、靜脈血《じやうみやくけつ》と同樣《どうやう》の如《ごと》くなるときは、口唇《こうしん》、齒齦等《しこんとう》の粘膜《ねんまく》は紫藍色《しらんしよく》を呈《てい》し、血壓亢進《けつあつかうしん》。心動《しんどう》、脈搏《みやくはく》、緩徐《くわんぢよ》となり、瞳孔散大《どうこうさんだい》、間代性或《かんだいせいあるひ》は硬直性痙攣《かうちよくせいけいれん》を惹起《じやくき》し、窒息《ちつそく》に至《いた》る。此場合《このばあひ》に於《おい》て人工呼吸法《じんこうこきふはふ》により、一時《じ》之《これ》を蘇生《そせい》せしむる事《こと》を得《う》。

第三節　咳嗽《がいそう》の病理《びやうり》

(1)喉頭《こうとう》、氣管《きくわん》、氣管枝等《きくわんしとう》刺戟《しげき》せらるゝときは咳嗽《がいそう》を起《おこ》す。

(2)胃《ゐ》、肝《かん》、脾《ひ》、子宮等《しきゆうとう》の疾患《しつくわん》の反射性《はんしやせい》に咳嗽《がいそう》を起《おこ》す。

(3)有利《いうり》の咳嗽《がいそう》は氣道内《きだうない》に竄入《ざんにふ》せる異物《いぶつ》を體外《たいぐわい》に排出《はいしゆつ》し、或《あるひ》は氣道及肺内《きだうおよびはいない》の分泌物等《ぶんぴつぶつとう》を除去《じよきよ》するを得《う》。

(4)不利《ふり》の咳嗽《がいそう》は病菌《びやうきん》を呼吸器内《こきふきない》に到達《たうたつ》せしめ或《あるひ》は頻發《ひんぱつ》の咳嗽《がいそう》は肺臓内《はいざうない》の氣壓亢進《きあつかうしん》し肺氣腫《はいきしゆ》を起《おこ》す等《とう》。

第四節　音聲異常《おんせいいじやう》の病理《びやうり》

(1)聲帶《せいたい》に炎症又《えんしやうまた》は潰瘍《くわいやう》の發生《はつせい》して、振動不《しんどうふ》十分《ぶん》なるときは、音聲嘶嗄《おんせいせいさ》し、全《まつた》く振動《しんどう》せざれば、發聲不能《はつせいふのう》となる。又喉頭筋《またこうとうきん》の痲痺《まひ》は音聲嘶嗄《おんせいせいさ》し或《あるひ》は發聲不能《はつせいふのう》となる。

第五節　鼻腔病《びかうびやう》の病理《びやうり》

(1)急性鼻加答兒《きふせいはなかたる》の初期《しよき》に於《おい》て鼻粘膜《びねんまく》の分泌物《ぶんぴつぶつ》は水樣液《すゐやうえき》にして、數日《すうじつ》の後《のち》は帶綠色濃稠《たいりよくしよくのうてう》となる、又慢性鼻加答兒《またまんせいはなかたる》の分泌物《ぶんぴつぶつ》は黃色膿樣《くわうしよくのうやう》にして、甚《はなは》だ多量《たりやう》なるときは、之《これ》を鼻漏《びろう》と稱《しやう》す、又鼻粘膜《またびねんまく》の炎症《えんしやう》が他《た》に波及《はきふ》して蓄膿症《ちくのうしやう》を起《おこ》す事《こと》あり。或《あるひ》は鼻茸等《はなたけとう》を生《しやう》ずるに至《いた》る。此新生物《このしんせいぶつ》は粘膜組織《ねんまくそしき》の炎症性新生增殖《えんしやうせいしんせいぞうしよく》より成《な》る。

第六節　喉頭病《こうとうしやう》の病理《びやうり》

(1) 喉頭粘膜《こうとうねんまく》の充血腫脹《じゆうけつしゆちやう》して、粘液《ねんえき》の分泌《ぶんぴつ》、白血球《はくけつきう》の滲出亢進《しんしゆつかうしん》、粘膜組織《ねんまくそしき》の增殖新生《ぞうしよくしんせい》を來《きた》す、知覺過敏《ちかくくわびん》にして瘙痒《さうやう》を訴《うつた》ふ、又食事《またしよくじ》を嚥下《えんか》する際《さい》に疼痛《とうつう》を訴《うつた》ふ、咳嗽《がいそう》、嘶嗄等《せいさとう》あり、之粘膜《これねんまく》の變性《へんせい》による。

第七節　氣管枝症《きくわんししやう》の病理《びやうり》

(1) 氣《き》管枝粘膜充血腫脹《くわんしねんまくじゆうけつしゆちやう》し、管腔《くわんかう》の狹隘《けふあい》を來《きた》すときは、肺胞《はいはう》に波及《はきふ》し、肺炎《はいえん》を起《おこ》す事《こと》あり、然《しか》れども氣《き》管枝炎《くわんしえん》は、全氣《ぜんき》管枝《くわんし》を犯《をか》す事稀《ことまれ》にして、下葉又《かえふまた》は中葉《ちうえふ》に止《とゞ》まるものなり。呼吸數《こきふすう》の增加《ぞうか》は熱《ねつ》の作用《さよう》及神經《およびしんけい》の反射刺戟《はんしやしげき》による。又咳嗽《またがいそう》は分泌物《ぶんぴつぶつ》の粘膜《ねんまく》を刺戟《しげき》するによる。喘息《ぜんそく》は氣管枝粘膜《きくわんしねんまく》の充血及加答兒《じゆうけつおよびかたる》ありて、氣《き》管枝《くわんし》の攣縮《れんしゆく》と共働《きようどう》して管腔《くわんかう》の著《いちじる》しき狹窄《けふさく》を來《きた》して、高度《かうど》の呼吸困難《こきふこんなん》を來《きた》す。

第八節　肺病《はいびやう》の病理《びやうり》

(1) 凡《すべ》て肺病《はいびやう》は氣《き》管枝《くわんし》の終部《しうぶ》なる肺胞《はいばう》に障碍《しやうがい》あり。

(2) 肺臟《はいざう》の膨脹不全《ばうちやうふぜん》は、(イ)氣管枝狹窄《きくわんしけふさく》、(ロ)肋膜炎《ろくまくえん》の滲出液《しんしゆつえき》、(ハ)胸水《きようすゐ》、(ニ)氣胸《ききよう》、(ホ)胸腔腫瘍《きようかうしゆやう》。

(3) 肺氣腫《はいきしゆ》、(イ)老人性肺氣腫《らうじんせいはいきしゆ》、(ロ)喘息後肺胞壁《ぜんそくごはいはうへき》の擴張《くわくちやう》、(ハ)百日咳性肺氣腫《ひやくにちぜきせいはいきしゆ》、慢性氣《まんせいき》管枝《くわんし》による肺《はい》氣腫《きしゆ》。

(4)肺浸潤《はいしんじゆん》、(イ)肺水腫《はいすゐしゆ》、(ロ)肺出血《はいしゆつけつ》(心臓瓣膜病《しんぞうべんまくびやう》に於《お》ける肺《はい》の小循環《せうじゆんくわん》區域《くゐき》の鬱血《うつけつ》、肺結核《はいけつかく》、肺壞疽《はいえそ》、肺《はい》「ヂストマ」症《しやう》、肺腫瘍《はいしゆやう》、紫斑病等《しはんびやうとう》より發生《はつせい》す)。(ハ)肺炎《はいえん》(加答兒性《かたるせい》、纖維素性《せんゐそせい》、「格魯布《コルプ》」性《せい》、化膿性《くわのうせい》)。

(5)肺《はい》の肉芽性腫瘍《にくがせいしゆやう》、(イ)肺粟粒結核《はいぞくりふけつかく》。

(6)肺腫瘍《はいしゆやう》、(イ)癌腫《がんしゆ》、(ロ)肉腫《にくしゆ》。

(7)肺患《はいくわん》に於《おい》ては抵抗力《ていかうりよく》を強《つよ》め、混合傳染《こんがふでんせん》を豫防《よばう》し、若《も》しくは其程度《そのていど》を減弱《げんじやく》せしむるときは自癒能力《じゆのうりよく》により治癒《ちゆ》す、肺結核《はいけつかく》の病竈周圍《びやうそうしうゐ》には、屢《しば〳〵》結締織増殖《けつていしきぞうしよく》して、緻密《ちみつ》なる瘢痕組織《はんこんそしき》を形成《けいせい》し、石灰鹽沈《せきくわいえんちん》著《ちやく》を來《きた》し治癒《ちゆ》す。

第九節　肋膜症《ろくまくしやう》の病理《びやうり》

(1)肋膜腔内容《ろくまくかうないよう》の變化《へんくわ》は、(イ)肋間腔《ろくかんかう》の消失《せうしつ》、(ロ)呼吸困難《こきふかんなん》は液體《えきたい》の進入《しんにふ》又《また》は空氣《くうき》の進入《しんにふ》により、肺《はい》を壓迫《あつぱく》するが故《ゆゑ》に疼痛《とうつう》を訴《うつた》へ且《か》つ呼吸困難《こきふこんなん》となる。(ハ)肋膜炎《ろくまくえん》(漿液纖維性《しやうえきせんゐせい》又《また》は膿性《のうせい》或《あるひ》は出血性《しゆつけつせい》、滲《しん》出《しゆつ》を來《きた》して、肋膜腔内《ろくまくかうない》に瀦溜《ちよりう》し、擴張《くわくちやう》せるものを胸水《きようすゐ》と云《い》ひ、疼痛《とうつう》を訴《うつた》へ且呼吸《かつこきふ》の異常《いじやう》となる)。(肋膜腔内《ろくまくかうない》に空氣《くうき》の進入《しんにふ》して、之《これ》を擴張《くわくちやう》せるものを氣胸《ききよう》と云《い》ひ、疼痛《とうつう》を訴《うつた》へ且《か》つ心臓《しんぞう》を他側《たそく》に轉《てん》ぜしむる事《こと》あり)。

第六章　消化器病《せうくわきびやう》の病理《びやうり》

第一節　消化及吸收不良《せうくわおよびきふしうふりやう》の病理《びやうり》

(1)口腔《こうかう》、咽頭《いんとう》、食道《しよくだう》、胃《ゐ》、腸《ちやう》、肝《かん》、膵《すい》の諸病《しよびやう》は消化及吸收《せうくわおよびきふしう》を不良《ふりやう》ならしむ。

第二節　口腔病《こうかうびやう》の病理《びやうり》

(1)口内炎《こうないえん》は、疼痛或《とうつうあるひ》は味覺缺乏《みかくけつぼふ》の爲《た》め食氣不振《しよくきふしん》、且口腔内《かつこうかうない》に發育《はついく》せる細菌《さいきん》を嚥下《えんか》して胃《ゐ》を害《がい》する事《こと》あるに至《いた》る。

(2)唾液分泌減少《だえきぶんぴつげんせう》は唾液分泌神經《だえきぶんぴつしんけい》の痲痺《まひ》するに由《よ》る。又萎縮腎《またゐしゆくじん》、糖尿病等《たうねうびやうとう》よりも來《きた》り、食物《しよくもつ》の嚥下《えんか》を困《こん》難《なん》ならしめ且《か》つ消化《せうくわ》に影響《えいきやう》す。

(3)唾液分泌増多《だえきぶんぴつぞうた》は唾液分泌神經《だえきぶんぴつしんけい》の興奮《こうふん》するに由《よ》る。又口内炎《またこうないえん》、水銀中毒等《すゐぎんちゆうどくとう》より來《きた》り消化障碍《せうくわしやうがい》を誘起《いうき》せしむ。

第三節　咽頭病《いんとうびやう》の病理《びやうり》

(1)瘢痕性狹窄《はんこんせいけふさく》は嚥下困難《えんかこんなん》を訴《うつた》ふ。

(2)扁桃腺肥大《へんたうせんひだい》は、發赤膨大《はつせきばうだい》し、嚥下《えんか》の際疼痛《さいとうつう》を訴《うつた》ふ。

(3)炎症性腫脹及新生物《えんしやうせいしゆちやうおよびしんせいぶつ》は、咽頭狭窄《いんとうけふさく》し、疼痛《とうつう》の爲《た》め嚥下《えんか》を困難《こんなん》ならしむ。

第四節　食道病《しよくだうびやう》の病理《びやうり》

(1)食道狭窄《しよくだうけふさく》は、痙攣性《けいれんせい》に來《きた》るものは、狭窄《けふさく》と自覺《じかく》する事《こと》あり。又腫瘍《またしゆやう》（就中癌腫《なかんづくがんしゆ》）及瘢痕性收縮《およびはんこんせいしうしゆく》、或《あるひ》は周圍《しうゐ》の腫瘍《しゆやう》、動脈瘤等《どうみやくりうとう》の壓迫等《あつぱくとう》の場合《ばあひ》には食物《しよくもつ》の通過《つうくわ》を困難《こんなん》ならしむ。

(2)食道擴張《しよくだうくわくちやう》は、食道狭窄《しよくだうけふさく》により食物《しよくもつ》が停滞《ていたい》して擴張《くわくちやう》、不快《ふくわい》なる滞食《たいしよく》の感《かん》あり、迷走神經《めいそうしんけい》の痲痺《まひ》により蠕動運動停止《だうんどうていし》して擴張《くわくちやう》し、食物《しよくもつ》を停滞《ていたい》せしむ。

(3)食道破裂《しよくだうはれつ》は食道《しよくだう》の癌腫性潰瘍《がんしゆせいくわいやう》或《あるひ》は嘔吐《おうと》により發《はつ》する事《こと》あり危險《きけん》なり。

第五節　胃病《ゐびやう》の病理《びやうり》

(1)胃液分泌《ゐえきぶんぴつ》の增多《ぞうた》は、常時不相應《じやうじふさうおう》なる多食《たしよく》の爲《た》め、胃液分泌神經《ゐえきぶんぴつしんけい》の刺戟度《しげきど》を過《す》ぎ、自然《しぜん》に分泌《ぶんぴつ》の過多《くわた》を來《きた》すに至《いた》る。是《これ》により生《しやう》ずる自覺的症狀《じかくてきしやうじやう》は嘔氣《はきけ》、嘈囃《そうざつ》、噯氣《あいき》、呑酸《どんさん》、頭痛《づつう》、眩暈《めまひ》、壓痛等《あつつうとう》にして、他覺的症狀《たかくてきしやうじやう》は心搏異常《しんぱくいじやう》或《あるひ》は嘔吐《おうと》又《また》は振盪音《しんたうおん》、及《およ》び胃液《ゐえき》の檢證《けんしやう》。

(2)胃液分泌《ゐえきぶんぴつ》の減少《げんせう》は、胃擴張《ゐくわくちやう》、胃下垂《ゐかする》、慢性胃加答兒《まんせいゐかたる》、癌腫等《がんしゆとう》、又《また》は全身病《ぜんしんびやう》（衰憊《すゐび》、熱性病《ねつせいびやう》）等《とう》は胃液《ゐえき》の減少《げんせう》を來《きた》す。　自覺的症状《じかくてきしやうじやう》としては、食思不振《しよくしふしん》、食滯《しよくたい》の感等《かんとう》、他覺的《たかくてき》として　指壓《しあつ》により胃擴張《ゐくわくちやう》、胃下垂《ゐかすゐ》は水音《すゐおん》、瓦斯音《がすおん》の位置及壓痛《ゐちおよびあつつう》、又《また》は瓦斯音《がすおん》、水泡音等《すゐはうおんとう》、或《あるひ》は癌腫《がんしゆ》の指感等《しかんとう》。

胃《ゐ》の運動過敏《うんどうくわびん》は、　幽門部狹窄等《いうもんぶけふさくとう》により、異常强盛《いじやうきやうせい》となり、未消化《みせうくわ》の食塊《しよくくわい》を送《おく》り腸《ちやう》を害《がい》するに至《いた》り、胃《ゐ》に於《おい》ても擴張《くわくちやう》、下垂等《かすゐとう》を起《おこ》すに至《いた》る。　指壓《しあつ》により運動過敏《うんどうくわびん》を緩和《くわんわ》し且筋力《かつきんりよく》は鍛錬《たんれん》により强《つよ》まる。

(4)胃《ゐ》の運動減衰《うんどうげんする》は、　胃《ゐ》の筋力減衰《きんりよくげんする》による。　慢性的《まんせいてき》胃加答兒等《かたるとう》は胃《ゐ》の筋力《きんりよく》を減衰《げんする》せしむ。

第六節　腸病《ちやうびやう》の病理《びやうり》

(1)膽液及膵液《たんえきおよびすゐえき》の灌注不全《くわんちゆうふぜん》は腸《ちやう》の疾病《しつぺい》を起《おこ》す。

(2)腸液分泌《ちやうえきぶんぴつ》の異常《いじやう》は、　腸内容《ちやうないよう》の醱酵作用《はつかうさよう》增盛《ぞうせい》となり、瓦斯刺戟障碍《がすしげきしやうがい》を起《おこ》し、又腸液分泌《またちやうえきぶんぴつ》の過多《くわた》なるときは下痢《げり》を催《もよ》ほし、或《あるひ》は腸液分泌《ちやうえきぶんぴつ》の減少《げんせう》は便祕等《べんぴとう》を來《きた》す。

(3)腸《ちやう》の運動過敏《うんどうくわびん》なるときは下痢《げり》を起《おこ》し、遲鈍《ちどん》なるときは便祕《べんぴ》を示《しめ》すに至《いた》る。

(4)常習便祕《じやうしふべんぴ》は腸内《ちやうない》に於《お》ける水分《すゐぶん》の減失《げんしつ》、腸壁《ちやうへき》の興奮性減失《こうふんせいげんしつ》、腸壁《ちやうへき》の强直性收縮等《がうちよくせいしうしゆくとう》なり。

(5)腹痛《ふくつう》は大抵醱酵瓦斯《たいていはつかうがす》の刺戟《しげき》による、　腸《ちやう》の指壓《しあつ》は腸患《ちやうくわん》に對《たい》し最《もつと》も有效《いうかう》に行《おこな》はれ、瓦斯《がす》の刺戟《しげき》による腹痛《ふくつう》の如《ごと》きは指壓《しあつ》により、瓦斯《がす》は容易《ようい》に排除《はいぜよ》せらるゝを以《もつ》て直《たゞ》ちに治癒《ちゆ》するものなり。

(6)腸《ちやう》の吸收障碍《きうしうしやうがい》は、腸壁《ちやうへき》の慢性鬱血《まんせいうつけつ》の炎症《えんしやう》、澱粉性變質《でんぷんせいへんしつ》、又《また》は腸液《ちやうえき》の分泌不全《ぶんぴつふぜん》及《および》腸《ちやう》の運動力不足《うんどうりよくふそく》等腸《とうちやう》の榮養吸收力《えいやうきふしうりよく》を增大《ぞうだい》せしむるには、指壓《しあつ》を最《もつと》も適切《てきせつ》なる療法《れうはふ》とす、指壓《しあつ》により體重《たいぢゆう》の增大《ぞうだい》其《その》證也《しやうなり》。

第七節　肝臟病《かんぞうびやう》の病理《びやうり》

(1)肝臟病《かんぞうびやう》に於《おい》て著《いちじる》しき症候《しやうこう》を呈《てい》するものは黄疸《わうだん》にして、膽汁《たんじゆう》の分泌排泄障碍《ぶんぴつはいせつしやうがい》による。

(2)肝臟《かんぞう》の重症《ぢゆうしやう》なる疾患《しつくわん》に罹《かゝ》るときは、除毒作用《ぢよどくさよう》を失《うしな》ふを以《もつ》て危險《きけん》に陥《おちい》る。兼《かね》て硬變等《かうへんとう》に注意《ちゆうい》し、指壓《しあつ》を怠《おこた》るべからず。

第八節　膵臟病《すゐぞうびやう》の病理《びやうり》

(1)膵臟疾患《すゐぞうしつくわん》により消化障碍《せうくわしやうがい》を來《きた》す。

(2)膵臟内分泌障碍《すゐぞうないぶんぴつしやうがい》は糖尿病《たうにやうびやう》を起《おこ》す。

第七章　泌尿器《ひつねうき》の病理《びやうり》

第一節　新陳代謝《しんちんたいしや》に必須《ひつす》なる老廢物《らうはいぶつ》、不用分等《ふようぶんとう》の排泄不全《はいせつふぜん》による病理《びやうり》

(1)血管《けつくわん》の終結《しうけつ》なる腎絲《じんし》毬體《きうたい》の生理《せいり》的《てき》機能《のう》障碍《しやうがい》は代謝《だいしや》排泄《はいせつ》する除毒《ぢよどく》作用《さよう》の十分《ぶん》ならず、諸種《しよしゆ》の疾患《しつくわん》を惹《じやつ》起《き》するに至《いた》る。

第二節　腎臓病《じんざうびやう》の病理《びやうり》

(1)腎臓《じんざう》の機《き》能《のう》に障碍《しやうがい》あるときは、尿量《ねうりやう》著《いちじる》しく減少《げんせう》し、檢尿《けんねう》により蛋白《たんぱく》を含《ふく》みたるの多《た》少《せう》を知《し》る事《こと》を得《う》る、又檢鏡《またけんきやう》による尿圓柱《ねうゑんちゆう》を知《し》る。

(2)腎臓疾患《じんざうしつくわん》の徴候《ちようこう》として、水腫發生《すゐしゆはつせい》す、之《こ》れ血液滲透壓《けつえきしんとうあつ》の機《き》能《のう》不全《ふぜん》、靜脈《じやうみやく》の鬱血性等《うつけつせいとう》による。

第三節　尿毒症《ねうどくしやう》の病理《びやうり》

(1)腎臓及輸尿管等《じんざうおよびゆねうくわんとう》に於《おい》て尿《ねう》の排泄《はいせつ》に故障《こしやう》を生《しやう》ずるときは、血液中《けつえきちゆう》に鬱積《うつせき》して尿毒症《ねうどくしやう》を起《おこ》す。

(2)急性症《きふせいしやう》は頭痛《づつう》、惡《を》心《しん》、精神《せいしん》の興奮《こうふん》、或《ある》は嗜《し》眠《みん》、又《また》は昏睡狀態《こんすゐじやうたい》に陷《おち》いる等《とう》は全身的《ぜんしんてき》の生理《せいり》機《き》能《のう》が障碍《しやうがい》せらるゝによる。

(3)慢性症《まんせいしやう》は消化障碍《せうくわしやうがい》、食欲缺乏《しよくよくけつぱふ》、嘔吐《おうと》、或《ある》は下《げ》痢《り》等《とう》あり、是《こ》れ生理《せいり》機《き》能《のう》が障碍《しやうがい》せらるゝによる。

指壓療法《しあつれうはふ》は生理《せいり》的《てき》障碍《しやうがい》を排除《はいぢよ》するを目的《もくてき》とするが故《ゆゑ》に頗《すこぶ》る有效《いうかう》なり。

第八章　神經《しんけい》の病理《びやうり》

第一節　運動障碍《うんどうしやうがい》の病理《びやうり》

(1)隨意運動《ずゐいうんどう》の障碍《しやうがい》は、　運動神經《うんどうしんけい》の原發點《げんはつてん》及《および》其經過中《そのけいくわちゆう》の障碍《しやうがい》により、腦《なう》の運動命令《うんどうめいれい》を傳達《でんたつ》する事能《ことあた》はざるをもつて其支配下《そのしはいか》の筋肉《きんにく》は隨意運動《ずゐいうんどう》を營爲《えいゐ》する事能《ことあた》はず痲痺《まひ》の症狀《しやうじやう》を來《きた》す。

(2)神經痙攣《しんけいけいれん》は、　運動神經中樞《うんどうしんけいちゆうすう》の異常刺戟《いじやうしげき》、或《あるひ》は運動神經纖維《うんどうしんけいせんゐ》の行路《かうろ》に於《おい》て異常《いじやう》の刺戟《しげき》を受《う》る時《とき》は其《その》支配下《しはいか》の筋肉急收縮運動《きんにくきふしうしゆくうんどう》を起《おこ》す。

第二節　知覺障碍《ちかくしやうがい》の病理《びやうり》

(1)腦性知覺脱失《なうせいちかくだつしつ》は、　知覺中樞機能《ちかくちゆうすうきのう》の痲痺《まひ》。

(2)脊髓性知覺脱失《せきずゐせいちかくだつしつ》は、　後根《こうこん》、後角《こうかく》、又《また》は後索《こうさく》の炎症《えんしやう》、變性《へんせい》、壓迫等《あつぱくとう》。

(3)末梢神經知覺脱失《まつせうしんけいちかくだつしつ》は、　局限《きよくげん》せる所《ところ》に發《はつ》し、局所痲痺《きよくしよまひ》、局所腐蝕《きよくしよふしよく》、局所細菌《きよくしよさいきん》、其他毒素《そのたどくそ》、外傷《ぐわいしやう》、壓迫《あつぱく》、炎症等《えんしやうとう》。

第三節　神經痛《しんけいつう》の病理《びやうり》

(1)神經痛《しんけいつう》は、　神經其《しんけいその》ものゝ傷害《しやうがい》、他《た》の滲出物等《しんしゆつぶつとう》の刺戟《しげき》。

(2)或《あ》る一部《ぶ》を輕壓《けいあつ》すれば疼痛《とうつう》の甚《はなは》だ過激《くわげき》なるものあり、多《おほ》くは骨《ほね》に向《むか》つて存《そん》す。

第四節　反射機能障碍《はんしやきのうしやうがい》の病理《びやうり》

(1)反射機能障碍《はんしやきのうしやうがい》は、皮膚《ひふ》の知覺神經障碍《ちかくしんけいしやうがい》あるときは、反射的《はんしやてき》に發《はつ》する筋肉《きんにく》の運動障碍《うんどうしやうがい》せらる。又反《またはん》射弓《しやきゆう》の一部障碍《ぶしやうがい》せらるゝときは、反射運動消失《はんしやうんどうせうしつ》す。

第五節　榮養神經《えいやうしんけい》の障碍《しやうがい》の病理《びやうり》

(1)筋肉《きんにく》の榮養神經障碍《えいやうしんけいしやうがい》は、筋肉《きんにく》の榮養神經中樞又《えいやうしんけいちゆうすうまた》は末梢神經《まつせうしんけい》の損傷變化《そんしやうへんくわ》による。

(2)皮膚《ひふ》の榮養神經障碍《えいやうしんけいしやうがい》は、皮膚《ひふ》の榮養神經中樞又《えいやうしんけいちゆうすうまた》は末梢神經《しんけい》の損傷變化《そんしやうへんくわ》による。

(3)骨《ほね》の榮養神經障碍《えいやうしんけいしやうがい》は、脊髓癆及脊髓炎等《せきずゐらうおよびせきずゐえんとう》に於《おい》て骨《ほね》の榮養神經障碍《えいやうしんけいしやうがい》を來《きた》すによる。

第六節　分泌神經《ぶんぴつしんけい》の障碍《しやうがい》の病理《びやうり》

(1)神經中樞《しんけいちゆうすう》の障碍《しやうがい》は、皮膚《ひふ》に於《おい》て冷汗等《れいかんとう》。

(2)交感神經《かうかんしんけい》の障碍《しやうがい》は、發汗《はつかん》の異常等《いじやうとう》。

第七節　脊髓《せきずゐ》の病理《びやうり》

(1)頸髓《けいずゐ》の障碍《しやうがい》は、上肢《じやうし》の運動《うんどう》、知覺《ちかく》、反射《はんしや》、榮養等《えいやうとう》。

(2)胸髓《きようずゐ》の障碍《しやうがい》は、軀幹及下肢《くかんおよびかし》の痲痺《まひ》、或《あるひ》は尿閉《ねうへい》、便祕等《べんぴとう》。

(3)腰髓《えうずゐ》の障碍《しやうがい》は、下肢《かし》の運動《うんどう》、知覺《ちかく》、反射《はんしや》、榮養《えいやう》の障碍等《しやうがいとう》。

第八節　腦髓《なうずゐ》の病理《びやうり》

(1)大腦皮質《だいなうひしつ》、前頭葉《ぜんとうえふ》に疾患《しつくわん》あるときは、精神機能減退《せいしんきのうげんたい》、性質《せいしつ》の異常《いじやう》、理解力衰耗《りかいりよくすゐまう》、記憶力減弱《きおくりよくげんじやく》、諸欲失脱《しよよくしつだつ》、感情《かんじやう》の變化《へんくわ》、言語失調《げんごしつてう》又《また》は不能《ふのう》。

(2)正中回轉《しやうちゆうくわいてん》の疾患《しつくわん》は、運動不能《うんどうふのう》。

(3)顱頂葉《ろちやうえふ》の疾患《しつくわん》は、筋肉及皮膚《きんにくおよびひふ》の知覺失脱《ちかくしつだつ》、眼筋運動不能《がんきんうんどうふのう》。

(4)顳顬葉《せうじゆえふ》の疾患《しつくわん》は、聽覺失脱《ちやうかくしつだつ》。

(5)後頭葉《こうとうえふ》の疾患《しつくわん》は、視覺失脱《しかくしつだつ》。

(6)鉤狀回轉《こうじやうくわいてん》の疾患《しつくわん》は、嗅覺失脱《きうかくしつだつ》。

(7)腦髓中央部《なうずゐちゆうあうぶ》、半卵圓中樞《はんらんゑんちゆうすう》の疾患《しつくわん》は、運動障碍《うんどうしやうがい》、精神《せいしん》の變化《へんくわ》、視覺碍障《しかくしやうがい》。

(8)內囊《ないなう》の疾患《しつくわん》は、運動《うんどう》、知覺《ちかく》の異常《いじやう》を呈《てい》す。

(9)中心神經節《ちゆうしんしんけいせつ》の疾患《しつくわん》は、體溫《たいをん》の調節障碍《てうせつしやうがい》、感情的容貌《かんじやうてきようばう》の變形《へんけい》、視覺異常《しかくいじやう》。

(10)四疊體《しでふたい》の疾患《しつくわん》は、動眼《どうがん》の障碍《しやうがい》、共整運動障碍《きようせいうんどうしやうがい》。

(11) 大腦脚《だいなうきやう》の疾患《しつくわん》は、顏面《がんめん》、舌《した》、四肢《しし》、軀幹《くかん》等《とう》の半身麻痺《はんしんまひ》。

(12) 髓橋《ずゐけう》の疾患《しつくわん》は、顏面神經麻痺《がんめんしんけいまひ》及四肢麻痺《およびししまひ》。

(13) 延髓《えんずゐ》の疾患《しつくわん》、其《その》一側《そく》の疾患《しつくわん》は、反對側《はんたいがは》の運動《うんどう》、知覺障碍《ちかくしやうがい》、尿《ねう》の變化《へんくわ》。

(14) 小腦《せうなう》の疾患《しつくわん》は、共整運動障碍《きようせいうんどうしやうがい》、眩暈《めまひ》、後頭部《こうとうぶ》の疼痛《とうつう》。

第九節　末梢神經《まつせうしんけい》の病理《びやうり》

(1) 神經《しんけい》の損傷及壓迫《そんしやうおよびあつぱく》（腫瘍《しゆやう》、滲出物《しんしゆつぶつ》）によりて神經行路《しんけいかうろ》の一部障碍《ぶしやうがい》せらるゝときは、運動《うんどう》、知覺《ちかく》、分泌《ぶんぴつ》、榮養《えいやう》、血行等《けつかうとう》の障碍《しやうがい》を來《きた》し、其部位《そのぶゐ》に疼痛《とうつう》を發《はつ》す。又砒素《またひそ》、鉛《なまり》、銅《どう》、酒精等《しゆせいとう》の中毒《ちゆうどく》により、運動《うんどう》、知覺《ちかく》、麻痺《まひ》、痙攣其他《けいれんそのた》の障碍《しやうがい》を來《きた》す。末梢神經《まつせうしんけい》に因《いん》する麻痺《まひ》は中樞性麻痺《ちゆうすうせいまひ》に反《はん》して一部或《ぶあるひ》は數部《すうぶ》に局限《きよくげん》する事多《ことおほ》し。

第九章　血液《けつえき》の病理《びやうり》

第一節　貧血《ひんけつ》の病理《びやうり》

(1) 内外《ないぐわい》の出血《しゆつけつ》により急性貧血《きふせいひんけつ》を起《おこ》す。又急性中毒及傳染病《またきふせいちゆうどくおよびでんせんびやう》により急性貧血《きふせいひんけつ》を起《おこ》す。或《あるひ》は高熱及低溫《かうねつおよびていをん》により急性貧血《きふせいひんけつ》を起《おこ》す。

(2)血液成分《けつえきせいぶん》に須要《すうえう》なる物質《ぶつしつ》の缺乏《けつばふ》は慢性貧血《まんせいひんけつ》を起《おこ》す。

第二節　白血球《はくけつきう》の増減《ぞうげん》

(1)白血球《はくけつきう》の増加《ぞうか》は、健康者《けんかうしや》に於《おい》ては各部《かくぶ》の運動完全《うんどうくわんぜん》なるにより。疾病者《しつぺいしや》に於《おい》ては適當《てきたう》の方法《はうはふ》による。

(2)白血球《はくけつきう》の減少《げんせう》は、健康者《けんかうしや》に於《おい》ては各部《かくぶ》の運動完全《うんどうくわんぜん》ならざるに依《よ》り、疾病者《しつぺいしや》に於《おい》ては適當《てきたう》の方法《はうはふ》をなさざるによる。

第十章　傳染病理《でんせんびやうり》

第一節　病源體《びやうげんたい》の毒性《どくせい》は病症《びやうしやう》の發生《はつせい》に密接《みつせつ》の關係《くわんけい》ある傳染《でんせん》の病理《びやうり》

(1)人體《じんたい》の感受性《かんじゆせい》は人々《ひとぐ》大《おほ》いに異《ことな》り、有害作用《いうがいさよう》に對《たい》する抵抗力《ていかうりよく》の弱《よわ》きものには傳染《でんせん》し易《やす》く又抵抗力《またていかうりよく》の強《つよ》きものは假令《たとへ》毒性《どくせい》の強《つよ》き細菌《さいきん》の侵入《しんにふ》するも之《これ》に犯《をか》さるゝ事《こと》なし。
病原體《びやうげんたい》の侵入《しんにふ》は其皮膚《そのひふ》より侵入《しんにふ》すれば、全身的《ぜんしんてき》に傳染《でんせん》し、鼻腔及口腔《びかうおよびこうかう》より侵入《しんにふ》すれば、全身的及《ぜんしんてきおよび》局部的《きよくぶてき》なり。

第十一章　自家中毒病理《じかちゆうどくびやうり》

第一節　**體內《たいない》に生《しやう》じたる毒性物質《どくせいぶつしつ》の病理《びやうり》**

(1)體內《たいない》に生《しやう》じたる毒物質《どくぶつしつ》(化學的《くわがくてき》)の體外《たいぐわい》に排出《はいしゆつ》せられざるときは、自家中毒症《じかちゆうどくしやう》を起《おこ》すに至《いた》る。
例《たと》へば蛋白質《たんぱくしつ》の過剩《くわじよう》より生《しやう》ずる自家中毒《じかちゆうどく》は神經《しんけい》を侵《おか》すが如《ごと》し。

(2)病體《びやうたい》に於《おい》て生理的機能《せいりてききのう》の不全《ふぜん》により、體內《たいない》に生《しやう》じたる異常成分《いじやうせいぶん》の吸收《きふしう》せられて血液《けつえき》に混《こん》じたる場合《ばあひ》
例《たと》へば硫黃分《いわうぶん》の吸收《きふしう》せられたるときは臭氣《しうき》を放《はな》つが如《ごと》し。

第十二章　**內分泌病理《ないぶんぴつびやうり》**

第一節　**甲狀腺內分泌《かふじやうせんないぶんぴつ》の病理《びやうり》**

(1)甲狀腺內分泌《かふじやうせんないぶんぴつ》に異常《いじやう》あるときは、全身發育《ぜんしんはついく》の障碍《しやうがい》、腦髓《なうずゐ》の官能不全《くわんのうふぜん》、心臟《しんざう》の運動亢進《うんどうかうしん》、眼球突出《がんきうとつしゆつ》。

第二節　**副腎內分泌《ふくじんないぶんぴつ》の病理《びやうり》**

副腎內分泌《ふくじんないぶんぴつ》に異常《いじやう》あるときは、心臟《しんざう》の運動衰弱《うんどうすゐじやく》、全身貧血《ぜんしんひんけつ》、榮養障碍《えいやうしやうがい》。

第十三章　**新陳代謝病理《しんちんだいしやびやうり》**

第一節　**榮養減少病理《えいやうげんせうびやうり》**

(1)全身的及局部的《ぜんしんてきおよびきよくぶてき》、榮養神經《えいやうしんけい》の障碍《しやうがい》により榮養減少《えいやうげんせう》す。

(2)榮養減少《えいやうげんせう》は、(イ)榮養攝收《えいやうせつしう》の不《ふ》十分《ぶん》、(ロ)運動不足《うんどうふそく》、(ハ)口熱《こうねつ》の爲《た》め食欲缺乏《しよくよくけつばふ》食量《しよくりやう》の減少《げんせう》、(ニ)消化器《せうくわき》の疾患《しつくわん》にて食量《しよくりやう》減少《げんせう》、(ホ)精神勞働《せいしんらうどう》の過多《くわた》。其他《そのた》榮養減少《えいやうげんせう》するときは、疲瘦《ひそう》を來《きた》し體力減《たいりよくげん》弱《じやく》す。

第二節　**榮養過多《えいやうくわた》病理《びやうり》**

(1)榮養過多《えいやうくわた》なるときは細胞《さいばう》の勢力減衰《せいりよくげんすゐ》す。脂肪質増加《しばうしつぞうか》し心臟《しんざう》の衰弱等《すゐじやくとう》を起《おこ》す。

第三節　**新陳代謝力減退《しんちんだいしやりよくげんたい》の病理《びやうり》**

(1)新陳代謝力減退《しんちんだいしやりよくげんたい》は甲狀腺《かふじやうせん》の摘出《てきしゆつ》又《また》は甲狀腺内分泌機能《かふじやうせんないぶんぴつきのう》の停止《ていし》による。

第三節　**新陳代謝力亢進《しんちんだいしやりよくかうしん》の病理《びやうり》**

(1)新陳代謝力亢進《しんちんだいしやりよくかうしん》は甲狀腺内分泌機能《かふじやうせんないぶんぴつきのう》の亢進《かうしん》。

(2)毒素《どくそ》の作用《さよう》。

第四節　**痛風病《つうふうびやう》の病理《びやうり》**

(1)急性《きふせい》或《あるひ》は慢性《まんせい》に來《きた》る尿酸性關節炎《ねうさんせいくわんせつえん》にして、體内《たいない》に於《お》ける尿酸量《ねうさんりやう》の排泄不《はいせつふ》十分《ぶん》より起《おこ》る。此疾患《このしつくわん》は、多《おほ》くは遺傳性《ゐでんせい》より來《きた》るものなれども、運動不足《うんどうふそく》より生《しやう》ずる新陳代謝機能《しんちんだいしやきのう》の減退《げんたい》より起《おこ》るもの多《おほ》し。

第六節　糖尿病《たうねうびやう》の病理《びやうり》

(1)糖尿病《たうねうびやう》は膵臓《すゐざう》の萎縮《ゐしゆく》より起《おこ》る新陳代謝病《しんちんだいしやびやう》なり、糖尿《たうねう》と糖尿病《たうねうびやう》は區別《くべつ》あり、食餌性糖尿《しよくじせいたうねう》、神經性糖尿《しんけいせいたうねう》、中毒性糖尿《ちゆうどくせいたうねう》、肝《かん》の血管擴張《けつくわんくわくちやう》より來《きた》る糖尿《たうねう》、腎《じん》の上皮障碍《じやうひしやうがい》より來《きた》る糖尿等《たうねうとう》は糖尿病《たうねつびやう》にあらずして原《げん》因《いん》の除去《ぢよきよ》せらるゝときは此《これ》に伴《ともな》ふて消失《せうしつ》す。

第卅二編　治療實驗例《ちれうじつけんれい》

目次《もくじ》

はしがき

治療實驗《ちれうじつけん》は其數萬《そのすうまん》を以《もつ》て數《かぞ》ふべきも、大正《たいしやう》十三四年頃《ねんごろ》の治療《ちれう》に漫遊《まんいう》せしとき、感謝状《かんしやじやう》を領《りやう》し、昭和《せうわ》年代《ねんだい》には最早有效《ちはやいうかう》の確定的《かくていてき》にして記錄《きろく》の要《えう》なく、之《これ》を中止《ちゆうし》せり。

治《ち》療《れう》實《じつ》驗《けん》例《れい》

第一章　感謝狀《かんしやじやう》

第一節　證《しやう》

桂川キク

右《みぎ》は指頭《しとう》の傷《きず》より肘《ひぢ》の屈伸自由《くつしんじいう》を欠《か》き且《か》つ疼痛《とうつう》を痛《うつた》へし者《もの》、三回《くわい》の施療《せれう》にて疼痛止《とうつうや》み肘《ひぢ》の屈伸《くつしん》も自由《じいう》を得《え》たり、(施療方法《せれうはうはふ》、頸部《けいぶ》、上肢部《じやうしぶ》、背部上半身各指壓《はいぶじやうはんしんかくしあつ》、特《とく》に肩胛骨部及《けんかふこつぶおよ》び上肢部《じやうしぶ》に壓痛《あつつう》を感《かん》ずる部《ぶ》位《ゐ》をよく指壓《しあつ》したり。)

宮崎トメ

右《みぎ》は踵關節《きびすくわんせつ》に疼痛《とうつう》ありて、歩行困難《はかうこんなん》を訴《うつた》へし者《もの》、三回《くわい》の施療《せれう》にて、疼痛止《とうつうや》み歩行自由《はかうじいう》を得《え》たり。(施療方法《せれうはうはふ》、腰部《えうぶ》、下肢部《かしぶ》、踵關節部《きびすくわんせつぶ》、足蹠《そくせき》、足背各指壓《そくはいかくしあつ》、特《とく》に踵關節部《きびすくわんせつぶ》、溫蒸指壓《をんじようしあつ》。)

木原ユキ

右者打撲後腕骨部《みぎはだぼくごわんこつぶ》に疼痛《とうつう》あり、二回《くわい》の施療《せれう》により、爾後疼痛《じごとうつう》なし。(施療方法《せれうはうはふ》、頸部《けいぶ》、背部上半身上肢《はいぶじやうはんしんじやうし》部《ぶ》、各指壓《かくしあつ》、特《とく》に腕骨部《わんこつぶ》、溫蒸指壓《をんじようしあつ》。

姜　金　守

右者《みぎは》、頭重《づぢゆう》、食思不振《しよくしふしん》、食量《しよくりやう》僅《わづ》かに一椀《わん》なりしもの數回《すうくわい》の施療《せれう》により頭惱輕快《づなうけいくわい》、食量《しよくりやう》三椀《わん》を攝《と》るに至《いた》れり。（施療方法《せれうはうはふ》、頭部《とうぶ》、頸部《けいぶ》、背部上半身《はいぶじやうはんしん》、背部下半身《はいぶかはんしん》、腹部《ふくぶ》、各指壓《かくしあつ》、特《とく》に腹部最《ふくぶもつと》もよく指壓《しあつ》。）

江　口　清　一

右者《みぎは》、胃腸衰弱《ゐちやうすゐじやく》、食思缺乏《しよくしけつぼふ》、且《か》つ食滯《しよくたい》の感《かん》あり、數回《すうくわい》の施療《せれう》により、食欲進《しよくよくすゝ》み、食後停滯《しよくごていたい》の感《かん》なきに至《いた》れり。（施療方法《せれうはうはふ》、頭部《とうぶ》、頸部《けいぶ》、背部上半身《はいぶじやうはんしん》、背部下半身《はいぶふはんしん》、腹部《ふくぶ》、各指壓《かくしあつ》、特《とく》に腹部《ふくぶ》は最《もつと》もよく指壓《しあつ》し、且《か》つ腹部鍛錬法《ふくぶたんれんはふ》を行《おこな》ひたり）。

右之效果《みぎのかうくわ》を證明候也《しようめいさふらふなり》

大分市　生石　富士瓦斯紡績會社　人事係主任

大正十四年二月十日　國　廣　進㊞

證《しよう》

桝　谷　勘　三

右者《みぎは》、肩部《かたぶ》に疼痛《とうつう》ありし處《ところ》、一回《くわい》の施療《せれう》にて痛《いた》み止《とま》り爾後痛《じごいた》まず。（施療方法《せれうはうはふ》、頸部《けいぶ》、背部上半身《はいぶじやうはんしん》、上《じやう》肢部《しぶ》、各指壓《かくしあつ》、特《とく》に肩胛部《けんかふぶ》をよく指壓《しあつ》せり。)

國友信夫母

右者《みぎは》、右手《みぎて》、耳翼以上《じよくいじやう》に擧上《きよじやう》する事能《ことあた》はず、又後《またうしろ》に廻《まは》す事《こと》を得《え》ず、不自由《ふじいう》を訴《うつた》へしもの、三回《くわい》の施療《せれう》にて右手《みぎて》を頭上《とうじやう》に擧《あ》げ、又後方《またこうはう》にも自由《じいう》に廻《まは》す事《こと》を得《え》たり。(施療方法《せれうはうはふ》、頸部《けいぶ》、背部上半身《はいぶじやうはんしん》、上肢部《じやうしぶ》、肩胛骨《けんかふこつ》の周圍及肩胛骨部《しうゐおよびけんかふこつぶ》、各指壓《かくしあつ》。)

阿南政人

右者《みぎは》、遠耳且《とほみゝか》つ頭部《とうぶ》ふら〳〵して常《つね》に不快《ふくわい》を訴《うつた》へしもの、三回《くわい》の施療《せれう》にて全治《ぜんち》す。(施療方法《せれうはうはふ》、頭部《とうぶ》、頸部《けいぶ》、背部上半身《はいぶじやうはんしん》、顔面《がんめん》、耳《みゝ》、各指壓《かくしあつ》、特《とく》に耳《みゝ》の指壓《しあつ》を叮嚀《ていねい》に施《ほどこ》せり。)

青木作造

右者《みぎは》、耳聾者《じろうしや》にして一方《ぱう》は全然聞《せんくきこ》へざりし者《もの》、三回《くわい》の施療《せれう》にて聞《きこ》える樣《やう》になれり。(施療方法《せれうはうはふ》、頭部《とうぶ》、頸部《けいぶ》、顔面《がんめん》、耳《みゝ》、各指壓《かくしあつ》)。

會員多數《くわいゐんたすう》

右者《みぎは》、胃腸病者《ゐちやうびやうしや》、數回《すうくわい》の施療《せれう》にて續々快癒《ぞく〳〵くわいゆ》せり。(施療方法《せれうはうはふ》、頸部《けいぶ》、背部《はいぶ》、腹部《ふくぶ》、各指壓《かくしあつ》。)

白石スヱ

右者《みぎは》、胃腸病《ゐちやうびやう》及《およ》び座骨神經痛《ざこつしんけいつう》に惱《なや》みしもの、數回《すうくわい》の施療《せれう》にて治癒《ちゆ》。(施療方法《せれうはうはふ》、頭部《とうぶ》、頸部《けいぶ》、背部上半身《はいぶじやうはんしん》、背部下半身《はいぶかはんしん》、腹部《ふくぶ》、各指壓《かくしあつ》、特《とく》に腰部《えうぶ》、座骨神經痛部各溫蒸指壓《ざこつしんけいつうぶかくをんじようしあつ》。)

齒痛者數名《しつうしやすうめい》

右者《みぎは》皆卽下《みなそくか》に平癒《へいゆ》せり。(施療方法《せれうはうはふ》、耳翼上緣《じよくじやうえん》の前方急壓《せんぱうきふあつ》、後頸部指壓《こうけいぶしあつ》。)

右證明候也《みぎしようめいさふらふなり》

門司鐵道局小倉工場

大正十四年三月廿日　近藤新六

證《しよう》

中村モサ

右者《みぎは》膝膕關節痛《しつこくくわんせつつう》にて、端座不能《たんざふのう》なりしもの、三回《くわい》の施療《せれう》にて正座《せいざ》するに至《いた》れり。(施療方法《せれうはうはふ》、背部下半身《はいぶかはんしん》、下肢部《かしぶ》、特《とく》に膝膕部溫蒸指壓《しつこくぶをんじようしあつ》。)

大正十四年四月六日　熊本機關庫　主任　布田喜吉

從來《じゆうらい》夜間《やかん》就寢後《しうしんご》三回位《くわいぐらゐ》尿意《ねうい》を催《もよほ》し大《おほ》いに困難《こんなん》を感《かん》じつゝありしに、本療法《ほんれうはふ》を受《う》る事《こと》三回《くわい》にして效《かう》あり每夜《まいや》熟睡《じゆくすゐ》し得《う》るに至《いた》れり。(施療方法《せれうはふ》、頭部《とうぶ》、頸部《けいぶ》、背部《はいぶ》、腹部《ふくぶ》、特《とく》に下《か》腹膀胱部《ふくばうくわうぶ》最《もつと》もよく指壓《しあつ》。)

大正《たいしやう》十四年《ねん》四月《ぐわつ》十九日《にち》　下關市外立石町　福田幸助

小生《せうせい》十數年來《すうねんらい》の胃擴張《ゐくわくちやう》にて、入湯《にふたう》、醫藥《いやく》に親《したし》みしも效《かう》なく困《こま》り居候處《をりさふらふところ》、不圖《ふと》玉井《たまゐ》先生《せんせい》の講習會《かうしふくわい》あり、初會《しよくわい》に先生《せんせい》の治療《ちれう》を受《う》けし處《ところ》、コボコボと音甚《おとはなは》だしく、會員皆驚《くわいゐんみなおどろか》れしに、翌《よく》二日目《かめ》の治療《ちれう》に、四分《ぶん》の一の濁音《だくおん》に減《へ》り、三回目《くわいめ》の治療《ちれう》に於《おい》て、全然濁音《ぜんくだくおん》を聞《き》き取《と》り得《え》ぬ程度《ていど》に快癒《くわいゆ》せり（中略《ちゆうりやく》）先生《せんせい》の治療效果神速《ちれうかうくわしんそく》なるを認《みと》め、玆《こゝ》に感謝《かんしや》の意《い》を表《へう》し候《さふらふ》。(施療方法《せれうはふ》、頸部《けいぶ》、背部《はいぶ》、腹部《ふくぶ》、特《とく》に腹部《ふくぶ》よく指壓《しあつ》。)

大正十四年四月十九日　彥島造船所技師　川原米藏

小生大正六年頃《せうせいたいしやうねんごろ》より每年夏期《まいねんかき》、左下腹部《ひだりかふくぶ》に不絕疼痛《たえずとうつう》を覺《おぼ》え、甚《はなは》だしき日《ひ》には一日《じつ》に七八回《くわい》の下痢《げり》あり衰弱《すゐじやく》を加《くは》へ、本年《ほんねん》九月上旬《ぐわつじやうじゆん》より、日《ひ》に五六回《くわい》の下痢《げり》あり、京阪《けいはん》二三醫學博士《いがくはくし》の診察《しんさつ》を受《う》け、病後《びやうご》目下《もくか》別府入湯中《べつぷにふたうちゆう》、先生《せんせい》の治療《ちれう》を受《う》け候《さふらふ》、本日四回目《ほんじつくわいめ》なるに、是迄《これまで》かゆ食《しよく》の處《ところ》、最早《もはや》普通米飯《ふつうべいはん》を食《しよく》せしに、何等《なにら》の腹痛下痢《ふくつうげり》もなく、胃下垂《ゐかすゐ》も漸々快方《ぜんくくわいはう》に向居候樣自覺仕候《むかひをりさふらふやうじかくつかまつりさふらふ》、依《よつ》て同病者《どうびやうしや》に御披露迄《ごひろうまで》一筆如斯《ひつかくのごとく》に候《さふらふ》。(施療方法《せれうはうはふ》、頭部《とうぶ》、頸部《けいぶ》、背部《はいぶ》、腹部《ふくぶ》、特《とく》に腹部《ふくぶ》最《もつと》もよく指壓《しあつ》。)

大正十四年十一月二十九日　香川縣多度津町　武田一郎

不肖《ふせう》本年《ほんねん》六月《ぐわつ》より劇性《げきせい》なる座骨神經痛《ざこつしんけいつう》を起《おこ》し、百方醫療《ばういれう》に親《した》しみ、十一月中旬《ぐわつちゆうじゆん》に至《いた》り、漸《やうや》く其原濟《そのげんびやう》を治癒《ちゆ》する事《こと》を得《え》たるも、不《ふ》幸神經萎縮《かうしんけいゐしゆく》なる後遺症《こうゐしやう》の爲《た》め、數步《すうほ》の運動《うんどう》にも尙疼痛《なほとうつう》を感《かん》じ、苦痛《くつう》に堪《たゝ》えざるを以《もつ》て別府濱脇溫泉《べつぷはまわきをんせん》にて靜養中《せいやうちゆう》、適《たま〳〵》、玉井式療法發見者《たまゐしきれうはふはつけんしや》、玉井先生《たまゐせんせい》の施術《せじゆつ》を試《こゝろみ》る事《こと》二回《くわい》にして數丁《すうちやう》、四回《くわい》にして、十數丁《すうちやう》の步行《ほかう》に耐《た》へ、何等《なにら》の苦痛《くつう》を感《かん》ぜざるに至《いた》りしは、全《まつた》く先生獨得《せんせいどくとく》の妙《めう》技《ぎ》に依《よ》る事《こと》を感謝《かんしや》すると共《とも》に、此妙技《このめうぎ》を一般家庭的《ばんかていてき》若《もし》くは整形外科《せいけいげくわ》の一端《たん》に活用《くわつよう》せられて、始《はじ》めて先《せん》生《せい》の面目《めんもく》を全《まつた》うするものと信《しん》じ、些《いさゝ》か謝意《しやい》を表《へう》す。(施療方法《せれうはうはふ》、頭部《とうぶ》、頸部《けいぶ》、背部《はいぶ》、腹部《ふくぶ》、特《とく》に腰脚《えうきやく》をよく指壓《しあつ》、且《か》つ敷布團《しきぶとん》を床緣《とこぶち》に足《あし》の屆《とゞ》く處《ところ》に敷《し》き、伏臥《ふくぐわ》して足《あし》を床緣《とこぶち》に踏《ふ》みかけしめ、幾度《いくど》となく患《くわん》部《ぶ》に力《ちから》を入《い》れしめ、之《こ》れを指壓《しあつ》、且《か》つ摩擦《まさつ》をも加《くは》へ、之《これ》を繰返《くりかへ》したり。)

大正十四年十二月六日　遠州濱松市　內田塵外

第二章　記錄《きろく》

第一節　私《し》記《き》

某知識階級《ぼうちしきかいきふ》の婦人《ふじん》にして、相當教育《さうたうけういく》あり、齡《よはひ》四十二、身長《しんちやう》四尺《しやく》八寸《すん》、肥大《ひだい》、顏面浮腫《がんめんふしゆ》を見《み》る、十一歲《さい》の男子《だんし》九歲《さい》の女子《ぢよし》、四歲《さい》の男子《だんし》あり、疾病《しつぺい》の經過《けいくわ》を聞《き》くに、長子出生後《ちやうししゆつせいご》、身體《しんたい》の故障絕《こしやうた》えず、且《か》つ末子出生後《まつししゆつせいご》、特《とく》に惡化《あくくわ》し、頭重《づぢゆう》、肩凝《かたこり》、眩暈《めまひ》、慟悸《どうき》、息切《いきぎ》れ等《とう》あり、帝大病院《ていだいびやうゐん》、慶應病院《けいおうびやうゐん》、赤十字病院《せきじびやうゐん》等《とう》の診療《しんれう》を受《う》けしに何《いづ》れも病名《びやうめい》なく、內科《ないくわ》に就《つ》き、或《あるひ》は婦人科《ふじんくわ》に就《つ》き、藥劑區《やくざいく》々にして、量甚《りやうはなは》だ多《おほ》く、呑《の》み應《おう》せず、依《よつ》て之《こ》れが併合《へいがふ》を乞《こ》ひ、爾來服用怠《じらいふくようおこた》らざるも、效果《かうくわ》なく、悲觀《ひくわん》の止《や》むなきに至《いた》れり云々《うんぬん》。茲《こゝ》に於《おい》て一般指壓法《ぱんしあつはふ》を行《おこな》ひしに、腹腔內《ふくかうない》の壓痛部多《あつつうぶおほ》く、故醫學《こいがく》の所謂瘀血《いはゆるふるち》と云《い》へる如《ごと》き澁滯物《じうたいぶつ》を認《みと》む。其他腎臟《そのたじんざう》にも故障《こしやう》あり、輕症《けいしやう》にはあらず、然《しか》れども余《よ》は指壓《しあつ》によりて完全《くわんぜん》に治癒《ちゆ》する事《こと》を言明《げんめい》するに躊躇《ちうちよ》せざりき、每日施療《まいにちせれう》する事《こと》一週間《しうかん》にして、少《すこ》しく輕快《けいくわい》を見《み》たり。爾後隔日《じごかくじつ》に治療《ちれう》する事《こと》十回《くわい》の後《のち》、隔《かく》二日《か》一回治療《くわいちれう》し、二ケ月《げつ》にして快治《くわいぢ》の效《かう》を奏《そう》せり。(施療方法《せれうはうはふ》、頭部《とうぶ》、頸部《けいぶ》、背部《はいぶ》、腹部《ふくぶ》、特《とく》に背部《はいぶ》、腹部《ふくぶ》、溫蒸指壓《をんじようしあつ》。最初《さいしよ》は背部《はいぶ》、腹部共壓痛《ふくぶともあつつう》ありしも治療《ちれう》の進行《しんかう》に從《したが》ひ壓痛減少《あつつうげんせう》し、後《のち》には壓痛《あつつう》なきに至《いた》れり、患者《くわんじや》は十年來縫針《ねんらいぬひばり》を持《も》つ事能《ことあた》はざりしに、治療後裁縫等自由《ちれうごさいほうとうじいう》を得《え》て歲晚衣類《さいばんいるゐ》の新調等出來新年《しんてうとうできしんねん》を迎《むか》えられたり、爾來年々年賀狀《じらいねんくねんがじやう》に壯健迎年《さうけんげいねん》の詞《ことば》あり。

某高等官《ぼうかうとうくわん》の婦人《ふじん》、齡《よはひ》四十一歲《さい》、蒲柳《ほりう》の質《しつ》にて、疲瘦甚《ひそうはなは》だしく、胃《ゐ》の下垂《かすゐ》せる事《こと》、臍下《さいか》三寸《ずん》、加《くは》ふるに若干《じやっかん》呼吸器《こきふき》も弱《よわ》く、殆《ほと》んど衰弱《すゐじやく》の状態《じやうたい》なり。希望《きばう》により、指壓療法《しあつれうはふ》を施《ほどこ》し、一周日《しうじつ》にして、大《おほ》いに、衰弱《すゐじやく》を快復《くわいふく》したり、爾後《じご》隔日《かくじつ》又《また》は隔《かく》二日《か》に治療《ちれう》し、三ヶ月《げつ》にして、胃腸《ゐちやう》の筋肉《きんにく》強厚《きやうこう》を加《くは》へ、胃下垂《ゐかすゐ》も順次《じゆんじ》に復舊《ふくきう》し、純健康《じゆんけんかう》状態《じやうたい》となれり。（施療方法《せれうはうはふ》、頭部《とうぶ》、頸部《けいぶ》、背部上半身《はいぶじやうはんしん》、背部下半身《はいぶかはんしん》、腹部《ふくぶ》、各《かく》指壓《しあつ》、特《とく》に腹部《ふくぶ》の指壓《しあつ》をよくし、且《か》つ腹部鍛錬法《ふくぶたんれんはふ》を行《おこ》なひたり。）

某上流婦人《ばうじやうりうふじん》（四十二歳《さい》）座骨神經痛《ざこつしんけいつう》にて、腰《こし》を痛《いた》め、又足部《またそくぶ》に痛《いた》み波及《はきう》し、大《おほ》いに惱《なや》めり、之《こ》れを治《ち》するの法《はふ》として、先《ま》づ座骨神經《ざこつしんけい》の出發點《しゆつぱつてん》、臀部《でんぶ》を溫蒸指壓《をんじようしあつ》し、次《つぎ》に伏臥《ふくぐわ》して、足《あし》を柱《はしら》に踏《ふ》みかけ、腰《えう》部《ぶ》に力《ちから》を入《い》れしめ、痛部《つうぶ》の指壓摩擦《しあつまさつ》を行《おこな》ひたり、如今《じよこん》一週間《しうかん》を經《へ》て、痛《いた》み殆《ほと》んど癒《い》え、爾來《じらい》一週《しう》一回《くわい》施療《せれう》し、二ヶ月《げつ》にして全治《ぜんち》せり。因《ちなみ》に神經痛《しんけいつう》は溫蒸指壓《をんじようしあつ》最《もつと》も有效《いうかう》なり。（長時間《ちやうじかん》は不可《ふか》）。

七十七歳《さい》の婦人《ふじん》血壓《けつあつ》高《たか》く顚倒《てんたう》せし事《こと》二回《くわい》あり、左手《さしゆ》は痲痺《まひ》し、言語《げんご》は不明瞭《ふめいれう》なり且《か》つ耳遠《みゝとほ》く、脈搏《みやくはく》は不整《ふせい》、腦溢血《なういつけつ》の徵候《ちようこう》歷然《れきぜん》たり。（指壓部位方法《しあつぶゐはうはふ》、頭部《とうぶ》、頸部《けいぶ》、背部《はいぶ》、上肢部《じやうしぶ》、下肢部《かしぶ》、腹部《ふくぶ》、顏面《がんめん》、耳《みゝ》、各指壓《かくしあつ》、初《はじ》め一週間每日治療《しうかんまいにちちれう》し、爾後《じご》隔日治療《かくじつちれう》とし、十回後《くわいご》二日《か》措《おき》とし、十回後《くわいご》三日《か》措《おき》とし三ヶ月《げつ》經過《けいくわ》の後《のち》、手《て》の痲痺《まひ》癒《なほ》り、耳《みゝ》ちかくなり、脈搏齊整《みやくはくせいせい》し、言語明瞭《げんごめいれう》となれり。

智識階級《ちしきかいきふ》の婦人《ふじん》一男《なん》三女《によ》あり、遠隔《ゑんかく》の地《ち》に良人《りやうじん》あり、子女《しぢよ》の敎育《けういく》其他《そのた》心身過勞《しんしんくわらう》の結果《けつくわ》、神經衰弱症《しんけいすゐじやくしやう》

(假名《かめい》)に陥《おち》いり、筆《ふで》を取《と》る事能《ことあた》はず、一切外出《さいぐわいしゆつ》を得《え》ず、治者精神《ちしやせいしん》を統一《とういつ》して一回施療《くわいせれう》せしに著《いちじる》しく患者《くわんじや》の好感《かうかん》を見《み》たり、爾後《じご》四回《くわい》の治療後《ちれうご》、患者外出《くわんじやぐわいしゆつ》を試《こゝろ》み、銀行《ぎんかう》に至《いた》り、筆《ふで》を取《と》りしに出患《しゆつくわん》以前《いぜん》と異《こと》なる事《こと》なく完全《くわんぜん》に所用《しよよう》を達《たつ》し歸宅《きたく》せりと自供《じきよう》せられ、效果《かうくわ》の絶大《ぜつだい》なるを讃歎《さんたん》して息《やま》ず。

五十五歳《さい》の婦人《ふじん》(某知名《ばうちめい》の未亡人《みばうじん》)胃腸疾患《ゐちやうしつくわん》にて、病臥《びやうぐわ》一ヶ月餘《げつよ》を經過《けいくわ》し、心身《しんしん》の疲勞《ひらう》甚《はなは》だしく、一杯《ぱい》のおも湯《ゆ》すら、呑《の》む能《あた》はざる状態《じやうたい》なり。指壓《しあつ》一回《くわい》にして、おも湯《ゆ》を呑《の》む事《こと》を得《え》て、翌日《よくじつ》は若干《じやくかん》の粥《かゆ》を交《ま》じえ攝收《せつしう》し、三日《か》目《め》には粥食《かゆしよく》を用《もち》ゆる様《やう》になり、順次回復《じゆんじくわいふく》して、二週後《しうご》には普通米飯《ふつうべいはん》を攝《と》る様《やう》になり、其後《そのご》日《ひ》を隔《へだ》てゝ一週《しう》二回《くわい》位《ぐらゐ》の日《ひ》取《ど》りにて施療《せれう》し、二ヶ月後《げつご》には普通《ふつう》より强《つ》よき程《ほど》の胃腸《ゐちやう》になり其治《そのち》效《かう》の顯著《けんちよ》なるを見たり。

第卅三編　指壓部位概要《しあつぶゐがいえう》

目次《もくじ》

はしがき

部位《ぶゐ》に對《たい》し、指壓《しあつ》により、影響《えいきやう》する生理作用《せいりさよう》の狀態《じやうたい》を記載《きさい》せるものにして、指壓者《しあつしや》の參考《さんかう》となるものあり、指壓療法《しあつれうはふ》は一の方法《はうはふ》にて、三の效能《かうのう》あり、(一)健康增進《けんかうぞうしん》、(二)諸病豫防《しよびやうよばう》、(三)疾病治療《しつぺいちれう》是《こ》れなり、男《だん》子《し》も女子《ぢよし》も、若年者《じやくねんしや》も、老年者《らうねんしや》も、容易《ようい》に施《ほどこ》す事《こと》を得《え》て、便利《べんり》なるものなり。

第二一四圖

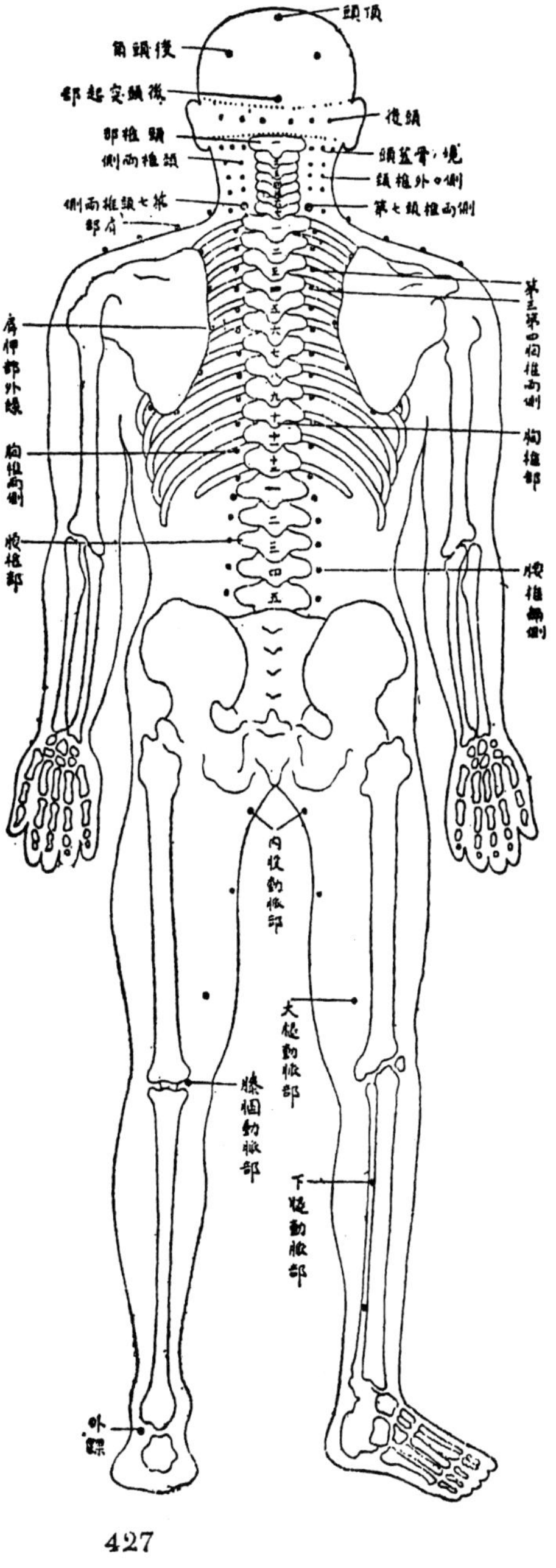

指壓部位概要《しあつぶゐがいえう》

第一章　部位《ぶゐ》及指壓《およびしあつ》の効果《かうくわ》

第一節　頭部《とうぶ》

(1)頭蓋骨内《づがいこつない》の腦髓《なうずゐ》は、腦神經《なうしんけい》の中樞《ちゆうすう》にして、身體最高《しんたいさいかう》の機官《きくわん》なり、頭蓋《づがい》の皮膚《ひふ》には、運動《うんどう》、分泌《ぶんぴつ》、知《ち》覺《かく》、榮養《えいやう》の各神經來《かくしんけいきた》り且《か》つ血管《けつくわん》、淋巴管《りんぱくわん》を備《そな》ふ。頭蓋《づがい》の指壓《しあつ》は腦《なう》を健全《けんぜん》ならしむる作用《さよう》あり、頭蓋《づがい》皮膚《ひふ》に對《たい》しては、神經《しんけい》の機能《きのう》を調節《てうせつ》し、血管《けつくわん》、淋巴管《りんぱくわん》の作用《さよう》を齊整《さいせい》し、血液《けつえき》、淋巴液《りんぱえき》の循行《じゆんかう》を宜《よろしく》す。

(2)顔面頭蓋《がんめんづがい》の眼窠《がんくわ》は、視器《しき》を藏《ざう》し、上眼窠裂孔《じやうがんくわれつこう》より、動眼神經《どうがんしんけい》、滑車神經《くわつしやしんけい》、三叉神經《さしんけい》の第《だい》一枝《し》、外旋《ぐわいせん》神經《しんけい》を通《つう》じ、下眼窠裂孔及孔《しもがんくわれつこうおよびこう》より三叉神經《さしんけい》の第《だい》二枝《し》を通《つう》ず。眼窠指壓《がんくわしあつ》は眼精《がんせい》を强《つよ》くし、眼《め》の諸患《しよくわん》を癒《いや》し、神經《しんけい》の機能《きのう》を調節《てうせつ》す。耳骰《じこく》は三叉神經《さしんけい》の第三枝及顔面神經《だいしおよびがんめんしんけい》を出《いだ》し、聽器《ちやうき》を藏《ざう》す。耳骰指壓《じこくしあつ》は耳《みゝ》の諸患《しよくわん》を治《ぢ》し、神經《しんけい》の機能《きのう》を調節《てうせつ》す。鼻腔《びかう》は呼吸部《こきふぶ》を備《そな》へ嗅器《きうき》を藏《ざう》す。鼻腔《びかう》の指壓《しあつ》は鼻病《びびやう》を治《ぢ》す口腔《こうかう》は齒牙及舌《しがおよびした》を有《いう》す。口腔《こうかう》の指壓《しあつ》は齒牙《しが》の强健法《きやうけんはふ》に適《てき》す。顳顬窩《せうじゆくわ》、翼狀窩《よくじやうくわ》、口蓋窩等《こうがいくわとう》あり。各窩《かくくわ》部《ぶ》の指壓《しあつ》は蓄膿症《ちくのうしやう》に效《かう》あり。

第二節　頸部《けいぶ》

(1)後頸《こうけい》の中央《ちゆうあう》に脊椎《せきつい》あり、脊髓之《せきずゐこれ》に充《み》つ。脊椎《せきつい》より脊椎神經《せきついしんけい》を出《いだ》す、脊椎《せきつい》の兩側《りやうそく》に交感神經《かうかんしんけい》あり、頸《けい》椎《つい》の上部左右兩側《じやうぶさいうりやうそく》に頸靜脈孔《けいじやうみやくこう》あり、腦《なう》の靜脈血之《じやうみやくけつこれ》を通《つう》じて下行《かかう》す。又靜脈孔《またじやうみやくこう》より舌咽神經《ぜついんしんけい》、迷走神經《めいさうしんけい》、副神經《ふくしんけい》、舌下《ぜつか》神經通過《しんけいつうくわ》し來《きた》る。後頸《こうけい》の指壓《しあつ》は上《うへ》は腦《なう》に對《たい》し、下《した》は身體全部《しんたいぜんぶ》に對《たい》し效果《かうくわ》多《た》大《だい》なり。側頸《そくけい》、外頸動脈《ぐわいけいどうみやく》、鎖骨下動脈《さこつかどうみやく》、腦神經及交感神經《なうしんけいおよびかうかんしんけい》あり。側頸指壓《そくけいしあつ》は神經及血管《しんけいおよびけつくわん》に對《たい》して有效《いうかう》なり。

(2)前頸《ぜんけい》、前頸氣管《ぜんけいきくわん》の指壓《しあつ》は呼吸《こきふ》を調節《てうせつ》す。氣管兩側《きくわんりやうそく》の指壓《しあつ》は(一)總頸動脈《そうけいどうみやく》の血行《けつかう》を調整《てうせい》す。(二)甲狀腺《かふじやうせん》「ホルモン」の分泌《ぶんぴつ》を整調《せいてう》す。(三)深部《しんぶ》の迷走《めいさう》、交感《かうかん》二神經《しんけい》の機能《きのう》を調節《てうせつ》す。(四)頤裏扁桃腺部效果《いりへんたうせんぶくわうくわ》あり。

第三節　背部上半身《はいぶじやうはんしん》

(1)脊椎《せきつい》は脊髓《せきずゐ》を充《み》たし、脊椎兩側《せきついりやうそく》は脊椎神經《せきついしんけい》の基部《きぶ》にして、交感神經《かうかんしんけい》の中樞部及動植《ちゆうすうぶおよびどうしよく》二神經《しんけい》の交通部《かうつうぶ》に該當《がいたう》し之《これ》を指壓《しあつ》するときは各神經《かくしんけい》の興奮《こうふん》を起《おこ》し、背腹《はいふく》の諸筋及內臟《しよきんおよびないざう》に好影響《かうえいきやう》す。

(2)肩胛骨中央部《けんかふこつちゆうあうぶ》に壓痛感强《あつつうかんつよ》き所《ところ》あり、該部《がいぶ》の指壓《しあつ》は肩《かた》の凝《こ》りを解《と》くの急所《きふしよ》にして卽時《そくじ》に五十手《て》の擧上《きよじやう》後廻《こうくわい》の自由《じいう》を得《え》せしむ。

第四節　上肢部《じやうしぶ》

(1)內面《ないめん》の指壓《しあつ》は、腋窩動脈《えきくわどうみやく》、上膊動脈《じやうはくどうみやく》、尺骨動脈《しやくこつどうみやく》、橈骨動脈等《たうこつどうみやくとう》を指壓《しあつ》するが故《ゆゑ》に、脈管指壓《みやくくわんしあつ》に最《さい》適《てき》せる部位《ぶゐ》なり。外面《ぐわいめん》又《また》神經《しんけい》指壓《しあつ》に適《てき》す。

第五節　背部下半身《はいぶかはんしん》

(1)背部下半身脊椎兩側《はいぶかはんしんせきついりやうそく》は背部上半身《はいぶじやうはんしん》と同樣《どうやう》の效果《かうくわ》あり、且《か》つ腰椎《えうつい》一二に對《たい》する部位《ぶゐ》は腎臟《じんぞう》に刺戟《しげき》を與《あた》ふるが故《ゆゑ》に特別《とくべつ》の效果《かうくわ》あり、而《しか》して頸部《けいぶ》と、腰薦部《えうせんぶ》は脊髓神經《せきずゐしんけい》の直通《ちよくつう》して各部《かくぶ》に至《いた》るありて指壓《しあつ》の效果顯著《かうくわけんちよ》なり。

第六節　胸部《きようぶ》

(1)胸部《きようぶ》の指壓《しあつ》は肺臟《はいぞう》に對《たい》して效果《かうくわ》あり、又心臟《またしんぞう》に對《たい》しては心搏《しんぱく》を齋整《きいせい》するの效果顯著《かうくわけんちよ》なり。

第七節　腹部《ふくぶ》

(1)腹腔內部《ふくかうないぶ》には、腹部大動脈《ふくぶだいどうみやく》、總腸骨動脈《そうちやうこつどうみやく》、胃《ゐ》、腸《ちやう》、肝《かん》、膵《すい》、脾《ひ》、腎《じん》、輸尿管《ゆねうくわん》、卵巢《らんさう》（女子《ぢよし》）、喇叭管《らつぱくわん》（女子《ぢよし》）、膀胱《ばうくわう》、子宮《しきゆう》（女子《ぢよし》）、直腸《ちよくちやう》等《とう》あり。腹部《ふくぶ》の指壓《しあつ》は健康增進《けんかうぞうしん》にも、諸病豫防《しよびやうよばう》にも、疾病治療《しつぺいちれう》にも絕大《ぜつだい》の效果《かうくわ》あり。

第八節　下肢部《かしぶ》

(1)下肢《かし》の指壓《しあつ》は步行運動《ほかううんどう》を健全《けんぜん》ならしむ。

第九節　鼠蹊部《そけいぶ》

(1)鼠蹊指壓《そけいしあつ》は、鼠蹊動脈《そけいどうみやく》ありて效果《かうくわ》あり。

第十節　會陰部《えいんぶ》

(1)會陰部指壓《えいんぶしあつ》は生殖器《せいしよくき》に對《たい》し效果《かうくわ》あり。

腹部を壓す圖

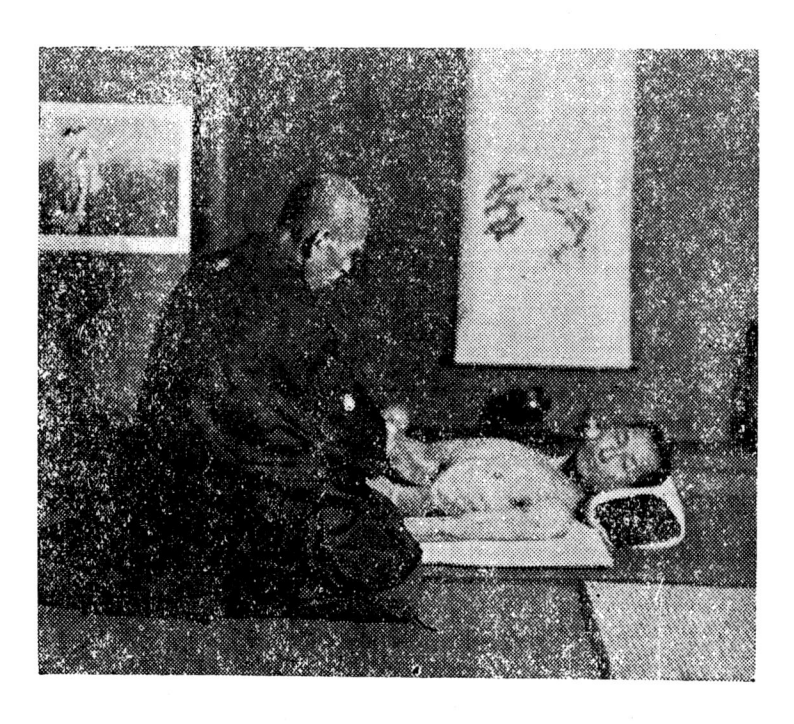

第二一五圖

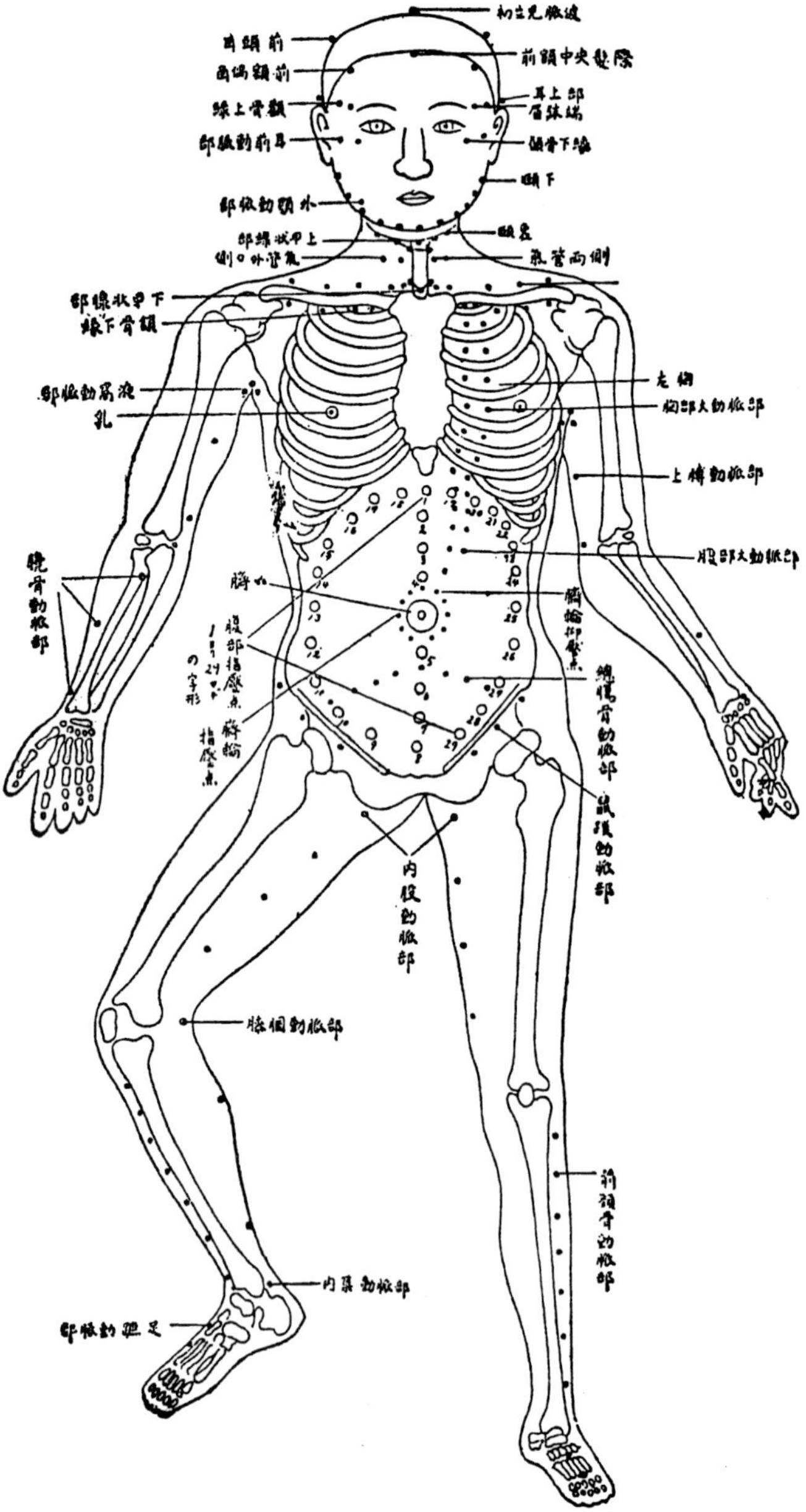

初生兒顖波
前頭角
前額中央髮際
前額隅角
耳上部
額骨上緣
眉毛端
耳前動脈部
顴骨下緣
顋下
外顎動脈部
頤裏
上甲狀線部
氣管外口側
氣管兩側
下甲狀線部
鎖骨下緣
腋窩動脈部
左胸
乳
胸部大動脈部
上膊動脈部
腹部大動脈部
橈骨動脈部
臍如
臍輪抑壓點
腹部指壓点
1ヨリ24マデの字形
臍輪指壓点
總腸骨動脈部
鼠蹊動脈部
內股動脈部
膝膕動脈部
前脛骨動脈部
內踝動脈部
足趾動脈部

第卅四編　信條《しんでう》

目次《もくじ》

はしがき

信條《しんでう》とは雜《まじ》りのない心《こゝろ》のすぢと申事《まうすこと》にて、私《わたくし》の實見致《じつけんいた》しましたる處《ところ》によりますと、心《こゝろ》の內《うち》に心《こゝろ》を使《つか》ふものや、心《こゝろ》の外《ほか》に心《こゝろ》を使《つか》ふものがあるのではありませぬ、唯《たゞ》一つの心《こゝろ》でありますから、いまの心《こゝろ》の內外《ないぐわい》は空《くう》であります、此《この》一つの心《こゝろ》は活動《くわつどう》してゐますから、强《つよ》き信條《しんでう》がなければ雜《まじ》り易《やす》いものであります、すべてものの纏《まと》まるには統一力《とういつりよく》が必要《ひつえう》であります、千萬億《せんまんおく》の細胞《さいばう》にて組織《そしき》されてゐます吾人《ごじん》の身體《しんたい》は此統一《このとういつ》の力《ちから》によるものであります統一《とういつ》の力《ちから》と申《まを》したのでは名詞《めいし》になりませぬから精神《せいしん》と命名《めいめい》するのであります。細胞《さいばう》に於《おい》ても統一《とういつ》の力《ちから》によつて原形質《げんけいしつ》の新陳代謝《しんちんだいしや》行《おこ》なはれ多數《たすう》の元素《げんそ》が集《あつ》まり成立《せいりつ》してをります、故《ゆゑ》に心身《しんしん》は一體《たい》のものであります、指壓《しあつ》は統一《とういつ》の力《ちから》により人我《じんが》を沒《ぼつ》して有效《いうかう》なる信條《しんでう》のもとに行《おこな》はふものであります。

信條《しんでう》

一、凡《およ》そ事《こと》を爲《な》すには確乎《かくこ》たる信條《しんでう》なかるべからず、統一《とういつ》せられたる意識現象《いしきげんしやう》は正《たゞ》しき信念《しんねん》である、此信念《このしんねん》こそ萬事《ばんじ》を爲《な》し遂《と》げる根本《こんぽん》である。

第一章　活動《くわつどう》

第一節　天眞《てんしん》

(1)意識現象《いしきげんしやう》の未《いま》だ表《あら》はれざる以前《いぜん》は、空《くう》である、思慮《しりよ》の加《くは》はりたる意識《いしき》は千差萬別《せんさばんべつ》、美《び》あり、醜《しゆう》あり好《かう》あり、嫌《けん》あり、已《すで》に迷路《めいろ》に入《い》る。初發《しよはつ》の活動《くわつどう》による意識《いしき》は天眞爛熳《てんしんらんまん》にして悟界《ごかい》なるも、一刹那《せつな》に色《しき》、聲《しやう》、香《かう》、味《み》、觸《しよく》、法《はふ》の六塵《ぢん》に染汚《せんを》せらる。

第二節　統一《とういつ》

(1)統一《とういつ》の眞髓《しんずゐ》は體驗《たいけん》によつて逮得《たいとく》すべきものなれども之《これ》を心術的《しんじゆつてき》に說明《せつめい》すれば、宇宙《うちう》、萬象《ばんしやう》、國家《こくか》、社會《しやくわい》、個人等《こじんとう》の各實在《かくじつざい》は、各其統一力《かくそのとういつりよく》に依《よ》つて成立《せいりつ》してゐるのである、故《ゆゑ》に吾人《ごじん》を擴大《くわくだい》して、社會的《しやくわいてき》となり、國家的《こくかてき》となり、宇宙的《うちうてき》となるのである。

(2)心《こゝろ》に浮《うか》み來《きた》る雜念《ざつねん》（混亂《こんらん》せる意識現象《いしきげんしやう》）は統一力《とういつりよく》の活動《くわつどう》によつて統一《とういつ》せられ、純一無《とういつむ》二の精神的意《せいしんてきい》識《しき》となる、個人的自己《こじんてきじこ》の統一《とういつ》より、他人《たにん》と自己《じこ》とを包含《はうぐわん》したる統一《とういつ》は自《じ》に於《お》ても、他《た》に於《お》ても軌《き》を同《おな》じうせる統一《とういつ》を得《う》るものである、然《しか》れども自他《じた》の存在《そんざい》せるものは統一《とういつ》を得《え》ず、毫《がう》も自他《じた》の存在《そんざい》せざるに於《おい》て、初《はじめ》て統一《とういつ》を得《う》るものである。

(3)吾人《ごじん》の意志《いし》は、動機《どうき》により生起《せいき》するものであつて、千變萬化極《せんべんばんくわきは》まりなく復雜《ふくざつ》せるものを迷《めい》と云《い》ふ、之《これ》を統一《とういつ》して精神《せいしん》の本領《ほんりやう》と一致《ち》したるものを悟《ご》と云《い》ふ、吾人《ごじん》の想像《さうざう》は背後《はいご》に何物《なにもの》かありて想像《さうざう》するものではない、想像其物《さうざうそのもの》が想像《さうざう》するのである、又善《またぜん》の行爲《かうゐ》をなしたりとすれば、何物《なにもの》かの支配《しはい》によりなせしにあらず、善《ぜん》の行爲《かうゐ》をなしたるものがなしたるのである。

(4)自他《じた》の統一《とういつ》は、自己《じこ》を其内《そのうち》に沒《ぼつ》し、自《じ》と他《た》と全然《ぜんぜん》一致《ち》して、入神《にふしん》の域《ゐき》に達《たつ》するのである。

(5)意志《いし》は運動《うんどう》によりて生起《せいき》し、身體《しんたい》も亦運動《またうんどう》によつて生存《せいぞん》するものである、此心身《このしんしん》の運動《うんどう》が生理的《せいりてき》に整然《せいぜん》たるときが、無病《むびやう》であり、不整然《ふせいぜん》たるときが疾病《しつぺい》である。此心身《このしんしん》の統一《とういつ》が、心身《しんしん》の調和《てうわ》にして疾病《しつぺい》が治《ち》せらるゝのである。

(6)指壓療法《しあつれうはふ》は心身《しんしん》の調和法《てうわはふ》である。

第卅五編　指壓諸病治療法《しあつしよびやうちりやうはふ》

目次《もくじ》

指壓諸病治療法《しあつしよびやうちれうはう》

アの部

一アトニー症《しやう》　**原因《げんいん》**　柔弱《じうじやく》なる體系《たいけい》にして、體力《たいりよく》を用《もち》ひし事《こと》なく、常時座位《じやうじざゐ》の飲食等《いんしよくとう》により、胃腸《ゐちやう》其他《そのた》の提嚢筋《ていなうきん》を柔軟《じうなん》ならしめしに因《よ》るもの等《とう》。　**症狀《しやうじやう》**、少量《せうりやう》の飲食《いんしよく》により、胃嚢降下《ゐなうかうか》し同《どう》時《じ》に他《た》の臓器《ざうき》も下垂《かすゐ》し、頓《にはか》に食思《しよくし》を停止《ていし》す、又疼痛《またとうつう》を訴《うつた》ふる事《こと》あり。

療法《れうはふ》　頸部《けいぶ》、背部上半身《はいぶじやうはんしん》、背部下半身《はいぶかはんしん》、腹部《ふくぶ》、各指壓《かくしあつ》する事《こと》三回《くわい》。

一酒査鼻《あかはな》　**原因《げんいん》**　心筋疾患《しんきんしつくわん》、肝臓慢性病《かんざうまんせいびやう》、月經異常《げつけいいじやう》、酒《さけ》の中毒等《ちゆうどくとう》。　**症狀《しやうじやう》**　鼻尖《びせん》に紅色《こうしよく》を現《あらは》す、後《のち》に紫藍色又《しらんしよくまた》は暗紅色《あんこうしよく》となる、之《こ》れ皮下靜脈管《ひかじやうみやくくわん》の擴張《くわくちやう》により、血液多《けつえきおほ》く停滯《ていたい》するに由《よ》る

療法《れうはふ》　頸部《けいぶ》、背部上半身《はいぶじやうはんしん》、背部下半身《はいぶかはんしん》、鼻部《はなぶ》、腹部等《ふくぶとう》、各指壓《かくしあつ》、三回《くわい》、行《おこな》ふ。

イの部

一胃腸病《ゐちやうびやう》　急性胃腸病《きふせいゐちやうびやう》、原因《げんいん》　過度《くわど》の飲食不消化物《いんしよくふせうくわぶつ》の攝收《せつしう》、酸敗物《さんはいぶつ》の食物《しよくもつ》、過熱《くわねつ》の食物《しよくもつ》、過冷《くわれい》の食物《しよくもつ》、未熟《みじゆく》の果物《くだもの》、魚類又《ぎよるゐまた》は茸等《きのこどう》の中毒等《ちゆうどくとう》、症状《しやうじやう》　悪心《おしん》、嘔吐《おうと》、頭痛《づつう》、食欲不振《しよくよくふしん》、舌苔《ぜつたい》、胃部《ゐぶ》疼痛《とうつう》、呑酸《どんさん》、嘈雜《むねやけ》、噯氣《おくび》、發熱《はつねつ》、疲勞《ひらう》、倦怠《けんたい》、便祕《べんぴ》、下痢等《げりとう》あり。
療法《れうはふ》　上腹部《じやうふくぶ》を三本《ぼん》の指《ゆび》の中節《なかふし》より先《さき》の平《ひら》にて、稍輕《やゝかる》く壓《お》し、若《も》し痛《いた》みあれば、痛《いた》み止《とま》るまで行《おこな》ふ、而《しか》して臍輪《さいりん》の抑壓《よくあつ》により、心悸亢進《しんきかうしん》を治《おさ》め、熱《ねつ》を降下《かうか》し、更《さら》に頸椎兩側《けいついりやうそく》、胸椎兩側《きやうついりやうそく》、腰《えう》椎兩側等《ついりやうそくとう》を指壓《しあつ》し、又腹部《またふくぶ》を指壓《しあつ》し、且摩擦《かつまさつ》を行《おこな》ふ。嘔吐《おうと》、下痢等《げりとう》あるも支障《ししやう》なし。

一胃腸病《ゐちやうびやう》　慢性胃腸病《まんせいゐちやうびやう》　原因《げんいん》　急性胃加答兒《きふせいゐかたる》の遺續《いぞく》、飲食物《いんしよくぶつ》の不攝生《ふせつせい》、間食等《かんしよくとう》により、胃《ゐ》の消《せう》化力過勞《くわりよくくわらう》、就寢直前食事常習《しうしんちよくぜんしよくじじやうしふ》、胃腸《ゐちやう》の指壓法《しあつはふ》を知《し》らざる者《もの》。症状《しやうじやう》　食欲不振《しよくよくふしん》、口臭及《こうしうおよ》び口《こう》内不快《ないふくわい》の感《かん》あり、嘈雜《むねやけ》、噯氣《おくび》、吃逆《しやつくり》、呑酸等《どんさんとう》あり、又鈍痛《またどんつう》を感《かん》ずるものあり或《あるひ》は壓痛《あつつう》を訴《うつた》ふるあり、便祕《べんぴ》、下痢《げり》常《つね》ならず、瘦衰《そうすゐ》、貧血《ひんけつ》、氣分明朗《きぶんめいらう》ならず、人生《じんせい》の不幸《ふかう》なり。
療法《れうはふ》　頭部《とうぶ》、頸部《けいぶ》、背部上半身《はいぶじやうはんしん》、上肢部《じやうしぶ》、背部下半身《はいぶかはんしん》、下肢部《かしぶ》、腹部《ふくぶ》、各指壓《かくしあつ》、三回《くわい》、行《おこ》なふ特《とく》に腹部《ふくぶ》は全體《ぜんたい》を、極度《きよくど》に丁寧反復指壓《ていねいはんぷくしあつ》を行《おこな》ふべし、心悸亢進《しんきかうしん》を認《みと》るときは、臍輪《さいりん》の抑壓《よくあつ》も適宜《てきぎ》之《これ》を行《おこな》ふべし。

一胃擴張《ゐくわくちやう》　**原因**《げんいん》　暴飲暴食《ばういんばうしよく》、間食過度《かんしよくくわど》、睡眠前食事常習《すゐみんぜんしよくじじやうしふ》、胃幽門部疾患《ゐいうもんぶしつくわん》、又幽門部《またいうもんぶ》が他《た》の臓器《ざうき》例《たと》へば、肝臓《かんざう》、腸《ちやう》、腎臓等《じんざうとう》の爲《ため》に壓迫《あつばく》せられて、食物胃中《しよくもつゐちゆう》に停滯《ていたい》し、胃壁《ゐへき》を擴張《くわくちやう》せしむ、其他神經《そのたしんけい》性《せい》に胃《ゐ》の筋肉衰弱《きんにくすいじやく》して、原因《げんいん》を爲《な》す事《こと》あり。　**症狀**《しやうじやう》　胃《ゐ》に重感《ぢゆうかん》あり、嘈囃《むねやけ》を發《はつ》し、又《また》は酸《す》きものを吐《は》く事《こと》あり、外貌《ぐわいばう》は胃部《ゐぶ》膨《ふく》れて、食欲減退《しよくよくげんたい》し、且下痢《かつげり》、便祕常《べんぴつね》ならず、榮養漸《えいやうぜん》く衰《おとろ》ふ。胃部《ゐぶ》を振盪《しんたう》すれば水音《すゐおん》を聞《き》き、又空腹《またくうふく》に際《さい》し、腹壁《ふくへき》の緊緩《きんくわん》により發音《はつおん》を聞《き》く事《こと》あり、或《あるひ》は心窩部《みづをち》に壓痛《あつつう》などあり。

療法《れうはふ》　慢性胃腸病《まんせいゐちやうびやう》と同樣《どうやう》にて宜《よろ》し、若《も》し心窩部《みづをち》に壓痛《あつつう》を訴《うつた》ふる時《とき》は、壓《お》して居《ゐ》て中《なか》より力《ちから》を入《い》れる、之《これ》を繰返《くりかへ》し、時々摩擦《じじまさつ》す。且《か》つ寸暇《すんか》あれば指壓《しあつ》を怠《おこた》らず、内外呼應《ないぐわいこおう》して鍛錬《たんれん》すべし。又所《またしよ》く々より振動或《しんどうあるひ》は揉捻等行《じうねんとうおこ》なひ、胃筋《ゐきん》の薄弱《はくじやく》なるものを更正《かうせい》して強厚《きやうこう》ならしめ、擴張《くわくちやう》は次第《しだい》に收《しう》縮《しゆく》し、胃腸以前《ゐちやういぜん》よりも優《いう》に強健《きやうけん》となり、非常《ひじやう》の消化吸收力《せうくわきふしうりよく》を備《そな》へ、敢《あへ》て飲食物《いんしよくぶつ》の爲《ため》に冐《おか》さるゝ事《こと》なきに至《いた》るべし。

一胃下垂《ゐかすゐ》　**原因**《げんいん》　略胃擴張《ほゞゐくわくちやう》と同《おな》じく、且系統的《かつけいとうてき》にも胃《ゐ》筋柔弱《きんじうじやく》にして、所謂蒲柳質《いはゆるほりうしつ》の婦《ふ》人《じん》に多《おほ》し。

症狀《しやうじやう》　胃擴張《ゐくわくちやう》と同《おな》じく、食物《しよくもつ》の下行困難《かかうこんなん》にして、食思缺乏《しよくしけつばう》、消化不良《せうくわふりやう》、屢《しば》下痢《ぐげり》を催《もよほ》す等《とう》あり、指壓《しあつ》により下部《かぶ》に振盪音《しんたうおん》を聞《き》く事《こと》あり、食後直《しよくごたゞ》ちに便意《べんい》を催《もよほ》す等《とう》は著《いちじる》しき症狀《しやうじやう》なり。

療法《れうはふ》　慢性胃腸病《まんせいゐちやうびやう》と同《おな》じく十分鍛錬《ぶんたんれん》すれば約《やく》一年《ねん》にして正常《せいじやう》に復《ふく》するものなり。（注意《ちゆうい》）胃筋《ゐきん》の厚《あつ》さは普通《ふつう》「二ミリメートル」か「三ミリメートル」あるも、下垂《かすゐ》せる者《もの》は「一ミリメートル」以下《いか》の者多《ものおほ》し、常時寸暇《じやうじすんか》あれば指壓《しあつ》を行《おこな》ひ、收縮力《しうしゆくりよく》及《およ》び更生力《かうせいりよく》を促進《そくしん》する事肝要《ことかんえう》なり。

一胃痙攣《ゐけいれん》　**原因**《げんいん》　胃筋《ゐきん》の硬變《かうへん》せる者《もの》に多《おほ》し、又胃《またゐ》の神經《しんけい》の刺戟《しげき》をなす中毒性《ちゆうどくせい》の物《もの》の血中《けつちゆう》に吸收《きふしう》され、胃部《ゐぶ》を刺戟《しげき》するに因《よ》る、或《あるひ》は他《た》疾患《しつくわん》の反射作用等《はんしやさようとう》。　**症狀**《しやうじやう》　胃部《ゐぶ》の激痛俄然《げきつうがぜん》として起《おこ》り、患者《くわんじや》の苦痛甚《くつうはなはだ》しく、四肢震顫《ししんせん》し顔色《がんしよく》を失《うしな》ふ、胃痙攣《ゐけいれん》は胃神經《ゐしんけい》の痙攣《けいれん》なるが故《ゆゑ》に、平時胃弱《へいじゐじやく》の者《もの》に非《あら》ざるも習慣性《しふくわんせい》に時々發作《じじほつさ》する事《こと》あり。

療法《れうはふ》　先《ま》づ心窩部《みづをち》の左下《ひだりした》、臍《へそ》の左上《ひだりうへ》の所《ところ》を稍強《やゝつよ》く壓《お》し、患者《くわんじや》には中《なか》より努力《どりよく》して力《ちから》を入《い》れしむ、痛《いたみ》瞬間《しゆんかん》に止《と》まる然《しか》る後《のち》、頸部《けいぶ》、背部上半身《はいぶじやうはんしん》、背部下半身《はいぶかはんしん》、腹部《ふくぶ》を指壓《しあつ》す。且《か》つ臍輪《さいりん》の抑壓《よくあつ》を施《ほどこ》し、心悸亢進《しんきかうしん》を治《おさ》む。

一胃《ゐ》**アトニー症**《しやう》

第二一六圖

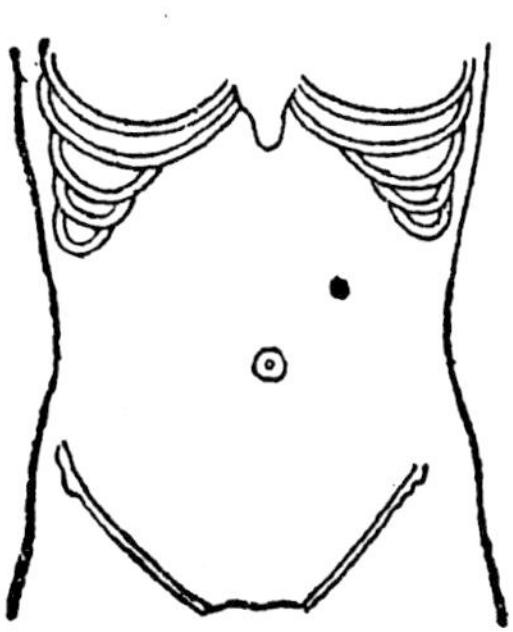

胃痙攣止點

アトニー症《しやう》と同《おな》じ。

一 胃《ゐ》の消化不良《せうくわふりやう》

慢性胃腸病《まんせいゐちやうびやう》と同様《どうやう》にてよろし。

一 胃《ゐ》酸缺乏症《さんけつばふしやう》

慢性胃腸病《まんせいゐちやうびやう》と同様《どうやう》にてよろし。

一 胃《ゐ》酸過多症《さんくわたしやう》 **原因《げんいん》** 多食癖《たしよくぐせ》、或《あるひ》は貪食等《どんしよくとう》により胃《ゐ》を過勞《くわらう》せしめ、血液多量《けつえきたりやう》に胃《ゐ》に來《きた》り欝血状態《うつけつじやうたい》等《とう》、胃液《ゐえき》の酸性過多《さんせいくわた》なるに至《いた》る。 **症状《しやうじやう》** 食氣《しよくき》あるに比《ひ》し、食後胃部重感《しよくごゐぶぢゆうかん》あり、約《やく》二時間《じかん》を經《へ》て疼痛《とうつう》を感《かん》ず、其時少量《そのときせうりやう》の物《もの》を攝取《せつしゆ》すれば痛《いた》み止《や》む、胃酸過多症《ゐさんくわたしやう》より胃潰瘍《ゐくわいやう》に移行《いかう》する者多《ものおほ》し。 **療法《れうはふ》** 身體《しんたい》の背部指壓《はいぶしあつ》、患者《くわんじや》を伏臥《ふくぐわ》せしめ胸椎上《きようついじやう》、腰椎上《えうついじやう》、同兩側《どうりやうそく》、同外々側《どうぐわいぐわいそく》を指壓《しあつ》、各三回《かくさんくわい》、之《これ》を行《おこな》ふ、次《つぎ》に仰臥《ぎやうぐわ》、上腹部《じやうふくぶ》を普通《ふつう》よりも稍輕《やゝかる》く壓《お》し、中腹《ちゆうふく》、下腹《かふく》は普通《ふつう》に壓《お》す、摩擦《まさつ》をよく行《おこな》ふ。(注意《ちゆうい》)普通胃腸病《ふつうゐちやうびやう》の指壓《しあつ》は好感《かうかん》なれども、胃酸過多症《ゐさんくわたしやう》は惡感《あくかん》を起《おこ》すものあり上腹部《じやうふくぶ》指壓《しあつ》の感應良好《かんおうりやうかう》なるに至《いた》り該部《がいぶ》も普通《ふつう》の通《とほ》りに壓《お》すべし。

一 胃潰瘍《ゐくわいやう》 **原因《げんいん》** 多食《たしよく》、貪食等《どんしよくとう》により、胃《ゐ》の血行變態《けつかうへんたい》、欝血等《うつけつとう》を起《おこ》し、胃液《ゐえき》の分泌《ぶんぴつ》に異常《いじやう》を呈《てい》し胃酸過多症《ゐさんくわたしやう》を惹起《じやくき》し、鹽酸《えんさん》の爲《ため》に腐蝕《ふしよく》せられて、胃潰瘍《ゐくわいやう》を病《や》むに至《いた》る、其他體系《そのたたいけい》にもよる。

症状《しやうじやう》　食後《しよくご》一二時間《じかん》にして胃部《ゐぶ》に痛《いた》みを感《かん》じ、頗《すこぶ》る不快《ふくわい》なり、又局部的《またきよくぶてき》に壓痛《あつつう》あり、又吐物《またとぶつ》或《ある》は便物《べんぶつ》に血液《けつえき》を混《こん》ずることあり。

療法《れうはふ》　患者《くわんじや》を伏臥《ふくぐわ》せしめ、身體《しんたい》の背部《はいぶ》、胸椎及《きようついおよ》び腰椎上《えうついじやう》を壓《お》し、胸椎兩側及《きようついりやうそくおよ》び腰椎兩側《えうついりやうそく》を壓《お》す事《こと》、各三回《かくくわい》、胸椎第五以下《きようついだいいか》腰椎第五《えうついだい》に至《いた》る迄《まで》の各椎外々側《かくついぐわいぐわいそく》を壓《お》す事《こと》、各三回《かくくわい》、胸椎第十以下《きようついだいいか》腰椎第五迄《えうついだいまで》の各椎外々側《かくついぐわいぐわいそく》を壓《お》す事《こと》、各三回《かくくわい》、以上指壓《いじやうしあつ》を行《おこな》ふ時必《ときかなら》ず壓痛部位《あつつうぶゐ》あり、これを稍《やゝ》輕《かる》く幾度《いくたび》も壓《お》し、順次《じゆんじ》に痛《いた》みを減《げん》じ終《つひ》には無痛《むつう》となるなり、以上數日行《いじやうすうじつおこな》ひて、身體背部《しんたいはいぶ》の壓痛《あつつう》なきに至《いた》りし時腹部《ときふくぶ》の摩擦《まさつ》を行《おこな》ふべし、時日經過良好《じじつけいくわりやうかう》の期《き》を認《みと》め、腹部《ふくぶ》の指壓《しあつ》を行《おこな》ふ。

一胃癌《ゐがん》　**原因**《げんいん》　他症《たしやう》より移轉《いてん》し來《きた》りたるものあり、中《なか》にも胃潰瘍《ゐくわいやう》の移行最《いかうもつと》も多《おほ》し、又胃《またゐ》の指壓《しあつ》を知《し》らず、消化不良等《せうくわふりやうとう》の繼續《けいぞく》に由《よ》るものあり。　**症状**《しやうじやう》　胃部《ゐぶ》の疼痛《とうつう》を訴《うつた》へ、又壓痛《またあつつう》は部位《ぶゐ》を限《かぎ》りてあり、多《おほ》くは嘔吐《わうと》あり、吐物《とぶつ》は暗赤色《あんせきしよく》を混《こん》じ恰《あだか》も珈琲《コーヒー》の滓《かす》の如《ごと》し、便祕《べんぴ》、下痢常《げりつね》ならず衰弱《すいじやく》、疲瘦《ひそう》交々《こもぐ》至《いた》り、或《ある》は下肢顔面等《かしがんめんとう》に浮腫現《ふしゆあらは》れ心臓《しんぞう》著《いちじる》しく衰弱《すいじやく》す。

療法《れうはふ》　頭部《とうぶ》、頸部《けいぶ》、背部上半身《はいぶじやうはんしん》、背部下半身《はいぶかはんしん》、上肢部《じやうしぶ》、下肢部《かしぶ》、各指壓《かくしあつ》する事《こと》、三回《くわい》、腹部《ふくぶ》は患部《くわんぶ》を除《のぞ》き指壓《しあつ》する事《こと》、三回《くわい》。

一**萎黃病**《ゐわうびやう》　**原因**《げんいん》　榮養不良《えいやうふりやう》、心身過勞《しんしんくわらう》の生活狀態《せいくわつじやうたい》、久時《きうじ》座位《ざゐ》、腎臟《じんざう》、肝臟其他內臟總《かんざうそのたないざうすべ》ての機能《きのう》不全《ふぜん》。　**症狀**《しやうじやう》　顏色蒼白《がんしよくさうはく》、帶黃《たいくわう》、帶綠色等《たいりよくしよくとう》、醜色《しうしよく》を呈《てい》す、貧血症狀《ひんけつしやうじやう》あり、又頭痛《またづつう》、眩《め》暈《まひ》、睡眠不足等《すゐみんふそくとう》。　**療法**《れうはふ》　頭部《とうぶ》、頸部《けいぶ》、背部上半身《はいぶじやうはんしん》、背部下半身《はいぶかはんしん》、腹部《ふくぶ》、各指壓《かくしあつ》、三回《くわい》。

一**咽頭加答兒**《いんとうかたる》　**原因**《げんいん》　喉頭加答兒《こうとうかたる》の波及其他《はきふそのた》。　**症狀**《しやうじやう》　喉頭《こうとう》と共《とも》に加答兒《かたる》を起《おこ》し、時《とき》に嚥下《えんか》の際疼痛《さいとうつう》を感《かん》ずる事《こと》あり

療法《れうはふ》　前頸部《ぜんけいぶ》特《とく》に頤裏《いり》をよく壓《お》す。

一**遺精**《ゐせい》　**原因**《げんいん》　房事過度《はうじくわど》、手淫《しゆいん》、精神過勞《せいしんくわらう》、神經衰弱《しんけいすいじやく》、其他《そのた》

症狀《しやうじやう》　睡眠中《すゐみんちゆう》精液《せいえき》を漏《もら》す。　**療法**《れうはふ》　脈管抑壓《みやくくわんよくあつ》三十分間《ぶんかん》、頭部《とうぶ》、頸部《けいぶ》、背部上半身《はいぶじやうはんしん》、背部下半身《はいぶかはんしん》、腹部《ふくぶ》、會陰部《えいんぶ》、各指壓《かくしあつ》。

一**陰萎**《いんゐ》　**原因**《げんいん》　重症後《ぢゆうしやうご》の體力衰弱《たいりよくすいじやく》、糖尿病《たうねうびやう》、手淫《しゆいん》、房事過度《はうじくわど》、脊髓癆《せきずゐらう》、神經衰弱症《しんけいすいじやくしやう》、老齡榮《らうれいえい》養不足《やうふそく》、精神感動等《せいしんかんどうとう》。　**症狀**《しやうじやう》　勃起力《ぼつきりよく》の減退《げんたい》せる爲《ため》に交接不能《かうせつふのう》となる。精神《せいしん》の感動《かんどう》に因《よ》るものは、一種《しゆ》の恐怖心及《きようふしんおよ》び想像心强《さうざうしんつよ》き爲《ため》に交接時《かうせつじ》に臨《のぞ》みて俄《にわか》に不能《ふのう》となり。或《あるひ》は早《はや》く射精《しやせい》する事《こと》

第二一七圖

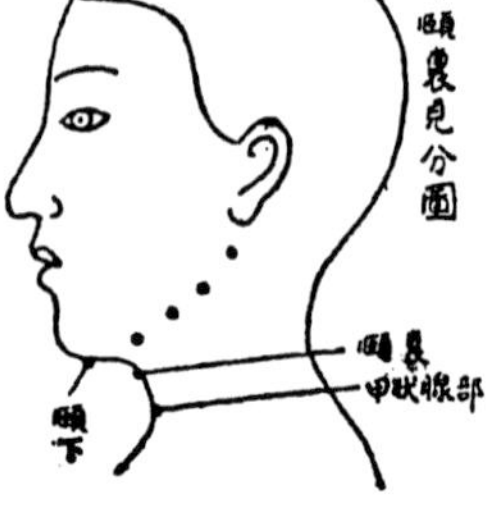

あり。

療法《れうはふ》　頭部《とうぶ》、頸部《けいぶ》、背部上半身《はいぶじやうはんしん》、背部下半身《はいぶかはんしん》、特《とく》に薦骨部《せんこつぶ》、腹部《ふくぶ》、會陰部《えいんぶ》、各指壓《かくしあつ》三回《くわい》。脈管抑壓《みやくくわんよくあつ》、三十分間《ぶんかん》、局部冷水灌注《きよくぶれいすゐくわんちゆう》、一日《じつ》一回《くわい》又《また》は二回《くわい》、冷水を局部《きよくぶ》に灌注《くわんちゆう》する事《こと》。

榮養物《えいやうぶつ》を十分《ぶん》に攝收《せつしう》し、腹部《ふくぶ》の指壓《しあつ》を完全《くわんぜん》に行《おこな》ふ事《こと》。

精神感動《せいしんかんどう》に依《よ》るものは、本能《ほんのう》と意志《いし》との調和《てうわ》の習慣《しふくわん》を養《やしな》ふ事《こと》。

一萎縮腎《ゐしゆくじん》　**原因《げんいん》**　本病《ほんびやう》は腎臟《じんぞう》の間質《かんしつ》が慢性《まんせい》に増殖《ぞうしよく》を起《おこ》し、それより萎縮《ゐしゆく》に陷《おちい》る。(1)痛風《つうふう》、糖尿《たうねう》病等《びやうとう》の新陳代謝病《しんちんだいしやびやう》に由《よ》るもの、(2)動脈硬變《どうみやくかうへん》の爲《ため》に起《おこ》るもの、(3)鉛中毒《えんちゆうどく》、酒中毒《さけちゆうどく》、燐中毒《りんちゆうどく》、(4)黴毒《ばいどく》、結核《けつかく》、痳拉利亞《まらりあ》等《とう》の慢性傳染病《まんせいでんせんびやう》に因《よ》るもの。

症狀《しやうじやう》　頭痛《づつう》、偏頭痛《へんとうつう》、視力減弱《しりよくげんじやく》、眩暈《めまひ》、等《とう》を訴《うつた》へ、僅《わづ》かの運動《うんどう》にも、心悸亢進《しんきかうしん》、呼吸困難等《こきふこんなんとう》を起《おこ》し、或《あるひ》は嘔吐《おうと》衂血等《じくけつとう》あり、尿量《ねうりやう》は腎臟炎《じんぞうえん》に反《はん》し甚《はなは》だしく増加《ぞうか》し、時《とき》に口喝《こうかつ》を覺《おぼ》ゆ、尿《ねう》の色《いろ》は淡黄色《たんくわうしよく》（普通《ふつう》の尿《ねう》よりも淡《あは》くなる）を呈《てい》し泡沫《はうまつ》を生《しやう》ぜず、或《あるひ》は僅《わづ》かに溷濁《こんだく》を見《み》る、眼《め》の變化《へんくわ》は最初《さいしよ》より現《あらは》れ來《きた》る事《こと》ありて、經過中《けいくわちゆう》に網《まう》膜炎《まくえん》を起《おこ》す、又心臟《またしんぞう》に變化起《へんくわおこ》り脈搏《みやくはく》の緊張強《きんちやうつよ》く針狀《しんじやう》脈《みやく》と稱《しやう》する狀態《じやうたい》を呈《てい》するに至《いた》る。

療法《れうはふ》　頭部《とうぶ》、頸部《けいぶ》、背部上半身《はいぶじやうはんしん》、上肢部《じやうしぶ》、背部下半身《はいぶかはんしん》、下肢部《かしぶ》、胸部《きようぶ》、腹部《ふくぶ》、各指壓《かくしあつ》、三回《くわい》。

溫蒸指壓《をんじやうしあつ》　胸椎第《きようついだい》六以《い》下《か》腰椎第《えうついだい》五迄《まで》の間《あひだ》、腹部《ふくぶ》は臍《へそ》を中心《ちゆうしん》として、タオルを取替《とりかへ》る事《こと》、三回乃《くわいない》至《し》五回《くわい》、長時《ちやうじ》は不可《ふか》。温蒸指壓《をんじやうしあつ》は、タオル、を絞《しぼ》りても雫《しづく》の下垂《したた》れぬ程度《ていど》に濕《しめ》し、半紙《はんし》四ツ折《を》り位《ぐらゐ》の大《おほ》きさに折《を》り、夫《それ》を又《また》二つに折《を》り、蒸器《むしき》に入《い》れ之《こ》れを蒸《む》し、上記《じやうき》の部位《ぶゐ》にあて、其上《そのうへ》より拇指《ぼし》を以《もつ》て壓《お》す。

ウの部

一齲歯《うし》　**原因《げんいん》**　口腔内《こうかうない》に於《おい》て乳酸《にうさん》を發生《はつせい》し、歯牙《しが》の石灰分《せきくわいぶん》を溶解《ようかい》して歯質《ししつ》を軟弱《なんじやく》にし、一種《しゆ》の細《さい》菌作用《きんさよう》により齲歯《うし》を發生《はつせい》す、又甘味《またかんみ》の物《もの》、冷熱度《れいねつど》を過《すご》したるものを好《この》む者《もの》に多《おほ》し。糖尿病者《たうねうびやうしや》、又《また》は妊娠中《にんしんちゆう》、唾液變性《だえきへんせい》し、口腔内《こうかうない》に酸性《さんせい》を呈《てい》する事《こと》と、胎兒《たいじ》の成長《せいちやう》に隨《したが》ひ、石灰分《せきくわいぶん》を失《うしな》はれる事《こと》とに由《よ》るものなり。　**症状《しやうじやう》**　他覺的《たかくてき》には變色《へんしよく》する事《こと》、齲窩《うくわ》の現《あら》はるゝ事等《ことゝう》、自覺的《じかくてき》には、慢《まん》性《せい》のものは疼痛《とうつう》を感《かん》ぜざるも、急性《きふせい》のものは飲食物等《いんしよくぶつとう》の刺戟《しげき》により劇痛《げきつう》を發《はつ》す。

療法《れうはふ》　劇痛《げきつう》を止《と》めるには、耳翼上緣《じよくじやうえん》の前方《ぜんぱう》、淺顳顬動脈部《せんせうじゆどうみやくぶ》に一ヶ所《しよ》、強《つよ》き壓痛部《あつつうぶ》あり、之《こ》れを拇指頭《ぼしとう》の角《かど》にて強《つよ》く壓《お》す。痛《いた》み卽時《そくじ》に止《とま》る。又數日痛《またすうじついた》み深《ふか》き歯痛《しつう》は更《さら》に耳翼下緣《じよくかえん》の後方《こうはう》の後頸《こうけい》部《ぶ》に竪長《たてなが》き硬結壓痛部《かうけつあつつうぶ》あり、之《こ》れを數回稍強《すうくわいやゝつよ》く指壓《しあつ》し、軟《やはら》かくなるときは疼痛完全《とうつうくわんぜん》に停止《ていし》す。然《しか》る後《のち》、頭部《とうぶ》、頸部《けいぶ》、背部上半身《はいぶじやうはんしん》、上肢部《じやうしぶ》、各指壓《かくしあつ》を行《おこな》ふ。

一浮歯《うきは》を締《しめ》る法《はふ》　**原因《げんいん》**　熟《じゆく》したる梅實《はいじつ》を食《しよく》し、急《きふ》に歯《は》の浮《う》く事《こと》あり。又心悸亢進《またしんきかうしん》に際《さい》し、精神過《せいしんくわ》勞等《らうとう》に由《よ》る。　**症狀《しやうじやう》**　咀嚼不能《そしやくふのう》となる。

療法《れうはふ》　口部《こうぶ》を「ハンカチ」にて覆《おほ》ひ、後《うしろ》にて堅《かた》く締《し》め、靜《しづか》に咬合《かみあは》せ「ハンカチ」の上《うへ》より摩擦《まさつ》を行《おこな》ふ事《こと》、五十回《くわい》、數度《すうど》、特《とく》に就寢前《しうしんぜん》を宜《よろ》しとす。

一鬱血性鼻加答兒《うつけつせいびかたる》　**原因《げんいん》**　感冒《かんばう》、腎臟《じんざう》の機能不全《きのうふせん》。　**症狀《しやうじやう》**　寒冷《かんれい》に觸《ふ》れ赤《あか》くなる、不斷鼻《ふだんはな》水《みづ》を出《いだ》す。

療法《れうはふ》　頭部《とうぶ》、頸部《けいぶ》、背部上半身《はいぶじやうはんしん》、背部下半身《はいぶかはんしん》、腹部《ふくぶ》、鼻內外各指壓《びないぐわいかくしあつ》する事《こと》、三回行《くわいおこ》なふ。

一鬱憂病《うついうびやう》　**原因《げんいん》**　精神過勞《せいしんくわらう》、失望《しつばう》、失戀《しつれん》、又《また》は生殖器病《せいしよくきびやう》の反射作用《はんしやさよう》。　**症狀《しやうじやう》**　外出《ぐわいしゆつ》を忌《い》み人《ひと》と談笑《だんせう》する事《こと》を嫌《きら》ひ、鬱々《うつく》として憂苦《いうく》の狀態《じやうたい》あり。

療法《れうはふ》　頭部《とうぶ》、頸部《けいぶ》、背部上半身《はいぶじやうはんしん》、背部下半身《はいぶかはんしん》、腹部《ふくぶ》、各指壓《かくしあつ》、三回《くわい》。心身鍛錬法《しんしんたんれんはふ》を併用《へいよう》す。

一鬱血肝《うつけつかん》　**原因《げんいん》**　心臟瓣膜症《しんざうべんまくしやう》、心筋及心嚢《しんきんおよびしんなう》の疾患《しつくわん》、肺氣腫《はいきしゆ》、氣管支加答兒《きくわんしかたる》、肋膜炎《ろくまくえん》、大動脈《だいどうみやく》の障碍《しやうがい》、肝靜脈《かんじやうみやく》の狹窄《けふさく》、脊柱《せきちゆう》の變形等《へんけいとう》。　**症狀《しやうじやう》**　下肢《かし》の浮腫《ふしゆ》、肝臟肥大《かんざうひだい》、右季肋部《みぎきろくぶ》の膨隆等《ほうりゆうとう》あり。患者《くわんじや》は肝臟部《かんざうぶ》に壓迫苦悶《あつぱくくもん》の感《かん》と、輕度《けいど》の疼痛《とうつう》を感《かん》ず、輸膽管《ゆたんくわん》は鬱血性加答兒《うつけつせいかたる》の爲《ため》に狹窄《けふさく》せられ、鬱血性黄疸《うつけつせいわうだん》を來《きた》す。又肝臓腫大《またかんざうしゆだい》の爲《ため》に嘔吐《おうと》、噯氣《おくび》、嘈雜《むねやけ》、便祕《べんぴ》等《とう》あり、稀《まれ》に下痢《げり》も伴《ともな》ふ。
肝鬱血《かんうつけつ》長《なが》く續《つゞ》く時《とき》は、肝細胞萎縮《かんさいはうゐしゆく》し、腹水《ふくすゐ》を起《おこ》す。又《また》一晝夜《ちうや》の間《あひだ》に其大小《そのだいせう》を變《へん》ずる事《こと》あり、之《こ》れ
肝臓《かんざう》が多數《たすう》の血管《けつくわん》を有《いう》し、其質《そのしつ》の海綿樣組織《かいめんやうそしき》に類似《るゐじ》せるが爲《ため》なり。
療法《れうはふ》　頭部《とうぶ》、頸部《けいぶ》、背部上半身《はいぶじやうはんしん》、背部下半身《はいぶかはんしん》、腹部《ふくぶ》、各指壓《かくしあつ》、三回《くわい》。特《とく》に右季肋部《みぎきろくぶ》よく指壓《しあつ》。

エの部

一遠視眼《えんしがん》　**原因《げんいん》**　並行光線《へいかうくわうせん》は網膜《まうまく》に集合《しふがふ》せず、却《かへつ》てそれより後方《こうはう》に集合《しふがふ》するに由《よ》る。　**症狀《しやうじやう》**　人《ひと》は約《やく》四十歳《さい》より、壯年時代《さうねんじだい》に比《ひ》し、圖書等見《としよとうみ》る距離《きより》を遠《とほ》くなすに至《いた》る。
療法《れうはふ》　頭部《とうぶ》、頸部《けいぶ》、背部上半身《はいぶじやうはんしん》、背部下半身《はいぶかはんしん》、顔面《がんめん》、目《め》、腹部《ふくぶ》、各指壓《かくしあつ》を行《おこ》なふ事《こと》三回《くわい》。
特《とく》に目《め》の指壓《しあつ》は十回宛《くわいづゝ》一日《にち》二度《ど》、眼球《がんきう》の凸《たか》む樣《やう》に行《おこ》なふ。

一疫咳《えきがい》　**原因《げんいん》**　氣管《きくわん》の障礙《しやうがい》。　**症狀《しやうじやう》**　咳嗽連續的《がいさうれんぞくてき》に起《おこ》り、呼吸困難《こきふこんなん》に陥《おちい》る。
療法《れうはふ》　頭部《とうぶ》、頸部《けいぶ》、背部上半身《はいぶじやうはんしん》、背部下半身《はいぶかはんしん》、胸部《きようぶ》、腹部《ふくぶ》、各指壓三回行《かくしあつくわいおこ》なふ。

ヲの部

一歐氏管炎《おうしくわんえん》（耳喇叭管炎《みゝらつぱくわんえん》）　**原因《げんいん》**　鼻《はな》、喉頭《こうとう》、鼓室《こしつ》の炎症《えんしやう》に續發《ぞくはつ》す。　**症狀《しやうじやう》**　頭痛《づつう》、難聽《なんちやう》

耳鳴《みゝなり》、惡心《をしん》、嘔吐《おうと》等《とう》あり。

療法《れうはふ》　頭部《とうぶ》、頸部《けいぶ》、背部上半身《はいぶじやうはんしん》、背部下半身《はいぶかはんしん》、耳《みゝ》、腹部《ふくぶ》、各指壓《かくしあつ》、三回行《くわいおこ》なふ。

カの部

一外聽道炎《ぐわいちやうだうえん》（外耳炎《ぐわいじえん》）　**原因**《げんいん》　耳搔其他《みゝかきそのた》不潔《ふけつ》なる爪《つめ》にて傷付《きずつ》け、又《また》は濕疹等《しつしんとう》に化膿菌侵入等《くわのうきんしんにふとう》。

症狀《しやうじやう》　毛根《もうこん》の所々《しよ〳〵》腫脹《しゆちやう》し疼痛《とうつう》を起《おこ》し、遂《つひ》に破《やぶ》れて膿汁《のうじふ》を出《いだ》す、此膿汁《このうじふ》の附着《ふちやく》したる部分《ぶぶん》に癤《せつ》腫《しゆ》を生《しやう》じ慢性《まんせい》に移行《いかう》するものあり。

療法《れうはふ》　頭部《とうぶ》、頸部《けいぶ》、背部上半身《はいぶじやうはんしん》、背部下半身《はいぶかはんしん》、耳《みゝ》、腹部《ふくぶ》、各指壓《かくしあつ》、三回《くわい》、行《おこ》なふ。

一加答兒性涙嚢炎《かたるせいるゐなうえん》　**原因**《げんいん》　鼻涙管《びるゐくわん》の狹窄《けふさく》によりて起《おこ》る、結膜炎《けつまくえん》、トラホーム、其他鼻腔《そのたびかう》の炎症《えんしやう》より波及《はきふ》したるものあり。　**症狀**《しやうじやう》　鼻涙管狹窄《びるゐくわんけふさく》し、涙嚢中《るゐなうちゆう》に涙液蓄積《るゐえきちくせき》し、涙嚢《るゐなう》は次第《しだい》に擴張《くわくちやう》して、種々《しゆぐ》の細菌《さいきん》に竄入《ざんにふ》の機會《きくわい》を與《あた》へ、涙嚢《るゐなう》に炎症《えんしやう》を起《おこ》さしめ、化膿《くわのう》するに至《いた》る、而《しか》して水樣液《すゐやうえき》を含有《がんいう》し常《つね》に流涙《りうるゐ》あり、涙嚢部《るゐなうぶ》少《すこ》しく隆起《りゆうき》せるにより指壓《しあつ》を加《くは》ふれば膿樣若《のうやうもし》くは水樣《みづやう》の液《えき》を漏《も》らす。

療法《れうはふ》　頭部《とうぶ》、頸部《けいぶ》、背部上半身《はいぶじやうはんしん》、背部下半身《はいぶかはんしん》、目《め》、腹部《ふくぶ》、各指壓《かくしあつ》、三回《くわい》、特《とく》に目《め》は十回《くわい》。

一眼瞼内飜症《がんけんないはんしやう》　眼瞼外飜症《がんけんぐわいはんしやう》　原因《げんいん》　眼瞼内飜症《がんけんないはんしやう》は輪匠筋《りんしやうきん》の一部《ぶ》が強《つよ》く収縮《しうしゆく》するときに起《おこ》り、老人性《らうじんせい》は皮膚《ひふ》の弛緩《しくわん》に由《よ》る。眼瞼外飜症《がんけんぐわいはんしやう》は主《しゆ》として下眼瞼《しもがんけん》に現《あらは》れ、外側《ぐわいそく》にある輪匠筋《りんしやうきん》が牽引《けんいん》するときに起《おこ》る、痲痺性《まひせい》又《また》は外傷性等《ぐわいしやうせいとう》あり。老人性《らうじんせい》は筋肉《きんにく》の弛緩《しくわん》による。　**症状《しやうじやう》**　眼瞼縁《がんけんえん》が眼球《がんきう》の方《はう》に向《むか》ひて内飜《ないはん》し外《ほか》より眼縁《めふち》を見《み》る事能《ことあた》はず、又外飜症《またぐわいはんしやう》は結膜《けつまく》の肥厚《ひこう》を見《み》る。

療法《れうはふ》　頭部《とうぶ》、頸部《けいぶ》、背部上半身《はいぶじやうはんしん》、背部下半身《はいぶかはんしん》、目《め》、腹部《ふくぶ》、各指壓《かくしあつ》、三回《くわい》、特《とく》に目《め》は十回《くわい》。

一眼精疲勞症《がんせいひらうしやう》　原因《げんいん》　心身過勞《しんしんくわらう》、榮養不良《えいやうふりやう》、比斯的里《ヒステリー》、重症《ぢゆうしやう》の快復期《くわいふくき》。　**症状《しやうじやう》**　眼精疲勞《がんせいひらう》し、鈍痛《どんつう》を訴《うつた》へ、頻《しき》りに流涙《りうるゐ》し羞明《しうめい》を覺《おぼ》ゆ。

療法《れうはふ》　頭部《とうぶ》、頸部《けいぶ》、背部上半身《はいぶじやうはんしん》、背部下半身《はいぶかはんしん》、目《め》、腹部《ふくぶ》、各指壓《かくしあつ》、三回《くわい》、特《とく》に目《め》、十回《くわい》。

一加答兒性結膜炎《かたるせいけつまくえん》　原因《げんいん》　他《た》の疾患《しつくわん》によるもの、又他《またた》の刺戟《しげき》に由《よ》るもの、心悸亢進等《しんきかうしんとう》。　**症状《しやうじやう》**　一般《ぱん》に眼瞼結膜充血《がんけんけつまくじうけつ》して赤《あか》くなり、殊《こと》に穹隆部《きゆうりゆうぶ》に於《おい》て甚《はなはだ》しく、且《か》つ眼球結膜《がんきうけつまく》に及《およ》ぶ、灼熱《しやくねつ》の感《かん》を訴《うつた》へ、羞明《しうめい》、流涙《りうるゐ》あり。

療法《れうはふ》　頭部《とうぶ》、頸部《けいぶ》、背部上半身《はいぶじやうはんしん》、背部下半身《はいぶかはんしん》、目《め》、腹部《ふくぶ》、各指壓《かくしあつ》、三回《くわい》、特《とく》に目《め》、十回《くわい》。

一角膜疾患《かくまくしつくわん》　原因《げんいん》　角膜實質炎《かくまくじつしつえん》は、黴毒《ばいどく》の遺傳《ゐでん》に多《おほ》く、角膜葡萄腫《かくまくぶだうしゆ》は他《た》の炎症《えんしやう》の傳搬《でんぱん》、角膜軟化《かくまくなんくわ》症《しやう》は榮養不良《えいやうふりやう》より來《きた》る。　**症狀**《しやうじやう》　溷濁《こんだく》の爲《ため》に視力障碍《しりよくしやうがい》せらる、葡萄腫《ぶどうしゆ》は甚《はなは》だ醜形《しゆうけい》を呈《てい》す、軟化症《なんくわしやう》は斑點《はんてん》が現《あら》はれる、翳《えい》は斑翳《はんえい》、白斑《はくはん》を呈《てい》す。

療法《れうはふ》　頭部《とうぶ》、頸部《けいぶ》、背部上半身《はいぶじやうはんしん》、背部下半身《はいぶかはんしん》、腹部《ふくぶ》、目《め》、各指壓《かくしあつ》、三回《くわい》、特《とく》に目《め》、十回《くわい》。

一 **顏面神經麻痺**《がんめんしんけいまひ》　**原因**《げんいん》　寢冷《ねびえ》による感冒《かんばう》、耳病《みゝびやう》の害《がい》、頭蓋腦底《づがいのうてい》の炎症《えんしやう》や腫瘍《しゆやう》、又鉛中毒《またえんちゆうどく》、癩病《らいびやう》、赤痢《せきり》、實扶的里亞《ジフテリヤ》、丹毒《たんどく》、黴毒《ばいどく》、糖尿病《たうねうびやう》、顏面打撲《がんめんだぼく》、挫傷等《ざしやうとう》。　**症狀**《しやうじやう》　眼瞼《がんけん》が開閉不能《かいへいふのう》となり、口歪《くちゆが》み奇異《きい》の面相《めんさう》になり、顏面《がんめん》一體不健狀態《たいふけんじやうたい》に陷《おち》いる。

療法《れうはふ》　頭部《とうぶ》、頸部《けいぶ》、背部上半身《はいぶじやうはんしん》、背部下半身《はいぶかはんしん》、顏面《がんめん》、目《め》、耳《みゝ》、鼻《はな》、各指壓《かくしあつ》、三回《くわい》。　特《とく》に耳《みゝ》の指壓方式《しあつはうしき》により、耳《みゝ》の指壓《しあつ》をよく行《おこ》なふ。

一 **顏面神經痛**《がんめんしんけいつう》　**原因**《げんいん》　打撲又《だぼくまた》は耳病《みゝびやう》の害《がい》。　**症狀**《しやうじやう》　顏面《がんめん》に疼痛《とうつう》を訴《うつた》ふ。

療法《れうはふ》　頭部《とうぶ》、頸部《けいぶ》、顏面《がんめん》、目《め》、耳《みゝ》、鼻《はな》、各指壓《かくしあつ》、三回《くわい》。特《とく》に顏面溫蒸指壓《がんめんをんじやうしあつ》、五回《くわい》。　顏面摩擦《がんめんまさつ》　手拭《てぬぐひ》にて顏面《がんめん》を覆《おほ》ひ、後《うしろ》にて締《し》め摩擦《まさつ》する事數《ことすう》十回《くわい》。

一 **感冒**《かんばう》　**原因**《げんいん》　氣溫《きをん》の激變《げきへん》により、體溫《たいをん》の調節《てうせつ》を誤《あやま》りしに由《よ》る、又傳染性《またでんせんせい》もあり。　**症狀**《しやうじやう》　最初《さいしよ》に鼻《はな》を犯《をか》され、噴嚏《くしやみ》を起《おこ》し、鼻水《はなみづ》を出《いだ》す、惡寒《をかん》を催《もよは》し、發熱《はつねつ》するに至《いた》る。頭痛《づつう》、倦怠等《けんたいとう》あり食思缺損《しよくしけつそん》、氣分《きぶん》惡《わる》し。

療法《れうはふ》　頭部《とうぶ》、頸部《けいぶ》、背部上半身《はいぶじやうはんしん》、背部下半身《はいぶかはんしん》、鼻《はな》、腹部《ふくぶ》、各指壓《かくしあつ》、三回《くわい》。特《とく》に鼻《はな》、前頸部《ぜんけいぶ》をよく壓《お》す。

一顏面筋痙攣《がんめんきんけいれん》　**原因**《げんいん》　比斯的里《ヒステリー》、神經衰弱症《しんけいすいじやくしやう》、外傷《ぐわいしやう》、或《あるひ》は模倣等《もはうとう》に依《よ》りて起《おこ》る。　**症狀**《しやうじやう》　前額《ぜんがく》の皺縮《すうしゆく》、眼瞼鼠牽《がんけんねずみびき》、脣《くちびる》の顫動《せんどう》。

療法《れうはふ》　顏面指壓《がんめんしあつ》、特《とく》に耳《みゝ》の指壓《しあつ》をなし、顏《かほ》をハンカチにて覆《おほ》ひ摩擦《まさつ》す。

一咳嗽《がいそう》

咳嗽《がいそう》を出《で》なくする法《はふ》は、頭部《とうぶ》、頸部《けいぶ》、背部上半身《はいぶじやうはんしん》、背部下半身《はいぶかはんしん》、胸部《きようぶ》、腹部《ふくぶ》の各指壓《かくしあつ》三回《くわい》。特《とく》に前頸部《ぜんけいぶ》は最《もつと》もよく、時間長《じかんなが》く度數多《どすうおほ》く指壓《しあつ》すべし。首《くび》の伸展《しんてん》二十回《くわい》。第《だい》七頸椎《けいつい》兩側《りやうそく》の迫《はく》壓《あつ》、一分間宛《ぷんかんづゝ》、五回《くわい》。咳嗽《がいそう》は鎖骨際《さこつきは》の氣管《きくわん》軟弱《なんじやく》なるものに多《おほ》し、該部位《がいぶゐ》をよく指壓《しあつ》するときは氣管强健《きくわんきやうけん》となる。

一肝臟硬化症《かんざうかうくわしやう》　**原因**《げんいん》　膽管《たんくわん》の變化《へんくわ》、糖尿病《たうねうびやう》、痛風《つうふう》、寄生蟲《きせいちゆう》、傳染病《でんせんびやう》の後遺《こうゐ》、酒《さけ》の中毒《ちゆうどく》、其他《そのた》。

症狀《しやうじやう》　皮膚《ひふ》の灰白色《くわいはくしよく》、消化不良《せうくわふりやう》、疲削《ひさく》、血壓亢進《けつあつかうしん》、腹水《ふくすゐ》を起《おこ》し、浮腫等《ふしゆとう》現《あら》はる。

療法《れうはふ》　頭部《とうぶ》、頸部《けいぶ》、背部上半身《はいぶじやうはんしん》、背部下半身《はいぶかはんしん》、腹部《ふくぶ》、各指壓《かくしあつ》、三回《くわい》。　特《とく》に右季肋部《みぎきろくぶ》をよく指《し》壓《あつ》し、且摩擦《かつまさつ》を行《おこ》なふべし。

一脚氣《かつけ》　**原因《げんいん》**　Bビタミンの缺乏《けつばふ》と云《い》ふ說《せつ》あり、要《えう》するに消化《せうくわ》、吸收《きふしう》、排泄《はいせつ》の不全《ふぜん》より起《おこ》るは爭《あらそ》ふべからず、殊《こと》に腎臟《じんざう》の機能《きのう》不全《ふぜん》は心臟乃至血管神經《しんざうないしけつくわんしんけい》にも影響《えいきやう》し、本病《ほんびやう》の原因《げんいん》をなす。

症狀《しやうじやう》　運動及知覺《うんどうおよびちかく》の害《がい》される事《こと》、心臟《しんざう》の障碍《しやうがい》を起《おこ》す事《こと》、下肢《かし》の疲《つか》れを覺《おぼ》え、僅《わづ》かの步行《ほかう》にも疲勞《ひらう》を感《かん》じ、又少《またすこ》しの運動《うんどう》にも動悸《どうき》が高《たか》くなり、腓腸筋《ひちやうきん》は緊張《きんちやう》して壓痛《あつつう》あり、下肢《かし》先《ま》づ痲痺《まひ》し指頭《しとう》、口周《こうしう》、胸《むね》、腹等《はらとう》にも及《およ》ぶ、食慾減退《しよくよくげんたい》、頭痛《づつう》、口渴等《こうかつとう》を來《きた》し、尿量減《ねうりやうげん》じ便祕《べんぴ》をなす、　夜分《やぶん》眠《ねむ》りに就《つ》けば發汗《はつかん》あり、其外水腫症《そのほかすゐしゆしやう》のものは、脛骨前面及《けいこつぜんめんおよ》び足背《そくはい》に浮腫《ふしゆ》現《あら》はれ、該部《がいぶ》を指頭《しとう》にて壓《お》せば凹《くぼ》く痕《おと》を止《とゞ》む、甚《はなはだ》しきものは、心臟病《しんざうびやう》、腹水《ふくすゐ》を伴《とも》なふ事《こと》あり、又心窩《またしんくわ》苦《くる》しく呼吸困難《こきふこんなん》になり、體溫《たいをん》に異常《いじやう》あり、顏色蒼白《がんしよくさうはく》且《か》つ嘔吐《おうと》、吃逆《しやつくり》など屢々《しはく》起《おこ》る。

療法《れうはふ》　頭部《とうぶ》、頸部《けいぶ》、背部上半身《はいぶじやうはんしん》、上肢部《じやうしぶ》、背部下半身《はいぶかはんしん》、下肢部《かしぶ》、腹部《ふくぶ》、各指壓《かくしあつ》、三回《くわい》。胸椎第六以下腰椎第五《きようついだいいかえうついだい》に至《いた》る迄《まで》の間《あひだ》、溫蒸指壓《をんじやうしあつ》を行《おこ》なふ事《こと》、五回《くわい》。　前脛骨《ぜんけいこつ》の外側《ぐわいそく》を壓《お》す、拇《ぼ》指《し》にて膝直下《ひざちよくか》より足背迄《そくはいまで》壓《お》す事《こと》、五回《くわい》。一日《にち》三度《ど》、平生之《へいぜいこれ》を行《おこな》へば脚氣豫防《かつけよばう》となる。

一肩凝《かたこり》　**原因《げんいん》**　心身過勞《しんしんくわらう》、胃腸疾患《ゐちやうしつくわん》、泌尿器疾患《ひつねうきしつくわん》、婦人病《ふじんびやう》、呼吸器病《こきふきびやう》、腦疾患《なうしつくわん》、煩劇《はんげき》なる業務《げふむ》、其他《そのた》。　**症狀《しやうじやう》**　頸《くび》、肩《かた》、固張《こちやう》の感《かん》あり、頭痛《づつう》、眩暈等《めまひとう》を起《おこ》す、又首《またくび》の廻轉不能《くわいてんふのう》となるものあり。

療法《れうはふ》　頭部《とうぶ》、頸部《けいぶ》、背部上半身《はいぶじやうはんしん》、背部下半身《はいぶかはんしん》、腹部《ふくぶ》、肩及《かたおよび》上肢部《じやうしぶ》乃至《ないし》肩胛骨內部《けんかふこつないぶ》、各指壓《かくしあつ》三回《くわい》。

キの部

一近視眼《きんしがん》　**原因《げんいん》**　眼窠血行障碍《がんくわけつかうしやうがい》、眼《め》の抵抗力弱《ていかうりよくよわ》きもの、細字《さいじ》の讀書《どくしよ》、小學時代《せうがくじだい》より中學大學《ちゆうがくだいがく》と進《すゝ》んで近視《きんし》になるもの多《おほ》し。　**症狀《しやうじやう》**　網膜《まうまく》より前方《ぜんぱう》に光線《くわうせん》が集合《しふがふ》するために物體《ぶつたい》は朦朧《もうろう》となり作業《さげふ》にも疲《つか》れを覺《おぼ》ゆ。

療法《れうはふ》　頭部《とうぶ》、頸部《けいぶ》、背部上半身《はいぶじやうはんしん》、背部下半身《はいぶかはんしん》、腹部《ふくぶ》、顏面《がんめん》、目《め》、各指壓《かくしあつ》三回《くわい》。　特《とく》に目《め》は最《もつと》もよく壓《お》すべし、及可《およぶべく》眼球《がんきう》の凹《くぼ》む樣《やう》に壓《お》す。上《うへ》より抑《おさ》ゆるのもよし。

一氣管枝加答兒《きくわんしかたる》　**原因《げんいん》**　感冒《かんばう》、鼻加答兒《はなかたる》、喉頭加答兒《こうとうかたる》の波及《はきふ》、痲疹《ましん》、チブス。　**症狀《しやうじやう》**　**咳《がい》**嗽發熱《そうはつねつ》、惡寒《をかん》、頭痛《づつう》、泡沫性喀痰《はうまつせいかくたん》、粘液膿狀喀痰《ねんえきのうじやうかくたん》、脈搏增加《みやくはくぞうか》。

療法《れうはふ》　頭部《とうぶ》、頸部《けいぶ》、背部上半身《はいぶじやうはんしん》、背部下半身《はいぶかはんしん》、腹部《ふくぶ》、各指壓三回《かくしあつくわい》。特《とく》に前頸部《ぜんけいぶ》を最《もつと》もよく指壓《しあつ》す。　發熱《はつねつ》の場合《ばあひ》は、脈管《みやくくわん》の抑壓《よくあつ》、三十分間《ぶんかん》。室内《しつない》の温度《をんど》を適宜《てきぎ》にす。

一氣管枝炎《きくわんしえん》　**原因**《げんいん》　不潔《ふけつ》の空氣吸入《くうききふにふ》、再歸熱《さいきねつ》、チブス等《とう》の反射《はんしや》。　**症狀**《しやうじやう》　脈搏増加《みやくはくぞうか》、發熱《はつねつ》惡寒《をかん》、頭痛《づつう》、全身倦怠《ぜんしんけんたい》。

療法《れうはう》　頭部《とうぶ》、頸部《けいぶ》、背部上半身《はいぶじやうはんしん》、背部下半身《はいぶかはんしん》、腹部《ふくぶ》、各指壓三回《かくしあつくわい》。特《とく》に氣管《きくわん》の指壓《しあつ》を最《もつと》もよく行《おこ》なふ。　發熱《はつねつ》の場合《ばあひ》は脈管抑壓《みやくくわんよくあつ》三十分間《ぶんかん》、熱《ねつ》を降下《かうか》す。　室内《しつない》に洗面器《せんめんき》を火《ひ》にかけ蒸《じよう》氣《き》を立《た》て、空氣《くうき》の乾燥《かんそう》を調節《てうせつ》す。

一急脈症《きふみやくしやう》（發作性心悸亢進《ほつさせいしんきかうしん》）　**原因**《げんいん》　神經衰弱症《しんけいすいじやくしやう》、飲酒中毒《いんしゆちゆうどく》、房事過度《ばうじくわど》、或《あるひ》は投機商等《とうきしやうとう》の激《げき》變《へん》に接《せつ》し、心悸急促進《しんききふそくしん》の習慣《しふくわん》になりたる者《もの》、其他《そのた》。　**症狀**《しやうじやう》　突然動悸《とつぜんどうき》が高《たか》まり、脈搏急速《みやくはくきふそく》結滯《けつたい》、不整《ふせい》ありて、呼吸促迫《こきふそくはく》、顔色蒼白《がんしよくさうはく》、俄《には》かに恐怖《きようふ》の狀態《じやうたい》を見《み》る、唾液乾渇《だえきかんかつ》し、或《あるひ》は戰慄《せんりつ》す。

療法《れうはふ》　全身指壓《ぜんしんしあつ》、特《とく》に脈管部《みやくくわんぶ》を靜《しづ》かによく壓《お》す。　脈管抑壓《みやくくわんよくあつ》、三十分間《ぶんかん》。

一筋肉僂麻質斯《きんにくりようまちす》　**原因**《げんいん》　感冒或《かんばうあるひ》は傳染病《でんせんびやう》、濕潤地域《しつじゆんちいき》の棲息《せいそく》は該病《がいびやう》の誘引《いういん》を爲《な》す。　**症狀**《しやうじやう》　一定《てい》の筋肉《きんにく》少《すこ》しく腫脹《しゆちやう》し痛《いた》みを感《かん》ず、三角筋《かくきん》、頸筋《けいきん》、胸筋等《きようきんとう》に來《きた》る、三角筋《かくきん》に來《きた》れば、肩胛部《けんかふぶ》腫《しゆ》張《ちやう》し、腕《うで》の擧上不自由《きよじやうふじいう》になり、頸《くび》の筋《きん》に來《きた》れば頸屈《くびまが》り、胸筋《きようきん》に來《きた》れば呼吸困難起《こきふこんなんおこ》る、腰筋《えうきん》に來《きた》れば俗《ぞく》に（寸白《すばく》と云《い》ふ）身體《しんたい》を曲《ま》げ或《あるひ》は伸《のば》し、或《あるひ》は捻《ひね》る時《とき》に強《つよ》く感《かん》ず、慢性《まんせい》のものは疼痛所《とうつうしよ》々《く》に移《うつ》り、天候《てんこう》の加減《かげん》により増減《ぞうげん》す。

療法《れうはふ》　頭部《とうぶ》、頸部《けいぶ》、背部上半身《はいぶじやうはんしん》、上肢部《じやうしぶ》、背部下半身《はいぶかはんしん》、胸部《きようぶ》、腹部《ふくぶ》、下肢部《かしぶ》、各指壓三回《かくしあつくわい》。

局部《きよくぶ》の一張《ちやう》一弛效《しかう》あり。

クの部

一佝僂病《くるびやう》　**原因《げんいん》**　骨質《こつしつ》の發育障碍《はついくしやうがい》、石灰分《せきくわいぶん》の不足《ふそく》。　**症状《しやうじやう》**　滿《まん》一ヶ年《ねん》にして齒牙《しが》の發生《はつせい》せざる事《こと》あり。身體《しんたい》が疲瘦《ひさう》するにも拘《かゝは》らず、頭蓋骨《づがいこつ》は大《おほ》きくなれども、顖門永《しんもんなが》く閉鎖《へいさ》せず、頭部《とうぶ》に發汗《はつかん》を認《みと》む、全身《ぜんしん》の骨質軟弱《こつしつなんじやく》にして、糞便《ふんべん》には多量《たりやう》の石灰分《せきくわいぶん》を含《ふく》む。

療法《れうはふ》　全身指壓《ぜんしんしあつ》、回數多《くわいすうおほ》く壓《お》すを宜《よろ》しとす。且《か》つ常《つね》に石灰分《せきくわいぶん》を含《ふく》む食料《しよくれう》を必要《ひつえう》とす。

ケの部

一月經不順《げつけいふじゆん》　**原因《げんいん》**　慢性的《まんせいてき》の生殖器疾患《せいしよくきしつくわん》、白帶下《こしけ》、子宮《しきゆう》の畸形《きけい》。　**症状《しやうじやう》**　一定《てい》の期日《きじつ》になく、或《あるひ》は延長《えんちやう》し、或《あるひ》は短縮《たんしゆく》す。

療法《れうはふ》　頭部《とうぶ》、頸部《けいぶ》、背部上半身《はいぶじやうはんしん》、背部下半身《はいぶかはんしん》、腹部《ふくぶ》、各指壓《かくしあつ》三回《くわい》。特《とく》に下腹《かふく》を最《もつと》もよく壓《お》す又子宮《またしきゆう》の畸形《きけい》は、局部内《きよくぶない》より、下腹部《かふくぶ》よりと挾《はさ》み壓《お》しに壓《お》す事有効《ことゆうかう》なり。

一**月經痛《げつけいつう》**　**原因《げんいん》**　卵巣《らんさう》、喇叭管《らつぱくわん》の疾患《しつくわん》、子宮鬱血狀態《しきゆうけつじやうたい》。**症狀《しやうじやう》**　月經《げつけい》に先立《さきだ》ちて、子宮卵巣緊張《しきゆうらんさうきんちやう》の感《かん》、頭痛《とうつう》の感《かん》、脚《あし》の疲勞《ひらう》、全身違和《ぜんしんゐわ》、脈數《みやくすう》を増《ま》し、血壓高《けつあつたか》くなる。

療法《れうはふ》　胸椎第十一《きようついだい》の兩側《りやうそく》を迫壓《はくあつ》す、一分間宛五回《ぶんかんづゝくわい》、疼痛止《とうつうとま》りたる後《のち》、左《さ》の指壓《しあつ》をなす。
背部上半身《はいぶじやうはんしん》、背部下半身《はいぶかはんしん》、腹部《ふくぶ》、各指壓《かくしあつ》する事三回《ことくわい》。

一**狹心症《けふしんしやう》**　**原因《げんいん》**　冠狀動脈硬化《くわんじやうどうみやくかうくわ》、比斯的里《ひすてり》、女子生殖器病《ぢよしせいしよくきびやう》、其他《そのた》。　**症狀《しやうじやう》**　心臟部分《しんざうぶぶん》に痛《いた》みを發《はつ》し、苦悶《くもん》を感《かん》ず、顏色蒼白《がんしよくさうはく》になり、額《ひたひ》に冷汗《ひやあせ》を發《はつ》す。緩弱《くわんじやく》なる脈《みやく》となり、四肢冷却《しれいきやく》す。

療法《れうはふ》　頭部《とうぶ》、頸部《けいぶ》、背部上半身《はいぶじやうはんしん》、上肢部《じやうしぶ》、下肢部《かしぶ》、胸部《きようぶ》、腹部《ふくぶ》、各指壓《かくしあつ》する事三回《ことくわい》。
胸椎第三《きようついだい》、第四《だい》の兩側迫壓《りやうそくはくあつ》、一分間宛五回《ぶんかんづゝくわい》。

一**肩胛關節神經痛《けんかふくわんせつしんけいつう》**　**原因《げんいん》**　外傷《ぐわいしやう》、腫瘍《しゆやう》、炎症性滲出物《えんしやうせいしんしゆつぶつ》の壓迫《あつぱく》、腸窒扶斯《ちやうちぶす》、痛風《つうふう》、子宮轉位《しきゆうてんゐ》、卵巣異常《らんさういじやう》、其他《そのた》。　**症狀《しやうじやう》**　偏側多《へんそくおほ》く、稀《まれ》に兩側《りやうそく》に發《はつ》するもあり、上肢《じやうし》の後廻《うしろまは》り及《およ》び擧上《きよじやう》に故障《こしやう》を生《しやう》ず、且《か》つ自覺的《じかくてき》に疼痛《とうつう》を感《かん》ずる事《こと》あり。

療法《れうはふ》　肩胛關節部《けんかふくわんせつぶ》、溫蒸指壓《をんじようしあつ》。　頭部《とうぶ》、頸部《けいぶ》、背部上半身《はいぶじやうはんしん》、上肢部《じやうしぶ》、背部下半身《はいぶかはんしん》、腹部《ふくぶ》、各《かく》指壓《しあつ》する事《こと》三回《くわい》。　一張《ちやう》一弛《し》、效《かう》あり。

コの部

一喉頭加答兒《こうとうかたる》　原因《げんいん》　感冒《かんばう》、發聲過劇《はつせいくわげき》、異物吸入《いぶつきふにふ》。　症狀《しやうじやう》　咳嗽《がいそう》、聲涸《こゑか》れ、疼痛等《とうつうとう》あり。

療法《れうはふ》　頭部《とうぶ》、頸部《けいぶ》、顏面《がんめん》、鼻《はな》、各指壓《かくしあつ》する事《こと》三回《くわい》。　特《とく》に頤裏《いり》をよく指壓《しあつ》。

一股關節炎《こくわんせつえん》　原因《げんいん》　打撲《だぼく》、他《た》の關節炎《くわんせつえん》の移轉《いてん》。　症狀《しやうじやう》　股關節部《こくわんせつぶ》に疼痛《とうつう》あり。

療法《れうはふ》　股關節部《こくわんせつぶ》の溫蒸指壓《をんじようしあつ》、腰部《えうぶ》、骨盤部《こつばんぶ》、下肢部《かしぶ》、各指壓《かくしあつ》三回行《くわいおこ》なふ。　一張《ちやう》一弛《し》效《かう》あり。

一白帶下《こしけ》　原因《げんいん》　子宮內膜炎《しきゆうないまくえん》、萎黃病《ゐわうびやう》、惡性腫瘍《あくせいしゆやう》の分解物《ぶんかいぶつ》、房事過度《ばうじくわど》、手婬《しゆいん》、痳毒傳染《りんどくでんせん》、蟯蟲《げうちゆう》、感冒《かんばう》、其他《そのた》。　症狀《しやうじやう》　尿意頻發《ねういひんはつ》、壓感等《あつかんとう》あり、又疼痛《またとうつう》を伴《ともな》ひ發熱《はつねつ》する事《こと》あり、白色粘液若《はくしよくねんえきも》しくは膿性《のうせい》の分泌物增加《ぶんぴつぶつぞうか》す、二三週《しう》を經《へ》て慢性的《まんせいてき》となり、貧血《ひんけつ》、食欲不振便祕等《しよくよくふしんべんぴとう》を來《きた》し、交接不快《かうせつふくわい》の感等《かんとう》ありで、不愉快《ふゆくわい》の氣分《きぶん》を持續《ぢぞく》するものなり。

療法《れうはふ》　頭部《とうぶ》、頸部《けいぶ》、背部上半身《はいぶじやうはんしん》、背部下半身《はいぶかはんしん》、下肢部《かしぶ》、腹部《ふくぶ》、各指壓《かくしあつ》三回《くわい》、薦骨部溫蒸指壓《せんこつぶをんじやうしあつ》。特《とく》に本人《ほんにん》に於《おい》て局內部《きよくないぶ》よりと、腹部《ふくぶ》よりと、挾壓《はさみおし》を行《おこ》なふ事《こと》、最大有效《さいだいいうかう》なり、双方《さうはう》の指《ゆび》が突《つ》き合《あ》ふ感《かん》あり適當《てきたう》に、子宮頸《しきゆうけい》を局内部《きよくないぶ》よりの指頭《しとう》にて壓《お》し腹部《ふくぶ》よりの指頭《しとう》にて、子宮體《しきゆうたい》を壓《お》し双方《さうはう》より壓《お》し合《あ》ひ、子宮頸《しきゆうけい》の外行《ぐわいかう》せざる様《やう》に壓《お》す、慢性《まんせい》のものも全治《ぜんぢ》する事《こと》を得《う》べし。

サの部

一座骨神經痛《ざこつしんけいつう》　**原因《げんいん》**　腎臟機能不全《じんぞうきのうふぜん》、打撲《だぼく》、挫傷《ぎしやう》、悪質《あくしつ》の疾患《しつくわん》、骨盤《こつばん》の疾患《しつくわん》、其他《たのた》　**症狀《しやうじやう》**　偏側《へんそく》多《おほ》く稀《まれ》に兩側《りやうそく》に發《はつ》するものあり、此疼痛《このとうつう》は臀部《でんぶ》に於《お》ける座骨神經《ざこつしんけい》の出發點《しゆつぱつてん》より、股《もゝ》を經《へ》て足蹠迄《そくせきまで》波及《はきふ》す。發作性《ほつさせい》にして、特《とく》に夜間《やかん》に激增《げきぞう》す。壓痛點《あつつうてん》は、腰椎部《えうついぶ》、腸骨部《ちやうこつぶ》、座骨結節《ざこつけつせつ》と大轉子《だいてんし》との間《かん》、大腿中央《だいたいちゆうあう》、腓骨小頭《ひこつせうとう》、膝膕部《しつこくぶ》、蹠部《せきぶ》、等《とう》にあり。

療法《れうはふ》　頭部《とうぶ》、頸部《けいぶ》、背部上半身《はいぶじやうはんしん》、背部下半身《はいぶかはんしん》、下肢部《かしぶ》、腹部《ふくぶ》、各指壓《かくしあつ》する事《こと》三回《くわい》。神經痛《しんけいつう》は、溫蒸指壓《をんじようしあつ》によりて、治效顯著《ぢかうけんちよ》なり。溫蒸指壓部位《をんじようしあつぶゐ》、胸椎第六以下腰椎部《きようついだいいかえうついぶ》に至《いた》る一ケ所《しよ》、薦骨部《せんこつぶ》、座骨部位《ざこつぶゐ》一ケ所《しよ》、臀部《でんぶ》と股《もゝ》に渉《わた》り一ケ所《しよ》。足《あし》に波及《はきふ》せるものは、大腿《だいたい》、下腿《かたい》、足蹠《そくせき》に及《およ》ぶ。以上壓部中《いじやうあつぶちゆう》、腎臟部位《じんざうぶゐ》、座骨部位《ざこつぶゐ》、壓痛部位等《あつつうぶゐとう》をよく壓《お》す。

一三叉《さ》神經痛《しんけいつう》　**原因《げんいん》**　外傷《ぐわいしやう》、當該局部《たうぐわいきよくぶ》に、於《お》ける滲出物《しんしゆつぶつ》の壓迫《あつぱく》。**症狀《しやうじやう》**　其痛《そのいたみ》は刺針《ししん》の如《ごと》く、又强締《またきやうてい》して激痛《げきつう》を感《かん》ずるが如《ごと》し。

療法《れうはふ》　頭部《とうぶ》、頸部《けいぶ》、顔面《がんめん》、目《め》、耳《みゝ》、鼻《はな》、背部上半身《はいぶじやうはんしん》、背部下半身《はいぶかはんしん》、上肢部《じやうしぶ》、腹部《ふくぶ》、各指《かくし》壓《あつ》三回《くわい》

「ハンカチ」にて額面《がんめん》を覆《おほ》ひ之《これ》を摩擦《まさつ》す。疼痛部位《とうつうぶゐ》、溫蒸指壓《をんじようしあつ》を行《おこ》なふ。

一産後衰弱《さんごすゐじやく》　原因《げんいん》　産後不養生《さんごふやうじやう》、　症狀《しやうじやう》　肥立《ひだち》惡《あ》しく衰弱《すゐじやく》。

療法《れうはふ》　頭部《とうぶ》、頸部《けいぶ》、背部上半身《はいぶじやうはんしん》、背部下半身《はいぶかはんしん》、腹部《ふくぶ》、各指《かくし》壓《あつ》三回《くわい》。下腹《かふく》の力《ちから》を養《やしな》ふ。

一瞉粒腫《きんりふしゆ》　原因《げんいん》　眼瞼《がんけん》の睫毛根部《せうまうこんぶ》、腺《せん》の排泄管《はいせつくわん》が閉《とざ》さるゝ時《とき》に發生《はつせい》す。　症狀《しやうじやう》　眼瞼《がんけん》に小《せう》塊出生《くわいしゆつしやう》し、結膜發赤《けつまくはつせき》す。

療法《れうはふ》　頭部《とうぶ》、頸部《けいぶ》、眼窠《がんくわ》、局部《きよくぶ》、各指《かくし》壓《あつ》する事《こと》、三回《くわい》行《おこ》なふ。

シの部

一神經衰弱症《しんけいすゐじやくしやう》　原因《げんいん》　心身過勞《しんしんくわらう》、諸症《しよしやう》の後遺《こうゐ》、不注意《ふちゆうい》なる體育《たいいく》、房事過度《ばうじくわど》、手淫《しゆいん》、試驗恐怖《しけんきやうふ》、外來菌《ぐわいらいきん》、酒煙中毒《しゆえんちゆうどく》、胃弱《ゐじやく》、其他《そのた》。　症狀《しやうじやう》　精神的異常《せいしんてきいじやう》、感情過敏《かんじやうくわびん》、顔色紅潮《がんしよくこうてう》、蒼白《さうはく》、頭《づ》痛《つう》、頭重《づぢゆう》、健忘《けんばう》、不眠《ふみん》、心悸亢進《しんきかうしん》、食思缺乏《しよくしけつばふ》、陰萎《いんゐ》、不感《ふかん》、等《とう》あり。

療法《れうはふ》　頭部《とうぶ》、頸部《けいぶ》、背部上半身《はいぶじやうはんしん》、上肢部《じやうしぶ》、背部下半身《はいぶかはんしん》、腹部《ふくぶ》、下肢部《かしぶ》、各指《かくし》壓《あつ》三回《くわい》。

脈管抑壓《みやくくわんよくあつ》、三十分間《ぶんかん》、心身鍛錬法《しんしんたんれんはふ》、三十分間《ぶんかん》。

一視力減弱《しりよくげんじやく》　**原因《げんいん》**　心身過勞《しんしんくわらう》、榮養不良《えいやうふりやう》、其他《そのた》。　**症狀《しやうじやう》**　視力減弱《しりよくげんじやく》して不自由《ふじいう》を感《かん》ず。

療法《れうはふ》　頭部《とうぶ》、頸部《けいぶ》、背部上半身《はいぶじやうはんしん》、目《め》、腹部《ふくぶ》、各指壓《かくしあつ》三回《くわい》、特《とく》に頸部《けいぶ》と目《め》をよく壓《お》す。

一睫毛亂立症《せうまうらんりつしやう》及《および》重生症《ぢうせいしやう》　**原因《げんいん》**　トラホーム、或《あるひ》は眼瞼緣炎《がんけんえんえん》、毛根《まうこん》の脂肪腺炎等《しばうせんえんとう》に罹《かゝ》りたるもの

症　狀《しやうじやう》　睫毛亂立《せうまうらんりつ》し、眼球《がんきう》を刺戟《しげき》して、痛《いたみ》を訴《うつた》へ、流涙《りうるゐ》あり。

療法《れうはふ》　眼窠拔毛《がんくわぬけ》の跡《あと》をよく指壓《しあつ》する事數回《ことすうくわい》。

一書痙《しよけい》　**原因《げんいん》**　字書《じしよ》の過度《くわど》に由《よ》る、感冒《かんばう》、外傷《ぐわいしやう》等《とう》よりも起《おこ》る。　**症　狀《しやうじやう》**　(1)痙攣性《けいれんせい》、(2)震顫性《しんせんせい》、(3)痲痺性《まひせい》、あり、(1)は手腕《しゆわん》の痙攣《けいれん》を起《おこ》す。(2)は手《て》の震顫《しんせん》を起《おこ》す。(3)は手《て》の痲痺《まひ》を起《おこ》す。

療法《れうはふ》　頭部《とうぶ》、頸部《けいぶ》、背部《はいぶ》、上肢部《じやうしぶ》、腹部《ふくぶ》、各指壓《かくしあつ》する事《こと》三回《くわい》。

一震顫《しんせん》　**原因《げんいん》**　鉛毒《えんどく》、汞毒《こうどく》、老衰《らうすゐ》、寒冷《かんれい》、恐怖《きようふ》、怒《いかろ》、諸種衰弱《しよしゆすいじやく》、酒中毒《さけちゆうどく》。　**症　狀《しやうじやう》**　頭部震顫《とうぶしんせん》、手《て》の震顫《しんせん》、足《あし》の震顫《しんせん》、等《とう》あり、意志《いし》にて止《と》むる事《こと》不《ふ》能《のう》なり。睡眠中《すゐみんちゆう》は止動《しどう》。

療法《れうはふ》　震顫中《しんせんちゆう》、意識《いしき》を以《もつ》て、更《さら》に震顫《しんせん》を加《くは》へ、強《つよ》く之《これ》を止《と》める、幾度《いくど》も練習《れんしふ》す。　頭部《とうぶ》、頸《けい》部《ぶ》、背部上半身《はいぶじやうはんしん》、上肢部《じやうしぶ》、背部下半身《はいぶかはんしん》、腹部《ふくぶ》、各指壓《かくしあつ》、三回之《くわいこれ》を行《おこ》なふ。

一神經性嘔吐《しんけいせいおうと》　**原因《げんいん》**　胃《ゐ》の神經性刺戟《しんけいせいしげき》、嘔吐習慣《おうとしふくわん》、惡心《をしん》に頭痛併發《づつうへいはつ》。　**症　狀《しやうじやう》**　屢々《しば〱》嘔吐《おうと》し

後《のち》には黄水《きみづ》を多量《たりやう》に吐《は》き、頭痛強度《づつうきやうど》を増《ま》し、微熱《びねつ》を發《はつ》するに至《いた》る。

療法《れうはふ》　頭部《とうぶ》、頸部《けいぶ》、背部上半身《はいぶじやうはんしん》、背部下半身《はいぶかはんしん》、腹部各指壓三回行《ふくぶかくしあつくわいおこ》なふ。頭痛止《づつうとめ》として後頸部《こうけいぶ》の腦《なう》と關聯《くわんれん》せる壓痛部《あつつうぶ》を指頭《しとう》の角《かど》を以《もつ》て稍強壓《やゝきやうあつ》す。又鳩尾《またみづおち》の所《ところ》より下方向《しもはうかう》に指壓《しあつ》し、摩擦《まさつ》を加《くは》ふ。

一上膊筋及手筋《じやうはくきんおよびしゆきん》の麻痺《まひ》　**原因**《げんいん》　外傷《ぐわいしやう》、鉛毒《えんどく》、軟骨異常《なんこついじやう》。　**症状**《しやうじやう》　手指《てゆび》に特有《とくいう》なる變状《へんじやう》を來《きた》し、隨意《ずゐい》に手指《てゆび》の伸縮不能《しんしゆくふのう》となる。

療法《れうはふ》　頭部《とうぶ》、頸部《けいぶ》、背部上半身《はいぶじやうはんしん》、上肢部《じやうしぶ》、背部下半身《はいぶかはんしん》、腹部《ふくぶ》、各指壓《かくしあつ》、三回《くわい》、行《おこ》なふ。特《とく》に上肢《じやうし》をよく壓《お》す。

一上腿筋及下腿筋《じやうたいきんおよびかたいきん》の麻痺《まひ》　**原因**《げんいん》　酒毒《しゆどく》、外傷《ぐわいしやう》、其他《そのた》。　**症状**《しやうじやう》　筋肉《きんにく》に壓痛《あつつう》あり、又腱《またけん》反射消失《はんしやせうしつ》す。

療法《れうはふ》　頭部《とうぶ》、頸部《けいぶ》、背部上半身《はいぶじやうはんしん》、背部下半身《はいぶかはんしん》、腹部《ふくぶ》、下肢部《かしぶ》、各指壓三回《かくしあつくわい》行《おこ》なふ。

一心臓病《しんざうびやう》（心筋《しんきん》の疾患《しつくわん》）　**原因**《げんいん》　心筋《しんきん》の働《はたら》き過度《くわど》、身體《しんたい》の激動《げきどう》、心臓衝動《しんざうしやうどう》の過激《くわげき》、隣接諸器官《りんせつしよきくわん》の疾患《しつくわん》、中毒《ちゆうどく》（血液異常《けつえきいじやう》）老衰全身津液缺乏《らうすゐぜんしんしんえきけつぼふ》。　**症状**《しやうじやう》　全身的《ぜんしんてき》に欝血《うつけつ》を呈《えい》し、局所的《きよくしよてき》に心悸亢進《しんきかうしん》又《また》は呼吸促進《こきふそくしん》、心部壓迫《しんぶあつぱく》の感《かん》、全身皮膚《ぜんしんひふ》の浮腫《ふしゆ》、紫藍色《しらんしよく》を呈《てい》す。鼻《はな》の皮膚靜脈《ひふじやうみやく》の擴張症《くわくちやうしやう》の爲《た》め酒査鼻《しゆさび》となる。或《あるひ》は下大靜脈《しもだいじやうみやく》鬱血《うつけつ》の爲《た》め、肝臟脈管《かんざうみやくくわん》に影響《えいきやう》して鬱血肝《うつけつかん》の症狀《しやうじやう》を呈《てい》す黄疸《わうだん》を起《おこ》し、嘔吐《おうと》あり、腹水《ふくすゐ》を起《おこ》す、腎臟《じんざう》に影響《えいきやう》して、血液《けつえき》の滲透壓機能《しんとうあつきのう》を損《そん》じ、或《あるひ》は呼吸器《こきふき》に及《およ》ぼし血痰《けつたん》を出《いだ》す。其他《そのた》咽喉病《いんこうびやう》、鼻病《はなびやう》、眼病《がんびやう》、耳鳴《みゝなり》、眩暈《めまひ》、頭痛《づつう》、不眠《ふみん》、等《とう》、他種《たしゆ》の疾患《しつくわん》を釀《かも》す

療法《れうはふ》　頭部《とうぶ》、頸部《けいぶ》、背部上半身《はいぶじやうはんしん》、上肢部《じやうしぶ》、背部下半身《はいぶかはんしん》、下肢部《かしぶ》、顔面《がんめん》、目《め》、耳《みゝ》、鼻《はな》、胸部《きようぶ》、腹《ふく》部《ぶ》、各指壓《かくしあつ》する事《こと》、三回行《くわいおこ》なふ。脈管抑壓《みやくくわんよくあつ》、三十分間《ぶんかん》。

一心臟擴張症《しんざうくわくちやうしやう》　**原因**《げんいん》　心臟諸瓣膜《しんざうしよべんまく》の閉塞不全《へいさいふぜん》、身體《しんたい》の激動《げきどう》による一時擴張《じくわくちやう》の餘波《よは》、大動脈瘤《だいどうみやくりう》、脊椎彎曲《せきついわんきよく》、血壓亢進《けつあつかうしん》。

症狀《しやうじやう》　心臟《しんざう》の肥大擴張《ひだいくわくちやう》は患者苦痛輕微《くわんじやくつうけいび》なれども、夜間睡眠《やかんすゐみん》の度《ど》淺《あさ》きとき、不安《ふあん》の感《かん》などあり、又脈搏《またみやくはく》の不整等《ふせいとう》あり。

療法《れうはふ》　頭部《とうぶ》、頸部《けいぶ》、背部上半身《はいぶじやうはんしん》、背部下半身《はいぶかはんしん》、胸部《きようぶ》、腹部《ふくぶ》、各指壓《かくしあつ》する事《こと》、三回行《くわいおこ》なふ。第《だい》七頸椎兩側《けいついりやうそく》を迫壓《はくあつ》する事《こと》一分間宛《ぶんかんづゝ》、五回《くわい》。第《だい》七頸椎上《けいついじやう》を敲打《かうだ》する事《こと》五分間《ふんかん》。脈管抑壓《みやくくわんよくあつ》三十分間《ぶんかん》。

一心臟瓣膜症《しんざうべんまくしやう》　**原因**《げんいん》　瓣膜肥厚《べんまくひかう》、石灰變化《せきくわいへんくわ》、萎縮《ゐしゆく》。　**症狀**《しやうじやう》　血液《けつえき》の循環障碍《じゆんくわんしやうがい》、心臟《しんざう》の擴《くわく》張《ちやう》或《あるひ》は肥大《ひだい》、心悸亢進《しんきかうしん》、脈《みやく》は亂調《らんてう》。

療法《れうはふ》　脈管《みやくくわん》抑壓《よくあつ》、三十分間《ぶんかん》。　頭部《とうぶ》、頸部《けいぶ》、背部上半身《はいぶじやうはんしん》、上肢部《じやうしぶ》、背部下半身《はいぶかはんしん》、腹部《ふくぶ》、各《かく》指壓《しあつ》三回行《くわいおこ》なふ。

一心悸亢進症《しんきかうしんしやう》　**原因《げんいん》**　感覺《かんかく》、感情過敏性《かんじやうくわびんせい》、病癖《びやうへき》「ヒステリー」、神經衰弱《しんけいすいじやく》、惡液質《あくえきしつ》、貧血《ひんけつ》、生殖器病《せいしよくきびやう》の反射《はんしや》。　**症狀《しやうじやう》**　心搏急速《しんぱくきふそく》にして、强脈《きやうみやく》、或《あるひ》は不整《ふせい》、結滯等《けつたいとう》あり、胸部苦悶《きようぶくもん》の感《かん》、不眠《ふみん》、眩暈《めまひ》、耳鳴《みゝなり》、頭痛《づつう》、

療法《れうはふ》　脈管抑壓《みやくくわんよくあつ》、三十分間《ぶんかん》、左胸部及胃部《さきようぶおよびゐぶ》の摩擦《まさつ》は心搏抑制《しんぱくよくせい》に急效《きふかう》あり。

一腎臟病《じんぞうびやう》（急性腎臟病《きふせいじんぞうびやう》）　**原因《げんいん》**　(1)急性傳染病《きふせいでんせんびやう》の時《とき》に細菌及毒素《さいきんおよびどくそ》が腎臟《じんぞう》を刺戟《しげき》するに由《よ》りて起《おこ》る。(2)敗血症及膿毒症《はいけつしやうおよびのうどくしやう》によるもの。(3)中毒《ちゆうどく》として總《すべ》ての腎臟《じんぞう》を刺戟《しげき》する物質《ぶつしつ》が原因《げんいん》となる。(4)濕疹《しつしん》、疥癬《かいせん》、天然痘《てんねんとう》のときに發《はつ》したる毒素《どくそ》の刺戟《しげき》によるもの。(5)皮膚《ひふ》の機能《きのう》が腎臟《じんぞう》を代償《だいしやう》すべき作用《きよう》の全《まつた》く出來《でき》ざる時《とき》。(6)腎臟部《じんぞうぶ》に劇烈《げきれつ》なる打撲《だばく》を受《うけ》たるとき。(7)腎臟附近《じんぞうふきん》に疾患《しつくわん》あり、其炎症《そのえんしやう》が波及《はきふ》せし時《とき》、其他《そのた》、　**症狀《しやうじやう》**　尿《ねう》の變化《へんくわ》ありて、尿量《ねうりやう》俄《にはか》に減少《げんせう》し、尿《ねう》の色《いろ》は赤褐色《せきかつしよく》を呈《てい》して溷濁《こんだく》す、靜置《せいち》すれば多量《たりやう》の沈澱物《ちんでんぶつ》を生《しやう》ず、尿量《ねうりやう》の減《げん》ずるによりて、顏《かほ》、外陰部《ぐわいいんぶ》、下肢等《かしとう》に浮腫《ふしゆ》現《あら》はれ、重症《ぢゆうしやう》の者《もの》は表皮下《へうひか》の浮腫《ふしゆ》のみならず、軟口蓋《なんこうがい》、聲門《せいもん》、結膜《けつまく》、肋膜腔內《ろくまくかうない》、腹膜腔內《ふくまくかうない》、心《しん》

嚢内《なうない》にも溜水《りうすゐ》するに至《いた》る、殊《こと》に甚《はなは》だしきものは、膿水腫《のうすゐしゆ》、肺水腫等《はいすゐしゆとう》を起《おこ》し、浮腫《ふしゆ》の場合《ばあひ》には屡々《しば〳〵》丹毒《たんどく》を併發《へいはつ》する事《こと》あり、本病《ほんびやう》が急性傳染病《きふせいでんせんびやう》なるときは、高熱《かうねつ》の續《つゞ》く事《こと》あり、多《おほ》くのものは熱《ねつ》の昇《のぼ》る事少《ことすくな》し、又感冒《またかんばう》より來《きた》る場合《ばあひ》には悪寒《をかん》、戰慄《せんりつ》などありて高熱《かうねつ》のある事《こと》あり、脈搏《みやくはく》は熱度《ねつど》高《たか》からざる時《とき》も、速脈《そくみやく》を呈《てい》して緊張《きんちやう》す、食思不振《しよくしふしん》、口渴《こうかつ》あり、筋及《きんおよ》び關節《くわんせつ》の疼痛《とうつう》、不眠《ふみん》に悩《なや》まされ、殊《こと》に排尿時《はいねうじ》の疼痛《とうつう》、尿意頻數《ねういひんすう》に苦《くる》しみ、時《とき》には腎臓部《じんざうぶ》に痛《いた》みを覺《おぼ》ゆ。

療法《れうはふ》　胸椎第六以下《きようついだいいか》、腰椎第五《えうついだい》に至《いた》る迄《まで》の間《かん》、温蒸指壓《をんじやうしあつ》、上下《じやうか》二ケ所《しよ》、各《かく》五回《くわい》。

頭部《とうぶ》、頸部《けいぶ》、背部上半身《はいぶじやうはんしん》、背部下半身《はいぶかはんしん》、腹部《ふくぶ》、各指壓《かくしあつ》、三回行《くわいおこ》なふ。　脈管抑壓《みやくくわんよくあつ》三十分間《ぷんかん》。

一 慢性腎臓炎《まんせいじんざうえん》

原因《げんいん》　急性腎臓炎《きふせいじんざうえん》の移行《いかう》、又慢性《またまんせい》の傳染病《でんせんびやう》よりも來《きた》り、酒《さけ》の濫用《らんよう》よりも起《おこ》る。

症狀《しやうじやう》　腎臓腫脹《じんざうしゆちやう》し、後《のち》には萎縮《ゐしゆく》し却《かへ》つて小《ちひ》さくなる事《こと》あり、尿量減少《ねうりやうげんせう》して蛋白《たんぱく》を含《ふく》む、尿《ねう》の色《いろ》は肉汁色《にくじういろ》、又《また》は暗赤黄色《あんせきくわうしよく》となりて、非常《ひじやう》に溷濁《こんだく》す、顔面《がんめん》、手甲《しゆかふ》、下肢《かし》、陰部《いんぶ》、等《とう》に浮腫現《ふしゆあら》はる。而《しか》して貧血《ひんけつ》を起《おこ》し、蒼白《あをじろ》くなり、又食思不振《またしよくしふしん》、悪心《をしん》、便通不整《べんつうふせい》、頭痛等《づつうとう》を覺《おぼ》ゆ、脈搏《みやくはく》は緊張《きんちやう》す、是《こ》れ血液《けつえき》の成分《せいぶん》が變化《へんくわ》して血管神經《けつくわんしんけい》を刺戟《しげき》するに依《よ》る、從《したが》つて心臓《しんざう》にも變化《へんくわ》を及《およ》ぼす、本病《ほんびやう》は、榮養不良《えいやうふりやう》、皮膚《ひふ》の炎症《えんしやう》、心臓衰弱《しんざうすいじやく》に陷《おちい》り、或《あるひ》は浮腫《ふしゆ》が體腔内《たいかうない》に及《およ》び危險《きけん》に至《いた》る。

療法《れうはふ》　頭部《とうぶ》、頸部《けいぶ》、背部上半身《はいぶじやうはんしん》、背部下半身《はいぶかはんしん》、腹部《ふくぶ》、各指壓《かくしあつ》、三回行《くわいおこ》なふ。溫蒸指壓《をんじやうしあつ》は急性《きふせい》に同《おな》じ。　季肋骨《きろくこつ》の際《きは》より脊椎《せきつい》に向《むか》つて深《ふか》く壓《お》し、指《ゆび》を振動《しんどう》する事數回《ことすうくわい》、左右交互《さいうかうご》に行《おこ》なふ。

脈管《みやくくわん》の抑壓《よくあつ》は臍直下《へそちよつか》又《また》は鼠蹊動脈《そけいどうみやく》を抑壓《よくあつ》す。

一食道狹窄《しよくだうけふさく》　**原因**《げんいん》　(1)瘢痕《はんこん》、(2)壓迫《あつぱく》、(3)壅塞《ようさい》、(4)痙攣《けいれん》、(5)精神上《せいしんじやう》の變化《へんくわ》。　**症狀**《しやうじやう》　食道狹窄《しよくだうけふさく》の時無理《ときむり》に食物《しよくもつ》を送《おく》れば、其物《そのもの》は狹窄《けふさく》の所《ところ》に停滯《ていたい》す。

療法《れうはふ》　頭部《とうぶ》、頸部《けいぶ》、背部上半身《はいぶじやうはんしん》、腹部《ふくぶ》、各指壓《かくしあつ》する事《こと》三回《くわい》。食物《しよくもつ》が停滯《ていたい》したるときは、正座《せいざ》して膝《ひざ》より約《やく》一尺先《しやくさき》に兩手《りやうて》を突《つ》かしめ、胸椎第《きようついだい》三、第《だい》四兩側《りやうそく》を迫壓《はくあつ》す。　又《また》は同所《どうしよ》を敲打《かうだ》。

一十二指腸蟲《しちやうちゆう》　**原因**《げんいん》　卵《たまご》を含《ふく》んで居《ゐ》る水《みづ》、野菜《やさい》などより傳《つた》へらる。　**症狀**《しやうじやう》　全身《ぜんしん》に貧血《ひんけつ》が起《おこ》り次第《しだい》に蒼白《さうはく》となり、身體《しんたい》の總《すべ》ての機能《きのう》が惡《わる》くなりて、少《すこ》しの事《こと》に慟悸《どうき》を催《ちよは》し、或《あるひ》は呼吸困難《こきふこんなん》腦貧血等《なうひんけつとう》を起《おこ》す、食慾減退《しよくよくげんたい》、腹部《ふくぶ》は重苦《おもくる》しく、痛《いた》みを起《おこ》す事《こと》あり。

療法《れうはふ》　頭部《とうぶ》、頸部《けいぶ》、背部上半身《はいぶじやうはんしん》、背部下半身《はいぶかはんしん》、腹部《ふくぶ》、各指壓《かくしあつ》を三回行《くわいおこ》なふ。特《とく》に腹部《ふくぶ》よく指壓《しあつ》

一子宮轉屈《しきゆうてんくつ》　**原因**《げんいん》　產褥不攝生《さんじよくふせつせい》、胎盤《たいばん》の殘留物《ざんりうぶつ》、其他《そのた》。　**症狀**《しやうじやう》　直腸《ちよくちやう》、膀胱《ばうくわう》に異常《いじやう》を覺《おぼ》

え、腰部《えうぶ》や薦骨部《せんこつぶ》に疼痛《とうつう》を訴《うつた》へ、白帯下《こしけ》を起《おこ》し、出血《しゆつけつ》などなり。

療法《れうはふ》　頭部《とうぶ》、頸部《けいぶ》、背部上半身《はいぶじやうはんしん》、背部下半身《はいぶかはんしん》、腹部《ふくぶ》、各指壓《かくしあつ》、三回行《くわいおこ》なふ。

殊《こと》に下腹部《かふくぶ》の指壓《しあつ》は、臍直下《へそちよくか》の所《ところ》より、深《ふか》く後腹壁《こうふくへき》に屆《とゞ》く様《やう》に壓《お》し、其儘指先《そのまゝゆびさき》を進《すゝ》め、子宮《しきゆう》を壓《ね》す、臍直下《へそちよくか》の左右《さいう》よりも、前同様《ぜんどうやう》の方法《はうはふ》を行《おこ》なふ。　溫蒸指壓《をんじやうしあつ》を行《おこ》なふ事《こと》あり。

一子宮炎症《しきゆうえんしやう》　**原因《げんいん》**　局部《きよくぶ》の不攝生《ふせつせい》、痳毒《りんどく》の波及《はきふ》、手淫《しゆいん》、月經時《げつけいじ》の不注意《ふちゆうい》、産褥《さんじよく》、感冒《かんばう》、其他《そのた》。

症　狀《しやうじやう》　腰部《えうぶ》、骨盤部《こつばんぶ》、下腹部等《かふくぶとう》の疼痛《とうつう》、頭痛《とうつう》、胃弱《ゐじやく》、其他種々《そのたしゆぐ》の苦惱《くなう》を來《きた》す。

療法《れうはふ》　頭部《とうぶ》、頸部《けいぶ》、背部上半身《はいぶじやうはんしん》、背部下半身《はいぶかはんしん》、腹部《ふくぶ》、各指壓《かくしあつ》、三回《くわい》、行《おこ》なふ。

溫蒸指壓《をんじやうしあつ》は、腰部《えうぶ》、骨盤部《こつばんぶ》、會陰部《えいんぶ》、下腹部《かふくぶ》、各之《かくこれ》を行《おこ》なふ。　本人局部内外指壓効果《ほんにんきよくぶないぐわいしあつかうくわ》あり。

一子宮脫垂《しきゆうだつすゐ》　**原因《げんいん》**　分娩時《ぶんべんじ》の不攝生《ふせつせい》、其他《そのた》。　**症　狀《しやうじやう》**　膣《ちつ》と共《とも》に下垂《かすゐ》す。

療法《れうはふ》　本人《ほんにん》に於《おい》て手《て》をよく消毒《せうどく》して押込《おしこ》めばよろし。

一子宮癌《しきゆうがん》　**原因《げんいん》**　子宮疾患等《しきゆうしつくわんとう》の不潔《ふけつ》、其他《そのた》。　**症　狀《しやうじやう》**　薦骨部等《せんこつぶとう》に疼痛《とうつう》を訴《うつた》へ、出血《しゆつけつ》あり、桃色《もゝいろ》を帶《お》び、潰瘍出血狀態《くわいやうしゆつけつじやうたい》を認《みと》む。

療法《れうはふ》　背部下半身《はいぶかはんしん》、腹部《ふくぶ》、各指壓三回行《かくしあつくわいおこ》なふ。　下腹部《かふくぶ》、會陰部《えいんぶ》、局内部《きよくないぶ》、薦骨部《せんこつぶ》、各溫蒸指《かくをんじやうし》

壓《あつ》を行《おこ》なふ。　局内部指壓《きよくないぶしあつ》は、仰臥《ぎやうぐわ》して足《あし》を高《たか》くあげ、溫蒸指壓《をんじやうしあつ》を行《おこ》なふ、此時《このとき》一方《ぽう》の手《て》にて、下腹《かふく》より、稍深《やゝふか》く指壓《しあつ》を同時《どうじ》になす。斯《かく》の如《ごと》くして子宮《しきゆう》を挾《はさ》み壓《お》しに壓《お》す。

一脂胖病《しはんびやう》　**原因《げんいん》**　新陳代謝《しんちんだいしや》の不全《ふぜん》。　**症狀《しやうじやう》**　皮膚《ひふ》より分泌物《ぶんぴつぶつ》多《おほ》くして、其中《そのなか》に脂肪分《しばうぶん》を多《おほ》く含《ふく》めり、又多汗《またたかんふ》不潔《けつ》に陷《おちい》り、濕疹面皰等發生《しつしんめんぱうとうはつせい》し、且心臟《かつしんざう》の周圍《しうゐ》にも沈着《ちんちやく》するが故《ゆゑ》に、心臟《しんざう》の運《うん》動《どう》を妨《さまた》げらるゝに至《いた》る。

療法《れうはふ》　頭部《とうぶ》、頸部《けいぶ》、背部上半身《はいぶじやうはんしん》、背部《はいぶ》下《か》半身《はんしん》、上肢部《じやうしぶ》、下肢部《かしぶ》、顏面《がんめん》、胸部《きようぶ》、腹部《ふくぶ》各指壓《かくしあつ》三回《くわい》

一濕疹《しつしん》　**原因《げんいん》**　分泌物《ぶんぴつぶつ》の刺戟《しげき》、加答兒性疾患《かたるせいしつくわん》、刺戟性《しげきせい》の藥劑《やくざい》、其他《そのた》。　**症狀《しやうじやう》**　瘙痒《さうやう》を訴《うつた》ふ痂皮《かひ》は灰白色《くわいはくしよく》、又《また》は黃褐色《くわうかつしよく》。

療法《れうはふ》　頭部《とうぶ》、頸部《けいぶ》、背部上半身《はいぶじやうはんしん》、背部《はいぶ》下《か》半身《はんしん》、腹部《ふくぶ》、各指壓《かくしあつ》、三回行《くわいおこ》なふ。

一蕁麻疹《じんましん》　**原因《げんいん》**　中毒《ちゆうどく》によるものと、蛩害《しらみがい》、害蟲《がいちゆう》、胃腸《ゐちやう》の疾患《しつくわん》、其他《そのた》。　**症狀《しやうじやう》**　帶《たい》赤《せき》なるものと蒼白《さうはく》なるものと、少《すこ》しく凸《ふくら》み周圍《しうゐ》は帶赤《たいせき》なるものとあり、慢性《まんせい》のものは一部分《ぶぶん》は治癒《ちゆ》するも、他《た》の部分《ぶぶん》に新生《しんせい》し、瘙痒《さうやう》の爲《た》め睡眠不能《すゐみんふのう》に陷《おちい》る事《こと》あり。

療法《れうはふ》　頭部《とうぶ》、頸部《けいぶ》、背部上半身《はいぶじやうはんしん》、背部《はいぶ》下《か》半身《はんしん》、腹部《ふくぶ》、各指壓《かくしあつ》、三回行《くわいおこ》なふ。

一指端異常症《したんいじやうしやう》　原因《げんいん》　外傷《ぐわいしやう》、其他《そのた》。　症狀《しやうじやう》　指端《したん》に異常《いじやう》の感《かん》あり、或《あるひ》は麻痺《まひ》、或《あるひ》は痛感《つうかん》あり。

療法《れうはふ》　頭部《とうぶ》、頸部《けいぶ》、背部上半身《はいぶじやうはんしん》、上肢部《じやうしぶ》、腹部《ふくぶ》、各指壓《かくしあつ》、三回行《くわいおこ》なふ。

一膝膕關節炎《しつこくくわんせつえん》　挫傷《ざしやう》、其他《そのた》。　症狀《しやうじやう》　膝膕部腫張《しつこくぶしゆちやう》し、疼痛《とうつう》を訴《うつた》へ、曲伸自由《きよくしんじいう》を缺《か》く。

療法《れうはふ》　背部下半身《はいぶかはんしん》、下肢部《かしぶ》、指壓《しあつ》、膝膕部《しつこくぶ》、溫蒸指壓《をんじやうしあつ》。

スの部

一寸白《すばこ》　原因《げんいん》　感冒《かんばう》、或《あるひ》は傳染病《でんせんびやう》に依《よ》りて來《きた》る。　症狀《しやうじやう》　腰部《えうぶ》の障碍《しやうがい》を起《おこ》し、身體《しんたい》を屈《ま》げ或《あるひ》は伸《のば》し、或《あるひ》は捻《ひね》る時《とき》に強《つよ》く痛《いた》みを感《かん》ず。

療法《れうはふ》　頭部《とうぶ》、頸部《けいぶ》、背部上半身《はいぶじやうはんしん》、背部下半身《はいぶかはんしん》、腹部《ふくぶ》、各指壓《かくしあつ》、三回行《くわいおこ》なふ。　腰部溫蒸指壓《えうぶをんじやうしあつ》。
腰部《えうぶ》に力《ちから》を入《い》るゝの法《はふ》をなす。

一水泡性結膜炎《すゐはつせいけつまくえん》　原因《げんいん》　濕疹《しつしん》　鼻加答兒《はなかたる》、淋巴腺肥大《りんぱせんひだい》、或《あるひ》は砂塵風煙《しやじんふうえん》の如《ごと》き刺戟物《しげきぶつ》、　症狀《しやうじやう》　眼球結膜殊《がんきうけつまくこと》に角膜《かくまく》に接《せつ》する部分《ぶぶん》に於《おい》て、灰白色《くわいはくしよく》の小結癤又《せうけつせつまた》は膿泡疹發生《のうはうしんはつせい》し、血管之《けつくわんこれ》に集中《しふちゆう》す、此發疹《このはつしん》を「フリクテン」と名《な》づく、流涙《りうるゐ》、羞明《しうめい》、瞼痙攣等《けんけいれんとう》を起《おこ》す。

療法《れうはふ》　頭部《とうぶ》、頸部《けいぶ》、背部上半身《はいぶじやうはんしん》、背部下半身《はいぶかはんしん》、眼窠《がんくわ》、各指壓《かくしあつ》を三回行《くわいおこ》なふ。

セの部

一　喘息《ぜんそく》　**原因《げんいん》**　肋膜炎《ろくまくえん》の後遺《こうゐ》、氣管枝筋《きくわんしきん》の痙攣《けいれん》、心臓疾患《しんざうしつくわん》、氣管枝粘膜腫瘍《きくわんしねんまくしゆやう》、腎臓《じんざう》の機能不全《きのうふぜん》。

症狀《しやうじやう》　氣管枝《きくわんし》が一時的《じてき》に狹窄《けふさく》を來《きた》し、呼吸困難《こきふこんなん》に陥《おち》いり、或《あるひ》は咳嗽《がいそう》を起《おこ》す、突然特《とつぜんとく》に夜間《やかん》に發作《はつさ》す。患者《くわんじや》は呼吸困難《こきふこんなん》、呼吸延長《こきふえんちやう》、顔面蒼白《がんめんさうはく》、冷汗《れいかん》、恐怖狀態《きやうふじやうたい》、咳嗽持續等《がいそうぢぞくとう》、且《か》つ胸部《きようぶ》に笛聲《てきせい》を放《はな》つ等《とう》あり、眼球突出《がんきうとつしゆつ》し、口唇紫藍色《こうしんしらんしよく》となり、脈搏《みやくはく》は頻數《ひんすう》なり。

療法《れうはふ》　患者座位《くわんじやざゐ》、膝《ひざ》より約《やく》一尺前《しやくまへ》に兩手《りやうて》をつかしめ、後方《こうはう》より、胸椎第三《きようついだい》、第《だい》四の兩側《りやうそく》を迫壓《はくあつ》す、迫壓《はくあつ》は緩解《くわんげ》する迄《まで》、五分間以内《ふんかんいない》二三回行《くわいおこ》なふ若《も》し緩解《くわんげ》せざるものは、更《さら》に第《だい》七頸椎兩側《けいついりやうそく》の迫《はく》壓《あつ》をなす、心臓性《しんざうせい》なるときは之《これ》にて效《かう》を奏《そう》す。又第《まただい》七頸椎《けいつい》の兩側《りやうそく》を一旦迫壓《たんはくあつ》して、第《だい》三、第《だい》四胸椎兩側《きようついりやうそく》を迫壓《はくあつ》して、奏效《そうかう》を顯著《けんちよ》ならしむる事《こと》あり。

平時指壓部位《へいじしあつぶゐ》　頭部《とうぶ》、頸部《けいぶ》、背部上半身《はいぶじやうはんしん》、背部下半身《はいぶかはんしん》、胸部《きようぶ》、腹部《ふくぶ》。

胸部運動《きようぶうんどう》　深《ふか》く息《いき》を入《い》れる時《とき》、乳房下《にうばうか》の側胸部《そくきようぶ》を押《お》し息《いき》を出《いだ》す、之《これ》を繰返《くりかへ》す。

前頸指壓《ぜんけいしあつ》　前頸部《ぜんけいぶ》一體《たい》をよく指壓《しあつ》、且仰向《かつあふむ》けに強《つよ》く頸《くび》を曲《ま》げ、氣管《きくわん》を伸《のば》し之《これ》を壓《お》す。

一脊髓病《せきずゐびやう》　原因《げんいん》　黴毒《ばいどく》、窒扶《ぶ》斯《す》、肺炎《はいえん》、天然痘《てんねんとう》、中毒《ちゆうどく》。　症状《しやうじやう》　膝蓋腱反射《しつがいけんはんしや》の消失《せうしつ》、瞳孔《どうこう》の光澤《くわうたく》に對《たい》する反應《はんおう》の消失《せうしつ》。

療法《れうはふ》　頭部《とうぶ》、頸部《けいぶ》、背部上半身《はいぶじやうはんしん》、背部下半身《はいぶかはんしん》、胸部《きようぶ》、腹部《ふくぶ》、各指壓《かくしあつ》、三回行《くわいおこ》なふ。

一攝護腺病《せつごせんびやう》　原因《げんいん》　淋疾等性病《りんしつとうせいびやう》の餘遺《よゐ》、又《また》は貧血等《ひんけつとう》。　症状《しやうじやう》　尿道《ねうだう》より乳汁《にうじう》の如《ごと》き分泌物《ぶんぴつぶつ》を漏《もら》す。

療法《れうはふ》　背部下半身《はいぶかはんしん》、腹部《ふくぶ》、鼠蹊部《そけいぶ》、會陰部《えいんぶ》、各指壓《かくしあつ》、三回行《くわいおこ》なふ。

肛門《こうもん》より指《ゆび》を挿入《さうにふ》し、攝護腺部《せつごせんぶ》を指壓《しあつ》、(五分間乃至《ふんかんないし》十五分間《ふんかん》)。

一精神的異常《せいしんてきいじやう》　原因《げんいん》　一身上以外《しんじやういぐわい》の感想《かんさう》に極度《きよくど》の不安《ふあん》、又血統的《またけつとうてき》にも由《よ》る、其他《そのた》。　症状《しやうじやう》　錯覺《さつかく》、幻覺抔《げんかくなど》を起《おこ》し、總《すべ》ての辨別《べんべつ》なきに至《いた》る。

療法《れうは》　脈管《みやくくわん》の抑壓《よくあつ》、三十分宛《ぷんづゝ》、一日《にち》、三回《くわい》、之《これ》を行《おこ》なふ。

一全身的硬直症《ぜんしんてきかうちよくしやう》　原因《げんいん》　悪性《あくせい》の感冒《かんばう》にて後腦膜炎《こうなうまくえん》を起《おこ》し、冷罨法過度《れいあんはふくわど》なりしに依《よ》る。　症状《しやうじやう》　一二年後《ねんご》に至《いた》り、徐々硬變《じよじよかうへん》の状《じやう》あり、累年其度《るいねんそのど》を増《ま》し、遂《つひ》に全身硬直《ぜんしんかうちよく》となる。(神經性《しんけいせい》)

療法《れうはふ》　全身指壓《ぜんしんしあつ》、三回《くわい》、行《おこ》なふ。

一小兒麻痺《せうにまひ》　原因《げんいん》　感冒《かんぼう》、其他《そのた》、高熱後《かうねつご》に起《おこ》る。　症狀《しやうじやう》　上肢《じやうし》に來《きた》るものは擧上不能《きよじやうふのう》、下《か》肢《し》に來《きた》るものは直立《ちよくりつ》又《また》は歩行不能《ほかうふのう》。

療法《れうはふ》　全身指壓《ぜんしんしあつ》　三回《くわい》、行《おこ》なふ、但《たゞし》一日《じつ》、二回又《くわいまた》は三回《くわい》。

一小兒痙攣《せうにけいれん》　原因《げんいん》　貧血《ひんけつ》、外傷《ぐわいしやう》、蛔蟲《くわいちゆう》、其他《そのた》。　症狀《しやうじやう》　痙攣《けいれん》を起《おこ》し、硬直《かうちよく》す。

療法《れうはふ》　頭部《とうぶ》、頸部《けいぶ》、背部《はいぶ》、腹部《ふくぶ》、各指壓《かくしあつ》、三回《くわい》、行《おこ》なふ。　脈管《みやくくわん》　抑壓《よくあつ》、三十分間《ぷんかん》。

ツの部

一咀嚼筋痙攣《そしやくきんけいれん》　原因《げんいん》　多《おほ》くは齒牙疾患《しがしつくわん》の關係《くわんけい》。　症狀《しやうじやう》　强直性《こうちよくせい》のものは口《くち》を開《ひら》く事不能《ことふのう》となり、間代性《かんだいせい》のものは、搐搦《ちくでき》と云《い》ふ。

療法《れうはふ》　頭部《とうぶ》、頸部《けいぶ》、顏面《がんめん》、口部《こうぶ》、各指壓《かくしあつ》、三回《くわい》、行《おこ》なふ。

一卒中《そつちゆう》　原因《げんいん》　腦《なう》の毛細血管《まうさいけつくわん》の破裂《はれつ》。　症狀《しやうじやう》　昏睡狀態《こんすゐじやうたい》。

療法《れうはふ》　臍輪脈管《さいりんみやくくわん》の抑壓《よくあつ》、覺醒後順次全身的《かくせいごじゆんじぜんしんてき》に指壓《しあつ》。

タの部

一大腦麻痺《だいなうまひ》　原因《げんいん》　腦《なう》の外傷《ぐわいしやう》、中毒《ちゆうどく》、其他《そのた》。　症狀《しやうじやう》　四肢《しし》の麻痺《まひ》を覺《おぼ》え、運動困難《うんどうこんなん》に陷《おち》る、殊《こと》に本能《ほんのう》と意志《いし》と相應《さうおう》せず。

療法《れうはふ》　頭部《とうぶ》、頸部《けいぶ》、背部上半身《はいぶじやうはんしん》、背部下半身《はいぶかはんしん》、四肢《しし》、腹部《ふくぶ》、各指壓《かくしあつ》、三回《くわい》、行《おこ》なふ。

一膽道狹窄《たんだうけふさく》　**原因**《げんいん》　膽石《たんせき》、膽道粘膜《たんだうねんまく》の腫脹《しゆちやう》、他症《たしやう》の壓迫《あつぱく》、中毒《ちゆうどく》、其他《そのた》。　**症狀**《しやうじやう》　黄疸狀態《わうだんじやうたい》食慾不振《しよくよくふしん》、身體《しんたい》の倦怠《けんたい》、脈搏遲徐《みやくはくちじよ》、其他《そのた》。

療法《れうはふ》　頭部《とうぶ》、頸部《けいぶ》、背部《はいぶ》、腹部《ふくぶ》、各指壓《かくしあつ》、三回《くわい》、行《おこ》なふ。　特《とく》に上腹部《じやうふくぶ》、右季肋部《みぎきろくぶ》よく指壓《しあつ》右季肋骨下部《みぎきろくこつかぶ》、及《およ》び胸椎第五以下第八迄《きようついだいいかだいまで》の部《ぶ》、溫蒸指壓《をんじやうしあつ》、因《ちなみ》に膽石症《たんせきしやう》も同樣《どうやう》。

一糖尿病《たうねうびやう》　**原因**《げんいん》　酒類《さけるゐ》の濫用《らんよう》、膵臓《すいざう》の疾患《しつくわん》、頭蓋《づがい》の外傷《ぐわいしやう》、脊髓病《せきずゐびやう》、其他《そのた》。　**症狀**《しやうじやう》　尿量《ねうりやう》多《おほ》く淡《あは》くして泡末《はうまつ》を生《しやう》ず、口喝《こうかつ》、便通不定《べんつうふてい》、運動時《うんどうじ》に早《はや》く疲《つか》れを覺《おぼ》ゆ、呼吸《こき》に臭氣《しうき》あり。

療法《れうはふ》　頭部《とうぶ》、頸部《けいぶ》、背部《はいぶ》、(背部上半身《はいぶじやうはんしん》、背部下半身《はいぶかはんしん》の略《りやく》)(以下《いか》準之《これにじゆんず》)腹部《ふくぶ》、各指壓《かくしあつ》、三回《くわい》。

特《とく》に腹部指壓《ふくぶしあつ》は上腹部《じやうふくぶ》、中腹部《ちゆうふくぶ》、最《もつと》もよく指壓《しあつ》、腹部鍛錬法《ふくぶたんれんはふ》を充分《じうぶん》に行《おこ》なふ。

腹部鍛錬法《ふくぶたんれんはふ》は、壓《お》して居《ゐ》て、中《なか》より力《ちから》にて應《こた》え、前腹壁《ぜんふくへき》の膨《ふく》れるにつれて、壓《お》して居《ゐ》る手《て》を釣合《つりあは》せつゝ緩《ゆる》め、膨《ふく》れ滿《み》ちたるとき、一旦手《たんて》をはづし、次《つぎ》の部位《ぶゐ》に移《うつ》る。次《つぎ》の部位《ぶゐ》を壓《お》して居《ゐ》て、中《なか》より力《ちから》にて應《こた》え、之《これ》を繰返《くりかへ》す、中腹《ちゆうふく》、上腹《じやうふく》、全面之《ぜんめんこ》れを行《おこ》なひ、數回又之《すうくわいまたこれ》を繰返《くりかへ》すべし。

チの部

一蓄膿症《ちくのうしやう》　原因《げんいん》　鼻加答兒《はなかたる》、肥厚性鼻炎等《ひこうせいぶえんとう》の後《のち》に來《きた》る。　症状《しやうじやう》　鼻腔奥《びかうおく》に蓄膿《ちくのう》の氣味《きみ》ありて、強《つよ》く吐《は》く時《とき》は膿汁《のうじう》をも出《だ》す。

療法《れうはふ》　頭部《とうぶ》、頸部《けいぶ》、顔面《がんめん》、鼻《はな》、各指壓《かくしあつ》、三回《くわい》、行《おこ》なふ。顔面《がんめん》には幾多《いくた》の竇《とく》あるを以《もつ》て特《とく》によく壓《お》す。鼻内《びない》は爪《つめ》をよくとり、深《ふか》く小指《こゆび》の鼻腔奥《びかうおく》に達《たつ》する樣《やう》に壓《お》すべし。

一中風《ちゆうふう》（中氣《ちゆうき》とも云《い》ふ）　原因《げんいん》　腦溢血後《なういつけつご》の半身不隨《はんしんふずゐ》。　症状《しやうじやう》　半身上下肢運動不可能《はんしんじやうかしうんどうふかのう》にして、言語不明瞭多《げんごふめいれうおほ》し、感情《かんじやう》は一般《ぱん》に過敏《くわびん》なり。

療法《れうはふ》　頭部《とうぶ》、頸部《けいぶ》、背部《はいぶ》、上下肢《じやうかし》、顔面《がんめん》、胸部《きようぶ》、腹部《ふくぶ》、各指壓《かくしあつ》する事《こと》、三回《くわい》、行《おこ》なふ。體及四肢《たいおよびしし》の操作《そうさ》をなす。

一腸加答兒《ちやうかたる》　原因《げんいん》　胃腸病《ゐちやうびやう》に罹《かゝ》りたるものは慢性《まんせい》に移行《いかう》するもの多《おほ》し、之《こ》れ指壓療法《しあつれうはふ》を行《おこな》はざるによる、　症状《しやうじやう》　常《つね》に食後《しよくご》に疼痛《とうつう》を訴《うつた》え、下痢《げり》、粘液樣《ねんえきやう》のものを便《べん》に混《こん》ず。

療法《わうはふ》　腸《ちやう》は彎曲《わんきよく》廻轉《くわいてん》し、紆餘曲折甚《うよきよくせつはなは》だしく、且重疊《かつぢゆうでう》せるを以《もつ》て容易《ようい》に指壓《しあつ》の屆《とゞ》かざる所《ところ》あり中腹《ちゆうふく》より下腹《かふく》に亘《わた》り最《もつと》もよく入念《にふねん》に指壓《しあつ》すべし。

一**腸寄生蟲**《ちやうきせいちゆう》（蛔蟲《くわいちゆう》）　**原因**《げんいん》　蛔蟲卵《くわいちゆうらん》を攝收《せつしう》し、消化力《せうくわりよく》の鈍《にぶ》きものに發生《はつせい》す。　**症狀**《しやうじやう》　貧血《ひんけつ》食思不振《しよくしふしん》、嘔氣《はきけ》等《とう》あり。時《とき》として腹痛《ふくつう》、腹鳴《ふくめい》、下痢《げり》抔《など》を起《おこ》し、或《あるひ》は肛門部《こうもんぶ》瘙痒《さうやう》等《とう》あり。

療法《れうはふ》　頸部《けいぶ》、背部《はいぶ》、腹部《ふくぶ》、各指壓《かくしあつ》、三回《くわい》行《おこ》なふ。

一**條蟲**《でうちゆう》　**原因**《げんいん》　蟲卵《ちゆうらん》又《また》は蟲《むし》を含《ふく》める肉《にく》の煮沸不充分《しやふつふじうぶん》のものを攝收《せつしう》して起《おこ》る。　**症狀**《しやうじやう》　多少《たせう》の食慾不振《しよくよくふしん》、惡心《をしん》、嘔吐《おうと》などと、腹痛《ふくつう》、腹命《ふくめい》、腸内異物《ちやうないいぶつ》の感《かん》等《とう》あり、貧血《ひんけつ》。

療法《れうはふ》　背部《はいぶ》、腹部《ふくぶ》、各指壓《かくしあつ》、三回《くわい》、行《おこ》なふ。

一**遲脈症**《ちみやくしやう》　**原因**《げんいん》　痲痺的物《まひてきぶつ》攝收入《せつしうにふ》の中毒《ちゆうどく》、冠狀動脈《くわんじやうどうみやく》の異常《いじやう》、胃腸《ゐちやう》の疾患《しつくわん》、僂痲質斯《れうまちす》、其他《そのた》。

症狀《しやうじやう》　心搏數《しんはくすう》、甚《はなは》だ減《げん》じ、普通《ふつう》の半數《はんすう》に至《いた》るものあり、苦悶恐怖《くもんきやうふ》の感《かん》を訴《うつた》え、眩暈《めまひ》、失神《しつしん》、四肢冷却等《ししれいきやくとう》あり。

療法《れうはふ》　脈管《みやくくわん》　指壓《しあつ》、指感《しかん》ある動脈《どうみやく》を刺戟《しげき》する目的《もくてき》を以《もつ》て指壓《しあつ》す。胸椎第三《きようついだい》、第《だい》四兩側《りやうそく》の迫壓《はくあつ》、數分間數度《すうふんかんすうど》。

一**腸閉塞**《ちやうへいさい》　**原因**《げんいん》　異物《いぶつ》が腸管内《ちやうくわんない》に留《とゞま》るを以《もつ》て、糞便《ふんべん》の鬱積《うつせき》するに由《よ》るものと、疾患《しつくわん》の爲《ため》に瘢痕《ばんこん》となりて、収縮《しうしゆく》したる爲《ため》に内容物《ないようぶつ》の通路《つうろ》を閉《と》ぢて起《おこ》る等《とう》、其他《そのた》。　**症状**《しやうじやう》　下方便祕《かはうべんぴ》を起《おこ》し腹痛《ふくつう》と同時《どうじ》に多量《たりやう》の嘔吐《おうと》をなし、吐物《とぶつ》は臭氣《しふき》甚《はなはだ》し。

療法《れうはふ》　頭部《とうぶ》、頸部《けいぶ》、背部《はいぶ》、腹部《ふくぶ》、各指壓《かくしあつ》、三回《くわい》、行《おこ》なふ。　特《とく》に腹部《ふくぶ》は最《もつと》もよく壓《お》す。

一痔疾《ぢしつ》　**原因**《げんいん》　痔靜脈《ぢじやうみやく》が欝血《うつけつ》を起《おこ》し、靜脈《じやうみやく》の一部分《ぶぶん》が結節状《けつせつじやう》に擴張《くわくちやう》して、肛門《こうもん》より下《した》に現《あら》はるゝに至《いた》る。　**症状**《しやうじやう》　外痔核《ぐわいぢかく》が肛門《こうもん》の周圍《しうゐ》に疣《いぼ》の如《ごと》く發生《はつせい》し、青黑色《せいこくしよく》を帶《お》ぶ、内痔核《ないぢかく》は肛《こう》門内《もんない》にありて、肛門部《こうもんぶ》、瘙痒《さうやう》、緊滿《きんまん》の感《かん》あり。

療法《れうはふ》　肛門《こうもん》の周圍《しうゐ》指壓《しあつ》、肛門内《こうもんない》に指《ゆび》を入《い》れ、内方《ないはう》より外方《ぐわいはう》に壓《お》す、又指《またゆび》を肛門内《こうもんない》に挿入《さうにふ》し、他《た》の指《ゆび》を以《もつ》て、外方《ぐわいはう》より、内方《ないはう》に壓《お》す。

ツの部

一惡阻《つはり》　**原因**《げんいん》　胃《ゐ》の弱《よわ》きものに生殖器《せいしよくき》の反射《はんしや》。　**症状**《しやうじやう》　僅《わづ》かの運動《うんどう》にて嘔吐《おうと》を催《もよほ》す。

療法《れうはふ》　頭部《とうぶ》、頸部《けいぶ》、背部《はいぶ》、腹部《ふくぶ》、各指壓《かくしあつ》、三回《くわい》、行《おこ》なふ。　特《とく》に上腹部《じやうふくぶ》、よく指壓《しあつ》。

一痛風《つうふう》　**原因**《げんいん》　新陳代謝《しんちんだいしや》の不釣合《ふつりあひ》より來《きた》る。　**症状**《しやうじやう》　拇趾等《ぼしとう》の關節《くわんせつ》を冒《おか》し發赤《はつせき》す。

療法《れうはふ》　頸部《けいぶ》、背部《はいぶ》、腹部《ふくぶ》、各指壓《かくしあつ》、三回《くわい》、行《おこ》なふ。

一頭痛《づつう》　**原因《げんいん》**　心身過勞《しんしんくわらう》、腦《なう》の血行異常《けつかういじやう》、神經性《しんけいせい》。　**症狀《しやうじやう》**　多様《たやう》の疼痛《とうつう》あり、又各部位《またかくぶゐ》の局部的痛感《きよくぶてきつうかん》あり、發熱《はつねつ》に伴《とも》なふものあり。

療法《れうはふ》　頭部《とうぶ》、頸部《けいぶ》、背部《はいぶ》、腹部《ふくぶ》、上肢部《じやうしぶ》、各指壓《かくしあつ》、三回《くわい》、行《おこ》なふ。　特《とく》に後頸部《こうけいぶ》よく指壓《しあつ》。後頸部《こうけいぶ》の頭蓋骨《づがいこつ》の約《やく》一寸下位《すんかゐ》に、強《つよ》く頭痛部《づつうぶ》と關聯《くわんれん》せる壓痛感部位《あつつうかんぶゐ》あり、之《これ》を拇指頭角《ぼしとうかく》を以《もつ》て稍《やゝ》強《つよ》く壓《お》す。止痛即效《しつうそくかう》を見《み》る。

テの部

一帶答尼《テタニー》　**原因《げんいん》**　傳染病《でんせんびやう》より來《きた》るもの、中毒《ちゆうどく》より來《きた》るもの、甲狀腺除去手術後《かふじやうせんじよきよしゆじゆつご》に來《きた》るもの、產《さん》褥胃腸病《じよくゐちやうびやう》、感冒《かんばう》。　**症狀《しやうじやう》**　皮膚《ひふ》の知覺異常《ちかくいじやう》、眩暈《めまひ》、頭痛《づつう》、手及指《ておよびゆび》の屈筋《くつきん》に痙攣《けいれん》を起《おこ》す。

療法《れうはふ》　頭部《とうぶ》、頸部《けいぶ》、背部《はいぶ》、腹部《ふくぶ》、上肢部《じやうしぶ》、各指壓《かくしあつ》、三回《くわい》、行《おこ》なふ。

一癲癇《てんかん》　**原因《げんいん》**　頭蓋《づがい》の外傷《ぐわいしやう》、心臟病《しんざうびやう》、腎臟病《じんざうびやう》、生殖器病《せいしよくきびやう》、變態常識《へんたいじやうしき》。　**症狀《しやうじやう》**　全身《ぜんしん》の筋《きん》肉及《にくおよ》び一部分《ぶぶん》の筋肉《きんにく》に痙攣《けいれん》を起《おこ》す。皮膚《ひふ》は蒼白《さうはく》、或《あるひ》は赤變《せきへん》す、眩暈《めまひ》と共《とも》に精神《せいしん》が朦朧《ちうろう》となり、昏《こん》倒《たう》するに至《いた》る。

療法《れうはふ》　頭部《とうぶ》、頸部《けいぶ》、背部《はいぶ》、胸部《きようぶ》、腹部《ふくぶ》、各指壓《かくしあつ》、三回《くわい》、行《おこ》なふ。　心身鍛錬法併用《しんしんたんれんはふへいよう》。

トの部

一トラホーム （顆粒性結膜炎《くわりふせいけつまくえん》） **原因《げんいん》** 傳染性《でんせんせい》、痳菌《りんきん》に類似《るゐじ》。 **症狀《しやうじやう》** 炊《や》くが如《ごと》き感《かん》あり、且疼痛《かつとうつう》を覺《おぼ》え、叉甚《またはなは》だしく羞明《しうめい》を感《かん》ず。眼瞼《がんけん》を飜轉《はんてん》し、眼瞼《がんけん》の裏《うら》に小顆粒《せうくわりふ》を見《み》る、粟粒大《ぞくりふだい》にして帶黃灰白色《たいくわうくわいはくしよく》なり、慢性《まんせい》は常《つね》に羞明《しうめい》、流淚《りうるゐ》あり、叉睫毛亂生《またせふまうらんせい》、眼瞼下垂等《がんけんかすゐとう》を併發《へいはつ》す。

療法《れうはふ》 頭部《とうぶ》、頸部《けいぶ》、眼窠《がんくわ》、各指壓《かくしあつ》、三回《くわい》、行《おこ》なふ。特《とく》に眼窠《がんくわ》を最《もつと》もよく指壓《しあつ》す。

一禿髮症《とくはつしやう》 **原因《げんいん》** 頭皮《とうひ》の皮脂漏《ひしろう》、寄生性《きせいせい》、頭部《とうぶ》の榮養障碍《えいやうしやうがい》、中毒《ちゆうどく》、其他《そのた》。 **症狀《しやうじやう》** 頭部《とうぶ》の毛髮拔《まうはつぬ》け、光澤《くわうたく》を放《はな》つ。

療法《れうはふ》 頭部《とうぶ》、頸部《けいぶ》、背部《はいぶ》、腹部《ふくぶ》、各指壓《かくしあつ》、三回《くわい》、行《おこ》なふ。特《とく》に禿《は》げたる部分《ぶぶん》をよく壓《お》し、且《かつ》之《これ》を摩擦《まさつ》す。

一動脈硬變症《どうみやくかうへんしやう》 **原因《げんいん》** 甲狀腺內分泌《かふじやうせんないぶんぴつ》の減退《げんたい》、アルコール中毒《ちゆうどく》、梅毒《ばいどく》、胃腸病《ゐちやうびやう》、糖尿病《たうねうびやう》、腎臟病《じんざうびやう》腎臟《じんざう》に於《お》ける血液滲透壓機能《けつえきしんとうあつきのう》の變調《へんてう》、年齡不相應《ねんれいふそうおう》の再婚《さいこん》、其他《そのた》。 **症狀《しやうじやう》** 心悸亢進《しんきかうしん》し易《やす》く便祕《べんぴ》、眩暈《めまひ》、血壓亢進《けつあつかうしん》、心臟肥大《しんざうひだい》、壓感《あつかん》は硬《かう》、脈搏《みやくはく》の指壓感《しあつかん》は、長《ちやう》、微《び》、弱《じやく》、且《か》つ脈搏《みやくはく》の音《おと》を指《し》頭《とう》に感《かん》ず、心臟《しんざう》の肥大《ひだい》せるものは、脈搏《みやくはく》の指《し》頭感大《とうかんだい》。

療法《れうはふ》 頭部《とうぶ》、頸部《けいぶ》、上肢部《じやうしぶ》、背部《はいぶ》、下肢部《かしぶ》、顏面《がんめん》、胸部《きやうぶ》、腹部《ふくぶ》、各指壓《かくしあつ》、三回《くわい》、行《おこ》なふ。
脈管部《みやくくわんぶ》指壓《しあつ》、耳前動脈部《じぜんどうみやくぶ》、外顎動脈部《ぐわいかくどうみやくぶ》、總頸動脈部《そうけいどうみやくぶ》、鎖骨下動脈部《さこつかどうみやくぶ》、胸部大動脈部《きようぶだいどうみやくぶ》、腋窩動脈部《えきくわどうみやくぶ》、上膊動脈部《じやうはくどうみやくぶ》、橈骨動脈部《たうこつどうみやくぶ》、腹部大動脈部《ふくぶだいどうみやくぶ》、鼠蹊動脈部《そけいどうみやくぶ》、股動脈部《こどうみやくぶ》、膝膕動脈部《しつこくどうみやくぶ》、前脛骨動脈部《ぜんけいこつどうみやくぶ》、足背動脈部《そくはいどうみやくぶ》。 三回行《くわいおこ》なふ臍輪脈管部《さいりんみやくくわんぶ》、抑壓《よくあつ》、三十分間《ぶんかん》。

一 動脈瘤《どうみやくりう》 **原因《げんいん》** 梅毒《ばいどく》、酒中毒《さけちゆうどく》、動脈硬變《どうみやくかうへん》に伴《とも》なふもの、最初胸部大動脈《さいしよきようぶだいどうみやく》に起《おこ》る。順次頸部《じゆんじけいぶ》より頭部《とうぶ》に及《およ》ぶ、又腹部《またふくぶ》にも出來《しゆつらい》す。 **症狀《しやうじやう》** 心臟《しんざう》の雜音《ざつおん》を聞《き》く。腹部《ふくぶ》に出來《しゆつらい》したるものは、側腹《そくふく》に搏動《はくどう》を感《かん》ず、且胃痛嘔吐等《かつゐつうおうととう》あり。
療法《れうはふ》 頭部《とうぶ》、頸部《けいぶ》、背部《はいぶ》、腹部《ふくぶ》、各指壓《かくしあつ》、三回《くわい》、行《おこ》なふ。 第七頸椎《だいけいつい》、敲打《かうだ》五百 兩側迫壓《りやうそくはくあつ》。

一 兎眼症《とがんしやう》 **原因《げんいん》** 上眼瞼外傷《じやうがんけんぐわいしやう》、眼輪匠筋痳痺《がんりんしやうきんまひ》、顏面神經痳痺《がんめんしんけいまひ》、其他《そのた》。 **症狀《しやうじやう》** 瞼裂《けんれつ》の閉塞不全《へいさいふぜん》、睡眠《すゐみん》の時《とき》にも眼瞼《がんけん》の下方《かはう》より眼球見《がんきうみ》ゆ。
療法《れうはふ》 頭部《とうぶ》、頸部《けいぶ》、眼窠《がんくわ》、各指壓《かくしあつ》、三回《くわい》、行《おこ》なふ。 特《とく》に眼窠《がんくわ》をよく壓《お》す。

一 橈骨神經痳痺《たうこつしんけいまひ》 **原因《げんいん》** 感冒《かんばう》、鉛中毒《えんちゆうどく》、其他《そのた》。 **症狀《しやうじやう》** 手《て》の運動《うんどう》を失《うしな》ひ、握力等減弱《あくりよくとうげんじやく》す
療法《れうはふ》 頭部《とうぶ》、頸部《けいぶ》、背部《はいぶ》、上肢部《じやうしぶ》、腹部《ふくぶ》、各指壓《かくしあつ》、三回《くわい》、行《おこ》なふ。

ナの部

一内耳炎《ないじえん》（中耳炎《ちゆうじえん》） **原因《げんいん》** 感冒《かんばう》、鼻《はな》、咽喉《いんこう》、扁桃腺《へんたうせん》等《とう》の疾病《しつぺい》、痲疹《ましん》、痘瘡《とうさう》等《とう》の傳染病《でんせんびやう》、其他《そのた》

症状《しやうじやう》 難聴《なんちやう》、耳鳴《みゝなり》、耳内《じない》充塡《じうてん》と緊張《きんちやう》の感《かん》、眩暈《めまひ》、記憶力《きおくりよく》減退《げんたい》等《とう》あり。

療法《れうはふ》 頭部《とうぶ》、頸部《けいぶ》、背部《はいぶ》、顔面《がんめん》、耳《みゝ》、各指《かくし》壓《あつ》、三回《くわい》、行《おこ》なふ。

一軟性下疳《なんせいげかん》（下疳《げかん》） **原因《げんいん》** 傳染《でんせん》、其他《そのた》。 **症状《しやうじやう》** 下疳《げかん》は龜頭《きとう》に小豆《せうづ》大《だい》の發赤《はつせき》あり、痂《か》皮《ひ》を生《しやう》ず、軟性《なんせい》は斑點《はんてん》を生《しやう》ず。

療法《れうはふ》 頭部《とうぶ》、頸部《けいぶ》、背部《はいぶ》、腹部《ふくぶ》、局部《きよくぶ》、各指《かくし》壓《あつ》、三回《くわい》、行《おこ》なふ。

一腦貧血《なうひんけつ》 **原因《げんいん》** 心臓《しんざう》衰弱《すいじやく》、外傷《ぐわいしやう》、其他《そのた》出血《しゆつけつ》、榮養《えいやう》不良《ふりやう》、總頸動脈《そうけいどうみやく》の異常《いじやう》、横隔膜《わうかくまく》の弛緩《しくわん》。

症状《しやうじやう》 急性《きふせい》の貧血《ひんけつ》は血管《けつくわん》の痙攣《けいれん》より來《きた》る。發作的《はつさてき》に起《おこ》るものは總頸動脈《そうけいどうみやく》の異狀《いじやう》にして、常時《じやうじ》的《てき》なるものは下腹《かふく》の力缺如《ちからけつじよ》し、横隔膜《わうかくまく》の弛緩《しくわん》による、顔面蒼白《がんめんさうはく》、脈細《みやくほそ》し。

療法《れうはふ》 頭部《とうぶ》、頸部《けいぶ》、背部《はいぶ》、上肢部《じやうしぶ》、腹部《ふくぶ》、各指《かくし》壓《あつ》、三回《くわい》、行《おこ》なふ。

急《きふ》なる場合《ばあひ》は、枕《まくら》を低《ひく》くして、タオルを熱湯《あつゆ》に浸《ひた》したるものを輕《かる》く絞《しぼ》り額《ひたひ》に當《あ》て之《これ》を壓《お》すべし。

又《また》拇指《ぼし》と示指《しし》の中間《ちゆうかん》を、拇指《ぼし》にて、拇指《あしぼし》の根部《ねもと》に向《むか》つて稍《やゝ》強《つよ》く壓《お》す。

一腦充血《なうじうけつ》　原因《げんいん》　頭《づ》腦使用《なうしよう》の過多《くわた》、心悸亢進《しんきかうしん》、頸靜脈《けいじやうみやく》の障害《しやうがい》、其他《そのた》。　症狀《しやうじやう》　顏色紅潮《がんしよくこうてう》眼窠內發赤《がんくわないはつせき》、眩暈《めまひ》の氣味《きみ》あり、靜脈性《じやうみやくせい》のものは顏色紫藍色《がんしよくしらんしよく》を呈《てい》す。
療法《れうはふ》　頭部《とうぶ》、頸部《けいぶ》、背部《はいぶ》、腹部《ふくぶ》、各指壓《かくしあつ》、三回《くわい》、行《おこ》なふ。
急《きふ》なる場合《ばあひ》は、枕《まくら》を高《たか》くして、頭《あたま》を氷嚢《ひやうなう》にて冷《ひや》すべし。叉足《またあし》の踇趾《ぼし》の根元《ねもと》を稍強《やゝつよ》く壓《お》す。

一腦膜炎《なうまくえん》　原因《げんいん》　細菌《さいきん》が腦膜《なうまく》を侵《おか》すによる。　症狀《しやうじやう》　四肢痙攣《ししけいれん》、昏睡狀態《こんすゐじやうたい》。
療法《れうはふ》　覺醒後《かくせいご》、頭部《とうぶ》、頸部《けいぶ》、背部《はいぶ》、腹部《ふくぶ》、各指壓《かくしあつ》、三回《くわい》、行《おこ》なふ。

一腦溢血《なういつけつ》　原因《げんいん》　黴毒《ばいどく》、高血壓《かうけつあつ》、動脈硬變《どうみやくかうへん》、動脈瘤《どうみやくりう》、酒《さけ》の害《がい》、精神興奮《せいしんこうふん》、努責《どせき》。　症狀《しやうじやう》　前兆《ぜんてう》として、眩暈《めまひ》、眠氣《ねむけ》、記憶力減退《きおくりよくげんたい》、嘔吐《おうと》、頭內搏動感《づないはくどうかん》、皮膚《ひふ》の知覺異常《ちかくいじやう》、頭痛等《づつうとう》にして、昏《こん》倒《たう》せるものは、呼吸《こきふ》ゆるく流涎《りうえん》あり、脈《みやく》は不整《ふせい》なり、二十四時間內《じかんない》に醒《さ》めて、其後《そのご》には半身不隨《はんしんふずゐ》言語《げんご》の困難《こんなん》、感情《かんじやう》の變化《へんくわ》、記憶力乏《きおくりよくとぼ》しく、筋肉硬軟不定《きんにくかうなんふてい》。
療法《れうはふ》　臍輪抑壓《さいりんよくあつ》、三十分間《ぷんかん》、一日《じつ》、數回《すうくわい》、二三週《しう》の後《のち》、一般指壓法《ぱんしあつはふ》を全身的《ぜんしんてき》に行《おこ》なふ。

二の部

一日射病《につしやびやう》　原因《げんいん》　猛烈《もうれつ》なる光線《くわうせん》に曝《さら》せしによる。　症狀《しやうじやう》　眩暈《めまひ》、或《あるひ》は昏倒《こんたう》する事《こと》あり。

療法《れうはふ》　昏倒《こんたう》せし場合《ばあひ》には、水《みづ》を呑《の》ましむ、　頭部《とうぶ》、頸部《けいぶ》、背部《はいぶ》、腹部《ふくぶ》、各指壓《かくしあつ》、三回《くわい》、行《おこ》なふ

一姙娠腎《にんしんじん》　原因《げんいん》　腎臟《じんざう》が胎兒《たいじ》の爲《ため》に壓迫《あつぱく》されしによる。　症狀《しやうじやう》　下肢《かし》の浮腫《ふしゆ》、胃腸《ゐちやう》の障害《しやうがい》頭痛等《づつうとう》ある。

療法《れうはふ》　頭部《とうぶ》、頸部《けいぶ》、背部《はいぶ》、各指壓《かくしあつ》、三回《くわい》、行《おこ》なふ。　腹部《ふくぶ》は胎兒《たいじ》の周圍《しうゐ》をよく壓《お》す。

ネの部

一尿毒症《ねうどくしやう》　原因《げんいん》　腎臟病《じんざうびやう》、其他《そのた》。　症狀《しやうじやう》　心臟外各器官《しんざうほかかくきくわん》、其他《そのた》、全身諸病《ぜんしんしよびやう》を起《おこ》す。

療法《れうはふ》　全身指壓《ぜんしんしあつ》、腹部《ふくぶ》は特《とく》に溫蒸指壓《をんじやうしあつ》、脈管抑壓《みやくくわんよくあつ》。

ハの部

一白內障《はくないしやう》（しろそこひ）　原因《げんいん》　水晶體《すゐしやうたい》の障害《しやうがい》、水晶體《すゐしやうたい》の榮養不良《えいやうふりやう》、虹彩《こうさい》、毛樣體《まうやうたい》、脈絡膜《みやくらくまく》、等《とう》の疾病《しつぺい》に關《くわん》する影響《えいきやう》、又全身病《またぜんしんびやう》の中毒《ちゆうどく》。　症狀《しやうじやう》　自然《しぜん》に視力衰《しりよくおとろ》え、終《つひ》に失明《しつめい》す。

療法《れうはふ》　頭部《とうぶ》、頸部《けいぶ》、背部《はいぶ》、顏面《がんめん》、眼窠《がんくわ》、腹部《ふくぶ》、各指壓《かくしあつ》、三回《くわい》、行《おこ》なふ。

一鼻出血《はなしゆつけつ》（鼻血《はなぢ》）　原因《げんいん》　外傷《ぐわいしやう》、鼻腔內《びかうない》の炎症《えんしやう》、全身病《ぜんしんびやう》。　症狀《しやうじやう》　出血《しゆつけつ》。

療法《れうはふ》　頭部《とうぶ》、頸部《けいぶ》、顏面《がんめん》、鼻《はな》、各指壓《かくしあつ》、三回《くわい》、行《おこ》なふ。　急出血止《きふしゆつけつとめ》、第《だい》七頸椎上急敲打《けいついじやうきふかうだ》。

一鼻加答兒《はなかたる》　**原因《げんいん》**　感冒《かんばう》、腺病《せんびやう》、塵埃《じんあい》、其他《そのた》。**症狀《しやうじやう》**　音聲變化《おんせいへんくわ》、鼻水頻出《はなみづひんしゆつ》。
療法《れうはふ》　頭部《とうぶ》、頸部《けいぶ》、背部《はいぶ》、顏面《がんめん》、鼻《はな》、各指壓《かくしあつ》、鼻內外《びないぐわい》を最《もつと》もよく壓《お》す。

一鼻病《はなびやう》（鼻粘膜炎《びねんまくえん》）（肥厚性鼻炎《ひこうせいびえん》）（痩削性鼻炎《そうさくせいびえん》）（鼻茸《はなたけ》）（肉腫《にくしゆ》、嚢腫《なうしゆ》、其他《そのた》）
原因《げんいん》　鼻炎《びえん》、及《およ》び、鼻加答兒《はなかたる》の移行《いかう》。**症狀《しやうじやう》**　嗅覺異常《きうかくいじやう》、味覺減退《みかくげんたい》、鼻粘膜《びねんまく》は蒼白色《さうはくしよく》を呈《てい》す、或《あるひ》は肥厚《ひこう》し、或《あるひ》は痩削《そうさく》す、増殖物發生《ぞうしよくぶつはつせい》、或《あるひ》は精神上《せいしんじやう》の變化《へんくわ》を起《おこ》す。
療法《れうはふ》　頭部《とうぶ》、頸部《けいぶ》、背部《はいぶ》、腹部《ふくぶ》、顏面《がんめん》、鼻《はな》、各指壓《かくしあつ》、三回《くわい》、行《おこ》なふ。特《とく》に鼻內外《びないぐわい》よく指壓《しあつ》。

一肺尖加答兒《はいせんかたる》　**原因《げんいん》**　感冒《かんばう》、鼻加答兒《はなかたる》、喉頭加答兒《こうとうかたる》、氣管支加答兒《きくわんしかたる》の波及《はきふ》、其他《そのた》。**症狀《しやうじやう》**　腋窩及鎖骨《えきくわおよびさこつ》と肩峰《けんぽう》の間《かん》、壓痛《あつつう》あり、微熱《びねつ》、頭痛《づつう》、咳嗽《がいそう》あり。
療法《れうはふ》　頭部《とうぶ》、頸部《けいぶ》、背部《はいぶ》、胸部《きようぶ》、腹部《ふくぶ》、各指壓《かくしあつ》、三回《くわい》、行《おこ》なふ。特《とく》に腋窩及肺尖《えきくわおよびはいせん》の上部《じやうぶ》、鎖《さ》骨《こつ》と肩峰《けんぽう》との境《さかひ》を壓《お》す。

一肺結核《はいけつかく》　**原因《げんいん》**　結核菌《けつかくきん》、肺尖加答兒《はいせんかたる》、肺炎《はいえん》、肋膜炎《ろくまくえん》、感冒等《かんばうとう》に續發《ぞくはつ》す。**症狀《しやうじやう》**　乾咳《かんがい》、發熱《はつねつ》、呼吸短促《こきふたんそく》、往々喀血等《わうくかくけつとう》にて、元氣衰《げんきおとろ》へ痩削《そうさく》す。
療法《れうはふ》　頭部《とうぶ》、頸部《けいぶ》、背部《はいぶ》、上肢部《じやうしぶ》、腹部《ふくぶ》、下肢部《かしぶ》、鼻部《はなぶ》、胸部《きようぶ》、各指壓《かくしあつ》、三回《くわい》、行《おこ》なふ。

臍輪脈管部《きいりんみやくくわんぶ》抑壓《よくあつ》、三十分間《ぶんかん》、一日《にち》、二回《くわい》又《また》は三回《くわい》。胸部指壓後摩擦《きようぶしあつごまさつ》、又腹內强健法《またふくないきやうけんはふ》を行《おこ》なひ、消化吸收《せうくわきふしう》を旺盛《わうせい》にし、榮養《えいやう》十分《ぶん》なるときは日《ひ》に元氣《げんき》を增《ま》し、治癒《ちゆ》を全《まつた》うす。

一黴毒《ばいどく》　**原因《げんいん》**　遺傳《ゐでん》、接觸傳染《せつしよくでんせん》。　**症狀《しやうじやう》**　下疳《げかん》を起《おこ》し、橫痃《わうげん》を生《しやう》じ、病毒《びやうどく》は血液《けつえき》に混《こん》じ、全身《ぜんしん》に波及《はきふ》するを以《もつ》て、身體諸種《しんたいしよしゆ》の疾患《しつくわん》を惹起《じやくき》するに至《いた》る。

療法《れうはふ》　頭部《とうぶ》、頸部《けいぶ》、背部《はいぶ》、腹部《ふくぶ》、各指壓《かくしあつ》、三回《くわい》、行《おこ》なふ。　年次經過所謂終期黴毒《ねんじけいくわいわゆるしふきばいどく》なるものは各關節《かくくわんせつ》の疼痛《とうつう》を訴《うつた》うるものなり、其疼痛部位《そのとうつうぶゐ》の溫蒸指壓《をんじやうしあつ》をなす。

一反嚼症《はんしやくしやう》　**原因《げんいん》**　舞踏病《ぶとうびやう》、癲癇《てんかん》、白痴《はくち》、肺結核《はいけつかく》、菜類《なるゐ》の過食《くわしよく》、咀嚼不完全《そしやくふくわんぜん》、反嚼模倣《はんしやくもはう》。

症狀《しやうじやう》　食後一定時《しよくごていじ》の後《のち》に、胃內容物《ゐないようぶつ》を吐逆《とぎやく》して、之《これ》を口腔內《こうかうない》に於《おい》て再《ふたゝ》び咀嚼《そしやく》す。

療法《れうはふ》　食後直《しよくごたゞ》ちに稍輕《やゝかる》く上腹部《じやうふくぶ》を指壓《しあつ》し、時々摩擦《じじまさつ》を加《くは》ふ、且患者自《かつくわんじやみづか》ら反嚼《はんしやく》を抑制《よくせい》すべし。

一肺《はい》ヂストマ　**原因《げんいん》**　一種《しゆ》の寄生蟲《きせいちゆう》。　**症狀《しやうじやう》**　暗赤色《あんせきしよく》の咯痰《かくたん》はヂストマ蟲卵《ちゆうらん》あり、患者《くわんじや》は貧血《ひんけつ》となり、顏色蒼白呼吸困難《がんしよくさうはくこきふこんなん》を起《おこ》せども、發熱《はつねつ》する事《こと》なし。

療法《れうはふ》　頭部《とうぶ》、頸部《けいぶ》、背部《はいぶ》、胸部《きようぶ》、腹部《ふくぶ》、各指壓《かくしあつ》、三回《くわい》、行《おこ》なふ。
特《とく》に胸部《きようぶ》の指壓摩擦《しあつまさつ》をよくし、且腹部《かつふくぶ》の指壓《しあつ》により、榮養《えいやう》の供給十分《きようきふぶん》なれば治癒《ちゆ》す。

一膀胱加答兒《ぼうくわうかたる》　**原因《げんいん》**　細菌《さいきん》、其他《そのた》。　**症状《しやうじやう》**　排尿《はいねう》の障害《しやうがい》、尿意《ねうい》程《ほど》に尿利《ねうり》乏《とぼ》しく、疼痛《とうつう》を感《かん》ずるなどあり、食欲不振《しよくよくふしん》、倦怠等《けんたいとう》。

療法《れうはふ》　頭部《とうぶ》、頸部《けいぶ》、背部《はいぶ》、腹部《ふくぶ》、各指壓《かくしあつ》、三回《くわい》、行《おこ》なふ。　特《とく》に下腹部《かふくぶ》の指壓《しあつ》をよくす。肛門《こうもん》より指《ゆび》を挿入《さうにふ》し、膀胱《ばうくわう》を指壓《しあつ》す。五分間《ふんかん》乃至《ないし》十分間《ぶんかん》。

一バセド氏病《しびやう》　**原因《げんいん》**　耳《みゝ》、鼻《はな》の病《やまひ》、甲状腺異常《かふじやうせんいじやう》、比斯的里《ひすてり》、神經衰弱《しんけいすいじやく》、婦人病《ふじんびやう》及《および》分娩後《ぶんべんご》、其他《そのた》

症状《しやうじやう》　小許《せうきよ》の運動《うんどう》にも勞《つか》れ、心悸亢進《しんきかうしん》、持續的恐怖心《ぢぞくてききやうふしん》、或《あるひ》は眼球突出《がんきうとつしゆつ》、甲状腺腫脹《かふじやうせんしゆちやう》、脈搏《みやくはく》促進《そくしん》百二十を數《かぞ》ふるに至《いた》る、胸苦《きようく》の狀《じやう》あり、頸《くび》の側方《そくはう》に脈波高《みやくはたか》く、常《つね》に四肢《しし》の振顫《しんせん》を起《おこ》し、記憶《きおく》力《りよく》、思考力乏《しかうりよくとぼ》し。

療法《れうはふ》　頭部《とうぶ》、頸部《けいぶ》、背部《はいぶ》、腹部《ふくぶ》、各指壓《かくしあつ》、三回《くわい》、行《おこ》なふ。　特《とく》に膵輪脈《さいりんみやく》管《くわん》抑壓《よくあつ》、三十分間《ぶんかん》。

一肺炎《はいえん》　**原因《げんいん》**　重球菌《ぢゆうきうきん》。　**症状《しやうじやう》**　突然《とつぜん》に惡寒《をかん》を以《もつ》て始《はじ》まり、胸部痛《きようぶつう》あり、咳嗽時《がいそうじ》に銹色《さびいろ》の痰《たん》を喀出《かくしゆつ》し、頭痛《づつう》あり、體溫高《たいをんたか》し。

療法《れうはふ》　室内溫度《しつないをんど》を適宜《てきぎ》にし、蒸氣《じやうき》を立《た》て、胸部溫濕胞《きようぶをんしつはう》をなす。鎖骨下動脈《さこつかどうみやく》の鎖骨上邊《さこつじやうへん》の脈部《みやくぶ》を靜《しづ》かに抑壓《よくあつ》する事《こと》、三十分間《ぶんかん》、時經《ときへ》て又行《またおこな》ふ。　腹部《ふくぶ》を靜《しづ》かに壓《お》す、榮養《えいやう》の攝收重要《せつしうぢゆうえう》なり。

ヒの部

一腓腸筋痙攣《ひちやうきんけいれん》（こむらがへり）　原因《げんいん》　貧血《ひんけつ》、過勞《くわらう》、水泳《すゐえい》、舞踏《ぶたう》、習慣《しふくわん》。　症狀《しやうじやう》　腓腸筋《ひちやうきん》の部《ぶ》に劇甚《げきじん》の疼痛《とうつう》ありて、膨隆《はうりゆう》す。

療法《れうはふ》　膝膕《しつこく》の裏《うら》、腓腸筋《ひちやうきん》の上末端《じやうまつたん》を拇指頭《ぼしとう》にて強《つよ》く壓《お》す。

一比斯的里《ひすてり》　原因《げんいん》　精神過勞《せいしんくわらう》、失望《しつばう》、失戀《しつれん》、感情《かんじやう》（喜怒哀樂《きどあいらく》）の過敏性《くわびんせい》、外傷《ぐわいしやう》、貧血《ひんけつ》、酒毒《しゆどく》、其他《そのた》の中毒《ちゆうどく》、生殖器病《せいしよくきびやう》の反射《はんしや》。　症狀《しやうじやう》　發作的《ほつさてき》に精神上《せいしんじやう》、肉體上《にくたいじやう》の變化現《へんくわあらは》れ、精神的《せいしんてき》には常識《じやうしき》を以《もつ》て率《りつ》すべからざる事《こと》あり、肉體的《にくたいてき》には處々《しよ〳〵》の疼痛《とうつう》を訴《うつた》へ、神經《しんけい》の變化《へんくわ》あり、種々《しゆ〴〵》の疾患《しつくわん》を起《おこ》す。

療法《れうはふ》　全身指壓《ぜんしんしあつ》、三回《くわい》、行《おこ》なふ。　心身鍛錬法應用《しんしんたんれんはふおうよう》。

一百日咳《ひやくにちぜき》　原因《げんいん》　細菌《さいきん》の傳染《でんせん》。　症狀《しやうじやう》　呼吸困難《こきふこんなん》なる咳嗽《がいそう》あり。

療法《れうはふ》　頭部《とうぶ》、頸部《けいぶ》、背部《はいぶ》、顔面《がんめん》、鼻《はな》、腹部《ふくぶ》、各指壓《かくしあつ》、三回《くわい》、行《おこ》なふ。

第七頸椎《だいけいつい》の兩側《りやうそく》を示指《しし》、中指《ちゆうし》にて敲打《かうだ》す。

フの部

一船暈《ふなよひ》、車暈《くるまよひ》　原因《げんいん》　精神作用《せいしんさよう》、胃《ゐ》の不良《ふりやう》、其他《そのた》。　症状《しやうじやう》　嘔吐《おうと》、頭痛《づつう》、悪心《をしん》等《とう》あり。
療法《れうはふ》　頭部《とうぶ》、頸部《けいぶ》、背部《はいぶ》、腹部《ふくぶ》、各指壓《かくしあつ》、三回《くわい》、行《おこ》なふ。　特《とく》に後頸《こうけい》をよく壓《お》す。又上腹部《またじやうふくぶ》、心窩部《しんくわぶ》をよく壓《お》す。

一腹膜炎《ふくまくえん》　原因《げんいん》　腹膜《ふくまく》に分裂菌《ぶんれつきん》の侵入《しんにふ》、盲腸炎《まうちやうえん》より波及《はきふ》する事《こと》あり、其他《そのた》。
症状《しやうじやう》　腹部《ふくぶ》に激痛《げきつう》あり、高熱《かうねつ》を發《はつ》す、脈搏《みやくはく》百二十を算《さん》す、口渇《こうかつ》激《はげ》しく、時《とき》として嘔吐《おうと》を催《もよは》す慢性《まんせい》に移行《いかう》すれば、腹部《ふくぶ》は硬《かた》くなり、一種《しゆ》の抵抗《ていこう》あり。
療法《れうはふ》　頭部《とうぶ》、頸部《けいぶ》、背部《はいぶ》、腹部《ふくぶ》、各指壓《かくしあつ》、三回《くわい》、行《おこ》なふ。（注意《ちゆうい》）腹部《ふくぶ》は掌面《しやうめん》にて壓痛《あつつう》なき程《てい》度《ど》に壓《お》すべし、慢性《まんせい》にして腹壁硬固《ふくへきかうこ》なるものは、腹部溫蒸指壓《ふくぶをんじやうしあつ》を行《おこ》なふ。

一不姙症《ふにんしやう》　原因《げんいん》　生殖器《せいしよくき》の疾患《しつくわん》。　症状《しやうじやう》　不姙《ふにん》。
療法《れうはふ》　頭部《とうぶ》、頸部《けいぶ》、背部《はいぶ》、腹部《ふくぶ》、各指壓《かくしあつ》、三回《くわい》、行《おこ》なふ。
腰椎部《えうついぶ》、薦骨部《せんこつぶ》、會陰部《ゑいんぶ》、下腹部《かふくぶ》、溫蒸指壓《をんじやうしあつ》、　本人《ほんにん》にて局部《きよくぶ》の内外指壓有效《ないぐわいしあついうかう》。

一不眠症《ふみんしやう》　原因《げんいん》　心悸亢進癖《しんきかうしんへき》、神經過敏癖《しんけいくわびんへき》、錯想癖《さくさうへき》、拘泥癖《こうでいへき》、其他《そのた》。　症状《しやうじやう》　就寢《しうしん》に際《さい》し心悸亢進《しんきかうしん》し、神經過敏《しんけいくわびん》となる、種々《しゆぐ》の錯雜觀念《さくざつくわんねん》を起《おこ》し、僅《わづ》かの事《こと》にも拘泥《こうでい》する癖《くせ》あり、早《はや》く眠《ねむ》らんと欲《ほつ》し時《とき》の過《す》ぎるを憂《うれ》ふ。

療法《れうはふ》 全身指壓《ぜんしんしあつ》三回行《くわいおこ》なふ。此間治者《このかんちしや》は、被治者《ひちしや》に對《たい》し、凡《すべ》ての意識《いしき》を停止《ていし》する事《こと》を命《めい》じ、人《ひよ》は就寢《しうしん》し、睡《ねむ》らんと欲《ほつ》すれば、必《かなら》ず睡眠《すゐみん》するものなる事《こと》を切實《せつじつ》に說《と》く、自己《じこ》も亦《また》、必《かなら》ず睡眠《すゐみん》するものである事《こと》を專念《せんねん》する樣《やう》にせしむべし（自己暗示《じこあんじ》）之《こ》れ不眠症《ふみんしやう》を治《ち》する妙術《めうじゆつ》なり。

一舞踏病《ぶとうびやう》 **原因《げんいん》** 神經性《しんけいせい》の病氣《びやうき》のある人《ひと》の子供《こども》に多《おほ》し、驚《をど》き易《やす》く、悲《かな》しみ易《やす》く、心身《しんしん》の過勞《くわらう》により て起《おこ》る。 **症狀《しやうじやう》** 筋肉《きんにく》の不隨意運動《ふずゐいうんどう》、睡眠不可能《すゐみんふかのう》等《とう》に陷《おち》いる。

療法《れうはふ》 全身指壓《ぜんしんしあつ》、三回行《くわいおこ》なふ。

への部

一扁桃腺炎《へんたうせんえん》 **原因《げんいん》** 感冒《かんばう》、咽頭加答兒《いんとうかたる》の波及《はきふ》、其他《そのた》。 **症狀《しやうじやう》** 發赤《はつせき》、腫脹《しゆちやう》、發熱《はつねつ》等《とう》あり、唾液《だえき》の嚥下《えんか》に痛《いた》みを覺《おぼ》ゆ、頸腺《けいせん》に疼痛《とうつう》來《きた》り、周圍《しうゐ》に波及《はきふ》して、膿瘍《のうよう》を形成《けいせい》する事《こと》あり。

療法《れうはふ》 頭部《とうぶ》、頸部《けいぶ》、背部《はいぶ》、腹部《ふくぶ》、各指壓《かくしあつ》、三回《くわい》、行《おこ》なふ。扁桃腺部《へんたうせんぶ》を外部頤裏《ぐわいぶいり》より壓《お》す。頤裏《いり》より壓《お》す時間《じかん》は若《も》し嚥下痛《えんかつう》などあれば、痛《いた》み止《や》む迄《まで》壓《お》すべし、又口中《またこうちゆう》に消毒《せうどく》したる指《ゆび》を入《い》れ內外指壓《ないぐわいしあつ》、效果速《かうくわすみや》かなり。

一ヘルニヤ（脱腸《だつちやう》）原因《げんいん》　先天的《せんてんてき》の者《もの》あり、睾丸《かうぐわん》、鼠蹊部《そけいぶ》等《とう》に抵抗《ていかう》の薄弱《はくじやく》なる部分《ぶぶん》より腸管《ちやうくわん》が皮下《ひか》に現《あらは》るゝ事《こと》あり。症状《しやうじやう》　腸管《ちやうくわん》の一部脱出《ぶだつしゆつ》す。

療法《れうはふ》　脱腸《だつちやう》の尖點《せんてん》を捻《ひね》り、之《これ》を抑込《おしこ》み、手《て》を以《もつ》て抑《おさ》へ、腹部全體《ふくぶぜんたい》及《およ》び局所《きよくしよ》もよく指壓《しあつ》す。

一便祕《べんぴ》　原因《げんいん》　不定時《ふていじ》の排便癖《はいべんくせ》の者《もの》は神經性便祕《しんけいせいべんぴ》をなす、又排便時《またはいべんじ》の急氣癖《きふきくせ》、或《あるひ》は多少《たせう》の便通感《べんつうかん》ありても忍耐《にんたい》する癖等《くせとう》は遂《つゐ》に習癖《しふへき》となりて便祕《べんぴ》するに至《いた》る、而《しか》して無力性《むりよくせい》の便祕《べんぴ》は腸《ちやう》の蠕動鈍《だどうにぶ》く輸送力乏《ゆさうりよくとぼ》しきによる、又痙攣性《またけいれんせい》の便祕《べんぴ》は神經的緊張《しんけいてききんちやう》にして細便又《さいべんまた》は大便《だいべん》あり、又上行性便祕《またじやうかうせいべんぴ》は、盲腸部《まうちやうぶ》の疏通乏《そつうとぼ》しきにより、又直腸《またちよくちやう》に近《ちか》き便祕《べんぴ》は、肛門《こうもん》の疾患《しつくわん》に起因《きいん》するもの多《おほ》し。症状《しやうじやう》　一定時《ていじ》に便通《べんつう》なく、又數日間排便《またすうじつかんはいべん》せざる事《こと》あり、機嫌《きげん》の支障《ししやう》のみならず生理的《せいりてき》にも害《がい》なきにあらず。

療法《れうはふ》　頭部《とうぶ》、頸部《けいぶ》、背部《はいぶ》、腹部《ふくぶ》、各指壓《かくしあつ》、三回《くわい》、行《おこ》なふ。特《とく》に右下腹部《みぎかふくぶ》、左下腹部《ひだりかふくぶ》、をよく指壓《しあつ》す、又神經性便祕《またしんけいせいべんぴ》は用便《ようべん》の時《とき》を一定《てい》し、催便《さいべん》の有無《うむ》に係《かゝは》らず、用便《ようべん》を試《こゝろ》むべし、兼《かね》て便時《べんとき》には、必《かなら》ず便通《べんつう》あるものなりと云《い》ふ事《こと》を、自己暗示《じこあんじ》して置《お》く事《こと》。毎朝冷水《まいちやうれいすゐ》を呑《の》む事《こと》。

一慢性關節僂麻質斯《まんせいくわんせつれうまちす》　**原因**《げんいん》　急性《きふせい》より移行《いかう》。　**症状**《しやうじやう》　關節部《くわんせつぶ》に疼痛《とうつう》を訴《うつた》え、硬直《かうちよく》したるが如《ごと》き感《かん》あり、屈伸《くつしん》に際《さい》し、摩軋《まき》する如《ごと》き音《おと》の起《おこ》る事《こと》あり。

療法《れうはふ》　頭部《とうぶ》、頸部《けいぶ》、背部《はいぶ》、腹部《ふくぶ》、各指壓《かくしあつ》、三回《くわい》、行《おこ》なふ。患部溫蒸指壓《くわんぶをんじやうしあつ》。　同《おなじく》一張一弛《ちやうし》。

メの部

一眩暈《めまひ》　**原因**《げんいん》　神經衰弱《しんけいすいじやく》、腦《なう》の諸疾患《しよしつくわん》、其他諸病《そのたしよびやう》の反射《はんしや》、眼球筋《がんきうきん》の麻痺《まひ》、耳内《じない》の疾患《しつくわん》、其他《そのた》。

症　状《しやうじやう》　患者《くわんじや》は自分《じぶん》の身體《しんたい》や、附近《ふきん》の物《もの》が動《うご》くが如《ごと》き、廻《まは》る如《ごと》き感《かん》を覺《おぼ》ゆ、又卒倒《またそつたう》する事《こと》あり

療法《れうはふ》　頭部《とうぶ》、頸部《けいぶ》、背部《はいぶ》、腹部《ふくぶ》、各指壓《かくしあつ》、三回行《くわいおこ》なふ。特《とく》に頭部《とうぶ》、頸部《けいぶ》、上腹部《じやうふくぶ》よく指壓《しあつ》。

モの部

一盲腸炎《まうちやうえん》　**原因**《げんいん》　右《みぎ》の腸骨窩《ちやうこつくわ》にある盲腸《まうちやう》は、小腸《せうちやう》の連《つらな》れる大腸《だいちやう》、即《すなは》ち上行結腸《じやうかうけつちやう》の始端《したん》にして、結腸《けつちやう》は小腸《せうちやう》より廣且《くわうか》つ大《だい》にして、接續點《せつぞくてん》より屈折《くつせつ》して上行《じやうかう》し、此部位《このぶゐ》は常《つね》に瓦斯《がす》の集積多《しふせきおほ》し、普《ふ》通《つう》十中《ちゆう》七八人《にん》は此部分《このぶぶん》を指壓《しあつ》するときは、瓦斯《がす》の音《おと》を聞《き》く、此瓦斯《このがす》は腸《ちやう》を刺戟《しげき》して、炎症《えんしやう》を起《おこ》す基《もとゐ》となる、盲腸炎《まうちやうえん》を起《おこ》す潜在期間《せんざいきかん》は、實《じつ》に久《ひさ》しきを以《もつ》て、常《つね》に腹部《ふくぶ》の指壓《しあつ》をなし、盲腸部《まうちやうぶ》の瓦斯《がす》を排除《はいじよ》するときは、炎症等起《えんしやうとうおこ》る事《こと》なし、又炎症發病治癒後《またえんしやうはつびやうちゆご》も常《つね》に前記《ぜんき》の如《ごと》く、瓦斯《がす》の集積《しふせき》する所《ところ》

なるを以《もつ》て、往々《わうくわう》再發《さいはつ》を免《まぬが》れず、故《ゆゑ》に常《つね》に指壓《しあつ》するときは、瓦斯《がす》は容易《ようい》に排除《はいじよ》せられ、斷然再發《だんぜんさいはつ》の憂《うれい》なし、盲腸炎《まうちやうえん》は、盲腸《まうちやう》の弱《よわ》りたる際《さい》、化膿菌《くわのうきん》の侵入《しんにふ》により、激甚《げきじん》なる炎症《えんしやう》を起《おこ》す、盲腸周圍《まうちやうしうゐ》炎《えん》、蟲様突起炎等《ちゆうやうとつきえんとう》の名稱《めいしやう》あり。　盲腸炎《まうちやうえん》は體質《たいしつ》によりて起《おこ》り易《やす》く、再發《さいはつ》する事尠《ことすくな》からず、又腸《またちやう》の蠕動弱《だどうよわ》きものは便祕《べんぴ》を起《おこ》し、糞石《ふんせき》を作《つく》る事多《ことおほ》きを以《もつ》て、本病《ほんびやう》に罹《かゝ》り易《やす》し。　**症狀**《しやうじやう》　突然右《とつぜんみぎ》腸骨窩部《ちやうこつくわぶ》に激痛頻發《げきつうひんはつ》、下方《かはう》に波及《はきふ》し、腫脹《しゆちやう》、惡寒《をかん》、嘔吐等來《おうととうきた》り。　高熱《かうねつ》を發《はつ》するに至《いた》る。　炎症《えんしやう》は腹《ふく》膜《まく》にも及《およ》ぶ事《こと》あり、脈數《みやくすう》は增加《ぞうか》し、疝痛《せんつう》は臍部《さいぶ》及《およ》び心窩《しんくわ》にも來《きた》る。

療法《れうはふ》　已《すで》に發病《はつびやう》し高熱《かうねつ》なれば、臍輪脈搏部《さいりんみやくはくぶ》の抑壓《よくあつ》をなし、降熱法《かうねつはふ》を行《おこ》なふ。　若《も》し患者仰臥《くわんじやぎやうぐわ》し能《あた》はざる時《とき》は、兩橈骨動脈部《りやうたうこつどうみやくぶ》を、三十分間抑壓《ぶんかんよくあつ》す。　疼痛止《とうつうどめ》は、胸椎第《きようついだい》三第《だい》四の兩側《りやうそく》を、迫壓《はくあつ》器《き》を以《もつ》て迫壓《はくあつ》す。　脊椎上 及 其兩側《せきついじやうおよびそのりやうそく》は横臥《わうぐわ》の儘指《まゝし》壓《あつ》す。　降熱後《かふねつご》は、腹部《ふくぶ》の指壓《しあつ》を行《おこ》なふ。

ヤの部

一夜《や》盲症《まうしやう》　（とりめ）　**原因**《げんいん》　先天性《せんてんせい》のものあり、又榮養不良《またえいやうふりやう》のものあり、或《あるひ》は白色《はくしよく》の物品《ぶつひん》を採《さい》量《りやう》する職工《しよくこう》、及《およ》び腎臓病《じんざうびやう》、糖尿病《たうねうびやう》、痲拉利亞《まらりあ》、酒毒《しゆどく》、脚氣《かつけ》、其他《そのた》。　**症狀**《しやうじやう》　晝間《ひるま》は普通《ふつう》なるも日沒《じつぼつ》に至《いた》り、俄《にはか》に不明《ふめい》となる。　併發症《へいはつしやう》は、中心暗點《ちゆうしんあんてん》、一眼《がん》の複視《ふくし》、瞳孔調節不全痲痺等《どうこうてうせつふぜんまひとう》。

療法《れうはふ》　頭部《とうぶ》、頸部《けいぶ》、背部《はいぶ》、腹部《ふくぶ》、眼窠《がんくわ》、各指壓《かくしあつ》、三回《くわい》、行《おこ》なふ。

ユの部

一遊走腎《いうそうじん》　原因《げんいん》　俄《にはか》に痩《やせ》たるとき腹膜《ふくまく》の弛《ゆる》むにより、腎臓《じんざう》が下方《かはう》に降《くだ》り、或《あるひ》は自由《じいう》に動《うご》くによる又外傷《またぐわいしやう》より來《きた》る事《こと》あり。　症狀《しやうじやう》　遊走《いうそう》し來《きた》りたる腎《じん》は腹壁《ふくへき》の隆起《りゆうき》を見《み》る。或《あるひ》は輸尿管《ゆねうくわん》が彎曲《わんきよく》して、疼痛《とうつう》を訴《うつた》ふる事《こと》あり。

療法《れつはふ》　指《ゆび》にて位置《ゐち》を直《なほ》し、本位置《ほんゐち》に納《おさ》めたる後《のち》、腹部《ふくぶ》の指壓《しあつ》をなす。

エの部

一腰痛《えうつう》　原因《げんいん》　打撲若《だぼくもし》くは、無理《むり》をなし、腰椎《えうつい》に故障《こしやう》を生《しやう》じたるもの、他《た》の疾患《しつくわん》より來《きた》るもの、婦人病《ふじんびやう》より來《きた》るもの、腎臓疾患《じんざうしつくわん》より來《きた》るもの等《とう》ある。　症狀《しやうじやう》　腰椎《えうつい》に故障《こしやう》を生《しやう》ぜしものは激烈《げきれつ》なる疼痛《とうつう》を發《はつ》する事《こと》ある、又慢性《またまんせい》となりて時々《じじ》痛《いたみ》を起《おこ》すことあり、夜間長時間臥寢《やかんちやうじかんぐわしん》すれば、痛《いたみ》を感《かん》ずる事《こと》あり、又婦人病《またふじんびやう》より來《きた》るものは、重感又《ぢゆうかんまた》は牽引《けんいん》せらるゝ如《ごと》く感《かん》ずる事《こと》あり。

療法《れうはふ》　頭部《とうぶ》、頸部《けいぶ》、背部《はいぶ》、腹部《ふくぶ》、各指壓《かくしあつ》、三回《くわい》、行《おこ》なふ。

腰《こし》の力《ちから》を養《やし》なふ事《こと》、端座《たんざ》して腰《こし》を曲《ま》げず、體《たい》を下《した》に突《つ》き詰《つ》め、腰《こし》に力《ちから》を入《い》れる、又伏臥《またふくぐわ》して床《とこ》緣《ふち》か柱《はしら》に足《あし》を踏《ふ》みかけしめ、腰《えう》部《ぶ》を指壓《しあつ》し又力《またちから》を入《い》れしめ繰返《くりかへ》す、腰痛《えうつう》之《これ》に依《よ》りて根治《こんち》す。

第二一八圖

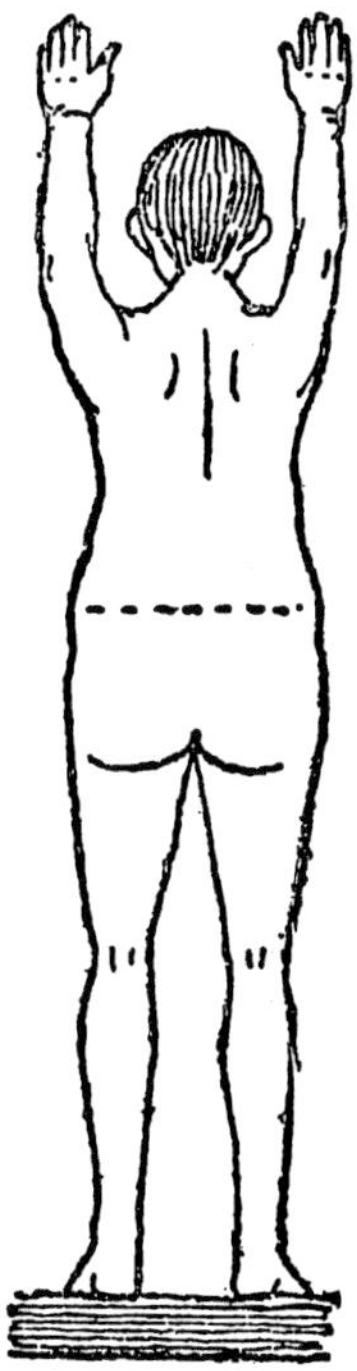

腰に力を入れる圖

ラの部

一 卵巣及喇叭管の疾患《らんそうおよびらつぱくわんのしつくわん》　**原因《げんいん》**　子宮疾患《しきゆうしつくわん》の波及《はきふ》、産褥《さんじよく》、全身《ぜんしん》の急性傳染病《きふせいでんせんびやう》、砒石燐等《ひせきりんとう》の中毒《ちゆうどく》。　**症狀《しやうじやう》**　下腹《かふく》の側部《そくぶ》に疼痛《とうつう》を覺《おぼ》え、排便《はいべん》の際《さい》に激痛《げきつう》を起《おこ》す事《こと》あり、月經時《げつけいじ》には疼痛《とうつう》を起《おこ》す、卵巣腫瘍《らんそうしゆよう》は腹部膨隆《ふくぶはうりゆう》し、又月經《またげつけい》困難《こんなん》あり。

療法《れうはふ》　頭部《とうぶ》、頸部《けいぶ》、背部《はいぶ》、腹部《ふくぶ》、各指壓《かくしあつ》、三回《くわい》、行《おこ》なふ。　下腹部溫燕指壓《かふくぶをんじやうしあつ》。

リの部

一 痳病《りんびやう》（消渇《せうかち》も含《ふく》む）　**原因《げんいん》**　傳染《でんせん》。　**症狀《しやうじやう》**　尿時疼痛《ねうじとうつう》、**濃汁漏出《のうじうろしゆつ》**。

療法《れうはふ》　會陰部《えいんぶ》、尿道部《ねうだうぶ》、溫蒸指壓《をんじやうしあつ》。　背部《はいぶ》、腹部《ふくぶ》、各指壓《かくしあつ》、三回《くわい》、行《おこ》なふ。

一 流涎症《りうえんしやう》　**原因《げんいん》**　唾液腺《だえきせん》の變化《へんくわ》、胃腸其他《ゐちやうそのた》の疾患《しつくわん》。　**症狀《しやうじやう》**　唾液非常多量《だえきひじやうたりやう》。

療法《れうはふ》　頸部《けいぶ》、背部《はいぶ》、腹部《ふくぶ》、各指壓《かくしあつ》、三回《くわい》、行《おこ》なふ。　特《とく》に頤裏部《いりぶ》よく指壓《しあつ》。

ルの部

一　瘰癧《るいれき》　**原因《げんいん》**　結核性淋巴管《けつかくせいりんぱくわん》の癤腫《せつしゆ》、黴毒《ばいどく》もあり。　**症狀《しやうじやう》**　頸部《けいぶ》に硬腫隆起《かうしゆりゆうき》。

療法《れうはふ》　頭部《とうぶ》、頸部《けいぶ》、背部《はいぶ》、腹部《ふくぶ》、各指壓《かくしあつ》、三回《くわい》、行《おこ》なふ。

ロの部

一　濾泡性結膜炎《ろはうせいけつまくえん》　**原因《げんいん》**　貧血《ひんけつ》、腺病質《せんびやうしつ》。　**症狀《しやうじやう》**　水泡性《すゐはうせい》の隆起《りゆうき》を呈《てい》し、下眼瞼《しもがんけん》に起《おこ》ろ、上《かみ》眼瞼《がんけん》は斑點《はんてん》として存《そん》ず。

療法《れうはふ》　頭部《とうぶ》、頸部《けいぶ》、目《め》の周圍《しうゐ》、眼窠《がんくわ》、各指壓《かくしあつ》、三回《くわい》、行《おこ》なふ。

一　老人性眼瞼下垂症《らうじんせいがんけんかすゐしやう》　**同老眼《どうらうがん》**　**原因《げんいん》**　老衰《らうすい》、結膜疾患《けつまくしつくわん》。　**症狀《しやうじやう》**　眼瞼《がんけん》が下垂《かすゐ》して不快《ふくわい》、老眼《らうがん》は眼鏡《がんきやう》の必要《ひつえう》に迫《せま》る。

療法《れうはふ》　頭部《とうぶ》、頸部《けいぶ》、背部《はいぶ》、腹部《ふくぶ》、目《め》の周圍《しうゐ》、眼窠《がんくわ》、各指壓《かくしあつ》、三回《くわい》、行《おこ》なふ。

一　肋間神經痛《ろくかんしんけいつう》　**原因《げんいん》**　比斯的里《ひすてり》、神經衰弱《しんけいすいじやく》、其他《そのた》。　**症狀《しやうじやう》**　胸椎《きようつい》、腋窩《えきくわ》、胸骨《きようこつ》に壓痛部《あつつうぶ》あり。

療法《れうはふ》　壓痛部《あつつうぶ》の指壓《しあつ》。局部摩擦《きよくぶまさつ》。局部溫蒸指壓《きよくぶをんじやうしあつ》。

一 **肋膜炎《ろくまくえん》**　**原因《げんいん》**　感冒《かんばう》、附近臟器《ふきんざうき》の炎症《えんしやう》、肺炎《はいえん》、腎臟病《じんざうびやう》、肺結核《はいけつかく》、心臟病《しんざうびやう》、腹膜炎等《ふくまくえんとう》に續發《ぞくはつ》す。

症　狀《しやうじやう》　呼吸時《こきふじ》の痛感《つうかん》、又《また》は惡寒《をかん》、中等度《ちゆうとうど》の體熱《たいねつ》、呼吸困難《こきふこんなん》、乾咳《かんがい》、脈搏多《みやくはくおほ》し。食思不振《しよくしふしん》。

療法《れうはふ》　頭部《とうぶ》、頸部《けいぶ》、上肢部《じやうしぶ》、背部《はいぶ》、胸部《きようぶ》、腹部《ふくぶ》、各指壓《かくしあつ》、三回《くわい》、行《おこ》なふ。豫後《よご》は患部《くわんぶ》の指壓《しあつ》、摩擦勵行《まさつれいかう》。

ワの部

一 **横隔膜痙攣《わうかくまくけいれん》**（しやつくり）　**原因《げんいん》**　腦病《のうびやう》、比斯的里《ひすてり》、肋膜炎《ろくまくえん》、腹腔內腫瘍《ふくかうないしゆよう》、食方過激《しよくはうくわげき》、其他《そのた》。

症　狀《しやうじやう》　横隔膜《わうかくまく》の急收縮《きふしうしゆく》、空氣《くうき》を吸引《きふいん》すると同時《どうじ》に聲門《せいもん》の閉鎖《へいさ》を來《きた》し一種《しゆ》の雜音《ざつおん》を發《はつ》す。硬直《かうちよく》性《せい》のものは強度《きやうど》に上部《じやうぶ》が擴張《くわくちやう》し、下部《かぶ》は靜止《せいし》して、呼吸困難《こきふこんなん》を來《きた》す。

療法《れうはふ》　後頸《こうけい》の中央《ちゆうわう》に指頭《しとう》を當《あ》て、一方《ばう》の手《て》を以《もつ》て額《ひたひ》を急《きふ》に押《お》して後屈《こうくつ》す。

第二法《だいはふ》　兩眼窠《りやうがんくわ》を同時《どうじ》に上《うへ》に強《つよ》く壓《お》す。

一 **黃疸《わうだん》**　**原因《げんいん》**　膽道狹窄及《たんだうけふさくおよ》び閉塞《へいそく》、膽石病《たんせきびやう》。　**症　狀《しやうじやう》**　皮膚《ひふ》、眼《め》の結膜等黃色《けつまくとうくわうしよく》に變《へん》じ、尿《ねう》も黃色《くわうしよく》となる。食思缺損《しよくしけつそん》、舌苔《ぜつたい》あり、惡心《をしん》。嘔吐等《おうととう》ありて脈搏緩除《みやくはくくわんじよ》、疲勞倦怠《ひらうけんたい》、皮膚《ひふ》の瘙《さう》痒《やう》。

療法《れうはふ》　頭部《とうぶ》、頸部《けいぶ》、背部《はいぶ》、腹部《ふくぶ》、各指《かくし》壓《あつ》、三回《くわい》、行《おこ》なふ。　特《とく》に右季《みぎき》肋部《ろくぶ》よく指《し》壓《あつ》。

第卅六編　心《しん》經《ぎやう》講《かう》義《ぎ》

端《はし》書《がき》

般若心經《はんにやしんぎやう》の講本《かうほん》、世《よ》に流布《るふ》するもの、無數《むすう》にして、充棟《じうとう》も啻《たゞ》ならぬのであります、而《しか》して原旨《げんし》に悖《もと》らざるもの幾何《いくばく》かある、でありますゝ、元來本文《ぐわんらいほんぶん》は、絶對《ぜつたい》を立脚點《りつきやくてん》としての説經《せつきやう》でありますから、苟《いやしく》も相對的科學智識《きうたいてきくわがくちしき》を加《くは》うべきものでありませぬ、其例《そのれい》を申《まを》せば、波羅蜜多《はらみた》を到彼岸《たうひがん》と譯《やく》せし如《ごと》く又《また》本《ほん》題《だい》の摩《ま》訶般若波羅蜜多心經《かはんにやはらみたしんぎやう》の摩訶《まか》を講《かう》じて、此《こゝ》に大《だい》と曰《い》ふ、是《これ》を知《しら》んと欲《ほつ》せば、己《おのれ》が小心《せうしん》を盡《つく》すべし小心無《せうしんな》くんば卽《すなはち》大心《だいしん》なり、と、彼樣《かやう》に科學的《くわがくてき》の諦《あきら》めを說《と》いたり、小大《せうだい》の相對的比較《さうたいてきひかく》を以《もつ》てしたりして讀者《どくしや》をして、迷界《めいかい》に入《い》らしむるに至《いた》るのであります。玉《たま》に疵《きず》をつけるのであります。

此講義《このかうぎ》一編《ぺん》を加《くは》へましたのは、私宅《したく》に於《お》ける指壓療法《しあつれうはふ》の講習《かうしふ》に際《さい》し、此講義《このかうぎ》を心《こゝろ》の持方《もちかた》として、加《くは》えしに全體《ぜんたい》の說明《せつめい》が徹底《てつてい》するの效果《かうくわ》を認《みとめ》ました夫《こ》れ故本書《ゆゑにんしよ》に加《く》はえましたのであります。凡《すべ》て說明《せつめい》を聞《き》くには、種々《しゆぐ》の雜念《ざつねん》を除《のぞ》きて、自己《じこ》を空《くう》じてかゝらねば、よく這入《はい》るものではありませぬ、此經《このぎやう》の說明《せつめい》を聞《き》いて、よく空《くう》ずるやうになるから、了解《れうかい》できるやうになります。

摩訶《まか》般若《はんにや》波羅《はら》密《み》多《た》心《しん》經《ぎやう》

摩訶《まか》

梵語《ぼんご》、譯《やく》して、大《だい》と云《い》ふ、大小《だいせう》の大《だい》ではない、絶對《ぜつたい》の大《だい》であつて、比較《ひかく》のない大《だい》である。元來《ぐわんらい》絶對《ぜつたい》が立脚點《りつきやくてん》なる故《ゆゑ》、大小《だいせう》の大《だい》と思《おも》ふてはいけない、絶對無《ぜつたいむ》限《げん》の大《だい》である。

般若《はんにや》

梵語《ほんご》、譯《やく》して、智慧《ちゑ》と云《い》ふ、絶對《ぜつたい》の智慧《ちゑ》にして、比較《ひかく》なき智慧《ちゑ》である。物心《ぶつしん》の二見《けん》は常識《じやうしき》の判斷《はんだん》にして、之《これ》を以《もつ》て、迷《めい》、悟《ご》に捕《とら》はるゝゆえ此《この》二見《けん》を離《はな》るゝを般若《はんにや》の智慧《ちゑ》と云《い》ふ。

波羅《はら》密《み》多《た》

梵語《はんご》、譯《やく》して度《ど》と云《い》ふ、迷妄《めいまう》を度《ど》す。古文《こぶん》に曰《いは》く、妄想《まうさう》、識情《しきじやう》、又有《またう》無《む》、取捨《しうしや》、空不《くうふ》空《くう》、生佛《しやうぶつ》、迷悟《めいご》、云々《うんぬん》、此《この》二致《ち》を皆濟度《かいさいど》脱《だつ》する事《こと》である。

心《しん》

心《しん》は解《かい》を許《ゆる》さぬ、かりに、正《たゞ》しき道《みち》と解《かい》し置《お》く。古文《こぶん》に日月《じつげつ》も照《てら》す能《あた》はず、虚《こ》空《くう》も容《い》るゝ事《こと》なく、十方《はう》に亙《わた》りて涯際《がいさい》なく、三世《ぜ》に徹《てつ》して際限《さいげん》なしとあります。

經《ぎやう》

敎《をしへ》、である。指掌《ししやう》に曰《いは》く經《きやう》は正《せい》に訓《くん》し、常《じやう》に訓《くん》し亦徑《またけい》に訓《くん》す、曰《いは》く古《こ》今不《こんふ》易《えき》の常道亦《じやうだうまた》即《すなはち》出凡入聖《しゆつはんにふせい》の要路《えうろ》なりとありて、覺《さと》りを開《ひら》く敎《をしへ》であります。約《つゞ》めて、絶對大《ぜつたいだい》の絶對智《ぜつたいち》を以《もつ》て、迷妄《めいまう》を度《ど》する正《たゞ》しき道《みち》の敎《をしへ》とよむのであります。

觀《くわん》自《じ》在《ざい》菩《ぼ》薩《さつ》

心眼《しんがん》を以《もつ》て觀《み》る事《こと》と解《かい》する。觀念《くわんねん》又《また》は觀察《くわんさつ》、とよみ、おもひあきらめることを、觀念《くわんねん》と云《い》ひ、心《こゝろ》に推察《すいさつ》することを觀察《くわんさつ》と云《い》ふ、つまり見《み》わけ、しりわけることである。

自由自在《じいうじざい》とよむ。おもひあきらめ、見《み》わけ、しりわけることの自由《じいう》、自在《じざい》なることにて、是《こ》れが、直《たゞ》ちに實行《じつかう》は出來《でき》ないが、觀《み》わけ、しりわけることは自由《じいう》、自在《じざい》である。

具《つぶ》さに菩提薩埵《ぼだいさつた》である、梵語《ぼんご》、菩提《ぼたい》は覺《さとり》と譯《やく》し、薩埵《さつた》は衆生《しうじやう》と譯《やく》す、卽《すなは》ち覺《さと》りたる衆生《しうじやう》である。迷悟《めいご》の理解《りかい》を得《え》たる皆樣《みなさま》と云《い》ふやうな意味《いみ》である。

約《つゞ》めて、觀《くわん》ずる事《こと》の自由自在《じいうじざい》なる覺《さと》りたる衆生《しうじやう》よと呼《よ》びかけたのである。

覺《さと》りと云《い》ふ事柄《ことがら》は誰《だれ》でも知《し》つて居《を》りますが、扨體得《さてたいとく》と云《い》ふ事《こと》は、中々《なか〳〵》出來《でき》ないものですから修證《しうしよう》を得《え》ないかぎりは、容易《ようい》に實行《じつかう》は出來《でき》ないものである、碁《ご》の初段《しよだん》になつても、だん〳〵と名人《めいじん》になる迄《まで》には、修業《しうげふ》を要《えう》します樣《やう》に、覺《さと》りも絶對《ぜつたい》に深《ふか》き智慧《ちゑ》の度脫《どだつ》を以《もつ》て體得《たいとく》せねばなりませぬ。

行《ぎやう》深《しん》般《はん》若《にや》波《は》羅《ら》密《み》多《た》時《じ》

行《ぎやうする》ニ

修業《しうげふ》する事《こと》と解《かい》する。たとえ見性《けんしやう》しても、自證《じしよう》を得《う》るには十分《ぶん》の修業《しうげふ》を要《えう》するのであるが未《いま》だ見性《けんしやう》を得《え》ざるものは、見性《けんしやう》の方法《はうはふ》を修業《しうげふ》すべきであるから、其方法《そのはうはふ》を示《しめ》したのである

深《じん》

絶對《ぜつたい》の深《ふか》きを云《い》ふ。淺《せん》に對《たい》する深《じん》にあらず、淺《せん》に對《たい》する深《じん》では、相對《さうたい》であるから絶對無限《ぜつたいむげん》の深《じん》とよむのであります。

般若《はんにや》

絶對《ぜつたい》の智慧《ちゑ》である。相對智《さうたいち》との相違點《さうゐてん》は常《つね》に相對智《さうたいち》は物心《ぶつしん》の二見《けん》をもつが故《ゆゑ》に、道程《だうてい》の説《せつ》明《めい》には可《か》なるも、物心不二《ぶつしんふじ》の絶對智《ぜつたいち》にあらざれば、相補性《さうほせい》などの説《せつ》あるに至《いた》る。

波羅密多《はらみた》ヲ

度《わた》すと解《かい》する。到彼岸《とうひがん》と譯《やく》したのがある、到彼岸《とうひがん》とは、迷《まよひ》の此岸《このきし》より、悟《さとり》の彼岸《かのきし》に到《いた》ると云《い》ふ事《こと》にて、彼此《ひし》、迷悟《めいご》の相對《さうたい》にて説《と》くは不可《ふか》である。

時《とき》

時《とき》は今《いま》なり。その時《とき》である。修業《しうげふ》する時《とき》である。

約《つゞ》めて絶對《ぜつたい》の深《ふか》き、絶對《ぜつたい》の智慧《ちゑ》にて、妄想分別《まうさうふんべつ》を悉皆相渡《しつかいあひわた》し候也《さふらふなり》を修業《しうげふ》する時《とき》であります

照《せう》見《けん》五《ご》蘊《おん》皆《かい》空《くう》

照《せう》ニ見《けん》レ
五蘊《おん》
皆《かい》空《くう》ニト

照《せう》は覺照《かくせう》の意《い》、見《けん》は徹見《てつけん》の義《ぎ》、卽《すなは》ち覺《さと》りたる心《こゝろ》に照《てら》し見《み》る。さとりたる心《こゝろ》に照《てら》し見《み》れば迷《めい》悟《ご》、物心等《ぶつしんとう》の二致《ち》は氷《こほり》に湯《ゆ》をかけし如《ごと》く解消《かいせう》するものである。

蘊《おん》はつゝみあつむる心《こゝろ》である。五蘊《おん》は、色《しき》、受《じゆ》、想《さう》、行《ぎやう》、識《しき》である。色《しき》とは、色彩《しきさい》、形狀《けいじやう》である、卽《すなは》ち色身《しきしん》である。受《じゆ》とは、受動《じゆどう》にして、仕掛《しかけ》られて動《うご》く心《こゝろ》である。行《ぎやう》は行爲《かうゐ》に現《あら》はるゝこゝろである。想《さう》は想像等《さうぞうとう》の現象《げんしやう》を云《い》ひ、識《しき》は識別《しきべつ》にして認識《にんしき》を云《い》ふのである。

皆《かい》はみなである。空《くう》は肉眼《にくがん》を以《もつ》て見《み》て何物《なにもの》もなき處《ところ》を空《くう》と云《い》ふ。自己《じこ》の心《こゝろ》を空《くう》する事《こと》を人《じん》空《くう》と云《い》ひ、法《はふ》を空《くう》する事《こと》を法空《はふくう》と云《い》ひ、二《ふた》つともに空《くう》するを皆空《かいくう》と云《い》ふのである。

約《つゞ》めて、五蘊《おん》を、皆空《みなくう》と覺《さと》りたる心《こゝろ》で照《てら》し見《み》る。

空中《くうちゆう》には、宇宙間《うちうかん》にある元素《げんそ》の總《すべ》てを包有《はうがん》して居《ゐ》る。卽《すなは》ち現《あら》はさんとするときは現《あら》はれざるものはない、水素《すいそ》あり、酸素《さんそ》あり、化合《くわがふ》せしめて水《みづ》を見《み》る如《ごと》く、萬有《ばんいう》も亦復《またまた》是《かく》の如《ごと》しであります。

五蘊《おん》の內《うち》の色《しき》を空《くう》と照見《せうけん》したる理由《りいう》は、科學《くわがく》の智識《ちしき》を以《もつ》てするものと、心象徹見《しんしやうてつけん》を以《もつ》てするものとの二樣《やう》の解釋《かいしやく》あり、科學《くわがく》を以《もつ》てする解剖分析《かいぼうぶんせき》の硏究《けんきう》に於《おい》て、此色身《このしきしん》を組織《そしき》せる細胞《さいはう》は、多數《たすう》元素《げんそ》の結合《けつがふ》せるものにして、元素《げんそ》は又電子《またでんし》の數《すう》に依《よつ》て定《さだ》まり、如何《いか》なる元素《げんそ》も、高壓電解《かうあつでんかい》により、形跡《けいせき》を止《とゞ》めざるに至《いた》り、殘《のこ》るものは、電子《でんし》のみとなり、電子《でんし》は色彩形狀《しきさいけいじやう》あるものにあらず、而《しか》して電子《でんし》の背後《はいご》には、何物《なにもの》も認《みとむ》るものなく、空《くう》である電子《でんし》は質量《しつりやう》に於《おい》て、元素《げんそ》の細析《さいせき》せられたる原子《げんし》の千八百《ひやく》分《ぶん》の一にして、一グラムの億分《おくぶん》の一の億分《おくぶん》の一の其又億分《そのまたおくぶん》の一の十萬《まん》分《ぶん》の一の容量《ようりやう》なりと云《い》ふ、斯《かく》の如《ごと》くして色《しき》は空《くう》なる事《こと》が證《しよう》せらるゝのであります。心象徹見《しんしやうてつけん》に於《おい》ては覺《さとり》に於《おい》て、空《くう》の見性成佛《けんしやうじやうぶつ》を得《う》る、即《すなは》ち空《くう》なりである。迷《まよひ》も覺《さと》りも總《すべ》て空《くう》なる事《こと》觀自在菩薩《くわんじさいぼさつ》は知《し》り得《え》て明々白々《めいくはくく》であります

受《じゆ》　受動《じゆどう》の心所《しんしよ》に於《おい》て、適意《てきい》、不適意《ふてきい》あるは已《すで》に不覺《ふかく》の境涯《きやうがい》である。世《よ》に不可抗力《ふかかうりよく》なく身《み》に不滿足《ふまんぞく》の事《こと》なきは、當然《たうぜん》とする所《ところ》であります。世《よ》に所謂《いはゆる》不可抗力《ふかかうりよく》と云《い》ふ所《ところ》のものは、地震《ぢしん》、大暴風《だいぼうふう》雨《う》、電雷《でんらい》、大津浪《おほつなみ》、崕崩《がけくづれ》等《とう》の損害《そんがい》を天災《てんさい》と名《な》づけて、一般《ぱん》に厄難《やくなん》とする所《ところ》であるが、智《ち》を以《もつ》て度《ど》せられざるもの一つもないのであります、自己《じこ》の無智《むち》を忘沒《まうぼつ》

して、罪《つみ》を天《てん》に歸《き》せんとするは、顚倒夢想《てんたうむさう》に外《ほか》ならないのであります。即《すなは》ち豫防《よばう》の出來《でき》ざるもの一として是れあらず、　地震《ぢしん》に對《たい》しては、地下《ちか》より鐵筋《てつきん》コンクリートにて固《かた》めたる耐震家屋《たいしんかおく》、大暴風雨《だいばうふうう》、大津浪《おほつなみ》、崖崩等《がけくづれとう》に對《たい》して防堤《ばうてい》を全《まつ》たうし、雷電《でんらい》に對《たい》しても避雷針等《ひらいしんとう》、覺悟《かくご》十分《ぶん》なるときは其災厄《そのさいやく》を免《まぬ》がるゝのであります。一身《しん》の受《う》くる不適意《ふてきい》は對者《たいしや》より受《う》くる處置《しよち》の不滿足《ふまんぞく》なるによる、其不滿足《そのふまんぞく》はいつでも、こちらの智慧《ちゑ》が足《た》らぬのが然《しか》らしめたので、反省《はんせい》の要《えう》なく分明《ぶんめい》なる事《こと》にて、受《じゆ》は空《くう》なる事《こと》、言《げん》を俟《ま》たざるのであります。

想《さう》　想《さう》は想像《さうぞう》、聯想等《れんさうとう》の心所《しんしよ》にして、所謂取越苦勞《いはゆるとりこしくらう》の如《ごと》きは、徒勞《とらう》に屬《ぞく》するものにて何《なん》の要《えう》をもなすものにあらず、つまり空想《くうさう》であります。

行《ぎやう》　行爲《かうゐ》の起《おこ》る心所《しんしよ》にして、彼《か》れは愛《あい》、是《これ》は憎《ぞう》と行爲《かうゐ》の分《わか》る、心作用《しんさよう》にて、心源《しんげん》を究《きう》極《きよく》すれば畢竟平等《ひつきやうびやうどう》にして差別《さべつ》ある事《こと》なきが故《ゆゑ》に空《くう》と同《おな》じであります。

識《しき》　智識《ちしき》にして、所謂妄想分別《いはゆるまうさうふんべつ》である、世智辨聰《せちべんそう》である。

香嚴《きやうげん》潙山《ゐさん》に參《さん》ず、潙山云《ゐさんいは》く、君《きみ》は博學多識《はくがくたしき》、聰明叡智《そうめいえいち》、千經萬論《せんきやうばんろん》に達《たつ》せりと聞《き》く、即《すなはち》今《いま》父母《ふぼ》末生《みしやう》以前《いぜん》に向《むか》つて一句《く》を云《い》へ、香嚴《きやうげん》答《こた》うる所《ところ》を知《し》らずと云《い》ふ事《こと》が或《あ》る本《ほん》に書《か》いてあります。學問智識《がくもんちしき》にては、般若《はんにや》の智慧《ちゑ》は得《え》られない、即《すなは》ち空《くう》と同《おな》じであります

父《ふ》母《ぼ》未《み》生《しやう》以《い》前《ぜん》の月《つき》か時鳥《ほととぎす》　自吟《じぎん》

科學智識《くわがくちしき》不可《ふか》ならず、唯《たゞ》、上下《じやうげ》閉塞《へいさい》、前後《ぜんご》矛盾《むじゆん》、左右《さいう》撞着《どちやく》、なくんば幸《さいはひ》なり。

南泉《なんせん》因《ちなみ》に趙州《じやうしうと》問《と》ふ如何《いかん》か是《こ》れ道《みち》、泉云《せんいは》く、平常心是道《へいじやうしんこれみち》、州云《しういは》く還《かへつ》て趣向《しゆかう》を假《か》るべきや否《いな》や、泉云《せんいは》く道《みち》は知《ち》にも屬《ぞく》せず不知《ふち》にも屬《ぞく》せず、知《ち》は是《こ》れ妄覺《まうかく》、不知《ふち》は是《こ》れ無記《むき》、若《も》し眞《しん》に不疑《ふぎ》の道《みち》に達《たつ》せば、猶《な》ほ太虚《たいこ》の廓然洞轄《くわくねんどうくわつ》たるが如《ごと》く、豈《あに》に強《し》ひて是非《ぜひ》すべけんや、州《しう》言下《げんか》に大悟《だいご》す（葛藤集《かつとうしふ》）。

今普通《いまふつう》の智識《ちしき》は有漏《うろう》なるが故《ゆゑ》に妄覺《まうかく》と云《い》ふ、覺《さと》りは非常《ひじやう》の階級《かいきふ》あるものにて單純《たんじゆん》なものにあらず、深《ふか》く極《きは》め盡《つく》さざれば達《たつ》するものにあらず、達《たつ》しても百尺竿頭《ひやくしやくかんとう》進一歩《しんいつぽ》、大死《だいし》一番大活現成《はんだいくわつげんじやう》を要《えう》するものであります。

要諦《えうてい》は見性《けんしやう》成佛《じやうぶつ》にあるのであります、某朝意識《ぼうてういしき》の現《あらは》れんとする瞬間《しゆんかん》、一閃《せん》、現象《げんしやう》あるもので（統一作用《とういつさよう》の行《おこな》はれんとする瞬間《しゆんかん》）誰《だれ》でも見性《けんしやう》し得《う》るものであります。

度《ど》す二 一切《さい》の 苦《く》 厄《やく》を一

度《ど》一切《さい》苦《く》厄《やく》

わたす。註解《ちうかい》に曰《いは》く、度《ど》は度脱《どだつ》なり、又曰《またいは》く、度《ど》は盡《つくす》なり、と、迷悟《めいご》の二致《ち》をわたし、物《もつ》心《しん》の二見《けん》をわたし盡《つく》して苦界《くかい》を脱《だつ》する事《こと》を得《う》るのである。

すべてのとよむ。名義集《めいぎしふ》に曰《いは》く、一は普及《ふきう》、切《さい》は盡際《じんさい》、と、有《あ》るかぎりのすべてと云《い》ふ意《い》味《み》にて、苦《く》のすべて、厄《やく》のすべてである。

苦《く》るしみ。生苦《しやうく》、老苦《らうく》、病苦《びやうく》、死苦《しく》、愛別離苦《あいべつりく》、怨憎會苦《えんぞうゑく》、求不得苦《きうふふくく》、五盛陰苦《せいいんく》の八苦《く》、は苦《く》の代表《だいへう》である。

厄難《やくなん》。欲厄《よくやく》、有厄《うやく》、見厄《けんやく》、無明流厄《むめうりうやく》は厄《やく》の代表《だいへう》である。天災《てんさい》として、天《てん》に罪《つみ》を負《おあ》はしむるのは、自《みづから》の反省《はんせい》する事《こと》の乏《とぼ》しきによるのであります。

約《つゞ》めて一切《さい》の苦厄《くやく》をわたし、こちらには、おあいにく樣《さま》であります。

受入《うけい》れて、想《おも》ふて、行《おこ》なふて、分別《ふんべつ》して、苦《く》を集《あつ》むるが故《ゆゑ》に四つのものが空《くう》なれば、苦《く》はないわけであります。覺悟《かくご》の身《み》は何《なん》の厄難《やくなん》もないわけであります。

舎《しや》 利《り》 子《し》

多《おほ》くの弟子《でし》の内《うち》、智慧第《ちゑだい》一と云《い》はれたる、舎利子《しやりし》を代表的《だいへうてき》に呼《よび》かけしのであります。

舎利子《しやりし》

色不異空《しきふいくう》、空不異色《くうふいしき》、色即是空《しきそくぜくう》、空即是色《くうそくぜしき》、受想行識亦復如是《じゆさうぎやうしきやくぶによぜ》、

色《しき》は不《ず》レ異《ことなら》レ空《くう》に

空《くう》には宇宙間《うちうかん》にある丈《だ》けの色《しき》は、皆有《みなあ》るを以《もつ》て、色《しき》は空《くう》に異《こと》ならぬのである。理《り》化學《くわがく》の智識《ちしき》にて（其領域内《そのれうゐきない》に於《おい》て）生命《せいめい》の存在《そんざい》を見出《みいだ》さんとするから不明《ふめい》に終《をは》るのである。

空《くう》は不《ず》レ異《ことなら》レ色《しき》に

空《くう》には肉眼《にくがん》にてこそ見《み》えぬ、宇宙間《うちうかん》にある丈《だ》けの色《しき》は、皆《みな》あるを以《もつ》て、空《くう》は色《しき》に異《こと》ならぬのである。物心《ぶつしん》の二見《けん》こそ迷《まよひ》の初《はじ》まりである。

色即是空《しきそくぜくう》

右《みぎ》は空《くう》と色《いろ》と相對觀《さうたいくわん》をなすが故《ゆゑ》に、色《しき》を空《くう》じて空《くう》なるにあらず、色其儘《しきそのまゝ》が空《くう》である。

空即是色《くうそくぜしき》

空其《くうその》まゝが、色《しき》である。別《べつ》に化學知識《くわがくちしき》をからなくともよい。

受想行識亦復如是《じゆさうぎやうしきやくぶによぜ》

受《じゆ》、想《さう》、行《ぎやう》、識《しき》も是《こ》の通《とほ》りである。

舍《しや》 利《り》 子《し》

舍利子《しやりし》

前《まへ》と同《おな》じ。

是《ぜ》 諸《しよ》 法《はふ》 空《くう》 相《さう》

是《この》諸法《しよはふ》の空相《くうさう》は

是諸法《ぜしよはふ》とは有形《いうけい》、無形《むけい》のものと云《い》ふ義《ぎ》。
空相《くうさう》は、空《くう》の現象《げんしやう》と云《い》ふ義《ぎ》。

不《ふ》生《しやう》、不《ふ》滅《めつ》、不《ふ》垢《く》、不《ふ》淨《じやう》、不《ふ》增《ぞう》、不《ふ》減《げん》、

不《ぜす》ㇾ生《しやう》

新《あた》らしく生《しやう》ずるわけではない。

然《しか》るに元素《げんそ》に於《おい》ても明治《めいぢ》十年頃《ねんごろ》は六十元素《げんそ》と云《い》ひ、大正《たいしやう》十年頃《ねんごろ》は八十元素《げんそ》と云《い》ひ、昭和《せうわ》十年頃《ねんころ》は九十元素《げんそ》と云《い》ふ樣《やう》にだん〱新生《しんせい》したる樣《やう》にあれども、是《これ》は新生《しんせい》したるにあらず、未《いま》だ發見《はつけん》せられざりしものが、發見《はつけん》せられし迄《まで》である。

復體《ふくたい》に於《おい》ても、例《たと》へば吾人《ごじん》にしても、單體《たんたい》が進化《しんくわ》して復體《ふくたい》となりし迄《まで》である。

不《せず》ㇾ滅《めつ》

滅《めつ》せるにあらず、生《しやう》せざるものが、滅《めつ》するの理《り》なきのである。理化學《りくわがく》に於《おい》ても、單體《たんたい》の不《ふ》生《しやう》、不滅《ふめつ》を知《し》りながら、生命《せいめい》の存在《そんざい》を外《ほか》に求《もとめ》やうとしてゐる、吐眉《どつび》毛《もう》在《あり》二眼上《がんじやう》に一であります

不《つかず》ㇾ垢《あか》

あかつかず。單體《たんたい》は理化學的《りくわがくてき》の力《ちから》にては變化《へんくわ》せしむる事《こと》の出來《でき》ないやうに、あかをつけやうとしても垢《あか》のつくものではないのである。不生《ふしやう》、不滅《ふめつ》の系統《けいとう》にして、空相《くうさう》の布演《ふえん》である

不《せず》ㇾ淨《きよまり》

淨《きよ》まりもせず。元純《もとじゆん》なるものなるが故《ゆゑ》に、此上《このうへ》きよまるものではない。

不《ず》増《まさ》

ますと云《い》ふ事《こと》もなし。最極《さいきよく》の單《たん》なるものなるが故《ゆゑ》に増《ま》す事《こと》はない、増減《ぞうげん》あるものは單《たん》ではないのであります。空相《くうさう》の布演《ふえん》である。

不《ず》減《へら》

へりもせぬ。純《じゆん》なるが故《ゆゑ》に、減《へ》らうはずがないのであります。

是《ぜ》故《こ》空《くう》中《ちゆう》

是故《このゆゑに》

このゆゑに。空《くう》の現象《げんしやう》が不生《ふしやう》、不滅《ふめつ》、不垢《ふく》、不淨《ふじやう》、不増《ふぞう》、不減《ふげん》であるからに、其空《そのくう》の中《なか》にはと云《い》ふ事《こと》であります。

空中《くうちゆう》には

空中《くうちゆう》とは、例《たと》へば被催眠術者《ひさいみんじゆつしや》が、術中《じゆつちゆう》の人《ひと》となりし如《ごと》く、空中《くうちゆう》の人《ひと》となつた以上《いじやう》は、

無《む》色《しき》無《む》受《じゆ》想《さう》行《ぎやう》識《しき》

無《なく》レ色《しき》無《なし》ニ受想行識《じゆさうぎやうしき》一も

五蘊《おん》が皆《みな》ない事《こと》になる、即《すなは》ち空《くう》ずる事《こと》を得《え》たるときは、色《しき》、受《じゆ》、想《さう》行《ぎやう》、識《しき》、は眼中《がんちゆう》になしであります。

以下《いか》は十二所《しよ》、十八界《かい》を空《くう》ずるのであります。

無《む》眼耳鼻舌身意《げんにびぜつしんい》、無《む》色聲香味觸法《しきしやうこうみしよくはふ》、

眼耳鼻舌身意《げんにびぜつしんい》は、六根《こん》にして空中《くうちゆう》の人《ひと》となりたる者《もの》には、彼樣《かやう》の者《もの》はないのである。

前《まへ》の六根《こん》に對《たい》する六塵《ぢん》も、空中《くうちゆう》の人《ひと》にはないのである。

無《なく》ニ眼耳鼻舌身意《げんにびぜつしんい》一も

無《なし》ニ色聲香味觸法《しきしやうこうみしよくはふ》一も

約《つゞ》めて、色《いろ》を見《み》、聲《こゑ》を聞《き》くによりて、うつくしきものを見《み》ては、ほしく思《おも》ひ、おもしろき聲《こゑ》を聞《き》きては、心《こゝろ》をとられ、ぷんと匂《にほ》ふ香《か》に迷《まよ》ひ、甘《あま》いものに食傷《しよくしやう》し、觸《ふ》れる感《かん》じに身《み》を害《がい》し、迷《まよ》ふ心《こゝろ》に愛憎起《あいぞうおこ》り、迷界《めいかい》の人《ひと》となる。空中《くうちゆう》の人《ひと》には、六根《こん》、六塵《ぢん》ともになきものである。有《あ》るものを、拂《はら》ひ捨《す》て、なしと云《い》ふにあらず、覺者《かくしや》には元來使用《ぐわんらいしよう》されぬのであります。

無眼界乃至無意識界《むげんかいないしむいしきかい》

無《なく》二眼界《げんかい》一も乃至《ないし》無《なし》二意識界《いしきかい》一も

眼界《げんかい》、耳界《にかい》、鼻界《びかい》、舌界《ぜつかい》、身界《しんかい》、意界《いかい》。色界《しきかい》、聲界《しやうかい》、香界《こうかい》、味界《みかい》、觸界《しよくかい》、法界《はふかい》。眼識界《がんしきかい》、耳識界《にしきかい》、鼻識界《びしきかい》、舌識界《ぜつしきかい》、身識界《しんしきかい》、意識界《いしきかい》の十八界《かい》なり。界《かい》とは、迷界《めいかい》とか、悟界《ごかい》とか、花柳界《くわりうかい》とか云《い》ふ様《やう》に、境界《きやうかい》あるを云《い》ふ、十八界《かい》も覺照徹見《かくせうてつけん》すれば皆無《かいむ》である

無無明《むむみやう》、**亦無無明盡**《やくむむみやうじん》、**乃至無老死**《ないしむらうし》、**亦無老死盡**《やくむらうしじん》、

無《なく》二無明《むみやう》一も

十二因縁《いんえん》を照見《せうけん》して無《な》くするのであります。

(1) **無明**《むみやう》　本心本性《ほんしんほんしやう》を明《あき》らめずして、道理《どうり》に暗《くら》き迷《まよひ》を云《い》ふ。

亦《また》無《なく》ニ無《む》
明《みやう》盡《じん》ニも乃《ない》
至《し》無《なく》ニ老《らう》
死《し》ニも亦《また》無《なし》ニ
老《らう》死《し》盡《じん》ニも

(2)**行**《ぎやう》　無明《むみやう》の心《こゝろ》起《おこ》りてより、一切《さい》善惡《ぜんあく》の業《ごふ》を造《つく》るを云《い》ふ。　過去《くわきよ》二因《いん》

(3)**識**《しき》　愛著《あいちやく》の念《ねん》を起《おこ》して、はじめて母《はゝ》の胎内《たいない》に宿《やど》るを云《い》ふ。

(4)**名色**《みやうしき》　胎内《たいない》に宿《やど》りて、目《め》口鼻手足《くちはなてあし》などの形《かたち》が出來《でき》て、受想行識《じゆさうぎやうしき》の備《そな》はるを云《い》ふ。

(5)**六入**《にふ》　身識《しんしき》が眼耳鼻舌身意《げんにびぜつしんい》の六根備《こんそな》はるを云《い》ふ。

(6)**觸**《しよく》　六根《こん》と六塵《ちん》と相對《あひたい》するを云《い》ふ。

(7)**受**《じゆ》　善惡《ぜんあく》の事《こと》を、心《こゝろ》に受入《うけい》るゝを云《い》ふ。　現在《げんざい》五果《くわ》

(8)**愛**《あい》　愛著《あいちやく》の心《こゝろ》を起《おこ》すを云《い》ふ。

(9)**取**《しゆ》　深《ふか》く執着《しふちやく》するを云《い》ふ。

(10)**有**《う》　執着《しふちやく》の因縁《いんねん》によりて、未來《みらい》の身《み》を受《う》くる。　現在《げんざい》三因《いん》

(11)**生**《しやう》　有《いう》の因縁《いんねん》により終《つひ》に又生《またうま》れ來《きた》るを云《い》ふ。

(12)**老死**《らうし》　年《とし》老《お》いて死《し》するを云《い》ふ。　未來《みらい》二果《くわ》

約《つゞ》めて、是《こ》れを十二因縁《いんねん》の流轉《るてん》と云《い》ふ。無明《むみやう》の業縁《ごふえん》により、今現在《いまげんざい》に作《つく》る業縁《ごふえん》を以《もつ》て。未來世《みらいよ》にて又生《またせい》を受《う》け、死《し》しては生《うま》れ、生《うま》れては死《し》し、三世《ぜ》の因果《いんぐわ》絶《た》えず、無量《むりやう》の苦《くるし》み

を受《うけ》て終《つひ》にやむことなし、是《こ》れ皆最初《みなさいしよ》の無明《むみやう》の一念《ねん》の迷《まよひ》に依《よつ》て種々《しゆぐ》の苦《く》を受《う》くるを云《い》ふ無明盡《むみやうじん》、老死盡《らうしじん》とは、滅盡定《めつじんじやう》とて、座禪修業《ざぜんしうげふ》により、無明乃至老死《むみやうないしらうし》等《とう》の苦《く》を滅《めつ》し盡《つく》すを無明盡《むみやうじん》とか乃至《ないし》老死盡《らうしじん》とか云《い》ふ。

照見《せうけん》すれば十二因縁《いんねん》もなく、十二因縁《いんねん》を滅盡《めつじん》する事《こと》もなしと云《い》ふのであります。

無《む》苦《く》集《しふ》滅《めつ》道《だう》

苦諦《くてい》、集諦《しふてい》、滅諦《めつてい》、道諦《どうてい》の四諦《てい》なり。過去《くわこ》の業障《ごふしやう》に依《よつ》て今此身《いまこのみ》を受《う》け、種々《しゆぐ》の苦《くる》しみあるを苦諦《くてい》と云《い》ふ。過去《くわこ》の諸悪業《しよあくごふ》の因《いん》を集《あつ》めたるを集諦《しふてい》と云《い》ふ。一切《さい》の煩悩妄想《ぼんなうまうさう》を滅《めつ》するを滅諦《めつてい》と云《い》ふ。煩悩《ぼんなう》を滅《めつ》して、不生不滅《ふしやうふめつ》の涅槃《ねはん》の樂界《らくかい》に至《いた》る修業《しうげふ》の所《ところ》を道諦《だうてい》と云《い》ふ。

無《なく》苦《く》集《しふ》滅《めつ》道《だう》

約《つゞ》めて、過去《くわこ》の因縁《いんねん》により、煩悩《ぼんなう》の苦《く》るしみを受《う》くる身《み》をまねきたるなり、此苦《このく》を離《はな》るる事《こと》を求《もと》むるには、之《これ》を滅《めつ》する道《みち》を修行《しうぎやう》して不生不滅《ふしやうふめつ》の寂靜《じやくじやう》の所《ところ》に至《いた》る。是《こ》れも照見《せうけん》すれば無《む》であると云《い》ふのであります。

無《む》智《ち》亦《やく》無《む》得《とく》

智《ち》は有漏《うろう》の智《ち》にして、之《こ》れが爲《た》めに迷路《めいろ》に入《い》る、相對觀《さうたいくわん》は見性《けんしやう》せざる淺薄《せんはく》の智《ち》なり、照見《せうけん》すれば、此世智《このせち》を無《な》くして一路《ろ》聖地《せいち》に向《むか》ふのであります。

無《なく》レ智《ち》も

亦《また》無《なし》レ得《とく》も

得《とく》の心《こゝろ》も照見《せうけん》して無《な》くするのであります。

以《い》無《む》所《しよ》得《とく》故《こ》

苟《いやしく》も名譽《めいよ》を得《え》んが爲《ため》とか、表彰《へうしやう》せられんが爲《ため》とか、有所得《うしよとく》の心《こゝろ》にてなせし事《こと》は眞諦《しんてい》にあらず、般若《はんにや》の利劍《りけん》を以《もつ》て、兩頭共《りやうとうとも》に截斷《さいだん》、所得更《しよとくさら》になきが

以《もつて》レ無《なきを》二所得《しよとく》一故《ゆゑに》

故茲《ゆゑこゝ》に絕對大《ぜつたいだい》なる功德《くどく》が現《あら》はるゝのであります。

菩《ほ》提《だい》薩《さつ》埵《た》

菩《ぼ》提《たい》

覺《さとる》と譯《やく》す。意識現象《いしきげんしやう》が明鏡《めいきやう》の如《ごと》くなるを云《い》ふので、拭《ふ》きあげた鏡《かゞみ》であれば、明《あき》らかに現《あら》はるゝのである。

薩《さっ》埵《た》

衆生《しうじやう》と譯《やく》す。衆生《しうじやう》とは、皆《み》なの人《ひと》と云《い》ふ意《い》であります。

依《え》般若《にや》波《は》羅《ら》蜜《み》多《た》故《こ》

約《つゞ》めて、觀自在菩薩《くわんじざいぼさつ》を云《い》ふのであります。

依《よる》㆓般《はん》若《にや》波《は》羅《ら》蜜《み》多《た》㆒故《ゆゑ》

絶對智《ぜつたいち》にて濟度《さいど》せらるゝに依《よ》るが故《ゆゑ》であります。

心《しん》無《む》罣《けい》礙《げ》

心《こゝろ》に無《なし》㆓罣《けい》礙《げ》㆒

心虚空界《こゝろこくうかい》の如《ごと》く、何《なん》の障《さは》りも、何《なん》のひつかゝりもないのであります。

無《む》罣礙《けいげ》故《こ》無《む》有《う》恐怖《くふ》

無《なき》二罣礙《けいげ》一故《ゆゑ》に無《なし》レ有《あること》二恐怖《くふ》一

生滅《しやうめつ》なきが故《ゆゑ》に生死《せいし》の恐怖《くふ》ある事《こと》なし、生死《せいし》以外《いぐわい》の事《こと》に於《おい》ても般若《はんにや》の智慧《ちゑ》の上《うへ》には、種々《しゆぐ》の難問《なんもん》に逢《あ》ふも、洞然明朗《どうぜんめいらう》、恐《く》怖《ぶ》心《しん》の起《おこ》る事《こと》がないのであります。

遠離《をんり》一功《さい》顛倒《てんたう》夢想《むさう》

遠《をん》二離《り》し一功顛倒夢想《さいてんたうむさう》一を

遠離《をんり》は遠《とほ》ざけ離《はな》るゝなり、顛倒《てんたう》はさかさまなり、夢想《むさう》は有《あ》るものをないやうに、無《な》いものを有《あ》るやうに想《おも》ふたりする。

約《つゞ》めて一切《さい》のさかさまのかんがへ、夢《ゆめ》のやうな想《おも》ひを遠《とほ》ざけ離《はな》れてと云《い》ふのであります

究《く》竟《ぎやう》涅《ね》槃《はん》

究《く》竟《ぎやう》涅《ね》槃《はん》を

究竟《くぎやう》はきはめつくすなり、涅槃《はんにや》は、圓滿淸淨《ゑんまんしやうじやう》と云《い》ふ義《ぎ》。

約《つゞ》めて、涅槃《はんにや》のおさとりをきはめつくすといふのであります。

三世《ぜ》諸《しよ》佛《ぶつ》

三世《ぜ》の諸《しよ》佛《ぶつ》

三世《ぜ》は、過去《くわこ》、現在《げんざい》、未來《みらい》なり、佛《ほとけ》は覺者《かくしや》と譯《やく》す。

約《つゞ》めて、聲聞《しやうもん》、緣覺《えんかく》、菩薩《ぼさつ》、佛《ぶつ》と云《い》ふ覺《さと》りの階級《かいきふ》を立《た》てたる最高位《さいかうゐ》の佛《ほとけ》であります。

依《え》般《はん》若《にや》波《は》羅《ら》蜜《み》多《た》故《こ》

依《よるが》般《はん》若《にや》波《は》羅《ら》蜜《み》多《た》故《ゆゑに》

般若波羅蜜多《はんにやはらみた》に依《よ》るが故《ゆゑ》にであります。

得《とく》阿《あ》耨《のく》多《だ》羅《ら》三藐《みやく》三菩《ぼ》提《たい》

阿《あ》耨多羅《のくだら》三藐《みやく》三菩提《ぼだい》は譯《やく》して無上《むじやう》成等《じやうとう》正覺《しやうかく》。

得《うる》阿《あ》耨多羅《のくだら》三藐《みやく》三菩《ぼ》提《だい》を

約《つゞ》めて、上《うへ》のない、成就《じやうじゆ》せる正《たゞ》しき覺《さとり》と云《い》ふのであります。

故《こ》知《ち》般《はん》若《にや》波《は》羅《ら》蜜《み》多《た》、是《ぜ》大《だい》神《しん》呪《じゆ》 是《ぜ》大《だい》明《みやう》呪《じゆ》、是《ぜ》無《む》上《じやう》呪《じゆ》、是《ぜ》無《む》等等《とう〱》呪《じゆ》、

讀《よ》んで字《じ》の如《ごと》くであります。

故知《ゆゑにしる》般若《はんにや》波羅《はら》蜜《み》多《たは》

呪《じゆ》とは眞言《しんごん》祕密《ひみつ》とか、諸佛《しよぶつ》の密語《みつご》とか云《い》ふ意《い》。

是《これ》大《だい》神《しん》呪《じゆ》

神妙《しんめう》にして斗《はか》り知《し》る事《こと》あたはざる眞言《しんごん》と云《い》ふのであります。

是《これ》大《だい》明咒《みやうじゆ》

暗夜《あんや》のともしびの如《ごと》き、光明《くわうみやう》の密語《みつご》と云《い》ふのであります。

是《これ》無《む》上咒《じやうじゆ》

上《うへ》のない眞言《しんごん》と云《い》ふのであります。

是《これ》無《む》等等咒《とうとうじゆ》

此咒《このじゆ》に等《ひと》しき咒《じゆ》なきを云《い》ふのであります。

能除《のうぢよ》一功《さい》苦《く》眞實《しんじつ》不虚《ふこ》

よく一切《さい》の苦《く》を除《のぞ》き、眞實《しんじつ》にして虚《うそ》でないぞよ、と、止《と》めをさしたのであります。

能《よく》除《のぞき》二一功《さい》苦《く》を一眞實《しんじつにして》不《ならず》レ虚《こ》

約《つゞ》めて、上來《じやうらい》述《の》べ來《きた》りたる事《こと》は眞劍《しんけん》實際《じつさい》であつて決《けつ》して虚言《きよげん》でないぞと強《つよ》く斷言《だんげん》されたのであります。此勇氣《このゆうき》なければ、般若《はんにや》の利刀《りとう》を以《もつ》て、迷妄《めいまう》の錯節《さくせつ》を截《き》る事能《ことあた》はざるのであります。

故《こ》説《せつ》般《はん》若《にゃ》波《は》羅《ら》蜜《み》多《た》呪《じゅ》

故《ゆゑ》に般若波羅蜜多呪《はんにゃはらみたじゅ》を説《と》く。

故《ゆゑに》説《とく》ニ般若《はんにゃ》波羅《はら》蜜多《みた》呪《じゅ》ヲ一

即《そく》　説《せつ》　呪《じゅ》　曰《わつ》

即《すなは》ち呪《じゅ》を説《と》いて曰《いは》く。

即《すなはち》説《といて》レ呪《じゅ》曰《いはく》

掲《ぎやう》諦《てい》掲《ぎやう》諦《てい》波《は》羅《ら》掲《ぎやう》諦《てい》波《は》羅《ら》僧《そう》掲《ぎやう》諦《てい》

度《ど》す。

掲《ぎやう》諦《てい》

掲諦《ぎやうてい》　度《ど》す。

波羅掲諦《はらぎやうてい》　迷《まよひ》を度《ど》す。

波羅僧掲諦《はらそうぎやうてい》　迷《まよひ》を總度《そうど》す。

約《つゞ》めて、初《はじめ》の度《ど》すは自分《じぶん》を度《ど》するなり、次《つ》ぎの度《ど》すは人《ひと》を度《ど》するなり、波羅掲諦《はらぎやうてい》は迷《まよひ》を済度《さいど》するなり、波羅僧《はらそう》の僧《そう》は總《そう》と同《おな》じ、即《すなは》ち總《そう》やう済度《さいど》するのであります。

菩《ほ》提《ぢ》娑《そ》婆《は》訶《か》

菩《は》提《ぢ》　おさとり。

娑《そ》婆《は》訶《か》

成就《じやうじゆ》と譯《やく》す。

約《つゞ》めて、おさとりが、成就《じやうじゆ》と云《い》ふのであります。

見性《けんしやう》成佛《じやうぶつ》は、統一《とういつ》作用《さよう》の行《おこな》はれんとする瞬間《しゆんかん》、意識表象發展《いしきへうしやうはつてん》の動機《どうき》にして、見性《けんしやう》の現在《げんざい》に於《おい》ては瞬間《しゆんかん》にして、唯廓落《たゞくわくらく》とか、洞然《どうぜん》とか云《い》ふの外《ほか》はない、見性《けんしやう》の直前《ちよくぜん》は、明星《みやうじやう》の一閃《せん》あるのみ、蓋《けだ》し全《ぜん》意識《いしき》にはあらず、見性《けんしやう》の直後《ちよくご》は、唯心身《たゞしんしん》の快活《くわいくわつ》を覺《おぼ》ゆるのみ、爾後《じご》心身狀態行爲《しんしんじやうたいかうゐ》の一變《ぺん》を見《み》たり三十年來《ねんらい》の疑問《ぎもん》たる、心《こゝろ》の變化《へんくわ》は如何《いか》なるものか、刻々《こくこく》轉《てん》ずるのは何《なに》によるか、心《こゝろ》の背後《はいご》に何物《なにもの》か心《こゝろ》を操縱《さうじゆう》するものあるか等《とう》、一時《じ》に脫落《だつらく》し、解消《かいせう》し、皆空《かいくう》なのであります。

第卅七編　補《ほ》遺《ゐ》錄《ろく》

認《にん》識《しき》

指壓療法《しあつれうはふ》は、一般的《ぱんてき》には勿論《もちろん》、疾病治療《しつぺいちれう》に從《したが》ふ者《もの》に於《おい》ても、認識甚《にんしきはなは》だ乏《とぼ》しく、健康增進《けんかうぞうしん》、諸病豫防《しよびやうよばう》、疾病治療《しつぺいちれう》の三法《はふ》を通《つう》じて、其用途廣汎《そのようとくわうはん》である。而《しか》して效果多大《かうくわただい》なるのみならず、絕對《ぜつたい》になくてはならぬ治病上《ちびやうじやう》の權威《けんゐ》を持《も》つものたるを知《し》らず、例《たと》へば胃擴張《ゐかくちやう》、胃下垂《ゐかすゐ》の治療《ちれう》は、他《た》の方法《はうはふ》にては治效《ちかう》を見《み》る事能《ことあた》はざるも、指壓療法《しあつれうはふ》にては完全《くわんぜん》に治效《ちかう》を見《み》るのである、又盲腸炎《またまうちやうえん》の豫防《よばう》、近眼《きんがん》、老眼等《らうがんとう》の豫防《よばう》等《とう》は指壓療法《しあつれうはふ》を除《のぞ》いて、他《た》に何等《なんら》の方法《はうはふ》をも見出《みだ》す事《こと》が出來《でき》ない、或《あるひ》は頭痛止《づつうどめ》、腹痛止《ふくつうどめ》、齒痛止等《しつうどめとう》の如《ごと》きも無害輕便《むがいけいべん》、之《こ》れに比《ひ》するものを見出《みいだ》さない、卽今其認識《そつこんそのにんしき》をたかめ、廣大《くわうだい》なる恩惠《おんけい》に浴《よく》せしめんと欲《ほつ》する所以《ゆゑん》である。

意《い》識《しき》現《げん》象《しやう》

意識現象《いしきげんしやう》は恰《あたか》も活動寫眞《くわつどうしやしん》の狀態《じやうたい》の如《ごと》く、生《しやう》、住《じゆう》、異《い》、滅《めつ》、生《しやう》、住《じゆう》、異《い》、滅《めつ》と、無始《むし》、無終《むしう》、無際《むさい》、無《む》窮《きう》に活動《くわつどう》して常《つね》に現在的《げんざいてき》に顯現《けんげん》しつゝある、此速力《このそくりよく》は算數《さんすう》の及《およ》ぶ所《ところ》にあらず、而《しか》して、注意《ちゆうい》せざるものは認識《にんしき》する事《こと》なし、此活動《このくわつどう》に於《おい》て、發起《はつき》せらるゝ、千萬億無量《せんまんおくむりやう》の能力《のうりよく》は、受《じゆ》、想《さう》、行《ぎやう》、等《とう》の現滅極《げんめつきはま》りなき意識現象《いしきげんしやう》にして、適意《てきい》、不適意《ふてきい》、快《くわい》、不快《ふくわい》、樂苦等《らくくとう》、系統的《けいとうてき》に欲《よく》、慧《ゑ》、念《ねん》、信《しん》、輕安《けいあん》、捨等《しやとう》の相續無窮《さうぞくむきう》なるものにして、意識現象《いしきげんしやう》はいつでも、現在的《げんざいてき》の事《こと》を云《い》ふのである。

相對的《さうたいてき》（科學的《くわがくてき》）絶對的《ぜつたいてき》（見性的《けんしやうてき》）比判《ひはん》

科《くわ》 赤兒《あかご》が始《はじ》めて、乳《ちゝ》を呑《の》むのは、唯《たゞ》、呑《の》む爲《ため》に呑《の》むのではない。生《い》きる爲《ため》に呑《の》むのである。

見《けん》 赤兒《あかご》が始《はじ》めて、乳《ちゝ》を呑《の》むのは唯《たゞ》、呑《の》む爲《ため》に呑《の》むのである。

判《はん》 生《い》きる爲《た》めと云《い》ふ理由《りいう》を付《つ》けないでも、生《い》きるのは生物《せいぶつ》の本能《ほんのう》である、凡《すべ》て爲《た》めとか、故《ゆゑ》とか云《い》ふ事柄《ことがら》は天眞《てんしん》ではない、且《か》つ事前《じぜん》ではなくして、事後《じご》に附《つ》けられたる理屈《りくつ》に用《もち》ひらるゝものである。

科《くわ》は科學的《くわがくてき》（相對的《さうたいてき》）　**見《けん》**は見性的《けんしやうてき》（絶對的《ぜつたいてき》）　**判《はん》**は比判《ひはん》。

直《ちよく》覺《かく》

科《くわ》　意識《いしき》を以《もつ》て直覺《ちよくかく》する。

見《けん》判《はん》　統《とう》一せられんとする瞬間《しゆんかん》に直覺《ちよくかく》する。

統《とう》一せられて始《はじ》めて、意識現象《いしきげんしやう》は成立《せいりつ》するものにして、已《すで》に統《とう》一せられたる意識現象《いしきげんしやう》は直《ちよく》覺《かく》にあらず、意識覺《いしきかく》である、眠《ねむ》りが覺《さ》めた意識《いしき》は、覺《さ》めた意識《いしき》である、直覺《ちよくかく》は未《いま》だ統《とう》一せられず、將《まさ》に統《とう》一せられんとする瞬間《しゆんかん》、廓落《くわくらく》して、覺《さ》めた時《とき》、現在意識現象《げんざいいしきげんしやう》は、洒々落々《しやくしやくらくらく》の境界《きやうがい》である。

附記《ふき》　覺《さめ》た後《のち》、行爲《かうゐ》其他《そのた》の變態《へんたい》、寡言者《くわげんしや》が多辯者《たべんしや》になる、取越《とりこ》し苦勞《くらう》をせぬ樣《やう》になる。恐怖《きようふ》ある事《こと》なし、物《もの》を麁末《そまつ》にせぬ樣《やう》になる、對者《たいしや》に平等《びやうどう》の待遇言語《たいぐうげんご》をなす樣《やう》になる。侵《おか》す事《こと》なく犯《おか》さるゝ事《こと》なし、生物《せいぶつ》を殺《ころ》さぬ樣《やう》になる、以上《いじやう》、思慮分別《しりよふんべつ》は少《すこ》しも加《く》はへられたるにあらず、自他《じた》に律《りつ》せられしにあらず、只《たゞ》ありのまゝなのである。

實《じつ》理《り》

科《くわ》　人《ひと》を待遇《たいぐう》するにしても各人《かくじん》の價値《かち》によるのが正當《せいたう》である。

見《けん》　人《ひと》を待遇《たいぐう》するにしても、平等《びやうどう》にして差別《さべつ》はない。

判《はん》　人《ひと》の行《おこ》なふべき道《みち》は、難《なん》なく、易《い》なしである。

「毫釐《がうりん》も差《さ》あれば、天地懸隔《てんちけんかく》」（信心銘《しんしんめい》）。

科《くわ》　何故《なにゆゑ》に善《ぜん》に從《したが》はねばならぬかの説明《せつめい》を要《えう》する。

見《けん》　善《ぜん》は性徳《しやうとく》の發展《はつてん》である。

判《はん》　善《ぜん》は行爲《かうゐ》の比判《ひはん》であるから、理由《りいう》を附《つ》けるのは事後《じご》である。善《ぜん》は他《た》と自《みづから》に律《りつ》せらるゝものでない。

科《くわ》　**活動善**《くわつどうぜん》、理想《りさう》の實現《じつげん》、自己其物《じこそのもの》の性質《せいしつ》より起《おこ》る。

見《けん》　**活動善**《くわつどうぜん》、性徳發展《しやうとくはつてん》の動機《どうき》、統一作用《とういつさよう》の行《おこな》はれんとする際《きは》より起《おこ》る。

判《はん》　科學智《くわがくち》と般若智《はんにやち》と明月蘆花《めいげつろくわ》である。

科《くわ》

生命《せいめい》の祕密《ひみつ》が、物質構成《ぶつしつかうせい》の窮極《きうきよく》の單位《たんゐ》である電子《でんし》、原子《げんし》、などの中《なか》に隱《かく》されて居《を》つて、これらのもの〻、立《た》ち入《い》つた、物理《ぶつり》、化學的研究《くわがくてきけんきう》によつて、生命《せいめい》の存在《そんざい》が、物理學的乃至化學的《ぶつりがくてきないしくわがくてき》に理解《りかい》せらる〻に至《いた》るかも知《し》れぬと云《い》ふ臆測《おくそく》がある、然《しか》し未《いま》だ發見《はつけん》せらる〻に至《いた》らない、即《すなは》ち、生命《せいめい》と、物理化學的分析《ぶつりくわがくてきぶんせき》とは、相補《さうほ》の關係《くわんけい》にある。

色即是空《しきそくぜくう》。

見《けん》

判《はん》

身體《しんたい》は無數《むすう》の細胞《さいばう》にて組織《そしき》せられ、細胞《さいばう》は又多數《またたすう》の元素《げんそ》にて構成《こうせい》せられ、元素《げんそ》は又電子《またでんし》の數《すう》によつて定《さだ》まり、電子《でんし》（電氣原子《でんきげんし》）は解剖《かいぼう》の終極《しうきよく》である。單體《たんたい》に於《おい》ても、復體《ふくたい》に於《おい》ても統《とう》一の作用《さよう》によつて成立《せいりつ》するのである。之《これ》を統《とう》一の力《ちから》と云《い》ふ、統《とう》一の力《ちから》は自己《じこ》より起《おこ》るのである統《とう》一作用《さよう》なくして、成立《せいりつ》するものにあらず、又存在《またそんざい》するものにあらず、例《たと》へば意識《いしき》現象《げんしやう》にしても、自己《じこ》の統《とう》一作用《さよう》なくしては、成立《せいりつ》しないのである、成立《せいりつ》しないものは、存在《そんざい》するものでない。單體《たんたい》なる電子《でんし》の存在《そんざい》は、電子其《でんしその》もの〻統《とう》一力《りよく》による。生命《せいめい》の存在《そんざい》は、生命其《せいめいその》もの〻統《とう》一力《りよく》による。

色即是空《しきそくぜくう》　空《くう》の現象《げんしやう》は不生《ふしやう》、不滅《ふめつ》、不垢《ふく》、不淨《ふじやう》、不增《ふぞう》、不減《ふげん》、である。

第卅八編　指壓療法《しあつれうはふ》　跋《はつ》

目《もく》次《じ》

はしがき

此書《このしよ》二十年來《ねんらい》の起草《きさう》にかゝり往々重復《わうくぢゆうふく》せる所あるものは、久《ひさ》しき實驗《じつけん》に於《おい》て、重《おも》きを置《お》く所《ところ》なるが故《ゆゑ》添削《てんさく》を加《くは》へざるによる。

指《し》壓《あつ》療《れう》法《はふ》跋《はつ》

一　凡《おそ》そ身體《しんたい》の健康《けんかう》は、身體《しんたい》の外部《ぐわいぶ》と、身體《しんたい》の內部《ないぶ》と其《その》發達《はつたつ》强健《きやうけん》の程度《ていど》を均等《きんとう》ならしむるに在《あ》り。現今《げんこん》の體育《たいいく》は運動方法《うんどうはうはふ》の偏傾《へんけい》により、身體《しんたい》の外部《ぐわいぶ》と、身體《しんたい》の內部《ないぶ》と比較權衡《ひかくけんかう》を得《え》ず、外部《ぐわいぶ》よく發達《はつたつ》し、內部薄弱《ないぶはくじやく》なるもの甚《はなは》だ多《おほ》し、爲《た》めに新陳代謝《しんちんたいしや》を過《あやま》り、健康《けんかう》を害《そこな》ひ疾患《しつくわん》を招《まね》くに至《いた》る。

第一章　指壓療法《しあつれうはふ》の使命《しめい》

第一節　內外平等《ないぐわいびやうどう》

(1)內外平等《ないぐわいびやうどう》に刺戟《しげき》を與《あた》へ、運動《うんどう》を起《おこ》し、全身的《ぜんしんてき》及《およ》び局部的《きよくぶてき》に諸機能《しよきのう》を旺盛《わうせい》ならしめ、內外平等《ないぐわいびやうどう》に健康《けんかう》を增進《ぞうしん》するに在《あ》り。

第二節　抵抗力養成《ていかうりよくやうせい》

(1)疾病《しつぺい》の內因《ないいん》をなす柔弱《じうじやく》なる身體《しんたい》を改《あらた》め、抵抗力《ていかうりよく》を强《つよ》くして疾病《しつぺい》を豫防《よばう》するに在《あ》り。

第三節　自癒能力發揮《じゆのうりよくはつき》

(1)疾病《しつぺい》は身體諸營爲《しんたいしよえいゐ》の完全《くわんぜん》ならざるが故《ゆゑ》に、之《これ》を改《あらた》め自癒能力《じゆのうりよく》を發揮《はつき》して疾病《しつぺい》を治癒《ちゆ》せしむるに在《あ》り

第二章　各學《かくがく》より見《み》たる效果《かうくわ》

第一節　組織學《そしきがく》より見《み》たる效果《かうくわ》

(1)身體《しんたい》を組織《そしき》せる細胞《さいばう》は、刺戟《しげき》、興奮《こうふん》の機能《きのう》を有《いう》するが故《ゆゑ》に、徹底的《てつていてき》に指壓《しあつ》するときは淺深各部《せんしんかくぶ》細胞《さいはう》の興奮《こうふん》を起《おこ》し、燃燒作用《ねんせうさよう》旺《さかん》に行《おこな》はれ、溫《をん》の發生《はつせい》を促進《そくしん》し、細胞《さいばう》の新生《しんせい》、發育《はついく》、播殖《はんしよく》を盛《さかん》ならしむ。

第二節　解剖學《かいぼうがく》、生理學《せいりがく》より見《み》たる效果《かうくわ》

(1)身體《しんたい》の全部《ぜんぶ》に網羅《もうら》せる神經《しんけい》は刺戟《しげき》に應《おう》じ興奮《こうふん》するの機能《きのう》あり、指壓《しあつ》により、之《これ》の調節《てうせつ》をなす。

(2)脊髓神經《せきずゐしんけい》の交感神經《かうかんしんけい》を經由《けいいう》して內部《ないぶ》に至《いた》れる神經作用《しんけいさよう》を脊柱兩側《せきちゆうりやうそく》の迫壓《はくあつ》により調節《てうせつ》し且反射機轉《かつはんしやきてん》を發揮《はつき》せしむ。

(3)身體《しんたい》の全部《ぜんぶ》に行亙《ゆきわた》れる血管及淋巴管《けつくわんおよびりんぱくわん》を指壓《しあつ》して、血管及淋巴管固有《けつくわんおよびりんぱくわんこいう》の性能《せいのう》を强盛《きやうせい》にし、血液及《けつえきおよび》淋巴液等《りんぱえきとう》の循行《じゆんかう》を全《まつた》うす。

(4)血管《けつくわん》の抑壓《よくあつ》は、血管神經《けつくわんしんけい》の機能《きのう》を調節《てうせつ》し、心動及血行《しんどうおよびけつかう》を齊整《さいせい》す。

(5)筋肉《きんにく》は伸展性《しんてんせい》、收縮性《しうしゆくせい》、彈力性《だんりよくせい》あり、指壓《しあつ》により、其性能《そのせいのう》を發揮《はつき》し强健《きやうけん》の度《ど》を增《ま》す。

(6)指壓《しあつ》は內臟《ないざう》の運動《うんどう》を調節《てうせつ》し、其能力《そののうりよく》を全《まつた》からしむ。

(7) 指壓《しあつ》は全身的及局部的《ぜんしんてきおよびきよくぶてき》に運動《うんどう》を起《おこ》すが故《ゆゑ》に生物《せいぶつ》の本能《ほんのう》に適《てき》す、其他《そのた》枚擧《まいきよ》に遑《いとま》あらず。

第三節　衛生學《ゑいせいがく》より見《み》たる效果《かうくわ》

(1) 傳染性《でんせんせい》の疾患《しつくわん》は、性病《せいびやう》を除《のぞ》くの外《ほか》抵抗力《ていかうりよく》の强弱《きやうじやく》に關《くわん》するものなるが故《ゆゑ》に指壓療法《しあつれうはふ》により抵抗力《ていかうりよく》を强大《きやうだい》ならしめ、之《これ》に罹《かゝ》る憂《うれひ》なからしむ。

(2) 肺結核《はいけつかく》の如《ごと》き、體格《たいかく》、體質《たいしつ》の改良《かいりやう》により、之《これ》に罹《かゝ》ることなからしむるは指壓療法《しあつれうはふ》に若《し》くものなし。

第四節　病理學《びやうりがく》より見《み》たる效果《かうくわ》

(1) 凡《およ》そ疾病《しつぺい》は神經機能《しんけいきのう》の異常《いじやう》ならざるものなし、指壓療法《しあつれうはふ》は之《こ》れを調節《てうせつ》するが故《ゆゑ》に特效《とくかう》あり。

(2) 疾病《しつぺい》は全身的《ぜんしんてき》なるもの多《おほ》く、若《も》し局部的《きよくぶてき》なるも各臟器關係《かくざうきくわんけい》あるが故《ゆゑ》に全身的及局部的《ぜんしんてきおよびきよくぶてき》の指壓療法《しあつれうはふ》は他《た》に類《るゐ》を見《み》ざる效果《かうくわ》あり。

第五節　理化學《りくわがく》より見《み》たる效果《かうくわ》

(1) 指壓《しあつ》は身體《しんたい》の機械的作《きかいてきさ》用《よう》を促進《そくしん》す。

(2) 指壓《しあつ》は身體《しんたい》の分解作《ぶんかいさ》用及酸化作用《ようおよびさんくわさよう》を促進《そくしん》す。

第六節　生物學《せいぶつがく》より見《み》たる效果《かうくわ》

(1)生物《せいぶつ》は刺戟《しげき》、感應《かんおう》により新陳代謝作用《しんちんたいしやさよう》行《おこな》はれ生活《せいくわつ》しつゝあるが故《ゆゑ》に指壓療法《しあつれうはふ》は、之《これ》を助勢《じよせい》するにより効果顯著《かうくわけんちよ》なり。

第七節　心理學《しんりがく》より見《み》たる効果《かうくわ》

(1)心理作用《しんりさよう》を平穩《へいおん》ならしむるが故《ゆゑ》に、心身《しんしん》の調和《てうわ》をなす。

(2)感情等《かんじやうとう》の異常興奮《いじやうこうふん》を緩和《くわんわ》し、苦惱《くなう》を拔《ぬ》ぎ、快樂《くわいらく》を與《あた》ふ。

第八節　哲學《てつがく》より見《み》たる効果《かうくわ》

(1)意識現象《いしきげんしやう》を明朗《めいらう》にし、統一作用《とういつさよう》を全《まつた》からしむ。

(2)相對的觀念《さうたいてきくわんねん》を脫却《だつきやく》し、精神統一《せいしんとういつ》せられ、疾病治癒《しつぺいちゆ》の効《かう》あらしむ。

第九節　信條《しんでう》より見《み》たる効果《かうくわ》

(1)自他統一洞然明白《じたとういつどうぜんめいはく》、廓然不疑《くわくねんふぎ》の道《みち》を得《え》て疾病《しつぺい》を治癒《ちゆ》せしむ。

(2)豫後《よご》の健康《けんかう》を增進《ぞうしん》し、安心立命《あんしんりつめい》、信仰《しんかう》の生涯《せいがい》を得《え》せしむ。

第三章　指壓療法《しあつれうはふ》の有益《いうえき》なる諸件《しよけん》

第一節　育兒《いくじ》として

(1)發育《はついく》の際《さい》に來《きた》る諸患《しよくわん》を防《ふせ》ぎ、完全《くわんぜん》に發育《はついく》せしむ。

第二節　老齢《らうれい》に對《たい》して

(1)將《まさ》に起《おこ》り來《きた》らんとする諸患《しよくわん》、又《また》は已《すで》に起《おこ》り來《きた》りたる諸障碍《しよしやうがい》を排除《はいじよ》し、無病長壽《むびやうちやうじゆ》を得《え》せしむ。

第三節　他《た》に卓越《たくえつ》せる件々《けんけん》

(2)自療法《じれうはふ》としては、別《べつ》に時間《じかん》を要《えう》せず、有效《いうかう》に行《おこな》はる。

(3)飛行機《ひかうき》や、汽車《きしや》や、汽船《きせん》の中又《なかまた》は深夜《しんや》等《とう》、突發《とつぱつ》せる病患《びやうくわん》を應急治療《おうきふちれう》する事《こと》を得《う》べし。

(4)海洋萬里《かいようばんり》若《も》しくば山間僻陬《さんかんへきすう》の地《ち》に至《いた》るも疾患顧慮《しつくわんこうりよ》の要《えう》なし。

(5)指壓療法《しあつれうはふ》を他《た》に施《ほどこ》すときは、自己《じこ》の心身《しんしん》が統一《とういつ》せられ、且《か》つ力《ちから》を應用《おうよう》するが故《ゆゑ》に十分《ぶん》の運動《うんどう》となり效果極《かうくわきは》めて偉大《ゐだい》にして所謂《いはゆる》一石《せき》二鳥《ちやう》、一擧兩得《きよりやうとく》なり。

(6)家庭《かてい》に於《おい》ては、一家圓滿《いつかゑんまん》の效果《かうくわ》あり。

(7)自營法《じえいはふ》として、何《いづ》れの地《ち》に於《おい》ても開業容易生活安全《かいげふやういせいくわつあんぜん》なり。

結論《けつろん》　指壓療法《しあつれうはふ》の療法《れうはふ》に於《お》ける絶對性《ぜつたいせい》

(1)胃擴張《ゐくわくちやう》の如《ごと》き、形體《けいたい》の變化《へんくわ》せるものは他《た》に如何《いか》なる療法《れうはふ》を用《もち》ふるも、復舊《ふくきう》する事《こと》を得《え》ず、指壓療法《しあつれうはふ》に於《おい》ては、之《これ》を完全《くわんぜん》に復舊《ふくきう》せしむる事《こと》を得《う》る。

(2)胃下垂《ゐかすゐ》の如《ごと》き、位置《ゐち》の異常《いじやう》は、他《た》の療法《れうはふ》にては、舊位《きうゐ》に復《ふく》する事《こと》を得《え》ざるも、唯《たゞ》一《いつ》指壓療法《しあつれうはふ》に於《おい》ては必《かなら》ず之《こ》れを復舊《ふくきう》せしむる事《こと》を得《う》る。

(3)盲腸炎《まうちやうえん》は、瓦斯《がす》の集積《しふせき》其他《そのた》局所的《きよくしよてき》の故障《こしやう》により發病《はつびやう》するものにて、局部《きよくぶ》の指壓《しあつ》を行《おこ》ない、局部的故障《きよくぶてきこしやう》を除《のぞ》き、瓦斯《がす》の集積《しふせき》を排除《はいじよ》するときは、發病《はつびやう》を完全《くわんぜん》に豫防《よはう》する事《こと》を得《う》る。

又《また》一旦《たん》盲腸炎《まうちやうえん》に罹《かゝ》り治癒《ちゆ》後《ご》、再發《さいはつ》し易《やす》し、指壓《しあつ》を行《おこ》なふときは斷然再發病《だんぜんさいはつびやう》する事《こと》なし。

因《ちなみ》に盲腸部《まうちやうぶ》の切除《せつじよ》は生理上《せいりじやう》絶對《ぜつたい》に不可《ふか》なり。

(4)頭痛解除《づつうかいじよ》、其他《そのた》の速治法《そくちはふ》は、指壓《しあつ》により治效《ちかう》の迅速《じんそく》、且《か》つ巧妙《こうめう》なる、療界《れうかい》に於《おい》て絶對缺《ぜつたいか》くべからざるものなり。

(5)或《あるひ》は腸《ちやう》チブスや、赤痢《せきり》の如《ごと》き、腸實質《ちやうじつしつ》の損傷《そんしやう》による皺痕等《すうこんとう》にて、障碍《しやうがい》の殘遺《ざんゐ》の如《ごと》きは指壓《しあつ》により、腸筋其物《ちやうきんそのもの》の彈力性《だんりよくせい》や、興奮性《こうふんせい》を發揮《はつき》せしめて其故障《そのこしやう》を除《のぞ》くが如《ごと》きは、指壓療法《しあつれうはふ》の賜《たまもの》なり。

(6)慢性《まんせい》に移行《いかう》する諸症《しよしやう》は指壓《しあつ》により、絶對《ぜつたい》に慢性《まんせい》に移行《いかう》せざらしむ。

(7)近眼及老眼《きんがんおよびらうがん》を豫防《よはう》するは、指壓《しあつ》の妙手《めうしゆ》として、重視《ぢゆうし》せらるゝ所《ところ》のものなり。

(8)診察法《しんさつはふ》としても身體《しんたい》の各部《かくぶ》に壓痛《あつつう》を感《かん》ずる所《ところ》ありて、病症《びやうしやう》の部位《ぶゐ》等《とう》を確認《かくにん》する上《うへ》に於《おい》て、打診《だしん》又《また》は聽診《てうしん》より精密《せいみつ》に察知《さつち》する事《こと》を得《う》る等《とう》の效果《かうくわ》あるものとす。

(9)局部的《きよくぶてき》の弱點《じやくてん》を、局部的《きよくぶてき》に強《つよ》むる事《こと》を得《う》る利得《りとく》あり。

(10)自他同様《じたどうやう》の效能《かうのう》ある事《こと》。

此稿《このこう》を了《をは》るの時《とき》興亞《こうあ》の新年旭日《しんねんきよくじつ》輝《かゞや》かし。

於　東　京

東京指壓本院長
指壓療法創始者

玉　井　天　碧

昭和十四年二月十一日印刷
昭和十四年二月十三日屆出
昭和十四年二月十五日發行
昭和十四年六月二十五日四版
昭和十四年八月二十五日八版

指壓法奥付

定價金貳圓
送料金拾四錢

著作兼發行者　東京市豐島區西巣鴨二丁目二、七九三番地
福永數間
（稱號　玉井天碧）
振替口座東京一四七、六〇七

印刷者　東京市小石川區久堅町百八番地
君島潔

印刷所　東京市小石川區久堅町百八番地
共同印刷株式會社

發行所　東京市豐島區西巣鴨二丁目二、七九三番地
東京指壓本院

新刊書目豫告

一見性と知性

見性は意識の發展せんとする動機に觸れ直覺したるものであつて、知性は意識發展後の行程卽ち知識である。見性は達摩の提唱。知性は孟子の言葉である。著者は意識發展の動機に觸れ爾後の修證により記述せるものである。

一活動と統一

本來活動であるから常に統一を要するものである。我日本國民は皇紀二千六百年間熏習せられたる統一力のもとに活動すべきを記述せるものである。

指壓療法治病祕鍵

玉井天碧著

緒《はし》言《がき》

指《し》壓《あつ》療《れう》法《はふ》は、健《けん》康《かう》增《ぞう》進《しん》、疾《しつ》病《ぺい》豫《よ》防《ばう》、諸《しよ》病《びやう》治《ち》療《れう》の三大綱領《だいかうりやう》の基《もと》に行《おこな》ふものであつて、如何《いか》なる健康法《けんかうはふ》も、如何《いか》なる豫《よ》防《ばう》法《はふ》も、如何《いか》なる治《ち》療《れう》法《はふ》も、此《この》旗《き》下《か》に屬《ぞく》すべきものである、而《しか》して治《ち》療《れう》的《てき》效《かう》果《くわ》の顯《けん》著《ちよ》である事《こと》、何人《なんぴと》も驚《きやう》嘆《たん》に堪《た》へぬ事《こと》を確《かく》證《しよう》するものである、此《この》書《しよ》は、著《ちよ》者《しや》が貳《に》拾《じふ》年《ねん》來《らい》の體《たい》驗《けん》、實《じつ》驗《けん》、經《けい》驗《けん》により發《はつ》見《けん》せられたる祕《ひ》法《はふ》妙《めう》術《じゆつ》であつて、口《く》傳《でん》祕《ひ》鍵《けん》と云《い》ふべきものである、而《しか》も徹《てつ》底《てい》せる學《がく》理《り》が應《おう》用《よう》せられ、有《いう》效《かう》確《かく》實《じつ》門《もん》外《ぐわい》不《ふ》出《しゆつ》の術《じゆつ》書《しよ》である。

著者誌

第一章　指《し》壓《あつ》療《れう》法《はふ》治《ち》病《びやう》

第一節　病《びやう》患《くわん》者《じや》に施《ほどこ》す法《はふ》（局《きよく》部《ぶ》疾《しつ》患《くわん》に對《たい》する手《て》心《ごゝろ》は個《こ》々《こ》之《これ》を記《き》述《じゆつ》する）。

（一）先《ま》づ患《くわん》者《じや》を仰《ぎやう》臥《ぐわ》させて、腹《ふく》部《ぶ》の調《てう》整《せい》指《し》壓《あつ》法《はふ》をする。

（イ）腹《ふく》部《ぶ》の全《ぜん》面《めん》を三四回《くわい》撫《な》でる。

（ロ）腹《ふく》部《ぶ》の「の」の字《じ》型《がた》指《し》壓《あつ》をする。

示《し》指《し》、中《ちう》指《し》、無《む》名《めい》指《し》、三本《ぼん》の指《ゆび》の中《なか》節《ぶし》より先《さき》の指《ゆび》の平《ひら》が、前《ぜん》腹《ふく》壁《へき》にあたるやうにして、靜《しづ》かに前《ぜん》腹《ふく》壁《へき》を壓《お》す、程《てい》度《ど》は前《ぜん》腹《ふく》壁《へき》の少《すこ》しく凹《くぼ》む位《くらゐ》、時《じ》間《かん》は五秒《べう》位《ぐらゐ》壓《お》した儘《まゝ》少《すこ》しく引《ひ》き之《これ》を放《はな》ち次《つぎ》に移《うつ》る。

(1)より壓《お》し初《はじ》め(2)(3)(4)(5)(6)と、鳩尾《みづおち》の所《どころ》より陰阜《いんぷ》の際《きは》に至《いた》り、(7)(8)(9)と右腸骨際《みぎちやうこつきは》より内方《ないはう》に壓《お》し進《すゝ》む、(10)(11)は側腹《そくふく》より内方《ないはう》に壓《お》し、(12)(13)(14)は右季肋骨際《みぎきろくこつぎは》より内方《ないはふ》に壓《お》し、(15)(16)(17)は左季肋骨際《ひだりきろくこつきは》より内方《ないはふ》に壓《お》し、(18)(19)は側腹《そくふく》より内方《ないはふ》に壓《お》し、(20)(21)(22)は左腸骨際《ひだりちやうこつきは》より内方《ないはう》に壓《お》し、(23)臍《へそ》を中心《ちうしん》として、最初《さいしよ》壓《お》し廻《まは》りたる中廻《なかまは》りを、(24)(25)(26)(27)(28)(29)(30)と壓《お》す、何《いづ》れも壓《お》していて少《すこ》しく引摺《ひきず》るやうにする。以上《いじやう》三四回之《くわいこれ》を繰返《くりかへ》す。第一圖參照

第 一 圖

の字型壓點圖

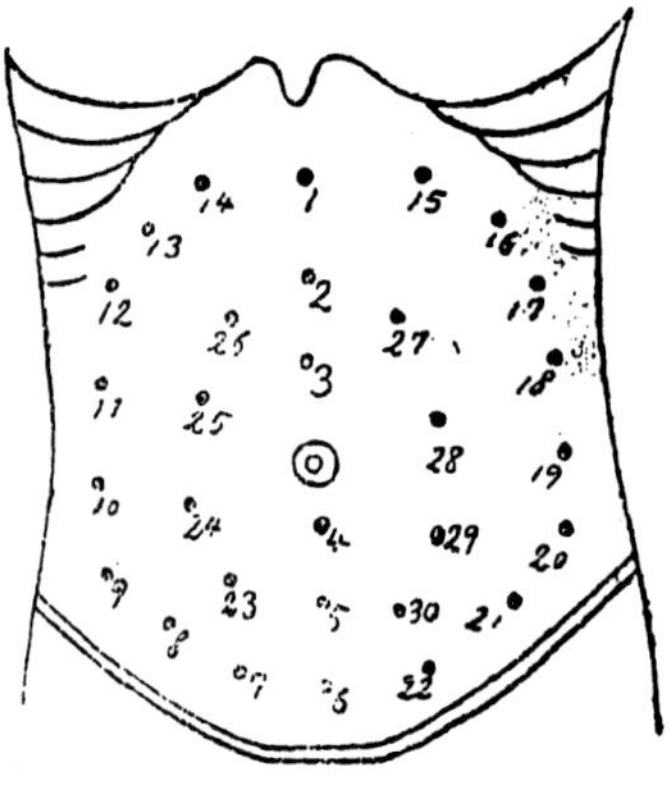

(二)靈手指壓《れいしゆしあつ》をする。

(イ)治者《ちしや》は精神《せいしん》を統《とう》一して、三本《ぼん》の指《ゆび》にて、中指《なかゆび》が臍《へそ》の中心《ちうしん》にあたるやうにして、眞下《ました》に壓《お》す。

此壓方《このおしかた》が非常《ひじやう》に大切《たいせつ》で、はじめは、只《たゞ》のせてゐる位《くらゐ》で、いつ壓《お》す力《ちから》が增《ま》して行《ゆ》くかわか

らぬやうに靜《しづ》かに壓《お》す力《ちから》の增《ま》すやうにする、餘《よ》程《ほど》靜《しづ》かに壓《お》さないと、被壓者《ひあつしや》は痛《いた》みを訴《うつた》へるものである、壓《お》してゐるか、壓《お》されてゐるかわからぬやうに、一分間《ぶんかん》に、一ぱいの力《ちから》がはいらねばならぬ、さうして壓《お》してゐる力《ちから》の弛《ゆる》まぬやうにして、更《さら》に一分間壓《ぶんかんお》してゐて、氣《き》を落着《おちつ》け靜《しづ》かに力《ちから》を弛《ゆる》め、之《これ》を放《はな》す。（注意《ちうい》）腹部大動脈《ふくぶだいどうみやく》の眞上《まうへ》を壓《お》さぬやうにする、普《ふ》通腹部大動脈《つうふくぶだいどうみやく》は、臍《へそ》の少《すこ》し左《ひだり》にあるものなれども、まゝ正中《しやうちう》にあるものもある、腹部大動《ふくぶだいどう》脈管《みやくくわん》は動《うご》くもので、右《みぎ》より壓《お》し左《ひだり》によせ、壓《お》しつゝあるときは、左《ひだり》によるものである。又腸《またちやう》などあるときは靜《しづ》かに壓《お》しひらいて、後腹壁《こうふくへき》を壓《お》すのである。第二圖參照以下同じ。

(ロ)臍《へそ》の上邊《うはべ》を、無名指《むめいし》が臍《へそ》の際《きは》にあたるやうにして、三本《ぼん》の指《ゆび》を縱《たて》にならべ、まへの如《ごと》く靜《しづ》かに壓《お》す、つまりさあ壓《お》すと云《い》ふやうな氣分《きぶん》でなく、手《て》がひとりで壓《お》すやうなふうに壓《お》す、相手《あひて》は微妙《びめう》な感《かん》じがあるものである。一方《ぽう》の手《て》で助勢《じよせい》してもよい。以下同樣《いかどうやう》。

第二圖　臍部壓點圖

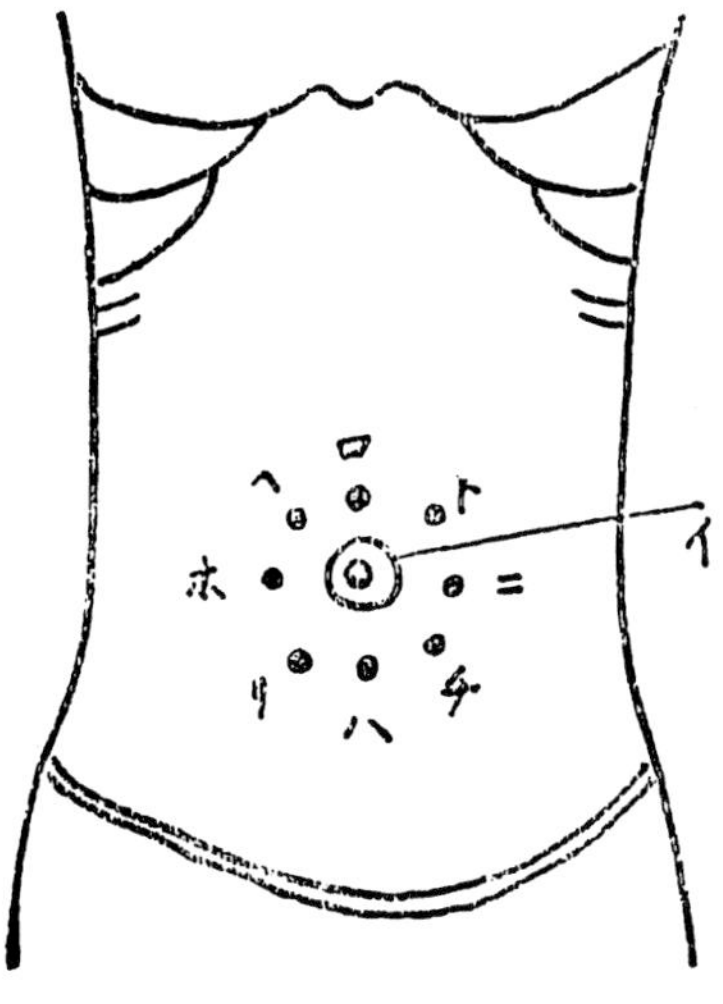

(ハ)臍《へそ》の下邊《したへん》を、示指《しし》が臍《へそ》の際《きは》にあたるやうにして、三本《ぼん》の指《ゆび》を縱《たて》にならべ、前述《ぜんじゆつ》の樣《やう》に靜《しづ》かに壓《お》す、壓《お》す力《ちから》が一分間《ぶんかん》に充《み》ち、更《さら》に一分間壓《ぶんかんお》してゐる。

(ニ)臍《へそ》の左邊《ひだりへん》を、中指《ちゆうし》が臍《へそ》の際《きは》にあたるやうにして、三本《ぼん》の指《ゆび》を縱《たて》にならべ、前述《ぜんじゆつ》の樣《やう》に靜《しづ》かに壓《お》す、壓《お》す力《ちから》が一分間《ぶんかん》に充《み》ち、更《さら》に一分間壓《ぶんかんお》してゐる。

(ホ)臍《へそ》の右邊《みぎへん》も、前《まへ》と同《おな》じ。

(ヘ)臍《へそ》の右斜上《みぎなゝめうへ》を、小指《こゆび》が臍《へそ》の斜上際《なゝめうへぎは》にあたるやうにして、四本《ほん》の指《ゆび》が臍《へそ》の斜上《なゝめうへ》の方向《はうかう》にあるやうにして、前述《ぜんじゆつ》の樣《やう》に靜《しづ》かに壓《お》す、一分間《ぶんかん》に壓《お》す力《ちから》が充《み》ちるやうに壓《お》し、更《さら》に一分間持《ぶんかんぢ》重《ちよう》する。

(ト)臍《へそ》の左斜上《ひだりなゝめうへ》も、前《まへ》と同《おな》じ。

(チ)臍《へそ》の左斜下《ひだりなゝめした》の、示指《しし》が臍際《へそぎは》にあたるところを四本《ほん》の指《ゆび》を斜下《なゝめした》の方向《はうかう》にして、前述《ぜんじゆつ》の樣《やう》に靜《しづ》かに壓《お》し、一分間《ぶんかん》にて力充《ちからみ》ち、更《さら》に一分間持重《ぶんかんぢちよう》する。

(リ)臍《へそ》の右斜下《みぎなゝめした》も、前《まへ》と同《おな》じ。

(注意《ちうい》)此法《このはふ》を行《おこな》ふには豫《あらかじ》め精神統《せいしんとう》一法《はふ》の修養《しうやう》を要《えう》するが故《ゆゑ》に、心身鍛錬《しんしんたんれん》の修養法《しうやうはふ》を左《き》に記述《きじゆつ》する。

心身鍛錬法《しんしんたんれんはふ》

閑靜《しづか》な一室《ひとま》に厚《あつ》い座蒲團《ざぶとん》を敷《し》いて端座《たゞしくすはり》先《ま》づ足《あし》の蹈趾《おやゆび》と蹈指《おやゆび》とを重《かさ》ね（右《みぎ》を下《した》に）膝《ひざ》と膝《ひざ》との間《あひだ》、拳《こぶし》二個《こ》を入《い》る程《ほど》に開《ひら》き、手《て》を股《きゝ》の上《うへ》に置《お》き、一旦《たん》膝《ひざ》で立《た》ち、なるだけ臀《し》部《り》を後《うしろ》に退《に》して端座《すは》り、脊柱《せきちう》を眞直《まつすぐ》にし、兩手指《りやうてゆび》を組《く》み拇指《おやゆび》と拇指《おやゆび》を突合《つきあは》せ小指《こゆび》の所《ところ》を下腹《したはら》にあてる、腹壁《ふくへき》を少《すこ》し壓《お》さへて、息《いき》の入《い》るときは少《すこ》し緩《ゆる》め出《で》るときは壓《お》さへる。徐ろに《おもむ》前腹壁《ぜんふくへき》を引締《ひきし》め、且《か》つ肛門括約筋《こうもんくわつやくきん》に力《ちから》を入《い》れ、肩《かた》を擧《あ》上《げ》し、前腹壁《ぜんふくへき》の弛緩《ゆるみ》を許《ゆる》さず、腰部《こし》に力《ちから》を入《い》れながら、肩《かた》を落《おと》し、體《たい》を下位《した》に突詰《つきつめ》る、斯《か》やうにして腰部《こし》に力《ちから》を入《い》れる、是《これ》を二三度《ど》繰返《くりかへ》し、腰部《こし》に力充《ちからみ》ちたとき、靜《しづ》かに下腹《したはら》を太《ふと》めると同時《いつしよ》に息《いき》を少《すこ》しく鼻《はな》から吸入《すひい》れ、呼吸《こきふ》を停止《やめ》て、下腹《したはら》に力《ちから》を入《い》れ、暫時《ざんじ》堪《た》へて精神《せいしん》を落着《おちつ》け、徐々《おもむろ》に腹壁《ふくへき》を弛《ゆる》め息《いき》を靜《しづ》かに出《だ》す、（一呼吸《こきふ》の時間《じかん》は十五秒《べう》）而《そう》して又下腹壁《またしたはら》を太《ふと》めると同時《どうじ》に少《すこ》し鼻《はな》より息《いき》を入《い》れ、息《いき》を止《と》めて、下腹壁《したはら》に力《ちから》を入《い》れる、暫時《ざんじ》堪《た》へて精神《せいしん》を落着《おちつ》け、徐々《おもむろ》に腹壁《はら》を弛《ゆる》め息《いき》を出《だ》す。三十分間《ぶんかん》之《こ》れを行《おこ》なひ、一週間毎日《しうかんまいにち》之《こ》れをやる。斯《か》くして何時《いつ》でも、精神《せいしん》が統《とう》一せられ、被術者《ひじゆつしや》に感應《かんのう》を與《あた》ふるのである。

第二章　消化器疾患《せうくわきしつくわん》

第一節　急性胃腸病《きふせいゐちやうびやう》

(一)腹部《ふくぶ》の指壓《しあつ》

(イ)患者仰臥《くわんじやぎやうぐわ》、手掌面《てのひら》を以《もつ》て、腹部全面《ふくぶぜんめん》を靜《しづか》に壓《お》し、患者《くわんじや》に疼痛《とうつう》の部位《ぶゐ》を聞《きゝ》ながら壓《お》し移《うつ》る。

(ロ)疼痛《とうつう》のある部位《ぶゐ》及《およ》び瓦斯《ぐわす》のある部位《ぶゐ》は、示指《しし》、中指《ちうし》、無名指《むめいし》三本《ぼん》の指《ゆび》の平《ひら》にて、靜《しづ》かに壓《お》す、幾度《いくど》も幾度《いくど》も壓《お》す、腹部《ふくぶ》の指壓《しあつ》により、嘔吐《おうど》、下痢《げり》等《とう》あつても差支《さしつかへ》ない。

(二)臍《へそ》の靈手指壓《れいしゆしあつ》

(イ)先《ま》づ治者《ちしや》は精神《せいしん》を統《とう》一して、仰臥《ぎやうぐわ》せる患者《くわんじや》の、臍《へそ》の上《うへ》に中指《ちうし》の指頭《しとう》をのせ、靜《しづ》かに手《て》が自然《しぜん》に壓《お》す樣《やう》に、一分間《ぷんかん》で壓《お》す力《ちから》の充《み》ちる樣《やう》に壓《お》す、さうして更《さら》に一分間《ぷんかん》壓《お》す力《ちから》の少《すこ》しも弛《ゆる》まぬ樣《やう》に續《つゞ》け、然《しか》る後《のち》徐々《じよくく》と手《て》の力《ちから》

第三圖
腹部壓點圖

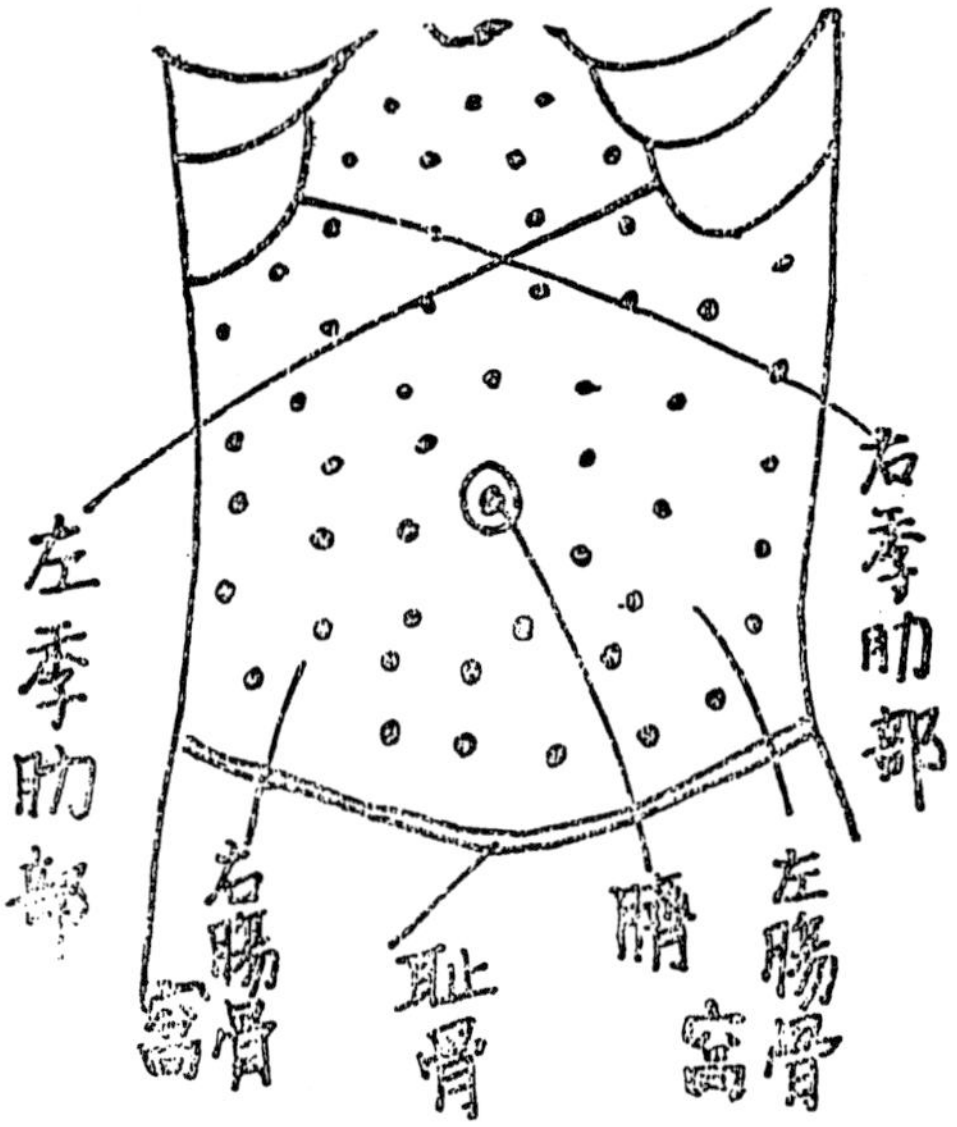

を弛《ゆる》め靜《しづ》かに之《これ》を放《はな》す。

(三)脈管《みやくくわん》の抑壓《よくあつ》

(イ)臍輪脈管部《さいりんみやくくわんぶ》を、脈搏《みやくはく》の指《ゆび》に感《かん》ずる程度《ていど》に三十分間抑《ぶんかんおさ》へる。

(四)身體背部《しんたいはいぶ》の指壓《しあつ》をする。

(イ)患者《くわんじや》を伏臥《ふくぐわ》させ、胸椎第《きようついだい》五以下腰《いかえう》椎第《ついだい》五迄《まで》の椎骨上《ついこつじやう》を、兩方《りやうはう》の拇指《おやゆび》を縱《たて》にならべ、治者《ちしや》の體《たい》を被治者《ひちしや》の體《たい》の上《うへ》に持行《もちゆ》き、眞上《まうへ》より眞下《ました》に體《たい》の重《おも》みにて壓《お》す。

(ロ)同上《どうじやう》の兩側《りやうがは》を兩拇指《りやうぼし》にて、双方同《さうはうどう》時《じ》に壓《お》す。

(ハ)第《だい》一腰椎《えうつい》より第《だい》四腰椎迄《えうついまで》の所《ところ》は二三回繰返《くわいくりかへ》す。

(五)再《ふたゝ》び腹部《ふくぶ》の指壓《しあつ》をする。

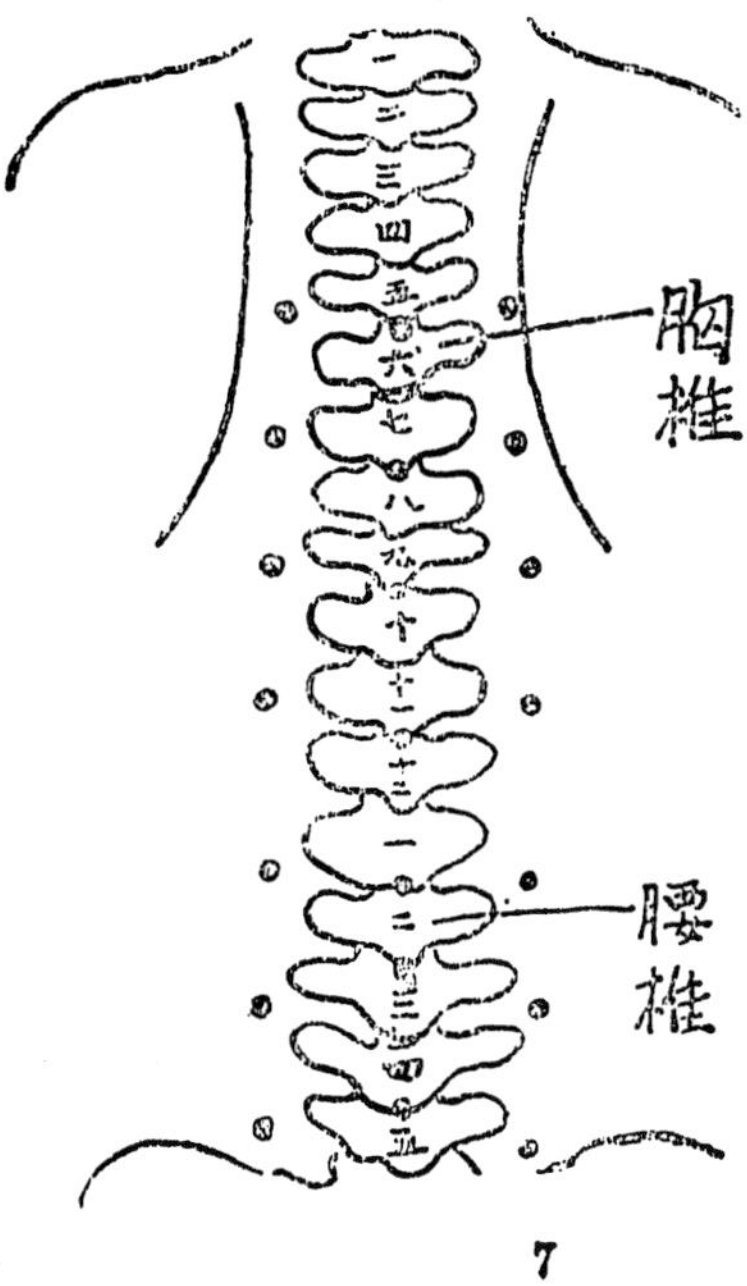

第四圖
背部壓點圖

（イ）再《ふた》び患者《くわんじや》を仰臥《ぎやうぐわ》させ、腹部全面《ふくぶぜんめん》を三本《ぼん》の指《ゆび》の中節《なかぶし》より先《さき》のあたる様《やう》にして反復丁寧《はんぷくていねい》に壓《お》す若《も》し壓痛《あつつう》ある部位《ぶゐ》、又《また》は瓦斯《ぐわす》ある部位《ぶゐ》は、最《もつと》も入念《にふねん》に之《これ》を壓《お》し且摩擦《かつまさつ》する。

第二節　慢性胃腸病《まんせいゐちやうびやう》　無力性胃腸病《むりよくせいゐちやうびやう》

（一）腹部《ふくぶ》を指壓《しあつ》する

（イ）腹部全面《ふくぶぜんめん》を三四回撫《くわいな》でる。

（ロ）示指《しし》、中指《ちゆうし》、無名指《むめいし》三本《ぼん》の指《ゆび》の中節《なかぶし》より先《さき》の平《ひら》が、前腹壁面《ぜんふくへきめん》にあたる様《やう》にして、第一圖《だいづ》(1)より壓《お》しはじめ、(2)(3)(4)(5)(6)と、卽《すなは》ち水落《みづおち》の所《ところ》から、正中《しやうちう》を壓《お》し下《さが》り、恥骨際《ちこつきは》に至《いた》る、夫《そ》れより(7)(8)(9)と右《みぎ》に進《すゝ》み、骨《ほね》の際《きは》より內方《ないはう》に壓《お》し、(10)(11)は側腹《そくふく》より內方《ないはう》に壓《お》し、(12)(13)(14)は右季肋骨《みぎきろくこつ》の際《きは》より內方《ないはう》に壓《お》し、(15)(16)(17)は左季肋骨《ひだりきろくこつ》の際《きは》より內方《ないはう》に壓《お》し、(18)(19)は側腹《そくふく》より內《ない》方《はう》に壓《お》し、(20)(21)(22)は左腸骨《ひだりちようこつ》の際《きは》より內方《ないはう》に壓《お》し、腹壁《ふくへき》にて胃腸《ゐちやう》を摺《す》るやうなふうに壓《お》すのである、三四回繰返《くわいくりかへ》す之《これ》を「の」の字型指壓《じがたしあつ》と云《い》ふ。第一圖參照《だいづさんせう》

（ハ）臍《へそ》を中心《ちゆうしん》として、最初壓《さいしよお》したる中廻《なかまは》りを、(23)(24)(25)(26)(27)(28)(29)(30)と內方《ないはう》に壓《お》す。第一圖參照《だいづさんぜう》

以上《いじやう》二法《はふ》を整腹指壓法《せいふくしあつはふ》と云《い》ふ。

（二）靈手指壓《れいしゆしあつ》

(イ)治者《ちしや》は精神《せいしん》を統《とう》一して、三本《ぼん》の指《ゆび》を縦《たて》にならべ、中指《なかゆび》が臍《へそ》にあたる様《やう》にして、眞上《まうへ》より眞下《ました》に、靜《しづ》かに壓《お》す。壓《お》す力《ちから》が一分間《ぶんかん》に充《みつ》る様《やう》に壓《お》し、壓《お》してゐる力《ちから》の少《すこ》しも弛《ゆる》まぬ様《やう》に更《さら》に一分間壓《ぶんかんお》してゐる。一方《ぽう》の手《て》にて、助勢《じよせい》して壓《お》すも可《よい》。

(ロ)臍《へそ》の上邊《じやうへん》。無名指《むめいし》が臍《へそ》の際《きは》にあたる様《やう》にして。

(ハ)臍《へそ》の下邊《かへん》。示指《しし》が臍《へそ》の際《きは》にあたるやうにして。

(ニ)臍《へそ》の左邊《ひだりへん》。中指《なかゆび》が臍《へそ》の際《きは》にあたる様《やう》にして。

(ホ)臍《へそ》の右邊《みぎへん》。同上《どうじやう》。

(ヘ)臍《へそ》の右斜《みぎなゝめ》上《うへ》、小指《こゆび》が臍《へそ》の際《きは》にあたる様《やう》にして。

(ト)臍《へそ》の左斜上《ひだりなゝめうへ》。同上《どうじやう》。

(チ)臍《へそ》の左斜《ひだりなゝめ》下《した》。示指《しし》が臍《へそ》の際《きは》にあたる様《やう》にして。

(リ)臍《へそ》の右斜下《みぎなゝめした》、同上《どうじやう》。以上《いじやう》

(ロ)以下《いか》の八ヶ所《しよ》は何《いづ》れも愼重《しんちよう》に靈手指壓《れいしゆしあつ》を行《おこな》ふ、其方法《そのはうはふ》は第《だい》一節《せつ》に記載《きさい》してある通《とほ》りにてよろし。

(三)後頸部《こうけいぶ》の指壓《しあつ》をする。

(イ)患者《くわんじや》を端座《すわら》させて、一方《ぽふ》の手《て》を輕《かる》く被《ひ》治者《ちしや》の前頭《ぜんとう》にあて、後頸《こうけい》と頭蓋骨《づがいこつ》の境《さかひ》、中央窩部《ちうあうくわぶ》を拇指頭《おやゆび》にて、一旦《たん》眞向《まむかう》に稍《やゝ》

第五圖

後頸部壓點圖

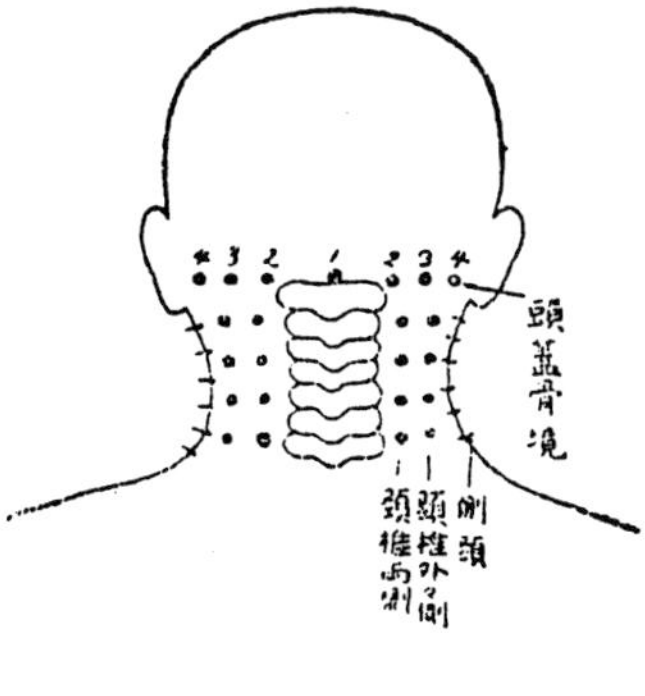

強《つよ》く壓《お》し、夫《そ》れを其儘力《そのまゝちから》の緩《ゆる》まぬやうにして上向《うはむき》に稍強《やゝつよ》く壓《お》す。

(ロ)今壓《いまお》したる(イ)の兩側《りやうそく》、頸《くび》と頭蓋骨《づがいこつ》との境《さかひ》を拇指頭《おやゆびさき》にて、一方宛斜上向《ほうづゝなゝめうはむき》に捻《ひね》り込《こ》む樣《やう》に壓《お》す。

(ハ)今壓《いまあ》したる(ロ)の兩側《りやうがは》、頸《くび》と頭蓋骨《づがいこつ》の境《さかひ》を拇指頭《おやゆび》にて、一方宛斜上向《ほうづゝなゝめうはむき》に捻《ひね》り込《こ》むやうに壓《お》す。

(ニ)今壓《いまお》したる(ハ)の兩側《りやうがは》、頸《くび》と頭蓋骨《づがいこつ》の境《さかひ》拇指頭《おやゆび》にて一方宛斜上向《ほうづつなゝめうはむき》に捻《ひね》り込《こ》むやに壓《お》す。

(ホ)頸椎《けいつゐ》の上《うへ》を三點眞向《てんまむか》うに壓《お》す。

(ヘ)頸椎《けいつい》の兩側左右各二列《りやうそくさいうかくれつ》、三點宛壓《てんづゝお》す。第五圖參照

(ト)側頸《そくけい》は、指《ゆび》を伸《のば》し、兩示指《りやうしし》の側面《そくめん》にて、兩方《りやうはう》より挾《はさ》む樣《やう》にして壓《お》す。第五圖參照

第六圖

前頸部壓點圖

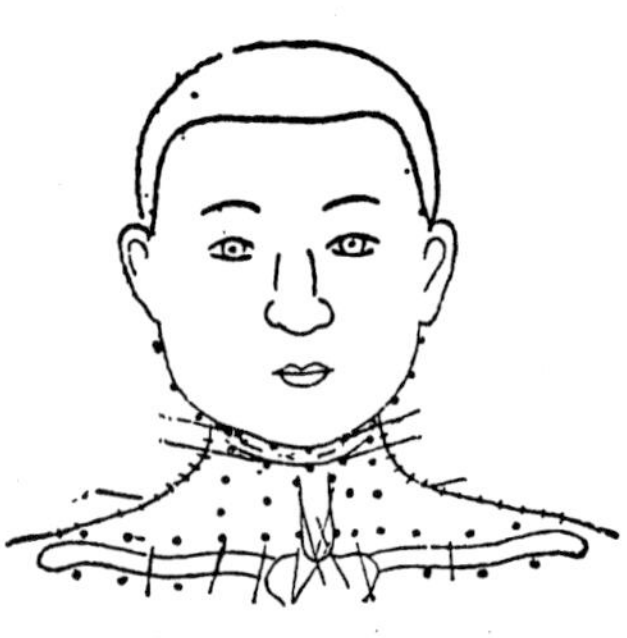

(四)前頸《ぜんけい》の指壓《しあつ》をする。
(イ)前頸《ぜんけい》は氣管《きくわん》の上《うへ》を、示指《しし》、中指《ちゆうし》二本《ほん》の指《ゆび》の平《ひら》にて、輕《かる》く壓《お》す。
(ロ)氣管《きくわん》の兩側《りやうがは》は、各《かく》一方宛《はうづゝ》、右左《さいう》の示指《しし》、中指《ちゆうし》二本《ほん》の指頭《ゆび》にて、左右交互《さいうかうご》に壓《お》す。
(ハ)頤下《しか》を壓《お》す。
(ニ)頤裏《いり》を壓《お》す。
(ホ)氣管《きくわん》の外々側《ぐわいぐそく》は、双方同時《さうはうどうじ》に左右《さいう》の示指《しし》、中指《ちゆうし》二本《ほん》にて、双方同時《さうはうどうじ》に壓《お》す。第六圖參照。
(ヘ)鎖骨《さこつ》を挾《はさ》み其上下際《そのじやうげぎは》を壓《お》す。
(五)再《ふたゝ》び腹部《ふくぶ》の指壓《しあつ》をする。
(イ)再《ふたゝ》び患者《くわんじや》を仰臥《あふむけ》せしめ、腹部《ふくぶ》の一般《ぱん》指壓《しあつ》をする、即《すなは》ち最初左下腹《さいしよひだりかふく》を三本《ぼん》の指《ゆび》の中節《なかぶし》より先《さき》の平《ひら》にて壓《お》し、次《つぎ》に中央《ちゆうあう》の下腹部《かふくぶ》を壓《お》し、次《つぎ》に右下腹部《みぎかふくぶ》を壓《お》し、次《つぎ》に中腹部《ちゆうふくぶ》一體《たい》を壓《お》し、次《つぎ》に上腹部《じやうふくぶ》を壓《お》す。
(六)內臟《ないざう》の鍛錬法《たんれんはふ》をする。
(イ)三本《ぼん》の指《ゆび》の中節《なかぶし》より先《さき》の平《ひら》を上腹《じやうふく》の(1)、即《すなは》ち胃上部《ゐじやうぶ》にあて、靜《しづ》かに稍强《やゝつよ》く壓《お》し、中《なか》より力《ちから》にてこたへ、內外呼應《うちそとよびこたへ》して、內臟《ないざう》の鍛錬法《たんれんはふ》をやる、腹部全面《ふくぶぜんめん》に涉《わた》る。此法《このはふ》は靜《しづ》かに深《ふか》く壓《お》し、中《なか》からも靜《しイ》かに力《ちから》を入《い》れ、前腹壁《ぜんふくへき》を膨《ふく》らす、膨《ふく》るゝに從《したが》つて、壓《お》してゐる手《て》を、釣合《つりあは》せつゝ緩《ゆ》るめ、膨《ふく》れ滿《みち》たるとき之《これ》を放《はな》す、放《はな》つても直《たゞち》に腹壁《ふくへき》を緩《ゆる》めず少時氣《しばらくき》を落着《おちつ》けて緩《ゆる》める、而《さう》して又位置《またゐち》を替《か》へて前同様《まへどうやう》にこれを行《おこな》ひ、又次《またつぎ》に移《うつ》る。

第七圖

腹部鍛錬點圖

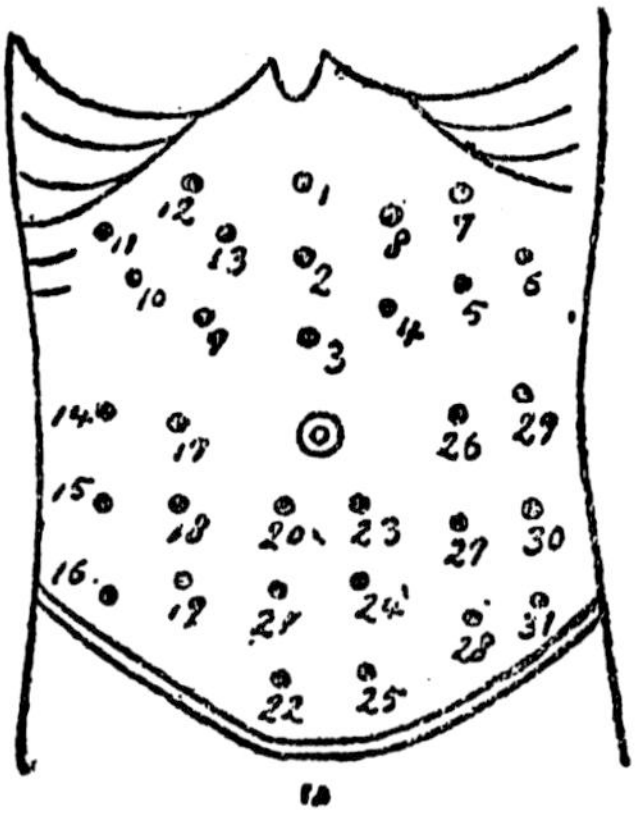

(七)前腹壁《ぜんふくへき》を摩擦《まさつ》する。

(イ)先《ま》づ手《て》と手《て》をすり合《あは》せ、摩擦《まさつ》する事《こと》五十回《くわい》。

(ロ)右季肋骨《みぎきろくこつ》に沿《そ》つて摩擦《まさつ》する事《こと》五十回《くわい》。

(ハ)左季肋骨《ひだりきろくこつ》に沿《そ》ひて摩擦《まさつ》する事《こと》五十回《くわい》。

(ニ)左腸骨《ひだりちやうこつ》に沿《そ》ひて摩擦《まさつ》する事《こと》五十回《くわい》。

(ホ)右腸骨《みぎちやうこつ》に沿《そ》ひて摩擦《まさつ》する事《こと》五十回《くわい》。
(ヘ)臍直下《へそちよくか》、上下《じやうげ》摩擦《まさつ》する事《こと》五十回《くわい》。
(ト)臍《へそ》を中心《ちゆうしん》として丸《まる》く摩擦《まさつ》する事《こと》五十回《くわい》。

(八)再《ふたゝ》び臍《へそ》の靈手指壓《れいしゆしあつ》をする。
(イ)治者《ちしや》は精神《せいしん》を統《とう》一して、三本《ぼん》の指《ゆび》の中指《なかゆび》が臍《へそ》の眞上《まうへ》にあたるやうにして、眞下《ました》に壓力《おすちから》の加《くはゝ》るやうにする、前《まへ》にも述《のべ》た樣《やう》に壓《お》す力《ちから》が極徐々《ごくじよく》と強《つよ》まるやうにして、一分間《ぷんかん》も時間《じかん》を要《えう》して、壓《お》す力《ちから》の充《み》ちる樣《やう》にする、さうして更《さら》に一分間壓《ぶんかんお》してゐる。

第八圖
腹部摩擦圖

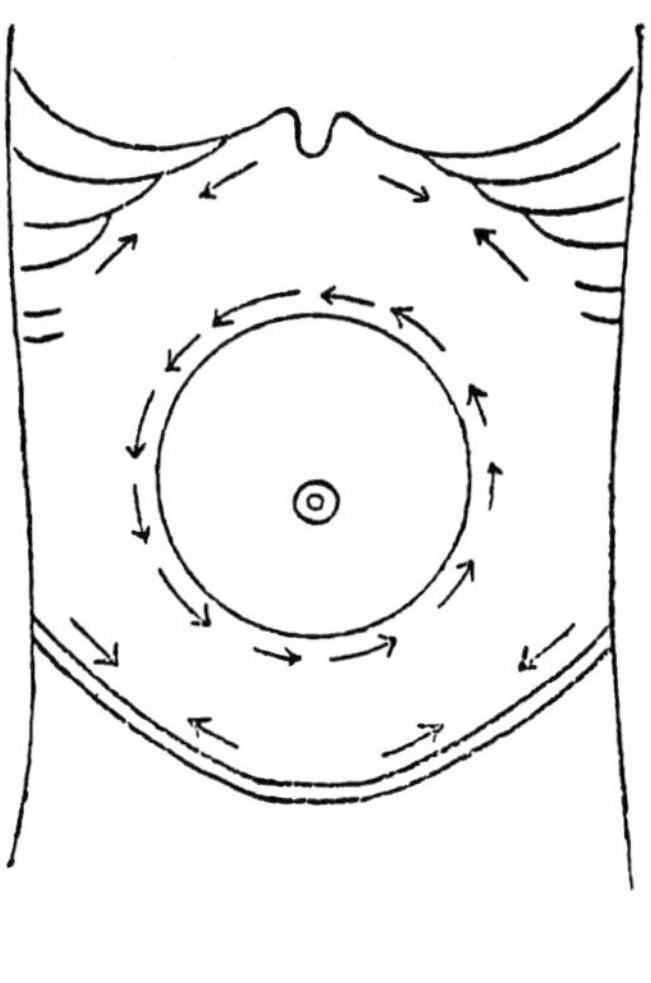

第三節　消化不良《せうくわふりやう》

(一)前項第二節記述《ぜんかうだいせつきじゆつ》の諸法《しよはふ》を行《おこな》ひ、腹部指壓中《ふくぶしあつちゆう》、特《とく》に上腹部《じやうふくぶ》の指壓摩擦《しあつまさつ》をやる。

第四節　吸收不好《きふしうふかう》

(一)前項第二節記述《ぜんかうだいせつきじゆつ》の諸法《しよはふ》を行《おこな》ひ、腹部指壓中《ふくぶしあつちゆう》、特《とく》に中腹部《ちゆうふくぶ》の指壓摩擦《しあつまさつ》をやる。

第五節　胃擴張《ゐくわくちやう》

(一)前項第二節記述《ぜんかうだいせつきじゆつ》の諸法《しよはふ》を行《おこな》ひ、上腹部《じやうふくぶ》の靈手指壓《れいしゆしあつ》をする。

(イ)治者《ちしや》は精神《せいしん》を統《とう》一して、四指《しし》の指先《ゆびさき》を揃《そろ》へ、胸骨劍狀突起《きようこつけんじやうとつき》と臍《へそ》との中間《ちゆうかん》にあて、一分間《ぶんかん》に壓《お》す力《ちから》の充《み》ちる樣《やう》に極徐々《ごくじよぐ》と壓《お》し、力《ちから》の充《み》ちたまゝ、更《さら》に一分間壓《ぶんかんお》してゐる。

(ロ)今壓《いまお》したる部位《ぶゐ》の右及《みぎおよ》び左《ひだり》を各《おのおの》一ヶ所宛《しよづゝ》、前記同樣《ぜんきどうやう》に之《これ》をやる。

第六節　胃下垂《ゐかすゐ》

(一)前項第二節記述《ぜんかうだいせつきじゆつ》の諸法《しよはふ》を行《おこな》ひ、上腹部《じやうふくぶ》の靈手指壓《れいしゆしあつ》をする。

(イ)治者《ちしや》は精神《せいしん》を統《とう》一して、四指《しし》の指先《ゆびさき》を揃《そろ》へ、胸骨劍狀突起《きようこつけんじやうとつき》と臍《へそ》との中間《ちゆうかん》にあて、一分間《ぶんかん》に壓《お》す力《ちから》の充《み》ちる樣《やう》に極徐々《ごくじよぐ》と壓《お》し、一分間《ぶんかん》に力充《ちからみ》ち、更《さら》に一分間壓《ぶんかんお》してゐる。

(ロ)今壓《いまお》したる部位《ぶゐ》の、右及《みぎおよ》び左《ひだり》を各《おのおの》一ヶ所宛《しよづゝ》、前記同樣《ぜんきどうやう》に之《これ》をやる。

(二)胃《ゐ》を揉《も》みあげる。

(イ)三本《ぼん》の指《ゆび》を上腹下位《じやうふくかゐ》にあて、揉捻《もみひね》るやうにして上《うへ》にあげる、拾數《じふすう》ヶ所之《しよこれ》をやる。

第七節　胃《ゐ》アトニー症《しやう》

(一)前項第二節記述《ぜんかうだいせつきじゆつ》の諸法《しよはふ》を行《おこな》ひ、上腹部《じやうふくぶ》の靈手指壓《れいしゆしあつ》をなす。

(イ)治者《ちしや》は精神《せいしん》を統《とう》一して、四指《しし》の指先《ゆびさき》を揃《そろ》へ、胸骨劍狀突起《きようこつけんじやうとつき》と臍《へそ》との中間《ちゆうかん》にあて、一分間《ぶんかん》に壓《お》す力《ちから》の充《み》ちる様《やう》に極徐々《ごくじよく》と壓《お》し、一分間《ぶんかん》に力滿《ちからみ》ち、更《さら》に一分間壓《ぶんかんお》してゐる。

(ロ)今壓《いまお》したる部位《ぶゐ》の、右及左《みぎおよびひだり》を各《おの／＼》一ヶ所宛《しよづゝ》、前記同様《ぜんきどうやう》に之《これ》をやる。

第八節　胃酸缺乏症《ゐさんけつぼふしやう》

(一)前項第二節記述《ぜんかうだいせつきじゆつ》の諸法《しよはふ》を行《おこな》ひ、上腹部《じやうふくぶ》の靈手指壓《れいしゆしあつ》をなす。

(イ)治者《ちしや》は精神《せいしん》を統《とう》一して、四指《しし》の指先《ゆびさき》を揃《そろ》へ胸骨劍狀突起《きようこつけんじやうとつき》、と臍《へそ》との中間《ちゆうかん》にあて、一分間《ぶんかん》に壓《お》す力《ちから》の充《み》ちる様《やう》に極徐々《ごくじよく》と壓《お》し、一分間《ぶんかん》に力滿《ちからみ》ち、更《さら》に一分間壓《ぶんかんお》してゐる。

(ロ)今壓《いまお》したる部位《ぶゐ》の、右及左《みぎおよびひだり》を各《おの／＼》一ヶ所宛《しよづゝ》、前記同様《ぜんきどうやう》に之《これ》をやる。

第九節　便祕《べんぴ》

(一)前項第二節記述《ぜんかうだいせつきじゆつ》の諸法《しよはふ》を行《おこ》なひ、中腹及下腹《ちゆうふくおよびかふく》の靈手指壓《れいしゆしあつ》をやる。

(イ)治者《ちしや》は精神《せいしん》を統《とう》一して、四指《しし》の指先《ゆびさき》を揃《そろ》へ、臍《へそ》の兩側《りやうそく》と側腹《そくふく》との中間《ちゆうかん》、各《おの／＼》一ヶ所《しよ》、各《おの／＼》一分《ぶん》間《かん》に壓《お》す力《ちから》の充《み》ちるやうに極徐々《ごくじよく》と壓《お》し一分間《ぶんかん》に力滿《ちからみ》ち更《さら》に一分間壓《ぶんかんお》してゐる。

(ロ)左右腸骨窩各《さいうちやうこつくわかく》一ヶ所《しよ》、各《おの／＼》一分間《ぶんかん》に壓《お》す力《ちから》の充《み》ちる様《やう》に、極徐々《ごくじよく》と壓《お》し、一分間《ぶんかん》に力滿《ちからみ》ち、更《さら》に一分間壓《ぶんかんお》してゐる。

第十節　下痢《げり》

(一)前項第《ぜんかうだい》二節記述《せつきじゆつ》の諸法《しよはふ》を行《おこな》ひ、左《さ》の靈手指壓《れいしゆしあつ》をなす。

(イ)治者《ちしや》は精神《せいしん》を統《とう》一して、四指《しし》の指先《ゆびさき》を揃《そろ》へ、臍《へそ》の兩脇《りやうわき》、側腹《そくふく》との中間各《ちゆうかんおの〱》一ヶ所宛《しよづゝ》、及《およ》び臍《へそ》下《した》三寸《ずん》の所《ところ》壹ヶ所《しよ》、並《ならび》に兩腸骨窩《りやうちやうこつくわ》一ヶ所宛《しよづゝ》、各《おの〱》一分間《ぶんかん》に壓《お》す力《ちから》の充《み》ちる様《やう》に極徐々《ごくじよ〱》と壓《お》し、一分間《ぶんかん》に力充《ちからみ》ち、更《さら》に一分間壓《ぶんかんお》してゐる。

第十一節　神經性嘔吐《しんけいせいおうど》

(一)前項第《ぜんかうだい》二節記述《せつきじゆつ》の諸法《しよはふ》を行《おこな》ひ、左《さ》の靈手指壓《れいしゆしあつ》をなす。

(イ)治者《ちしや》は精神《せいしん》を統《とう》一して、四指《しし》の指先《ゆびさき》を揃《そろ》へ、胸骨劍狀突起《きようこつけんじやうとつき》の下《した》、水落《みづおち》の所《ところ》を一分間《ぶんかん》に壓《お》す力《ちから》の充《み》ちる様《やう》に極徐々《ごくじよ〱》と壓《お》し、一分間《ぶんかん》に力充《ちからみ》ち、更《さら》に一分間壓《ぶんかんお》してゐる。

第十二節　十二指腸虫病《しちやうちゆうびやう》

(一)前項第《ぜんかうだい》二節記述《せつきじゆつ》の諸法《しよはふ》を行《おこな》ひ、左《さ》の靈手指壓《れいしゆしあつ》をなす。

(イ)治者《ちしや》は精神《せいしん》を統《とう》一して、四指《しし》の指先《ゆびさき》を揃《そろ》へ、臍《へそ》の右上《みぎうへ》の所《ところ》にあて、一分間《ぶんかん》に壓《お》す力《ちから》を充《み》たし、更《さら》に一分間壓《ぶんかんお》してゐる。

第十三節　腸閉塞《ちやうへいそく》

(一)前項記述《ぜんこうきじゆつ》の第二《だい》節《せつ》の諸法《しよはふ》を行《おこな》ひ、左《さ》の靈手指壓《れいしゆしあつ》をなす。

(イ)治者《ちしや》は精神《せいしん》を統《とう》一して、腸閉塞部位《ちやうへいそくぶゐ》に、四指《しし》を揃《そろ》へて、一分間《ぶんかん》に力《ちから》の充《み》ちる樣《やう》に靜《しづ》かに壓《お》し、一分間《ぶんかん》に力滿《ちからみ》ちて、更《さら》に一分間壓《ぶんかんお》してゐる。

第十四節　腸結核《ちやうけつかく》

(一)前項第二《ぜんかうだい》節記述《せつきじゆつ》の諸法《しよはふ》を行《おこな》ひ、左《さ》の靈手指壓《れいしゆしあつ》をなす。

(イ)治者《ちしや》は精神《せいしん》を統《とう》一して、臍《へそ》の兩側及臍下《りやうそくおよびへそした》三寸の所《ところ》並《ならび》に兩腸骨窩部《りやうちやうこつくわぶ》、各《おのおの》一ヶ所宛《しよづゝ》、四指《しし》を揃《そろ》へてあて、一分間《ぶんかん》に力《ちから》の充《み》ちる樣《やう》に極徐々《ごくじよ〳〵》と壓《お》し、一分間《ぶんかん》に力充《ちからみ》ち、更《さら》に一分間壓《ぶんかんお》してゐる。

第十五節　腹膜炎《ふくまくえん》

(一)臍《へそ》の靈手指壓《れいしゆしあつ》をなす。

(イ)治者《ちしや》は精神《せいしん》を統《とう》一して、三本《ぼん》の指《ゆび》を縦《たて》にならべ、中指《ちゆうし》が臍《へそ》にあたる樣《やう》にして、極徐々《ごくじよ〳〵》と壓《お》す力《ちから》をまし、一分間《ぶんかん》に力《ちから》の充《み》ちる樣《やう》にして、更《さら》に一分間持重《ぶんかんぢちよう》してゐる。

(二)臍輪脈管《さいりんみやくくわん》の抑壓《よくあつ》をなす。

(イ)臍輪脈管《さいりんみやくくわん》の腹部大動脈管《ふくぶだいどうみやくくわん》の管上《くわんじやう》を、三本《ぼん》の指先《ゆびさき》を揃《そろ》へ縦《たて》に之《こ》れを壓《お》し脈搏《みやくはく》の指頭《しとう》に感《かん》ずる程度《ていど》に三十分間抑壓《ぶんかんよくあつ》してゐるのである。

第十六節　胃酸過多症《ゐさんくわたしやう》

(一)臍部《さいぶ》の靈手指壓《れいしゆしあつ》

(イ)患者《くわんじや》を仰臥《ぎやうぐわ》させ、治者《ちしや》は精神《せいしん》を統《とう》一して、三本《ぼん》の指《ゆび》を縦《たて》にならべ、指先《ゆびさき》を揃《そろ》へ、中指《なかゆび》が、臍《へそ》にあたる様《やう》にして、眞下《ました》に、壓《お》してゐるか壓《お》されてゐるかわからぬ様《やう》に極靜《ごくしづ》かに徐々《じよく》と力《ちから》を増《ま》して、一分間《ぶんかん》にて壓《お》す力《ちから》の充《み》つるやうに壓《お》し、一分間《ぶんかん》にて充《み》ちたる後《のち》、更《さら》にそのまま一分間壓《ぶんかんお》してゐる。

(ロ)臍《へそ》の下際《したぎは》に示指《しし》があたる様《やう》にして、前《まへ》と同様《どうやう》に之《これ》をやる。(患者《くわんじや》の右側《みぎがは》に座《すわ》つてやる)

(ハ)臍《へそ》の右際《みぎぎは》に中指《なかゆび》があたる様《やう》にして、前《まへ》と同様《どうやう》に之《これ》をやる。

(ニ)臍《へそ》の左際《ひだりぎは》に中指《なかゆび》があたる様《やう》にして、前《まへ》と同様《どうやう》に之《これ》をやる。

(二)後頸部《こうけいぶ》の指壓《しあつ》

(イ)後頸部《こうけいぶ》は頭蓋骨《づがいこつ》と頸《くび》との境《さかひ》、中央窩部《どのくぼ》を、一方《ぽう》の手《て》にて被治者《ひちしや》の前頭《まへかしら》を支《さゝ》へ、拇指《おやゆび》にて一旦眞向《たんまなか》ふに稍強《やゝつよ》く壓《お》し、壓《お》したる力《ちから》の緩《ゆる》まぬ様《やう》にして、上内方《うへないはう》に壓《お》す、頭《かしら》を壓《お》しあげる様《やう》にする。

(ロ)今《いま》壓《お》したる(イ)の兩側《りやうそく》、一方宛《ぼうづゝ》、頭蓋骨《づがいこつ》と頸《くび》との境《さかひ》を拇指頭《おやゆびがしら》のねり込《こ》む樣《やう》に壓《お》す。

(ハ)今《いま》壓《お》したる(ロ)の外側《ぐわいそく》、一方宛《ぼうづゝ》、頭蓋骨《づがいこつ》と頸《くび》との境《さかひ》を拇指頭《おやゆびがしら》のねり込《こ》む樣《やう》に壓《お》す。

(ニ)今《いま》壓《お》したる(ハ)の外側《ぐわいそく》、一方宛《ぼうづゝ》、頭蓋骨《づがいこつ》と頸《くび》との境《さかひ》を拇指頭《おやゆびがしら》のねり込《こ》む樣《やう》に壓《お》す。

(三)側頸指壓《そくけいしあつ》

(イ)指《ゆび》を伸《のば》し、四本《にん》の指《ゆび》を並《なら》べて、示指《しし》の側面《そくめん》にて兩方《りやうはう》より挾《はさ》む樣《やう》に壓《お》す。

(四)前頸《ぜんけい》の指壓《しあつ》

(イ)示指《しし》、中指《ちゆうし》の二本《はん》にて氣管《きくわん》の上《うへ》を輕《かる》く壓《お》して下《さが》る。

(ロ)氣管《きくわん》の兩側《りやうそく》を、鎖骨《さこつ》の際《きは》より壓《お》しはじめ、左右交互《ひだりみぎかはる〴〵》に壓《お》し上《うへ》に進《すゝ》み頤下《いか》に至《いた》る。

(ハ)氣管《きくわん》の外々側《ぐわい〴〵そく》を、双方同時《さうはうどうじ》に壓《お》し上部《じやうぶ》より下部《かぶ》に至《いた》る。

(五)胸椎《きようつゐ》、腰椎《えうつゐ》の椎上《つゐじやう》及《およ》び兩側《りやうそく》乃至《ないし》外々側《ぐわい〴〵そく》の指壓《しあつ》

(イ)胸椎《きようつゐ》、腰椎《えうつゐ》の椎上《つゐじやう》を、兩方《りやうはう》の拇指《おやゆび》を縱《たて》にならべて壓《お》す。

(ロ)胸椎《きようつゐ》、腰椎《えうつゐ》の兩側《りやうそく》を、兩拇指《りやうおやゆび》を以《もつ》て兩方同時《りやうはうどうじ》に壓《お》す體《たい》を被治者《ひちしや》の上《うへ》に持行《もちゆ》き、眞下《ました》に體《たい》の重《おも》みにて壓《お》す。

(ハ)胸椎第《きようつゐだい》十一より腰椎第《えうつゐだい》五迄《まで》の外々側《ぐわい〴〵そく》を、兩拇指《りやうおやゆび》を以《もつ》て双方同時《さうはうどうじ》に壓《お》す。

(六)腹部《ふくぶ》の指壓《しあつ》

(イ)三本《ぼん》の指《ゆび》の中節《なかぶし》より先《さき》の平《ひら》があたる樣《やう》にして、上腹部《じやうふくぶ》一體《たい》を輕《かる》く壓《お》し、中腹《ちゆうふく》部《ぶ》一體《たい》、下腹部《かふくぶ》は、普通《ふつう》に壓《お》す、度數《どすう》は何《いづ》れの部位《ぶゐ》も、十度以上《たびいじやう》も手《て》のあたる樣《やう》に壓《お》すのである。

(七)再《ふたた》び臍部《さいぶ》の靈手指壓《れいしゆしあつ》

(イ)中指《ちゆうし》を臍《へそ》の中心《ちゆうしん》にあて、極靜《ごくしづ》かに一分《ぶん》間《かん》に壓《お》す力《ちから》が充《み》つる樣《やう》にして、更《さら》に其壓《そのお》す力《ちから》を一分間持《ぶんかんも》ち堪《こた》へてゐる。

第九圖

腹部壓圖

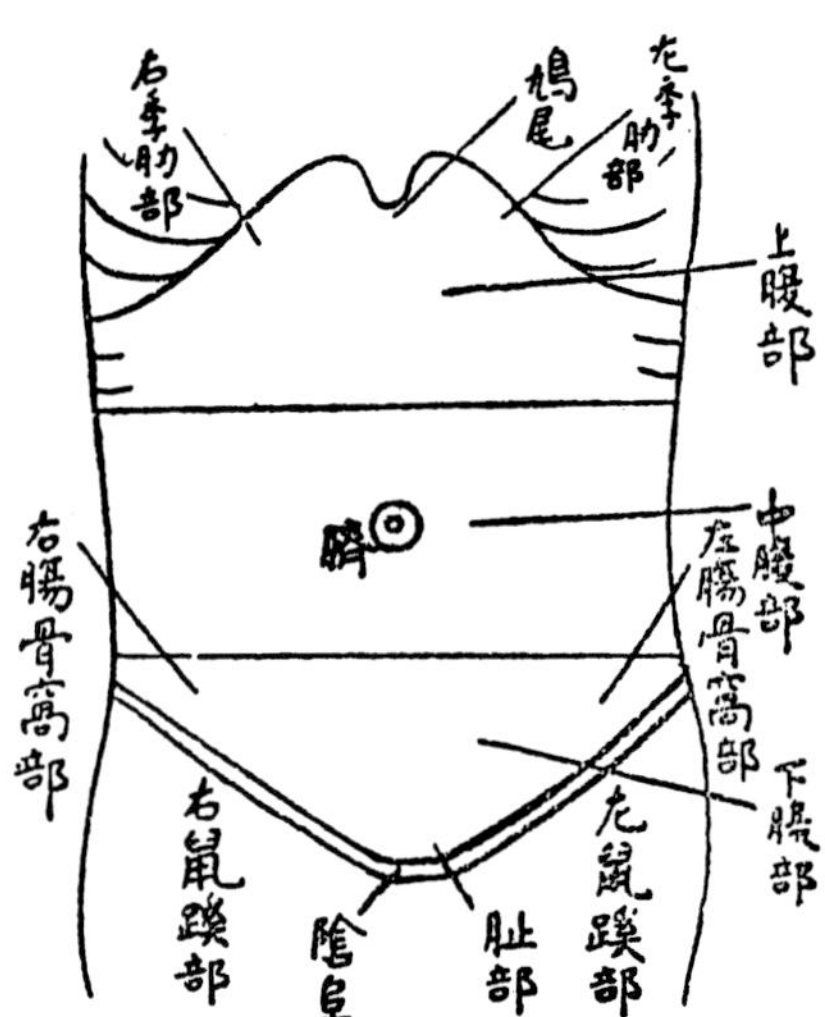

第十七節　胃潰瘍《ゐくわいやう》

(一)臍部《さいぶ》の靈手指壓《れいしゆしあつ》

(イ)患者《くわんじや》を仰臥《ぎやうぐわ》させ、治者《ちしや》は精神《せいしん》を統《とう》一して、三本《ぼん》の指《ゆび》を縦にならべ、指先《ゆびさき》を揃《そろ》へ、中指《なかゆび》が、臍《へそ》にあたる樣《やう》にして、眞下《ました》に壓《お》してゐるか、壓《お》されてゐるか、わからぬ樣《やう》に極靜《ごくしづか》に徐々と壓《お》す力《ちから》を増《ま》し、一分間《ぶんかん》にて壓《お》す力《ちから》の充《み》つるやうに壓《お》し、一分間《ぶんかん》にて、充《み》ちたる後《のち》、更《さら》に一分間《ぶんかん》壓《お》してゐる力《ちから》を持堪《もちこた》へる。

（ロ）臍《へそ》の下際《したぎは》に示指《しし》があたる様《やう》にして、前《まへ》と同様《おなじやう》に之《これ》をやる。（患者《くわんじや》の右側《みぎがは》に座《すわ》つてやる）

（ハ）臍《へそ》の右際《みぎきは》に中指《なかゆび》があたる様《やう》にして、前《まへ》と同様《おなじやう》に之《これ》をやる。

（ニ）臍《へそ》の左際《ひだりぎは》に中指《なかゆび》があたる様《やう》にして、前《まへ》と同様《おなじやう》に之《これ》をやる。

（二）後頸部《こうけいぶ》の指壓《しあつ》

（イ）後頸部《こうけいぶ》は頭蓋骨《づがいこつ》と頸《くび》との境《さかひ》、中央窩部《どのくぼ》を、一方《ぽう》の手《て》にて被治者《ひちしや》の前頭《まへかしら》を支《さゝ》へ、拇指《おやゆび》にて、一旦向《たんなか》ふに稍強《やゝつよ》く壓《お》し、壓《お》したる力《ちから》の緩《ゆる》まぬ様《やう》にして、上内方《じやうないはう》に頭《かしら》を壓《お》しあげる様《やう》に壓《お》す。

（ロ）今壓《いまお》したる（イ）の兩側《りやうがは》、一方宛《ほうづゝ》、頭蓋骨《づがいこつ》と頸《くび》との境《さかひ》を拇指頭《おやゆびがしら》のねり込《こ》む様《やう》に壓《お》す。

（ハ）今壓《いまお》したる（ロ）の外側《そとがは》、一方宛《ほうづゝ》、頭蓋骨《づがいこつ》と頸《くび》との境《さかひ》を指拇頭《おやゆびがしら》のねり込《こ》む様《やう》に壓《お》す。

（ニ）今壓《いまお》したる（ハ）の外側《そとがは》、一方宛《ほうづゝ》、頭蓋骨《づがいこつ》と頸《くび》との境《さかひ》を拇指頭《おやゆびがしら》のねり込《こ》む様《やう》に壓《お》す。

（三）側頸《そくけい》の指壓《しあつ》

（イ）指《ゆび》を伸《の》し、四本《ほん》の指《ゆび》を並《なら》べて示指《しし》の側面《そくめん》にて兩方《りやうはう》より挾《はさ》む様《やう》に壓《お》す。

（四）前頸《ぜんけい》の指壓《しあつ》

（イ）示指《しし》、中指《ちゆうし》の、二本《ほん》にて氣管上《きくわんじやう》を、上《うへ》より下《した》に壓《お》し下《くだ》る。

（ロ）氣管《きくわん》の兩側《りやうそく》を、鎖骨《さこつ》の際《きは》より壓《お》しはじめ左右交互《ひだりみぎかはるがはる》に壓《お》し上《うへ》に進《すゝ》み頤下《いかふ》に至《いた》る。

（ハ）氣管《きくわん》の外々側《ぐわいくそく》を、双方同時《さうはうどうじ》に上部《じやうぶ》より下部《かぶ》に至《いた》る。

（五）胸椎《きようつゐ》、腰椎《えうつゐ》の椎上及《つゐじやうおよ》び兩側乃至外々側《りやうがはないしぐわいくそく》の指壓《しあつ》

（イ）患者《くわんじや》を伏臥《ふくぐわ》させ胸椎《きようつゐ》、腰椎《えうつゐ》の椎上《つゐじやう》を、兩方《りやうはう》の指《ゆび》を縦《たて》にならべて壓《お》す。

（ロ）胸椎《きようつゐ》、腰椎《えうつゐ》の兩側《りやうそく》を、兩拇指《りやうぼし》を以《もつ》て兩方同時《りやうはうどうじ》に壓《お》す、體《たい》を被治者《ひちしや》の上《うへ》に持行《もちゆ》き、眞下《ました》に體《たい》の重《おも》にて壓《お》す。

（ハ）胸椎第《きようつゐだい》十一より腰椎第《えうつゐだい》五迄《まで》の外々側《ぐわいくそく》を兩拇指《りやうぼし》を以《もつ》て、双方同時《さうはうどうじ》に壓《お》す。以上壓《いじやうお》したる部分《ぶぶん》には必《かなら》ず壓痛《あつつう》ある箇所《かしよ》が多《おほ》くあるから其所《そのところ》は、餘《あま》り強《つよ》くない様《やう》に數多《かずおほ》く壓《お》す、二日目以後《かめいご》は此壓痛部位《このあつつうぶゐ》を最《もつと》もよく壓《お》す。

（六）壓痛部位《あつつうぶゐ》の靈手指壓《れいしゆしあつ》

（イ）四指《し》の指先《ゆびさき》を揃《そろ》へて、背部壓痛部位數《はいぶあつつうぶゐすう》ヶ所《しよ》の靈手指壓《れいしゆしあつ》をなす。

（七）腹部指壓《ふくぶしあつ》は、前述胃酸過多症《ぜんじゆつゐさんくわたしやう》の如《ごと》くやるも、治療數日《ちれうすうじつ》の後《のち》、之《これ》を行《おこな》ふのである。

第十八節　胃癌《ゐがん》

(一)臍《へそ》部《ぶ》の靈手指壓《れいしゆしあつ》、前項胃潰瘍《ぜんかうゐくわいやう》の部《ぶ》に記述《きじゆつ》せるものと同樣

(二)後頸部《こうけいぶ》の指壓《しあつ》、前項胃潰瘍《ぜんかうゐくわいやう》の部《ぶ》に記述《きじゆつ》せるものと同樣《どうやう》

(三)側頸部《そくけいぶ》の指壓《しあつ》、前項胃潰瘍《ぜんかうゐくわいやう》の部《ぶ》に記述《きじゆつ》せるものと同樣《どうやう》

(四)前頸部《ぜんけいぶ》の指壓《しあつ》、前項胃潰瘍《ぜんかうゐくわいやう》の部《ぶ》に記述《きじゆつ》せるものと同樣《どうやう》

(五)胸椎《きようつゐ》、腰椎《えうつゐ》の椎上《つゐじやう》及《およ》び兩側《りやうそく》乃至《ないし》外々側《ぐわい〱そく》の指壓《しあつ》、前項記述《ぜんかうきじゆつ》のものと同樣《どうやう》

(六)壓痛部位《あつつうぶゐ》の靈手指壓《れいしゆしあつ》

(イ)四指《し》の指先《ゆびさき》を揃《そろ》へて、背部壓痛部位《はいぶあつつうぶゐ》の靈手指壓《れいしゆしあつ》をやる。

(七)腹部《ふくぶ》の指壓《しあつ》

(イ)中腹《ちゆうふく》、下腹《かふく》は普通《ふつう》の通《とほ》り指壓《しあつ》する。

(ロ)上腹《じやうふく》は癌部《がんぶ》は壓《お》さず、其際《そのきは》より輕《かる》く壓《お》し、振動《しんどう》しながら、十二指腸《しちやう》に向《むか》つて進《すゝ》む、十二指《し》腸部位《ちやうぶゐ》に至《いた》り、操返《くりかへ》し之《これ》を行《おこな》ふ、萬遍《まんべん》となくやつて、食物《しよくもつ》の胃《ゐ》に停《とゞこほ》らぬ樣《やう》にやる。

(八)最後《さいご》に臍部《さいぶ》の靈手指壓《れいしゆしあつ》をやる。

(イ)中指《なかゆび》を臍《へそ》の中心《ちゆうしん》にあて、極靜《ごくしづ》かに一分間《ぶんかん》に壓《お》す力《ちから》が充《み》ち、更《さら》に一分間壓《ぶんかんお》してゐる。

第十九節　盲腸炎《まうちやうえん》

一）靈手指壓《れいしゆしあつ》

（イ）患者《くわんじや》を仰臥《ぎやうぐわ》せしめ、治者《ちしや》は精神《せいしん》を統《とう》一して、三本《ぼん》の指を縦《たて》にならべ、中指《ちゆうし》が臍《へそ》の中心《ちゆうしん》にあたるやうにして、眞上《まうへ》より眞下《ました》に、壓《お》す方《はう》は壓《お》してゐるか、壓《お》さるゝ方《はう》は、壓《お》されてゐるか、判《わか》らぬ様《やう》に、靜《しづ》かに壓《お》すのである、即《すなは》ち十の力《ちから》を一分間《ぷんかん》に充《みた》すとすれば、六秒間《べうかん》に一十二秒間《べうかん》に二、十八秒間《べうかん》に三、二十四秒間《べうかん》に四、三十秒間《べうかん》に五、三十六秒間《べうかん》に六、四十二秒間《べうかん》に七、四十八秒間《べうかん》に八、五十四秒間《べうかん》に九、六十秒間《べうかん》に十と云《い》ふ様《やう》なふうに一分間《ぷんかん》に十の力《ちから》を充《み》たし、更《さら》に一分間力《ぷんかんちから》の弛《ゆる》まぬ様《やう》にしてゐるのである。

（ロ）示指《しし》が臍《へそ》の斜下際《ないめしたぎは》にあたるやうにして、前《まへ》と同様《どうやう》の靈手指壓《れいしゆしあつ》をなすも、此部《このぶ》は特《とく》に普通指《ふつうし》壓《あつ》の手《て》を交《まじ》へて壓《お》す、即《すなは》ち此部《このぶ》を壓痛《あつゝう》の感《かん》ずる程度《ていど》に壓《お》すときは、盲腸部《まうちやうぶ》の痛《いた》みと相關聯《あひくわんれん》せるを感《かん》ずる、此時相關《このときさうくわん》の狀態《じやうたい》を察知《さつち》し、手加減《てかげん》をなす、稍強《やゝつよ》くも壓《お》す、臍輪《きいりん》の各部《かくぶ》を靈《れい》手指壓《しゆしあつ》したる後《のち》、又之《またこ》れを爲《な》す。

（ハ）臍直下《へそちよくか》。（ニ）臍《へそ》の右斜下《みぎないめした》。（ホ）臍《へそ》の左邊《ひだりへん》。（ヘ）臍《へその》の右邊《みぎへん》。（ト）臍《へそ》の上邊《うへへん》。（チ）臍《へそ》の左斜《ひだりなな》め上《うへ》。

（リ）臍《へそ》の右斜上《みぎなゝめうへ》。以上《いじやう》を前記《ぜんき》の通《とほ》り靈手指壓《れいしゆしあつ》して後再《のちふた》び、臍《へそ》の斜下《なゝめした》を靈手指壓《れいししゆあつ》し、普通指壓《ふつうしあつ》も交《ま》じへ、壓痛《あつつう》の相響《あひひゞ》く様《やう》にやるときは盲腸部《まうちやうぶ》の疼痛全《とうつうまつた》く解消《かいせう》し、無痛《むつう》となり患者《くわんじや》の氣合大《きあひおほ》いに宜敷《よろしく》なるものである。

(二)脈管抑壓《みやくくわんよくあつ》

(イ)若《も》し發熱《はつねつ》のある場合《ばあひ》は、臍輪《さいりん》の搏動部《はくどうぶ》を、三十分間抑壓《ぶんかんよくあつ》して熱《ねつ》をとる。

(三)背部指壓《はいぶしあつ》

(イ)腰椎第《えうつゐだい》一より第《だい》五迄《まで》の所《ところ》、腰椎上《えうつゐじやう》及《およ》び腰椎兩側《えうつゐりやうがは》の普通指壓《ふつうしあつ》を爲《な》す、横臥又《わうぐわまた》は伏臥《ふくぐわ》。

(四)靈手指壓《れいしゆしあつ》

(イ)患者仰臥《くわんじやぎやうぐわ》せしめ、右腸骨窩部《みぎちやうこつくわぶ》の靈《れい》手指壓《しゆしあつ》をなす、即《すなは》ち四指《し》の指頭《しとう》を揃《そろ》へ靜《しづ》かに右《みぎ》の腸骨窩《ちやうこつくわ》にあて、愼重《しんちよう》の態度《たいど》で、前《まへ》に記載《きさい》ある通《とほ》りの靈手指《れいしゆし》壓《あつ》をなす。

(五)腹部指壓《ふくぶしあつ》

第十圖

腹内の圖

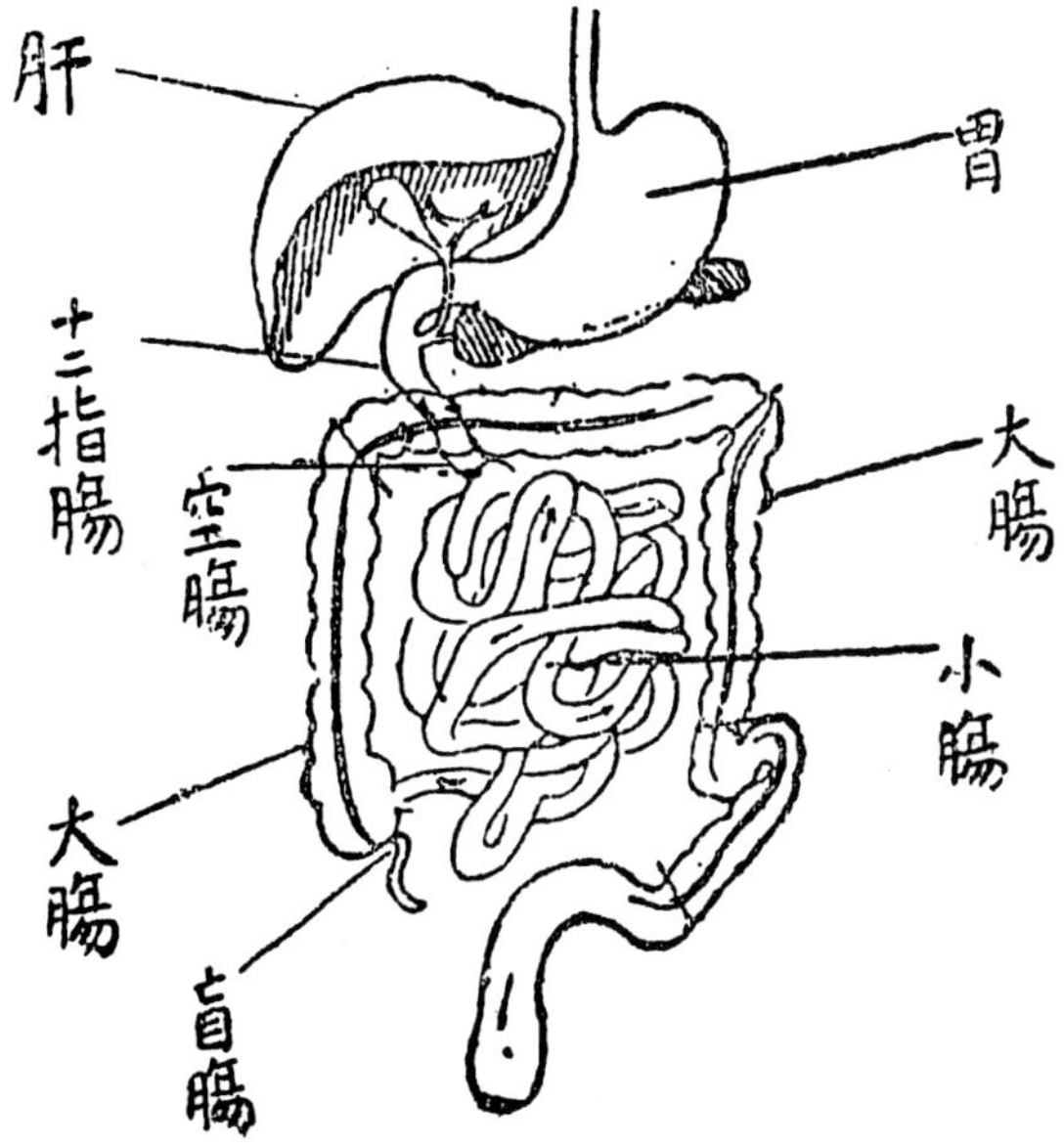

（イ）左腸骨窩耻《ひだりちやうこつくわち》骨際《こつきは》より横行結腸《わうかうけつちやう》の屈曲《くつきよく》の所邊迄《ところへんまで》、繰返《くりかへ》し繰返《くりかへ》し、三本若《ほんも》しくは四本《ほん》の指《ゆび》の平《ひら》にて、少《すこ》しづゝ位置《ゐち》を替《か》へ壓《お》す。次《つぎ》に臍直下部《へそちよくかぶ》、繰返《くりかへ》し壓《お》す。次《つぎ》に右腸骨窩耻骨際《みぎちやうこつくわちこつきは》より上行結腸部《じやうかうけつちやうぶ》を壓《お》し、横行結腸部等《わうかうけつちやうぶとう》を壓《お》す、上腹部《じやうふくぶ》の胃部《ゐぶ》の所《ところ》をよく壓《お》す。

（六）腹部摩擦《ふくぶまさつ》

（イ）左季肋骨《ひだりきろくこつ》に沿《そ》うて五十回《くわい》、右季肋骨《みぎきろくこつ》に沿《そ》うて五十回《くわい》、左右腸骨《さいうちやうこつ》に沿《そ》うて各《かく》五十回《くわい》、臍直下《へそちよくか》五十回《くわい》、丸《まる》く摩擦《まさつ》五十回《くわい》。

第二十節　膽石病《たんせきびやう》

（一）臍部《さいぶ》の靈手指壓《れいしゆしあつ》

（イ）前《まへ》に記述《きじゆつ》しある通《とほ》り臍及《へそおよ》び臍《へそ》の上邊《じやうへん》の靈手指壓《れいしゆしあつ》をなす。

（二）腹部指壓《ふくぶしあつ》

（イ）右季肋骨部《みぎきろくこつぶ》は輕《かる》く、上腹部《じやうふくぶ》一體《たい》を、三本《ぼん》の指《ゆび》の中節《なかぶし》より先《さき》の平《ひら》のあたる樣《やう》にして、靜《しづ》かに指壓《しあつ》する。

（三）靈手指壓《れいしゆしあつ》

イ）臍及臍《へそおよびへそ》の上邊《じやうへん》を上記同樣靈手指壓《じやうきどうやうれいしゆしあつ》をなす。

第二十一節　肝臓《かんざう》疾患《しつくわん》

(一)背部《はいぶ》指壓《しあつ》

(イ)胸椎《きようつゐ》第三《だい》より腰椎《えうつゐ》第五《だい》迄《まで》の椎上《つゐじやう》及《およ》び椎《つゐ》の兩側《りやうがは》を指壓《しあつ》する。

(二)靈手指壓《れいしゆしあつ》

(イ)治者《ちしや》は精神《せいしん》を統《とう》一して、臍上《へそうへ》及《およ》び臍《へそ》の上下《じやうげ》左右《さいう》乃至《ないし》右斜上《みぎななめうへ》、左斜上《ひだりななめうへ》、右斜下《みぎななめした》、左斜下《ひだりななめした》の靈手指壓《れいしゆしあつ》をする。

(ロ)右季肋部《みぎきろくぶ》、上中下《じやうちうげ》三ケ所《しよ》靈手指壓《れいしゆしあつ》をする。

第廿二節　膵臓疾患《すゐざうしつくわん》

(一)靈手指壓《れいしゆしあつ》

(イ)臍部《さいぶ》の九ケ所《しよ》を、前《まへ》にある樣《やう》に、靈手指壓《れいしゆしあつ》をする。

(ロ)臍《へそ》の上邊《じやうへん》、横《よこ》に三ケ所《しよ》を、靈手指壓《れいしゆしあつ》をする。

(ハ)前頸《ぜんけい》氣管《きくわん》の兩側《りやうがは》、甲狀腺部《かふじやうせんぶ》を左右《さいう》各々《おのおの》一ケ所《しよ》の靈手指壓《れいしゆしあつ》をする。

(二)背部指壓《はいぶしあつ》

(イ)胸椎第三《きようつゐだい》より腰椎第五《えうつゐだい》に至《いた》る迄《まで》の、椎骨上《つゐこつじやう》及《およ》び各椎《かくつい》の兩側《りやうがは》を指壓《しあつ》する。

第三章　呼吸器疾患

第一節　感冒《かんばう》

(一)靈手指壓《れいしゆしあつ》

(イ)臍上《へそうへ》及《およ》び臍《へそ》の上《うへ》、下《した》、左《ひだり》、右《みぎ》、右斜上《みぎなゝめうへ》、左斜上《ひだりなゝめうへ》、右斜下《みぎなゝめした》、左斜下《ひだりなゝめした》の各部位《かくぶゐ》を、治者《ちしや》は精神《せいしん》を統《とう》一して、愼重《しんちよう》に靈手指壓《れいしゆしあつ》をする。

(二)臍輪脈管部《さいりんみやくくわんぶ》の抑壓《よくあつ》

(イ)治者《ちしや》は、示指《しし》、中指《ちゆうし》、無名指《むめいし》の三本《ぼん》の指先《ゆびさき》を揃《そろ》へ、靜《しづか》に脈管部《みやくくわんぶ》にあて、脈搏《みやくはく》の指《ゆび》に感《かん》ずる程度《ていど》に抑《おさ》へ、三十分間發熱《ぶんかんはつねつ》の場合《ばあひ》に之《これ》をやる。

(三)靈手指壓《れいしゆしあつ》

(イ)三本《ぼん》の指《ゆび》を縦《たて》にならべ端《はし》の指《ゆび》が鎖骨《さこつ》の際《きは》にあたる様《やう》にして、總頸動脈《そうけいどうみやく》の右外側《みぎそとがは》を靈手指壓《れいしゆしあつ》する。

(ロ)今壓《いまお》したる(イ)の部《ぶ》の外側《そとがは》を前《まへ》と同様《どうやう》にする。

(ハ)今壓《いまお》したる(ロ)の部《ぶ》の外側《そとがは》を前《まへ》と同様《どうやう》にする。

(ニ)總頸動脈《そうけいどうみやく》の左外側《ひだりぐわいそく》、外《ほか》二ケ所《しよ》も、皆前《みなまへ》と同様《どうやう》にする。

(四)溫蒸指壓《をんじようしあつ》

(イ)しぼつても雫《しづく》の下垂《したた》れぬ位《ぐらゐ》に、濕《しめ》り加減《かげん》にしたるタオルを小《ちひさ》く、折《を》り、蒸《む》し器《き》にいれ、蒸《む》したるものを、半紙《はんし》四つ折位《をりぐらゐ》にして、乾《かは》きたる日本手拭《にほんてぬぐひ》にて包《つつ》み、これを前頸部《ぜんけいぶ》にあて、其上《そのうへ》より指壓《しあつ》し、タオルを取替《とりか》へる事《こと》五六回《くわい》。

第二節　氣管支加答兒《きくわんしかたる》

(一)靈手指壓《れいしゆしあつ》

(イ)臍部《さいぶ》九ケ所《しよ》、愼重《しんちよう》に靈手指壓《れいしゆしあつ》をする。

(ロ)總頸動脈《そうけいどうみやく》の外側《ぐわいそく》三ケ所《しよ》、前《まへ》に記《き》載《さい》の通《とほ》り靈手指壓《れいしゆしあつ》をする。

(二)臍輪脈管部《さいりんみやくくわんぶ》の抑壓《よくあつ》

(イ)脈搏《みやくはく》の指《ゆび》に感《かん》ずる程度《ていど》に抑《おさ》へる三十分間《ぶんかん》。

(三)溫蒸指壓《をんじようしあつ》

(イ)溫蒸《をんじよう》したタオルを、前頸部《ぜんけいぶ》にあて、氣管上《きくわんじやう》及《およ》び氣管《きくわん》の兩側《りやうそく》をよく指壓《しあつ》する、又胸骨上部《またきようこつじやうぶ》にもあて、之《これ》を指壓《しあつ》する。

(四)室內《しつない》の溫度《をんど》其他《そのた》

室内《しつない》の温度《をんど》は華氏《くわし》六十度《ど》乃至《ないし》七十度《ど》とし、發汗《はつかん》の場合《ばあひ》は下着《したぎ》を取替《とりか》へる事《こと》が必要《ひつえう》である。

第三節　肺結核《はいけつかく》

(一)靈手指壓《れいしゆしあつ》

(イ)臍部《さいぶ》九ヶ所《しよ》、靈手指壓《れいしゆしあつ》をする。

(ロ)氣管《きくわん》の兩側各々《りやうそくおのおの》三ヶ所《しよ》、靈手指壓《れいしゆしあつ》をする。

(ハ)左右乳房《さいうちぶさ》の上邊《じやうへん》各《かく》一ヶ所《しよ》靈手指壓《れいしゆしあつ》をする。

(二)腹部指壓《ふくぶしあつ》

(イ)腹部《ふくぶ》は三本《ぼん》の指《ゆび》の中節《なかぶし》より先《さき》の平《ひら》が腹壁面《ふくへきめん》にあたる樣《やう》にして、先《ま》づ上腹部《じやうふくぶ》をよく壓《お》し、中腹《ちゆうふく》、下腹共時間《かふくともじかん》に於《おい》て、二十分間以上《ぶんかんいじやう》、腹部《ふくぶ》一面《めん》に、手《て》のあたらぬ所《ところ》はない樣《やう》に、反復丁寧《はんぷくていねい》に壓《お》すのである。

(三)脈管《みやくくわん》の抑壓《よくあつ》

第十一圖

氣管外側壓點圖

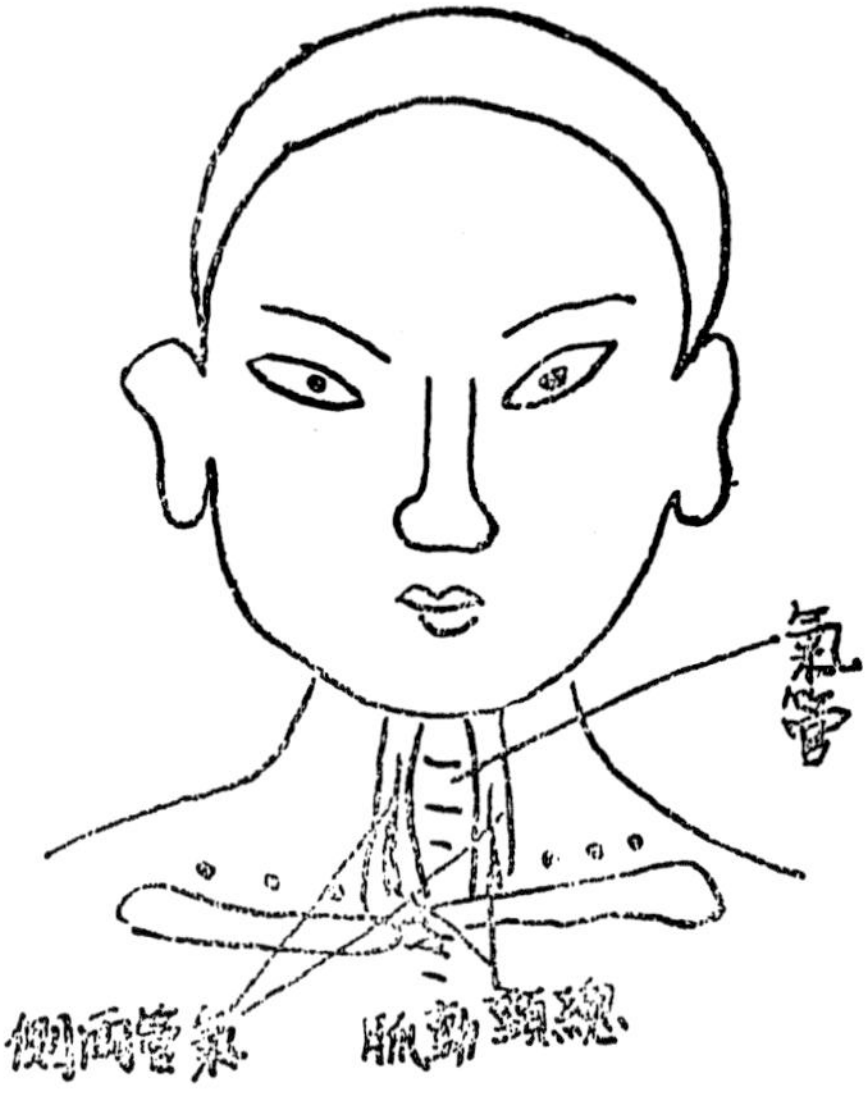

（イ）腹部《ふくぶ》大動脈《だいどうみやく》の臍輪搏動部《さいりんはくどうぶ》を、三本《ぼん》の指《ゆび》を縦《たて》にならべて、搏動《はくどう》の指《ゆび》に感《かん》ずる程度《ていど》に抑《おさ》へ、三十分間《ぷんかん》、抑《おさ》へ續《つゞ》けてゐる。

（四）心身鍛錬法《しんしんたんれんはふ》を行《おこな》ふ。

第四節　肺炎《はいえん》

（一）靈手指壓《れいしゆしあつ》

（イ）臍部《へそぶ》九ヶ所《しよ》、靈手指壓《れいしゆしあつ》をする。治者《ちしや》は精神《せいしん》を統《とう》一して、愼重《しんちよう》の態度《たいど》でやる。

（ロ）氣管《きくわん》の兩側各《りやうそくかく》三ヶ所《しよ》、靈手指壓《れいしゆしあつ》をする。

（二）脈管《みやくくわん》の抑壓《よくあつ》

（イ）臍輪脈管部《さいりんみやくくわんぶ》を三十分間抑壓《ぷんかんよくあつ》する。脈搏《みやくはく》の指頭《しとう》に感《かん》ずる程度《ていど》に靜《しづ》かに抑《おさ》へてゐる。

（三）室内《しつない》の溫度《をんど》を適當《てきたう》にし、絶對安靜《ぜつたいあんせい》が肝要《かんえう》である。

第五節　肋膜炎《ろくまくえん》

（一）靈手指壓《れいしゆしあつ》

（イ）臍部《へそぶ》九ヶ所《しよ》、靈手指壓《れいしゆしあつ》をする。徐々《じよく》と壓《お》す力《ちから》の進《すゝ》む樣《やう》にせねばならぬ。

（ロ）氣管《きくわん》の兩側各《りやうそくかく》三ヶ所《しよ》、靈手指壓《れいしゆしあつ》をする。

(ハ)胸骨部《きやうこつぶ》の靈手指壓《れいしゆしあつ》をする。

(二)脈管《みやくくわん》の抑壓《よくあつ》

(イ)臍輪脈管部《さいりんみやくくわんぶ》を三十分間抑壓《ぶんかんよくあつ》する。餘《あま》り強《つよ》くなく。搏動《はくどう》の指頭《ゆび》に感《かん》ずるを程度《ていど》とする。

第六節　喘息《ぜんそく》

(一)靈手指壓《れいしゆしあつ》

(イ)臍部《へそぶ》九ヶ所《しよ》、靈手指壓《れいしゆしあつ》をする。

(ロ)頸椎第七《けいついだい》の兩側靈手指壓《りやうそくれいしゆしあつ》と、胸椎第三第四《きやうついだいだい》の兩側靈手指壓《りやうそくれいしゆしあつ》と交互《かはるぐ》にやり、發作中《ほつさちゆう》の喘息《ぜんそく》が緩解《くわんげ》するを期《き》しやめる。(此法《このはふ》は兩拇指《りやうおやゆび》を用《もち》ふる。)

(ハ)氣管《きくわん》の兩側《りやうそく》、各《かく》三ヶ所靈手指壓《しよれいしゆしあつ》をする。

第四章　循環器病《じゆんくわんきびやう》

第一節　心臓病《しんざうびやう》

(一)靈手指壓《れいしゆしあつ》

(イ)臍部《へそぶ》九ヶ所《しよ》、靈手指壓《れいしゆしあつ》する。徐《じよ》々と壓《お》す力《ちから》を進《すゝ》め、一分間《ぷんかん》にて壓《お》す力《ちから》の滿《み》つる樣《やう》に壓《お》す。

(ロ)氣管兩側《きくわんりやうそく》三ヶ所《しよ》、靈手指壓《れいしゆしあつ》する。

(ハ)胸椎第《きようつゐだい》三、第《だい》四兩側《りやうそく》の靈手指壓《れいしゆしあつ》する。

(二)脈管《みやくくわん》の抑壓《よくあつ》

(イ)臍輪搏動部《さいりんはくどうぶ》の脈管《みやくくわん》を、三十分間抑壓《ぶんかんよくあつ》する。三十分間《ぶんかん》にて大抵平靜《たいていへいせい》に歸《き》するものである。

(三)全身《ぜんしん》の一般指壓《ぱんしあつ》

(イ)頭部《とうぶ》、被治者座位《ひちしやざゐ》、治者《ちしや》は被治者《ひちしや》の後《うしろ》に立《た》ち被治者《ひちしや》の體《たい》を正《たゞ》しくし、一方《ぱう》の手《て》を輕《かる》く被治者《ひちしや》の頭部《とうぶ》に置《お》き、拇指《おやゆび》にて、(1)前額髮際《ぜんがくはえぎは》の中央《ちゆうあう》を、腦《なう》の中心《ちうしん》に向《むか》つて壓《お》す、肘《ひぢ》をあげ拇指頭《ぼしとう》の角《かど》にて壓《お》すのである。(2)顖門《しんもん》、前同《まへとおなじ》。(3)頭頂《とうちやう》、(4)後頭突起部《こうとうとつきぶ》、(5)頭蓋骨縫《づがいこつしう》緣《えん》、(6)額《ひたひ》の兩隅角《りやうぐうかく》、(7)前頭角《ぜんとうかく》、(8)頭頂《とうちやう》と耳翼《じよく》との中《ちう》間《かん》、(9)後頭角《こうとうかく》、(10)頭蓋骨縫緣《づがいこつしうえん》、皆前同樣《みなぜんどうやう》に壓《お》す。

(ロ)頸部《けいぶ》、(甲)後頸部《こうけいぶ》(第五圖參照《だいづさんせう》)(1)(2)(3)(4)各頭蓋骨《かくづがいこつ》の境《さかひ》、皆上內方《みなじやうないはう》に壓《お》す、頸椎上《けいつゐじやう》及《およ》び頸椎《けいつゐ》の兩側各《りやうそくかく》

第十二圖

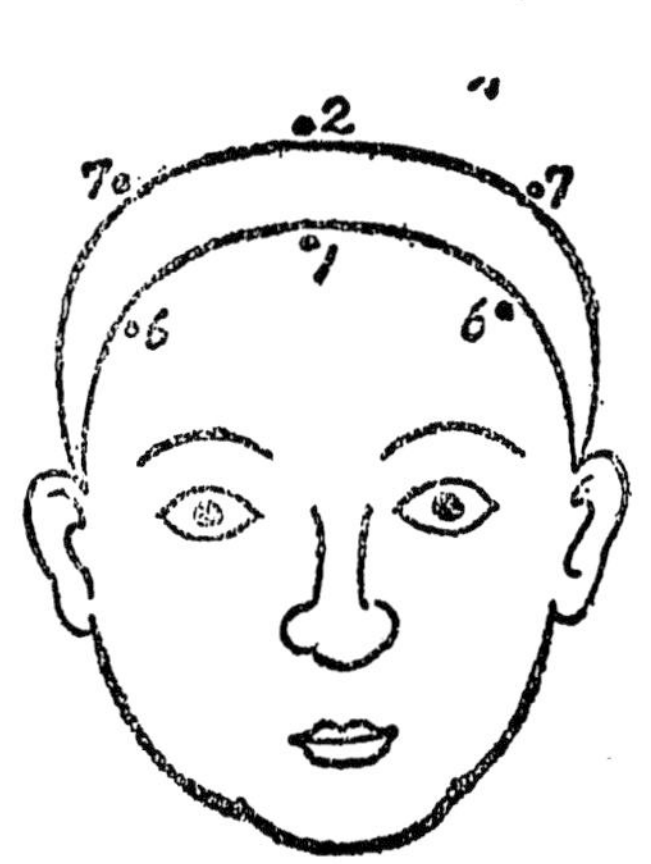

第十三圖

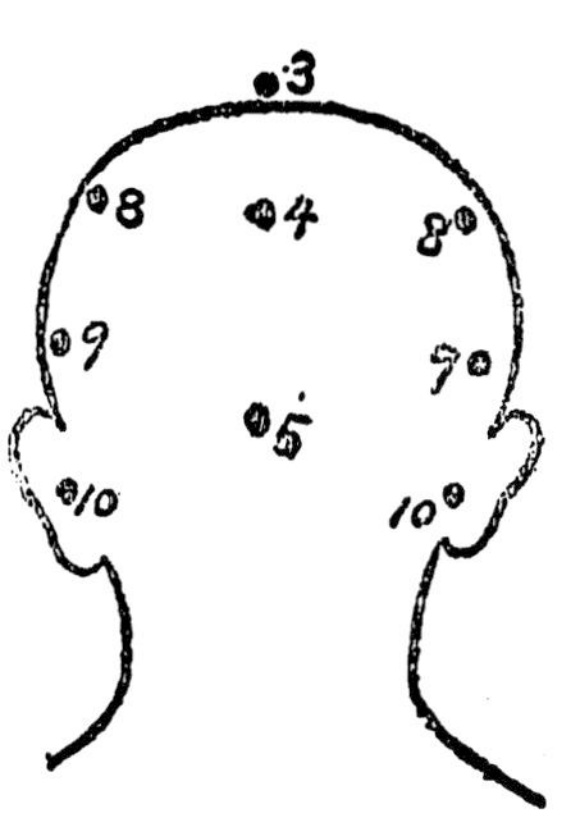

二列《れつ》拇指《おやゆび》にて稍強《やゝつよ》く壓《お》す。側頸《そくけい》は四指《し》を伸《のば》し示指《しし》の側面《そくめん》にて、兩方《りやうはう》より挾《はさ》む樣《やう》に壓《お》す。(乙)前《ぜん》頸部《けいぶ》(第《だい》六圖《づ》參照《さんせう》)氣管《きくわん》の上《うへ》は、示指《しし》中指《ちゆうし》の二本《ほん》にて、上《うへ》より下《した》に、輕《かる》く壓《お》す、氣管《きくわん》の兩側《りやうがは》各《かく》二列《れつ》は双方同時《さうはうどうじ》に壓《お》す。

(ハ)背部上半身《はいぶじやうはんしん》、(1)胸椎上《きようつゐじやう》、(2)胸椎兩側《きようつゐりやうがは》、被治者《ひちしや》を坐《すわ》らせ治者《ちしや》は、被治者《ひちしや》より離《はな》れて跪《ひざまづ》き、一方《ぽう》の肩《かた》を受《う》け、拇指《おやゆび》にて壓《お》す。(3)肩胛骨外緣《けんかふこつぐわいえん》は、一方《ぽう》の手《て》を被治者《ひちしや》の肩《かた》にかけ、肩《かた》を引《ひき》よせ、肩胛《けんかふ》骨緣《こつえん》の凹《くぼ》む樣《やう》に壓《お》す。(4)肩胛骨部《けんかふこつぶ》は、中央部《ちゆうあうぶ》に壓痛強《あつつうつよ》き所《ところ》あり、手心《てごゝろ》して壓《お》す。

(ニ)背部下半身《はいぶかはんしん》、被治者伏臥《ひちしやふくぐわ》、(1)椎上《つゐじやう》、兩拇指《りやうおやゆび》を縱《たて》に並《なら》べ眞上《まうへ》より眞下《ました》に壓《お》す。(2)(3)(4)椎《つゐ》の兩側《りやうがは》、各双方同時《おのくさうはうどうじ》に、兩拇指《りやうおやゆび》にて、眞上《まうへ》より眞下《ました》に壓《お》

第十四圖

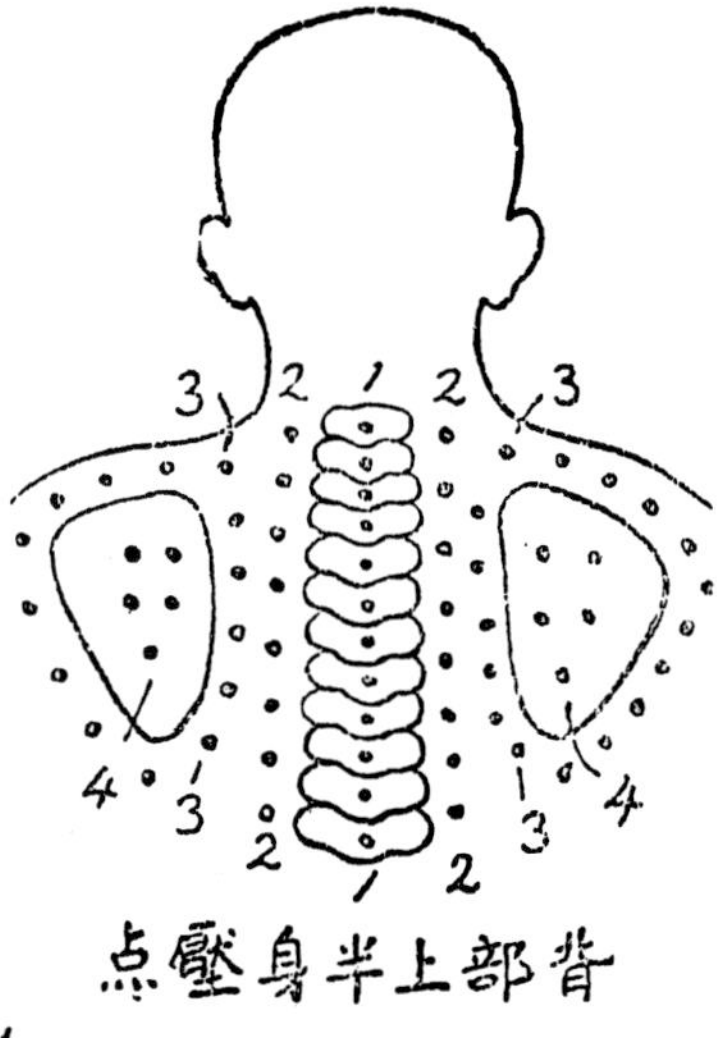

背部上半身壓点

第十五圖

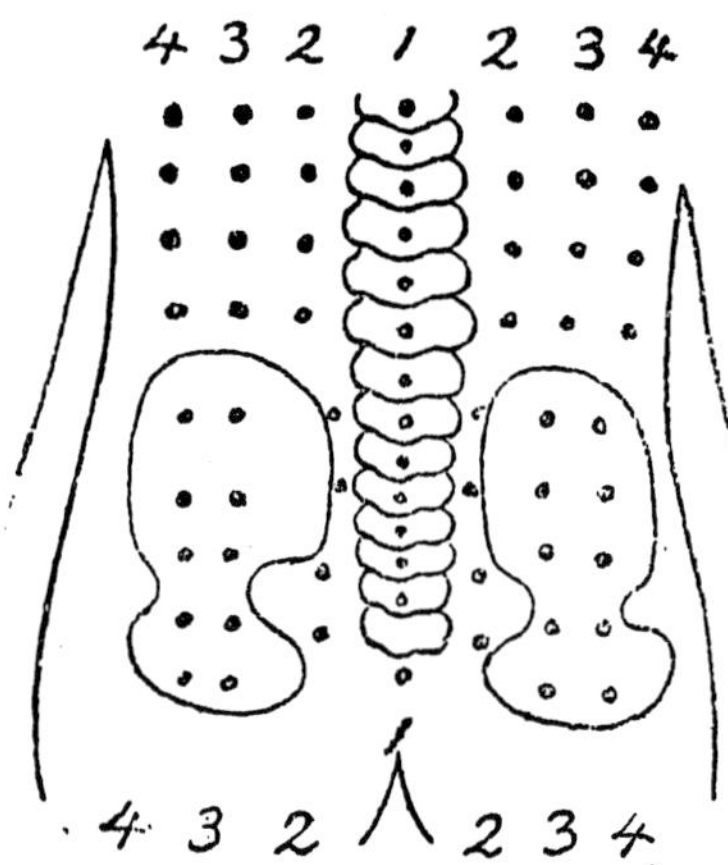

背部下半身壓点

す。(5)臀部《でんぶ》、一方宛《ぼうづゝ》壓《お》す。
(ホ)胸部《きようぶ》、三本《ぼん》の指《ゆび》の中節《なかぶし》より先《さき》の平《ひら》にて、肋骨《ろくこつ》と肋骨間《ろくこつかん》とにかゝはらず、稍輕《やゝかる》く壓《お》す、三回《くわい》。肋《ろく》骨《こつ》に沿《そ》ひ、掌面《しやうめん》にて摩擦《まさつ》する事數回《ことすうくわい》。
(ヘ)腹部《ふくぶ》、三本《ぼん》の指《ゆび》の中節《なかぶし》より先《さき》の平《ひら》にて、先《ま》づのの字型《じがた》、指壓《しあつ》をなす。第一圖參照。
次《つぎ》に上腹部《じやうふくぶ》を、左部下位胃底部《ひだりしたゐていぶ》より壓《おし》はじめ順《じゆん》次《じ》に右部《みぎぶ》に進《すゝ》み、再三之《さいこれ》を繰返《くりかへ》す。

次《つぎ》に中腹部《ちうふくぶ》を、左部《ひだり》より壓《お》しはじめ、右部《みぎぶ》に至《いた》り、右《みぎ》より又左部《またひだり》に至《いた》る往復數度《わうふくすうど》。

次《つぎ》に下腹部《かふくぶ》を、左部趾骨際《ひだりちこつぎは》より壓《お》しはじめ次第《しだい》に上行《うへゆき》して左中腹部《ひだりちゆうふくぶ》に至《いた》る、繰返《くりかへ》す數度《すうど》。臍下《へそした》中央部《ちゆうあうぶ》もよく壓《お》す。

次《つぎ》に右下腹部《みぎしたはら》を趾骨際《ちこつきは》より壓《お》しはじめ次第《しだい》に上《うへ》

第十六圖
胸部壓點圖

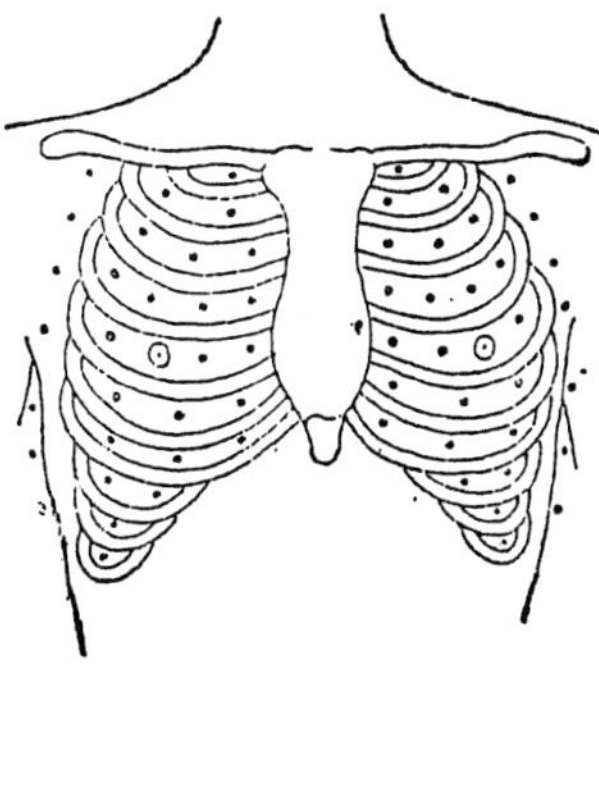

第十七圖
腹部壓點圖

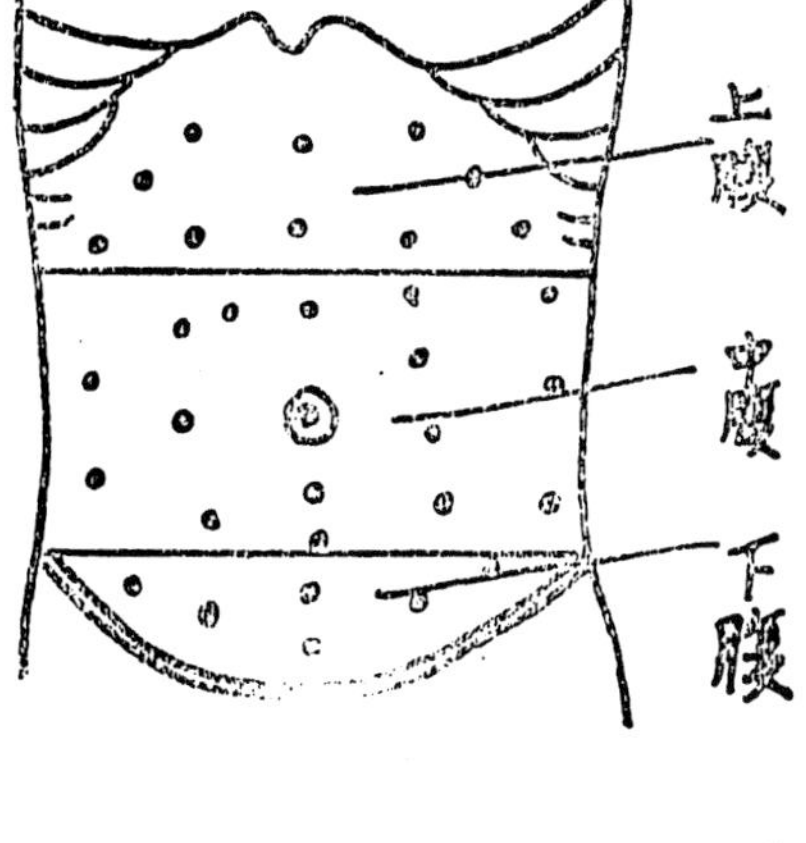

行《ゆき》して中腹部《ちゆうふくぶ》に至《いた》る、繰返《くりかへ》す數度《すうど》。

(ト)上肢內面《じやうしないめん》、(1)(2)(3)は腋窩《えきくわ》、(4)(5)は上膊動脈部《じやうはくどうみやくぶ》、(6)(7)(8)(9)は撓骨動脈部《たうこつどうみやくぶ》、(10)は拇指《おやゆび》の根元《ねもと》。

(チ)上肢外面《じやうしぐわいめん》、(1)(2)(3)は肩《かた》、(4)(5)(6)(7)は上膊《じやうはく》、(8)(9)(10)は前膊《ぜんはく》、(11)は拇指《おやゆび》と示指《しし》中間《ちうかん》。

第十八圖

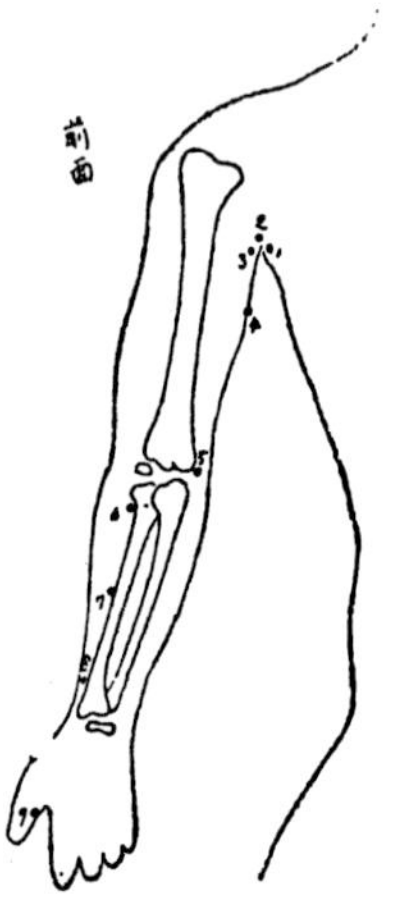

第十九圖

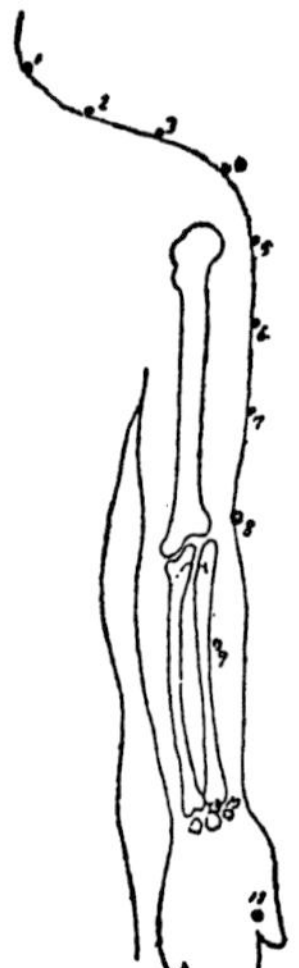

(リ)下肢前面《かしぜんめん》、(1)(2)(3)は大腿《だいたい》、(4)(5)(6)(7)(8)は前脛骨《ぜんけいこつ》の外側《そとがは》、(9)は足背《そくはい》、(10)は踇趾《おやゆび》の根元《ねもと》。

(ヌ)下肢後面《かしこうめん》、(1)(2)(3)は大腿《だいたい》、(4)は膝膕裏《しつこくり》、(5)(6)(7)は小腿《せうたい》、(8)は內顆《ないくわ》、(9)は外顆《ぐわいくわ》、(10)は足蹠《そくせき》。

第二十圖

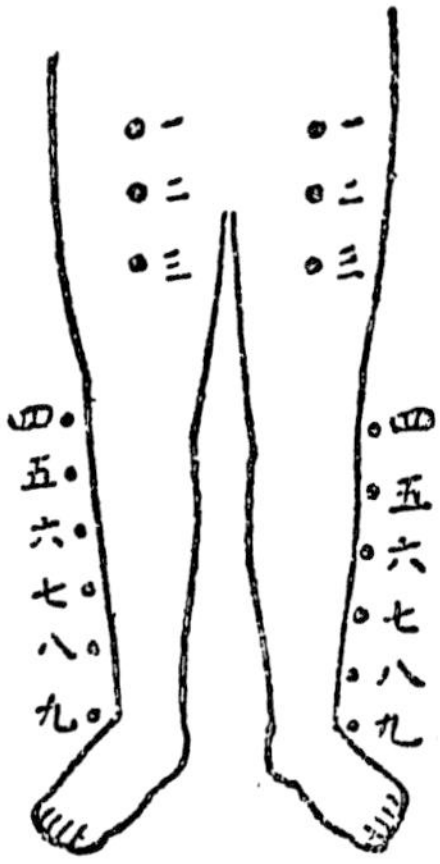

第二十一圖

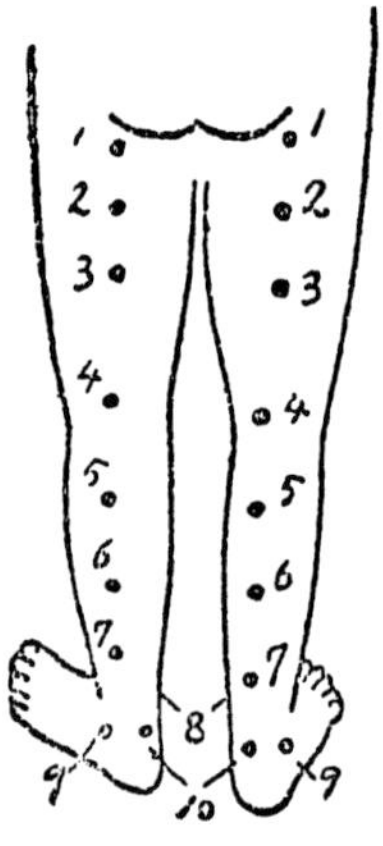

第二節　狹心症《けふしんしやう》

(一)靈手指壓《れいしゆしあつ》

(イ)臍部《さいぶ》九ヶ所《しよ》の靈手指壓《れいしゆしあつ》。治者《ちしや》は瞑目《めいもく》して、無念無想《むねんむさう》の境地《きやうち》でやるのである。

(ロ)胸骨中央部《きようこつちゆうあうぶ》の靈手指壓《れいしゆしあつ》。病原《びやうげん》は神經《しんけい》の不調節《ふてうせつ》によるのであるから、調節《てうせつ》の爲《た》めにやるのである。

(二)臍輪搏動部《さいりんはくどうぶ》の抑壓《よくあつ》

(イ)臍輪搏動部《さいりんはくどうぶ》の搏動《はくどう》の指頭《ゆび》に感《かん》ずる程度《ていど》に抑壓《よくあつ》三十分間《ぶんかん》。場合《ばあひ》により時間《じかん》を延長《えんちやう》する事《こと》あり。

第三節　心悸亢進症《しんきかうしんしやう》

(一)靈手指壓《れいしゆしあつ》

(イ)臍部《さいぶ》九ヶ所《しよ》の靈手指壓《れいしゆしあつ》。最《もつと》も嚴重《げんぢゆう》に、心身不動《しんしんふどう》の態度《たいど》にて之《これ》をやるのである。

(ロ)左胸部《さきようぶ》の靈手指壓《れいしゆしあつ》。程度《ていど》稍輕《やゝか》るく、周到《しうたう》に之《こ》れをやるのである。

(二)脈管抑壓《みやくくわんよくあつ》

(イ)臍部大動脈《さいぶだいどうみやく》の搏動部《はくどうぶ》抑壓《よくあつ》三十分間《ぶんかん》。若《も》し三十分間《ぶんかん》で、搏動《はくどう》の靜《しづ》まらないときは延長《えんちやう》してもよい。

(三)腹部指壓《ふくぶしあつ》

(イ)腹部《ふくぶ》一體《たい》を指壓《しあつ》する。

第四節　動脈硬變症《どうみやくかうへんしやう》

(一)靈手指壓《れいしゆしあつ》

(イ)臍部《さいぶ》九ヶ所《しよ》の靈手指壓《れいしゆしあつ》。中樞神經《ちゆうすうしんけい》の靈感《れいかん》により心身《しんしん》が調和《てうわ》せらるゝのである。

(二)脈管抑壓《みやくくわんよくあつ》

(イ)臍輪脈管抑壓《さいりんみやくくわんよくあつ》三十分間《ぶんかん》、神經《しんけい》に覺醒《かくせい》の機能《きのう》ありて、抑壓《よくあつ》によりよく平調《へいてう》に歸《かへ》るものである。

(三)全身指壓《ぜんしんしあつ》

(イ)全身《ぜんしん》の指壓《しあつ》をなす、特《とく》に脈管部《みやくくわんぶ》をよく指壓《しあつ》する。

第五節　缺滯脈《けつたいみやく》

(一)靈手指壓《れいしゆしあつ》

(イ)臍部《さいぶ》九ヶ所《しよ》の靈手指壓《れいしゆしあつ》。心臓《しんざう》に分布《ぶんぷ》せる神經《しんけい》の徒《いたづ》ら見《み》た様《やう》なもので、靈感《れいくわん》により癒《なほ》る。

(二)脈管抑壓《みやくくわんよくあつ》

(イ)臍輪搏動部《さいりんはくどうぶ》の抑壓《よくあつ》三十分間《ぶんかん》、心臓神經《しんざうしんけい》よく覺醒《かくせい》して、正調《せいてう》に歸《か》へるものである。

（三）敲《かう》打法

（イ）左胸部《さきようぶ》の輕敲打《けいかうだ》、五十回《くわい》。同《おなじく》摩擦《さつ》、七十回《くわい》。

第六節　緊張脈《きんちやうみやく》

（一）靈手指壓《れいしゆしあつ》

（イ）臍部《へそぶ》九ヶ所靈手指壓《しよれいしゆしあつ》。血管《けつくわん》の緊張《きんちやう》は元來心身違和《ぐわんらいしんしんゐわ》より起《おこ》る、靈感《れいかん》により調節《てうせつ》せらる。

（二）脈管抑壓《みやくくわんよくあつ》

（イ）臍輪脈管部抑壓《さいりんみやくくわんぶよくあつ》三十分間《ぶんかん》。搏動《はくどう》の感《かん》ずるを度《ど》とし、時間《じかん》は超過《てうくわ》するも可《よい》。

（三）左胸部《さきようぶ》の摩擦《まさつ》七十回《くわい》。

第七節　血壓亢進症《けつあつかうしんしやう》

（一）靈手指壓《れいしゆしあつ》

（イ）臍部《へそぶ》九ヶ所靈手指壓《しよれいしゆしあつ》。心身《しんしん》の過勞《くわらう》を醫《いや》すの法《はふ》にして、脈管《みやくくわん》の緊張《きんちやう》を和《やわら》げる。

（二）脈管抑壓《みやくくわんよくあつ》

（イ）臍輪脈管部《さいりんみやくくわんぶ》の抑壓《よくあつ》三十分間《ぶんかん》。よく神經《しんけい》を調節《てうせつ》するが故《ゆゑ》に效果顯著《かうくわけんちよ》である。

（三）全身指壓《ぜんしんしあつ》

(イ)全身《ぜんしん》の指壓《しあつ》をやる、特《とく》に腹壁《ふくへき》の硬變《かうへん》せるものは、腕骨部《わんこつぶ》にて十分《ぶん》に壓《お》し和《やは》らげ、腹壁緊張《ふくへききんちやう》の抵抗力《ていかうりよく》を減《げん》じ、軟化《なんくわ》せしめねばならぬ。

第八節　動脈瘤《どうみやくりう》

(一)靈手指壓《れいしゆしあつ》

(イ)臍部《へそぶ》九ヶ所《しよ》の靈手指壓《れいしゆしあつ》をなす。元《もと》と無理《むり》より起《おこ》る、心身《しんしん》の調和《てうわ》は以《もつ》て癒《なほ》す力《ちから》がある。

(二)脈管《みやくくわん》の抑壓《よくあつ》

(イ)臍輪脈管部《さいりんみやくくわんぶ》の抑壓《よくあつ》三十分間《ぶんかん》。抑《おさへ》る力《ちから》を持重《ぢちよう》して、神經《しんけい》を覺醒《かくせい》させるのである。

(三)第七頸椎《だいけいつゐ》の敲打《かうだ》、左胸部摩擦《さきようぶまさつ》

(イ)第七頸椎棘狀突起部敲打《だいけいつゐきよくじやうとつきぶかうだ》、百五十づゝ五回《くわい》、左胸部摩擦《さきようぶまさつ》五十回《くわい》。

第九節　速脈症《そくみやくしやう》

(一)靈手指壓《れいしゆしあつ》

(イ)臍部《へそぶ》九ヶ所《しよ》の靈手指壓《れいしゆしあつ》をなす。神經《しんけい》を調節《てうせつ》すれば、遲速宜《ちそくよろ》しきを得《う》る。

(二)脈管抑壓《みやくくわんよくあつ》

(イ)臍輪脈管部《さいりんみやくくわんぶ》の抑壓《よくあつ》三十分間《ぶんかん》。神經《しんけい》の覺醒機能《かくせいきのう》を喚起《くわんき》して、平靜《へいせい》に歸《か》へらしむるのである。

(ニ)左胸部《さきようぶ》摩擦《まさつ》

(イ)左胸部《さきようぶ》の摩擦《まさつ》七十回《くわい》、二度《ど》。

第五章　泌尿器病《ひつねうきびやう》

第一節　腎臓病《じんざうびやう》

(一)靈手指壓《れいしゆしあつ》

(イ)臍部《さいぶ》九ヶ所《しよ》の靈手指壓《れいしゆしあつ》をする。眞《ま》ともでないと壓痛《あつつう》に相違《さうゐ》がある、注意《ちうい》を要《えう》するのである。

(ロ)腰椎第《えうつゐだい》一第《だい》二兩側《りやうがは》の靈手指壓《れいしゆしあつ》をする。

(二)腹部指壓《ふくぶしあつ》

(イ)腹部《ふくぶ》のの字型指壓《じがたしあつ》をする。同中廻《おなじくなかまは》りも壓《お》す。序《つい》で左季肋骨《ひだりきろくこつ》の下際《したきは》を靜《しづ》かにふかく壓《お》し之《これ》を振動《しんどう》しながら、背柱《せきちゆう》に向《むか》つて進《すゝ》む、又右季肋骨《またみぎきろくこつ》の下際《したきは》を靜《しづ》かに深《ふか》く壓《お》し、振動《しんどう》しながら、脊柱《せきちゆう》に向《むか》つて進《すゝ》む。

(三)背部指壓《はいぶしあつ》

(イ)胸椎第《きようつゐだい》六以下《いか》腰椎第《えうつゐだい》五迄《まで》の椎上及《つゐじやうおよ》ひ其兩側《そのりやうがは》を指壓《しあつ》す。

(四)脈管抑壓《みやくくわんよくあつ》

(イ)臍輪搏動部《さいりんはくどうぶ》の脈管上《みやくくわんじやう》を指《ゆび》に搏動《はくどう》の感《かん》ずる程度《ていど》に抑《おさ》へる事《こと》、三十分間《ぶんかん》、心身《しんしん》の統《とう》一をはかる爲《た》め愼重《しんちよう》に行《おこな》ふのである。

第二節　尿毒症《ねうどくしやう》

(一)靈手指壓《れいしゆしあつ》

(イ)臍部《へそぶ》九ケ所《しよ》の靈手指壓《れいしゆしあつ》をなす。神經中樞《しんけいちゆうすう》の機能《きのう》を調《とゝの》へ、末梢《まつせう》の働《はたら》きをよくす。

(二)指壓《しあつ》

(イ)全身《ぜんしん》の指壓《しあつ》をなす。就中腹部《なかんづくふくぶ》を最《もつと》もよく指壓《しあつ》する。

第三節　膀胱病《ばうくわうびやう》

(一)靈手指壓《れいしゆしあつ》

(イ)臍部《さいぶ》九ケ所《しよ》の靈手指壓《れいしゆしあつ》をなす。臍下部《へそしたぶ》最《もつと》も有效《いうかう》である。

(ロ)腹部恥骨際《ふくぶちこつぎは》の靈手指壓《れいしゆしあつ》をなす。

第四節　頻尿《ひんねう》

(一)靈手指壓《れいしゆしあつ》

(イ)臍部《へそぶ》九ケ所《しよ》の靈手指壓《れいしゆしあつ》をなす。利尿中樞《りねうちゆうすう》の靈感《れいかん》により效果顯著《かうくわけんちよ》である。

(ロ)腹部《ふくぶ》恥《ち》骨際《こつきは》の靈手指《れいしゆし》壓《あつ》をなす。

第六章　男子性病《だんしせいびやう》

(ハ)肛門《かうもん》より指《ゆび》を入《い》れ膀胱部《ばうくわうぶ》の靈手指《れいしゆし》壓《あつ》をなす。

第一節　淋病《りんびやう》

(一)溫蒸指壓《をんじやうしあつ》

(イ)膀胱部《ばうくわうぶ》、鼠蹊部《そけいぶ》、會《ゑ》陰部《いんぶ》、尿道《れうだう》の溫蒸指《をんじやうし》壓《あつ》をなす。

第二十二圖　鼠蹊部

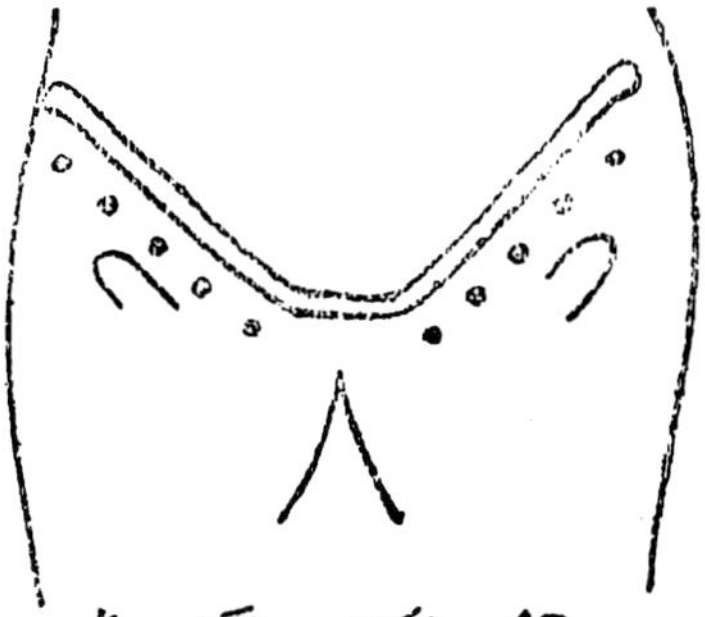

鼠蹊壓点

第二十三圖　會陰部

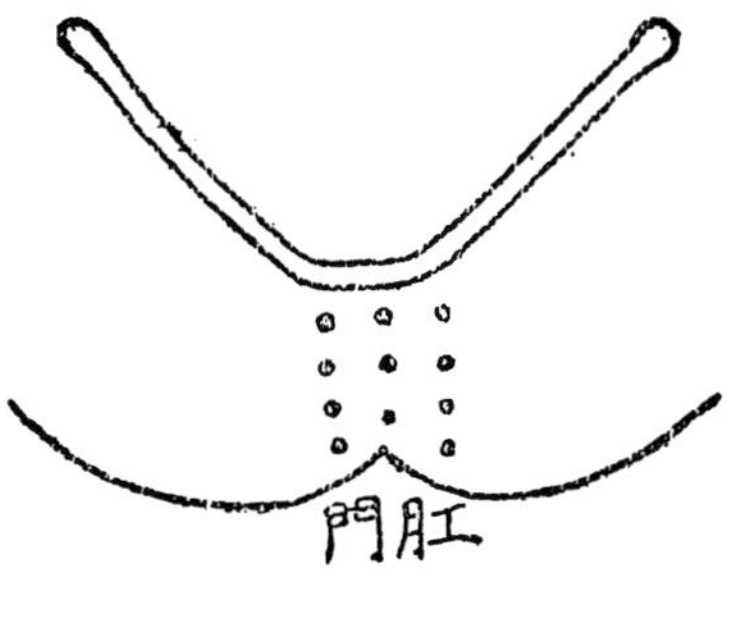

會陰壓点

第二節　黴毒《ばいどく》

(一)溫蒸指壓《をんじやうしあつ》

(イ)患部《くわんぶ》の溫蒸指壓《をんじやうしあつ》をなす。

第三節　攝護腺病《せつごせんびやう》

(一)指壓《しあつ》

(イ)肛門《かうもん》より指《ゆび》を挿入《さしい》れ、攝護腺部《せつごせんぶ》の指壓《しあつ》をなす、五分間《ふんかん》より十五分間《ふんかん》に至《いた》る。

第四節　早漏《さうろう》

(一)靈手指壓《れいしゆしあつ》

(イ)臍部《へそぶ》九ケ所《しよ》の靈手指壓《れいしゆしあつ》をする。

(二)局部《きよくぶ》

(イ)局部《きよくぶ》の冷水灌注《れいすいくわんちう》も可《よい》。

(ロ)眞空器應用《しんくうきおうよう》も可《よし》。

第五節　陰萎《いんゐ》

(一)靈手指壓《れいしゆしあつ》

(イ)臍部《へそぶ》九ケ所《しよ》の靈手指壓《れいしゆしあつ》をなす。元心身《もとしんしん》の違和《ゐわ》より起《おこ》る、此調和《このてうわ》を必要《ひつえう》とする以所《ゆゑん》である。

(ロ)腰椎第三《えうついだい》の靈手指壓《れいしゆしあつ》をなす。患者伏臥《くわんじやふくぐわ》、腰椎第三《えうついだい》の兩側《りやうがは》を兩拇指《りやうおやゆび》で二分間《ふんかん》壓《お》してゐる。

(ハ)會陰部《ゑいんぶ》と陰嚢《いんなう》との境《さかひ》を靈手指壓《れいしゆしあつ》をする。

(二)榮養《えいやう》の供給《きようきう》

(イ)榮養《えいやう》として刺身《さしみ》を十分《ぶん》にとり、腹部《ふくぶ》の一般指壓《ぱんしあつ》をなす、消化吸收《せうくわきふしう》を良好《りやうかう》ならしむ。

第七章　肛門病《かうもんびやう》

第一節　痔疾《ぢしつ》

(一)肛門指壓《かうもんしあつ》

(イ)肛門內《かうもんない》より外《そと》に向《むか》つて指壓《しあつ》し、又肛門內《またかうもんない》に指《ゆび》を入《い》れ、一方《ぱう》の指《ゆび》にて指壓《しあつ》する。

第八章　腦《なう》の病《やまひ》

第一節　腦溢血《なういつけつ》

(一)靈手指壓《れいしゆしあつ》

(イ)臍部《へそぶ》九ケ所《しよ》の靈手指壓《れいしゆしあつ》をなす。愼重《しんちよう》に之《これ》を行《おこな》ひ絕對安靜《ぜつたいあんせい》を期《き》する。

(二)脈管抑壓《みやくくわんよくあつ》

(イ)臍輪脈管部《さいりんみやくくわんぶ》の抑壓《よくあつ》をなす專《こと》三十分間《ぶんかん》、脈搏《みやくはく》の指頭《ゆび》に感《かん》ずる程度《ていど》、時間《じかん》に拘《かゝは》らず平靜《へいせい》を期《き》す。

發病後《はつびやうご》一ケ月間《げつかん》は絕對安靜《ぜつたいあんせい》。一ケ月後《げつご》は後節《こうせつ》、中風《ちうふう》の條下《でうか》に記述《きじゆつ》する。

第二節　中風《ちうふう》

(一)靈手指壓《れいしゆしあつ》

(イ)臍部《さいぶ》九ケ所《しよ》の靈手指壓《れいしゆしあつ》をなす、よく心身《しんしん》の調和《てうわ》を計《はか》り、再發等《さいはつとう》なからしむべきである。

(ロ)頭頂《とうちやう》を中心《ちゆうしん》として、前後左右各《ぜんごさいうかく》一ケ所《しよ》の靈手指壓《れいしゆしあつ》をなす。

(二)脈管抑壓《みやくくわんよくあつ》

(イ)臍輪脈管部《さいりんみやくくわんぶ》の抑壓《よくあつ》、三十分間《ぷんかん》、愼重《しんちよう》に之《これ》をやる。

(三)指壓《しあつ》

(イ)全身指壓《ぜんしんしあつ》、頭部《とうぶ》、頸部《けいぶ》、背部胸部《はいぶきようぶ》、腹部《ふくぶ》の指壓《しあつ》をなす。

(ロ)上肢《じやうし》の不隨《ふずゐ》に對《たい》しては、其方向《そのはうかう》の頸部及《けいぶおよ》び肩《かた》と肩胛部《けんかふぶ》を指壓《しあつ》し、若《も》し疼痛《とうつう》あるときは之《これ》を溫蒸指壓《をんじようしあつ》し、且其操作《かつそのさうさ》運動《うんどう》もなす。

(ハ)下肢《かし》の不隨《ふずゐ》に對《たい》しては、腰椎部《えうつゐぶ》、座骨神經部等《ざこつしんけいぶとう》の指壓《しあつ》をなし、若《も》し疼痛《とうつう》あるときは之《これ》を溫《をん》蒸指壓《じようしあつ》をなし、且其運動操作《かつそのうんどうさうさ》もなす。

(ニ)言語《げんご》の不明瞭《ふめいれう》に對《たい》しては、頤裏《いり》を指壓《しあつ》する。

第三節　腦充血《なうじうけつ》

(一)靈手指壓《れいしゆしあつ》

(イ)臍部《へそぶ》九ケ所《しよ》の靈手指壓《れいしゆしあつ》をなす。心身調和《しんしんてうわ》による血行《けつかう》の順潮《じゆんてう》を期《き》するのである。

(二)脈管抑壓《みやくくわんよくあつ》

(イ)臍輪腹部《さいりんふくぶ》大動脈《だいどうみやく》の搏動部《はくどうぶ》を、抑壓《よくあつ》する事《こと》、三十分間之《ぶんかんこれ》を行《おこな》ふのである。

(三)頸部指壓《けいぶしあつ》

(イ)一般指《ぱんし》壓法《あつはふ》により後頸《こうけい》及《およ》び前頸《ぜんけい》をよく指壓《しあつ》する。

急《きふ》な場合《ばあひ》には枕《まくら》を高《たか》くして、冷放《れいはう》する。

第四節　脳貧血《なうひんけつ》

(一)靈手指壓《れいしゆしあつ》

(イ)臍部《へそぶ》九ヶ所《しよ》の靈手指壓《れいしゆしあつ》をなす。心身《しんしん》の過勞《くわらう》を醫《いや》する妙術《めうじゆつ》は血行《けつかう》を調整《てうせい》するのである。

(ロ)頭頂《とうちやう》を中心《ちゆうしん》として、前後《ぜんご》左《さ》右《いう》五ヶ所《しよ》の靈手指壓《れいしゆしあつ》をなす。

(二)脈管抑壓《みやくくわんよくあつ》

(イ)臍輪腹部《さいりんふくぶ》大動脈《だいどうみやく》の搏動部《はくどうぶ》を、指頭《ゆびさき》に搏動《はくどう》の感《かん》ずる程度《ていど》に、三十分間《ぶんかん》、之《これ》を抑壓《よくあつ》する。

(三)指壓《しあつ》

(イ)腹部《ふくぶ》の一般指《ぱんし》壓《あつ》をなす。

急《きふ》な場合《ばあひ》は枕《まくら》を低《ひく》くして、あつい湯《ゆ》にひたしたタオルを前頭部《ぜんとうぶ》にあてて指壓《しあつ》する。

第五節　癲癇《てんかん》

(一)靈手指壓《れいしゆしあつ》

（イ）臍部《へそぶ》九ヶ所《しよ》の靈手指壓《れいしゆしあつ》をなす。變態心理《へんたいしんり》を正常《せいじやう》に歸《き》せしむるのである。

（ロ）頭頂及《とうちやうおよ》び前《まへ》は頭頂《とうちやう》と前頸髮際《ぜんけいはえぎは》との中間《ちゆうかん》、後《うしろ》は頭頂《とうちやう》と後頸頭《こうけいづ》蓋骨総緣《がいこつしうえん》との中間《ちゆうかん》、左右《さいう》は各頭《かくとう》頂《ちやう》と、各頭《かくづ》蓋骨総緣《がいこつしうえん》との中間《ちうかん》、各《かく》三分間宛《ぶんかんづつ》、靈手指壓《れいしゆしあつ》をする。

（二）脈管抑壓《みやくくわんよくあつ》

（イ）腹部《ふくぶ》大動脈《だいどうみやく》の臍輪搏動部《さいりんはくどうぶ》を、抑壓《よくあつ》三十分間之《ぶんかんこれ》をなす。

（三）指壓《しあつ》

（イ）頭部《とうぶ》、頸部《けいぶ》、背部《はいぶ》、腹部《ふくぶ》の一般指《ぱんし》壓法《あつはふ》をなす。

（四）心身鍛錬法《しんしんたんれんはふ》

（イ）閑靜《かんせい》なる一室《しつ》にて心身鍛錬法《しんしんたんれんはふ》を修《をさ》める。

第六節　神經衰弱症《しんけいすゐじやくしやう》

（一）靈手指壓《れいしゆしあつ》

（イ）臍部《さいぶ》九ヶ所《しよ》の靈手指壓《れいしゆしあつ》をなす。意識《いしき》の統《とう》一を完全《くわんぜん》ならしむ。

（ロ）頭頂及《とうちやうおよ》び其前後《そのぜんご》左《さ》右各《いうかく》一ヶ所計《しよけい》五ヶ所《しよ》の靈手指壓《れいしゆしあつ》をなす。

（二）臍輪抑壓《さいりんよくあつ》

(イ)臍輪《さいりん》の腹部大動脈管《ふくぶだいどうみやくくわん》を抑壓《よくあつ》すること三十分間《ぶんかん》。

(三)指壓《しあつ》

(イ)頭部《とうぶ》、頸部《けいぶ》、背部《はいぶ》、腹部《ふくぶ》の一般指壓法《ぱんしあつはふ》をなす。

(四)心身鍛錬法《しんしんたんれんはふ》

(イ)端座《たんざ》先《ま》づ踇指《あしのおやゆび》を重《かさ》ね、一旦膝《たんひざ》にて立《た》ち、跳尻《はねじり》に座《す》わり、脊柱《せきちう》を直條《ちよくでう》にし、手《て》を組《く》み合《あは》せ、拇指《おやゆび》を拜《をが》み合《あは》せ、小指《こゆび》を下腹《したはら》にあて、精神《せいしん》を落着《おちつ》け、徐々《じよく》と鼻《はな》より息《いき》を入《い》ると同時《どうじ》に、下《した》腹《はら》を太《ふと》め力《ちから》を入《い》れる、八合目《がふめ》にして、力《ちから》を入《い》れる事《こと》を止《と》め、腹力《ふくりよく》を弛《ゆる》めず、暫時《ざんじ》、息《いき》を堪《たゝ》へて精神《せいしん》を落着《をちつ》け、然《しか》る後《のち》徐々《じよく》と息《いき》を出《いだ》し、腹《はら》を弛《ゆる》める、あてゝゐる手《て》を少《すこ》し壓《お》し付《つけ》る、暫時《ざんじ》精神《せいしん》を落着《おちつ》け、息《いき》を鼻《はな》より入《い》れると同時《どうじ》に、下腹《したはら》を太《ふと》め、前《まへ》の如《ごと》く繰返《くりかへ》す、三十分間《ぶんかん》之《これ》を行《おこな》ふのである。

第七節　ヒステリー

(一)靈手指壓《れいしゆしあつ》

(イ)治者《ちしや》は精神《せいしん》を統《とう》一して、三本《ぼん》の指頭《ゆび》を揃《そろ》へ、中指《なかゆび》が臍《へそ》の中心《ちゆうしん》にあたる樣《やう》にして、靜《しづ》かに一分間《ぶんかん》に壓《お》す力《ちから》の充《み》つる樣《やう》に徐々《じよく》と壓《お》す力《ちから》をまし、一分間《ぶんかん》に壓《お》す力充《ちからみ》ち、更《さら》に一分間其儘《ぶんかんそのまゝ》に壓《ね》してゐる。次《つぎ》に臍《へそ》の上邊《うはべ》、無名指《むめいし》の臍際《へそぎは》にあたる様《やう》にして。次《つぎ》に臍《へそ》の下邊《しもべ》、示指《しし》の臍際《へそぎは》にあたる様《やう》にして。次《つぎ》に臍《へそ》の右際《みぎぎは》。次《つぎ》に臍《へそ》の左際《ひだりぎは》、次《つぎ》に臍《へそ》の右斜上際《みぎなゝめうへぎは》、次《つぎ》に臍《へそ》の左斜《ひだりなゝめ》上際《うへぎは》。次《つぎ》に臍《へそ》の右斜下際《みぎなゝめしたぎは》、次《つぎ》に臍《へそ》の左斜下際《ひだりなゝめしたぎは》、等《とう》何《いづ》れも愼重《しんちよう》に行《おこな》ふのである。動脈《どうみやく》をよけてやる。

(ロ)後頸部《こうけいぶ》の中央《どの》窩部《くぼぶ》及《およ》び其兩側《そのりやうがは》各《かく》一ヶ所《しよ》。患者座位《くわんじやすわり》、後《うしろ》より一方《はう》の手《て》にて前頭《ぜんとう》を受《う》け、拇指《おやゆび》にて靈手指壓《れいしゆしあつ》をする。

(ハ)疼痛《とうつう》を訴《うつた》ふる場合《ばあひ》は、其疼痛部《そのとうつうぶ》若《も》しくば波及部位《はきふぶゐ》を、四指《し》にて靈手指壓《れいしゆしあつ》をする。

(二)脈管抑壓《みやくくわんよくあつ》

(イ)臍輪《さいりん》の搏動部位《はくどうぶゐ》を、搏動《はくどう》の指《ゆび》に感《かん》ずる程度《ていど》に三十分間抑壓《ぷんかんよくあつ》する。

第八節　書痙《しよけい》

(一)靈手指壓《れいしゆしあつ》

(イ)臍部《へそぶ》九ヶ所《しよ》の靈手指壓《れいしゆしあつ》をする。神經《しんけい》の過敏癖《くわびんくせ》を矯正《けうせい》するにある。

(二)溫蒸指壓《をんじようしあつ》

(イ)蒸《む》したるタオルを患部《くわんぶ》にあて、溫蒸指壓《をんじようしあつ》をなす事《こと》、五回《くわい》タオルを取替《とりか》へて行《おこな》ふのである。

第九節　神經痛《しんけいつう》

(一)靈手指壓《れいしゆしあつ》

(イ)臍部《へそぶ》九ヶ所《しよ》の靈手指壓《れいしゆしあつ》をなす。

(二)溫蒸指壓《をんじようしあつ》

(イ)しぼつても雫《しづく》の下垂《したゞ》れぬ位《くらゐ》の濕《しめ》り加減《かげん》のタオルを、半紙《はんし》八つ折《を》り位《ぐらゐ》に小《ちひ》さく折《を》り、蒸器《むしき》に三四本《ぼんい》入れ、之《これ》を蒸《む》し、一本《ぽん》づつ取出《とりいだ》し、半紙《はんし》四つ折《を》り位《ぐらゐ》にして、乾《かは》きたる日本手拭《にほんてぬぐひ》に包《つゝ》み、之《これ》を患部《くわんぶ》にあて、其上《そのうへ》より壓《お》す。タオル取替《とりか》へる事《こと》五回《くわい》、次《つぎ》の部位《ぶゐ》に移《うつ》る。長時不可《ちやうじはいけぬ》。

(三)靈手指壓《れいしゆしあつ》

神經痛《しんけいつう》は關聯《くわんれん》せる壓痛部位《あつつうぶゐ》あるものなるが故《ゆゑ》に、之《こ》れを見出《みいだ》し、靈手指壓《れいしゆしあつ》をする、例《たと》へば肋間神經痛《ろくかんしんけいつう》の腋窩《えきくわ》、座骨神經痛《ざこつしんけいつう》の腰椎《えうつゐ》に於《お》ける等《とう》の如《ごと》きである。

第十節　頭部神經痛《とうぶしんけいつう》

(一)靈手指壓《れいしゆしあつ》

頭部《とうぶ》のどこかに神經痛《しんけいつう》あるときは、稍《やゝ》離《はなれ》た所《ところ》を、指先《ゆびさき》にて探《さが》して見《み》るときは、固《こ》り固《こ》りしたる固《かた》まりがある、之《こ》れを靈手指壓《れいしゆしあつ》するときは、神經痛解除《しんけいつうかいぢよ》するものである。

第十一節　肩胛關節神經痛《けんかふくわんせつしんけいつう》

(一)溫蒸指壓《をんじようしあつ》

(イ)肩胛關節部《けんかふくわんせつぶ》を溫蒸指壓《をんじようしあつ》する。

(二)靈手指壓《れいしゆしあつ》

(イ)臍部《へそぶ》九ヶ所《しよ》の靈手指壓《れいしゆしあつ》を各《かく》二分間《ふんかん》之《これ》を行《おこな》ふのである。

(ロ)肩胛骨《けんかふこつ》の中央部《ちゆうあうぶ》、壓痛《あつつう》强き部位《ぶゐ》を、靜《しづ》かに靈手指壓《れいしゆしあつ》をなす。

第十二節　肋間神經痛《ろくかんしんけいつう》

(一)溫蒸指壓《をんじようしあつ》

(イ)患部《くわんぶ》を溫蒸指壓《をんじようしあつ》し、タオル取替《とりか》へる事《こと》五回《くわい》、因《ちなみ》に摩擦《まさつ》も可《よい》。

(二)靈手指壓《れいしゆしあつ》

(イ)臍部《へそぶ》九ヶ所《しよ》の靈手指壓《れいしゆしあつ》をなし神經《しんけい》の興奮性《こうふんせい》を緩和《くわんわ》する。

(ロ)關聯壓痛部位《くわんれんあつつうぶゐ》腋窩《えきくわ》を四指《し》にて靈手指壓《れいしゆしあつ》を行《おこな》ひ、卽時《そくじ》に神經痛《しんけいつう》を緩解《くわんげ》せしめる。

第十三節　座骨神經痛《ざこつしんけいつう》

(一)溫蒸指壓《をんじようしあつ》

(イ)腰薦骨部《えうせんこつぶ》に溫蒸《をんじよう》したるタオルをあて之《これ》を指壓《しあつ》し、又座骨神經部《またざこつしんけいぶ》にあて之《これ》を指《し》壓《あつ》し、其他《そのた》疼痛《とうつう》の下肢《かし》に波及《はきふ》せるものは、其疼痛部位《そのとうつうぶゐ》にあてゝ之《これ》を指壓《しあつ》する。

第二十四圖

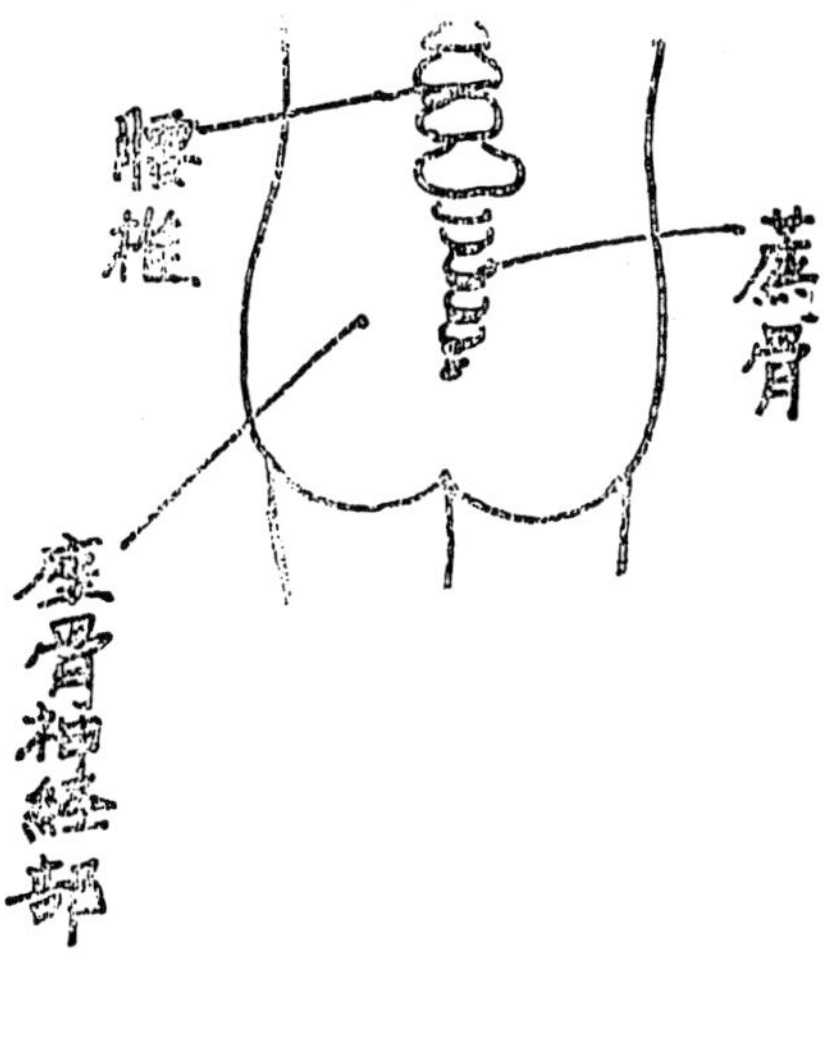

(二)靈手指壓《れいしゆしあつ》

(イ)臍部《へそぶ》九ヶ所《しよ》の靈手指壓《れいしゆしあつ》をなす。治者《ちしや》は精神《せいしん》を統《とう》一して、愼重《しんちよう》に之《これ》を行《おこな》ふのである。

(ロ)疼痛《とうつう》ある方《はう》の第《だい》五腰椎部位《えうつゐぶゐ》及《およ》び座骨神經部位《ざこつしんけいぶゐ》の靈手指壓《れいしゆしあつ》をなす。

第十五節　顏面神經麻痺《がんめんしんけいまひ》

(一)靈手指壓《れいしゆしあつ》

(イ)臍部《へそぶ》九ヶ所《しよ》、(ロ)頭頂《とうちやう》及《およ》び其前後左右《そのぜんごさいう》計《けい》五ヶ所《しよ》、(ハ)耳前動脈部《じぜんどうみやくぶ》の上下《じやうげ》各《かく》一ヶ所《しよ》、耳覆《じふく》下緣《かえん》一ヶ所《しよ》、各靈手指壓《かくれいしゆしあつ》をなす。

第十六節　顔面神經痙攣《がんめんしんけいけいれん》

(一)靈手指壓《れいしゅしあつ》

(イ)臍部《へそぶ》九ケ所《しょ》、(ロ)眼窠《がんくわ》、(ハ)耳前動脈部《じぜんどうみやくぶ》の上下各《じやうげかく》一ケ所《しょ》、耳翼下緣《じよくかえん》一ケ所《しょ》、靈手指壓《れいしゅしあつ》をなす。

第九章　脊髓病《せきずゐびやう》

(一)靈手指壓《れいしゅしあつ》

(イ)頭頂及《とうちやうおよ》び其前後左右《そのぜんごさいう》一ケ所計《しょけい》五ケ所《しょ》の靈手指壓《れいしゅしあつ》をなす。

(ロ)脊柱兩側《せきちうりやうがは》の溫蒸靈手指壓《をんじようれいしゅしあつ》をなす。

第十章　婦人病《ふじんびやう》

第一節　月經異常《げつけいいじやう》

(一)靈手指壓《れいしゅしあつ》

(イ)臍部《へそぶ》九ケ所《しょ》の靈手指壓《れいしゅしあつ》をなす。治者《ちしゃ》は精神《せいしん》を統《とう》一して、愼重《しんちょう》に之《これ》を行《おこな》ふのである。

(ロ)恥骨外緣部《ちこつぐわいえんぶ》の中央及《ちゅうあうおよ》び其左右各《そのさいうかく》一ケ所《しょ》、計《けい》三ケ所《しょ》の靈手指壓《れいしゅしあつ》を前《まへ》と同《おなじ》に行《おこな》ふのである。

(二)溫蒸指壓《をんじようしあつ》

(イ)腹部《ふくぶ》の恥骨外緣部及《ちこつぐわいえんぶおよ》び腰椎部《えうつゐぶ》、薦骨部《せんこつぶ》、各溫蒸指壓《かくをんじようしあつ》を行《おこな》ふのである。

第二節　子宮病《しきゆうびやう》

(一)靈手指壓《れいしゆしあつ》

(イ)治者《ちしや》は精神《せいしん》を統《とう》一して、臍部《へそぶ》九ケ所《しよ》の靈手指壓《れいしゆしあつ》を愼重《しんちよう》に之《これ》を行《おこな》ふのである。

(ロ)恥骨外緣部《ちこつぐわいえんぶ》の三點《てん》を愼重《しんちよう》に靈手指壓《れいしゆしあつ》をなす。

第二十五圖

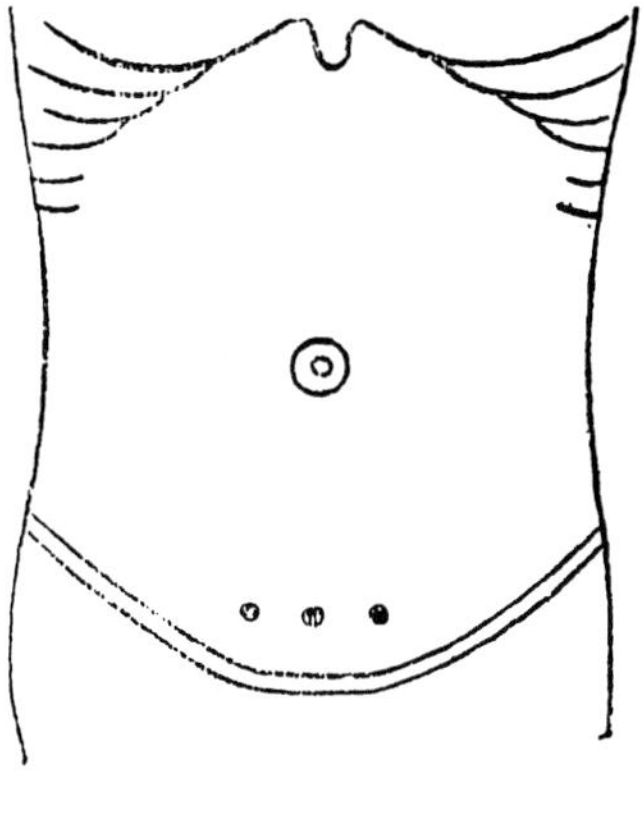

(二)溫蒸指壓《をんじようしあつ》

(イ)タオルを濕《うるほ》し、小《ちひ》さく折《を》り、蒸器《むしき》にて蒸《む》し、之《これ》を取出《とりいだ》し、半紙《はんし》四つ折《を》り位《ぐらゐ》にして、乾《かは》きたる日本手拭《にほんてぬぐひ》につゝみ、腰椎《えうつゐ》及《およ》び薦骨部《せんこつぶ》にあて、其上《そのうへ》より壓《お》す、タオル取替《とりか》へる事《こと》五回《くわい》。

(三)指壓《しあつ》

(イ)一般指壓法《はんしあつはふ》により全身《ぜんしん》を指壓《しあつ》す、特《とく》に腹部《ふくぶ》をよく指壓《しあつ》する。

第三節　白帶下《こしけ》

(一)靈手指壓《れいしゆしあつ》

(イ)臍部《へそぶ》九ヶ所《しよ》の靈手指壓《れいしゆしあつ》を、治者《ちしや》は精神《せいしん》を統《とう》一して、愼重《しんちよう》に行《おこな》ふのである。

(ロ)前記《ぜんき》恥《ち》骨外緣部《こつぐわいえんぶ》の三ヶ所《しよ》、靈手指壓《れいしゆしあつ》をなす。

(二)指壓《しあつ》

(イ)陰門內《いんもんない》の膣《ちつ》及《およ》び子宮《しきゆう》の指壓《しあつ》をなす。

是《これ》は腹部《ふくぶ》の方《はう》よりするものと挾《はさ》み壓《おし》すれば效果顯著《かうくわけんちよ》である。

第四節　卵巢囊腫《らんさうなうしゆ》

(一)靈手指壓《れいしゆしあつ》

(イ)臍部《へそぶ》九ヶ所《しよ》の靈手指壓《れいしゆしあつ》をなす。

(ロ)恥骨外緣部《ちこつぐわいえんぶ》三ヶ所《しよ》の靈手指壓《れいしゆしあつ》をなす。

(二)溫蒸指壓《をんじようしあつ》

(イ)卵巢囊腫《らんさうなうしゆ》の部位《ぶゐ》を、蒸《む》したるタオルにて溫蒸指壓《をんじようしあつ》をする。

(三)指壓《しあつ》

(イ)身體背部《しんたいはいぶ》及《およ》び腹部《ふくぶ》の一般指壓法《ぽんしあつはふ》により指壓《しあつ》する、特《とく》に腹部《ふくぶ》をよく壓《お》すのである。

第五節　子宮癌《しきゆうがん》

(一)靈手指壓《れいしゆしあつ》

(イ)臍部《へそぶ》九ケ所《しよ》の靈手指壓《れいしゆしあつ》を所定《しよてい》の如《ごと》く行《おこな》ふのである。

(ロ)子宮部位《しきゆうぶゐ》の靈手指壓《れいしゆしあつ》をなす。

(二)溫蒸指壓《をんじようしあつ》

(イ)陰門内《いんもんない》よりと腹部《ふくぶ》よりと挾《はさ》み壓《お》し溫蒸指壓《をんじようしあつ》をなす。

第六節　消渴《せうかち》

(一)溫蒸指壓《をんじようしあつ》

(イ)局部《きよくぶ》の溫蒸指壓《をんじようしあつ》をなす。

第十一章　眼病《がんびやう》

第一節　結膜炎《けつまくえん》

(一)靈手指壓《れいしゆしあつ》

(イ)臍部《へそぶ》九ケ所《しよ》の靈手指壓《れいしゆしあつ》をなす。

(二)指壓《しあつ》

(イ)爪《つめ》をよくとりたる指《ゆび》をアルコールにて消毒《せうどく》し、先《ま》づ(1)眞上《まうへ》の所《ところ》

第二十六圖

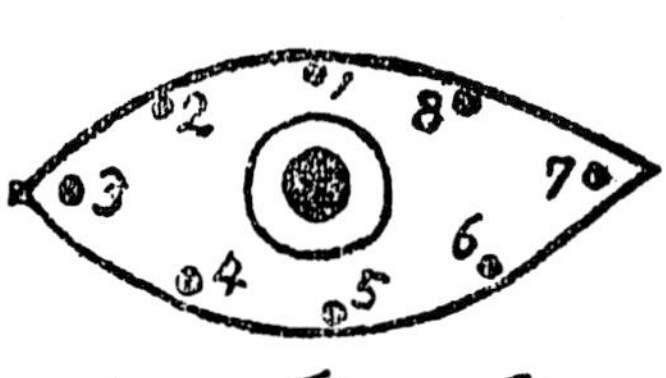

目壓点

眼球《がんきう》と眼窠《がんくわ》との間《あひだ》に可成《なるべく》指《ゆび》を深《ふか》く挿入《さしい》れ、指頭《ゆび》を少《すこ》しく前屈《ぜんくつ》して、眼窠内《がんくわない》を壓《お》す。(2)眼球《がんきう》の斜上《なゝめうへ》も同《おな》じく指頭《ゆび》を深《ふか》く入《い》れ、斜上《なゝめうへ》に壓《お》す、(3)横《よこ》の所《ところ》、同《おな》じく指頭《ゆび》を深《ふか》く入《い》れ、横《よこ》に壓《お》す、此處《このところ》は、涙嚢《るゐなう》、涙腺《るゐせん》、涙管《るゐくわん》があるからよく壓《お》す、(4)下斜《したなゝめ》に壓《お》し、(5)眞下《ました》に壓《お》し、(6)下《した》斜《なゝめ》に壓《お》し、(7)横《よこ》に壓《お》し、(8)上斜《うへなゝめ》に壓《お》す、以上《いじやう》の内《うち》(2)の上斜《うへなゝめ》の處《ところ》は、上眼窠裂孔《じやうがんくわれつこう》があつて、動眼神經《どうぐわんしんけい》、滑車神經《くわつしやしんけい》、三叉神經《さんさしんけい》の第《だい》一枝《し》、外旋神經等《ぐわいせんしんけいとう》の出《で》る所《ところ》であるから特《とく》によく壓《お》す、又《また》(4)(5)(6)の所《ところ》は下眼窠孔《しもがんくわこう》や下眼窠裂孔《しもがんくわれつこう》があつて、三叉神經《さんさしんけい》の第《だい》二枝《し》の出《で》る所《ところ》であるからよく壓《お》す、以上《いじやう》八點《てん》を左右《さいう》各《かく》十回叮嚀愼重《くわいていねいしんちよう》に壓《お》すのである。

第二節　トラホーム

(一)靈手指壓《れいしゆしあつ》

(イ)臍部《へそぶ》九ケ所《しよ》の靈手指壓《れいしゆしあつ》をなす。

(二)指壓《しあつ》

(イ)眼窠《がんくわ》の指壓《しあつ》を第《だい》一節《せつ》と同樣《どうやう》に行《おこな》ひ、顆粒《くわりう》の部位《ぶゐ》を最《もつと》もよく壓《お》す。

第三節　角膜炎《かくまくえん》

(一)靈手指壓《れいしゆしあつ》

(イ)臍部《へそぶ》九ヶ所《しよ》の靈手指壓《れいしゆしあつ》をなす。

(二)指壓《しあつ》

(イ)眼窠《がんくわ》の指壓《しあつ》を第《だい》一節《せつ》と同樣《どうやう》に行《おこな》ひ、且《か》つ頸部《けいぶ》の指壓《しあつ》をなす。

第四節　白内障《はくないしやう》

(一)靈手指壓《れんしゆしあつ》

(イ)治者《ちしや》は精神《せいしん》を統《とう》一して、臍部《へそぶ》九ヶ所《しよ》、各所共愼重《かくしよともしんちよう》に靈手指壓《れいしゆしあつ》をなす。

(二)指壓《しあつ》

(イ)頭部《とうぶ》、頸部《けいぶ》、背部《はいぶ》、腹部《ふくぶ》の各指壓《かくしあつ》を行《おこな》ふのである。

(ロ)眼窠《がんくわ》の指壓《しあつ》は第《だい》一節《せつ》の通《とほ》りに行《おこな》ふも、若《も》し疼痛《とうつう》を訴《うつた》ふるときは、はじめ淺《あさ》く壓《お》し、數回《すうくわい》の後《のち》、次第《しだい》に深《ふか》く壓《お》す。

第五節　綠內障《りよくないしやう》

(一)靈手指壓《れいしゆしあつ》

(イ)臍部《へそぶ》八ヶ所《しよ》の靈手指壓《れいしゆしあつ》をなす。

(二)指壓《しあつ》

第六節　老眼《らうがん》

（一）靈手指壓《れいしゅしあつ》
（イ）臍部《へそぶ》九ケ所《しょ》の靈手指壓《れいしゅしあつ》をなす。

（二）指壓《しあつ》
（イ）頭部《とうぶ》、頸部《けいぶ》、背部《はいぶ》、腹部《ふくぶ》の各指壓《かくしあつ》を、指壓法《しあつはふ》に依《よ》りなすのである。
（ロ）眼窠指壓《がんくわしあつ》をなす、若《も》し壓痛《あつつう》を訴《うった》ふるときは、初《はじ》め輕《かる》くし、次第《しだい》に强《つよ》くする。

第七節　近眼《きんがん》

（一）靈手指壓《れいしゅしあつ》
（イ）臍部《へそぶ》九ケ所《しょ》の靈手指壓《れいしゅしあつ》をなす。

（二）指壓《しあつ》
（イ）眼窠指壓《がんくわしあつ》を行《おこな》ひ、眼球《がんきう》の凸《たか》むやうにする。

第八節　そこひ

（イ）頭部《とうぶ》、頸部《けいぶ》、背部《はいぶ》、腹部《ふくぶ》の指壓《しあつ》を指壓法《しあつはふ》により指壓《しあつ》するのである。
（ロ）眼窠指壓《がんくわしあつ》を完全《くわんぜん》に行《おこな》ひ、眼球《がんきう》の凹《くぼ》む樣《やう》にする。

(一)靈手指壓《れいしゆしあつ》

(イ)臍部《へそぶ》九ヶ所《しよ》の靈手指壓《れいしゆしあつ》をなす。

(二)指壓《しあつ》

(イ)頭部《とうぶ》、頸部《けいぶ》、背部《はいぶ》、腹部《ふくぶ》各指壓法《かくしあつはふ》により指壓《しあつ》を行《おこな》ふのである。

(ロ)眼窠指壓《がんくわしあつ》を完全《くわんぜん》に行《おこ》なふのである。

斜視《しやし》、夜盲《やまう》、遠視《ゑんし》、亂視《らんし》其他《そのた》皆之《みなこれ》と同《どう》一の方法《はうはふ》にてよろしい。

第十二章　鼻病《はなびやう》

第一節　鼻加答兒《はなかたる》

(一)靈手指壓《れいしゆしあつ》

(イ)臍部《へそぶ》九ヶ所《しよ》の靈手指壓《れいしゆしあつ》をなす。其方法《そのはうはふ》は屢々《しばしば》記述《きじゆつ》してある通《とほ》り、治者《ちしや》は精神《せいしん》を統《とう》一して、法《はふ》の如《ごと》く愼重《しんちやう》に行《おこな》ふのである。

(ロ)鼻根部《びこんぶ》の靈手指壓《れいしゆしあつ》をなすのである。

第二十七圖

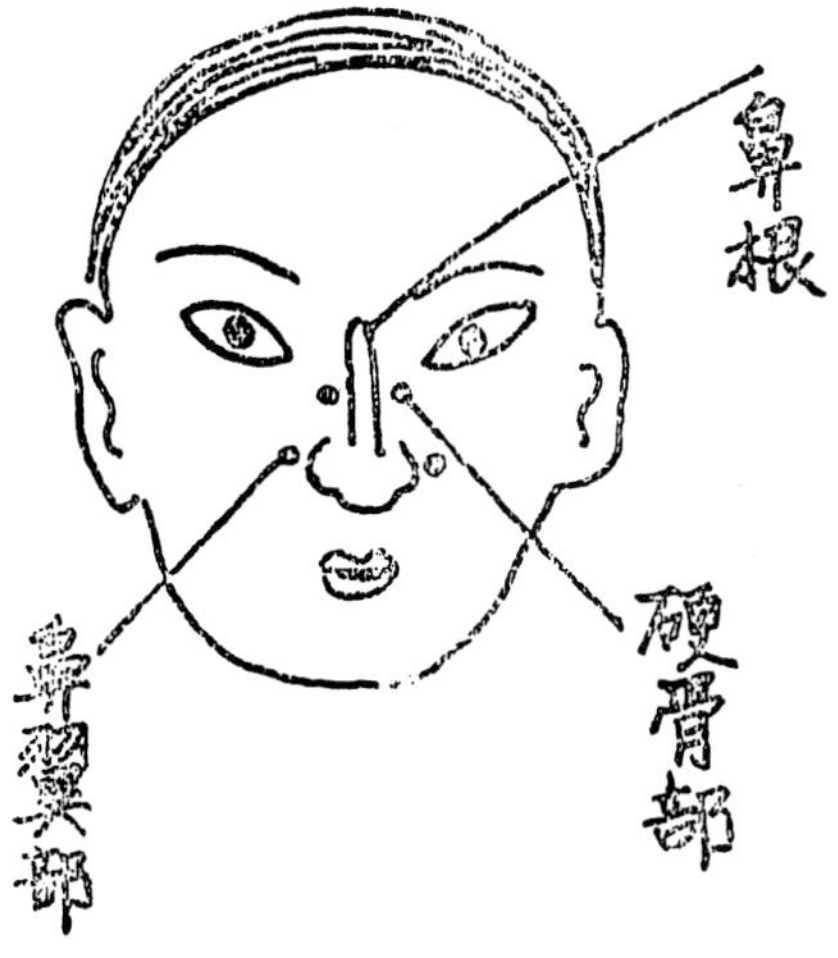

(二)指壓《しあつ》

(イ)爪《つめ》をよくとりアルコールにて消毒《せうどく》したる指《ゆび》を鼻內《びない》に挿入《さしい》れ、指先《ゆびさき》と鼻中隔《びちゆうかく》の方《はう》と、鼻翼《びよく》の方《はう》とに二回向《くわいむ》け替《か》へ、鼻內《びない》をよく壓《お》すのである。

(ロ)鼻根部《びこんぶ》、鼻硬骨部《びかうこつぶ》、鼻翼部等《びよくぶとう》を數回《すうくわい》に亘《わた》り、之《これ》を指壓《しあつ》する。

(ハ)頭部《とうぶ》、頸部《けいぶ》、背部《はいぶ》、腹部《ふくぶ》、各指壓《かくしあつ》、之《これ》は指壓法《しあつはふ》に依《よ》るのである。

第二節　衂血《はなぢ》

(一)靈手指壓《れいしゆしあつ》

(イ)臍部《へそぶ》九ヶ所《しよ》の靈手指壓《れいしゆしあつ》をなす。

(二)敲打《かうだ》

(イ)急《きふ》に出血《しゆつけつ》したる場合《ばあひ》は、手掌側面《しゆしやうそくめん》つまり小指《こゆび》の根本《ねもと》にて、第七頸椎棘上突起《だいけいついきよくじやうとつき》の上《うへ》を、急《きふ》に稍強《やゝつよ》く打《う》つ、一回《くわい》にて止《とま》らぬ時《とき》は二回《くわい》にても可《よい》。

第七頸椎棘上突起《だいけいついきよくじやうとつき》は、首《くび》を前《まへ》に曲《ま》げて首《くび》の根本《ねもと》に高《たか》く見《み》える。

第三節　蓄膿症《ちくのうしやう》

(一)靈手指壓《れいしゆしあつ》

（イ）臍部《へそぶ》九ヶ所《しよ》の靈手指壓《れいしゆしあつ》をなす。

（ロ）鼻根部《びこんぶ》の靈手指壓《れいしゆしあつ》をなす。治者《ちしや》は精神《せいしん》を統《とう》一して、靜《しづ》かに壓《お》す力《ちから》を稍進《やゝすゝ》め稍強《やゝつよ》く壓《お》す。

(二)指壓《しあつ》

（イ）鼻硬骨部《びかうこつぶ》は交互《かはるがはる》に双方《さうはう》より、鼻硬骨《びかうこつ》の動《うご》く様《やう》に壓《お》すのである。

（ロ）鼻翼《びよく》は、一方宛《はうづゝ》、鼻中隔《びちゆうかく》の上部《じやうぶ》に向《むか》つて稍強《やゝつよ》く壓《お》す、交互《かはるがはる》に各《かく》三回行《くわいおこな》ふのである。

（ハ）觀骨《くわんこつ》の下縁《したへり》を、一方宛交互《はうづゝかはるがはる》に、觀骨縁《くわんこつえん》の凹《くぼ》む様《やう》に壓《お》す。

（ニ）爪《つめ》をよくとり、アルコールにて消毒《せうどく》したる患者《くわんじや》の小指《こゆび》を、鼻腔内《びかうない》に入《い》れ、治者《ちしや》は助勢《じよせい》して數回《すうくわい》に亙《わた》り、出《だ》し入《い》れをなし、指《ゆび》のぬらく／＼する様《やう》にして、鼻硬骨内《びかうこつない》に深《ふか》く入《い》る様《やう》にし、指先《ゆびさき》の鼻根部《びこんぶ》に屆《とゞ》く迄《まで》やり、數回之《すうくわいこれ》を行《おこな》ふ。

第四節　肥厚性鼻炎《ひこうせいびえん》

(一)靈手指壓《れいしゆしあつ》

（イ）臍部《へそぶ》九ヶ所《しよ》の靈手指壓《れいしゆしあつ》をなす。

(二)指壓《しあつ》

（イ）（ロ）（ハ）（ニ）　前同様《ぜんどうやう》にてよろしい。

創《さく》痩《そう》性《せい》鼻《び》炎《えん》、鼻茸《はなたけ》、鼻《び》塞《さく》等《とう》前《まへ》同様《どうやう》にてよい。

第十三章　耳病《みゝびやう》

第一節　中耳炎《ちゆうじえん》（内耳炎《ないじえん》）

（一）靈手指壓《れいしゆしあつ》

（イ）臍部《へそぶ》九ヶ所《しよ》の靈手指壓《れいしゆしあつ》をなす。

（ロ）耳《みゝ》の下際《したぎは》の所《ところ》を靜《しづ》かに稍強《やゝつよ》く靈手指壓《れいしゆしあつ》をなす。

（二）脈管抑壓《みやくくわんよくあつ》

（イ）腹部大動脈《ふくぶだいどうみやく》の脈管部《みやくくわんぶ》を抑壓《よくあつ》する事《こと》、之《これ》を三十分《ぶん》行《おこな》ふのである。

第二節　耳鳴《みゝなり》。難聽《なんちやう》。

（一）靈手指壓《れいしゆしあつ》

（イ）臍部《へそぶ》九ヶ所《しよ》の靈手指壓《れいしゆしあつ》を、愼重《しんちよう》に二分間《ふんかん》、之《これ》を行《おこな》ふのである。

（二）指壓《しあつ》

（イ）耳《みゝ》の外周《ぐわいしう》、耳翼《じよく》約《やく》一寸《すん》距離《きより》、耳翼《じよく》の際周圍《きはしうゐ》。耳内《じない》。各指壓《かくしあつ》三回《くわい》之《これ》を行《おこな》ふのである。

（ロ）耳内《じない》は爪《つめ》をよくとりアルコールにて消毒《せうどく》したる小指《こゆび》を耳内《じない》に入《い》れ、上下左右《じやうげさいう》を壓《お》す。

第二十八圖

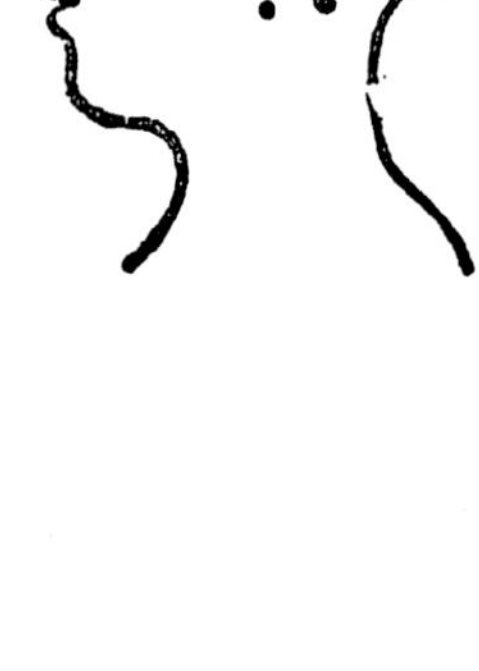

(ハ)耳内《じない》に指《ゆび》を入《い》れ、振動《しんどう》して壓《お》し、内部《ないぶ》を眞空《しんくう》ならしめ、急《きふ》に放《はな》つ。

第十四章　咽喉病《いんこうびやう》

第一節　咽喉加答兒《いんこうかたる》

(一)靈手指壓《れいしゆしあつ》

(イ)臍部《へそぶ》九ヶ所《しよ》の靈手指壓《れいしゆしあつ》をなす。

(二)指壓《しあつ》

(イ)頤裏《いり》より咽喉部《いんこうぶ》に向《むか》つて無數《むすう》に指壓《しあつ》をなす。

第十五章　新陳代謝病《しんちんたいしやびやう》

第一節　新陳代謝病《しんちんたいしやびやう》

(一)靈手指壓《れいしゆしあつ》

(イ)治者《ちしや》は精神《せいしん》を統《とう》一して、臍部《へそぶ》九ヶ所《しよ》の靈手指壓《れいしゆしあつ》を愼重《しんちよう》に行《おこな》ふのである。

(ロ)腹部《ふくぶ》に於《おい》て、壓痛《あつつう》ある部位《ぶゐ》の靈手指壓《れいしゆしあつ》をなすのである。

註《ちう》　腹内《ふくない》に化成脂肪《くわせいしぼう》多《おほ》くして婦人科《ふじんくわ》にもあらず、内科《ないくわ》にもあらずして病名《びやうめい》もなく、只常《たゞつね》に悩《なや》みある患者其他《くわんじやそのた》新陳代謝《しんちんたいしや》の不十分《ふじふぶん》なるものが甚《はなは》だ多《おほ》い、之《これ》を新陳代謝病《しんちんたいしやびやう》と名《な》づく。

（二）指壓《しあつ》

（イ）頭部《とうぶ》、頸部《けいぶ》、背部《はいぶ》、四肢《し》、眼《め》、耳《みゝ》、鼻《はな》、腹部《ふくぶ》、各指壓《かくしあつ》すること三回《くわい》行《おこ》ふ。

第二節　脚氣《かつけ》

（一）靈手指壓《れいしゆしあつ》

（イ）臍《へそ》、臍上《へそうへ》、臍下《へそした》、臍右《へそみぎ》、臍左《へそひだり》、臍右斜上《へそみぎなゝめうへ》、臍左斜上《へそひだりなゝめうへ》、臍左斜下《へそひだりなゝめした》、臍右斜下《へそみぎなゝめした》、計《けい》九ヶ所《しよ》の靈手指壓《れいしゆしあつ》をなす、卽《すなは》ち治者《ちしや》は精神《せいしん》を統《とう》一して、壓《お》す力《ちから》のかどめの立《たゝ》ぬ様《やう》に壓《お》す力《ちから》をじりじり進《すゝ》めねばならぬ、さうして徹底的《てつていてき》に壓《お》す力《ちから》を充《み》たして、之《こ》れを其《その》まゝに一分間《ぶんかん》やる。

（二）指壓《しあつ》

（イ）頭部《とうぶ》、頸部《けいぶ》、背部《はいぶ》、腹部《ふくぶ》、四肢《し》、各指壓《かくしあつ》すること三回之《くわいこれ》を行《おこな》ふのである。

第三節　糖尿病《たうねうびやう》

（一）靈手指壓《れいしゆしあつ》

（イ）臍部《へそぶ》九ヶ所《しよ》の靈手指壓《れいしゆしあつ》をなす。最《もつと》も愼重《しんちよう》に最《もつと》も周到《しうたう》に之《これ》を行《おこな》ふのである。

（二）指壓《しあつ》

（イ）頭部《とうぶ》、頸部《けいぶ》、背部《はいぶ》、腹部《ふくぶ》、四肢《し》、各指壓《かくしあつ》すること三回之《くわいこれ》を行《おこな》ふのである。

第四節　關節《くわんせつ》リユーマチス

(一)靈手指壓《れいしゆしあつ》

(イ)臍部《へそぶ》九ヶ所《しよ》の靈手指壓《れいしゆしあつ》をなすのである。

(二)指壓《しあつ》

(イ)疼痛部位《とうつうぶゐ》の溫蒸指壓《をんじようしあつ》をなすのである。

(ロ)患者《くわんじや》に於《おい》て、患部《くわんぶ》に力《ちから》を入《い》れたり、拔《ぬ》いたりする事《こと》が必要《ひつえう》である。

第十六章　產科《さんくわ》

第一節　惡阻《をそ》（つはり）

(一)靈手指壓《れいしゆしあつ》

(イ)臍部《へそぶ》九ヶ所《しよ》の靈手指壓《れいしゆしあつ》をなすのである。

(二)指壓《しあつ》

(イ)頭部《とうぶ》、頸部《けいぶ》、背部《はいぶ》、腹部《ふくぶ》、各指壓《かくしあつ》三回之《くわいこれ》を行《おこな》ふのである。

第十七章　雜科《ざつくわ》

第一節　扁桃腺病《へんたうせんびやう》

（一）靈手指壓

（イ）臍《へそ》部《ぶ》九ヶ所《しよ》の靈《れい》手《しゆ》指《し》壓《あつ》を行《おこな》ふのである。

（二）指《し》壓《あつ》

（イ）扁《へん》桃《たう》線《せん》部《ぶ》位《ゐ》を頤《い》裏《り》より指《し》壓《あつ》す。又《また》口《こう》腔《かう》よりと挾《はさ》み壓《お》しすれば效《かう》果《くわ》速《すみや》かである。

第二節　記《き》憶《おく》力《りよく》缺《けつ》乏《ばふ》症《しやう》

（一）靈《れい》手《しゆ》指《し》壓《あつ》

（イ）臍《さい》部《ぶ》九ヶ所《しよ》の靈《れい》手《しゆ》指《し》壓《あつ》をする。

（ロ）前《ぜん》頭《とう》部《ぶ》の靈《れい》手《しゆ》指《し》壓《あつ》をする。

第三節　むくみ

（一）靈《れい》手《しゆ》指《し》壓《あつ》

（イ）臍《さい》部《ぶ》九ヶ所の靈《れい》手《しゆ》指《し》壓《あつ》をする。

跋《ばつ》

此書《このしよ》に精神《せいしん》を統一《とう》してとあるが、其方法《そのはうはふ》は此書《このしよ》に記載《きさい》ある、心身鍛錬法《しんしんたんれんはふ》により、修得《しうとく》して實行《じつかう》すべきものである。

統《とう》一とは總《すべ》ての事物《じぶつ》が成立《せいりつ》する事《こと》を云《い》ふのであつて、單體《たんたい》は單體其物《たんたいそのもの》の統《とう》一によつて實在《じつざい》し、複體《ふくたい》は複體其物《ふくたいそのもの》の統《とう》一によつて實在《じつざい》するのである、精神《せいしん》とは吾人《ごじん》が活動《くわつどう》する力《ちから》を云《い》ふのであつて、活動《くわつどう》の統《とう》一によつて、精神《せいしん》なるものが實在《じつざい》するのである。

現在意識現象《げんざいいしきげんしやう》は、無邊無窮《むへんむきゆう》であつて、一刹那《せつな》も固定《こてい》するものではなく變異極《へんいきは》まりなきものであるから或《あ》る事柄《ことがら》に集中《しふちゆう》せしむるには統括《すべくく》る事《こと》が必要《ひつえう》である。

意識《いしき》の統《とう》一せられない以前《いぜん》は、朦朧《まうろう》として分明《ぶんめい》でない、此時《このとき》に直覺《ちよくかく》した事《こと》あるを見性《けんしやう》と云《い》ふ、現在意識現象《げんざいいしきげんしやう》が明瞭《めいれう》にして、推理的《すゐりてき》に知《し》るを知性《ちせい》と云《い》ふ。見性《けんしやう》と知性《ちせい》と二つではないが、茲《こゝ》に現在意識現象《げんざいいしきげんしやう》の成立《せいりつ》しない寸前《すんぜん》と、現在意識現象《げんざいいしきげんしやう》の成立《せいりつ》したるものとの境界《きやうかい》が、知性《ちせい》の方《はう》からでは、付《つ》けられない。只見性《たゞけんしやう》の方《はう》からは、實際《じつさい》に其間《そのかん》に直覺《ちよくかく》したるものなるが故《ゆゑ》に、歴々分明《れきくぶんめい》に分《わか》ちが付《つ》くものである。

睡眠《すゐみん》の度《ど》に淺深《せんしん》ある樣《やう》に、無意識的狀態《むいしきてきじやうたい》より現在意識現象《げんざいいしきげんしやう》に至《いた》る迄《まで》の間《あひだ》に於《おい》て朦朧《まうろう》たる意識現象《いしきげんしやう》がある。

現在意識現象《げんざいいしきげんしやう》に於《おい》て、朦朧意識《まうろういしき》とか、無意識的狀態《むいしきてきじやうたい》とかは、知《し》る事《こと》が出來《でき》ぬ、卽《すなは》ち此間《このかん》に直覺《ちよくかく》するのでなければ見《み》る事《こと》は出來《でき》ぬ、現在意識現象《げんざいいしきげんしやう》（通常意識《つうじやういしき》「常識《じやうしき》」）にて考《かんが》へる所《ところ》では、記憶《きおく》ではないから推定《するてい》に外《ほか》ならぬのである、水《みづ》は氷《こほり》を知《し》らず、氷《こほり》は水《みづ》を知《し》らぬのと同《おな》じである。

此事《このこと》に就《つい》て、古人《こじん》は左《さ》の如《ごと》き詞《ことば》を以《もつ》て云《い》つてゐる。

正中偏《しやうちゆうへん》（頌《じゆ》）三更初夜月明前《かうしよやげつめいのまへ》、莫レ怪相《なかれあやしむあひ》 逢不二相識一《おうてずあひしら》 隱々猶懷二舊日硏一《いんいんなほおもうきうにちのけんを》

三更《かう》は無意識的狀態《むいしきてきじやうたい》、初夜《しよや》は朦朧意識現象《まうろういしきげんしやう》、月明《げつめい》は現在意識現象《げんざいいしきげんしやう》。逢《あふ》も逢《あは》ぬもない紙《かみ》の裏表相識《うらおもてあひし》らぬと同樣《どうやう》である。隱々《いんいん》と灰《ほの》かに見《み》てゐるやうで、昔《むかし》は別嬪《べつぴん》であつた今《いま》は見《み》る影《かげ》もない皺《しわ》つ垂《た》れ婆《ばゞ》だ、見《み》た事《こと》のあれば記憶《きおく》に止《と》まつてゐる事《こと》を云《い》ふのである。

偏中正《へんちゆうしやう》（頌《じゆ》）失曉老婆逢二《しつげうのらうばあふ》古鏡一《こきやうに》 分明覿面別無レ眞《ぶんめいてきめんべつになししん》 爭祭 迷レ頭 還 認レ影《いかんせんまよはしてかうべをまたみとむかげを》

現在意識現象《げんざいいしきげんしやう》では、いくら學問《がくもん》が老熟《らうじゆく》していても、眞如界《しんによかい》の事《こと》は判《わか》らない、どうもしかたがない、推理《すゐり》では、鏡《かゞみ》に寫《うつ》りたるものをじぶんと思《おも》ふのと同《おな》じである。

正中來《しやうちゆうらい》（頌《じゆ》）無中有レ路《むちゆうありみち》隔二塵埃一《へだつおんあいを》 倶能不レ觸二當今諱一《たゝよくずふれたうこんのいみなは》 也勝二前朝斷レ舌才一《またまさるぜんてうだんぜつのさいに》

現在意識現象《げんざいいしきげんしやう》の活動性《くわつどうせい》を云《い》ふたのである、現在意識現象《げんざいいしきげんしやう》は活動《くわつどう》してゐるからに、其《その》

無意識的狀態《むいしきてきじやうたい》と、朦朧意識現象《まうらういしきげんしやう》と、現在意識現象《げんざいいしきげんしやう》との各境《かくさかひ》がなくして界《さかひ》がある、界《さかひ》があつて、界《さかひ》がない、現在意識現象《げんざいいしきげんしやう》で推理《すゐり》すべきものでない、當今《たうこん》の諱《いみな》にふれてはいけない、多繁《たはん》は文章《ぶんしやう》や言語《げんご》で、舌《した》を斷《た》つやうなものよりは、一言《ごん》で響《ひゞ》かせた方《はう》がはるかにましだと云《い》ふたのである。

偏中至《へんちゆうし》（頌《じゆ》）

兩刃《りやうじん》交《まじへて》レ鋒《ほこを》不レ須《すべから》レ避《さく》、好手《かうしゆ》猶《なほ》如《ごとし》二火中蓮《くわちゆうのはす》一、宛然《えんぜん》自《おのづから》有《あり》二衝天氣《しようてんのき》一

現在意識現象《げんざいいしきげんしやう》も、朦朧意識現象《まうらういしきげんしやう》も、無意識的狀態《むいしきてきじやうたい》も皆《みな》同《おな》じものであるが、やはり現《げん》在意識現象《ざいいしきげんしやう》は現在意識現象《げんざいいしきげんしやう》で、朦朧意識現象《まうらういしきげんしやう》は朦朧意識現象《まうらういしきげんしやう》で、無意識的狀態《むいしきてきじやうたい》は無意識的狀態《むいしきてきじやうたい》である事《こと》を云《い》ふたのである。向上《かうじやう》の一路《ろ》は千聖《せう》も不傳《ふでん》である。

兼中到《けんちゆうたう》（頌《じゆ》）不《ず》レ落《おち》二有無《うむに》一誰《たれか》敢《あへて》和《わせん》、人々《ひとびと》盡《ことごとく》欲《ほつす》下出《いでて》二常流《じやうりうを》一、折合《せつがふして》遠《とほく》歸《かへつて》二炭裏《たんりに》一坐《ざせんと》上

常識《じやうしき》に於《おい》て、現在意識現象《げんざいいしきげんしやう》を、自己《じこ》の現在意識《げんざいいしき》と思《おも》ふが故《ゆゑ》に、自己《じこ》と現在意識現象《げんざいいしきげんしやう》が相對《さうたい》になる、現在意識現象《げんざいいしきげんしやう》の外《ほか》に、自己《じこ》なるものがあるのではない。現在意識現象《げんざいいしきげんしやう》が、唯《たゞ》一つの實在《じつざい》、絕對《ぜつたい》の自己《じこ》である。

古人《こじん》は斯《か》く六《むつ》ヶ敷說《しくと》いて、推理《すゐり》する事《こと》の出來《でき》ない事《こと》を推理《すゐり》せしめやうとするのである。當時《たうじ》の文《ぶん》は皆《みな》此分別《このふんべつ》がなくして書《か》いてあるから、前後矛盾《ぜんごむじゆん》、自家撞着《じかどうちやく》を免《まぬ》かれない、而《しか》のみならず秩序《ちつじよ》なきを以《もつ》て

混淆《ごつちや》するのである、文《ぶん》を書《か》くものは文《ぶん》を知《し》らねばならぬ、國《くに》を治《をさ》むるものは、國《くに》を知《し》らねばならぬ、人《ひと》を治《をさ》むるものは、人《ひと》を知《し》らねばならぬ、病《やまひ》を治《なを》むるものは病《やまひ》を知《し》らねばならぬ、さうして凡《すべ》てのものに性《せい》がある、性《せい》とは其《その》もの丶面目《めんもく》である、其性《そのせい》を知《し》る事《こと》を知性《ちせい》と云《い》ふ。

孟子《まうし》は、其心《そのこゝろ》を盡《つく》すものは性《せい》を知《し》り、性《せい》を知《し》るものは天《てん》を知《し》ると云《い》つた。其心《そのこゝろ》とは千差萬別《さばんべつ》の心《こゝろ》である、盡《つく》すとは滅盡《めつじん》すと云《い》ふ意味《いみ》で、差別《さべつ》の心《こゝろ》を統一《とう》して、一味平等《みびやうどう》になして仕舞《しまう》ときは、天地自然《てんちしぜん》の道理《だうり》を知《し》ると云《い》つたのである。金剛經《こんごうきやう》に應ニ無レ所レ住而生ニ其心一《まさになくしてところぢうしかもしやうずそのこゝろを》とあつて、其心《そのこゝろ》が、何《なに》かによつてはいけないと云《い》ふ事《こと》である。

達摩《だるま》は、直《たゞ》ちに人心《じんしん》を指《さ》して、見性成佛《けんしやうじやうぶつ》と云《い》つた。性《しやう》を見《み》て覺《さとり》が成《な》ると云《い》ふ事《こと》で、千變萬化《べんばんくわ》の人《ひと》の心《こゝろ》も一朝見性《てうけんしやう》の體驗《たいけん》を得《え》て、變化《へんくわ》の心《こゝろ》は統一《とう》せられ、一味平等《みびやうどう》になつて仕舞《しま》ふときは、本來《ほんらい》の面目《めんもく》が躍《やく》如《じよ》として現《あら》はる丶のである。般若心經《はんにやしんぎやう》に照見五蘊皆空《せうけんごをんかいくう》とありて、身《み》も心《こゝろ》も覺《さと》りたる心《こゝろ》に照《てら》し見《み》れば皆《みな》空《くう》であると云《い》ふ事《こと》である。

著者《ちよしや》は大正《たいしやう》六年《ねん》三月《ぐわつ》二十日《か》の拂曉仰臥《ふつげうぎやうぐわ》の儘《まゝ》、明星《みやうじやう》の閃《ひらめき》を見《み》た刹那《せつな》、心身脱落《しんしんだつらく》した事《こと》あり、遡《さか》のぼり回想《くわいさう》すれば明星《みやうじやう》の閃《ひらめき》を見《み》し事《こと》の現在意識現象《げんざいしきげんしやう》あつたのではない、何《なん》となれば、現在意識現象《げんざいいしきげんしやう》は未《いま》だ成立《せいりつ》して居《ゐ》たのではない時《とき》であるにはあらざる時《とき》なるが故《ゆゑ》である、朦朧意識現象《まうろういしきげんしやう》の時《とき》に直覺《ちよくかく》したものである、三十年來《ねんらい》の懸案《けんあん》は我爲《わがな》さんとすることに眞理《しんり》あつて、其眞理《そのしんり》を發見《はつけん》すれば、意《い》の儘《まゝ》になると思《おも》ふて居《ゐ》たのであつた、今《いま》一つは、人《ひと》の心《こゝろ》はどうしてあんなに變《かは》るものであらうか、何《なに》か背後《はいご》にあつて操縦《さうじう》するものでもあるかとは平生《へいぜい》の疑問《ぎもん》であつた、然《しか》るに其刹那直感的《そのせつなちよくかんてき》に覺《おぼ》えたのは皆空《みなくう》である、懸案《けんあん》も疑問《ぎもん》も、氷《こほり》に湯《ゆ》をかけた様《やう》に皆氷解《みなひようかい》してしまつた、夫《それ》から別《べつ》に變《かは》つた心識《しんしき》はないが、行動《かうどう》の上《うへ》に變化《へんくわ》が出現《しゆつげん》した迄《まで》である、侵《をか》す事《こと》なく、侵《をか》さるゝ事《こと》がないやうになつた、平等《びやうどう》にして差別《さべつ》の言語《ことば》はないやうになつた、殺生《せつしやう》せぬ様《やう》になつた、物《もの》を粗末《そまつ》にせぬ様《やう》になつた、恐《おそ》るゝ事《こと》がないやうになつた等々《とうく》である。

恐《おそ》るゝのは、心《こゝろ》に不明《ふめい》の所《ところ》があるからである、心《こゝろ》に暗《くら》い所《ところ》があるとは、月《つき》に雲《くち》のかゝつたやうなものでわからぬ所《ところ》がある、判《わか》らぬ所《ところ》があれば識者《しきしや》の前《まへ》には、恐《こわ》い心《こゝろ》が起《おこ》るものである、明皎々《めいかうく》たる月《つき》のやうであつたならば何《なん》の罣礙《けいげ》かこれあらんやで、恐《おそ》るゝ所《ところ》がない。

著者《ちよしや》は又最近昭和《またさいきんせうわ》十四年《ねん》九月《ぐわつ》十日《か》の午後《ごご》三時《じ》、或《あ》る婦人《ふじん》の治療實驗《ちれうじつけん》を試《こゝろ》みたとき、兼《かね》て眠《ねむ》る癖《くせ》があつて眠《ねむ》りを催《もよほ》したるとき、左右總頸動脈《さいうそうけいどうみやく》を同時《どうじ》に强壓《きやうあつ》してゐたと見《み》えて、びりびりつと手《て》を振《ふ》るはすと同時《どうじ》に昏睡狀態《こんすゐじやうたい》に陷《をち》いつた、さうして須臾《しゆゆ》にして目《め》が明《あ》いたと見《み》えて、ぼんやり何《なに》か見《み》える、人《ひと》の顏《かほ》が見《み》える、誰《だれ》だかわからない、やゝ統《とう》一が進《すゝ》んだと見《み》えて、はあ誰《だれ》であつたと明瞭《めいれう》に判《わか》つたとき顏《かほ》見《み》合《あは》せて、につこり双方共笑《さうはうともわら》ひ、はあ誰《だれ》さんであつたなと聲《こゑ》を出《だ》した、此《これ》はよい經驗《けいけん》であつた、朦朧《まうろう》意識現象《いしきげんしやう》がよく判《わか》つた、只其間《たゞそのかん》に直覺《ちよくかく》しない儘《まゝ》、現在意識現象《げんざいいしきげんしやう》が完成《くわんせい》せられたのは遺憾《いかん》であつた、現《げん》在意識現象《ざいいしきげんしやう》は眼識《がんしき》、耳識《じしき》、鼻識《びしき》、舌識《ぜつしき》、身識《しんしき》、意識《いしき》が、色《しき》、聲《せう》、香《かう》、味《み》、觸《しよく》、法《はふ》に對《たい》し具現《ぐげん》したる象《かたち》を云《い》ふ、さうして此相對《このさうたい》の間《あひだ》の境《さかひ》も現《あら》はるゝものである。

身體《しんたい》の構成《こうせい》、進化《しんくわ》、發展《はつてん》は悉《こと〴〵》く臍管《さいくわん》より養《やしな》はれたるのであつて、凡《すべ》ての機能《きのう》の中樞《ちゆうすう》は臍部《さいぶ》にあるのである、神經《しんけい》は刺戟《しげき》、興奮《こうふん》、覺醒《かくせい》の機能《きのう》ありて、無意識的《むいしきてき》の刺戟《しげき》は身體本然《しんたいほんぜん》の能力《のうりよく》を發揮《はつき》するけれども、意識的《いしきてき》の刺戟《しげき》は好惡《かうを》によつて、好影響《かうえいきやう》と、惡影響《あくえいきやう》がある、靈手指壓《れいしゆしあつ》による刺戟《しげき》は、無意識的刺戟《むいしきてきしげき》と同《おな》じく、本能《ほんのう》を發揮《はつき》するものである。

皇紀《くわうき》二千六百年《ねん》、薫習《くんしふ》せられたる統《とう》一力《りよく》は、世界無比《せかいむひ》であつて、此統《このとう》一力《りよく》のもとに、大《おほ》いに活動《くわつどう》すべきである。

追《つゐ》伸《しん》

此書《このしよ》は一すぢに實行法《じつかうはふ》を書《か》き連《つら》ねたので、茲《こゝ》に追伸《つゐしん》として、指壓法《しあつはふ》の學理《がくり》に就《つい》て少《すこ》しく書加《かきくは》へる。

先《ま》づ心身不二《しんしんふじ》、靈肉《れいにく》一體《たい》であると云事《いふこと》は古《こ》今《こん》の通說《つうせつ》であるからに、身體《しんたい》と云《い》ふときは、心《こゝろ》を備《そな》へ、心《こゝろ》と云《い》ふときは身體《しんたい》も包含《はうがん》されてゐるのである。

全身《ぜんしん》指壓《しあつ》の學理《がくり》とする所《ところ》は、心身《しんしん》が調和《てうわ》せられ、神經機能《しんけいきのう》が整節《せいせつ》せらるゝにあつて。其效能《そのかうのう》としては諸病《しよびやう》を治《ち》するのである。不安心《ふあんしん》が心身《しんしん》の違和《ゐわ》であり、病的狀態《びやうてきじやうたい》である、安心《あんしん》が心身《しんしん》の調和《てうわ》であり、健《けん》康的狀態《かうてきじやうたい》である。

腹部指壓《ふくぶしあつ》の學理《がくり》とする所《ところ》は、臟器《ざうき》の運動《うんどう》を促進《そくしん》し、身體持前《しんたいもちまへ》の能《はた》らきが助《たす》けらるゝのであつて。其效《そのかう》能《のう》としては、諸病《しよびやう》を治《ち》するのである。人間《にんげん》は運動《うんどう》によつて出來《でき》、運動《うんどう》によつて生《い》きてゐる、運動《うんどう》は吾《ご》人《じん》の生命《せいめい》である。

臍部靈手指壓《さいぶれいしゆしあつ》の學理《がくり》とする所《ところ》は、臟器《ざうき》の支配神經《しはいしんけい》が皆後腹壁《みなかうふくへき》にあつて、其刺戟《そのしげき》は諸神經《しよしんけい》が調節《てうせつ》せらるゝのである。其效能《そのかうのう》とする所《ところ》は臟器《ざうき》の保健《ほけん》に治病《ちびやう》に好果《かうくわ》を得《う》るのである。臍部《さいぶ》の後腹壁《こうふくへき》は第《だい》三腰椎《えうつゐ》にあたり、此所《このところ》には脫糞中樞《だつぷんちゆうすう》、射精中樞《しやせいちゆうすう》、分娩中樞《ぶんべんちゆうすう》、勃起中樞《ぼつきちゆうすう》、放屁中樞《はうひちゆうすう》、放尿中樞等《はうねうちゆうすうとう》があつて誠《まこと》に大《たい》切《せつ》な所《ところ》である。原形質《げんけいしつ》が臍緖《ほぞのを》から送《おく》つて來《き》た血液《けつえき》の刺戟《しげき》による感應《かんのう》で諸般《しよはん》の材料《ざいれう》が取入《とりい》れられ、進化《しんくわ》發展《はつてん》するのであるから生命《せいめい》の根源地《こんげんち》である。アウエルバッハ氏《し》が生命神經中樞《せいめいしんけいちゆうすう》と名《な》づけたのも是《これ》であらう。本能的《ほんのうてき》（交感神經作用《かうかんしんけいさよう》）人意的《じんいてき》（腦神經作用《なうしんけいさよう》）が調和《てうわ》せられて生理的本然《せいりてきほんぜん》の能《はた》らきが、全《まつ》たうせらるゝのである。

後頸靈手指壓《こうけいれいしゆしあつ》の學理《がくり》とする所《ところ》は、腦神經《なうしんけい》が調節《てうせつ》せらるゝのである。其效能《そのかうのう》としては、腦《なう》の保健《ほけん》に、治《ち》病《びやう》に好果《かうくわ》を得《う》るものである。

前頸靈手指壓《ぜんけいれいしゆしあつ》の學理《がくり》とする所《ところ》は、迷走神經《めいそうしんけい》、交感神經《かうかんしんけい》が調節《てうせつ》せらるゝのである、其效能《そのかうのう》としては、胸《きよう》腔内臓器《かうないざうき》の保健治病《ほけんちびやう》に好果《かうくわ》を得《う》るものである。其他《そのた》の靈手指壓《れいしゆしあつ》は各部位《かくぶゐ》の内部《ないぶ》に好果《かうくわ》を得《う》るものである。

一體慢性病《たいまんせいびやう》は之《これ》を組織《そしき》せる細胞《さいばう》が、本然《ほんぜん》の能力《のうりよく》を失《うしな》つて、治癒《ちゆ》すべき更生《かうせい》が行《おこ》なはれぬから、指壓《しあつ》により是《これ》が更正能力《かうせいのうりよく》を起《おこ》すべき刺戟《しげき》が、絶對《ぜつたい》になくてはならぬのである。特筆《とくひつ》して見《み》れば、胃擴張《ゐくわくちやう》、胃《ゐ》下垂等《かすゐとう》は指壓《しあつ》の外《ほか》に何等《なんら》の療法《れうはふ》も治癒《ちゆ》せしむる事《こと》の出來《でき》ぬものが、指壓《しあつ》により確實《かくじつ》に治癒《ちゆ》するのである。

原形質《げんけいしつ》が、刻々《こく〳〵》、時々《じゞ》、日々《にち〳〵》、進化發展《しんくわはつてん》して、今日《こんにち》の形態《けいたい》になつたのは、刺戟感應《しげきかんおう》、活動統一《くわつどうとうとう》、の作《さ》用《よう》によつたのであつて、活動統一《くわつどうとうとう》は生命保存《せいめいほぞん》の第《だい》一義《ぎ》である。

昭和十五年三月二十日印刷
昭和十五年三月廿三日届出
昭和十五年三月廿五日發行

指壓療法治病祕鍵 奥付

定價金壹圓

著作兼發行者 東京市豐島區西巢鴨二丁目二千七百九十三番地
福永數間
（稱號 玉井天碧）

印刷者 東京市小石川區久堅町百〇八番地
君島潔

印刷所 東京市小石川區久堅町百〇八番地
共同印刷株式會社

發行所 東京市豐島區西巢鴨二丁目二千七百九十三番地
東京指壓本院

解題

本書は、昭和十四年に東京指圧本院より刊行された玉井天碧『指壓法』の復刻である。原本は四六判上製であるが、復刻にあたっては、読みやすくするためにA五判に拡大した。なお、本書は第八版を底本とした。また、原題は、扉においては『指壓療法』となっているが、奥付、クロス装の表紙は『指壓法』となっている。本書は『指圧法』と表記することとした。

指圧は、日本で発達した独特の手技である。古代中国の導引・按蹻（古法按摩）や柔道の活法を総合した経験療法として行われてきたが、明治時代に欧米の整体療術の理論と手技を摂取し独自の手技療法として発達したものである。

この手技療法を「指圧」と命名したのは、本書扉において自らを「指圧法創始者」と称しているように、大正初期の玉井天碧であったとされている。本書は、まさに指圧法創始者による指圧法の原典ともいえる著作であり、指圧方式、迫圧方式、抑圧方式の基本三技術を詳述、腹内臓器強健法、胸腔内臓器強健法、脳脊髄強健法、身体外面諸器（気管、食道、目、耳、腕、足）強健法、諸病予防法、応急速治法、さらに霊術を応用した霊手指圧療法、指圧療法観心術、指圧療法暗示術等を解説、また症例に応じた指圧点を整理している。

また、付録として収載した『指圧療法治病秘鍵』は、昭和十五年三月二十五日に東京指圧本院より発行になったものである。著者自身、二十年来の体験・実験・経験により発見した症例別の秘法妙術、口伝秘鍵を述べた門外不出の術書としている。

編集部

指圧法

付録・指圧療法治病秘鍵

昭和十四年二月十五日　初版発行（東京指圧本院）
平成二十年二月　七　日　復刻版初刷発行
令和　七　年六月　六　日　復刻版第二刷発行

著　者　玉井天碧

発行所　八幡書店
東京都品川区平塚二―一―十六
KKビル五階
電話　〇三（三七八五）〇八八一
振替　〇〇一八〇―一―四七二七六三

ISBN978-4-89350-655-9 C0047 ¥5800E